Anfälle und Epilepsien bei Kindern und Jugendlichen

Hartmut Siemes
Blaise F.D. Bourgeois

9 Abbildungen
114 Tabellen

Georg Thieme Verlag
Stuttgart · New York

Prof. Dr. med. Blaise F. D. Bourgeois
Harvard Medical School
Children's Hospital
Div. of Epilepsy
300 Longwood Avenue, HU 2
02115 Boston, USA

Prof. Dr. med. Hartmut Siemes
Arzt für Kinderheilkunde
Holbeinstr. 39
12203 Berlin

Die Deutsche Bibliothek – CIP-Einheitsaufnahme

Siemes, Hartmut: Anfälle und Epilepsien bei Kindern und Jugendlichen ; 114 Tabellen / Hartmut Siemes ; Blaise F. D. Bourgeois. [Zeichn.: Angelika Kramer]. – Stuttgart ; New York : Thieme, 2001

Rüdigerstraße 14
D- 70469 Stuttgart
http://www.thieme.de

Printed in Germany

Zeichnungen: Angelika Kramer, Stuttgart
Umschlaggestaltung: Thieme Marketing
Satz: Mitterweger & Partner, 68723 Plankstadt
Gesetzt in QuarkXPress 3.31
Druck: Druckhaus Götz GmbH,
71636 Ludwigsburg

ISBN 3-13-127031-4 1 2 3 4 5 6

Vorwort

In der Diagnostik und Therapie der Epilepsien sind in den letzten Jahren ganz erhebliche Fortschritte erzielt worden. Gerade bei Kindern und Jugendlichen ist die diagnostische Präzision bei der Klassifikation der Epilepsien und Epilepsiesyndrome deutlich verbessert worden, und neue Epilepsiesyndrome sind beschrieben worden. Die bildgebenden Verfahren zum Nachweis struktureller und funktioneller Veränderungen bei den Epilepsien sind weiterentwickelt worden. Die Zulassung einer ganzen Reihe neuer Antiepileptika hat bei einem Teil der Kinder und Jugendlichen mit schwer behandelbaren Epilepsien zu einer Minderung der Anfallsfrequenz und zur Verbesserung der Lebensqualität geführt. Die Einführung einer höchst differenzierten prächirurgischen Diagnostik und die Verfeinerung der epilepsiechirurgischen Eingriffe hat für einige Patienten mit therapierefraktären Epilepsien einen bisher ungeahnten Fortschritt erbracht.
Für den in Klinik und Praxis tätigen Arzt stellen das erinnerte Fachwissen und die persönliche Erfahrung die wesentlichen Entscheidungshilfen dar. Verschiedene Schwierigkeiten erschweren das Bemühen, entsprechend dem gegenwärtigen Stand der Wissenschaft zu handeln:

- die immer schneller wachsende Fülle an medizinischen Informationen,
- der rasche Verfall des medizinischen Wissens,
- die langsame Umsetzung von Forschungsergebnissen in die medizinische Praxis,
- der zunehmende ärztliche Zeitmangel.

Es ist das Ziel dieses Buchs, die erweiterten Möglichkeiten, aber auch die Grenzen der modernen Diagnostik und Therapie von Anfällen und Epilepsien bei Kindern und Jugendlichen aufzuzeigen. Es war die Absicht der Autoren, mit der besten verfügbaren Evidenz das gegenwärtige Wissen aus systematischer klinischer Forschung praxisbezogen und so kurz wie möglich zu beschreiben. Die bis zum April 2000 publizierten Berichte und Studien wurden gesammelt, zusammengefasst und einer kritischen Würdigung unterzogen. In erster Linie wurden die Ergebnisse klinischer Studien von Kindern und Jugendlichen berücksichtigt, häufig musste aber auf Beschreibungen und Studien zurückgegriffen werden, in denen die Ergebnisse von Kindern, Jugendlichen und Erwachsenen zusammengefasst dargestellt wurden.
Bezüglich der Therapie wurden vor allem die Ergebnisse plazebokontrollierter bzw. randomisierter klinischer Studien berücksichtigt, daneben auch Ergebnisse von offenen retrospektiven Studien und Fallbeschreibungen, sofern praxisrelevante Beobachtungen anderweitig nicht zu erhalten waren.
Auf der einen Seite sollte die Darstellung so knapp wie möglich sein, auf der anderen Seite jedoch genügend Details enthalten, sodass der Leser nicht enttäuscht das Buch zur Seite legt, wenn er Einzelheiten sucht. Die in Klinik und Praxis tätigen Ärzte sollen sich über die verschiedenen heute zur Verfügung stehenden diagnostischen und therapeutischen Möglichkeiten umfassend informieren können, um dann unter Berücksichtigung aller individuellen Faktoren ihrer Patienten die optimale Diagnose- und Therapieentscheidung treffen zu können.

Berlin/Boston, im Herbst 2000

Hartmut Siemes
Blaise F. D. Bourgeois

Verzeichnis der Abkürzungen der medizinischen Begriffe und der zitierten Populationsstudien

Abkürzungen

CT	Computertomographie
EEG	Elektroenzephalogramm
Fk	Fieberkrampf
FLAIR	Fluid attenuated Inversion Recovery (MRT-Technik)
fMRT	funktionelle Magnetresonanztomographie
ILAE	International League against Epilepsy
MRA	Magnetresonanz-Angiographie
MRS	Magnetresonanz-Spektroskopie
MRT	Magnetresonanztomographie (Kernspintomographie)
PET	Positronenemissionstomographie
SE	Status epilepticus
SPECT	Single-Photon-Emissions-Computertomographie
ZNS	Zentralnervensystem

Zitierte Populationsstudien

CHES – Child Health and Education Study: Der Gesundheitszustand, der Sozialstatus und die mentale Entwicklung aller Kinder, die innerhalb einer Woche im April 1970 in Großbritannien geboren worden waren (16 004 Kinder), wurden im Alter von 5 und 10 Jahren untersucht.

NCDS – National Child Development Study: Diese Studie schloss alle Kinder in England, Schottland und Wales ein (15 496 Kinder), die in einer Woche im März 1958 geboren worden waren. Im Alter von 7, 11 und 16 Jahren wurde die Anamnese bezüglich des medizinischen, sozialen und mentalen Status erhoben.

NCPP-Studie: Das National Institute of Neurological and Communicative Disorders and Stroke Collaborative Perinatal Project erfasste schwangere Frauen von 12 akademischen Lehrkrankenhäusern zwischen 1959 und 1966. Die 52 360 lebendgeborenen Kinder wurden bis zum Alter von 7 Jahren nachuntersucht.

Rochester-Projekt: Dieses Projekt verfolgte ab 1935 den Gesundheitszustand aller Einwohner von Rochester, Minnesota, USA, über ein Krankenaktenverbundsystem, in dem alle Kontakte mit den verschiedenen medizinischen Versorgungssystemen (Krankenakten der stationären und ambulanten Patienten der Krankenhäuser, Erste-Hilfe-Stellen und Hausbesuche) verzeichnet wurden.

Inhaltsverzeichnis

5 Ätiologie der epileptischen Anfälle und Epilepsien ... 36

6 Unspezifische und spezifische Auslöser von epileptischen Anfällen ... 41

7 Diagnostik bei Kindern und Jugendlichen mit Epilepsien ... 48

8 Differenzialdiagnose der epileptischen Anfälle und Epilepsien ... 57

9 Erster epileptischer Anfall ... 71

10 Klinisches Spektrum der epileptischen Anfälle ... 81

11 Klassifikation der Epilepsien und Epilepsiesyndrome ... 91

12 Lokalisationsbezogene (fokale, partielle) Epilepsien und Syndrome ... 94

13 Klinisches Spektrum der generalisierten Epilepsien und Syndrome ... 120

14 Nicht als fokal oder generalisiert bestimmbare Epilepsien und Epilepsiesyndrome ... 151

15 Gelegenheitsanfälle ... 165

16 Status epilepticus 180

17 Krankheitsbilder mit symptomatischen Anfällen und Epilepsien 192

18 Prinzipien der Pharmakotherapie 216

19 Antiepileptika 237

20 Therapieresistenz, alternative Therapien, Epilepsiechirurgie 275

21 Kognition und Verhalten bei Kindern und Jugendlichen mit Epilepsien 300

22 Psychologische und soziale Aspekte der Epilepsien im Kindes- und Jugendalter ... 311

23 Spezielle Aspekte der Betreuung ... 316

24 Prognose der Epilepsien ... 328

Literatur ... 337

Sachverzeichnis ... 373

1 Epileptologische Definitionen, Epidemiologie der epileptischen Anfälle und Epilepsien

Um die Ergebnisse von nationalen und internationalen epidemiologischen und klinischen Studien miteinander vergleichen zu können, ist es unbedingt notwendig, die in den Publikationen verwendeten Definitionen zu berücksichtigen. In den Richtlinien für epidemiologische Studien sind 1993 die epileptologischen Definitionen von der Commission on Epidemiology and Prognosis der ILAE festgelegt worden (Commission 1993). Diese Definitionen decken sich aber keinesfalls immer mit den Definitionen, die in den Publikationen der vorangegangenen Jahre verwendet worden sind. Vielfach wurde die von der ILAE vorgeschlagene Klassifikation der Anfälle (Commission 1981) und Epilepsien (Commission 1989) überhaupt nicht oder nur inkorrekt benutzt.

Definitionen gemäß der Internationalen Liga gegen Epilepsie (ILAE)

Zerebrale Krampfanfälle sind eines der häufigsten neurologischen Probleme des Kindesalters. Epileptische Anfälle können singuläre Ereignisse im Leben eines Kindes oder Jugendlichen darstellen oder Symptom einer Epilepsie sein, bei der es sich um eine chronische Krankheit mit immer wieder auftretenden Krampfanfällen handelt. Krampfanfälle können Symptom zahlreicher zerebraler oder systemischer Krankheiten sein. Der erste Schritt in der Einordnung von epileptischen Anfällen basiert auf dem Nachweis oder Fehlen eines vorangegangenen akuten Insults, welcher die Unterscheidung in provozierte und unprovozierte Anfälle ermöglicht. Einzelne oder rezidivierende Anfälle können 2 möglichen Kategorien zugeordnet werden: entweder den symptomatischen Anfällen bzw. Epilepsien oder den Anfällen bzw. Epilepsien unbekannter Ursache. In Tab. 1.1 werden die heute international verwendeten Definitionen ausführlich beschrieben.

Symptomatische Anfälle bzw. Epilepsien

Einzelne provozierte (akute symptomatische) epileptische Anfälle treten als Gelegenheitsanfälle in unmittelbarem zeitlichem Zusammenhang mit akuten entzündlichen, traumatischen, toxischen oder metabolischen Schädigungen nur unter diesen besonderen Umständen bei Personen auf, die nicht an einer Epilepsie leiden.

Symptomatische Epilepsien sind durch unprovozierte epileptische Anfälle charakterisiert, die Komplikationen einer länger zurückliegenden Hirnschädigung darstellen oder Ausdruck eines fortbestehenden oder progredienten neurologischen Prozesses sind. Die zurückliegenden Hirnschädigungen schließen ein: Infektionen des ZNS, zerebrale Traumata, zerebrovaskuläre Erkrankungen oder statische Enzephalopathien auf dem Boden einer prä- oder perinatalen Hirnschädigung, erkennbar an einer mit der Epilepsie assoziierten infantilen Zerebralparese und/oder mentalen Retardierung. Zu den progredienten neurologischen Prozessen, die mit einer Epilepsie einhergehen können, gehören neurodegenerative Erkrankungen und Stoffwechselkrankheiten, ZNS-Tumoren und chronische ZNS-Infektionen (z. B. Rasmussen-Enzephalitis).

Idiopathische Anfälle bzw. Epilepsien

Nach der alten Definition ist bei den idiopathischen epileptischen Anfällen bzw. Epilepsien die Ätiologie nicht bekannt, aber eine genetische Disposition für Epilepsien kann vorliegen. Der Begriff idiopathisch sollte nach dem Vorschlag der ILAE-Kommission nicht mehr generell für Anfälle ohne erkennbare Ursache benutzt werden, sondern nur noch für bestimmte Epilepsiesyndrome mit einer angenommenen genetischen Ursache, besonderen klinischen Charakteristika und spezifischen EEG-Befunden (ILAE Commission 1997).

Tabelle 1.1 Epileptologische Definionen (Commission on Epidemiology and Prognosis 1993, ILAE Commission 1997)

Allgemeine Definitionen

Epileptischer Anfall:
Eine klinische Manifestation als Ergebnis einer abnormen und exzessiven Entladung von Neuronenverbänden im Gehirn. Der Anfall ist charakterisiert durch plötzlich auftretende und vorübergehende Erscheinungsformen, welche Änderungen des Bewusstseins, motorische, sensorische, autonome oder psychische Ereignisse einschließen können und vom Patienten oder einem Beobachter wahrgenommen werden.

Epilepsie:
Ein Krankheitsbild, das durch rekurrierende (mindestens 2) epileptische Anfälle gekennzeichnet ist, die nicht durch eine unmittelbar vorangehende erkennbare Ursache provoziert wurden. Mehrere Anfälle, die innerhalb von 24 Stunden auftreten, werden als ein einzelnes Ereignis gewertet. Personen, die nur Neugeborenenkrämpfe oder Fieberkrämpfe hatten, sind von dieser Definition ausgeschlossen.

Status epilepticus:
Ein einzelner epileptischer Anfall von mehr als 30 min Dauer oder eine Serie von epileptischen Anfällen, wenn der Zeitraum vom iktalen Ereignis bis zur Wiederherstellung der Funktion (Bewusstsein) des Patienten länger als 30 min dauert.

Aktive Epilepsie:
Bei einer aktiven Epilepsie hatte eine Person mit einer Epilepsie mindestens einen epileptischen Anfall in den letzten 5 Jahren, unabhängig davon, ob eine antiepileptische Pharmakotherapie durchgeführt wurde oder nicht.

Epilepsie in Remission mit Behandlung:
Eine Person mit einer Epilepsie unter antiepileptischer Pharmakotherapie, die 5 Jahre oder länger keinen epileptischen Anfall hatte.

Epilepsie in Remission ohne Behandlung:
Eine Person mit einer Epilepsie ohne antiepileptische Pharmakotherapie, die 5 Jahre oder länger keinen epileptischen Anfall hatte.

Ein einzelner oder isolierter Anfall:
Innerhalb von 24 Stunden sind ein einzelner Anfall oder mehrere Anfälle aufgetreten.

Neugeborenenkrampfanfall:
Ein epileptischer Anfall, der sich in den ersten 4 Lebenswochen ereignete.

Fieberkrampf:
Ein bei Fieber auftretender epileptischer Anfall im Kindesalter jenseits des 1. Lebensmonats in Verbindung mit einer fieberhaften Erkrankung, der nicht durch eine ZNS-Infektion ausgelöst wurde. Neugeborenenkrämpfe oder afebrile Anfälle dürfen nicht vorangegangen sein. Die Kriterien anderer akuter symptomatischer Anfälle dürfen ebenfalls nicht zutreffen.

Nichtepileptische Anfälle:
Klinische Manifestationen, die nicht auf eine abnorme und exzessive Entladung von Neuronengruppen zurückgeführt werden können. Nicht epileptische Anfälle schließen ein:

- Hirnfunktionsstörungen in Form von Schwindel, Synkopen, Schlafstörungen, transienter globaler Amnesie, Migräne, Enuresis und
- Pseudoanfälle, wobei es sich um nicht epileptische plötzliche Episoden von Verhaltensauffälligkeiten psychogener Ursache handelt. Diese können bei ein- und derselben Person neben den wahren epileptischen Anfällen auftreten.

Klassifikation der Anfälle

Generalisierter Krampfanfall:
Ein Krampfanfall wird als generalisiert bezeichnet, wenn die klinische Symptomatologie keinen Hinweis auf eine anatomische Lokalisation gibt und wenn keine klinischen Zeichen eines fokalen Beginns zu erkennen sind. Die generalisierten Krampfanfälle können 3 Subtypen zugeordnet werden:

- generalisierte konvulsive Krampfanfälle mit vorwiegend atonischen, tonischen, klonischen und tonisch-klonischen Erscheinungsformen;
- generalisierte nicht konvulsive Krampfanfälle, repräsentiert von den Absencen;
- myoklonische Anfälle.

Partieller (fokaler) Krampfanfall:
Ein Krampfanfall wird als partiell klassifiziert, wenn es Hinweise auf einen fokalen Beginn gibt, unabhängig davon, ob es zu einer sekundären Generalisierung kommt oder nicht. Die ersten Zeichen eines Anfalls, die früher als Aura bezeichnet wurden, haben einen hohen lokalisatorischen Wert und resultieren aus der anatomischen oder funktionellen neuronalen Aktivierung einer umschriebenen Region einer Hemisphäre.
Wenn der Patient wach ist und angemessen mit der Umgebung interagiert, wird der Anfall als einfach partiell beschrieben.
Wenn das Bewusstsein beeinträchtigt ist und Amnesie oder Konfusion während oder nach dem Anfall bemerkt werden, wir der Anfall als komplex partiell klassifiziert. Wenn eine Unterscheidung zwischen einfach und komplex partiell nicht gemacht werden kann, so wird der Anfall als partieller Anfall unbekannten Typs bezeichnet.
Wenn der partielle Anfall sekundär generalisiert, so wird er als einfach oder komplex fokaler Anfall mit sekundärer Generalisierung beschrieben.

Multiple Anfallsformen:
Wenn bei einem Patienten sowohl generalisierte als auch fokale Anfälle auftreten, so muss jeder Anfallstyp beschrieben werden.

Unklassifizierte Anfälle:
Diese Kategorie sollte nur benutzt werden, wenn es auf Grund fehlender Informationen nicht möglich ist, den Anfall einer der anderen Kategorien zuzuordnen.

Ätiologie und Risikofaktoren

Symptomatischer Krampfanfall oder symptomatische Epilepsie:
Diesem Krampfanfall bzw. dieser Epilepsie liegt ein nachgewiesener oder vermuteter neurologischer Insult zugrunde. Symptomatische epileptische Anfälle können provoziert und unprovoziert auftreten.

- Provozierte epileptische Anfälle (akute symptomatische Krampfanfälle):
  Diese Anfälle treten in enger zeitlicher Verbindung mit einem systemischen, metabolischen oder toxischen Insult oder in Assoziation mit einer akuten ZNS-Störung (Infektion, Schädel-Hirn-Trauma, Schlaganfall, intrakranielle Blutungen, akute Alkoholintoxikation oder Alkoholentzug) auf. Solche Krampfanfälle sind oft isolierte Ereignisse, die in Verbindung mit akuten Hirnfunktionsstörungen auftreten. Sie können sich aber auch wiederholen oder sogar als ein Status epilepticus manifestieren, wenn die akute ZNS-Störung rezidiviert, wie z.B. der Alkoholentzug.
- Unprovozierte epileptische Anfälle:
  Die Anfälle stehen in Beziehung zu einer zurückliegend wirksamen ZNS-Läsion, von der bekannt ist, dass sie die Anfallsbereitschaft erhöht. 2 Bedingungen werden genannt:
  - zurückliegend symptomatischer unprovozierter Anfall auf dem Boden einer statischen Enzephalopathie (Beispiele: Zustand nach ZNS-Infektion, Schädel-Hirn-Trauma, zerebrovaskulärer Erkrankung);
  - symptomatische unprovozierte Anfälle infolge einer progredienten Enzephalopathie (Beispiele: neurodegenerative Erkrankungen, Stoffwechselkrankheiten mit Beteiligung des ZNS, ZNS-Tumoren, chronische ZNS-Infektionen).

Unprovozierte epileptische Anfälle unbekannter Ursache:
Eine eindeutige vorangegangene Ursache kann nicht angegeben werden. Falls möglich, sollte noch eine Unterteilung in idiopathisch und kryptogen vorgenommen werden:

- Idiopathische Epilepsien:
  Idiopathische Epilepsien sind nach der alten Definition Epilepsien ohne erkennbare Ursache, eine genetische Disposition kann vorliegen. Der Begriff idiopathische Epilepsien sollte nach dem Vorschlag der ILAE-Kommission (1997) nur noch für bestimmte Epilepsiesyndrome mit besonderen klinischen Charakteristika und spezifischen EEG-Befunden reserviert werden.
- Kryptogene Epilepsien:
  Der Begriff kryptogen wird benutzt zur Bezeichnung partieller und generalisierter unprovozierter Anfälle bzw. Epilepsien, wenn kein läsioneller und/oder genetischer Faktor nachgewiesen werden kann, der mit einem erhöhten Anfallsrisiko assoziiert ist. In diese Gruppe werden alle Personen eingeschlossen, für die die Bezeichnung symptomatische Epilepsie und idiopathische Epilepsie nicht zutreffend ist.

Kryptogene Anfälle bzw. Epilepsien

Kryptogene Epilepsien umfassen alle Epilepsien, die nicht den symptomatischen oder idiopathischen Epilepsien zugeordnet werden können.

Epidemiologie der epileptischen Anfälle und Epilepsien im Kindes- und Jugendalter

Epidemiologische Untersuchungen geben Aufschluss über das Vorkommen, die Ursachen, die Prognose, den Einfluss der Behandlung und die Prävention von epileptischen Anfällen und Epilepsien. In den letzten beiden Jahrzehnten haben sich Diagnostik und Therapie entscheidend verändert: Es wurde die Internationale Klassifikation der Anfälle und Epilepsien eingeführt, die bildgebenden Techniken und die EEG-Technologie sind verfeinert worden. Eine bessere Abgrenzung epileptischer Anfälle von nichtepileptischen wurde erreicht (Berg et al. 1999).

Die epidemiologischen Untersuchungen erfordern eindeutige epileptologische Definitionen, wie sie weiter oben angegeben sind. Angaben über die Häufigkeit des Auftretens der Anfälle und Epilepsien setzen die Klärung der Begriffe „Inzidenz" und „Prävalenz" voraus.

Die Inzidenz gibt die Zahl der neu erkrankten Personen in einer bestimmten Population während einer festgelegten Zeit an. Die Inzidenz von Epilepsien wird in der Regel pro 100 000 Einwohner für die Zeit eines Jahres berechnet. Unter kumulativer Inzidenz versteht man den Anteil der Bevölkerung, der im Laufe einer bestimmten Zeit (z. B. im Laufe der ersten 5 oder 20 Jahre) epileptische Anfälle bekommt oder eine Epilepsie entwickelt.

Unter Prävalenz versteht man die Zahl der Personen mit einer bestimmten Krankheit zu einem festgelegten Zeitpunkt (Punktprävalenz) in einer definierten Population. Die Prävalenz wird in der Regel pro 1000 Einwohner angegeben. Dabei ist zu beachten, dass der Wert für die sog. Lebenszeitprävalenz um ein Vielfaches höher liegt.

Bei der Beurteilung der Angaben zu Inzidenz und Prävalenz sind eine Reihe von Einflussfaktoren zu berücksichtigen. Dazu gehören: die Definition der untersuchten Population, die Quellen, aus denen die Daten der Patienten gewonnen wurden (z. B. aus Krankenhäusern, EEG-Laboren, Arztpraxen), die Einschlusskriterien, die verwendete Klassifikation der Anfälle oder Epilepsien sowie die benutzten Diagnosekriterien. So wird der Begriff „aktive Epilepsie" heute angewendet, wenn eine Person mit einer Epilepsie in den letzten 5 Jahren mindestens einen epileptischen Anfall hatte. Manche Untersucher begrenzten aber den Zeitraum auf 1, 2 oder 3 Jahre.

Ein Teil der Kinder mit aktiven Epilepsien wird trotz Berücksichtigung aller erreichbarer Quellen unerkannt bleiben.

Bis zum Alter von 20 Jahren haben etwa 5% der Bevölkerung mindestens einen Krampfanfall (Hauser 1994). Tab. **1.2** stellt die kumulative Inzidenz der Krampfanfälle der ersten 20 Lebensjahre, aufgeschlüsselt nach den Ursachen, dar.

Neugeborenenanfälle

Für reif geborene Neugeborene wird eine Häufigkeit von 1–8/1000 Lebendgeborene angegeben, bei niedrigem Geburtsgewicht ist die Rate höher. Da die Frühgeborenen mit sehr geringem Geburtsgewicht weniger als 1% aller Neugeborenen ausmachen, spielt die für diese kleine Gruppe zutreffende deutlich höhere Inzidenz von epileptischen Anfällen für die Gesamtinzidenz der Neugeborenenkrämpfe kaum eine Rolle. Die Hauptursache für Neugeborenenanfälle ist die hypoxisch-ischämische Enzephalopathie. Die Inzidenz der Neugeborenenanfälle nimmt in den meisten Industrieländern ab (Hauser 1995a).

Fieberkrämpfe

Fieberkrämpfe stellen das häufigste Anfallsereignis im Kindes- und Jugendalter dar. In den USA und in Europa bekommen 2–4% aller Kinder bis zum Alter von 5 Jahren mindestens einen Krampfanfall in Verbindung mit einer akuten fieberhaften Erkrankung. Der Häufigkeitsgipfel liegt bei 12-15 Monate alten Kindern. Etwa ein Drittel dieser Kinder erleidet 2 oder mehr Fieberkrämpfe.

Akute provozierte (symptomatische) Anfälle

Akute symptomatische Krampfanfälle treten bis zum Alter von 20 Jahren bei 0,5–1% dieser Bevölkerungsgruppe im Zusammenhang mit einer akuten Erkrankung des ZNS auf. In einer populationsbasierten Studie hatten etwa 2,5% der Kinder mit Schädel-Hirn-Trauma einen Früh-

Tabelle 1.2 Kumulative Inzidenz von Krampfanfällen und Epilepsie in der Bevölkerung bis zum Alter von 20 Jahren (nach Hauser 1994)

Neugeborenenkrämpfe → 0,1% 33% bekommen später eine Epilepsie
Akute symptomatische (afebrile) Anfälle → 0,5% 15–20% entwickeln eine Epilepsie
Fieberkrämpfe → 2–4% 3–5% bekommen eine Epilepsie
Singuläre unprovozierte Anfälle → 0,2–0,5%
Epilepsie → 1% davon hatten: • 0,3% Neugeborenenkrämpfe • 5–10% akute symptomatische (afebrile) Anfälle • 10–15% Fieberkrämpfe

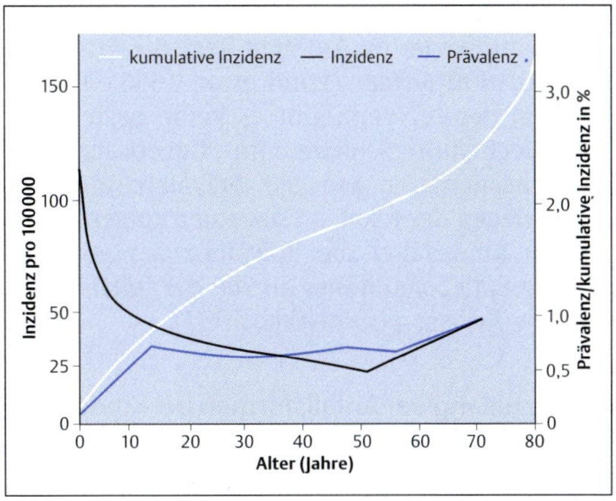

Abb. 1.1 Inzidenz, kumulative Inzidenz und Prävalenz der Epilepsien in Rochester, Minnesota, USA, für den Zeitraum von 1935–1984 (nach Hauser et al. 1993).

anfall (Auftreten in der ersten Woche nach dem Trauma), der mit einem relativ hohen Epilepsierisiko verbunden ist (Annegers et al. 1980). Enzephalitiden gehen in der Akutphase in etwa 40% der Fälle mit symptomatischen Krampfanfällen einher, bakterielle Meningitiden in etwa 20% (Annegers et al. 1988).

Singuläre unprovozierte Krampfanfälle

Bis zum Alter von 20 Jahren erfahren zwischen 0,5 und 1% der Kinder einen singulären unprovozierten Krampfanfall ohne ein erneutes Auftreten im weiteren Verlauf (Van den Berg u. Yerushalmy 1969, Hauser u. Kurland 1975, Hauser 1994).

Inzidenz der Epilepsien

Auf Grund einer ganzen Reihe von Studien ergibt sich eine mittlere Epilepsieinzidenz von etwa 60/100 000 Kindern, die Spannbreite bewegt sich zwischen 43 und 82/100 000, wenn Neugeborenenanfälle, Fieberkrämpfe und singuläre unprovozierte Anfälle ausgeschlossen werden (Forsgren 1996). Die Obergrenze der untersuchten Altersgruppen variiert je nach Studie zwischen 10 und 19 Jahren. Werden die unprovozierten Einzelanfälle mit einbezogen, so liegt die Inzidenz bei 80–100/100 000 Kindern. Bei Einschluss der Fieberkrämpfe erhöht sich die Inzidenz auf 150/100 000 Kinder (Crombie et al. 1969). Im Erwachsenenalter sinkt die Epilepsieinzidenz auf ein Plateau von etwa 30–50/100 000 ab, um dann in höherem Alter wieder erheblich anzusteigen, sie beträgt dann 100–140/100 000 (Hauser et al. 1993, Sander u. Shorvon 1996). Eine sichere geschlechtsspezifische Inzidenz ist nicht nachweisbar. Die kumulative Inzidenz aller unprovzierten Krampfanfälle (Einzelanfälle plus Epilepsien) bis zum Alter von 74 Jahren liegt bei 4,1%, der entprechende Wert nur für die Epilepsien beträgt 3,4% (Hauser et al. 1993). Abb.1.1 zeigt die Inzidenz, die kumulative Inzidenz und die Prävalenz der Epilepsien in Rochester, Minnesota, USA (nach Hauser et al. 1993).

Prävalenz der Epilepsien

Viele der im Kindesalter auftretenden Epilepsien sistieren in der Pubertät oder Adoleszenz. Prävalenzstudien tendieren deshalb dazu, die benignen, nur vorübergehend auftretenden Epilepsien zu unterrepräsentieren und chronische therapieresistente Epilepsien zu überrepräsentieren (Berg et al. 1999).

Die Mehrzahl der zahlreichen Prävalenzstudien zeigt für die aktive Epilepsie im Kindesalter eine Rate zwischen 3 und 6/1000 Kinder (Übersicht bei Forsgren 1996). Im Laufe der Kindheit und der Adoleszenz steigt die Prävalenz an. Die Nachuntersuchungen der National British Child Development Study nach 23 Jahren ergaben folgende Prävalenzwerte: für 7 Jahre alte Kinder 3,9/1000, für 11 Jahre alte 4,3/1000, für 16 Jahre alte 4,9 und für 23-Jährige 6,3 (Kurtz et al. 1998).

Bei Einschluss von Fieberkrämpfen und einzelnen unprovozierten Anfällen liegt die Prävalenz bei 9,6/1000 Kinder (Pond et al. 1960). Ebenso wie bei der Inzidenz gibt es keine gesicherten Geschlechtsunterschiede. Im Gegensatz zum Erwachsenenalter, wo die Prävalenzraten ein Überwiegen der fokalen Epilepsien zeigen, ist im frühen Kindesalter die Prävalenz der generalisierten Epilepsien höher als die der fokalen Epilepsien (Eriksson u. Koivikko 1997).

Verteilung der Anfallsformen bei Kindern mit Epilepsien

Die Inzidenz der generalisierten Anfälle wird für die ersten Lebensjahre etwas höher angegeben als die der fokalen Anfälle, später im Verlauf der Kindheit dominieren aber die fokalen Anfälle ebenso wie im Erwachsenenalter (Blom et al. 1978, Verity et al. 1992, Sidenvall et al. 1993).

Kürzlich wurde die Häufigkeit der verschiedenen Anfallsformen zum Zeitpunkt der Diagnosestellung in einer großen prospekiven populationsbasierten Kohortenstudie (Connecticut, USA) erfasst (Berg et al. 1999a). Dieser Studie mit 613 Kindern im Alter von 1 Monat bis 15 Jahren, bei denen die Epilepsie in der Mitte der 90-er Jahre neu aufgetreten war, wurden die oben aufgelisteten epileptologischen Definitionen zugrunde gelegt. Alle Kinder hatten bis auf wenige Ausnahmen ein EEG, bei etwa 80% der Kinder war einmal oder mehrmals eine Bildgebung des ZNS durchgeführt worden. Die Mehrzahl der Kinder hatte fokale Anfälle (etwa 55%), generalisierte Anfälle traten bei ca. 45% auf. Tab. 1.**3** zeigt die genaue Verteilung der Anfallsformen entsprechend der ILAE-Klassifikation. Der größte Teil der Kinder (82%) hatte nur eine Anfallsform, etwa 17,5% hatten 2 unterschiedliche Anfallsformen und lediglich 0,5% hatten 3 verschiedene.

Tabelle 1.**3** Verteilung der Anfallsformen bei 613 Kindern im Alter von 4 Wochen bis 15 Jahren mit neu aufgetretenen Epilepsien in Connecticut, USA (Berg et al. 1999a)

	n	%
Generalisiert	278	45,4
• tonisch-klonisch	135	22,0
• tonisch	7	1,1
• typische Absence	95	15,5
• atypische Absence	16	2,6
• atonisch	10	1,6
• myoklonisch	52	8,5
Fokal	338	55,1
• einfach fokal	55	9,0
• komplex fokal	160	26,1
• fokal mit sekundärer Generalisierung	179	29,2
Unbestimmbar fokal oder generalisiert	18	2,9
Starren, unsicherer Beginn	9	1,5
Tonisch-klonisch, unsicherer Beginn	12	2,0

Häufigkeit der einzelnen Epilepsien und Epilepsiesyndrome im Kindesalter

Die Informationen über die Häufigkeit der verschiedenen Epilepsien und Epilepsiesyndrome im Kindesalter sind noch lückenhaft, die Ergebnisse divergieren aus methodischen Gründen. Erst in der letzten Zeit werden in den Studien die oben angegebenen Definitionen benutzt. Tab. 1.**4** gibt die Verteilung der Epilepsien zum Zeitpunkt der Diagnosestellung aus der vor kurzem publizierten prospektiven populationsbasierten Kohortenstudie (Connecticut, USA) mit 613 Kindern im Alter von 4 Wochen bis 15 Jahren wieder (Berg et al. 1999a). Aus anderen Untersuchungen ist bekannt, dass im Laufe der Zeit bei einigen Kindern (ca. 10%) die Diagnose korrigiert werden musste, da neue Informationen hinzukamen, welche eine genauere Epilepsiediagnose erlaubten (Arts et al. 1997, Loiseau et al. 1998).

Häufigkeit der einzelnen Epilepsien und Epilepsiesyndrome im Jugendalter

In einem geographisch umschriebenen Bezirk von Melbourne, Australien, wurden alle Kinder, die älter als 5 Jahre waren, mit neu aufgetretenen Anfällen erfasst und weiter beobachtet (King et al. 1999). Entsprechend der ILAE-Klassifikation wurden alle Epilepsien, die bei 10–20 Jahre alten Patienten neu aufgetreten waren, definiert. Tab. 1.**5** gibt deren Verteilung bei 92 Adoleszenten wieder. Generalisierte Epilepsien überwogen die fokalen, bei den generalisierten handelte es sich fast ausschließlich um idiopathische. Die Temporallappenepilepsien haben den größten Anteil an den fokalen Epilepsien. Überraschend ist die hohe Zahl von Jugendlichen mit benignen partiellen Anfällen der Adoleszenz (8 von 92).

Tabelle 1.4 Verteilung der Epilepsien und Epilepsiesyndrome bei 613 Kindern im Alter von 4 Wochen bis 15 Jahren mit neu aufgetretenen Epilepsien in Connecticut, USA (Berg et al. 1999a)

	n	%
Lokalisationsbezogen	**359**	**58,6**
• idiopathisch lokalisationsbezogen:	61	10,0
– benigne Rolando-Epilepsie	59	9,6
– Epilepsie des Kindesalters mit okzipitalen Paroxysmen	2	0,3
• symptomatisch lokalisationsbezogen:	195	31,8
– mit spezifischen Anfallsauslösern	1	0,2
– symptomatisch lokalisationsbezogen	194	31,6
• kryptogen lokalisationsbezogen	103	16,8
Generalisiert	**178**	**29,0**
• Primär generalisiert:	126	20,6
– primär generalisiert, nicht weiter klassifiziert	1	0,2
– benigne myoklonische Epilepsie des Kindesalters	1	0,2
– Absenceepilepsie des Kindesalters	74	12,1
– juvenile Absenceepilepsie	15	2,4
– juvenile myoklonische Epilepsie	12	2,0
– Aufwach-Grand-Mal-Epilepsie	2	0,3
– andere primär generalisierte Epilepsien	18	2,9
– mit spezifischen Anfallsauslösern	3	0,5
• generalisiert kryptogen oder symptomatisch:	43	7,0
– generalisiert kryptogen oder symptomatisch, nicht weiter klassifiziert	3	0,5
– West-Syndrom	24	3,9
– Lennox-Gastaut-Syndrom	4	0,7
– Epilepsie mit myoklonisch-astatischen Anfällen (Doose)	10	1,6
Epilepsie mit myoklonischen Absencen:	2	0,3
• generalisiert symptomatisch:	9	1,5
– symptomatische generalisierte Epilepsie (unspezifische Ätiologie)	4	0,7
– symptomatische generalisierte Epilepsie (spezifische Syndrome)	5	0,8
Epilepsien und Syndrome, nicht als fokal oder generalisiert bestimmbar	**76**	**12,4**
• mit sowohl generalisierten als auch fokalen Anfällen:	5	0,8
– schwere myoklonische Epilepsie des Kleinkindesalters	1	0,2
– Epilepsie mit kontinuierlichen Spike-Wave-Entladungen im synchronisierten Schlaf	1	0,2
– andere nicht oben definierte Epilepsien	3	0,2
• Epilepsien mit nicht als fokal oder generalisiert bestimmbaren Anfällen	71	11,6

Ursache der Epilepsien

In Populationsstudien haben etwa 60—70% aller Epilepsien keine eindeutige Ursache, wobei allerdings die modernen bildgebenden Verfahren der zerebralen Computertomographie und Kernspintomographie in der Regel nicht systematisch angewandt wurden. Tab. **1.6** gibt die Ursachen der Epilepsien bei Kindern unter 15 Jahren an, die in der Populationsstudie aus Rochester (USA) erfasst wurden (Hauser et al. 1995b).

In der schon zitierten Studie von Berg et al. (1999a) hatten zum Zeitpunkt der Diagnosestellung 30% der Kinder eine idiopathische Ätiologie, 52% eine kryptogene und 18% eine zurückliegend symptomatische Ursache. Nach den von der ILAE vorgegebenen ätiologischen Definitionen haben somit nur 18% der Kinder eine wirklich bekannte Ätiologie. Vor allem mit Hilfe einer verfeinerten bildgebenden Diagnostik (z. B. höchstauflösender MRT-Technik) kann der Anteil der kryptogenen Epilepsien zugunsten der symptomatischen wahrscheinlich weiter vermindert werden.

Etwa 20—40% der Epilepsien sind mit weiteren neurologischen Auffälligkeiten verbunden, insbesondere mit mentaler Retardierung, infantiler Zerebralparese, Sprachstörungen und Lernstörungen (Sillanpää 1992).

Das Spektrum der Ätiologien der in den verschiedenen Lebensaltern neu auftretenden Epi-

Tabelle 1.**5** Klassifikation und Verteilung der bei 10–20 Jahre alten Patienten aufgetretenen Epilepsien (nach King et al. 1999)

	n
Generalisierte Epilepsien	45
• idiopathisch	44
– juvenile Absenceepilepsie	12
– juvenile myoklonische Epilepsie	12
– nicht weiter klassifiziert	20
• symptomatisch	1
– mitochondriale Zytopathie (MELAS-Syndrom)	1
Fokale Epilepsien	37
• idiopathisch	5
– benigne Rolando-Epilepsie	4
– benigne okzipitale Epilepsie	1
• symptomatisch	5
– läsionell	5
• Andere	27
– Temporallappenepilepsie	10
– Okzipitallappenepilepsie	7
– Frontallappenepilepsie	1
– Parietallappenepilepsie	1
– benigne fokale Anfälle der Adoleszenz	8
Unklassifiziert	10
Total	92

Tabelle 1.**6** Ursachen der Epilepsien bei Kindern unter 15 Jahren (nach Hauser 1995a)

Ursachen	Häufigkeit
Idiopathisch/kryptogen	67,5%
Kongenital[1)]	19,9%
Trauma	4,7%
Infektion	4,0%
Neoplasien	1,8%
Vaskulär	1,4%
Degenerativ	0,7%

[1)] In Verbindung mit mentaler Retardierung, infantiler Zerebralparese oder beidem

lepsien variiert erheblich. In der Neugeborenenperiode und der frühen Kindheit dominieren Hirnentwicklungsstörungen auf genetischer Basis oder auf dem Boden intrauteriner Schädigungen, metabolische und toxische Ursachen, hypoxische Hirnschädigungen, Infektionen und Schädel-Hirn-Traumen als Ursachen von Epilepsien. Die idiopathischen Epilepsien manifestieren sich vor allem in der Kindheit und in der Adoleszenz. Im Alter zwischen 21 und 40 Jahren ist das Schädel-Hirn-Trauma, im Alter von 41–60 Jahren der Hirntumor und oberhalb von 60 Jahren die Arteriosklerose die häufigste Ursache der Epilepsien.

Prognose von epileptischen Anfällen und Epilepsien

Hier soll nur ein kurzer Überblick vermittelt werden, die Prognose wird ausführlich bei den einzelnen Krankheitsbildern und in Kap. 24 besprochen.

Risiko des Wiederauftretens von Anfällen nach dem ersten unprovozierten epileptischen Anfall

In Studien, wo Kinder nach dem ersten Krampfanfall weiter beobachtet wurden, zeigte sich eine Rezidivrate von 30% nach 1 Jahr, von 40% nach 2 Jahren und von 50% nach 5 Jahren (Hart et al. 1990, Hauser et al. 1990). Bei idiopathischer Genese ist die Relapse-Rate sehr viel niedriger als bei symptomatischer Ursache.

Epilepsierisiko nach Fieberkrämpfen

Das Epilepsierisiko ist nach Fieberkrämpfen um das Fünffache gegenüber der Normalpopulation erhöht. Etwa 2–5% der Kinder mit Fieberkrämpfen entwickeln eine Epilepsie. Nach der besonders langen Beobachtungszeit von 25 Jahren wurde eine Epilepsierate von 6% gefunden. Das Epilepsierisiko betrifft nicht alle Kinder in gleicher Weise (Annegers et al. 1987). Nach einfachen Fieberkrämpfen beträgt es 2,5%, nach komplexen Fieberkrämpfen variiert es in Abhängigkeit von der Anzahl der zutreffenden komplizierenden Faktoren (1. fokale Anfälle, 2. prolongierte Anfälle und/oder 3. mehrere Anfälle während einer Fieberepisode) zwischen 6 und 50%.

Prognose von Epilepsien

Populationsbasierte Studien zeigen eine relativ günstige Prognose für die Mehrzahl der Patienten mit Epilepsien. Etwa 40% der Patienten werden durch die primäre Therapie anfallsfrei, etwa 65% erreichen eine 5-Jahres-Remission 10 Jahre nach Diagnosestellung und 75% 20 Jahre nach Beginn der Epilepsien. Wichtige prognostische Faktoren sind Anfallsdauer, Ursache der Epilepsie, Anfallstyp und Alter bei Manifestation der Epilepsie (Annegers et al. 1979, Goodridge u. Shorvon 1983, Okuma u. Kumashiro 1987).

Bei den Patienten mit idiopathischen Epilepsien ist die Remissionsrate für die generalisierten Epilepsien höher als für die fokalen Epilepsien. Nach 20 Jahren beträgt die Wahrscheinlichkeit anfallsfreier Patienten 85% für die Epilepsien mit generalisiert tonisch-klonischen Anfällen und 80% für Absenceepilepsien, während sie lediglich 65% für komplex fokale Anfälle ausmacht. Unter den Patienten mit idiopathischen Epilepsien werden die jüngeren häufiger anfallsfrei als die älteren. Die Wahrscheinlichkeit der Remission beträgt 10 Jahre nach Diagnosestellung 75% bei den Kindern, bei denen die Diagnose vor dem Alter von 10 Jahren gestellt wurde, 68%, wenn dieses im Alter zwischen 10 und 19 Jahren der Fall war und 63% bei den Patienten mit einem Alter zwischen 20 und 59 Jahren zum Zeitpunkt der Diagnose (Annegers et al. 1979).

2 Neuropathologie der Epilepsien

Wenn bei Patienten mit Epilepsien vom Neuropathologen morphologische Veränderungen des Gehirns beschrieben werden, bleibt häufig unklar, ob diese Läsionen die Epilepsie verursacht haben, zumal alle genannten Veränderungen auch bei Personen ohne Epilepsien gefunden werden. Eine mögliche kausale Beziehung zur Epilepsie ergibt sich aus dem Auftreten der Epilepsie im zeitlichen Zusammenhang mit einem schädigenden Ereignis, speziellen Merkmalen der Anfälle in Abhängigkeit vom Ort der ZNS-Läsion und dem Verschwinden der Epilepsie, wenn die Läsion chirurgisch entfernt werden kann.

Einige Hirnregionen scheinen bezüglich einer Schädigung und Ausbildung epileptogener Eigenschaften empfindlicher als andere zu sein. Die limbischen Strukturen im mesialen Temporallappen, insbesondere der Hippocampus, der entorhinale Kortex und das Corpus amygdaloideum sind besonders vulnerabel. Bei Jugendlichen und Erwachsenen sind morphologische Veränderungen dieser Strukturen häufig das Substrat der häufigsten Epilepsieform, der Temporallappenepilepsie.

Neuropathologische Befunde bei Kindern und Jugendlichen

Bei Kindern und Jugendlichen mit Epilepsien kann in etwa einem Drittel der Fälle eine neuropathologische Läsion gefunden werden (Armstrong u. Mizrahi 1998). Mit den symptomatischen Epilepsien sind vielfältige strukturelle Läsionen assoziiert, dazu gehören:

- Hirnentwicklungsstörungen (kortikale Dysplasien, Migrationsstörungen, Heterotopien, Phakomatosen, vaskuläre Fehlbildungen),
- posthypoxische Läsionen durch eine perinatale oder postnatale hypoxisch-ischämische Enzephalopathie,
- Läsionen nach vaskulären Ereignissen (nach zerebralen Infarkten, intrakraniellen Blutungen, venösen Thrombosen),
- Hirntumoren,
- posttraumatische Läsionen,
- postinfektiöse Läsionen (nach bakteriellen und viralen Infektionen, parasitären Erkrankungen wie Toxoplasmose und zerebraler Malaria),
- neurometabolische Erkrankungen,
- Hippocampussklerose als besonders häufiger Befund bei Temporallappenepilepsien.

Tab. 2.1 zeigt in Abhängigkeit vom Lebensalter die neuropathologischen Befunde im resezierten Hirngewebe von Kindern, die wegen Therapieresistenz operiert wurden (Polkey et al. 1996). Kortikale Dysplasien und sehr langsam wachsende Tumoren spielen demnach in der gesamten Kindheit eine wichtige Rolle. Im Unterschied zu operierten Erwachsenen fand sich in der Altersstufe bis zu 5 Jahren unter 15 Kindern kein einziges Mal eine Hippocampussklerose und in dem darauf folgenden Abschnitt von 6–11 Jahren unter 22 Kindern lediglich einmal. In allen 3 untersuchten Altersstufen stellt die Rasmussen-Enzephalitis einen häufigeren Befund dar.

Phänomenologie der Epilepsien und neuropathologischer Befund

Häufig besteht eine erhebliche Diskrepanz zwischen der Phänomenologie der symptomatischen Epilepsien und deren neuropathologischem Substrat. Bei den idiopathischen Epilepsien brauchen überhaupt keine strukturellen Anomalien vorzukommen, Mikrodysgenesien mit abnormen, dystopen Neuronen und Neuronengruppen sind allerdings beschrieben worden (Meencke u. Janz 1985). Über die Rolle, welche die Mikrodysgenesien tatsächlich in der Epileptogenese spielen, wird allerdings noch gestritten, da sie nicht selten auch bei Patienten ohne Epilepsien vorkommen.

Die symptomatischen Epilepsien stellen keine spezifischen Reaktionen auf bestimmte struktu-

Tabelle 2.1 Pathologische Befunde im resezierten Hirngewebe von Kindern mit therapieresistenten Epilepsien in Abhängigkeit vom Lebensalter (Maudsley-Serie, nach Polkey et al. 1996)

Alter (Jahre)	Pathologischer Befund (n = 75)					
	MTS	Tumor	RE	KD	Andere	Unspezifisch
0–5	0	5	5	4	1	0
6–11	1	6	7	5	4	0
11–15	6	10	4	7	8	2
Alle	7	21	16	16	13	2
%	9,3	28	21,3	21,3	17,3	2,7

KD kortikale Dysplasien
MTS mesiale temporale Sklerose
RE Rasmussen-Enzephalitis

relle Läsionen dar, denn den einzelnen Epilepsien können ganz unterschiedliche strukturelle Abweichungen zu Grunde liegen. Art und Lokalisation der neuropathologischen Läsionen sind von geringerer Bedeutung für die Ausprägung der Epilepsien als der Schädigungszeitpunkt während der Gehirnentwicklung (Armstrong u. Mizrahi 1998). Typische Beispiele sind die altersgebundenen Epilepsiesyndrome West-Syndrom und Lennox-Gastaut-Syndrom, welche in Assoziation mit höchst unterschiedlichen Strukturveränderungen auftreten.

Liegen mehrere pathologische Abnormalitäten vor, bleibt die Identifikation der eigentlichen epileptogenen Läsion problematisch. Unbekannt ist ebenso die kritische Masse abnormer Neurone, die zur Auslösung von Anfällen notwendig ist. Auch bei den vielen komplexen hereditären neurologischen Krankheitsbildern, bei denen die Epilepsie nur ein Symptom unter vielen anderen Störungen darstellt, scheint es keine spezifischen makro- und mikrostrukturellen neuropathologischen Befunde als gemeinsame Epilepsie-assoziierte Endstrecke zu geben.

Da alle bei Patienten mit Epilepsien festgestellten neuropathologischen Veränderungen auch ohne begleitende Epilepsien gefunden werden, müssen weitere Faktoren hinzukommen, die zur Manifestation der Epilepsie führen. Aus neuropathologischer Sicht könnten Veränderungen der Dendriten (veränderte Architektur, verminderte Spine-Dichte, Schwellungen der Dendriten) vor allem in der Umgebung der Läsionen und reaktive gliale Veränderungen eine wichtigere Rolle in der Epileptogenese spielen als bisher angenommen, z. B. durch Veränderungen des extrazellulären Ionenmilieus (Multani et al. 1994).

Hippocampussklerose (mesiale temporale Sklerose)

Seit mehr als 100 Jahren ist die Beziehung zwischen epileptischen Anfällen und Hippocampuspathologie Gegenstand intensiver Forschung und Diskussion (Spielmeyer 1927, Scholz 1951, Peiffer 1963, Meldrum 1997, Fisher et al. 1998, Mathern et al. 1997). Schon im 19. Jahrhundert wurden Gliose und neuronale Degeneration im Hippocampus als zur Epileptogenese beitragende morphologische Veränderungen beschrieben (Sommer 1880, Pfleger 1880). Autopsiematerial und neuropathologische Studien von operativ entferntem Schläfenlappengewebe haben eine enge Korrelation von Temporallappenepilepsien und Hippocampussklerose erkennen lassen. Im Laufe der Zeit sind verschiedene Hypothesen zu der Frage entwickelt worden, ob die Hippocampuspathologie Ursache oder Folge von epileptischen Anfällen ist. Das Für und Wider soll im Folgenden kurz umrissen werden. Die klinischen Aspekte der Hippocampussklerose werden ausführlicher in Kap. 12 dargestellt.

Normaler Hippocampus und Hippocampussklerose

Der Hippocampus liegt im mesialen Bereich des Temporallappens, er wird vom Gyrus parahippocampalis bedeckt. Der Hippocampus besteht aus dem Gyrus dentatus, dem Ammonshorn und dem Subiculum. Im Hippocampus greifen zwei Zellschichten C-förmig ineinander, die Molekularzellschicht und die Pyramidenzellschicht. Letztere ist in 4 Abschnitte CA1-CA4 (CA= cornu ammonis) unterteilt, an den Abschnitt CA4 schließt sich das Subiculum an. Von den Körnerzellen verlaufen Axone (Moosfasern) zu den CA3-Pyramidenzellen und zu den hilären Interneuronen. Der Hippocampus erhält seine neuronalen Zuflüsse vor allem vom entorhinalen Kortex.

Der Begriff Hippocampussklerose bezieht sich auf Neuronenverlust und Gliose des Hippocampus mit der daraus resultierenden Verhärtung und Schrumpfung. Die Hippocampussklerose zeigt dabei ein spezifisches Schädigungsmuster der Substrukturen, nämlich einen selektiven Neuronenverlust in den Sektoren CA1 und im Prosubiculum, die zum sog. Sommer-Sektor zusammengefasst werden, sowie in dem Abschnitt CA4 und dem Hilus, die zusammen das Endfolium bilden. Der Abschnitt CA2 und das Subiculum bleiben relativ intakt, auch die Region CA3 und die Fascia dentata sind geringer betroffen als der Sommer-Sektor und das Endfolium. Häufig sind noch andere mesiale temporale Strukturen wie Mandelkern, Uncus und der parahippocampale Gyrus beteiligt, was in diesen Fällen zu der zutreffenderen Bezeichnung mesiale temporale Sklerose geführt hat (die Begriffe Hippocampussklerose, Ammonshornsklerose und mesiale temporale Sklerose werden häufig synonym verwandt). Abb. 2.**1** zeigt einen normalen Hippocampus, Abb. 2.**2** die histologischen Veränderungen bei der Hippocampussklerose.

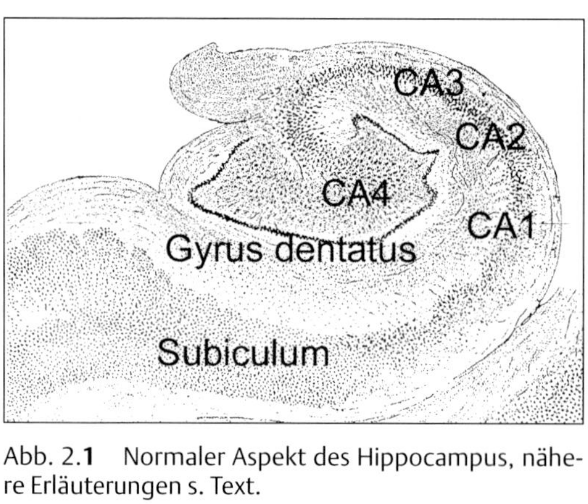

Abb. 2.**1** Normaler Aspekt des Hippocampus, nähere Erläuterungen s. Text.

Die Hippocampussklerose geht mit einer axonalen und synaptischen Reorganisation einher, dieses zeigen die tierexperimentellen und die humanen neuropathologischen Befunde. Es kommt zur Neubildung von Neuronen in abnormer und ektoper Lokalisation, z. B. in der Körnerzellschicht (Parent et al. 1997). Die reorganisierten Axone schließen exzitatorische Moosfasern, inhibitorische GABAerge Axone und Axone mit veränderten Neurotransmittern wie beispielsweise Neuropeptid Y und Somastatin ein (Mathern et al. 1997). Diese abnorme Reorganisation bildet die morphologische Grundlage der Epileptogenität des Hippocampus.

Läsionen des Hippocampus kommen zwar auch bei anderen neurologischen Krankheiten vor, aber das beschriebene besondere neuropathologische Schädigungsmuster ist charakteristisch für die Temporallappenepilepsie. Die Hippocampussklerose war mit 50—70% der häufigste neuropathologische Befund bei erwachsenen Patienten mit therapieresistenten Temporallap-

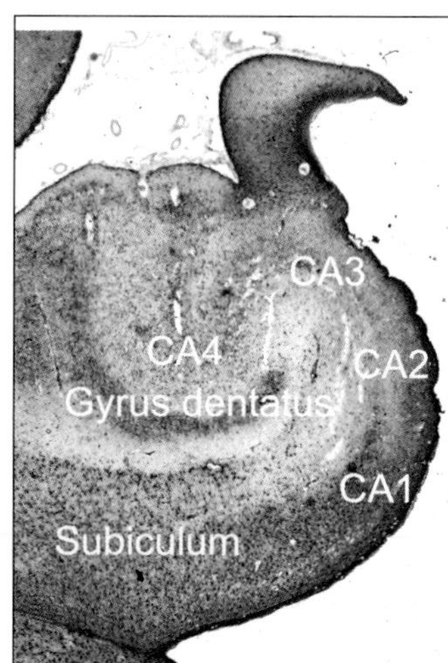

Abb. 2.**2** Mesialer Temporallappen eines 9 Jahre alten Mädchens mit Temporallappenepilepsie und Hippocampussklerose. Immunhistochemische Darstellung von saurem Gliafaserprotein, welches in reaktiven Astrozyten gebildet wird, die an Stelle der untergegangenen Neurone eine Narbe bilden. Stärkster Zellverlust in der CA1-Region und im Übergangsgebiet zum Subiculum (Prosubiculum), Mitbeteiligung des Gyrus dentatus. Weniger oder nicht betroffen sind die Regionen CA2, CA3 und CA4 (mit freundlicher Genehmigung von Frau Prof. G. Stoltenburg, Institut für Neuropathologie der Freien Universität Berlin).

penepilepsien, bei denen eine anteriore temporale Lobektomie durchgeführt wurde (Meencke u. Veith 1991, Pringle et al. 1993).

Hippocampussklerose – Ursache oder Folge epileptischer Aktivität?

Eine Reihe retrospektiver Studien operierter Patienten mit intraktiblen Temporallappenepilepsien in Verbindung mit einer Hippocampussklerose haben gezeigt, dass 9–67% der Patienten eine Vorgeschichte mit Fieberkrämpfen hatten, in der Mehrzahl mit fokalen oder lange anhaltenden Fieberkrämpfen (Falconer et al. 1964, Ounstedt u. Lindsay 1966, Green 1967, Jensen 1976, Lindsay et al. 1984, Sagar u. Oxbury 1987, French et al. 1993). Die Untersucher hatten daraus geschlossen, dass Fieberkrämpfe eine wesentliche Ursache der Hippocampussklerose seien und vorangegangene Fieberkrämpfe ein wesentliches Charakteristikum der Temporallappenepilepsie darstellen. Prospektive Populationsstudien haben aber im Gegensatz zu den chirurgischen Serien gezeigt, dass keine Assoziation zwischen den Fieberkrämpfen und den Temporallappenepilepsien besteht oder dass keine Aussage über deren kausale Verknüpfung gemacht werden kann (Sofijanow et al. 1983, Verity u. Golding 1991, Camfield et al. 1994, Berg et al. 1999c). Die fokalen und prolongierten Fieberkrämpfe scheinen eher altersgebundene Marker einer zerebralen Vorschädigung oder einer besonderen genetischen Disposition als die Ursache der Temporallappenepilepsie zu sein (Annegers et al. 1987, Rocca et al. 1987, Berg et al. 1999c).

Ein gegenwärtig favorisiertes Konzept der Pathogenese der Hippocampussklerose besagt, dass wahrscheinlich längere Zeit vorangegangene akute schädigende Ereignisse und in geringem Ausmaß die Krampfanfälle selbst für das Auftreten dieses Befundes verantwortlich sind (Mathern et al. 1997). Schon die ersten Beschreiber der Hippocampussklerose in Autopsiepräparaten wiesen darauf hin, dass es sich dabei um eine alte, chronische Läsion handelte und keine Zeichen frischer Veränderungen zu erkennen waren (Sommer 1880, Bratz 1899). Zeitweilig wurde das Konzept der Hippocampussklerose als Folge anfallsbedingter transienter Ischämien des Hippocampus favorisiert (Spielmeyer 1927, Scholz 1951, Peiffer 1963), wodurch aber das spezifische Schädigungsmuster der Hippocampussklerose nicht erklärt werden kann.

Mittels der retrospektiven Analyse der klinischen Daten von operierten Patienten mit Temporallappenepilepsien und der histopathologischen Untersuchung der Hippocampusschnitte fanden Mathern et al. (1995, 1996a) heraus, dass die Hippocampussklerose eine enge Korrelation mit Geburtstrauma, anderen zerebralen Traumen, hypoxischer Hirnschädigung, Enzephalitis/Meningitis oder prolongierten Krampfanfällen bzw. Status epilepticus als initialen akuten Ereignissen zeigte. Diese waren Jahre zuvor aufgetreten, wobei die Patienten mit initialem Ereignis ohne Krampfanfall, mit prolongiertem Krampfanfall oder mit rezidivierenden kurz dauernden Krampfanfällen gleichermaßen eine Hippocampussklerose aufwiesen. Den größeren Teil der morphologischen Veränderungen infolge Neuronenuntergangs und reorganisierter axonaler Netze führten die Autoren auf die initiale Schädigung zurück und nicht auf die anhaltende Anfallsaktivität. Bei langdauernd (15–20 Jahre) bestehender Temporallappenepilepsie komme ein sekundärer, allerdings weniger stark ausgeprägter Neuronenverlust hinzu. Dementsprechend war die Temporallappenepilepsie ohne vorangegangene Schädigung mit einem sehr viel geringeren Neuronenverlust im Hippocampus assoziiert (Mathern et al. 1997).

Mit Hilfe der hoch auflösenden MRT-Technik kann bei etwa 5–20% Patienten mit Temporallappenepilepsien eine duale Pathologie nachgewiesen werden, d. h. zusätzlich zur Hippocampussklerose kommen noch weitere morphologische Abweichungen vor (Li et al. 1999). Es ist allerdings noch unklar, welche Bedeutung diese zusätzlichen Veränderungen in der Epileptogenese spielen. Bei 14 Patienten mit einer kongenitalen Porenzephalie in Verbindung mit einer Hippocampussklerose sprachen die elektroklinischen Befunde für den Ursprung der Anfälle im pathologischen Hippocampus (Ho et al. 1997). Auch Tiefenelektroden bei Patienten mit Temporallappenepilepsien und dualer Pathologie zeigen, dass die Anfälle oft im Hippocampus beginnen (Mathern et al. 1997). Die Ergebnisse der neurochirurgischen Interventionen sprechen für eine enge funktionelle, anfallsauslösende Verknüpfung der hippokampalen und extrahippokampalen Läsionen (Li et al. 1999). Wenn nur der atrophische Hippocampus oder nur die zweite Läsion bei Patienten mit refraktärer partieller

Epilepsie entfernt wurde, so fiel der Prozentsatz anfallsfreier Patienten sehr viel niedriger aus als nach der Entfernung beider Läsionen (12,5% bzw. 20% versus 73%).

In Bezug auf die Epileptogenese der dualen Pathologie wurde die Vermutung geäußert, dass Anfallsaktivität, die auf dem Boden einer angeborenen oder erworbenen Läsion im Kortex auftritt, immer wieder über das limbische System zum Hippocampus fortgeleitet werde. Die daraus resultierende abnorme Aktivierung der Neuronen im Sommerschen Sektor und Endfolium führe über verschiedene Mechanismen zur lokalen Freisetzung von Glutamat, zum Neuronenuntergang und schließlich zur Hippocampussklerose, die dann ihrerseits epileptogen wirke (Pringle et al. 1993).

Anfallsinduzierter Neuronenverlust außerhalb des Hippocampus

Während der anfallsinduzierte Neuronenverlust im Hippocampus durch Tierversuche und humane neuropathologische Befunde belegt ist, gibt es sehr viel weniger beweisende Befunde für einen solchen Vorgang im übrigen Neokortex. Nach einem Status epilepticus zeigt der Hippocampus zwar die eindrücklichsten Veränderungen, es können aber auch fleckig verteilte neuronale Nekrosen im Kortex und im Thalamus gefunden werden. Wenn Patienten mit schwer verlaufenden Epilepsien, die häufig noch andere neurologische Erkrankungen aufweisen, eine Hirnatrophie entwickeln, bleibt in der Regel unklar, ob die Grundkrankheit oder die Epilepsie zu diesem Befund geführt hat (Farrell u. Vinters 1997).

3 Kurzer Abriss der Pathophysiologie der Epilepsien

In den letzten Jahrzehnten hat das Wissen über die Pathophysiologie der Epilepsien außerordentlich zugenommen, aber wir sind noch weit von einer vollständigen Aufklärung entfernt. Gegenwärtige Schwerpunkte der Grundlagenforschung sind die Darstellung der an den epileptischen Anfällen beteiligten Bahnsysteme, die Untersuchung der Ionenkanal- und Neurotransmitterfunktionen und die molekulare Genetik. Vor allem der Einsatz von Tiermodellen als Muster verschiedener humaner Anfallsformen (z. B. des Kindling-Modells) und die Verwendung von In-Vitro-Modellen (z. B. von Hippocampus-Gewebeschnitten, die bei epilepsiechirurgischen Eingriffen gewonnen wurden), tragen wesentlich zur Aufklärung des Anfallsgeschehens bei.

In Verbindung mit Epilepsien sind viele verschiedene Veränderungen gefunden worden: morphologische Abweichungen der axonalen und dendritischen Strukturen einschließlich reaktiver glialer Prozesse, Störungen der neuronalen Membraneigenschaften (z. B. durch Defekte der Ionenkanäle) sowie Imbalancen der Neurotransmittersysteme (Schwartzkroin 1997). Die Kernfrage ist, was unterscheidet das epileptische Gehirn vom normalen Gehirn? Im Hinblick auf die Behandlung von Kindern ist außerdem die Frage von besonderer Bedeutung, welchen Einfluss die verschiedenen Reifestadien des Gehirns auf die Epileptogenese und die Phänomenologie von Anfällen und Epilepsien haben.

Ein besseres Verständnis der Mechanismen, welche den Epilepsien zu Grunde liegen, hat erhebliche praktische Auswirkungen, denn es ist die Voraussetzung einer rationalen Pharmakotherapie. Deshalb sollen die Grundzüge hier dargestellt werden, bezüglich weiterer Einzelheiten wird auf die spezielle Literatur verwiesen, insbesondere auf die entsprechenden Kapitel im Standardwerk „Epilepsy: A Comprehensive Textbook" (Engel u. Pedley 1997).

Iktogenese und Epileptogenese

Bei der Beschreibung der den epileptischen Anfällen zu Grunde liegenden Abläufe müssen verschiedene Ebenen der Organisation des ZNS berücksichtigt werden: die basalen zellulären Prozesse (z. B. an den spannungs- oder rezeptorabhängigen Ionenkanälen) in enger Verknüpfung mit den subzellulären synaptischen Vorgängen (z. B. in den exzitatorischen glutamatergen Synapsen und den inhibitorischen GABAergen Synapsen), die lokalen Regelkreise und die neuronalen Netzwerke, welche anatomisch getrennte Hirnregionen (z. B. im limbischen System) miteinander verbinden.

2 Phänomene tragen entscheidend zum Auftreten epileptischer Anfälle bei: die Hyperexzitabilität von Neuronen und die abnorme synchronisierte Aktivität großer Neuronenpopulationen. Es wird angenommen, dass die Krampfanfälle durch eine erhebliche Imbalance von Exzitation und Inhibition in lokalen neuronalen Netzwerken entstehen. Das Auftreten dieser beiden Phänomene ist vor allem abhängig von den Membraneigenschaften der Neuronen und der Funktion der Synapsen mit ihren verschiedenen Neurotransmittern. Verschiebungen in Richtung Exzitation und Inhibition können durch Veränderungen in beiden Funktionssystemen verursacht werden, wobei die Modulation der Erregbarkeit an sich ein normaler Vorgang ist. Was aber verursacht einen epileptischen Anfall (Iktogenese)? Was führt zur Chronifizierung des epileptischen Vorgangs (Epileptogenese)?

Im Hinblick auf die pathophysiologischen Abläufe beim einzelnen epileptischen Anfall wird die Bezeichnung „Iktogenese" verwendet. Damit ist die Sequenz Generierung, Ausbreitung und Terminierung der epileptischen Entladungen gemeint. Das Spektrum der pathophysiologischen Phänomene, die zum wiederholten Auftreten von Anfällen und zur Chronifizierung führen, umfasst der Begriff „Epileptogenese". Abb. 3.1 gibt einen Überblick über diese Begriffe und die beteiligten Faktoren.

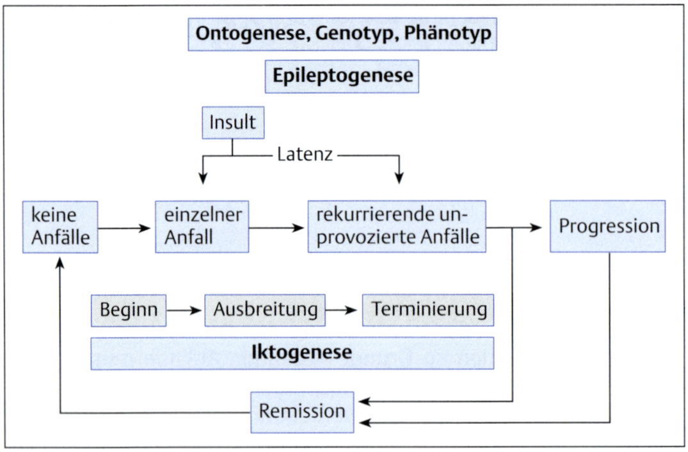

Abb. 3.**1** Iktogenese und Epileptogenese (mod. nach Lothmann 1997a). Genotyp und Phänotyp eines Individuums bestimmen Iktogenese und Epileptogenese. Ein Insult des Gehirns kann in einem provozierten einzelnen Anfall resultieren oder nach einer Latenz in einer Epilepsie. Eine Remission ist in jedem Entwicklungsstadium möglich.

Iktogenese

Während eines Krampfanfalls laufen folgende pathophysiologischen Vorgänge hintereinander ab:

- Generierung,
- Ausbreitung in Raum und Zeit,
- Terminierung der epileptischen Entladungen.

Bei der Beschreibung der Pathophysiologie von epileptischen Anfällen ist die Unterscheidung in fokale und generalisierte Anfälle von grundsätzlicher Bedeutung. Diese Dichotomie weist darauf hin, dass unterschiedliche neuronale Netzwerke für die Ausprägung der Anfälle verantwortlich sind. Dieses soll an Hand der funktionellen Anatomie von generalisierten Absencen und fokalen Anfällen in Abb. 3.**2** schematisch aufgezeigt werden.

Anfallsassoziierte zelluläre und synaptische Mechanismen

In Tiermodellen werden in Verbindung mit der Anfallsaktivität eine ganze Reihe neurochemischer Veränderungen gefunden, wobei aber teilweise unklar bleibt, ob sie Ursache oder Folge der epileptischen Anfälle sind (Schousboe 1991). Bei Patienten mit Epilepsien können vor allem mit den funktionellen bildgebenden Verfahren wie MRT-Spektroskopie, SPECT und PET Stoffwechselabläufe erfasst werden. Während epileptischer Anfälle kommt es zu einem erhöhten Sauerstoffverbrauch, zu einem Verlust energiereicher Phosphate, zu einer Aktivierung der Glykolyse, zu Ionenverschiebungen und zu Veränderungen der Neurotransmitterkonzentrationen.

Folgende zelluläre und synaptische Defekte wirken sich iktogen und epileptogen aus (Meldrum 1990):

- primäre neuronale Membrandefekte, die zu einer Instabilität des Ruhepotentials führen,
- Veränderungen der Natriumkanäle,
- Abnormalitäten der Kaliumleitfähigkeit,
- ein Defekt in den spannungsabhängigen Calciumkanälen,
- eine Defizienz der mit den Ionenströmen verbundenen Membran-ATPasen,
- primäre Defekte des inhibitorischen GABA-Systems,
- Veränderungen der Empfindlichkeit oder der Verteilung der Rezeptoren, die an der exzitatorischen oder inhibitorischen Neurotransmission beteiligt sind.

Dem bleibenden Verlust der GABAergen Inhibition und der anhaltenden erhöhten Glutamatergen Exzitation werden auch eine besondere Bedeutung in der Epileptogenese zugeschrieben. Während eines epileptischen Anfalls läuft in den Neuronen und Synapsen eine Kaskade verschiedener Prozesse ab, welche sowohl die Ionenkanäle als auch die Neurotransmittersysteme betreffen.

Ionenkanäle

Die Ionenkanäle bestimmen die Erregbarkeit von Neuronen und die präsynaptische Neurotransmitterfreisetzung. Die Öffnung und Schließung

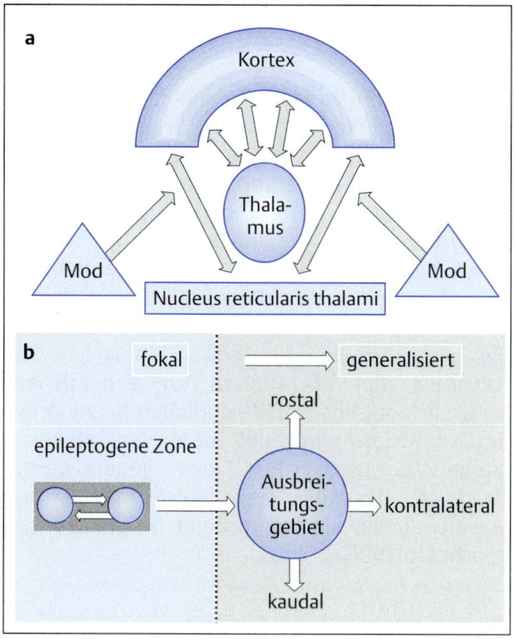

Abb. 3.**2 a** u. **b** Funktionelle Anatomie und Iktogenese (nach Lothmann 1996).
a Generalisierte Absencen. Hier findet eine komplette Interaktion zwischen Kortex und Thalamus statt, in welche auch der Nucleus reticularis thalami einbezogen ist. Die epileptische Aktivität in diesem weit ausgedehnten System neuronaler Netze wird durch weitere Zuflüsse aus dem Hirnstamm moduliert (Mod).
b Partielle Anfälle. Die fokalen Anfälle beginnen in einer umschriebenen epileptogenen Zone, in der sich auch 2 Foci befinden können, die, sich verstärkend, interagieren. Unter besonderen anfallsfördernden Bedingungen findet eine räumliche Ausbreitung in benachbarte Regionen und zur Gegenseite statt. Der fokale Krampfanfall kann sich weiter in alle Richtungen ausdehnen und sekundär generalisieren.

der Ionenkanäle wird entweder durch transmembranöse Spannungsgradienten oder Liganden reguliert. Für Na^+, K^+, Ca^{2+} und Cl^- gibt es spezifische Ionenkanäle. Die Aufrechterhaltung der Ionenkonzentrationsgradienten erfordert energieabhängige Ionenpumpen, z. B. der Na^+- K^+-Pumpe. Ligandenabhängige Ionenkanäle werden aktiviert, wenn sich ein Neurotransmitter an einen Rezeptor bindet.
Die Natriumströme sind entscheidend an der Entstehung und Ausbreitung epileptischer Entladungen beteiligt. Die Kaliumströme sind wichtig für den Arrest der Anfallsentladungen. Die Calciumströme sind mitverantwortlich für die Initiation und Ausbreitung einer epileptischen Entladung sowie die Schädigung der Neuronen durch prolongierte Krampfanfälle oder einen Status epilepticus. Die chloridpermeablen Kanäle öffnen sich durch die Anbindung der inhibitorischen Neurotransmitter GABA und Glyzin. Die Chloridkanäle spielen eine Rolle bei der Herabsetzung der neuronalen Entladungsrate und der Membranhyperpolarisation (Ferrendelli 1995).

Neurotransmitter

Veränderungen der Neurotransmission schließen eine herabgesetzte inhibitorische Neurotransmitterfunktion und eine verstärkte exzitatorische Neurotransmitterwirkung ein (Ferrendelli 1995). Die wichtigsten am Anfallsgeschehen beteiligten Neurotransmitter sind die exzitatorische Aminosäure Glutamat und die inhibitorisch wirkende Aminosäure GABA. Von deren spezifischen Rezeptoren sind jeweils mehrere Subtypen bekannt, auf die verschiedene strukturell verwandte endogene oder exogene Agonisten und Antagonisten einwirken. Die zunehmende Kenntnis der Wirksamkeit dieser Substanzen in Abhängigkeit von ihrer Struktur ermöglicht die Entwicklung neuer Antiepileptika, die gezielt auf bestimmte Rezeptoren wirken.

Die exzitatorische Aminosäure Glutamat spielt eine integrale Rolle im Glukosestoffwechsel, im Zitronensäurezyklus und Aminosäurenstoffwechsel. Während epileptischer Aktivität kommt es zu einer erhöhten Freisetzung von Glutamat im Gehirn und einer Abnahme der Glutamatkonzentration in epileptischen Foci. Der Glutamatrezeptor besitzt 3 Subtypen, die nach den Aminosäuren (NMDA, AMPA, Kainat) benannt wurden, die sich an die spezifischen Rezeptoren binden. Auf den NMDA-Rezeptor (N-Methyl-D-Aspartat) wirkt neben Glutamat die ebenfalls exzitatorische Aminosäure Aspartat. Glutamat und Aspartat öffnen die Natriumkanäle und erhöhen die Natriumleitfähigkeit, was zur Depolarisation und einer erhöhten neuronalen Entladungsrate führt. Einige Antiepileptika wie z. B. Lamotrigin hemmen die Freisetzung dieser exzitatorischen Aminosäuren.

Die inhibitorische Neurotransmission im Vorderhirn erfolgt mittels GABA, im Hirnstamm und Rückenmark mittels Glyzin. Wird GABA an den GABAergen Nervenendigungen freigesetzt, so bindet es an 2 unterschiedliche GABA-Rezeptoren, die $GABA_A$- oder die $GABA_B$-Rezeptoren. Der

$GABA_A$-Rezeptor hat Bindungsstellen für Benzodiazepine und Phenobarbital. Die inhibitorischen Aminosäuren GABA und Glyzin eröffnen die Chloridkanäle und erhöhen die Chloridleitfähigkeit, was eine Hyperpolarisation und eine Herabsetzung der neuronalen Entladungsrate zur Folge hat.

Die Synthese des wichtigsten inhibitorischen Neurotransmitters GABA erfolgt mittels des Enzyms Glutamatdecarboxylase, der Abbau durch das Enzym GABA-Transaminase. Alle Medikamente, welche den GABA-Stoffwechsel beeinflussen, haben entweder eine antikonvulsive oder prokonvulsive Wirkung in Abhängigkeit davon, welches Enzym sie aktivieren oder deaktivieren. Zu den die GABAerge Neurotransmission fördernden Substanzen gehören Valproat, Vigabatrin und Tiagabin.

Adenosin scheint ein weiterer wichtiger Neurotransmitter zu sein. Adenosin wirkt über präsynaptische Rezeptoren regulierend auf die Freisetzung der exzitatorischen Aminosäuren Glutamat und Aspartat. Die Blockade von Adenosinrezeptoren führt zu einer exzessiven Freisetzung dieser exzitatorischen Aminosäuren, was die Anfallsaktivität prolongiert. Adenosin vermindert diese Freisetzung, es ist also von entscheidender Bedeutung für die Beendigung der Anfallsaktivität (Ferrendelli 1995).

Auch andere Neurotransmittersysteme wie das katecholaminerge, serotoninerge und cholinerge System zeigen Abweichungen in Verbindung mit epileptischer Aktivität, über deren Bedeutung in der Epileptogenese aber sehr viel weniger bekannt ist als über die des GABA- und Glutamatsystems.

Neuromodulatoren

An der Genese und Ausprägung epileptischer Anfälle sind auch Neuromodulatoren beteiligt, deren Funktion noch weitgehend ungeklärt ist. Zu den Neuromodulatoren gehören u.a. endogene Opioidpeptide, Somatostatin, Neuropeptid Y und Stickstoffmonoxid. Die Freisetzung von Stickstoffmonoxid, das ein endogenes Antikonvulsivum darstellt, ruft während eines epileptischen Anfalls eine Vasodilatation hervor, welche die Energieversorgung des Gehirns verbessert. Wird Stickstoffmonoxid in exzessiven Mengen freigesetzt, so wirkt es auf die umgebenden Neuronen toxisch und verursacht den exzitotoxischen Zelltod (Wasterlain u. Mazarati 1997).

Pathophysiologie verschiedener Anfallsformen

Im Folgenden werden 2 grundlegende Muster iktaler Prozesse dargestellt. Die verschiedenen Ausprägungen epileptischer Anfälle reflektieren unterschiedliche pathophysiologische Abläufe (Heinemann et al. 1996, Lothman 1997). Völlig differierende EEG-Veränderungen bei den tonisch-klonischen Anfällen und den generalisierten Absencen weisen darauf hin, dass hier ganz unterschiedliche Neuronenpopulationen beteiligt sind. Neben dem tonisch-klonischen Paroxysmus, der als typisch für generalisierte tonisch-klonische Anfälle und auch fokale Anfälle angesehen wird, und dem generalisierten Spike-Wave-Paroxysmus, der generalisierten Absencen zu Grunde liegt, gibt es noch weitere Anfallsmuster, die weniger gut untersucht sind (Lothman 1996a).

Tonisch-klonischer Paroxysmus

Die Neurobiologie des tonisch-klonischen Paroxysmus ist in Abb. 3.**3** dargestellt. Der epileptische Vorgang an den Neuronen verläuft im Wesentlichen zweiphasig. Der „tonischen" Phase liegt eine hochamplitudige lang anhaltende Depolarisation mit einer überlagernden langen Folge hochfrequenter, irregulärer, niedrigamplitudiger Aktionspotenziale zu Grunde. Es folgt die „klonische" Phase, während der sich die Veränderungen der tonischen Phase zurückbilden. Die allmähliche Repolarisation resultiert in Klustern von Aktionspotentialen, die durch stille Perioden getrennt sind. Mit dem Sistieren der epileptischen Entladungen geht die paroxysmale Depolarisation in eine anhaltende Hyperpolarisation über (Meldrum 1990, Lothman 1996). Im EEG zeigen sich als Äquivalente der neuronalen Vorgänge in der ersten Phase Runs von Spikes, in der zweiten Spike-Waves.

Bei den fokalen Anfällen gehen die in einem umschriebenen kortikalen Fokus generierten Entladungen zunächst mit einer verstärkten Inhibition in den Projektionsgebieten einher. Bestehen die Entladungen fort, so verschwindet diese Hemmung und es kommt zu einem Überwiegen der exzitatorischen Neurotransmission und zu einer Ausbreitung der epileptischen Entladungen vom Kortex in die Stammganglien, den Thalamus und/oder in das limbische System. Der Arrest des Anfalls ist Folge eines aktiven inhibi-

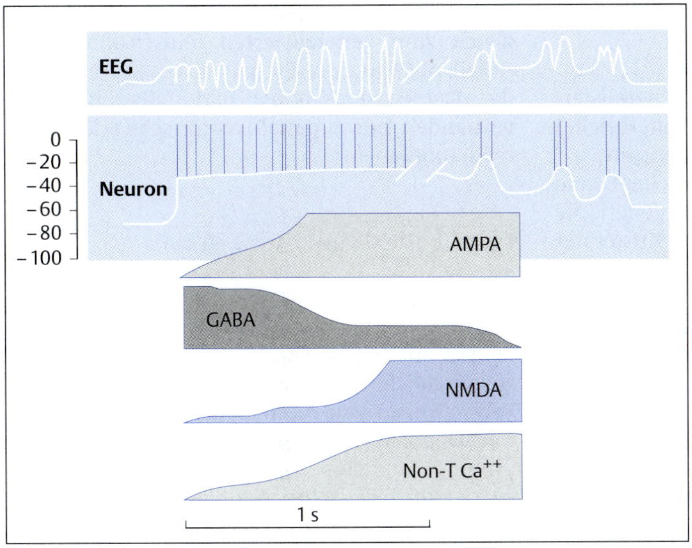

Abb. 3.**3** Neurophysiologie und Neurochemie des tonisch-klonischen Paroxysmus (nach Lothmann 1997). Beschreibung der im EEG und am Neuron ablaufenden Vorgänge siehe Text. Die mit den elektrographischen Vorgängen gekoppelten Konzentrationsänderungen der exzitatorischen Aminosäuren AMPA und NMDA (binden an entsprechende Subtypen des Glutamatrezeptors) und der inhibitorischen GABA sind schematisch dargestellt. Während des Anfalls öffnen sich die Nicht-T-Calcium-Ionenkanäle.

torischen Prozesses. Im Gegensatz zu den meist nur Sekunden dauernden generalisierten Absencen halten diese Anfälle minutenlang an.

Die Vorgänge, welche einen tonisch-klonischen Paroxysmus initiieren, sind noch weitgehend unbekannt. Der Beginn setzt wahrscheinlich lokale abnorme synaptische Verbindungen voraus. Die klinische Erfahrung zeigt auch, dass im Hinblick auf den Anfallsursprung die ersten Symptome eines fokalen Anfalls einen hohen lokalisatorischen Wert haben. Experimentelle Untersuchungen sprechen dafür, dass es im epileptischen Gehirngewebe zu einer Aufwärtsregulation der exzitatorischen Verbindungen zwischen NMDA-Rezeptoren tragenden Neuronen kommt (NMDA, N-Methyl-D-Aspartat, NMDA-Rezeptoren sind ein Subtyp der Glutamat-ergen Rezeptoren). In einem solchen Gewebe könnten sich Reize iktogen auswirken, die in einem normalen Gehirn nicht mit einem Anfall beantwortet werden.

Während des Ablaufs eines tonisch-klonischen Paroxysmus werden verschiedene Neurotransmittersysteme aktiviert, diese sind ebenfalls schematisch in Abb. 3.**3** dargestellt. Entscheidend ist eine Imbalance mit Verminderung der GABAergen Inhibition und Verstärkung der glutamatergen Exzitation. Die ausgeprägte Depolarisation führt zur Aktivierung von NMDA-Rezeptoren und Nicht-T-Typ-Calciumströmen, was wiederum die Depolarisation verstärkt (Lothman 1996a).

Mit dem tonisch-klonischen Paroxysmus können in Abhängigkeit von der Lokalisation der Entladungen, der Zahl der einbezogenen Neuronen und der Dauer der Entladungen unterschiedliche klinische Phänomene verbunden sein. Beschränken sich die epileptischen Entladungen auf eine umschriebene neokortikale Region, so bleibt das Bewusstsein erhalten und es werden sensible, sensorische oder motorische Phänomene bemerkt (z. B. Zuckungen des kontralateralen Armes bei Lokalisation im motorischen Kortex). Psychische Symptome (z. B. das Dejà-Vu-Phänomen) treten dann auf, wenn sich der Paroxysmus lokalisiert in bestimmten Strukturen des limbischen Systems abspielt. Bei komplexen fokalen Anfällen breitet sich der epileptische Paroxysmus in beide Hirnhälften aus, aber er generalisiert nicht. Das Bewusstsein ist gestört und ungewöhnliche Verhaltensweisen, wie z. B. Automatismen, können auftreten. Etwa Dreiviertel der komplexen fokalen Anfälle beziehen das limbische System ein, insbesondere Hippocampus und Corpora amygdalae, komplexe fokale Anfälle können aber auch mit epileptischen Paroxysmen in den Frontallappen assoziiert sein. Generalisierte Anfälle treten auf, wenn sich die tonisch-klonischen Entladungen primär oder sekundär im gesamten Vorderhirn ausbreiten (Lothman 1996a).

Spike-Wave-Paroxysmus bei generalisierten Absencen

In Abb. 3.**4** ist die Neurobiologie des generalisierten Spike-Wave-Paroxysmus dargestellt, welcher die generalisierten Absencen charakterisiert.

Bei den generalisierten Absencen liegt kein Fokus vor, sie haben in der Regel eine genetische Basis. Im EEG findet sich das typische Muster der bilateral synchronen Spike-Wave-Entladungen, die in einem ausgedehnten Netzwerk von Verbindungen zwischen Neokortex und Thalamus generiert werden. Dieses Netzwerk zeigt unter physiologischen Bedingungen relativ niedrigfrequente Aktivitätsoszillationen, die an der Regulation des normalen Schlaf-wach-Rhythmus und der Ausbildung der Schlafspindeln beteiligt sind. Während der Absencen weisen die Neuronen als fundamentale Störung einen fortlaufenden Wechsel des Mebranpotentials zwischen Depolarisation und einer etwas länger anhaltenden Hyperpolarisation auf, wobei auf dem Depolarisationspotential mehrere Aktionspotentiale reiten. Im EEG findet sich als Äquivalent das gleichförmige Spike-Wave-Muster.

Die thalamischen Neuronen sind besonders reich an Calciumkanälen vom T-Typ, welche während des Ruhepotentials inaktiviert sind. Eine GABA-vermittelte Hyperpolarisation beseitigt diese Inaktivierung. Wenn jetzt das so veränderte Neuron depolarisiert wird, fließen T-Typ-Calciumionenströme (Abb. 3.**4**). Einem bestimmten thalamischen Kern, dem Nucleus reticularis, welcher dicht mit GABAergen Neuronen durchsetzt ist, kommt dabei eine besondere regulierende Funktion zu. Das thalamokortikale Netzwerk unterliegt modulierenden inhibitorischen Einflüssen vom Hirnstamm und den Stammganglien (z. B. Substantia nigra, Colliculus superior, Striatum).

Die generalisierten Absencen dauern im Vergleich zum generalisierten tonisch-klonischen Anfall nur kurz an. Ihr klinisches Korrelat sind der Bewusstseinsverlust und, falls überhaupt vorhanden, nur minimale motorische oder andere Phänomene.

Fokale interiktale Spike-Waves

Der interiktale Spike-Wave dient als Marker einer Region mit einer abnorm erhöhten Exzitabilität. Er tritt auf, wenn eine Gruppe von Pyramidenzellen gleichzeitig depolarisiert und eine rasche Folge (Burst) von Aktionspotentialen generiert. Der Depolarisationsshift ist gefolgt von einer prolongierten Hyperpolarisation, die das Korrelat der im EEG sichtbaren Slow-Wave darstellt. Treten mehrere Spike-Waves hintereinander auf, so sind die Neuronen alternierend während der Depolarisation erregt und während der Hyperpolarisation gehemmt. Der Depolarisationsshift und die nachfolgende Hyperpolarisation werden durch den kombinierten Effekt veränderter Ionenströme in den Membranen und synaptischer Vorgänge hervorgerufen (die Depolarisation durch Calciumströme bzw. durch die exzitatorischen Neurotransmitter Glutamat und Aspartat, die Hyperpolarisation durch Kaliumströme, Chloridströme bzw. durch den inhibitorischen Neurotransmitter GABA).

Epileptogenese

Die der Epileptogenese im Einzelnen zu Grunde liegenden, sehr komplexen Mechanismen sind noch unbekannt. Es liegt nahe zu vermuten, dass sich ebenso wie bei der Iktogenese auch bei der

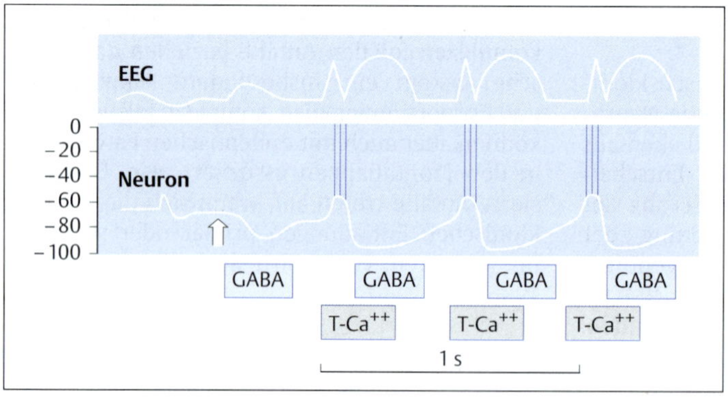

Abb. 3.**4** Neurobiologie des generalisierten Spike-Wave-Paroxysmus (nach Lothmann 1997). EEG während einer generalisierten Absence und intrazellulären Ableitung eines thalamischen Neurons. Die während des Oszillierens der elektrophysiologischen Vorgänge gleichzeitig stattfindenden Änderungen der Wirksamkeit der inhibitorischen GABA und der T-Calcium-Ionenleitfähigkeit sind darunter angezeigt.

Epileptogenese unterschiedliche pathophysiologische Prozesse abspielen, je nachdem, ob es sich um generalisierte oder fokale Epilepsien handelt. Die Pathophysiologie der genetisch determinierten idiopathischen Epilepsien ist außerordentlich schwierig zu erforschen, da sie nur in einer vulnerablen Periode der Hirnentwicklung auftreten und dann wieder verschwinden. Die symptomatischen Epilepsien resultieren aus einer Läsion des Gehirns mit strukturellen Veränderungen, die häufig erst nach einer unterschiedlich langen Latenz epileptogen werden, eine strukturelle Reorganisation der lokalen neuronalen Netzwerke scheint die Voraussetzung dafür zu sein. Die Epileptogenese ist abhängig vom geschädigten Hirngebiet, von der Art der Schädigung, vom Lebensalter, in dem die Schädigung erfolgt und der genetischen Disposition.

Epileptische Anfälle scheinen nicht zwangsläufig bleibende epileptogene Veränderungen hervorzurufen, denn die Mehrzahl der Anfälle bleiben Einzelereignisse und auch ein wiederholtes Auftreten bedeutet nicht lebenslange Epilepsie. Eine Voraussetzung für die Chronifizierung epileptischer Anfälle scheinen bestimmte neuropathologische Veränderungen wie z. B. kortikale Dysplasien oder die Hippocampussklerose zu sein.

Die gegenwärtigen Vorstellungen zur humanen Epileptogenese beruhen ganz überwiegend auf Untersuchungen von Patienten mit Hippocampussklerose und auf Tierexperimenten, insbesondere dem Kindling-Modell, welche zu vergleichbaren morphologischen Veränderungen führen.

Im Folgenden sollen neben dem Kindling-Phänomen lediglich einige klinische Aspekte der Epileptogenese dargestellt werden, bezüglich Einzelheiten der Pathophysiologie sei auf die entsprechenden speziellen Arbeiten verwiesen (McNamara u. Wada 1997, Avanzini et al. 1997).

Tierexperimentelles Modell des Kindling

Der Begriff „Kindling" beschreibt einen dynamischen Prozess, bei dem die wiederholte örtliche Anwendung subkonvulsiver elektrischer Reize in einer progredienten Verstärkung der Anfallsbereitschaft resultiert, bis schließlich fokale oder generalisierte Krampfanfälle auftreten (McNamara 1986). Die erhöhte Empfindlichkeit gegenüber dem Reiz bleibt bestehen, wenn erst einmal ein Krampfanfall aufgetreten ist, was dafür spricht, dass ein permanenter epileptogener Fokus entstanden ist. Die Ergebnisse von Kindling-Versuchen unterstützen das Konzept einer sich im Laufe der Zeit entwickelnden epileptogenen Hirnschädigung.

Es wird vermutet, dass der im Tierexperiment nachweisbare Kindling-Vorgang auch ein Modell der Epileptogenese beim Menschen darstellt (Cavazos et al. 1994). Es ist aber noch unklar, welche Rolle das Kindling-Phänomen, das praktisch bei allen Tieren auslösbar ist, letztlich bei der Manifestation humaner Epilepsien spielt (Engel u. Shewmon 1991).

Klinische Beobachtungen zur Bahnung von Epilepsien

Von Gowers (1881) wurde vermutet, dass ein Anfall den nächsten Anfall bahnt. Klinische Beobachtungen sprechen dafür, dass Krampfanfälle am Gehirn Veränderungen verursachen können, die ihrerseits weitere Krampfanfälle auslösen und somit epileptogen wirken (Shinnar u. Berg 1996, Camfield 1997, Wasterlain 1997, Verity 1998).

Wenn ein Anfall den nächsten bahnt, müssten zu Beginn einer Epilepsie (vor Beginn der Behandlung) die Anfallsintervalle immer kleiner werden. Die Ergebnisse klinischer Studien zu dieser Frage sind widersprüchlich. Ein weiterer klinischer Aspekt, der dagegen spricht, dass diese Beobachtung immer zutrifft, ist die geringe Bedeutung von Fieberkrämpfen für die Entwicklung von Epilepsien. Es müssen wahrscheinlich weitere Bedingungen hinzukommen, damit ein Anfall bleibende epileptogene Veränderungen hervorruft. Zu diesen Voraussetzungen gehört u.a. die Prolongation des Anfallsgeschehens. Dafür spricht die hohe Rate von Epilepsien, die sich nach einem ersten Status epilepticus manifestieren. Auch eine über lange Zeit anhaltende subklinische Anfallsaktivität kann sich epileptogen auswirken, dafür spricht die klinische Beobachtung der sekundären Epileptogenese.

Abnahme der Anfallsintervalle zu Beginn einer Epilepsie

Zu der Frage, ob erste Anfälle weitere Anfälle triggern, erbrachten 2 retrospektive, Krankenhaus-basierte Studien, eine ältere aus England (Elwes et al. 1988) und eine neuere aus Holland (van Donselaar et al. 1997), an Patienten mit neu aufgetretenen Epilepsien sich widersprechende Ergebnisse. Den Arbeiten lag die Hypothese zugrunde, dass zu Beginn einer Epilepsie, bevor Antiepileptika eingesetzt werden, die Abstände zwischen den aufeinanderfolgenden Anfällen immer kürzer werden müssten, falls ein Anfall den nächsten bahnt.

Elwes et al. (1988) untersuchten bei 183 Patienten mit primär und sekundär generalisierten tonisch-klonischen Anfällen, bei denen 2–5 Anfälle vor der Behandlung aufgetreten waren, die Zeitabstände zwischen den einzelnen Anfällen. Das mediane Intervall zwischen den ersten beiden Anfällen betrug 12 Monate, zwischen dem zweiten und dritten Anfall 8 Wochen, zwischen dem dritten und vierten Anfall 4 Wochen und zwischen dem vierten und fünften 3 Wochen. Bei 82 Patienten konnten jeweils die aufeinder folgenden Intervalle miteinander verglichen werden. Bei 48 Patienten nahmen die Intervalle ab, bei 16 trat keine Änderung ein und bei 18 wurden die Intervalle länger. Demach zeigte die Mehrzahl der Patienten in der Initialphase der Epilepsie ein immer kürzer werdendes Zeitintervall zwischen den Anfällen, was für die Annahme spricht, dass Anfälle weitere Anfälle triggern.

Diese Ergebnisse kontrastieren mit den Befunden von van Donselaar et al. (1997), die 204 Kinder im Alter von 1 Monat bis zu 16 Jahren beobachteten, bei denen ein generalisiert tonisch-klonischer Anfall (123 Kinder) oder mehrere Anfälle aufgetreten waren. Die Kinder wurden nachverfolgt bis zum Beginn der Therapie (78 Kinder), bis zum vierten unbehandelten Krampfanfall (41 Kinder) oder bis zum Ende der Beobachtungszeit nach 2 Jahren (85 unbehandelte Kinder). Sie analysierten die Zeit zwischen den Anfällen. Da die Therapie bei 110 Kindern nach dem ersten, zweiten oder dritten Anfall begonnen wurde, konnte das Verhalten des Anfallsintervalls nicht berücksichtigt werden. Bei 83 der 85 Kinder ohne Therapie am Ende der Beobachtungsperiode zeigte sich eine Zunahme der Zeitabstände zwischen den Anfällen. Bei nur 8 der 41 Kinder mit 4 unbehandelten Krampfanfällen wurden die Zeitabstände immer kürzer, bei 3 Kindern nahmen sie zu, der Rest zeigte ein eher gleich bleibendes Muster. Bei der Mehrzahl der Patienten kam es in dieser Studie somit nicht zu einer Verkürzung der Zeitintervalle zwischen den aufeinander folgenden Anfällen.

Der möglicherweise entscheidende Unterschied dieser beiden Studien liegt darin, dass es sich bei den Patienten der ersten Studie um Erwachsene und bei denen der zweiten um Kinder handelte. Dieses würde bedeuten, dass die Bahnung von Epilepsien durch epileptische Anfälle altersabhängig ist, d. h. bei Kindern seltener vorkommt als bei Erwachsenen.

Bahnung von Epilepsien durch Fieberkrämpfe

Wenn es zutrifft, dass ein Krampfanfall weitere Krampfanfälle und damit eine Epilepsie bahnt, würde man nach dem Auftreten eines ersten Fieberkrampfes erwarten, dass sich häufig eine Epilepsie anschließt. Dieses ist aber nicht der Fall, lediglich 2–5% dieser Kinder entwickeln eine Epilepsie. Außerdem würde man vermuten, dass auf einfache Fieberkrämpfe schwerer verlaufende Anfälle folgen und die Sequenz kurzer erster Fieberkrampf — prolongierte Fieberkrampfepilepsie häufiger vorkommt (Verity 1998). Diese Sequenz wurde aber unter den 1706 Kindern mit Fieberkrämpfen aus der NCPP-Studie (in das National Collaborative Perinatal Project wurden von 1959 bis 1966 54 000 schwangere amerikanische Frauen eingeschlossen; die Kinder wurden bis zum Alter von 7 Jahren nachuntersucht) kein einziges Mal gefunden (Nelson u. Ellenberg 1981). In der britischen CHES-Studie (im Rahmen der Child Health and Education Study wurden 16 000 überlebende Neugeborene, die in einer Woche im April 1970 in Großbritannien geboren worden waren, bis zum Alter von 10 Jahren nachverfolgt) zeigte sich nur bei 4 von 382 Kindern mit Fieberkrämpfen die Sequenz einfacher Fieberkrampf - komplexer Fieberkrampf - Epilepsie (Verity u. Golding 1991).

Epilepsieinduzierende Eigenschaft des Status epilepticus

Tierexperimente zeigen, dass der Status epilepticus eine epileptogene Hirnschädigung hervorrufen kann (Wasterlain 1997). Auch beim Menschen ist das Epilepsierisiko im Gefolge eines Status epilepticus hoch. In der klassischen retrospektiven, Krankenhaus-basierten Arbeit von Aicardi u. Chevrie (1970) wird bei den 239 Kindern unter 15 Jahren ein Prozentsatz von 57% neu aufgetretener Epilepsien als Folge des Status epilepticus (Dauer mindestens 1 h) angegeben. In einer sehr viel später publizierten partiell prospektiven, partiell retrospektiven Studie mit 193 Kindern (Dauer mindestens 30 min) trat bei 29% der Kinder eine Epilepsie neu auf (Maytal et al. 1989). Die Häufigkeit von Folgeepilepsien war entscheidend abhängig von der Ursache des Status epilepticus und nicht vom Status epilepticus per se. Beispielsweise war das Risiko nachfolgender Epilepsien (4%) nach febrilem Status bei vorher neurologisch unauffälligen und anfallsfreien Kindern sogar vergleichsweise gering (Maytal et al. 1989).

Sekundäre Epileptogenese

Unter sekundärer Epileptogenese versteht man die Ausbildung eines unabhängigen sekundären epileptogenen Fokus infolge einer vom Primärfokus fortgeleiteten epileptischen Aktivität (Goldensohn 1984). Dieser sekundäre Fokus generiert schließlich selbst epileptische Anfälle, auch wenn der Primärfokus entfernt wird. Man kann vermuten, dass wie beim Kindling zunächst eine stetig fortgeleitete subklinische epileptische Aktivität zu der Ausbildung des sekundären Fokus (Spiegelfokus) und schließlich zu Anfällen führt.

In einer longitudinalen Studie konnte Hughes (1985) anhand zahlreicher EEG zeigen, dass die Zahl bilateraler Foci mit einer Rate von etwa 1% pro Jahr bei seinen Patienten zunahm, bei einem Drittel dieser Patienten traten auch entsprechende neue Symptome auf. Bei Patienten mit komplexen partialen Anfällen, deren Anfälle zunächst in einem Temporallapen generiert werden, können im Laufe der Zeit beide Temporallappen epileptogen werden. In einer klinischen Studie an Patienten mit temporalen Tumoren führte die sekundäre Epileptogenese zu sog. Spiegelfoci auf der Gegenseite (Morrell 1985). In dieser Studie konnte außerdem gezeigt werden, dass die Wahrscheinlichkeit eines permanenten Spiegelfokus mit der Anfallsfrequenz zunahm.

Die geringe Epilepsierate nach Fieberkrämpfen und die bei Kindern seltener nachweisbare Bahnung eines Anfalls durch den nächsten sprechen dafür, dass die Epileptogenese altersabhängige Unterschiede zeigt. Das kindliche Gehirn scheint resistenter gegen epileptogene Folgeschäden von epileptischen Anfällen zu sein als das Gehirn des Erwachsenen. Die Epilepsie induzierende Eigenschaft des Status epilepticus ist abhängig von der Ursache des Status epilepticus und nicht vom Status epilepticus per se. Die bei Vorliegen eines primären epileptischen Fokus festgestellte sekundäre Epileptogenese durch anhaltende subklinische epileptische Aktivität spricht dafür, dass die Epileptogenese ein progredienter Prozess sein kann.

Exzitotoxische Theorie der neuronalen Schädigung durch epileptische Anfälle

Der einer neuronalen Schädigung zugrunde liegende Mechanismus wurde in Tiermodellen und an chirurgisch gewonnenen Gewebeschnitten von Epilepsiepatienten untersucht. Besonders das Modell des Status epilepticus ist gut geeignet wegen der klinischen Relevanz und der Reproduzierbarkeit.

Die zur Zeit favorisierte exzitotoxische Theorie der Hirnschädigung basiert auf der Annahme, dass während des prolongierten epileptischen Anfalls oder des Status epilepticus im Extrazellulärraum und im synaptischen Spalt exzessive Mengen von Glutamat und Aspartat freigesetzt werden. Daraus resultiert eine anhaltende Öffnung der durch diese exzitatorischen Aminosäuren regulierten Calciumkanäle, wodurch es zu einem massiven Einstrom von Calcium in die Zelle kommt. Die abnorm erhöhte intrazelluläre Calciumkonzentration führt zur Aktivierung calciumabhängiger Enzyme, welche die Zelle dann irreversibel schädigen (Wasterlain u. Shirasaka 1994).

Der Untergang der Neuronen resultiert in einer Reorganisation des benachbarten Gewebes, das dadurch je nach dem Ort der Schädigung (z. B. Hippocampus, limbisches System) epileptogene Eigenschaften annehmen kann.

Die Hemmung einer übermäßigen Glutamat- und Aspartatwirkung ist ein wichtiges Ziel der Neuroprotektion. Im Hinblick auf die Entwicklung neuer Antiepileptika wären Eigenschaften erwünscht, welche die physiologische Wirkung der exzitatorischen Neurotransmitter nicht stören, jedoch die pathologische Freisetzung verhindern.

Entwicklungsbiologische Aspekte der Epilepsien

Epilepsien beginnen häufig im Kindesalter. Die Epilepsieinzidenz ist im Kindesalter höher als im Jugend- und Erwachsenenalter, sie steigt dann aber bei älteren Menschen wieder erheblich an (Hauser 1994). Im Kindesalter, besonders bei Neugeborenen und Säuglingen, treten Krampfanfälle als Reaktion auf schädigende äußere Einflüsse wie Sauerstoffmangel, Entzündungen des ZNS und Schädel-Hirn-Traumen häufiger auf als im Erwachsenenalter, d. h. Erwachsene reagieren auf dieselben Insulte seltener mit Krampfanfällen als Kinder.

Die Manifestation und Remission vieler Epilepsien (Epilepsiesyndrome) ist altersabhängig, wobei die Ursache für das Zeitfenster des Auftretens unklar ist. Obwohl die Epilepsien per Definition chronisch rezidivierende Störungen des ZNS sind, handelt es sich bei den im Kindesalter auftretenden Epilepsien überwiegend nicht um lebenslang anhaltende Krankheiten, denn im Kindesalter oder in der Adoleszenz kommt es häufig zu Remissionen. Unklar ist allerdings, warum in dem einen Fall die Epilepsie wieder verschwindet und in dem anderen Fall persistiert. Ein typisches Beispiel für den Einfluss der Hirnreife auf die Manifestation von Anfällen stellen die Fieberkrämpfe dar, die fast ausschließlich jenseits des 1. Trimenons in den ersten 6 Lebensjahren auftreten. Man kann postulieren, dass bestimmte Gene nur in einem bestimmten Lebensalter aktiviert werden. Die Auswirkungen dieser Aktivierung wären dann abhängig vom Reifezustand des ZNS des Genträgers.

Das unreife Gehirn unterscheidet sich vom reifen Gehirn im Hinblick auf die Ausprägung von epileptischen Anfällen und Epilepsien, die EEG-Befunde und die Konsequenzen für Kognition und Verhalten. In Tab. 3.**1** sind die verschiedenen entwicklungsbedingten Beobachtungen beim Menschen und im Tierversuch sowie die sich daraus ergebenden Schlussfolgerungen aufgeführt. Das bessere Verständnis der entwicklungsbedingten Veränderungen hat auch Konsequenzen für die Behandlungsstrategien im Kindesalter.

Die Unterschiede zwischen unreifem und reifem Gehirn sind in der Ausprägung der synaptischen Verbindungen, der Myelinisierung, der Ausreifung der Neurotransmitterrezeptoren und Second-Messenger-Systeme und der höheren Plastizität begründet. Tierexperimentelle Daten sprechen dafür, dass für das häufigere Auftreten von Krampfanfällen im Kindesalter eine relative Hyperexzitabilität des unreifen Gehirns verantwortlich ist. Eine Reihe entwicklungsbiologischer Faktoren tragen dazu bei (Johnston 1996, Heinemann et al. 1996), eine Übersicht gibt Tab. 3.**2**.

Das unreife Gehirn neigt zur Ausbildung neuronaler Hypersynchronie aufgrund einer erhöhten Dichte von Synapsen und interneuronaler Verbindungen, die im reifen Gehirn fehlen. Die inhibitorischen Systeme reifen insgesamt später als die exzitatorischen Systeme und die exzitatorischen Bahnen sind im kindlichen Gehirn noch weniger gut aufeinander abgestimmt. Die exzitatorischen N-Methyl-D-Aspartat-(NMDA-)Rezeptoren (beim NMDA-Rezeptor handelt es sich um einen Subtyp des Glutamatrezeptors, der auf die exzitatorische Aminosäure Aspartat anspricht) tragen im kindlichen Gehirn mehr zur synaptischen Transmission bei als im Erwachsenengehirn. NMDA ist im unreifen Gehirn stark toxisch und epileptogen. An Hippocampusgewebeschnitten unreifer Ratten wirkt Magnesiummangel, der eine Blockade der inhibitorischen NMDA-Kanäle verhindert, besonders stark epileptogen. Die Wirkung des inhibitorischen Neurotransmitters GABA verändert sich im Laufe der Gehirnreifung. Im sehr unreifen Gehirn ist der GABAerge antiepileptische Mechanismus weniger wirksam. Das kindliche Gehirn entwickelt verstärkt abnorme neuronale Verbindungen nach einer Läsion, beispielsweise im Hippocampus und limbischen Kortex.

Den Lern- und Gedächtnisfunktionen liegt u.a. der Mechanismus der Langzeitpotenzierung zu Grunde, worunter eine lang anhaltende, aktivitätsabhängige Verstärkung der synaptischen Funktionen nach wiederholter Aktivierung bestimmter Bahnen verstanden wird. Kritische Perioden der Neuorganisation des unreifen Kortex gehen mit verstärkter NMDA-vermittelter Langzeitpotenzierung einher. Es ist wahrscheinlich, dass sich in diesen Perioden auch eine Art Gedächtnis für schädigende repetitive elektrische Aktivität entwickelt, was für die bleibende Tendenz zu epileptogenen Entladungen verantwortlich ist (Johnston 1996). Dafür spricht, dass die Kindling-Epilepsie bei jungen Tieren leichter ausgelöst werden kann als bei ausgewachsenen Tieren. Der Effekt häufiger, stark ausgeprägter

Tabelle 3.1 Entwicklungsbiologische Aspekte: Klinische Beobachtungen und Laborkorrelate (mod. nach Holmes 1997)

Klinische Beobachtung	Laborkorrelat	Schlussfolgerung
Die Inzidenz von Krampfanfällen ist in der 1. Dekade hoch; viele Epilepsien des Kindesalters remittieren; Fieberkrämpfe treten nur im frühen Kindesalter auf	unreife Tiere haben eine niedrigere Krampfschwelle als erwachsene Tiere, die inhibitorischen Systeme hinken hinter den exzitatorischen hinterher	das unreife Gehirn neigt mehr zu Krampfanfällen als das reife Gehirn
Der Status epilepticus kommt bei Kindern häufiger vor als bei Erwachsenen; schwer abnorme EEG-Muster wie die Hypsarrhythmie und das Slow-Spike-Wave-Muster treten bei Kindern häufiger auf als bei Erwachsenen	GABA wirkt im unreifen Hippocampus erregend; die Reaktion auf die GABA- Agonisten bzw. Antagonisten in der Substantia nigra ist altersabhängig	das Gleichgewicht zwischen Exzitation und Inhibition variiert als eine Funktion des Alters
Motorische Anfälle herrschen beim Neugeborenen und Kleinkind vor; typische limbische Anfälle mit Auren und Automatismen werden in den ersten 5 Lebensjahren nicht beobachtet	unreife Ratten zeigen vorwiegend irreguläre, asynchrone motorische Aktivität während der Anfälle; limbische Anfälle treten nicht vor dem Alter der 2. und 3. Woche auf	das Erscheinungsbild der Anfälle variiert in Abhängigkeit vom Lebensalter
Epileptische EEG-Muster sind oft fokal und wandernd; generalisierte hypersynchrone Aktivität ist selten	EEG-Entladungen bei unreifen Ratten sind oft schlecht ausgeprägt und asynchron; sie haben nur eine geringe Tendenz zur Generalisierung	die epileptischen EEG-Muster variieren in Abhängigkeit vom Lebensalter
Multifokale Krampfanfälle treten bei Kindern häufiger auf als bei Jugendlichen und Erwachsenen	ein Antagonismus gegen Kindling findet sich nur bei reifen Ratten, nicht bei unreifen; Ursache ist wahrscheinlich das Fehlen ausgereifter inhibitorischer Mechanismen	das Auftreten multifokaler Anfälle ist altersabhängig
Die Prognose des Status epilepticus ist bei Kindern besser als bei Erwachsenen	im unreifen Gehirn führen prokonvulsive Substanzen zu geringeren histologischen Veränderungen und selteneren Verhaltensauffälligkeiten als im reifen Gehirn	das unreife Gehirn ist gegenüber anfallsbedingten Schäden weniger empfindlich als das reife Gehirn
Antiepileptika, insbesondere Phenobarbital, stören bei Kindern Kognition und Verhalten; diese Veränderungen sind möglicherweise nicht alle reversibel	Antiepileptika führen bei Tieren zu Störungen von Verhalten, Lernfähigkeit und Gedächtnis; Defizite des Hirnwachstums wurden beschrieben	Antiepileptika sind schädlich für das sich entwickelnde Gehirn

Tabelle 3.2 Entwicklungsbiologische Faktoren der Epileptogenese im unreifen Gehirn (mod. nach Johnston 1996)

Stärkere Hypersynchronie von Neuronengruppen
• höhere Dichte der Synapsen • stärkere Expression exzitatorischer Rezeptoren • leichtere Ausbildung abnormer neuronaler Verbindungen nach einer Läsion
Höhere synaptische Plastizität
• höhere Wirksamkeit des Kindling • Langzeitpotenzierung („Erlernen von Anfällen") • altersabhängige Veränderungen der Expression des GABA-Neurotransmittersystems

oder lang dauernder Krampfanfälle auf die kognitiven Funktionen ist bei einem unreifen Gehirn, das sich im Laufe der Kindheit erst organisiert, potentiell schädlicher als bei einem reifen Gehirn mit weitgehend abgeschlossener Entwicklung.

4 Genetik der Epilepsien

Die Epilepsien stellen eine Gruppe von Krankheiten mit vielfältigen Ursachen dar, wobei außer erworbenen Hirnschäden genetische Faktoren die wichtigste Rolle spielen. Bei etwa 40–50% der Patienten mit Epilepsien wird eine genetische Disposition angenommen (Hauser u. Hersdorffer 1990).

Die Vererbung der Epilepsien ist außerordentlich vielfältig, sie kann nach beinahe jedem Muster menschlicher Vererbung stattfinden (Prasad et al. 1999). Wenn sich die Mendelschen Regeln (autosomal dominante, autosomal rezessive, x-gebundene rezessive bzw. x-gebundene dominante Vererbung) anwenden lassen, so bedeutet dies, dass es sich um eine monogene Erkrankung handelt. Eine komplexe (polygenetische) Vererbung liegt vor, wenn mehrere Gene an verschiedenen Genorten für die individuelle Ausprägung der Epilepsien verantwortlich sind, äußere Einflüsse können hinzukommen. Mit dem Begriff multifaktoriell wird auf letzteres ausdrücklich hingewiesen. Epilepsien können außerdem bei Krankheiten vorkommen, denen eine Aberration eines Chromosoms, eine Mutation im mitochondrialen Genom oder eine abnorm expandierte (wiederholte) DNA-Sequenz zu Grunde liegt.

Es ist wahrscheinlich, dass verschiedene pathophysiologische Mechanismen und diesen entsprechend auch unterschiedliche Gene die Ausprägung der Anfallsbereitschaft bestimmen. Spannungsregulierte Ionenkanäle in der neuronalen Membran, exzitatorische und inhibitorische Neurotransmitter in kortikalen und subkortikalen Bahnsystemen und neuromodulatorische Faktoren bestimmen einzeln oder in Kombination die neuronale Prädisposition zur Hyperexzitabilität. Wird auf dem Boden der hereditären Disposition durch die Einwirkung von Umwelteinflüssen eine angenommene Schwelle der Anfallsbereitschaft überschritten, kommt es zur Manifestation epileptischer Anfälle (Anderson u. Hauser 1990, Prasad et al. 1999).

Die hereditären Epilepsien können in 2 Untergruppen eingeteilt werden. In der ersten Gruppe mit idiopathischen Epilepsien stellt die Epilepsie die einzige Krankheitsmanifestation dar, die Vererbung ist monogen oder komplex. Interiktal sind die Betroffenen neurologisch unauffällig. In der zweiten Gruppe ist die Epilepsie lediglich ein Symptom eines weitergehenden neurologischen Krankheitsprozesses. Neben dem ZNS sind häufig andere Organsysteme an der Krankheit beteiligt. Diese Krankheiten werden nach unterschiedlichen Vererbungsmustern weitergegeben.

Klinische Bedeutung genetischer Faktoren bei den Epilepsien des Kindes- und Jugendalters

Der Bedeutung der genetischen Faktoren trägt auch die Epilepsieklassifikation der ILAE Rechnung, welche drei Untergruppen vorsieht:

- idiopathische Epilepsien (Epilepsiesyndrome) für Patienten ohne neurologische Abweichungen mit einer angenommenen genetischen Disposition in Verbindung mit bestimmten klinischen Charakteristika und EEG-Befunden,
- symptomatische Epilepsien als Folge einer nachweisbaren erworbenen Hirnschädigung,
- kryptogene Epilepsien, die nicht den beiden anderen Untergruppen zugeordnet werden können und bei denen eine Hirnschädigung vermutet wird, die aber nicht nachweisbar ist (Commission on Classification and Terminology of the International Leage Against Epilepsy 1989).

Wie häufig kommen Epilepsien auf genetischer Basis bei Kindern vor? In einer kürzlich veröffentlichten großen prospektiven populationsbasierten Kohortenstudie hatten von 613 Kindern mit neu aufgetretenen Epilepsien, die nach der ILAE-Klassifikation definiert worden waren, 30%

ein idiopathisches Epilepsiesyndrom, 18% eine symptomatische Epilepsie sowie 52% eine kryptogene Epilepsie (Berg et al. 1999). Von 462 Kindern einer prospektiven holländischen Studie mit neu aufgetretenen Epilepsien hatten etwa 10% der Kinder mindestens einen Verwandten ersten Grades mit einer Epilepsie (Callenbach et al. 1998). Epilepsien gehören zwar auch zum Phänotyp hunderter hereditärer neurologischer Krankheitsbilder, die meisten dieser Krankheiten sind aber selten, insgesamt verursachen sie nur etwa 1% aller Epilepsien (Bate u. Gardiner 1999). Nicht nur bei den idiopathischen Epilepsien, sondern auch bei den symptomatischen und kryptogenen Epilepsien spielen genetische Faktoren eine Rolle. Epidemiologische Studien haben gezeigt, dass auch bei diesen Epilepsien Familienangehörige ein höheres Epilepsierisiko tragen als Kontrollpersonen (Ottman 1989). Der genetische Beitrag zur Manifestation dieser Epilepsien ist aber schwer abschätzbar, auf jeden Fall erheblich geringer als bei den idiopathischen Epilepsien. Genetische Einflüsse erklären wahrscheinlich auch die Beobachtung, dass einige Individuen nach einem Hirninsult (Schädel-Hirn-Trauma, Tumor, Schlaganfall) eine Epilepsie entwickeln, andere nicht (Prasad et al. 1999).

Zur Erklärung der unterschiedlichen Häufigkeit des Auftretens von epileptischen Anfällen in der Bevölkerung wird eine genetisch determinierte, individuelle Krampfschwelle postuliert, die entlang einem Gradienten von sehr hoch bis sehr niedrig ausgeprägt sein kann. An dem einen Ende befinden sich die Menschen mit generalisierten idiopathischen Epilepsien, deren Krampfschwelle so niedrig ist, dass Anfälle durch unspezifische Auslöser, die bei normalen Menschen nichts bewirken, zu Anfällen führen. Am anderen Ende befinden sich Personen mit einer so hohen Krampfschwelle, dass nur schwere zerebrale Schäden zu Anfällen führen. Dazwischen befinden sich weitere idiopathische und symptomatische Epilepsien mit unterschiedlich herabgesetzter Krampfschwelle, wo zusätzliche genetische Faktoren und/oder Umwelteinflüsse wirksam werden müssen, bevor sich epileptische Anfälle manifestieren.

Viele vererbte Epilepsien zeigen gerade im Kindes- und Jugendalter eine altersabhängige Manifestation und Remission, was darauf hinweist, dass zwischen der neuronalen Entwicklung und dem Auftreten der Epilepsien eine Interaktion besteht. Bisher ungeklärt ist die Beobachtung, dass bei den Kindern von epilepsiekranken Müttern Epilepsien häufiger auftreten als bei den Kindern von Vätern mit Epilepsien. Als Erklärungen bieten sich an, dass neben der nukleären DNA die mitochondriale Vererbung Einfluss auf die Manifestation von epileptischen Anfällen hat, dass eine genetische Prägung maternal vererbter Gene (genomisches Imprinting) vorliegt oder dass ein geschlechtsspezifischer Schwelleneffekt wirksam ist.

Idiopathische Epilepsien und Fieberkrämpfe

Untersuchungsmethoden zur Identifikation von Epilepsiegenen

Zwillingsuntersuchungen, die Erstellung von Stammbäumen, Kopplungsanalysen und andere neue molekulargenetische Techniken tragen dazu bei, Vererbungsmuster, chromosomale Lokalisation und die epilepsiespezifischen Gene zu identifizieren. Voraussetzung der genetischen Untersuchungen ist die richtige Klassifizierung der Epilepsien nach einheitlichen Klassifikationskriterien, was für die älteren Studien vor Einführung der ILAE-Klassifikation nicht zutrifft.

Folgende Arbeitsschritte sind notwendig (Prasad et al. 1999):

- Erkennen des Epilepsiephänotyps auf der Basis klinischer Charakteristika und der EEG-Befunde,
- Identifikation der betroffenen Individuen und Überträger durch Stammbaumanalysen,
- Kopplungsanalysen einfacher und komplexer Merkmale,
- Gen-Mapping und Identifikation der Mutation,
- Identifikation der Genprodukte und deren zellulärer Funktionen.

Zwillingsuntersuchungen

Zwillingsuntersuchungen spielen in der Humangenetik eine bedeutende Rolle dabei, den Anteil der genetischen Faktoren an der Entstehung von Krankheiten abzuschätzen. Ganz besonders aufschlussreich ist der Vergleich von eineiigen (monozygoten) mit zweieiigen (dizygoten) Zwillingen. Da eineiige Zwillinge genetisch identisch sind, können alle Unterschiede zwischen den beiden Individuen auf Umweltfakoren zurückgeführt werden. Zweieiige Zwillinge sind genetisch so verschieden wie jedes andere Geschwisterpaar, haben aber dieselben Umweltbedingungen, wenn sie in derselben Familie aufwachsen.

In einer Reihe von Klinikstudien zeigte sich eine hohe Konkordanzrate (die Häufigkeit, mit der beide Zwillinge betroffen sind) für Epilepsie bei den monozygoten Zwillingen (40–80%) und eine sehr viel niedrigere bei dizygoten Zwillingen (3–15%). Populationsbasierte Studien wiesen niedrigere Konkordanzraten auf: 20–30% für monozygote Zwillingspaare und 5–10% für dizygote Paare (Übersicht bei Berkovic et al. 1998).

Auffällig war die Übereinstimmung des Manifestationszeitpunktes der Epilepsien bei einem Teil der Zwillinge. Segal et al. (1991) berichteten beispielsweise, dass von 11 monozygoten Zwillingspaaren, die im Zeitraum von 1974 bis 1989 in der Kinderklinik der Boston-University wegen epileptischer Anfälle untersucht wurden, 9 konkordant für Krampfanfälle waren, alle Kinder hatten idiopathische Epilepsien. Bei drei Zwillingspaaren traten die Anfälle bei beiden Kindern innerhalb von 24 h auf. Auch die klinischen Charakteristika der Anfälle und das EEG-Muster stimmten weitgehend überein.

In einer neueren Studie mit 253 Zwillingspaaren, die sowohl über Kliniken als auch über populationsbasierte Zwillingsregister rekrutiert worden waren, fand sich eine Konkordanzrate von 44% für 108 eineiige Zwillingspaare und von etwa 10% für 145 zweieiige Paare (Berkovic et al. 1998). Die Patienten waren entsprechend der ILAE-Klassifikation weiter aufgeschlüsselt worden. Bei den monozygoten Zwillingen war die Konkordanz für generalisierte Epilepsien größer als für fokale Epilepsien. Es zeigte sich außerdem, dass von 48 eineiigen Zwillingspaaren 45 dasselbe Epilepsiesyndrom aufwiesen. Bei den zweieiigen Zwillingspaaren waren es immerhin noch 10 von 14 Paaren. Es wurde kein Zwillingspaar beobachtet, bei dem das eine Kind eine generalisierte Epilepsie, das andere eine fokale Epilepsie hatte. Erstaunlicherweise zeigten die idiopathischen fokalen Epilepsien auch bei den monozygoten Zwillingen eine niedrige Konkordanz, was nicht erklärt werden kann.

Die Zwillingsuntersuchungen zeigen, dass distinkte genetische Faktoren ganz wesentlich an der Ätiologie der Epilepsien beteiligt sind und dass diese wahrscheinlich syndromspezifisch sind. Die niedrige Konkordanzrate bei zweieiigen Zwillingen mit Epilepsien bedeutet, dass es sich in der Regel nicht um monogene Erbkrankheiten handelt.

Familienuntersuchungen

Der klinische Nachweis der Heredität der idiopathischen Epilepsien beruht auf den anamnestischen Angaben zu Anfällen und Epilepsien bei Verwandten des Patienten. Epileptogene EEG-Veränderungen, die bei den Verwandten häufiger vorkommen als die epileptischen Anfälle selbst, geben darüber hinaus Aufschluss über die Verteilung der genetisch determinierten Anfallsbereitschaft. Umfangreiche Familienuntersuchungen hatten schon in der Vergangenheit bei der idiopathischen Epilepsie mit generalisierten tonisch-klonischen Anfällen (Aufwach-Grand-Mal-Epilepsie), der Absenceepilepsie, der juvenilen myoklonischen Epilepsie, der benignen zentrotemporalen Epilepsie und den Fieberkrämpfen die genetische Basis dieser Epilepsien wahrscheinlich machen lassen. Mittels der modernen Methoden der Molekulargenetik wird jetzt versucht, bei den einzelnen Epilepsien Gene und Genprodukte zu identifizieren.

Die Phänomenologie der idiopathischen Epilepsien variiert häufig innerhalb von Familien mit mehreren betroffenen Mitgliedern. Dieses Phänomen wurde mittels einer italienischen Studie eindrücklich nachgewiesen (Italian League Against Epilepsy Genetic Collaborative Group 1993). Die einbezogenen Familien mussten mindestens drei Mitglieder mit idiopathischen Epilepsien aufweisen. In den resultierenden 74 Familien mit 296 epilepsiekranken Mitgliedern zeigte sich, dass lediglich in 25% der Familien alle Betroffenen dieselbe Epilepsieform hatten. In 14% der Familien herrschte eine Anfallsform vor, in 36% der Familien kamen 2 verschiedene Epilepsien vor und in 25% der Familien drei unterschiedliche Epilepsieformen. Die Vererbung ist somit komplex. Das Auftreten mehrerer Epilepsiephänotypen in einer Familie spricht dafür, dass ein Genort oder eine Gruppe von Genorten allen Familienmitgliedern gemeinsam ist und dass weitere Faktoren zur Spezifität des Phänotyps beitragen (Bate u. Gardiner 1999).

Molekulargenetische Untersuchungen

Von Personen mit eindeutig definierten Epilepsien aus Familien mit möglichst vielen, über mehrere Generationen betroffenen Mitgliedern werden Blutproben zur DNA-Diagnostik gewonnen. Mittels Kopplungsanalysen wird zunächst der Genort bestimmt. Schließlich wird das Gen identifiziert und das vom Gen kodierte Protein näher charakterisiert. Neue Analysemethoden (Assoziationsanalysen) erfordern nicht mehr große Stammbäume (Prasad et al. 1999).

Genetische Befunde bei idiopathischen Epilepsien

Stammbäume und Genanalysen (Kopplungstechniken und andere molekulargenetische Untersuchungen) haben die Aufklärung des Vererbungsmodus, des Genortes und in einigen wenigen Fällen auch schon der Gene von Familien mit idiopathischen Epilepsien ermöglicht. Eine Übersicht über den aktuellen Stand der identifizierten Genorte und mutierten Gene bei den idiopathischen Epilepsien gibt Tab. **4.1**. Eine kurze klinische Charakteristik der Epilepsien ist hinzugefügt. Bezüglich Einzelheiten der molekulargenetischen Untersuchungsergebnisse zu den beschriebenen Epilepsiesyndromen sei auf Übersichtsarbeiten mit tabellarischen Auflistungen der genetischen Befunde verwiesen, die in den letzten Jahren in kurzer Folge erschienen sind (Berkovic u. Scheffer 1998, Bate u. Gardiner 1999, Prasad et al. 1999).

Idiopathische generalisierte Epilepsien

Die benignen familiären Neugeborenenanfälle, welche autosomal dominant mit einer hohen Penetranz (85%) vererbt werden, waren die erste idiopathische Epilepsie, bei der Kopplungsanalysen mit Erfolg durchgeführt wurden. Mutationen in 2 Kaliumkanalgenen (KCNQ2, KCNQ3) verursachen die Krampfanfälle (Leppert et al. 1989, Lewis et al. 1993, Steinlein 1995a).

Die Absenceepilepsien, die juvenile myoklonische Epilepsie und die Aufwach-Grand-Mal-Epilepsie zeigen ein komplexes Vererbungsmuster, möglicherweise interagieren mehrere Gene. Mutierte Gene an unterschiedlichen chromosomalen Orten (6p11, 6p21.3, 8q24, 15q14) wurden bei der juvenilen myoklonischen Epilepsie gefunden. Über eine Assoziation des Genortes 8q24 mit der Absenceepilepsie des Kindesalters und des Genortes 21q22.1 mit der juvenilen Absenceepilepsie wurde berichtet (Prasad et al. 1999).

Das nordische Epilepsiesyndrom wird autosomal rezessiv vererbt. Generalisierte tonisch-klonische Anfälle manifestieren sich im Alter von 5–10 Jahren, in etwa einem Drittel der Fälle treten auch komplexe fokale Anfälle auf. Die Anfallsfrequenz nimmt bis zur Pubertät zu, anschließend remittiert die Epilepsie teilweise oder vollständig. Etwa 2–5 Jahre nach Beginn der Epilepsie kommt es zu einem Abbau kognitiver Funktionen. Das EEG weist eine im Laufe der Zeit zunehmende Verlangsamung auf, epileptiforme Veränderungen sind nur spärlich sichtbar (Hirvasniemi et al. 1994). Der Genort liegt auf dem Telomer des Chromosoms 8 (8pter-p22) (Tahvanainen et al. 1994).

Fieberkrämpfe

Fieberkrämpfe treten familiär gehäuft auf, die in der Literatur angegebenen Häufigkeiten variieren jedoch erheblich. Eine positive Familienanamnese für Fieberkrämpfe fand sich je nach Studie in 25–40% der Fälle (Aicardi u. Chevrie 1976, Frantzen et al. 1970, Hauser u. Kurland 1975, Verity et al. 1985a). Bei 9–22% der Geschwister traten Fieberkrämpfe auf sowie bei 8–17% der Eltern (Frantzen et al.1970, Tsuboi 1977, Fukuyama et al. 1979). Eineiige Zwillinge zeigen eine sehr viel höhere Konkordanzrate als zweieiige (68% bzw. 58% im Vergleich zu 13% bzw. 14% nach Lennox-Buchthal 1973 bzw. Berkovic et al. 1998).

Eine polygenetische Vererbung der Fieberkrämpfe wird vermutet. Bei Familien mit Fieberkrämpfen wurde eine Assoziation mit mehreren Genorten (2q, 8q13-21, 19q, 19p13.3) gefunden, die Gene (FEB1 und FEB2) konnten aber noch nicht identifiziert werden (Sander et al. 1998).

Ein neues genetisches Syndrom mit febrilen Anfällen, das von den üblichen familiären Fieberkrämpfen abzugrenzen ist, wurde als „generalisierte Epilepsie mit febrilen Anfällen plus“ bezeichnet (Wallace et al. 1998). In der frühen Kindheit treten häufig febrile und afebrile generalisierte tonisch-klonische Anfälle auf. Afebrile Anfälle in Form von Absencen, myoklonischen oder atonischen Anfällen persistieren über das 6. Lebensjahr hinaus bis zur Adoleszenz, wo dann die Epilepsie remittiert. Das identifizierte Gen SCN1B trägt eine Mutation in einer Untereinheit

Tabelle 4.1 Genetische Befunde und klinische Kurzcharakteristik von idiopathischen Epilepsien (mod. nach Bate u. Gardiner 1999, Prasad et al. 1999)

Epilepsie	Klinik	Erbgang	Genort	Gen
Generalisierte Epilepsien				
• benigne familiäre neonatale Krampfanfälle	Beginn im Alter von 2–4 Tagen Remission innerhalb 6–24 Monaten am Tag 3 auftretende Anfälle sistieren im Alter von 6 Wochen	autosomal dominant (EBN2)	20q (EBN1) 8q24	KCNQ2 KCNQ3
• benigne familiäre infantile Krampfanfälle	Beginn im Alter von 3–12 Monaten fokale Anfälle mit sekundärer Generalisation interiktales EEG normal im iktalen EEG diffuse epileptische Entladungen mit zentrookzipitalem Beginn	autosomal dominant	19q13	CHRNA4
• Absenceepilepsie des Kindesalters (und/oder EEG-Veränderungen)	Beginn im Alter von 3–12 Jahren generalisierte Absencen ± generalisierte tonisch-klonische Anfälle Im EEG 3–4 Hz Spike-Waves	komplex	8q24	n.b.
• juvenile myoklonische Epilepsie	Beginn im Alter von 7–26 Jahren generalisierte myoklonische Anfälle ± genereralisierte tonisch-klonische Anfälle und Absencen interiktales EEG normal oder generalisierte Spike-Wave oder Polyspike-Wave	komplex (EJM1)	15q14 6p	?CHRNA7 n.b.
• nordisches Epilepsiesyndrom	Beginn im Alter von 5–10 Jahren progrediente mentale Retardierung generalisierte tonisch-klonische Anfälle ± komplexe fokale Anfälle ($^1/_3$ der Fälle) Remission der Anfälle mit 35 Jahren	autosomal rezessiv	8pter-p22	n.b.
• generalisierte Epilepsie mit Fieberkrämpfen plus	Auftreten und Remission in der Kindheit multiple Fieberkrämpfe plus febrile und afebrile genereralisierte tonisch-klonische Anfälle bei über 6-Jährigen Fieberkrämpfe plus Absencen, myoklonische oder atonische Anfälle myoklonisch-astatische Epilepsie	autosomal dominant	19q13	SCN1B

Tabelle 4.1 (Fortsetzung)

Epilepsie	Klinik	Erbgang	Genort	Gen
Fokale Epilepsien				
• benigne fokale Epilepsie mit zentrotemporalen Spikes	Beginn im Alter von 2–14 Jahren Remission in der Pubertät fokale Anfälle mit sekundärer Generalisierung interiktal Sharp-Waves zentrotemporal	komplex	15q14	n.b.
• autosomal dominante nächtliche Frontallappenepilepsie	Beginn in der Kindheit Cluster kurz dauernder fokaler Anfälle ± Bewusstseinsverlust tonische und hyperkinetische Anfälle interiktales EEG normal im iktalen EEG bifrontal Spikes, rhythmische Theta- oder Delta-Aktivität	autosomal dominant	20q13.2 15q24	CHRNA4 ?CHRNA3/ CHRNA5 CHRNA4
• familiäre Temorallappenepilepsie	Beginn im Alter von 8–10 Jahren komplexe und einfache fokale Anfälle ± unspezifische auditorische Symptome normale Intelligenz	autosomal dominant	10q22-q24	n.b.

n.b. nicht bekannt

(ß1) des spannungsabhängigen Natriumkanals. Während in einigen der untersuchten Familien die Vererbung dominant erfolgte, gibt es andere Familien mit einer komplexen Vererbung (Berkovic u. Scheffer 1998).

Idiopathische fokale Epilepsien

Die benigne Rolando-Epilepsie hat eine komplexe oder autosomal dominante Vererbung mit einer altersabhängigen Penetranz (Heijbel et al. 1975). Ein Genlokus liegt auf dem Chromosom 15q14 (Neubauer et al. 1998). Verwandte ersten Grades von Kindern mit Rolando-Epilepsien weisen häufig sowohl fokale als auch generalisierte epileptiforme EEG-Veränderungen auf (Doose et al. 1997). Dieser Befund weist darauf hin, dass sich die vererbte Bereitschaft zu Anfällen nur gelegentlich als Anfall manifestiert.

Die autosomal dominant vererbte nächtliche Frontallappenepilepsie ist kürzlich von Scheffer et al. (1994) als eine eigenständige Erkrankung beschrieben worden. Es ist die erste fokale Epilepsie, bei der eine Vererbung gemäß den Mendelschen Regeln bekannt geworden ist. Diese Epilepsie ist durch Serien von kurzen motorischen nächtlichen Anfällen mit hyperkinetischen und tonischen Erscheinungen charakterisiert. Ursache dieser Epilepsie sind mutierte Gene des neuronalen, nikotinischen Acetylcholinrezeptors (CHRNA4) an unterschiedlichen Genorten (Steinlein et al. 1995b, Phillips et al. 1998). Acetylcholin moduliert die Anfallsbereitschaft. Es ist vorstellbar, dass durch die Störung der cholinergen Rezeptorfunktion Schlaf und Arousal-Reaktion im thalamokortikalen System verändert werden und dadurch die Krampfschwelle herabgesetzt wird.

Die familiäre Temporallappenepilepsie ist durch ein altersabhängiges Auftreten von meist eher leicht ausgeprägten komplexen fokalen Anfällen charakterisiert. Der Phänotyp dieser Epilepsie kann erheblich variieren. Auch einfache fokale Anfälle können vorkommen, unspezifische Hörstörungen können assoziiert sein (Berkovic et al. 1995, Ottmann et al. 1995, Cendes et al. 1998). Mittels der Bildgebung erfassbare morphologische Hippocampusveränderungen wurden nicht nachgewiesen. In einer Familie wurde eine Assoziation mit dem Genort 10q22-24 gefunden.

Durch klinisch-genetische Studien großer Familien wurden einige dominant vererbte partielle Epilepsien identifiziert: autosomal dominante partielle Epilepsie mit variablen Foci und die autosomal dominante Rolando-Epilepsie mit Sprachdyspraxie (Prasad et al. 1999).

Epilepsie als Symptom hereditärer neurologischer Krankheiten

Bei mehreren hundert hereditären Krankheiten ist die Epilepsie nur eine Komponente des Phänotyps. Die Epilepsie ist in diesen Fällen mit weiteren Störungen des ZNS, insbesondere mit neurologischen Ausfällen, mentalen Defiziten und Verhaltensauffälligkeiten verbunden. Zu den Krankheitsbildern dieser Untergruppe hereditärer Epilepsien gehören Chromosomenanomalien, neurokutane Syndrome, angeborene Stoffwechselstörungen, progressive Myoklonusepilepsien und andere genetische Syndrome mit mendelscher und nicht mendelscher Vererbung. Die genetischen Befunde einiger hereditärer neurologischer Krankheiten, die besonders häufig mit Epilepsien assoziiert sind, werden im Folgenden dargestellt. Die klinischen Aspekte dieser Krankheiten werden in Kap. 17 ausführlicher beschrieben.

Genetische Befunde bei progressiven Myoklonusepilepsien

Molekulargenetische Untersuchungen haben besonders zur Aufklärung und Differenzierung der progressiven Myoklonusepilepsien beigetragen. Hierbei handelt es sich um eine heterogene Gruppe seltener, meist autosomal rezessiv vererbter, progredienter Störungen des ZNS, die durch Myoklonien, generalisierte tonisch-klonische Anfälle und zunehmende neurologische Ausfälle, besonders in Form von mentalem Abbau und Ataxie, charakterisiert sind (Berkovic et al. 1993). Die wichtigsten Krankheitsbilder sind das Unverricht-Lundborg-Syndrom, die Lafora-Körperchenkrankheit, die Myoklonus-Epilepsie mit Ragged-Red Fibers (MERRF), die neuronalen Zeroidlipofuszinosen und die Sialidosen. Diese Krankheitsbilder manifestieren sich meist im späten Kindesalter oder im Jugendalter. Die genetischen Befunde sind in Tab. 4.**2** aufgeführt. Klinische Kurzcharakteristiken finden sich auf S. 192ff., die diagnostischen Aspekte sind in Tab. 17.**4** aufgeführt.

Tabelle 4.**2** Genetische Befunde bei den progressiven Myoklonusepilepsien (mod. nach Sander et al. 1998, Prasad et al. 1999)

Erkrankung	Erbgang	Genort	Gensymbol
Unverricht-Lundborg	autosomal rezessiv	21q22.3	EPM1
Typ Lafora	autosomal rezessiv	6q24	EPM2
Infantile Zeroidlipofuszinose	autosomal rezessiv	1p32	CLN1
Juvenile Zeroidlipofuszinose	autosomal rezessiv	16p12.1	CLN3
Sialidose Typ I	autosomal rezessiv		6p21.3
MERRF	maternal	Mitochondrium	MTTK, MTTL1

Genetische Befunde bei Störungen der neuronalen Migration

Störungen der neuronalen Migration sind besonders häufig mit Epilepsien assoziiert. Die genetische Basis einiger durch die Migrationsstörung verursachten Syndrome ist nachgewiesen, diese Syndrome sind in Tab. 4.**3** aufgeführt. Bei stark ausgeprägten Störungen der neuronalen Migration wie z. B. bei den Lissenzephalien (Agyrie oder Pachygyrie) manifestiert sich die Epilepsie fast immer schon in der frühen Kindheit. Es wurden Mutationen von einigen Genen identifiziert, deren Produkte die neuronale Migration starten oder steuern (Bate u. Gardiner 1999). Die durch die Migrationsstörung bedingten abnormen neuronalen Netzwerke verursachen wahrscheinlich die epileptischen Anfälle.

Andere praxisrelevante, epilepsieassoziierte, hereditäre Krankheiten

In Tab. 4.**4** sind einige weitere für die Praxis bedeutsame, hereditäre Krankeiten mit mentaler Retardierung und weiteren neurologischen Ausfällen aufgeführt. Diese Syndrome gehen in mindestens 10% der Fälle mit Epilepsien einher.

Konsequenzen der Molekulargenetik für die Epileptologie

Die Molekulargenetik trägt nicht nur zur Identifikation der molekularen Basis der Vererbung, sondern auch zur Aufklärung der Pathophysiologie der Epilepsien bei. Es hat sich herausgestellt, dass verschiedene genetisch determinierte zelluläre und molekulare Mechanismen an der Entstehung der Epilepsien beteiligt sein können. Die bisher bekannten Epilepsiegene können in vereinfachender Weise mehreren Kategorien zugeordnet werden:

- Mutationen mit abnormen Ionenkanalfunktionen,
- Mutationen mit abweichender Hirnentwicklung,
- Mutationen mit progredienter neuronaler Degeneration und
- Mutationen mit Störungen des zerebralen Energiestoffwechsels.

Alle diese Mutationen sind mit einer neuronalen Erregbarkeitssteigerung assoziiert, die episodisch zu Krampfanfällen führt (Bate u. Gardiner 1999).

Die Molekulargenetik wird künftig eine einheitliche Klassifizierung der verschiedenen Epilepsien auf der Basis der zugrunde liegenden spezifischen Mutationen erlauben. Die Identifikation der Gene und der Genprodukte (Proteine, welche von diesen Genen kodiert werden) wird eine genetische Beratung und die Entwicklung pränataler Test ermöglichen. Die Aufklärung der molekularen Pathobiologie der verschiedenen Epilepsien wird schließlich auch die Entwicklung neuer Antiepileptika mit spezifischen Wirkungen begünstigen. Die Identifikation der Epilepsiegene und der Genprodukte wird möglicherweise sogar zur Entwicklung von Methoden führen, mit denen die molekularen Defekte korrigiert werden können (Berkovic 1997).

Tabelle 4.3 Genetische und klinische Befunde bei Störungen der neuronalen Migration (mod. nach Bate u. Gardiner 1999, Prasad et al. 1999)

Erkrankung	Klinik	Erbgang	Genlokus
Miller-Dieker-Syndrom (Lissenzephalie 1)	Agyrie-Pachygyrie schwere mentale Retardierung faziale Dysmophien schwer behandelbare Epilepsien: fokale und generalisierte Anfälle, atypische Absencen tonische und atonische Anfälle	autosomal rezessiv	17.13.3 LIS1 (in ~100%)
X-gebundene Lissenzephalie	wie oben weniger stark ausgeprägter Phänotyp: Verhaltensstörungen	X-gebunden dominant (männlich)	 Xq22.3-q23
Subkortikale Bandheterotopien/Doppelkortex	mentale Retardierung Epilepsien: wie oben	X-gebunden dominant (weiblich)	
Periventrikuläre noduläre Heterotopien	normale Intelligenz systemische Probleme: offener Ductus Botalli Koagulopathien Skelettdysplasien Epilepsien: fokale und sekundär generalisierte Anfälle	X-gebunden dominant (lethal beim männlichen Geschlecht)	Xq28

Tabelle 4.4 Genetische Befunde und klinische Kurzcharakteristik einiger praxisrelevanter, nach den Mendelschen Regeln vererbter Erkrankungen mit Epilepsien (mod. nach Bate u. Gardiner 1999, Prasad et al. 1999)

Erkrankung	Klinik	Erbgang	Gensymbol, Genlokus
Tuberöser Sklerosekomplex	kortikale dysplastische Läsionen renale Zysten oder Angiolipome hypopigmentierte Hautläsionen kardiale Rhabdomyome Epilepsien: BNS-Krämpfe, myoklonische Anfälle, fokale Anfälle, sekundär generalisierte Anfälle	autosomal dominant	TSC1 9q34 TSC2 16p13.3
Neurofibromatose	Neurofibrome, Gliome, Skelettdysplasien mentale Retardierung, Epilepsien: BNS-Krämpfe, fokale Anfälle, sekundär generalisierte Anfälle	autosomal dominant	NF1 17q11.2
Fragiles X-Syndrom	mentale Retardierung, faziale Dysmorphien Verhaltensstörungen; Makroorchismus Epilepsien: primär generalisierte tonisch-klonische Anfälle, fokale Anfälle, sekundär generalisierte Anfälle	X-gebunden Triplet-Expansion	FMR1 Xq27.3
Angelman-Syndrom	mentale Retardierung, Ausbleiben der Sprache faziale Dysmorphien, Fröhlichkeit Epilepsien: generalisierte Absencen ± generalisierte tonisch-klonische Anfälle, generalisierte tonisch-klonische Anfälle, myoklonische Anfälle	Deletion Imprinting uniparentale Disomie	15q11-13
Rett-Syndrom	normales frühes Säuglingsalter Verlust der kommunikativen Fähigkeiten und Handfunktionen, Handstereotypien Gangataxie, Epilepsien: fokale und generalisierte Anfälle	X-gebunden	MEPC2 Xq28

5 Ätiologie der epileptischen Anfälle und Epilepsien

Epilepsien und epileptische Anfälle sind Manifestationen außerordentlich unterschiedlicher Krankheitszustände des Gehirns, wobei die epileptischen Anfälle das einzige Krankheitszeichen darstellen können oder nur eines neben anderen. Nahezu jede Schädigung des zerebralen Kortex kann epileptische Anfälle oder Epilepsien verursachen. Strukturelle Veränderungen der grauen Substanz führen viel eher zu epileptischen Anfällen als solche der weißen Substanz. Ob epileptische Anfälle in der subkortikalen grauen Substanz, wie z. B. in den Basalganglien oder im Thalamus, ihren Ursprung haben können, ist nicht eindeutig geklärt.

Eine hereditäre Disposition zu epileptischen Anfällen und eine angeborene oder erworbene epileptogene Hirnschädigung sind die entscheidenden ätiologischen Faktoren, die einzeln oder gemeinsam wirksam werden können. Zusätzlich spielen psychosoziale und andere Umweltfaktoren eine Rolle. Auf dem Boden einer durch die verschiedenen Faktoren hervorgerufenen erhöhten Anfallsbereitschaft treten dann als Charakteristikum der Epilepsie unprovozierte epileptische Anfälle auf. Eine zur Epilepsie disponierende Krankheit muss aber nicht zu epileptischen Anfällen führen, zusätzliche z. T. bisher unbekannte intrinsische oder extrinsische iktogene Faktoren scheinen notwendig zu sein, damit die Epilepsie zu Tage tritt. Epileptische Anfälle können durch Auslöser provoziert werden, welche in unspezifische (z. B. Schlafentzug und Stress) und spezifische Auslöser (z. B. Lichtreize bei fotosensiblen Epilepsien) unterteilt werden. Die verschiedenen anfallsauslösenden Faktoren werden im nächsten Kapitel ausführlicher beschrieben. In Abb. 5.1 sind die verschiedenen, für das Auftreten von Anfällen verantwortlichen Faktoren dargestellt.

Ätiologische Unterteilung der Epilepsien nach der Internationalen Klassifikation der ILAE

Die Internationale Klassifikation der Epilepsien und Epilepsiesyndrome (Commission on Classification and Terminology of the International Leage Against Epilepsy 1989) ordnet die Epilepsien 3 ätiologischen Hauptgruppen zu: den idiopathischen, symptomatischen oder kryptogenen Epilepsien. Bei den idiopathischen Epilepsien spielt die genetische Disposition für das Auftreten und die Phänomenologie der Anfälle die entscheidende Rolle, eine zerebrale Pathologie liegt nicht vor. Symptomatische Epilepsien sind die Folge nachweisbarer Läsionen des ZNS. Bei den kryptogenen Epilepsien ist die eigentliche Ursache unbekannt, es wird aber eine hirnorganische Ursache vermutet. Durch die Verbesserung der bildgebenden diagnostischen Verfahren, z. B. durch die Anwendung hoch auflösender MRT-Techniken, finden sich bei immer mehr Patienten, deren Epilepsie zunächst als kryptogen klassifiziert wurde, hirnstrukturelle Auffälligkeiten, sodass diese Patienten den symptomatischen Epilepsien zugeordnet werden können (Cross et al. 1993).

Auch bei den kryptogenen und symptomatischen Epilepsien spielen hereditäre Faktoren eine Rolle, aber ihr Beitrag zur Manifestation von epileptischen Anfällen ist sehr viel geringer als bei den idiopathischen Epilepsien und oft schwer abzuschätzen. Wenn eine familiäre Disposition zu Epilepsien besteht, wird eine erworbene Läsion des ZNS (Schädel-Hirn-Trauma, Tumor, Schlaganfall) eher zur Epilepsie führen, als wenn dieses nicht der Fall ist.

Populationsstudien aus Großbritannien (National General Practice Study of Epilepsy, Sander et al. 1990) und aus den USA (Rochester-Studie, Hauser et al. 1993) haben gezeigt, dass die Ursache neu aufgetretener Epilepsien (alle Altersstufen zusammengefasst) nur bei etwa

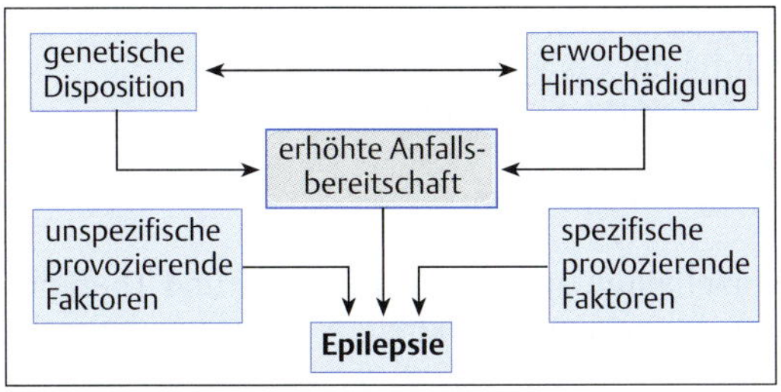

Abb. 5.**1** Ätiologische und anfallsauslösende Faktoren.

30–40% der Patienten aufgedeckt wurde. Auch von den Kindern im Alter bis zu 15 Jahren aus der Rochester-Studie fielen etwa 67% der Kinder in die Untergruppe idiopathische/kryptogene Ätiologie (Tab. 1.**6**; Hauser 1995). Der hohe Prozentsatz von 60–70% mit unbekannt bleibender Ätiologie ist aber teilweise dadurch zu erklären, dass bei den Patienten der Rochester-Studie und einem Teil der Patienten der britischen Studie die bildgebenden Verfahren CT und MRT noch nicht angewandt wurden.

Spezielle ätiologische Aspekte des Kindes- und Jugendalters

Altersabhängigkeit der Ursachen

Das ätiologische Spektrum neu auftretender Epilepsien variiert in den verschiedenen Lebensabschnitten erheblich. In der Neugeborenenperiode und in der frühen Kindheit dominieren Hirnentwicklungsstörungen auf genetischer Basis oder auf dem Boden intrauteriner Schädigungen, metabolische und toxische Ursachen, hypoxische Hirnschädigungen, intrakranielle Blutungen, Infektionen und Schädel-Hirn-Traumen als Ursachen von Epilepsien. Im Verlauf der Kindheit und in der Adoleszenz manifestieren sich vor allem die idiopathischen Epilepsien und die genetischen Syndrome mit Epilepsien, weitere Ursachen von Epilepsien sind Schädel-Hirn-Traumen, kortikale Dysplasien, degenerative Erkrankungen, Tumoren und Hippocampussklerose. Im Alter zwischen 20 und 50 Jahren sind Schädel-Hirn-Traumen, Tumoren, Alkohol-/Drogenmissbrauch, zerebrovaskuläre Ereignisse, Hippocampussklerose, Infektionen, multiple Sklerose und neurodegenerative Krankheiten häufigere Ursachen, danach zerebrovaskuläre Prozesse, Drogen-/Alkoholmissbrauch, Hirntumoren, Traumen und degenerative Prozesse des Gehirns wie z. B. die Alzheimer-Krankheit.

Übersicht über die Ätiologie von Epilepsien des Kindes- und Jugendalters

Die Epilepsien des Kindes- und Jugendalters können in der Mehrzahl der Fälle einer von mehreren ätiologischen Gruppen zugeordnet werden: den genetischen Epilepsien oder je nach wahrscheinlichem Schädigungszeitraum den erworbenen Krankheiten mit pränataler, perinataler oder postnataler Ursache. Einige dieser Krankheiten können allerdings mehrere unterschiedliche Ursachen haben. So können neuronale Migrationsstörungen sowohl durch genetische Mutationen, Infektionen oder Toxine verursacht werden.

Eine vorläufige Übersicht über alle angeborenen und erworbenen Ursachen von Epilepsien im Kindes- und Jugendalter gibt Tab. 5.**1**.

Hereditäre Epilepsien

Die hereditären Epilepsien lassen sich 2 Untergruppen zuordnen. In der Gruppe der idiopathischen Epilepsien sind die Epilepsien ein isoliertes Phänomen, außer epileptischen Anfällen finden sich meist keine weiteren oder nur geringe neurologische Auffälligkeiten. Einzelheiten zur Genetik der Epilepsien wurden im Kapitel „Genetik der Epilepsien" dargelegt. In der zweiten Untergruppe ist die Epilepsie im Rahmen genetischer Krankheiten nur ein Symptom unter weiteren neurologischen und systemischen Manifestationen. In diesen Fällen sind die Epilepsien besonders häufig mit mentaler Retardierung und Verhaltensstörungen assoziiert.

Idiopathische Epilepsien

Fortschritte in der Molekularbiologie haben zur Aufdeckung der genetischen Basis mehrerer idiopathischer Epilepsien geführt. Zu den idiopathischen Epilepsien mit dominanter Vererbung und identifizierten Genorten bzw. Genen ge-

Tabelle 5.1 Übersicht über angeborene und erworbene Ursachen von Epilepsien im Kindes- und Jugendalter

Hereditäre Epilepsien: • idiopathische Epilepsien • Epilepsien als Symptom komplexer hereditärer Krankheitsbilder
Pränatale Ursachen: • Fehlbildungen des ZNS • konnatale Infektionen • Toxine, Medikamente
Perinatale Erkrankungen: • Hypoxie-Ischämie • intrakranielle Blutungen • perinatale Infektionen
Postnatale Erkrankungen: • Infektionen des ZNS • Schädel-Hirn-Trauma • Hirntumoren • hypoxisch-ischämische Enzephalopathie • metabolisch-toxische Enzephalopathien • Intoxikationen • Störungen des Elektrolyt- und Wasserhaushalts • hormonelle Störungen • renale Erkrankungen • kardiale und zerebrovaskuläre Erkrankungen

hören: die benignen familiären neonatalen Krampfanfälle, die benignen familiären infantilen Krampfanfälle, die Absenceepilepsie des Kindesalters, die juvenile myoklonische Epilepsie, das Nordische Epilepsiesyndrom, die generalisierte Epilepsie mit Fieberkrämpfen plus, die benigne Rolando-Epilepsie, die autosomal-dominante nächtliche Frontallappenepilepsie und die familiäre partielle Epilepsie. Einzelheiten zu den idiopathischen Epilepsien sind in Kap. 4 zu finden.

Epilepsien als Symptom hereditärer neurologischer Störungen

Bei zahlreichen hereditären Krankheiten sind epileptische Anfälle nur ein Symptom unter vielen anderen Zeichen einer neurologischen Schädigung, häufig sind auch weitere Organe beteiligt (z. B. Leber, Milz, Herz, Muskulatur, Haut). Mittlerweile sind mehr als 200 ererbte Krankheiten, zu deren Phänotyp auch epileptische Anfälle gehören, bekannt. Dazu gehören Chromosomenanomalien, neurokutane Syndrome, hereditäre Migrationsstörungen, angeborene Stoffwechselkrankheiten, progressive Myoklonusepilepsien und weitere genetische Syndrome, die häufig mit Epilepsien verbunden sind:

- Angelman-Syndrom,
- Rett-Syndrom,
- Aicardi-Syndrom.

Einzelheiten zu Klinik, Diagnostik und Therapie der einzelnen Krankheiten sind im Kap. 17 beschrieben.

Prä- und perinatale Ursachen

Prä- oder perinatal entstandene Hirnschädigungen spielen eine bedeutende Rolle als Ursache für Epilepsien des Kindes- und Jugendalters. Hirnfehlbildungen, z. B. vaskuläre Fehlbildungen, konnatale Infektionen sowie Toxine und Medikamente sind wichtige pränatal schädigende Faktoren. Neben der hypoxisch-ischämischen Enzephalopathie und den intrakraniellen Blutungen stellen die bakterielle Meningitis im Rahmen einer Sepsis und virale Enzephalitiden (z. B. die Herpes-simplex-Enzephalitis) mögliche perinatale epileptogene Schädigungsursachen dar. Die resultierenden symptomatischen Epilepsien treten fast immer zusammen mit weiteren neurologischen Folgeschäden (z. B. mit globaler Retardierung, Zerebralparesen) auf. Die epileptologischen Aspekte einzelner prä- oder perinatal erworbener Krankheitsbilder werden im Kapitel „Symptomatische Epilepsien" dargestellt.

Postnatale Ursachen

Epileptische Anfälle und Epilepsien können Folge außerordentlich unterschiedlicher postnatal erworbener hirnschädigender Ereignisse, Krankheiten und metabolischer Abweichungen sein: von Infektionen des ZNS, Schädel-Hirn-Traumata, Hirntumoren, hypoxisch-ischämischen Enzephalopathien, metabolisch-toxischen Enzephalopathien, Intoxikationen, Störungen des Elektrolyt- und Wasserhaushalts, hormonellen Störungen, renalen Erkrankungen sowie kardialen und zerebrovaskulären Erkrankungen. Treten im Akutstadium nur einzelne Krampfanfälle auf, so trifft die Diagnose Gelegenheitsanfälle zu. Die Diagnose symptomatische Epilepsie bedeutet hingegen, dass nach Abklingen des akuten Prozesses als Folgezustand immer wieder unprovozierte Krampfanfälle auftreten. Im englischen

Sprachraum wird in diesen Fällen häufig von Remote Symptomatic Epilepsies (zurückliegend symptomatischen Epilepsien) gesprochen. Die klinischen Aspekte der einzelnen Krankheiten, die mit postnatal erworbenen Epilepsien einhergehen können, werden im Kapitel „Das klinische Spektrum" ausführlicher beschrieben.

Assoziation von Epilepsien mit mentaler Retardierung, Zerebralparese und Autismus

In unausgewählten Kohorten von Kindern mit Epilepsien findet sich eine hohe Komorbidität durch andere neurologische Störungen. In einer Populationsstudie aus Finnland, mit der 143 Kinder mit Epilepsien im Alter von 4–15 Jahren erstmalig erfasst wurden, zeigte sich, dass 40% ein zusätzliches neurologisches Defizit hatten, wobei die mentale Retardierung am häufigsten vorkam (Sillanpää 1992).

Epilepsien bei mentaler Retardierung

Die Mehrzahl der Kinder und Jugendlichen mit einer Epilepsie hat einen normalen IQ, wobei der Mittelwert einer zusammengefassten Population etwas zum unteren Ende der Skala verschoben ist (Farwell et al. 1985). Epilepsie ist ein häufiges zusätzliches Symptom bei mentaler Retardierung, wobei mentale Retardierung bedeutet, dass der Betroffene einen IQ unter 70 hat. Bei der Beurteilung formaler Testergebnisse von Populationen mit Epilepsien ist als besondere Schwierigkeit eine hohe Test-Retest-Variabilität zu berücksichtigen (Rodin et al. 1986). Nicht übereinstimmende Testergebnisse bei denselben Patienten können auch die Folge einer wechselnden Anfallsfrequenz oder schwankender Serumkonzentrationen der Antiepileptika sein.

In einer finnischen Populationsstudie fand sich eine mentale Retardierung bei 31% der Kinder mit Epilepsien (Sillanpää 1992). Die Häufigkeit der Epilepsie nimmt mit der Schwere der mentalen Behinderung zu. Shepherd u. Hosking (1989) stellten fest, dass nur 7% der Kinder eine Epilepsie hatten, wenn die mentale Retardierung leicht oder mäßig ausgeprägt war, während der Prozentsatz auf 26% anstieg, wenn der IQ-Wert unter 50 lag. Viele der oben genannten Ursachen von Epilepsien bedingen das gemeinsame Vorkommen von Epilepsie und mentaler Retardierung, insbesondere chromosomale Anomalien, neurokutane Syndrome, strukturelle Hirnfehlbildungen wie z. B. Migrationsstörungen und erworbene Läsionen durch eine hypoxisch-ischämische Enzephalopathie oder konnatale Infektionen.

Unklar ist bei dem gemeinsamen Vorkommen von mentaler Retardierung und Epilepsie, welche Bedeutung einerseits die zugrunde liegende Hirnschädigung und andererseits die Epilepsie für das Auftreten der mentalen Behinderung haben. Die mentale Retardierung kann Folge der strukturellen Abweichungen, der Interferenz der Anfälle mit der Hirnreifung oder dem Zusammenwirken beider Faktoren sein. Das Lebensalter bei Beginn der Epilepsie hat dabei einen wesentlichen Einfluss auf die weitere Entwicklung der kognitiven Funktionen, denn ein früher Beginn der Epilepsie bedeutet häufig eine Assoziation mit strukturellen Hirnläsionen und somit eine schlechtere Prognose bezüglich der mentalen Funktionen (Bourgeois et al. 1983).

Für einen wesentlichen Einfluss der vorbestehenden Hirnschädigung auf die mentale Entwicklung von Kindern mit Epilepsien spricht die Beobachtung von Ellenberg et al. (1986) an Siebenjährigen mit mentaler Behinderung, dass ein hoher Prozentsatz schon vor dem Auftreten der Epilepsie retardiert war. Auf der anderen Seite gibt es einzelne Berichte, die auf die besonders negativen Auswirkungen von epileptischen Anfällen auf die kognitiven Funktionen hinweisen. Der IQ von Patienten mit Sturge-Weber-Syndrom oder Tuberöser Hirnsklerose liegt nur im Normbereich, falls keine Epilepsie vorhanden ist (Aicardi 1990, Webb et al. 1991).

In etwa 10–30% aller Kinder mit Epilepsien muss im Laufe der Zeit mit einer Abnahme des IQ-Wertes gerechnet werden (Bourgeois et al. 1983, Rodin et al. 1986). In der Regel sind diese Kinder schon vor der Manifestation der Epilepsie entwicklungsauffällig gewesen. Die Abnahme des IQ-Wertes ist dabei in den meisten Fällen nicht auf eine tatsächliche Regression, sondern auf eine verlangsamte Weiterentwicklung zurückzuführen. Bei einigen speziellen Epilepsiesyndromen des frühen Kindesalters kann allerdings eine Regression im zeitlichen Zusammenhang mit dem Auftreten der Epilepsie auftreten, dazu gehören die BNS-Krämpfe, das Lennox-Gastaut-Syndrom, die maligne myoklonische Epilepsie des frühen Kindesalters und das ESES-Syndrom.

Epilepsien bei Zerebralparesen

Zerebralparesen sind häufig mit Epilepsien assoziiert. Eine Populationsstudie aus Rochester, Minnesota, USA, für die Jahre 1950–1976 ergab, dass 23% der Patienten mit leichten oder mäßig ausgeprägten Zerbralparesen eine Epilepsie hatten und 52% der Patienten mit schwerer oder sehr schwerer Zerebralparese (Kudrjavcev et al. 1985).

Der Prozentsatz der betroffenen Kinder variiert entsprechend den spezifischen Syndromen der Zerebralparesen (Nelson et al. 1994). Bei etwa 50% der Patienten mit einer spastischen Tetraparese, bei etwa einem Drittel der Kinder mit Hemiplegien und bei etwa 25% der Kinder mit einer spastischen Diplegie tritt eine Epilepsie auf. Die extrapyramidalen Formen der Zerebralparese sowie die ataktische Zerebralparese gehen nur selten mit Epilepsien einher.

Autismus

Autismus ist durch eine erhebliche Störung der sozialen Interaktion, der verbalen und nonverbalen Kommunikation, des Vorstellungsvermögens sowie durch ein erheblich eingeschränktes Repertoire von Aktivitäten und Interessen charakterisiert. Autismus kann die Folge ganz unterschiedlicher zerebraler Krankheitsprozesse sein. Bei etwa einem Drittel der Menschen mit Autismus tritt im Laufe der Zeit eine Epilepsie auf, die Epilepsie scheint die kognitiven Funktionen zu verschlechtern und die Verhaltensstörungen zu verstärken (Olsson et al. 1988).

Kinder und Jugendliche mit schwer verlaufenden Epilepsien und mentaler Retardierung sind häufig zusätzlich durch autistische Verhaltensweisen auffällig. Etwa 10% der Kinder mit West-Syndrom zeigen einen Autismus als Spätfolge (Riikonen u. Amnell 1981). Auch bei einem Teil der Patienten mit tuberöser Hirnsklerose und Partialepilepsien kommt Autismus vor (Hunt u. Dennis 1987).

6 Unspezifische und spezifische Auslöser von epileptischen Anfällen

Ausgelöste Anfälle sind solche, bei denen äußere oder innere Faktoren in konstanter Weise den Anfällen vorausgehen, wodurch sie sich von spontanen epileptischen Anfällen unterscheiden, bei denen keine Auslösefaktoren identifiziert werden können (Commission on Classification and Terminology of the International League Against Epilepsy 1989). Die anfallsauslösenden Faktoren können in allgemeine (unspezifische, z. B. Schlafmangel, Alkohol- oder Medikamentenentzug oder Hyperventilation) und spezifische unterteilt werden. Erstere erhöhen wahrscheinlich allgemein die Anfallsbereitschaft, letztere lösen als spezifische Reize für umschriebene kortikale Regionen reflektorisch Anfälle aus. In Tab. 6.1 sind die verschiedenen Faktoren, die bei Kindern und Jugendlichen Anfälle auslösen können, aufgelistet.

Unspezifische Auslöser

Schlaf, Schlafentzug

Schlaf und Epilepsien beeinflussen sich gegenseitig. Bei einigen Epilepsien treten die Anfälle ausschließlich oder verstärkt im Schlaf auf (z. B. bei der Schlaf-Grand-Mal-Epilepsie, bei der Frontallappenepilepsie, bei einigen Temporallappenepilepsien, bei der benignen fokalen Epilepsie des Kindesalters mit zentrotemporalen Spikes). In diesen Fällen kommt es häufig zu einer Zunahme des Leichtschlafs und Abnahme des Tiefschlafs.

Epilepsien stören häufig die Schlafarchitektur (Bazil u. Walczak 1997). Mittels der Polygraphie wurden folgende Schlafveränderungen gefunden: Verkürzte Gesamtschlafzeit, häufiges Aufwachen, häufigerer Wechsel der Schlafstadien, Verminderung des REM-Schlafes (bis 50%), erhöhter Anteil des NREM-Schlafstadiums 1 und verminderter Anteil des NREM-Schlafstadiums 4 an der Gesamtschlafzeit. Besonders Patienten mit Temporallappenepilepsien haben eine veränderte Schlafarchitektur, und zwar vor allem, wenn nachts Anfälle auftreten. Antiepileptika und andere Substanzen können die Schlafqualität verbessern und dadurch zu einer Abnahme der Anfallsfrequenz führen (Shouse et al. 1996).

Bei Epilepsien mit komplex-fokalen Anfällen sowie bei den benignen fokalen Epilepsien des Kindesalters zeigt die hypersynchrone Aktivität im NREM-Schlaf eine Zunahme der Spikefrequenz und Ausbreitung der elektrischen Felder, hingegen im REM-Schlaf eine Spike-Abnahme und Fokalisation der elektrischen Felder. Bei der Temporallappenepilepsie und den Epilepsien mit einem extratemporalen Fokus hat das EEG im REM-Schlaf eine hohe lokalisatorische Aussagekraft. Das Landau-Kleffner-Syndrom und die Epilepsie mit kontinuierlicher Spike-Wave-Aktivität während des Slow-Wave-Schlafes sind 2 Syndrome mit extremer Aktivierung hypersynchroner Aktivität im Schlaf (Degen u. Rodin 1991).

Durch Schlafentzug können epileptische Anfälle provoziert werden, vor allem bei Jugendlichen und jungen Erwachsenen. Der Schlafentzug hat auch anfallsprovozierende Auswirkungen auf Absenceepilepsien, das Impulsiv-Petit-Mal und die Aufwach-Grand-Mal-Epilepsie (Degen u. Niedermeyer 1984).

Bei Kindern können obstruktive Schlafapnoen, die bei Kleinkindern am häufigsten durch eine Tonsillenhyperplasie hervorgerufen werden, zu einer erheblichen Verschlechterung der Epilepsie führen. Umgekehrt kann die Beseitigung dieser Schlafstörung (z. B. durch eine Tonsillektomie bei einer Tonsillenhyperplasie) in einer signifikanten Abnahme der Anfallsfrequenz resultieren (Koh et al. 2000).

Hyperventilation

Bei der Hyperventilation handelt es sich um ein Verfahren zur Provokation hypersynchroner Aktivität, das routinemäßig im Rahmen der

Tabelle 6.1 Unspezifische und spezifische Auslöser epileptischer Anfälle bei Kindern und Jugendlichen

Unspezifische Auslöser:

- Schlaf, Schlafentzug
- Hyperventilation
- körperliche Anstrengung
- Alkohol
- Fieber und Infektionen
- Nichteinnahme von Antiepileptika
- Medikamente, die die Krampfschwelle herabsetzen
- Hormone
- Pubertät
- Menarche
- emotionaler Stess und belastende Lebensereignisse

Spezifische Auslöser:

- visuelle Stimuli:
  - intermittierende fotische Stimulation
  - Augenschluss
  - Fernsehen, Videospiele
  - Muster, Farben
  - willkürliches Lidflattern
- auditorische Stimuli:
  - Musik
  - spezifische Töne, Stimmen, Geräusche
- somatosensible Stimuli:
  - Berührung, Beklopfen
  - Eintauchen in heißes Wasser
- mentale Reize (Denken):
  - Rechnen
  - Problemlösung (z. B. mathematische Probleme, Schachspiel)
  - Karten- und Brettspiele
- andere Stimuli:
  - Lesen
  - Sprechen
  - Singen
  - Zeichnen
  - Essen
  - Erschrecken (Startle)

EEG-Ableitung neben der intermittierenden photischen Stimulation eingesetzt wird. Die Hyperventilation führt zu einer Herabsetzung der arteriellen Kohlendioxydkonzentration, die eine zerebrale Vasokonstriktion und Verminderung der zerebralen Oxygenierung verursacht. Durch die willkürliche Hyperventilation lassen sich bei Kindern mit unbehandelten Absenceepilepsien häufig Absencen provozieren, begleitet von generalisierten 3/s-Spike-Wave-Komplexen. Auch generalisierte tonisch-klonische und fokale Anfälle können durch Hyperventilation ausgelöst werden. Bruno-Golden u. Holmes (1993) berichteten über schwer mental retardierte Kinder mit therapieresistenten Epilepsien, bei denen die Hyperventilation Krampfanfälle einleitete.

Die Hyperventilation im Zusammenhang mit Angst- oder Schmerzzuständen führt in der Regel zu einem synkopalen Bewusstseinsverlust, nicht zu epileptischen Anfällen. Die Annahme, dass durch die Hyperventilation im Zusammenhang mit körperlicher Belastung epileptische Anfälle provoziert werden, ist meist unbegründet, da die infolge der Muskelarbeit auftretende metabolische Azidose die respiratorischen Veränderungen des Säure-Basen-Status ausgleicht.

Körperliche Anstrengung, Sport

Viele ältere Kinder und Jugendliche mit einer aktiven Epilepsie setzen sich nicht gerne körperlichen Anstrengungen aus und nehmen vergleichsweise wenig an regelmäßigem sportlichem Training teil. Viele Gründe spielen eine Rolle, die Art der Epilepsie, die Medikation, Überbehütung durch die Eltern und das Vorurteil, dass durch körperliche Anstrengung Anfälle ausgelöst würden. Im allgemeinen stellt die körperliche Anstrengung aber keinen wichtigen anfallsauslösenden Faktor dar, im Gegenteil, bei einer großen Zahl von Patienten (etwa 40%) hat sie einen eher anfallshemmenden Effekt (Nakken et al. 1990, Nakken 1999). Bei der Mehrzahl von 26 Kindern mit therapierefraktären fokalen und generalisierten Epilepsien nahm im EEG die hypersynchrone Aktivität ab (Nakken et al. 1997). In einer Gruppe von 16–66 Jahre alten, ambulanten Patienten ohne neurologische Ausfälle mit einer im Mittel 18 Jahre lang bestehenden aktiven Epilepsie gaben lediglich 10% an, dass Anfälle häufiger in Zusammenhang mit körperlicher Anstrengung auftreten würden, hierbei handelte es sich vorwiegend um Patienten mit fokalen Anfällen. Nur bei 2% der Gruppe kam es in mehr als 50% von Anstrengungsssituationen zu Anfällen.

Schmitt et al. (1994) berichteten über 2 Kinder, bei denen das Fußballspielen Krampfanfälle in Verbindung mit hypersynchroner Aktivität auslöste, ohne dass eine zentralnervöse, kardiale, metabolische oder endokrinologische Ursache gefunden werden konnte. Ruhe- und Schlaf-EEG waren normal, Hyperventilation und Photostimulation hatten keinen anfallsprovozierenden Effekt.

Alkohol

Etwa 5–15% der Personen mit chronischem Alkoholmissbrauch bekommen epileptische Anfälle, was in etwa einem Drittel der Fälle auf den Entzug zurückzuführen ist (Ng et al. 1958, Edelberg 1989). Im Tierexperiment wirkt sich Alkohol initial anfallshemmend aus, in den darauf folgenden Stunden jedoch anfallsfördernd (Simon 1988). Entzugsanfälle treten vor allem bei abruptem Stopp nach chronischer Alkoholeinnahme auf, und zwar ganz überwiegend in den ersten 18–24 Stunden, wobei die Mehrzahl der Betroffenen innerhalb von 6 h 2 bis 4 Anfälle hat. Bei schweren Trinkern treten unabhängig vom Entzug Anfälle auf. Dabei spielen eine Reihe von Faktoren eine Rolle (Hopkins 1995b):

- Schädel-Hirn-Traumen,
- Magnesiummangel,
- Pyridoxinmangel,
- Hypoglykämien,
- Hyperhydratation.

Fieber und Infektionen

Fieber ist der entscheidende Auslöser von Fieberkrämpfen. Am Beginn einiger schwer behandelbarer Epilepsien stehen febrile Anfälle, z. B. bei der frühkindlichen Grand-Mal-Epilepsie, bei der maligne verlaufenden myoklonischen Epilepsie des frühen Kindesalters und bei einigen Temporallappenepilepsien. Aber auch bei Kindern mit anderen aktiven Epilepsien beobachtet man nicht selten, dass Fieber und Infektionen zu einer Zunahme der Anfallsfrequenz führen oder auch nach längeren Perioden der Anfallsfreiheit wieder Anfälle auslösen können. Gelegentlich führen fieberhafte Infektionen aber auch passager zu einer Reduktion der Anfallsfrequenz.

Medikamente

Die unregelmäßige Einnahme bestimmter Antiepileptika, z. B. von Phenobarbital oder Benzodiazepinen, bei einem Patienten mit Epilepsie kann sich anfallsfördernd auswirken. Daneben gibt es eine ganze Reihe ZNS-wirksamer Medikamente, die Anfälle provozieren können, Antidepressiva wie z. B. Amitriptylin, Antipsychotika wie z. B. Chlorpromazin oder Haloperidol und andere psychotrope Drogen wie Amphetamin. Bei der Verordnung des Tuberkulostatikums Isoniazid besteht die Gefahr der Anfallsprovokation, da dieses zu einer Verarmung an Pyridoxin, dem Koenzym der GABA-Synthese führt (Messing et al. 1984). Bronchodilatatoren wie z. B. Theophyllin und Aminophyllin mit zentral erregender Nebenwirkung können ebenfalls Anfälle provozieren. Eine Übersicht über die wichtigsten Medikamente, die Anfälle verursachen können, gibt Tab. 6.**2**.

Tabelle 6.**2** Medikamente und Drogen, die Anfälle verursachen können (mod. nach Gilmore 1997)

Medikamente:
- Antidepressiva (trizyklische, tetrazyklische)
- Antihistaminika
- Baclofen, intrathekal
- Cephalosporine
- Chloroquin
- Cyclosporin
- Disulfiram
- Isoniazid
- insulin- und hypoglykämieinduzierende Substanzen
- Lokalanästhetika (Lidocain)
- Methotrexate
- Metrizamid (intrathekal)
- Neuroleptika (einschließlich Clozapin)
- Penicillin, i.v.
- Penicillamin
- Phenylpropanolamin
- Theophyllin

Stimulierende Substanzen und Drogen:
- Amphetamin
- Cocain
- Heroin
- LSD (Lysergsäurediethylamid)
- Phencyclidin

Hormone

Hormone beeinflussen die Anfallsbereitschaft, sie können anfallshemmende und anfallsfördernde Eigenschaften haben. Zahlreiche Tierexperimente und klinische Beobachtungen legen diesen Schluss nahe. Eine Übersicht über die pro- bzw. antikonvulsiven Eigenschaften der wichtigsten Hormone gibt Tab. 6.3.

Die Interaktionen zwischen Anfallsaktivität und Hormonen sind komplex. Immer wieder auftretende epileptische Anfälle, vor allem solche, die im limbischen System entstehen, können sich anhaltend auf die Funktionen der hypothalamisch-hypophysären Achse auswirken (Mattson u. Cramer 1985b). Bei Männern kann die Epilepsie zu erniedrigten Konzentrationen des biologisch aktiven, antikonvulsiv wirksamen Testosterons und damit auch zur Herabsetzung von Libido und Potenz führen (Herzog 1995). Aber nicht nur die epileptischen Anfälle selbst, sondern auch die Antiepileptika verändern die hormonellen Funktionen, entweder durch direkte Effekte auf das ZNS oder durch Veränderungen der Pharmakokinetik der Steroidhormone. Bei Frauen mit Epilepsien finden sich häufiger durch Antiepileptika verursachte reproduktive endokrine Störungen in Form der hypothalamischen Amenorrhoe oder des polyzystischen ovariellen Syndroms. Die resultierenden anovulatorischen Zyklen sind mit einer höheren Anfallsfrequenz, Menstruationsstörungen, Infertilität und Hyposexualität verbunden (Herzog 1995, Morrell 1998).

Pubertät

Die Auswirkungen der Pubertät auf die Epilepsien sind uneinheitlich. Viele idiopathische Epilepsien werden durch die Pubertät beeinflusst. Einerseits können sie sich unter dem Einfluss der Pubertät zurückbilden, andererseits aber auch neu auftreten. Während die Absenceepilepsie des Kindesalters und die benignen fokalen Epilepsien des Kindesalters während der Pubertät spontan remittieren, manifestieren sich die juvenile myoklonische Epilepsie und die Aufwach-Grand-Mal-Epilepsie gerade in diesem Lebensabschnitt.

Es gibt bisher nur wenige Studien, welche den Einfluss der Pubertät auf den Verlauf von Epilepsien mit Grand-Mal-Anfällen und partiellen Anfällen untersucht haben. In einer retrospektiven Studie wurde die Anfallsfrequenz von 39 Patienten (24 Mädchen, 15 Jungen) in dem Zeitraum von 3 Jahre vor der Pubertät bis 4 Jahre nach Beginn der Pubertät erfasst (Diamantopoulos u. Crumrine 1986). Die Autoren kamen zu dem Schluss, dass die Pubertät i.allg. keinen wesentlichen Einfluss auf den Verlauf der Epilepsien hat. Niijima u. Wallace (1989) untersuchten ebenfalls die Auswirkungen der Pubertät auf die Anfallshäufigkeit. Bei 12 Jugendlichen mit generalisierten tonisch-klonischen Anfällen und 14 mit komplexen partiellen Anfällen, die kontinuierlich Antiepileptika einnahmen, wurde die Anfallshäufigkeit vor, während und nach der Pubertät dokumentiert. Bei den Patienten mit generalisierten tonisch-klonischen Anfällen fand sich ein deutlicher Anstieg der Anfallsfrequenz während des Pubertätsschubs, mit einem nachfolgenden Abfall nach Beendigung des Wachstumsschubs. Bei den Patienten mit komplexen partiellen Anfällen änderte sich die Anfallsfrequenz während der Pubertät nicht. Beide Gruppen hatten allerdings eher subtherapeutische Serumkonzentrationen der Antiepileptika.

Tabelle 6.3 Pro– und antikonvulsive Eigenschaften der wichtigsten Hormone

Antikonvulsive Hormone	Prokonvulsive Hormone
Progesteron	Östrogene (Estradiol)
ACTH	Schilddrüsenhormone (Thyroxin, Triiodthyronin)
Testosteron	thyreotropes Hormon
Desoxycorticosteron	Glucocorticosteroide (Cortisol)

Menarche

Schon Lennox u. Lennox (1960) beschrieben eine zeitliche Assoziation zwischen der Menarche und dem ersten Krampfanfall. Nahezu 200 Frauen mit Epilepsien waren bezüglich des Einflusses der Pubertät und der Menarche auf den Verlauf ihrer Epilepsien befragt worden (Morrell et al. 1998). Vor der Menarche bestehende Epilepsien schienen nicht den Zeitpunkt der Menarche zu beeinflussen. Etwa ein Drittel der Frauen mit primär generalisierten Epilepsien berichtete, dass die ersten Anfälle innerhalb von 6 Monaten nach der Menarche auftraten. Bei etwa einem Drittel der Frauen kam es durch die Menarche zu einer Exazerbation der Epilepsie mit einer Zunahme der Anfallsfrequenz und mit Auftreten neuer schwererer Anfallsformen. Die Verschlechterung war bei den Frauen mit fokalen Epilepsien am ausgeprägtesten.

Rociszewska u. Horwat-Kaczmarek (1987) berichteten sehr detailliert über den Einfluss der Menarche auf die Anfallsfrequenz bei 115 Mädchen, deren Epilepsie im Mittel im Alter von etwa 5 Jahren begonnen hatte. Nur bei einem Drittel der Mädchen blieb die Epilepsie unbeeinflusst, bei einem weiteren Drittel nahm die Anfallsfrequenz zu oder es traten neue Anfallsformen auf und bei einem Drittel nahm die Anfallshäufigkeit ab oder die Anfälle sistierten. Die generalisierten tonisch-klonischen Anfälle und die komplex-fokalen Anfälle nahmen eher zu oder traten zu anderen Anfallsformen hinzu. Eine Zunahme der Anfallsfrequenz wurde vor allem bei den Mädchen bemerkt, deren Epilepsie besonders früh begonnen hatte, bei denen die Ätiologie der Epilepsie bekannt war, welche zahlreiche generalisierte tonisch-klonische Anfälle gehabt hatten, die neurologisch oder psychisch auffällig waren oder die ein abnormes EEG hatten.

Menstruationszyklus

Kommt es zu einer Anfallszunahme zur Zeit der Ovulation, perimenstruell oder während der zweiten Hälfte des Menstruationszyklus, so spricht man von katamenialer Epilepsie. Sowohl generalisierte als auch fokale Anfälle können eine katameniale Exazerbation zeigen (Herzog et al. 1997).

Ein zyklische Zunahme der Anfallsfrequenz in Verbindung mit den Menses ist schon im Altertum bekannt gewesen. Bis zum 19. Jahrhundert waren diese Veränderungen den Mondphasen zugeschrieben worden. Seit den 50-er Jahren wurde von einer Reihe von Untersuchern eine perimenstruelle Anfallshäufung bei einigen Frauen mit Epilepsien beschrieben (Ansell u. Clarke 1956, Laidlaw 1956, Gowers 1985). Bezüglich der Häufigkeit dieser Epilepsieverlaufsform werden ganz unterschiedliche Angaben gemacht, und zwar vom Fehlen einer solchen Verlaufsform bis zu einem Prozentsatz von etwa 70% betroffener Frauen (Newmark u. Penry 1980). Eine wesentliche Ursache dieser Diskrepanz sind unterschiedliche Definitionen. Wurde dieser Begriff ausschließlich für Anfälle in Verbindung mit der Menstruation selbst verwandt, so ergab sich nur für 10 von 226 untersuchten Frauen diese Diagnose (Rociszewska 1974). Duncan et al. (1993) wendeten diesen Begriff an, wenn mindestens 75% der Anfälle in dem zeitlichen Rahmen von 4 Tagen vor dem Beginn der Menstruationsblutung bis 6 Tage danach auftraten. Diese Definition erfüllten lediglich 12,5% der 40 Frauen mit therapieresistenten Epilepsien, obwohl 78% dieser Frauen angegeben hatten, dass sich die meisten Anfälle in zeitlicher Nähe zur Menstruation ereignen würden und während der Menstruation zunähmen. Wählt man die eingangs genannte Definition der katamenialen Epilepsie und fordert eine mindestens 2fache Zunahme der Anfallsfrequenz in einer der definierten Abschnitte im Vergleich zum Rest des Menstruationszyklus, so trifft die Diagnose der katamenialen Epilepsie auf etwa ein Drittel aller Frauen mit einer intraktiblen fokalen Epilepsie zu (Herzog et al. 1997, Klein u. Herzog 1999).

Die Ursache der zyklischen Veränderungen der Anfallsfrequenz ist nicht ganz geklärt. Von entscheidendem Einfluss scheinen die Hormonkonzentrationen des anfallsfördernden Östrogens und des anfallshemmenden Progesterons zu sein, ein hoher Östrogen-Gestagen-Quotient in Verbindung mit niedrigen Gestagenwerten ist die wahrscheinlichste Ursache (Schachter 1994). Mensesbedingte Veränderungen des Wasser- und Elektrolythaushaltes (Flüssigkeitsretention) und eine prämenstruelle Abnahme der Serumkonzentrationen der Antiepileptika spielen möglicherweise auch eine Rolle (Hopkins 1995a,b, Klein u. Herzog 1999). Die katameniale Epilepsie kann mit einem synthetischen Progesteronpräparat oder intermittierender perimenstrueller Gabe von Clobazam (10–30 mg/Tag) behandelt werden (Crawford et al. 1999).

Emotionaler Stress und belastende Lebensereignisse

Es ist nicht einfach, bei Patienten mit Epilepsien die Bedeutung des emotionalen Stresses für die Auslösung von Anfällen einzuschätzen. Einerseits kann die Suche nach einer Erklärung für das Auftreten von Anfällen dazu führen, bestimmte Lebensumstände dafür verantwortlich zu machen, was zu falschen Annahmen führen kann. Auf der anderen Seite besteht kein Zweifel, dass Stress epileptische Anfälle auslösen kann (Mattson et al. 1974, Temkin u. Davis 1984, Webster u. Mawer 1989, Mattson 1991, Neugebauer et al. 1994, Hopkins 1995b). In Einzelfällen können extreme emotionale Belastungen auch bei Personen, die sonst keine zerebralen Anfälle haben, Gelegenheitsanfälle auslösen.

Ein möglicher Mechanismus könnte die unbewusste Hyperventilation im Zusammenhang mit dem Stress sein. Belastende und unbewältigte Lebensereignisse (z. B. Todesfälle in der Familie) könnten über den Stressmechanismus (prolongierter Arousal) zu anfallsbegünstigenden Veränderungen des autonomen Nervensystems und des Hormonsystems führen (Hopkins 1995b).

Von 37 sonst gesunden Personen, bei denen ein Stressanfall aufgetreten war, zeigten 15% eine epileptiforme Aktivität im EEG, die nach 1 Jahr jedoch verschwunden war (Friis u. Lund 1974). Die Prognose im Hinblick auf das spätere Auftreten einer Epilepsie ist unbekannt. In einer Studie von 20 Personen mit Stressanfällen und deren 27 Kinder fand sich eine erhöhte Rate von Fieberkrämpfen sowohl bei den Probanden selbst als auch bei ihren Kindern, was auf eine genetische Disposition zu Anfällen hinweist (Friis u. Lund 1974). Stresskonvulsionen haben die Tendenz, in neuen Stresssituationen zu rezidivieren, aber nur wenige Patienten entwickeln später eine Epilepsie (Friis 1990). Eine antiepileptische Pharmakotherapie der Stressanfälle ist nicht notwendig, die Prophylaxe besteht in der Vermeidung der anfallsauslösenden Faktoren.

Spezifische Auslöser

Bei disponierten Kindern und Jugendlichen können durch verschiedene spezifische Reize Krampfanfälle ausgelöst werden. Visuelle Stimuli sind die häufigsten Trigger der sog. stimulussensitiven Anfälle. Diese können Einzelereignisse bleiben, sich aber auch im Rahmen von Reflexepilepsien häufiger ereignen. Die Reflexepilepsien werden auf S. 132 ff. näher besprochen.

Photosensibilität

Unter Photosensibilität versteht man das Auftreten von Spikes- bzw. Spike-Waves als Antwort auf die intermittierende photische Stimulation. Das EEG zeigt ein breites Musterband als spezifische Reaktion, das sich von isolierten okzipitalen Spikes bis zu generalisierten Spike-Waves erstreckt. Die okzipitalen Spikes zeigen sich am häufigsten bei einer Flickerlichtfrequenz von 15–20 Hz. Beide Augen sollten unbedeckt sein. Mädchen sind häufiger als Jungen betroffen, die Ratio beträgt 1,5:1 bis 2:1.

Nach Harding u. Jeavons (1994) zeigen etwa 10% der Kinder und Jugendlichen eine Photosensibilität. Im Alter von 1–16 Jahren wiesen nach einer Untersuchung von Doose u. Waltz (1993) etwa 7,5% von 662 gesunden Kindern diese Reaktion auf.

Neuere elektrophysiologische Methoden haben gezeigt, dass es grundsätzlich 2 verschiedene Formen der Photosensibilität gibt: die stimulusfrequenzabhängigen okzipitalen Spikes und die stimulusfrequenzunabhängigen generalisierten irregulären Spike-Waves mit okzipitaler Dominanz (photoparoxysmale Reaktion). Diese beiden Reaktionen werden unabhängig voneinander in 2 unterschiedlichen Bahnsystemen des visuellen Systems (magno- bzw. parvozelluläre Sehbahn) generiert. Der photoparoxysmalen Reaktion liegen primär generalisierte Mechanismen der Hypersensibilität zu Grunde, den okzipitalen Spikes eine örtliche Abnormalität des okzipitalen Kortex. Die okzipitalen Spikes sind ohne klinische Relevanz, während die photoparoxysmale Reaktion eine primär generalisierte zerebrale Anfallsbereitschaft anzeigt (Harding u. Fylan 1999).

Harding u. Jeavons (1994) betonen die Unterteilung der Personen mit einer photoparoxysmalen Reaktion in 3 klinische Untergruppen, und zwar in solche, die ausschließlich visuell induzierte Anfälle haben (reine Reflexepilepie), dann in solche, die sowohl visuell induzierte Anfälle als auch Anfälle ohne visuelle Stimuli haben (gemischte Epilepsie mit Reflexanfällen) und schließlich in solche, die lediglich im EEG bei der Photostimulation epileptische Potenziale zeigen.

Die Beziehung zwischen der Photosensitivität als EEG-Merkmal und den Epilepsiesyndromen wurde von Wolf u. Goosses (1986) bei 1062 Patienten mittels 4007 Video-EEG-Ableitungen untersucht. Die Photosensibilität fand sich fast ausschließlich bei generalisierten Epilepsien, und zwar bei der kindlichen Absenceepilepsie, der juvenilen myoklonischen Epilepsie und der Aufwach-Grand-Mal-Epilepsie. Keine Assoziation fand sich bei der juvenilen Absenceepilepsie, der frühkindlichen Grand-Mal-Epilepsie und der Schlaf-Grand-Mal-Epilepsie. Versivanfälle mit visuellen Halluzinationen war die einzige fokale Anfallsform, die mit der Photosensibilität assoziiert war. Manche Patienten mit Absencen können bei sich Krampfanfälle induzieren, indem sie in eine Lichtquelle blicken und die ausgestreckten Finger der Hand vor ihrem Gesicht hin und her bewegen.

Andere stimulusinduzierte Anfälle

Außer den visuellen Reizen können zahlreiche andere Stimuli Anfälle auslösen:

- auditive Reize wie z. B. Musik (Critchley 1937),
- mentale Trigger wie Rechnen (Ingvar u. Nyman 1962, Goossens et al. 1990) oder Karten- und Brettspiele (Goossens et al. 1990),
- Lesen (Stevens 1957, Matthews u. Wright 1975, Saenz-Lope et al. 1985),
- Sprechen (Geschwind u. Sherwin 1967),
- Singen (Herskowitz et al. 1984),
- Essen (Fiol et al. 1986, Koul et al. 1989) u. a. (Tab. 6.**2**).

7 Diagnostik bei Kindern und Jugendlichen mit Epilepsien

Die diagnostischen Maßnahmen nach dem Auftreten eines Krampfanfalls haben folgende Ziele:

- die Bestätigung, dass es sich nach Ausschluss eines nicht epileptischen paroxysmalen Anfallgeschehens um einen epileptischen Anfall gehandelt hat,
- die Bestimmung des Anfallstyps und des Epilepsiesyndroms (sofern dieses zu Beginn schon möglich ist),
- die Identifikation der zu Grunde liegenden Ursache.

Am Anfang der Diagnostik stehen die genaue Anfallsanamnese, die allgemeine medizinische Anamnese und der neurologische Befund. Die Abgrenzung epileptischer Anfälle von anderen paroxysmalen Ereignissen gelingt häufig schon auf Grund des klinischen Bildes, kann aber gerade bei sehr jungen Kindern schwierig sein (s. Kap. 8). EEG-Ableitungen und bildgebende Diagnostik des Kopfes sind heute medizinischer Standard. Die richtige Klassifikation der Epilepsie unter Zuhilfenahme aller Informationen und Befunde ist die Voraussetzung für eine optimale Therapie, insbesondere für die Wahl der Antiepileptika. Die Diagnose Epilepsie sollte in der Regel von einem in der Epileptologie erfahrenen Arzt gesichert werden.

Die primären diagnostischen Maßnahmen bei Kindern und Jugendlichen mit Epilepsien sind in Tab. 7.**1** aufgeführt.

Anamnese und körperliche Untersuchung

Die wichtigste diagnostische Maßnahme ist die Erhebung der Anamnese. Die Diagnose von epileptischen Anfällen oder Epilepsien ist auch heute noch in erster Linie eine klinische Diagnose, die vor allem auf einer möglichst genauen Anfallsbeschreibung basiert. Häufig ist es aber schwierig, von den Eltern oder anderen Personen, in deren Anwesenheit das Kind einen Anfall zeigte, genaue Informationen über den Anfallsablauf und die näheren Umstände dieses Geschehens zu bekommen, denn ein epileptischer Anfall ruft Entsetzen und große Angst hervor, was eine genaue Beobachtung unmöglich macht. An Hand der Anamnese sollten andere paroxysmale Phänomene, die epileptischen Anfällen ähnlich sind, wie z. B. respiratorische Affektkrämpfe oder reflektorische hypoxische Synkopen, ausgeschlossen werden. Nach präzipitierenden Faktoren wie Schlafentzug oder Stress sollte geforscht werden. Wichtig für die Einordnung des Anfalls ist die Frage nach dem Beginn. Die ersten Zeichen eine Anfalls geben am meisten Aufschluss darüber, ob es sich um einen fokalen oder generalisierten Anfall gehandelt hat. Die ersten sensiblen oder sensorischen Wahrnehmungen, die ersten motorischen Phänomene und die erste Verhaltensänderung zeigen einen fokalen Anfall an, der in bestimmten Hirnregionen seinen Ursprung hat. Auren haben einen besonders hohen lokalisatorischen Wert. Das Fehlen einer Aura, der sofortige Bewusstseinsverlust und eine bilaterale motorische Aktivität charakterisieren den primär generalisierten Anfall. Asymmetrien gegen Ende des Anfalls haben einen geringen Lokalisationswert. Postiktal weisen umschriebene Lähmungen oder Sensibilitätsstörungen sowie Aphasien auf die Hemisphäre des Anfallsursprungs hin. Die Anfallsdauer wird häufig erheblich überschätzt, wenn z.B. postiktale Bewusstseinsstörungen in die Anfallsdauer einbezogen werden. Die Anfallsanamnese muss mit Informationen zur bisherigen medizinischen Vorgeschichte und Entwicklung des Kindes sowie zur Familienanamnese ergänzt werden.

Die körperliche Untersuchung einschließlich der Erhebung des neurologischen Status und, falls erforderlich, eine Entwicklungsdiagnostik dienen der Suche nach einer dem Anfall zu Grunde liegenden Ursache. Bei Verdacht auf eine progrediente neurologische Krankheit ist eine ophthalmologische Untersuchung notwendig.

Tabelle 7.1 Basisdiagnostik bei der Diagnose Epilepsie

• Vollständige Anamnese
• Körperliche Untersuchung
• Neurologischer Status
• Laborchemie: – Blutbild, CRP, BSG – Blutzucker nüchtern, postprandial, Tagesprofil – Serumelektrolyte – Calcium, (Magnesium), anorganisches Phosphat, alkalische Phosphatase – Kreatinin – GOT, GPT – Urinstatus – Toxikologiescreening
• Lumbalpunktion
• EKG, evtl. Stehversuch nach Schellong bzw. Kipptischuntersuchung
• EEG-Diagnostik: – Wach-EEG – EEG im Spontanschlaf oder – Schlaf-EEG nach Schlafentzug
• Bildgebende Neurodiagnostik: – Schädelsonographie als Screening bei Neugeborenen und Säuglingen – MRT

Laborchemie

Die Labordiagnostik richtet sich nach den möglichen Ursachen, die sich aufgrund der Anamnese und des Untersuchungsbefundes des Kindes ergeben.

Nach Manifestation einer Epilepsie sollten vor dem Beginn einer medikamentösen Therapie einige Blutwerte bestimmt werden, welche durch Antiepileptika beeinflusst werden könnten: Blutbild einschließlich der Thrombozyten, die Elektrolyte Natrium und Kalium, die Parameter des Calcium-Phosphat-Stoffwechsels (Calcium, anorganisches Phosphat, alkalische Phosphatase), die Leberwerte, der kleine Gerinnungsstatus und Kreatinin.

Lumbalpunktion

Im Rahmen der initialen Diagnostik nach einem afebrilen Krampfanfall ist eine Lumbalpunktion nicht eine Standarduntersuchung. Sie ist aber vor allem bei Kindern im 1. Lebensjahr dann angezeigt, wenn das Kind akut erkrankt ist und Fieber hat, um eine Entzündung des ZNS auszuschließen. Falls sich ein Kind nach einem febrilen Anfall nur sehr langsam erholt, sollte ebenfalls eine Lumbalpunktion zum Ausschluss einer Enzephalitis durchgeführt werden. Bei Kindern mit fokalen neurologischen Ausfällen oder Zeichen einer intrakraniellen Drucksteigerung sollte vor einer Lumbalpunktion eine bildgebende Diagnostik des Gehirns vorgenommen werden.

Im Rahmen der Diagnostik bei Stoffwechselkrankheiten bzw. neurodegenerativen Prozessen mit symptomatischen Begleitepilepsien kann eine Lumbalpunktion sinnvoll sein, z.B. zur Bestimmung des Glucosequotienten Liquor/Blut (zum Nachweis einer Defizienz des Glucose-Transporter-Proteins) oder zur Analyse von Laktat, Pyruvat, der Aminosäuren und von Neurotransmittern im Liquor cerebrospinalis.

Elektroenzephalographie

Die Elektroenzephalographie (EEG) ist eine funktionelle Untersuchungsmethode, welche direkt die Bereitschaft des Gehirns zu epileptischen Entladungen anzeigt und außerdem Hinweise auf die zu Grunde liegende Hirnfunktionsstörung bzw. Hirnschädigung gibt. Für die große Mehrzahl der Kinder ist das EEG die aufschlussreichste diagnostische Maßnahme. Der Nutzen des EEG im Rahmen der Erstdiagnostik ist vielseitig, es dient folgenden Aufgaben:

- Diagnose und Klassifikation des Anfalls,
- Definition der Epilepsie bzw. des Epilepsisyndroms,
- Bestimmung der Hintergrundaktivität,
- Fokuslokalisation.

Zu jeder Routine-EEG-Untersuchung gehören die Prüfung des On-und Off-Effektes (Augenöffnen und -schließen), die intermittierende photische Stimulation und die Hyperventilation als Aktivierungsmethoden hypersynchroner Aktivität.

Durch die Photostimulation können verschiedene Phänomene ohne Krankheitswert ausgelöst werden. Das Photic Driving in den posterioren Ableitungen entspricht visuell evozierten Potenzialen. Der Photomyoklonus beruht auf kurzen Zuckungen der Gesichtsmuskulatur, in direkter Abhängigkeit von den Blitzen. Unter der photokonvulsiven Reaktion versteht man die Auslösung von Spikes, Spike-Waves und multiplen Spike-Waves, die über den Lichtreiz hinaus anhalten können. Das Hauptziel der Hyperventilation ist die Provokation generalisierter Spike-Wave-Abläufe, gelegentlich können auch fokale Spitzenpotenziale oder Verlangsamungsherde sichtbar werden.

Schlaf ist eine weitere wichtige Provokationsmethode im Rahmen von Routine-EEG-Untersuchungen. Falls das Wach-EEG keine epilepsiespezifische Aktivität zeigt, kann diese in einem Drittel bis zur Hälfte der Fälle noch im Schlaf-EEG nachgewiesen werden (Silverman 1956). Schlafentzug vor Durchführung des EEG erhöht noch die Wahrscheinlichkeit des Nachweises hypersynchroner Aktivität sowohl im Wach-EEG als auch im Schlaf-EEG (Pratts et al. 1968, Scollo-Lavizzarri 1977). Ein Langzeit-EEG während der Nacht ist in den Fällen mit ausschließlich nachts auftretenden Anfällen sinnvoll, bei denen das tagsüber durchgeführte Wach- und Schlaf-EEG keine hypersynchrone Aktivität erkennen lässt.

Das EEG kann folgende Abnormalitäten aufweisen:

- epileptiforme Veränderungen:
  - interiktale Spikes, Spike-Waves, Sharp-Slow-Waves, interiktale paroxysmale rhythmische Muster,
  - iktale Muster,
- Verlangsamungen:
  - fokal,
  - generalisiert (durch Müdigkeit, postiktal, metabolisch verursacht, durch Medikamente, diffuse zerebrale Prozesse);
  - periodische Muster (regelmäßig wiederkehrend),
- hemisphärische oder regionale Asymmetrien.

Die Morphologie (Spikes- bzw. Sharp-Waves) und Lokalisation der epileptiformen Aktivität hilft bei der Einordnung der Anfälle, z.B. generalisierte 3/s-Spike-Waves charakterisieren einfache Absencen, Polyspike-Waves myoklonische Anfälle.

Primär generalisierte Epilepsien sind durch generalisierte Spike-Wave-Muster charakterisiert. Bei fokalen Epilepsien finden sich fokale epileptiforme Entladungen, die sekundär generalisieren können, andererseits aber auch ganz fehlen können. Bei den idiopathischen Epilepsien ist die Hintergrundaktivität in der Regel normal, bei den sekundär generalisierten Epilepsien zeigt sie häufig eine generalisierte oder umschriebene Verlangsamung. Das EEG weist in einigen Fällen spezifische Abweichungen auf, die bestimmte Epilepsiesyndrome und einige andere neurologische Krankheitsbilder mit assoziierten Epilepsien charakterisieren, diese sind in Tab. 7.2 aufgeführt.

Die Bewertung sekundenlanger epileptiformer Ausbrüche im EEG als iktal oder interiktal kann besondere Schwierigkeiten bereiten, wenn am Patienten keine Begleitphänomene erkennbar sind. In vielen Fällen hat aber die genaue neuropsychologische Testung ergeben, z. B. durch Messung der Reaktionszeit auf einen Stimulus, dass die Wahrnehmung während der Ausbrüche epileptischer Aktivität beeinträchtigt sein kann, selbst wenn diese nur 1–2 s sichtbar sind. Auch ein zum EEG parallel geschaltetes EMG kann unerwartet eine epileptogene Muskelbeteiligung offenlegen.

Unter einem Verlangsamungsherd kann sich ein raumfordernder Prozess verbergen. Trifft die Diagnose einer benignen fokalen Epilepsie des Kindesalters nicht zu, so weist ein Fokus epileptiformer Potenziale auf eine darunter liegende strukturelle epileptogene Pathologie hin. Bei der Bewertung des EEG muss auch die zeitliche Beziehung der EEG-Ableitung zum letzten Krampfanfall berücksichtigt werden. In einigen Fällen kann eine länger anhaltende Verlangsamung (über Stunden und Tage) fortbestehen. Eine permanent veränderte Hintergrundsaktivität kann Hinweise auf eine zu Grunde liegende Enzephalopathie geben.

Bei der Beurteilung des EEG sind einige Besonderheiten zu beachten. Bei 10–20% der Patienten mit Epilepsien findet sich auch bei wiederholten Untersuchungen ein normales EEG, wobei die Wahrscheinlichkeit des Nachweises hypersynchroner Aktivität von verschiedenen Faktoren abhängt: Zahl und Dauer der Ableitungen, Zahl der eingesetzten Elektroden, den Aktivierungsmethoden und von der Art der Epilepsie. Bei der frühkindlichen Grand-Mal-Epilepsie findet man beispielsweise häufig zu Beginn keine epileptiformen Potenziale.

Etwa 1–5% der normalen Kinder zeigt im EEG epileptiforme Veränderungen (Spikes- und Sharp-Waves), ohne jemals einen epileptischen Anfall gehabt zu haben, wobei zentrotemporale Sharp-Waves und generalisierte Spikes und Waves die häufigsten Abweichungen darstellen (Gibbs u. Gibbs 1964, EEG-Olofsson 1971, Cavazutti et al.

Tabelle 7.2 Epilepsiesyndrome und einige andere neurologische Krankheitsbilder mit assoziierten Epilepsien mit charakteristischen EEG-Mustern (mod. nach Duchowny u. Harvey 1996)

Krankheitsbilder	EEG-Muster
Epilepsiesyndrome	
• frühinfantile epileptische Enzephalopathie (Othahara-Syndrom)	Burst-Suppression-Muster
• West-Syndrom	Hypsarrhythmie
• Lennox-Gastaut-Syndrom	bifrontale oder generalisierte 2–2,5/s Sharp-Slow-Wave-Aktivität
• Absenceepilepsie des Kindesalters	generalisierte 3/s Spike-Waves
• juvenile myoklonische Epilepsie	generalisierte 4—5/s Spike-Waves oder Polyspike-Waves
• benigne fokale Epilepsie des Kindesalters mit zentroemporalen Sharp-Waves	uni- oder bilaterale Sharp-Waves oder Sharp-Slow-Waves in der Zentralregion
• benigne okzipitale Epilepsie des Kindesalters	uni- oder bilaterale okzipitale Spike-Waves, die durch Augenöffnen blockiert werden
• Landau-Kleffner-Syndrom	bilaterale Spike-Waves im Bereich des Gyrus temporalis superior
Andere mit Epilepsien assoziierte Krankheiten	
• Alpers-Syndrom	hochamplitudige langsame Wellen mit überlagernden multiplen Spikes
• neuronale Zeroidlipofuszinose	isolierte okzipitale Spikes, durch langsame Lichtreize auslösbar
• Angelman-Syndrom	monomorphe Verlangsamung der Hintergrundaktivität
• Lissenzephalie	hochgespannte β-Wellen-Aktivität
• Agenesis des Corpus callosum	hemisphärische Asynchronie
• subakute sklerosierende Panenzephalitis	periodische Komplexe (Radermecker-Komplexe)

1980, Okubo 1994). Ein großer Teil (etwa 35%) der asymptomatischen Verwandten 1. Grades von Patienten mit primär generalisierten Epilepsien weisen Spike-and-Wave-Potenziale im EEG auf (Metrakos u. Metrakos 1961).

Auch zur Verlaufsbeobachtung und Therapiekontrolle von Kindern und Jugendlichen mit Epilepsien ist das EEG die wichtigste diagnostische Methode. Unter folgenden Umständen ist es ratsam, EEG-Kontrolluntersuchungen vorzunehmen:

- Änderung der Anfallsform und der Anfallsfrequenz,
- bei Therapieresistenz,
- bei psychischen Auffälligkeiten, insbesondere Veränderungen des Bewusstseinszustands,
- bei Verdacht auf eine Intoxikation,
- zum Ausschluss subklinischer Anfälle,
- Verlaufskontrolle bei dem ESES-Syndrom (u. U. Nachtableitung),
- Hilfe bei der Entscheidung, die antiepileptische Therapie zu beenden.

Bei Änderung der Anfallsform und Anfallsfrequenz sollte die Epilepsiediagnose und Medikamentenwahl überprüft werden. Beispielsweise die neuen GABAergen Antiepileptika Vigabatrin und Tiagabin können myoklonische Anfälle induzieren. Kinder mit einer myoklonisch-astatischen Epilepsie oder mit einem Lennox-Gastaut neigen zu einem nichtkonvulsiven Status epilepticus, der sich durch Verhaltensänderungen und Bewusstseinsstörungen bemerkbar macht und im EEG mit einer kontinuierlichen generalisierten Spike-Wave- bzw. Sharp-Slow-Wave-Aktivität einhergeht. Bei Überdosierungen von Antiepileptika kann es zu einer Verlangsamung der Grundaktivität kommen. Eine Valproatintoxikation auch ohne eine erhöhte Serumkonzentation (v.a. in Kombination mit Barbituraten) gibt sich ebenfalls durch eine Frequenzabnahme der Hintergrundsaktivität zu erkennen.

Die moderne Computertechnologie ermöglicht es, die Auswirkungen subklinischer epileptogener Entladungen auf die Kognition kontinuierlich zu testen. Es hat sich gezeigt, dass in Verbindung mit diesen Potenzialen bis zu 50% der Patienten eine transitorische kognitive Störung aufweisen (Binnie 1993). Diese Veränderungen in Verbindung mit den epileptiformen EEG-Potenzialen werden als subklinische Anfälle bezeichnet, da sie nicht mit äußerlich erkennbaren Veränderungen einhergehen. In wieweit diese Befunde aber die weitreichenden kognitiven Probleme einiger Kinder mit Epilepsien erklären, ist noch unklar. Auf die transitorischen kognitiven Störungen wird ausführlich in Kap. 21 eingegangen.

Falls nach jahrelanger Anfallsfreiheit der Versuch gemacht werden soll, die Antiepileptikatherapie zu beenden, ist der Nachweis von epileptischer Aktivität im EEG vor dem Absetzen mit einem erhöhten Risiko des Wiederauftretens von Anfällen verbunden. Die Persistenz oder die Zunahme epilepsiespezifischer Aktivität während des Absetzens erhöht die Relapse-Rate (Galimberti et al. 1993).

Langzeit-EEG

Die übliche EEG-Ableitung dauert 20—30 min. Es gibt verschiedene Methoden der verlängerten und verfeinerten EEG-Ableitung mit unterschiedlichen Zielsetzungen:

- Videodoppelbildaufzeichnung zum Nachweis und zur Klassifizierung von Anfällen und zur Therapiekontrolle,
- Videonachtableitung zur Erfassung nächtlicher anfallsverdächtiger Ereignisse,
- 24-h-Ableitung (Oxford-EEG) zur quantitativen Aufzeichnung der EEG-Aktivität und deren Korrelation mit Tätigkeiten bzw. Anfällen des Patienten,
- Intensivmonitoring, in der Regel zur prächirurgischen Diagnostik, in Einzelfällen zur Abgrenzung pseudoepileptischer Anfälle.

Bildgebende Neurodiagnostik

Die Hauptaufgabe der bildgebenden Neurodiagnostik ist die Identifikation der einer Epilepsie zu Grunde liegenden bzw. mit ihr assoziierten strukturellen oder funktionellen Abweichung.

Untersuchungstechniken der ZNS-Struktur

Ultraschall, zerebrale Computertomographie, Magnetresonanztomographie

Als gängige Strukturuntersuchungstechniken stehen die Ultraschalluntersuchung des Schädels bei Kindern mit offener Fontanelle, die zerebrale Computertomographie (CT) und die Magnetresonanztomographie (MRT) zur Verfügung. Mittels des Ultraschalls können bei Neugeborenen und Säuglingen gröbere anatomische Abweichungen dokumentiert werden. Das CT ist rasch (die einzelnen Scans in Sekunden) durchführbar und relativ preiswert. Größere morphologische Abweichungen (Tumoren, arteriovenöse Malformationen, Fehlbildungen und ischämische Infarkte) sowie verkalkte Läsionen können mit dieser Methode dargestellt werden. Die MRT-Technik ist aber auf Grund der höheren räumlichen Auflösung, des größeren Kontrasts zwischen grauer und weißer Substanz und der besseren Elimination von Knochen und Gewebeartefakten sehr viel besser zur Darstellung kleinerer Läsionen und Abweichungen des Kortex (leichte Atrophien im Bereich des Temporallappens, kortikale Dysplasien, niedriggradige Tumoren) geeignet als das CT. Etwa 10–30% der Patienten mit negativem CT haben ein pathologisches MRT.

Als eine allgemeine Regel gilt deshalb, dass bei allen Patienten mit einer neu diagnostizierten Epilepsie eine MRT-Untersuchung des Kopfes vorgenommen werden sollte. Ausnahmen hiervon sind bei eindeutiger Diagnose die idiopathischen Epilepsiesyndrome:

- Absenceepilepsie des Kindesalters,
- juvenile myoklonische Epilepsie,
- benigne fokale Epilepsie des Kindesalters mit zentrotemporalen Sharp-Waves.

Kontrastmittel braucht nicht routinemäßig angewendet zu werden.

Die Durchführung eines MRT ist besonders indiziert, wenn folgendes zutrifft (ILAE Neuroimaging Commission, 1997):

- fokaler Beginn eines Anfalls auf Grund der Anamnese oder des EEG, und zwar in jedem Lebensalter,
- Beginn unklassifizierter oder generalisierter Anfälle im 1. Lebensjahr oder im Erwachsenenalter,
- Nachweis eines fixierten fokalen Defizits bei der neurologischen oder neuropsychiatrischen Untersuchung,
- fehlende Anfallskontrolle mit Antiepileptika der ersten Wahl,
- Verlust der Anfallsfreiheit während der Einnahme von Antiepileptika.

Bei der Durchführung eines MRT sollte eine möglichst geringe Schichtdicke gewählt werden, um durch die höhere Auflösung auch noch sehr kleine kortikale Läsionen, z.B. Dysplasien, erfassen zu können. Das MRT ist besonders gut geeignet zum Nachweis der mesialen kortikalen Sklerose auf Grund von Größenunterschieden beider Seiten, strukturellen Abweichungen der Binnenstrukturen und eines abnormen Signals (T_1-gewichtete Bilder, Inversion-Recovery-Schnitte, T_2-gewichtete Bilder). Zur sicheren Identifikation der Hippocampussklerose bzw. der mesialen temporalen Sklerose sollten koronare, senkrecht zur langen Achse des Hippocampus gelegene Schnitte durch die Temporallappen gelegt werden. Die quantitative Volumetrie der mesialen temporalen Strukturen verfeinert die Diagnostik noch weiter.

Mittels der FLAIR(fluid attenuated inversion recovery)-Technik wird das helle Signal des Liquor cerebrospinalis unterdrückt, sie dient der besseren Darstellung eines pathologisch erhöhten Wassergehaltes im Gewebe. Das hochauflösende MRT mit 1–1,5 mm dünnen Schnitten erlaubt eine 3-dimensionale Darstellung des Gehirns und die Suche nach Veränderungen in jeder gewünschten Schnittebene. Die Magnetresonanzangiographie (MRA) dient zur Darstellung des Blutflusses in den intrakraniellen Gefäßen.

In Notfällen (z. B. nach einem schweren Schädel-Hirn-Trauma mit Verdacht auf eine intrakranielle Blutung, wenn ein MRT nicht verfügbar ist, bei Patienten mit Herzschrittmachern oder bei beatmeten Patienten) kann auf die CT-Untersuchung zurückgegriffen werden.

Funktionelle Bildgebung

Die funktionelle Bildgebung einschließlich des funktionellen MRT, der Magnetresonanzspektroskopie, der Magnetenzephalographie, des SPECT (Single-Photon-Emissions-Computertomographie) und des PET (Positronenemissionstomographie) sind Methoden, die vor allem in der prächirurgischen Diagnostik therapieresistenter Epilepsien eingesetzt werden (Commission on Neuroimaging of the ILAE). Einige dieser Verfahren sind sehr aufwendig, teuer und stehen nur an wenigen spezialisierten Epilepsiezentren zur Verfügung.

Funktionelle Magnetresonanztomographie

Die funktionelle Magnetresonanztomographie (fMRT) ist eine Methode zur Darstellung umschriebener Regionen der Hirnaktivierung und damit auch epileptischer Herde mittels der BOLD (blood oxygen level dependent)-Bildgebung. Die erhöhte neuronale Aktivität ist mit einer Verstärkung des Blutflusses und einer erhöhten venösen Oxygenierung verbunden. Es resultiert ein Absinken des Deoxyhämoglobins, das als endogenes Kontrastmittel mit geeigneten Sequenzen im MRT gemessen wird. Diese Methode ist gut geeignet zur Lokalisation der Sprache, visuelle Stimuli oder motorische Aufgaben erlauben das funktionelle Mapping des visuellen bzw. motorischen Kortex (Hertz-Pannier et al. 1997, Bookheimer et al. 1999). Diese Methode hilft bei der Vorbereitung operativer Eingriffe, neue, durch die Operation gesetzte Defizite gering zu halten, beispielsweise wenn die epileptogene Läsion sehr nahe am motorischen Kortex liegt.

Magnetresonanzspektroskopie

Mit Hilfe der Magnetresonanzspektroskopie (MRS) können nicht invasiv spezifische Hirnmetabolite gemessen werden. In der Epileptologie werden die ^{31}P-Spektroskopie und die ^{1}H-Spektroskopie zur Fokuslokalisation eingesetzt. Epileptogene Herde gehen mit örtlichen biochemischen Veränderungen einher, die zur Aufdeckung dieser Herde genutzt werden können.

Magnetenzephalographie

Mittels der Magnetenzephalographie (MEG) wird das durch die kortikalen Zellen generierte Magnetfeld gemessen. Die schwachen magnetischen Felder des Gehirns erfordern eine aufwendige Aufnahmetechnik mit hochempfindlichen elektronischen Detektoren in magnetisch abgeschirmten Räumen. Dies Methode wird zur nicht invasiven prächirurgischen Fokuslokalisation eingesetzt und ist genauer als das EEG, da der knöcherne Schädel und die Kopfhaut das kortikale Magnetfeld nicht verzerren (Ebersole 1997).

Single-Photon-Emissions-Computertomographie

Die Untersuchung mittels der Single-Photon-Emissions-Computertomographie (SPECT) erlaubt die halbquantitative Bestimmung des Blutflusses durch Messung der Photonen, die von einem mit ^{99m}Technetium markierten intravenös injizierten Radiotracer ausgesendet werden. Das SPECT wird zur Darstellung temporaler und extratemporaler epileptischer Herde benutzt (Newton et al. 1995). Ein Vorteil der Methode ist, dass man den Radiotracer während eines Anfalls injizieren kann und das Verhalten der Durchblutung noch mehrere Stunden nachverfolgen kann. Interiktal ist die Perfusion in der Region der epileptogenen Herde vermindert, iktal ist sie erhöht. Die Hyperperfusion im Anfall hat einen sehr viel höheren lokalisatorischen Wert (Spezifität bei Läsionen im Temporallappen bis 97%) als die interiktale Hypoperfusion (Devous et al. 1998). Eine ausgezeichnete Auflösung und damit hervorragende Möglichkeit zur Fokuslokalisation ergibt die Koregistrierung von iktalem SPECT und MRT (SISCOM, computer-aided subtraction ictal SPECT co-registered to MRI) zur Anfertigung von Subtraktionsbildern (O'Brien et al. 1998b). Es wurden außerdem Radiotracer zur Darstellung der Benzodiazepin- und Acetylcholinrezeptoren entwickelt.

Positronenemissionstomographie

Mit Hilfe der Positronenemissionstomographie (PET) können quantitative Informationen bezüglich des regionalen Blutflusses, des Metabolismus und des spezifischen Rezeptor- und Medikamenten-Bindungsvermögens gewonnen werden. Der zerebrale Durchfluss wird mittels ^{15}O-markierten Wassers, der Glucoseverbrauch mittels der ^{18}F-2-Deoxyglucose (FDG) gemessen. Der Hypometabolismus im FDG-PET ist ein sehr sensibler Parameter zur Aufdeckung temporaler epileptogener Herde, in Einzelfällen auch dann, wenn das MRT vorher negativ ausgefallen ist. Diese Methode ist sehr viel zuverlässiger und empfindlicher als das SPECT (Duncan 1997). Bei der Darstellung extratemporaler Herde muss allerdings eine deutlich geringere Empfindlichkeit in Kauf genommen werden (Robinson et al. 1999). Neuerdings wird auch das Flumazenil-PET zur Fokuslokalisation eingesetzt, denn mit dieser Methode werden die Benzodiazepinrezeptoren gemessen, deren Dichte im Bereich epileptogener Läsionen vermindert ist. Diese Methode stellt Foci umschriebener dar als das FDG-PET. In Zukunft wird auch die Messung der Verteilung und Bindung spezifischer antiepileptischer Medikamente mittels medikamententenmarkierter PET-Liganden möglich sein (Robinson et al. 1999).

Bei Kindern und Jugendlichen wird das FDG-PET im Rahmen der prächirurgischen Diagnostik zur Planung invasiver EEG-Untersuchungen eingesetzt, wenn die klinischen Befunde, das Oberflächen-EEG und die MRT-Daten widersprüchliche Resultate liefern. Bei Kindern mit West-Syndrom wurde das FDG-PET erfolgreich zur Aufdeckung epileptogener Läsionen benutzt, die mittels MRT nicht erkennbar waren und dann erfolgreich chirurgisch entfernt wurden (Chugani u. Conti 1996).

Diagnostik in Abhängigkeit vom Anfallstyp und Epilepsiesyndrom

In Tab. 7.**3** sind die über die Routinelabordiagnostik und EEG-Diagnostik hinausgehenden diagnostischen Maßnahmen aufgelistet, und zwar in Abhängigkeit vom Anfallstyp und Epilepsiesyndrom (Holmes 1996).

Diagnostik bei unklarer statischer oder progredienter epilepsieassoziierter Enzephalopathie

Eine umfangreichere Diagnostik ist bei den Kindern mit einer unklaren statischen oder progredienten Enzephalopathie notwendig. Die einzelnen möglichen Untersuchungen sind in Tab.7.**4** zusammengestellt. Es sollte eine sinnvolle Auswahl getroffen werden, die sich nach den Krankheiten richtet, welche auf Grund von Anamnese und neurologischem Befund in Frage kommen.

Tabelle 7.3 Diagnostik bei Manifestation einer Epilepsie in Abhängigkeit von Anfallstyp und Epilepsiesyndrom (nach Holmes 1996)

Anfallstyp/ Epilepsieform	Diagnostik	Bewertung
Einfach fokal	MRT	Nachweis struktureller Läsionen
Komplex fokal	MRT	Nachweis struktureller Läsionen
Generalisiert tonisch-klonisch	MRT	Nachweis struktureller Läsionen (die Mehrzahl ist sekundär generalisiert)
West-Syndrom	MRT Haut (Woodlicht) ophthalmologische Untersuchung metabolische Untersuchungen (Serum, Urin, Liquor)	Nachweis struktureller Läsionen Suche nach depigmentierten Flecken (tuberöse Sklerose) Suche nach Chorioretinitis (kongenitale Infektionen) Suche nach angeborenen Stoffwechselkrankheiten
Lennox-Gastaut-Syndrom	MRT ophthalmologische Untersuchung metabolische Untersuchungen (Serum, Urin, Liquor) Biopsien (Konjuktiva, Haut, Rektum)	Nachweis struktureller Läsionen Suche nach Retinaveränderungen bei Stoffwechselkrankheiten (Zeroid-Lipofuszinose) Suche nach angeborenen Stoffwechselkrankheiten Nachweis der Zeroidlipofuszinose
Progressive Myoklonusepilepsie	MRT Serum, Liquor (Lactat) lysosomale Enzyme Hautbiopsie ophthalmologische Untersuchung Muskelbiopsie	Nachweis angeborener Läsionen Nachweis einer mitochondrialen Zytopathie Nachweis der Sialidosen, des Morbus Gaucher Nachweis der Zeroidlipofuszinosen Nachweis der Zeroidlipofuszinosen und Sialidosen Nachweis einer mitochondrialen Zytopathie, der Lafora-Krankheit
Benigne fokale Epilepsie des Kindesalters	keine	
Absenceepilepsie des Kindesalters	keine	

Tabelle 7.4 Diagnostik bei Verdacht auf eine epilepsieassoziierte statische oder progrediente Enzephalopathie unklarer Genese

Internistische und neurologische Untersuchung

Psychologische Untersuchung

Informationen über das psychosoziale Umfeld

Laboruntersuchungen:

- Blut/Serum:
  - Glucose (erniedrigt bei einigen Stoffwechselkrankheiten)
  - Lymphozytenvakuolen (Lipidspeicherkrankheiten)
  - Calcium, Phosphat, alkalische Phosphatase (Hypoparathyreoidismus)
  - SGOT, SGPT, γ-GT, kleiner Gerinnungsstatus (Morbus Alpers)
  - Kupfer, Coeruloplasmin (Morbus Menkes)
  - Ammoniak (Stoffwechselstörungen im Harnstoffzyklus)
  - Analyse der Aminosäuren (nonketotische Hyperglyzinämie)
  - Nachweis organischer Säuren (Organoazidopathien)
  - Säure-Basen-Status, Lactat, Pyruvat (mitochondriale Zytopathien)
  - sehr langkettige Fettsäuren (peroxysomale Krankheiten)
  - Biotin (Biotinidasemangel)
  - bei Kindern unter 3 Jahren Antikörper gegen Toxoplasmose, Zytomegalie
  - Chromosomenanalyse (Chromosomenaberrationen)
  - DNA-Diagnostik (z. B. Angelman-Syndrom)
  - lysosomale Enzyme in Leukozyten
- Urin:
  - Routinestatus, Screening auf Stoffwechselstörungen (Störungen des Aminosäurenstoffwechsels, der organischen Säuren, des Zuckerstoffwechsels, Mukopolysaccharidosen)
  - Sulfittest in frischem Urin (Molybdänum-Kofaktor-Mangel)
- Liquor:
  - Glucose, Zellzahl, Gesamteiweiß, Eiweißelektrophorese (chronische Entzündungen des ZNS)
  - Glucosequotient Liquor/Blut (Glucose-Transporter-Protein-Defizienz)
  - Laktat (mitochondriale Zytopathien)

Ophthalmologische Untersuchungen:

- Nachweis von Chorioretinitis, Zeroidlipofuszinose, Sialidose, Aicardi-Syndrom

EEG-Diagnostik:

- Wach-EEG, Fotostimulation mit Einzelblitzen (Zeroidlipofuszinose)
- EEG im Spontanschlaf oder Schlaf-EEG nach Schlafentzug
- Video-EEG mit simultaner Doppelbildaufzeichnung
- mobiles Langzeit-EEG

Bildgebende Neurodiagnostik:

- bei Säuglingen Schädelsonographie
- (zerebrale CT)
- MRT, MRA, MRS

Weiterführende Labordiagnostik:

- je nach Verdacht: Nervenleitgeschwindigkeit, Elektroretinogramm, Hirnstammpotenziale, Elektronenmikroskopie von Leukozyten, Biopsien usw.)

8 Differenzialdiagnose der epileptischen Anfälle und Epilepsien

Es gibt eine Reihe sehr unterschiedlicher Krankheitszustände, die ebenso wie die Epilepsien durch intermittierende anfallsartige Manifestationen charakterisiert sind (Pedley 1983). Diese paroxysmalen nicht epileptischen Reaktionen können epileptischen Anfällen sehr ähnlich sein und deshalb mit diesen verwechselt werden. Die Fehldeutung solcher Anfälle als epileptisch sollte unbedingt vermieden werden, denn die Fehldiagnose Epilepsie führt zu einer unnötigen Beunruhigung der Eltern bzw. der betroffenen Kinder und Jugendlichen und zu einer völlig überflüssigen Behandlung mit Antiepileptika. Auf der anderen Seite kommt es aber auch gelegentlich vor, dass echte epileptische Anfälle (z. B. nächtliche Frontallappenanfälle, epileptische Apnoen) als nicht epileptische Ereignisse verkannt werden.

Die wichtigste differenzialdiagnostische Maßnahme ist eine ausführliche und genaue Anamnese. In vielen Fällen nicht epileptischer Anfälle machen die Begleitumstände eines solchen Ereignisses, dessen Erscheinungsform und der EEG-Befund eine Abgrenzung von einem echten epileptischen Anfall möglich. Da heute viele Eltern über eine Videokamera verfügen, kann man sie in Zweifelsfällen bitten, die Anfälle ihres Kindes zu filmen. Der behandelnde Arzt kann dann den Film zusammen mit den Eltern ansehen. Sofern vorhanden, kann der Arzt den Eltern auch Videos mit Beispielen nicht epileptischer Anfälle demonstrieren, um über das Wiedererkennen der Anfälle durch die Eltern zur Diagnose zu kommen. In besonderen Fällen ist die ambulante EEG-Langzeitableitung eine sehr hilfreiche Methode, epileptische von nicht epileptischen Anfällen abzugrenzen.

Einige der nichtepileptischen, anfallsartig auftretenden Ereignisse treten bevorzugt bei Kindern, andere vorwiegend bei Jugendlichen und Erwachsenen auf, was in die differenzialdiagnostischen Überlegungen einbezogen werden muss. So kommen die respiratorischen Affektkrämpfe und die reflektorisch-anoxischen Anfälle praktisch nur im Säuglings- und Kleinkindesalter vor, während psychogene nicht epileptische Anfälle ganz überwiegend das Adoleszenten- und Erwachsenenalter betreffen.

Eine Übersicht über die nicht epileptischen intermittierenden Anfälle bei Kindern und Jugendlichen, die am ehesten mit epileptischen Anfällen verwechselt werden können, gibt Tab. 8.1.

Synkopen

Eine wichtige Differenzialdiagnose epileptischer Anfälle bei älteren Kindern und Jugendlichen stellen die Synkopen dar (Ruckman 1987). Hierbei handelt es sich um eine Entität mit Anfallscharakter und vielfältigen Ursachen. Synkopen treten plötzlich auf, sind von kurzer Dauer und gehen mit einem kurzen Bewusstseinsverlust sowie Tonusverlust der Muskulatur einher. Die Betroffenen erholen sich in der Regel rasch.

Den Synkopen liegt eine passagere zerebrale Ischämie zugrunde. Die Erscheinungsform der Synkopen ist abhängig von der Dauer der Ischämie des Gehirns. Prodromalsymptome sind Schwäche, Schwindel, Übelkeit und Sehstörungen. Bei einem Herzstillstand führt die Ischämie in aufrechter Position nach 4–8 s und in liegender Position nach 12–15 s zur Bewusstlosigkeit. Hält die Asystolie 15–20 s an, so kommt es zu tonischen Streckkrämpfen, wobei eine Kiefersperre die Minimalmanifestation darstellt. Persistiert die Ischämie eine Minute oder länger, so sind Harn- und Stuhlabgang die Folge. Nach 2–4 min sind die Pupillen fixiert, und sie reagieren nicht mehr auf Licht (Engel 1962). Dieser zeitlich bestimmte Ablauf der ZNS-Reaktionen auf die zerebrale Ischämie macht es verständlich, dass es auch im Rahmen einer Synkope zu Streckbewegungen des Körpers und der Extremitäten sowie klonischen Bewegungen kommen kann, wenn die Synkope nur lange genug anhält. Die sog. konvulsiven Synkopen, die mit einer kurzen konvulsiven Reaktion einhergehen, können ganz

Tabelle 8.1 Nichtepileptische Anfallsereignisse des Kindes- und Jugendalters, die mit epileptischen Anfällen verwechselt werden können

Synkopen

- Kreislauffunktionsstörungen:
  - funktionelles Orthostasesyndrom
  - vasovagale Synkopen (banale Ohnmacht)
  - Hustensynkope
- kardiogene Synkopen:
  - Dysrhythmien:
    - langes QT-Syndrom
    - höhergradige AV-Blockierungen (z.B. Adams-Stokes-Anfälle)
    - Sinusknotendysfunktion (Sick-Sinus-Syndrom)
    - andere tachykarde und bradykarde Rhythmusstörungen
  - Obstruktion der Strombahn:
    - valvuläre Aortenstenose
    - Mitralklappenstenosen

Respiratorische Affektkrämpfe und reflektorische anoxische Anfälle

Apnoe und Zyanose bei gastroösophagealem Reflux

Benigner paroxysmaler Schwindel des Kleinkindesalters

Masturbation bei Säuglingen und Kleinkindern

Komplizierte Migräneformen:
- hemiplegische Migräne
- vertebrobasilare Migräne
- konfusionelle Migräne („Alice-im-Wunderland"-Syndrom)

Nächtliche bzw. schlafbezogene episodische Ereignisse:
- benigner neonataler Schlafmyoklonus
- Pavor nocturnus
- Alpträume
- Schlafwandeln
- Narkolepsie/Kataplexie

Paroxysmale motorische Phänomene:
- benigner frühinfantiler Myoklonus
- Kopfrollen (Jactatatio capitis), Kopfschlagen
- benigner infantiler paroxysmaler Tortikollis
- transiente paroxysmale Dystonie des frühen Kindesalters
- Sandifer-Syndrom
- benigner paroxysmaler tonischer Aufwärtsblick des Kindesalters
- Spasmus nutans
- Tics
- Schauderattacken
- paroxysmale Choreoathetosen
- Hyperekplexie

Alternierendende Hemiplegie des Kindesalters

Episodische psychogene/psychiatrische Störungen:
- Tagträumen
- Hyperventilationssyndrom
- Angst- und Panikattacken
- episodische Wutanfälle
- psychogene nichtepileptische Anfälle

Münchhausen-Syndrom-By-Proxy (Münchhausen-Stellvertretersyndrom)

besonders leicht mit generalisierten tonisch-klonischen Anfällen verwechselt werden. In Tab. 8.2 sind die einzelnen klinischen Faktoren zur Unterscheidung einer Synkope von einem epileptischen Anfall aufgeführt.

Synkopen haben vielfältige funktionelle und organische Störungen des kardiovaskulären Systems zur Ursache. Es wird zwischen Synkopen durch akute (neurogene) Funktionsstörungen des Herz-Kreislauf-Systems und Synkopen durch primär kardiale Erkrankungen unterschieden (Tab. 8.1). Im Kindes- und Jugendalter stehen passagere Funktionsstörungen des kardiovaskulären Systems im Vordergrund, nicht selten kommen aber auch Synkopen durch myokardiale Erkrankungen und kardiale Dysrhythmien vor. Im Erwachsenenalter hingegen spielen organische und degenerative kardiogene und zerebrovaskuläre Ursachen die Hauptrolle (Syska et al. 1998).

Funktionelles Orthostasesyndrom

Das funktionelle Orthostasesyndrom ist eine häufige Ursache von Synkopen im Schulalter, vor allem bei Mädchen in der Adoleszenz. Es kommt aber auch bei jüngeren Kindern vor, besonders in der Rekonvaleszenz nach längeren fieberhaften Erkrankungen und bei psychischen Konflikten. Die Symptomatik ist in der Regel so typisch, dass die Diagnose schon aus der Anamnese gestellt werden kann (Vassella 1994). Der plötzliche Bewusstseinsverlust tritt bei raschem Aufstehen aus dem Liegen oder nach anhaltender Belastung in aufrechter Körperhaltung wie z.B. nach langem Stehen auf. Die Kinder werden unmittelbar zuvor auffällig blass, sie geben Schwindel, Übelkeit, Flimmern und Schwarzwerden vor den Augen an. Beim Stehversuch nach Schellong kann man häufig entweder einen abnormen Anstieg der Pulsfrequenz und Abfall des Blutdrucks (sympathikotone Reaktion) oder einen starken Blutdruckabfall ohne Erhöhung der Pulsfrequenz (asympathikotone Reaktion) feststellen. Der Kreislaufregulationsstest auf dem Kipptisch hat sich als besonders gut zum Nachweis einer orthostatischen Kreislaufdysregulation erwiesen (Samoil et al. 1993, Strieper et al. 1994).

Vasovagale Synkopen

Die vasovagale Synkope (banale Ohnmacht) wird durch starke Emotionen wie Schreck, Angst oder Schmerz ausgelöst. Dieser Vagus-vermittelten Reaktion liegen eine Bradykardie und/oder ein starker Blutdruckabfall durch Gefäßkollaps mit konsekutiver zerebraler Minderperfusion zu-

Tabelle 8.2 Differenzialdiagnose von Synkope und epileptischem Anfall

Parameter	Synkope	Epileptischer Anfall
Familienanamnese	häufig positiv für Synkopen	häufig positiv für epileptische Anfälle
Auslösende Faktoren	fast immer	gelegentlich
Vorwarnung	Schwindelgefühl, Flimmern, Schwarzwerden vor den Augen	Aura kann vorhanden sein
Hautfarbe	Blässe, kalter Schweiß	Rötung, Zyanose
Sturz	oft zu Boden gleiten	teilweise schwere Stürze
Motorische Phänomene	teilweise kurz dauernde Myoklonien	häufig
Puls	bradykardie	in der Regel Tachykardie
Inkontinenz	selten	gelegentlich
Verletzungen	selten	häufig
Herzfrequenz	Bradykardie	Tachykardie
Postiktale Beeinträchtigung	leicht	häufig ausgeprägt
Interiktales EEG	normal	häufig abnorm, hypersynchrone Aktivität

grunde (Gilliatt u. Roberts 1986). Diese Synkopen dauern üblicherweise nur kurz an, manchmal kommt es zu tonischer Versteifung und einigen konvulsiven Bewegungen (konvulsive Synkopen). Sie sind in der Regel harmlos, nur selten gehen die Synkopen in einen echten epileptischen Anfall über.

Hustensynkope

Die Hustensynkope kommt am häufigsten bei Kindern mit Asthma vor. Kurz nach dem Einschlafen wird das Kind durch Husten geweckt. Das Gesicht wird durch Blutstauung rot, es bekommt keine Luft, bekommt Angst, wird unruhig und verliert das Bewusstsein, wird schlaff und kann für einige Sekunden klonische Muskelzuckungen zeigen. Innerhalb weniger Minuten erlangt das Kind wieder sein Bewusstsein. Ursache der Hustensynkope ist die Valsalva-Reaktion: durch das Husten wird der intrathorakale Druck erhöht und der Rückfluss des venösen Blutes in den rechten Ventrikel gehemmt. Das dadurch herabgesetzte Herzminutenvolumen führt zur zerebralen Minderperfusion und Hypoxie.

Kardiogene Synkopen

Eine Reihe von primär kardialen Störungen, die einerseits der Gruppe der Herzrhythmusstörungen, andererseits Obstruktionen der Strombahn zugeordnet werden, können ebenfalls Synkopen verursachen. Den kardialen Synkopen können lebensbedrohliche Erkrankungen zugrunde liegen.

Besondere Beachtung muss dem Syndrom der verlängerten QT-Zeit geschenkt werden, das durch Herzerkrankungen (Kardiomyopathien, Myokarditis), Elektrolytverschiebungen oder durch Medikamente (Antiarrhythmika, trizyklische Antidepressiva, Phenothiazin) verursacht sein kann oder in 2 angeborenen Varianten vorkommt. Jervell u. Lange-Nielsen (1957) haben die seltenere autosomal rezessiv vererbte Variante mit synkopalen Anfällen in Verbindung mit angeborener Schwerhörigkeit beschrieben. Sehr viel häufiger ist die von Romano (1963) und Ward (1964) beschriebene autosomal dominant vererbte Form ohne Schwerhörigkeit (genetische Marker auf dem kurzen Arm des Chromosoms 11). Die erste Synkope mit Übergang in einen epileptischen Anfall manifestiert sich in der Regel im Alter von 6 Monaten bis zu 16 Jahren, im Mittel mit 5 Jahren (Pacia et al. 1994). Auslöser der Synkopen, denen plötzliches Kammerflattern oder Kammerflimmern zugrunde liegt, sind körperliche Belastungen (z. B. Schwimmen, Laufen, Radfahren) und Emotionen (Freude, Schreck). Durch die rechtzeitige Behandlung der Betroffenen mit Betarezeptorenblockern oder einem Schrittmacher kann die hohe Rate der Sterblichkeit (70% im Laufe von 15 Jahren) erheblich gesenkt werden (Pacia et al. 1994).

Die klassischen Adams-Stokes-Anfälle durch einen kompletten Herzblock und das Sick-Sinus-Syndrom (Dysfunktion der sinuatrialen Überleitung) kommen im Kindes- und Jugendalter relativ selten vor.

Eine Verlegung der kardialen Strombahn kann auf der Ebene des rechten Ventrikels (z. B. Morbus Fallot), durch Beeinträchtigung der linksventrikulären Füllung (z. B. intermittierende Obstruktion der Mitralklappenöffnung) oder durch eine akute Entleerungsstörung der linken Herzkammer (z. B. valvuläre Aortenstenose) auftreten und Ursache von Synkopen sein.

Vor allem bei ungewöhnlich lange anhaltender Bewusstlosigkeit, bei einer Synkope infolge körperlicher Anstrengung oder Stress und falls die Synkope in einen epileptischen Anfall überging, muss an eine kardiale Ursache der Synkope gedacht werden und eine entsprechende Diagnostik durchgeführt werden, die Steh-, Belastungs- und Langzeit-EKG sowie die Echokardiographie einschließt.

Zyanotische und blasse respiratorische Affektkrämpfe

Respiratorische Affektkrämpfe treten bei 4–5% der Kinder auf, in etwa 25% der betroffenen Kinder liegt eine familiäre Belastung vor. Sie können vom frühen Säuglingsalter an (ab dem 6. Lebensmonat) bis zum Ende des Vorschulalters beobachtet werden, vor allem aber Kinder im Alter von 6–18 Monaten sind betroffen. Bezüglich der Häufigkeit des Vorkommens bei den einzelnen Kindern ist eine große Spannbreite möglich: es kann sich um seltene einzelne Ereignisse bis zu mehreren Anfällen täglich handeln. Sie prädisponieren nicht zur Epilepsie und führen nie zu Folgeschäden. Antiepileptika können das Auftreten dieser Anfälle nicht verhindern. Etwa 20% der betroffenen Kinder haben später als Jugendliche oder Erwachsene Synkopen (Lombroso u. Lerman 1967, Pedley 1983).

Es werden 2 Formen von respiratorischen Affektkrämpfen unterschieden: die häufigeren „blauen (zyanotischen) Anfälle" und die selteneren „blassen Anfälle". Meist werden beide Anfallsformen unter dem Oberbegriff respiratorische Affektkrämpfe (breath-holding spells) zusammengefasst, manche Autoren bestehen aber auf einer Trennung der beiden Verlaufsformen, die blassen Anfälle werden dann als reflektorische anoxische Anfälle abgegrenzt (Stephenson 1980). Die Unterschiede und die Differenzialdiagnose im Hinblick auf die generalisierten tonischen und tonisch-klonischen Anfälle sind in Tab. 8.**3** erfasst. Etwa 2 Drittel der Kinder haben zyanotische Affektkrämpfe, etwa 20% blasse Anfälle und der Rest beide Formen (Lombroso u. Lerman 1967).

Eine Unterscheidung der beiden Formen der respiratorischen Affektkrämpfe ist möglich auf Grund der klinischen Daten und der Pathophysiologie. Die zyanotischen Affektkrämpfe werden durch leichte Traumen, Frustration, Ärger oder Wut ausgelöst, wobei das Überraschungsmoment eine wichtige Rolle zu spielen scheint. Die Kinder hören nach längerem Schreien plötzlich auf zu atmen, sie werden schlaff, verlieren das Bewusstsein und entwickeln eine Zyanose. Zu Beginn der Zyanose findet sich eine Tachykardie. Falls die Apnoe lange genug anhält, kommt es zur Versteifung des Rumpfes und der Extremitäten sowie einigen klonischen Zuckungen.

Bei den blassen Anfällen folgt der Bewusstseinsverlust dem Stimulus sehr rasch, die Periode des Weinens ist sehr kurz oder fehlt. Die Kinder werden blass und kaltschweißig, sie werden zunächst schlaff. Häufig folgen eine tonische Versteifung und einige klonische Zuckungen. Von Beginn des Anfalls an kann mit dem EKG eine

Tabelle 8.**3** Differenzialdiagnose der respiratorischen Affektkrämpfe und ihre Abgrenzung von tonischen und tonisch-klonischen Anfällen (mod. nach Holmes 1987)

	Zyanotische Anfälle/ „blaue Anfälle"	**Blasse Anfälle / reflektorische anoxische Anfälle**	**Generalisierte tonische und tonisch-klonische Anfälle**
Familienanamnese	häufig positiv für respiratorische Affektkrämpfe	häufig positiv für respiratorische Affektkrämpfe	häufig positiv für epileptische Anfälle
Alter	6 Monate bis 6 Jahre	meist 12–18 Monate	jedes Alter
Häufigkeit	++	+	+
Auftreten im Schlaf	nie	nie	häufiger
Auslöser	Wut, Ärger, Schmerz	plötzlicher unerwarteter Reiz (Angst, Schlag auf den Kopf, besonders Hinterkopf), Fieber, z. T. ohne erkennbaren Anlass	gewöhnlich keine
Ablauf	Schreien, lange Apnoe, dann Bewusstlosigkeit, Muskelerschlaffung, bei Fortdauer Opisthotonus	fehlendes oder nur kurzes Weinen, kurze Apnoe, rasche Bewusstlosigkeit, bei Fortdauer Opisthotonus	Bewusstseinsverlust, Erhöhung des Muskeltonus
Pathophysiologie	primär Tachykardie	primär erhebliche Bradykardie oder Asystolie	physiologische Tachykardie
Herzfrequenz während des Bulbusdrucks	physiologische Bradykardie oder keine Änderung	ausgeprägte Bradykardie oder Asystolie	–
Interiktales EEG	normal	normal	häufig abnorm, hypersynchrone Aktivität

Bradykardie oder Asystolie registriert werden. Ein solcher Anfall kann mittels des Bulbusdruckes provoziert werden (Stephenson 1980).

Das interiktale EEG ist bei beiden Verlaufsformen normal. Während des Anfalls sind keine epileptiformen Potenziale nachweisbar, aber es kommt je nach Dauer des Anfalls zur Verlangsamung der Grundaktivität. Zunächst tritt eine diffuse Theta-Aktivität auf, die bei Fortdauer der Bewusstlosigkeit in eine hochgespannte Delta-Aktivität übergeht. In Einzelfällen respiratorischer Affektkrämpfe, falls die Zyanose länger anhält, kommt es zu einer tonischen Versteifung oder Opisthotonushaltung, ein hypoxischer generalisierter tonisch-klonischer Krampfanfall kann sich anschließen. In einem solchen Fall ist eine Verwechslung mit generalisierten tonischen oder tonisch-klonischen Anfällen im Rahmen einer Epilepsie besonders leicht möglich. Die Differenzialdiagnose ist in Tab. 8.**3** aufgeführt.

Bei typischem klinischem Bild eines zyanotischen respiratorischen Affektkrampfes sind keine weiteren diagnostischen Maßnahmen notwendig. Bei reflektorischen anoxischen Anfällen mit klonischen Zuckungen, tonischer Versteifung oder Opisthotonushaltung wird man jedoch eine EEG-und EKG-Untersuchung veranlassen. Einen Bulbusdruckversuch, der den Vagustonus erhöht, sollte man nur durchführen, falls Reanimationsmöglichkeiten vorhanden sind (Stephenson 1980).

Die Prognose der respiratorischen Affektkrämpfe ist gut, denn sie sistieren spontan spätestens im Schulalter. Die prophylaktische Gabe von Antiepileptika und Sedativa ist in der Regel nicht wirksam. Es werden erzieherische Maßnahmen mit maßvoller Zuwendung und Setzen fester Grenzen empfohlen. Bei häufigem Auftreten ist eine Behandlung mit dem Atropinderivat Ipratropiumbromid möglich, welches nicht die Blut-Hirn-Schranke passiert und deshalb keine ZNS-Nebenwirkungen aufweist. Vor kurzem wurde über die gute Wirksamkeit einer Eisentherapie bei respiratorischen Affektkrämpfen berichtet. Besonders die Kinder mit einer Eisenmangelanämie profitierten von dieser Behandlung (Daoud et al. 1997, Mocan et al. 1999). Einige Jahre zuvor war schon berichtet worden, dass bei 2 Kindern mit einer schweren Anämie die respiratorischen Affektkrämpfe nach der Beseitigung der Anämie sofort sistierten (Colina u. Abelson 1995).

Apnoe und Zyanose bei gastroösophagealem Reflux

Einige Kinder mit gastroösophagealem Reflux, vor allem im Alter von 6 Wochen bis 6 Monaten, zeigen einzelne oder rezidivierende Apnoen und Zyanoseanfälle, die leicht mit epileptischen Anfällen verwechselt werden können, und zwar vor allem dann, wenn es bei dem Anfall zur Versteifung der Extremitäten oder zur Opisthotonushaltung kommt. Oft fehlen äußerliche Zeichen einer vorangegangenen Aspiration. Die Beziehung des Ereignisses zum Füttern, eine schon länger bestehende Neigung zum Erbrechen und eine Gedeihstörung mit Gewichtsstillstand oder gar Gewichtsverlust sind die entscheidenden Hinweise auf die Ursache dieser Anfälle.

Die Diagnose des gastroösophagealen Refluxes kann mittels verschiedener diagnostischer Verfahren gestellt werden:

- Sonographie,
- Röntgen mit Kontrastmittel,
- Ösophagus-pH-Metrie,
- Endoskopie,
- gastroösophageale Szintigraphie.

Die Therapie erfolgt durch Hochlagerung des Kindes, Andicken der Nahrung, Antazida und Medikamente zur Reduktion der Salzsäuresekretion im Magen. Bei den meisten Kindern verschwindet der gatroösophageale Reflux im Laufe des 1. oder 2. Lebensjahres spontan. Persistieren die Symptome einschließlich der Apnoen, was vor allem bei Kindern mit permanenten neurologischen Schäden der Fall ist, kann eine chirurgische Intervention (Fundoplikatio) notwendig sein.

Benigner paroxysmaler Schwindel des Kleinkindesalters

Das Syndrom des benignen paroxysmalen Schwindels, das ätiologisch von einigen Autoren als ein Migräneequivalent angesehen wird, manifestiert sich bei 1–5 Jahre alten Kindern (Basser 1964, Koenigsberger et al. 1979). Die an sich seltenen Attacken treten ohne Vorwarnung auf und dauern selten länger als wenige Minuten an. Das Kind schreit plötzlich auf und klammert sich an Personen oder Gegenstände an, da es nicht mehr alleine stehen kann. Ohne Halt fällt das

Kind hin, es kann zum Erbrechen kommen. Die Eltern bemerken eine Hautblässe, gelegentlich auch einen Nystagmus. Im Gegensatz zum komplex-fokalen Anfall, mit dem die Attacke verwechselt werden könnte, bleibt das Bewusstsein erhalten, es fehlt auch die postiktale Benommenheit. Die Kinder sind neurologisch unauffällig, das EEG fällt normal aus. Inkonstant sind Abweichungen bei der kalorischen Testung des Innenohres. Eine Behandlung ist nicht erforderlich. Die Prognose ist gut; denn die Attacken treten nach einiger Zeit (meist nach 6–12 Monaten, spätestens im Alter von 5–7 Jahren) nicht mehr auf.

Masturbation bei Säuglingen und Kleinkindern

Masturbation kann vor allem bei weiblichen Säuglingen und Kleinkindern im Alter von 2 Monaten bis zu 3 Jahren beobachtet werden. Diese Kinder zeigen plötzlich, meist minutenlang, seltener stundenlang anhaltend, stereotyp ablaufende Episoden mit tonischer Versteifung des Körpers, Zusammenpressen der Oberschenkel, wippende oder kopulationsähnliche Bewegungen, wobei die Genitalien aber nicht mit den Händen stimuliert werden. Die Kinder können sich dabei rot verfärben, schwitzen, stöhnen und unregelmäßig atmen, das Bewusstsein bleibt aber erhalten.

Dieses Verhalten wird durch Langeweile oder Stress begünstigt. Eine lokale genitale Veränderung ist in der Regel nicht vorhanden. Üblicherweise wird versucht, die Kinder abzulenken, das Verhalten sistiert spontan im 3. Lebensjahr.

Komplizierte Migräneformen

Der Begriff komplizierte Migräne bezieht sich auf eine Reihe von Migränevarianten, bei denen die neurologischen und psychischen Abweichungen (z. B. Parästhesien, Paresen, Bewusstseinsstörungen) das Krankheitsbild bestimmen und die typischen Migränesymptome wie Kopfschmerzen, Schwindel und Erbrechen eher in den Hintergrund treten können. Die neurologischen Ausfälle können über die Kopfschmerzperiode hinaus andauern. Differenzialdiagnostisch kommen im Hinblick auf generalisierte oder partielle Anfälle 3 Migräneformen in Betracht, die kurz beschrieben werden sollen.

Die *vertebrobasilare Migräne* bietet am ehesten Verwechslungsmöglichkeiten mit einem epileptischen Anfall. Diese Migränevariante beginnt in der Adoleszenz, besonders Mädchen sind betroffen. Die möglichen Symptome Schwindel, Übelkeit, Doppeltsehen oder bilateraler Sehverlust, Dysarthrie, Schwächegefühl oder bilaterale Lähmungen, Sturz in Verbindung mit einer Bewusstseinstrübung weisen auf eine Dysfunktion des Hirnstamms hin. Manche Anfälle beginnen mit dem Hinstürzen des Patienten. Nicht in allen Fällen treten in Verbindung mit dem Migräneanfall Kopfschmerzen auf (Pranzatelli u. Pedley 1990).

Der *hemiplegische Migräneanfall* bietet nur Verwechslungsmöglichkeiten mit einem epileptischen Halbseitenanfall bzw. mit einer postiktalen Halbseitenlähmung. Die migränetypischen Kopfschmerzen zeigen keine feste zeitliche Bindung an die Lähmung, meist folgen sie dieser aber. Die Lähmung verschwindet in der Regel innerhalb von 24 Stunden. Die Anamneseerhebung ergibt in den meisten Fällen von hemiplegischer Migräne, dass bei dem Betroffenen selbst oder bei weiteren Familienmitgliedern auch noch andere Formen von Migräne vorkommen (Pranzatelli u. Pedley 1990).

Häufig gehen den Migräneattacken visuelle Symptome oder Kopfschmerzen voran. Die Diagnose einer Migräne wird aber sehr schwierig, falls mentale Störungen das Krankheitsbild bestimmen und Kopfschmerzen kaum angegeben werden. Konfusion, Desorientierung, Hyperaktivität, Gedächtnisstörungen, Lethargie, verlangsamte Reaktionen und Erbrechen charakterisieren die Migränevariante der sog. konfusionellen Migräne (Pranzatelli u. Pedley 1990). Die Episode der Konfusion kann über mehrere Stunden andauern, sie verschwindet typischerweise nach dem Schlaf. Das „Alice-im-Wunderland"-Syndrom bezieht sich auf komplexe mentale Störungen wie verändertes Zeitempfinden, veränderte Größen- oder Formwahrnehmung des eigenen Körpers oder Teilen davon sowie Wahrnehmungsstörungen wie Mikropsie oder Makropsie (Golden 1979). In diesen Fällen ist häufig die Anamnese besonders hilfreich, welche ergibt, dass die Betroffenen neben diesen komplizierten auch klassische Migräneanfälle haben und/oder dass eine familiäre Belastung mit Migräne vorliegt.

Während oder im Anschluss komplizierter Migräneattacken finden sich häufig erheblich ausgeprägte fokale Verlangsamungen im EEG, die sich aber im Verlauf einiger Tage zurückbilden. Interiktal sind ebenfalls häufiger eine Reihe leichterer, aber unspezifischer Abweichungen nachweisbar (Aicardi 1994). Das Auftreten neurologischer Ausfälle in Verbindung mit Kopfschmerzen und evtl. Erbrechen weist auf eine mögliche strukturelle Läsion hin und erfordert eine umfassende Ausschlussdiagnostik.

Nächtliche bzw. schlafbezogene episodische Ereignisse

Während des Schlafes, vor allem nachts, können Phänomene auftreten, die mit epileptischen Anfällen verwechselt werden können. Die Mehrzahl dieser Zustände manifestiert sich aus dem REM-Schlaf heraus.

Benigner neonataler Schlafmyoklonus

Der benigne neonatale Schlafmyoklonus ist durch den Beginn in der Neugeborenenperiode, durch Myoklonien, die ausschließlich im Schlaf auftreten und durch Wecken unterbrochen werden können und durch ein normales EEG charakterisiert (Coulter u. Allen 1982, Di Capua et al. 1993). Die Myoklonien können fokal, multifokal und generalisiert auftreten. Sie können durch Schaukelbewegungen in der Längsachse der Matratze mit dem darauf liegenden schlafenden Kind ausgelöst werden (Alfonso et al. 1995). Der benigne neonatale Schlafmyoklonus tritt bei neurologisch unauffälligen Neugeborenen auf und verschwindet spontan im Laufe der ersten 6 Lebensmonate. Die Behandlung mit Antiepileptika ist unwirksam.

Pavor nocturnus

Der Pavor nocturnus ist eine häufige Störung, er kommt bei 1–3% der Kinder vor. Vor allem Jungen im Alter von 5–7 Jahren sind betroffen. Die Anfälle treten aus den Schlafstadien 3–4 des Non-REM-Schlafs in den ersten 2 Stunden nach dem Einschlafen auf. Das Kind erscheint verängstigt und weint, meist sitzt es dabei im Bett. Es zeigen sich erweiterte Pupillen, Tachykardie und Hyperventilation. Das Kind nimmt die Umgebung nicht wahr. Das Kind spricht nicht, erkennt nicht die Eltern, weist sie heftig zurück und lässt sich nicht trösten. Anschließend schläft das Kind wieder ein. Am nächsten Morgen kann es sich an den Vorfall nicht erinnern. Etwa ein Drittel der Kinder mit Pavor nocturnus zeigt außerdem Schlafwandeln. Bei sehr häufigem und über längere Zeit anhaltendem Auftreten des Pavor nocturnus ist eine psychologische Beratung der Familie ratsam. Eine kurzzeitige Behandlung mit Diazepam oder Imipramin kann in diesen Fällen erwogen werden.

Alpträume

Vom Pavor nocturnus müssen die Alpträume unterschieden werden, die in der zweiten Nachthälfte auftreten. Das hellwache Kind ruft typischerweise nach den Eltern und gibt an, dass es einen bösen Traum gehabt und sich bedroht gefühlt habe.

Somnambulismus

Die Betroffenen setzen sich mit einem ausdruckslosen Gesichtsausdruck im Bett auf und laufen dann einige Minuten, meist nicht länger als 10 min lang, ungeschickt umher, teilweise sprechen sie dabei unverständlich. Anschließend nehmen sie wieder den normalen Schlaf auf. Die Kinder können sich später nicht daran erinnern.

Narkolepsie/Kataplexie

Die Narkolepsie ist durch Episoden eines unwiderstehlichen Schlafbedürfnisses, Kataplexie, hypnagoge Halluzinationen und Schlaflähmungen charakterisiert (Allsopp u. Zaiwalla 1992, Millner et al. 1995). Die exzessive Tagesschläfrigkeit und die Kataplexie sind die häufigsten Symptome. Bei etwa der Hälfte aller von Narkolepsie Betroffenen beginnt die Erkrankung in der Adoleszenz. Die Ursache ist unbekannt, es besteht aber eine enge Korrelation zum HLA-DR2 (80–100% der Patienten). Eine positive Familienanamnese kommt gelegentlich vor. Die Patienten leiden unter einer erheblichen Tagesschläfrigkeit und schlafen tagsüber immer wieder für 1–10 min, wonach sie sich erfrischt fühlen. Die Patienten können während des Lesens, des Gehens und während des Autofahrens in Schlaf verfallen. Diese Episoden werden häufig als Absencen verkannt. Die Kataplexie ist durch einen plötzlichen Verlust des Muskeltonus charakterisiert, was häufig durch Lachen (Lachschlag), Angst oder Wut ausgelöst wird. Diese Anfälle dauern nur Sekunden an und werden häufig als atonische Anfälle missinterpretiert.

Die Diagnose basiert auf der Anamnese und bedarf der Bestätigung durch die Polysomnographie und den multiplen Schlaflatenztest, bei dem die Betroffenen nach einem standardisierten Protokoll angehalten werden, in 2-stündigen Intervallen einzuschlafen, während mittels der Polygraphie Einschlaflatenz und Schlafstadien aufgezeichnet werden. Nach einer verkürzten Einschlaflatenz (unter 5 min) setzt sofort die REM-Schlafphase ein. Weitere Charakteristika der Narkolepsie sind Störungen der Periodizität von Non-REM- und REM-Schlafphasen und ein verminderter Schlafanteil. Die Behandlung des Krankheitsbildes ist schwierig. Genügend Möglichkeiten des Kurzschlafs müssen vorgegeben werden. Dem Schlafdrang kann durch die Gabe stimulierender Medikamente entgegen gewirkt werden, die Kataplexie spricht möglicherweise auf trizyklische Antidepressiva an.

Paroxysmale motorische Phänomene

Benigner frühinfantiler Myoklonus

Der benigne frühinfantile Myoklonus tritt im 1. Lebensjahr bei psychomotorisch altersentsprechend entwickelten und neurologisch unauffälligen Kindern nur im Wachzustand oder bei Müdigkeit auf und wird gewöhnlich durch Erregung und Frustration getriggert. Dieses paroxysmale Phänomen wurde erstmals von Lombroso u. Fejerman (1977) bei 16 Kindern im Alter von 3–8 Monaten beschrieben und in den darauf folgenden Jahren auch von anderen Untersuchern bestätigt (Dravet et al. 1986, Pachatz et al. 1999). Der benigne frühinfantile Myoklonus zeigt sich als schauderartige Kontraktion der Rumpf- und Halsmuskulatur mit unterschiedlich ausgeprägter Beteiligung der Extremitäten. Dieses Phänomen tritt als Einzelereignis oder in Serien (3–10 Myoklonien) auf, was zu einer Verwechslung mit BNS-Krämpfen führen kann. Die Zeitintervalle zwischen den Myoklonien betragen 1–15 min, die Serien erstrecken sich meist über 10–60 min. Die Serien können sich mehrmals täglich ereignen. Das EEG und polygraphische Untersuchungen fallen immer unauffällig aus. Eine Behandlung mit Antiepileptika ist nicht notwendig, da der benigne frühinfantile Myoklonus gewöhnlich vor dem Alter von 2 Jahren remittiert.

Kopfrollen (Jactatio capitis), Kopfschlagen

Kopfrollen auf einer Unterlage bzw. Kopfschlagen gegen Wände, Bettunterlagen oder auf den Boden treten als Ausdruck einer Selbststimulation bei wachen Säuglingen und Kleinkindern auf. Das Kopfrollen (Jactatio capitis) wird beim liegenden Kind vor allem beim Einschlafen beobachtet, es wird von den Kindern offensichtlich als angenehm empfunden. Bei älteren Kindern tritt das Kopfschlagen auch im Zusammenhang mit Wutausbrüchen auf.

Die betroffenen Kinder sind häufig leicht irritabel und motorisch sehr aktiv, z. T. auch mental retardiert. Wenn die Kinder abgelenkt oder berührt werden, hören diese Bewegungen auf. Meist sistieren diese Verhaltensauffälligkeiten spontan im Verlauf des 2. Lebensjahrs. Eine medikamentöse Behandlung ist in der Regel unnötig. In Einzelfällen mit besonders starker Ausprägung kann mittels Verhaltenstherapie eine Abschwächung erreicht werden.

Benigner infantiler paroxysmaler Tortikollis

Beim benignen infantilen paroxysmalen Tortikollis handelt es sich um ein sich selbst limitierendes, gutartiges Syndrom, das schon im 1. Lebensmonat beginnt und durch häufige, regelmäßig sich wiederholende Episoden mit Neigung und Drehung des Kopfes zur Seite gekennzeichnet ist (Snyder 1969, Deonna u. Martin 1981). Begleiterscheinungen sind Hautblässe, Reizbarkeit und Erbrechen. Provozierende Faktoren sind nicht erkennbar. EEG und neuroradiologische Untersuchungen fallen normal aus. Die Ursache ist unklar. In einigen Fällen wurden bei der kalorischen Testung abnorme vestibuläre Funktionen gefunden, was als Ausdruck einer Labyrinthitis angesehen wurde (Snyder 1969). Die Symptome verschwinden spontan im Laufe einiger Monate oder der ersten Lebensjahre.

Transiente paroxysmale Dystonie des frühen Kindesalters

Die seltene transiente paroxysmale Dystonie des frühen Kindesalters wurde von Angelini et al.

(1988) bei 9 Kindern beschrieben. Sie begann im Säuglingsalter und remittierte im Laufe von 6 Monaten bis 2 Jahren spontan. Die dystonen Episoden mit Opisthotonus, Hypertonie der Arme, die gestreckt oder gebeugt gehalten wurden, und hyperpronierten Händen hielten einige Minuten bis zu 2 h lang an. Die Häufigkeit wechselte zwischen mehrmals täglich und einmal monatlich. Das Bewusstsein war nie getrübt. Der neurologische Status und alle diagnostischen Untersuchungen fielen normal aus. Die Episoden verschwanden spontan.

Sandifer-Syndrom

Das Sandifer-Syndrom ist durch eine intermittierend auftretende abnorme Kopf- und Körperhaltung gekennzeichnet und wird auf einen gastroösphagealen Refux ohne und mit Hiatushernie zurückgeführt (Kinsbourne 1964, Sutcliffe 1969). Episodisch, häufig während und nach den Mahlzeiten, tritt ein plötzliches Überstrecken des Kopfes in eine opisthotone Haltung auf, der Kopf wird zur Seite verdreht, der Oberkörper kann ebenfalls nach einer Seite gebogen werden. Diese Phänomene verschwinden im Schlaf. Ursache könnten intermittierende, refluxbedingte Schmerzen im Ösophagus sein, durch die Haltungsänderungen scheint sich das Kind Erleichterung zu schaffen. Das Syndrom verschwindet nach einer Antirefluxtherapie.

Benigner paroxysmaler tonischer Aufwärtsblick des Kindesalters

Der benigne paroxysmale tonische Aufwärtsblick des Kindesalters bezeichnet ein seltenes, z. T. familiäres, neuroophthalmologisches Syndrom, das bei sonst gesunden Kindern auftritt (Deonna et al. 1990, Campistol et al. 1993). Das Hauptcharakteristikum sind Ausbrüche tonischer Aufwärtsbewegungen der Augen, verbunden mit Ataxie. Bewegungen des Kopfes nach unten und sakkadische Bewegungen der Augen nach unten als Kompensationsreaktionen können gesehen werden. Eine Veränderung des Bewusstseins kommt nicht vor. Die Episoden halten zwischen 30 s und einigen Minuten an und können täglich auftreten. Alle diagnostischen Untersuchungen einschließlich EEG und MRT fallen normal aus. Die Symptome beginnen meist im 1. Lebensjahr und verschwinden spontan bis zum Alter von 5 Jahren. Eine Behandlung mit Antiepileptika ist wirkungslos, in einigen Fällen ist L-Dopa hilfreich.

Spasmus nutans

Hierbei handelt es sich um eine gutartige Erkrankung des Säuglings- und Kleinkindesalters, die gewöhnlich zwischen dem 4. und 12. Lebensmonat erstmalig auftritt (Norton u. Cogan 1954). Die 3 Kardinalsymptome sind: Kopfnicken, Nystagmus und Tortikollis. Kopfnicken und Nystagmus, der auch nur einseitig vorhanden sein kann, laufen nicht synchron miteinander ab. Die Ursache ist unbekannt. Das EEG fällt normal aus, eine Behandlung ist nicht notwendig (Antiepileptika sind nicht wirksam).

Tics

Tics sind abrupt auftretende, repetitive und stereotyp ablaufende Bewegungen, die bei Kindern außerordentlich häufig vorkommen, etwa 20% zeigen im Verlauf der Kindheit und Jugend Tics. Diese betreffen vor allem das Gesicht, den Kopf und die oberen Extremitäten. Blinzeln mit einem oder beiden Augen, Zucken des Gesichts, Anheben der Augenbrauen, Zucken mit den Schultern, Schniefen und Hüsteln sind die häufigsten Tics. Sie treten verstärkt unter emotionalem Stress auf. Das Spektrum der Ausprägung reicht von simplen Tics bis zum Gilles-de-la-Tourette-Syndrom, welches durch komplexere Tic-Formen in Verbindung mit zwanghaften, z. T. obszönen verbalen Äußerungen charakterisiert ist (Lawden 1986). Eine medikamentöse Behandlung simpler Tics ist in der Regel nicht notwendig, Pimozide oder Haloperidol sind wirksame Medikamente.

Schauderattacken

Schauderattacken sind durch einen Bewegungsablauf charakterisiert, der von den Eltern so beschrieben wird: „wie wenn kaltes Wasser über den Rücken gegossen wird“. Gleichzeitig kommt es zu einer Änderung der Körperhaltung mit Beugung des Kopfes, des Rumpfes, der Ellenbogen und der Knie, letztere werden adduziert (Vanasse et al. 1976). Das EEG ist unauffällig (Holmes u. Russman 1986). Die Schauderattacken beginnen im Säuglings- oder Kleinkindesalter, dauern nur kurz an und können mehrere hundert mal pro Tag auftreten, aber auch wochenlang ausbleiben. Die Häufigkeit nimmt im Laufe der Zeit ab, sie remittieren in der zweiten Hälfte der 1. Lebensdekade. Die Schauderattacken können Vorläufer des essenziellen Tremors sein.

Paroxysmale Choreoathetosen

Hierbei handelt es sich um seltene Krankheiten mit episodisch auftretenden unwillkürlichen Bewegungsabläufen, die gewöhnlich im Kindesalter beginnen und nicht progredient verlaufen. 3 unterschiedliche Krankheitsbilder sind beschrieben worden.

Die paroxysmale kinesiogene Choreoathetose (Lance 1977) ist durch eine sehr kurz dauernde, meist weniger als 1 min anhaltende, unilaterale, gelegentlich auch bilaterale Choreoathetose oder dystone Haltung eines Armes oder Beins gekennzeichnet, die durch eine plötzliche Bewegung, z. B. beim Aufstehen nach längerem Sitzen, und durch Aufregung oder Stress induziert werden. Ein Grimassieren und eine Dysarthrie kann den Anfall begleiten. Das Bewusstsein ist dabei nicht verändert, das EEG während einer Attacke ist normal. Diese Störung beginnt meist im Alter zwischen 5 und 15 Jahren, die Häufigkeit des Auftretens variiert erheblich, zwischen mehreren Attacken täglich und ein- bis zweimal monatlich. Die paroxysmale kinesiogene Choreoathetose spricht gut auf Antiepileptika (Phenytoin und Barbiturate) an.

Die seltenere familiäre paroxysmale dystone Choereoathetose (Lance 1977) ist durch sehr viel länger anhaltende Attacken (bis zu 4 h) charakterisiert, die maximal 3-mal pro Tag auftreten und bei denen die Dystonie das Erscheinungsbild bestimmt. Die Anfälle werden durch Emotionen, Müdigkeit und Alkohol ausgelöst, sie sprechen auf die üblichen Antiepileptika außer Clonazepam nicht an.

Bei der familiären paroxysmalen hypnagogen Dystonie treten die tonischen und choreoathetotischen Phänomene vorwiegen nachts im Non-REM-Schlaf auf (Lee et al. 1985). Meistens sind keine EEG-Veränderungen nachweisbar, in einzelnen Fällen wurden jedoch epileptiforme Potenziale gesehen (Tinuper et al. 1990). Carbamazepin zeigt oft eine gute Wirksamkeit. Diese Form der paroxysmalen Choreoathetose wird deshalb von einigen Untersuchern den fokalen Epilepsien zugerechnet (Hirsch et al. 1994).

Hyperekplexie

Die Hyperekplexie ist eine sehr seltene Störung, die eine verstärkte Schreckreaktion darstellt, sie kann mit myoklonischen Anfällen verwechselt werden. Die Schreckreaktion wird durch akustische, taktile oder visuelle Reize ausgelöst, das EEG ist dabei normal (Andermann et al. 1980). Die üblichen Antiepileptika bis auf Clonazepam sind wirkungslos.

Alternierende Hemiplegie des Kindesalters

Falls der behandelnde Arzt mit dem Krankheitsbild der alternierenden Hemiplegie des Kindesalters nicht vertraut ist, wird er es zunächst als fokale Epilepsie mit postiktalen Paresen fehldeuten. Die Diagnose wird auf Grund folgender Kriterien gestellt (Aicardi et al. 1995):

- Beginn vor dem Alter von 18 Monaten (meist im ersten Halbjahr, zunächst tonische und dystone Attacken),
- rezidivierende Hemiplegien, eine der beiden Körperseiten betreffend, Intensität fluktuierend,
- Episoden von bilateralen Hemiplegien, entweder aus einer Hemiplegie hervorgehend oder von Anfang an,
- andere paroxysmale Phänomene: tonische/dystone Attacken, monokulärer oder biokulärer, uni- oder bilateraler Nystagmus, Strabismus, autonome Phänomene wie Dyspnoe, Hautblässe, Schwitzen, Mydriasis, während der Hemiplegien oder isoliert,
- Verschwinden aller Symptome im Schlaf, Wiederauftreten 10–20 min nach dem Erwachen bei lang anhaltenden Attacken,
- Manifestation einer Entwicklungsverzögerung, einer mentalen Retardierung und neurologischer Defizite einschließlich Choreoathetose, Dystonie oder Ataxie, Auftreten einer Epilepsie.

Die Ätiologie der alternierenden Hemiplegie des Kindesalters ist unklar. Von einigen Untersuchern wird sie als Migränevariante angesehen, wofür eine positive Familienanamnese für Migräne und eine Aura mit Unwohlsein und Schmerzen sprechen. Dagegen spricht, dass keine Geschwistererkrankungen vorkommen, dass bilaterale Lähmungen auftreten, dass sich eine mentale Retardierung und progrediente neurologische Ausfälle entwickeln. Während einer hemiplegischen Attacke können Perfusionsstörungen (eine Hypoperfusion) von Hirnarealen mittels SPECT gefunden werden. Wahrscheinlich handelt es sich um eine Kanalopathie als eigene Krankheitsentität (Rho u. Chugani 1998).

Mit einer medikamentösen Behandlung wird in der Mehrzahl der Fälle nur eine Besserung erreicht. Als Akuttherapie sind Chloralhydrat rektal, Diazepam rektal und Niaprazin oral (Antihistaminikum) geeignet. Zur Langzeitprophylaxe werden Flunarizin (Calciumantagonist), Clonazepam, Haloperidol, Lamotrigin und Acetazolamid (Carboanhydrasehemmer) mit unterschiedlichem Erfolg eingesetzt.

Episodische psychogene/ psychiatrische Störungen

Tagträumen

Tagträumen kommt bei allen Kindern vor. Wenn es aber gehäuft auftritt, stellt es eine Differenzialdiagnose zu Absencen dar. Während des Tagträumens sind Vigilanz und Aufmerksamkeit vermindert, es tritt vor allem während Langeweile auf. Mittels EEG ist in der Regel eine eindeutige Abgrenzung möglich.

Hyperventilationssyndrom

Bei heranwachsenden Mädchen kommt nicht selten anfallsartig das Hyperventilationssyndrom vor, womit gemeint ist, dass aus psychogener Ursache (z. B. Stress) eine beschleunigte und/oder vertiefte Atmung auftritt, die aus der Sicht der körperlichen metabolischen Erfordernisse unnötig ist. Die Patienten atmen einerseits mit schnellen, flachen und unregelmäßigen Atemzügen oder andererseits, wenn sie das Gefühl haben, nicht genügend Luft zu bekommen, mit tiefen seufzenden Atemzügen (Magarian 1982, Brodtkorb et al. 1984). Die Patienten geben häufig Schwindel, ein Gefühl der Schwäche sowie Kribbeln oder Taubheitsgefühle in den Händen an. Im typischen Fall finden sich die klinischen Zeichen der Tetanie. Nicht selten treten Synkopen (Tonusverlust) oder kurze Bewusstseinsstörungen in Form von Pseudoabsencen auf (North et al. 1990).

Wurde die vorangehende Hyperventilation von einer Begleitperson beobachtet, so fällt die Abgrenzung der Hyperventilationssynkope von epileptischen Anfällen nicht schwer. Durch das Wiedereinatmen der Ausatmungsluft mit Hilfe eines Plastikbeutels kann die Hyperventilation gestoppt werden, damit ist auch die Diagnose bewiesen. Das Hyperventilationssyndrom zeigt psychische Probleme an, denen nachgegangen werden sollte.

Angst- und Panikattacken

Akute psychiatrische Reaktionen schließen Angst- und Panikreaktionen ein, welche oberflächlich komplex-fokalen epileptischen Anfällen ähneln können (Jeavons 1983). Angstanfälle kommen bei Kindern, insbesondere bei heranwachsenden Mädchen, gar nicht so selten vor (Pranzatelli u. Pedley 1991). Sie sind durch Druckgefühle im Epigastrium, starkes Schwitzen, Atemstörungen, Tachykardie, Palpitationen in Verbindung mit Gefühlen der Angst oder Bedrohung charakterisiert. Auch das Erscheinungsbild akuter psychotischer Reaktionen mit Gefühlen der Derealisation, Denkstörungen oder Halluzinationen können an psychomotorische Anfälle erinnern. In solchen Fällen muss auch an die Drogeneinnahme gedacht werden und deren Nachweis versucht werden.

Episodische Wutanfälle

Episodische Wutanfälle können mit komplexen fokalen Anfällen verwechselt werden. Die Betroffenen entwickeln plötzlich nach minimaler Provokation ein aggressives und gewalttätiges Verhalten mit Treten, Kratzen, Beißen und unflätigem Reden. Die Kinder oder Jugendlichen scheinen dann die Kontrolle über sich verloren zu haben, sie nehmen ihre Umwelt nicht wahr. Wut stellt eine seltene epileptische Manifestation dar. Mittels EEG ist eine Abgrenzung der beiden Zustände möglich, denn im Gegensatz zu den Patienten mit komplexen fokalen Anfällen zeigt es bei den Betroffenen mit episodischen Wutanfällen keine epileptiformen Potenziale.

Psychogene nichtepileptische Anfälle (dissoziative Anfälle)

Um nicht epileptische Anfälle aus psychogenen Gründen eindeutig von psychogen ausgelösten epileptischen Anfällen abzugrenzen, ist die Bezeichnung psychogene nichtepileptische Anfälle am besten geeignet (Betts 1994). Andere Bezeichnungen werden außerdem noch verwendet: psychogene Anfälle (ohne weiteren Zusatz), pseudoepileptische Anfälle, Pseudoanfälle und dissoziative Anfälle. Im englischen Sprachraum wird auch noch der Begriff Non-Epileptic Attack Disorder benutzt. Der Begriff psychogene Anfälle sollte für die Anfälle reserviert bleiben, bei denen bestimmte psychische Zustände einen echten epileptischen Anfall auslösen (Fenwick 1991).

Die Differenzierung zwischen psychogenen nicht epileptischen Anfällen und epileptischen Anfällen ist schwierig, denn die Symptomatologie beider Anfallsformen variiert beträchtlich und die Phänomenologie der psychogenen nicht epileptischen Anfälle kann die der epileptischen Anfälle in allen möglichen Ausdruckformen imitieren (Kuyk et al. 1997). Die Gabe von Antiepileptika kann die Häufigkeit des Auftretens psychogener nicht epileptischer Anfälle erhöhen. Dadurch wird verständlich, dass 10–35% der Patienten mit therapieresistenten Epilepsien, die Epilepsiezentren zugewiesen werden, an psychogenen nicht epileptischen Anfällen leiden (Ramani 1986, Francis u. Baker 1999). Die Schwierigkeit der Unterscheidung wird dadurch noch erschwert, dass psychogene nicht epileptische Anfälle und epileptische Anfälle bei demselben Patienten vorkommen können, etwa 4–10% der Patienten mit Epilepsien haben auch psychogene nicht epileptische Anfälle.

Gewisse Charakteristika der psychogenen nicht epileptischen Anfälle können zur Abgrenzung von den epileptischen Anfällen benutzt werden, diese sind in Tab. 8.**4** aufgelistet. Es handelt sich aber keinesfalls um absolut zuverlässige Unterscheidungskriterien.

Sehr selten sind Kleinkinder betroffen, eher schon Schulkinder, vor allem aber Jugendliche und Erwachsene. Psychogene nicht epileptische Anfälle haben häufiger einen demonstrativen Charakter, das Anfallsgeschehen wird teilweise dramatisch ausgestaltet. Meist werden generalisierte tonisch-klonische oder tonische Anfälle imitiert, seltener (bis zu etwa einem Drittel der Patienten) fokale oder Halbseitenanfälle. Manchmal zeigen sie sich aber auch lediglich als Episoden von Starren und Reaktionslosigkeit, verbunden mit einem Tonusverlust (Gulick et al. 1982). Sie treten nur selten auf, wenn der Patient alleine ist. Häufig lassen sie sich durch Beobachten oder Suggestivmaßnahmen provozieren.

Tabelle 8.**4** Faktoren zur Unterscheidung psychogener nichtepileptischer von epileptischen Anfällen (mod. nach Gilliatt u. Roberts 1986, Francis u. Baker 1999)

	Für epileptischen Anfall sprechend	**Für psychogenen nichtepileptischen Anfall sprechend**
Klinische Kriterien	Attacken entsprechen typischen epileptischen Anfällen Zungenbiss Inkontinenz Verletzung Zyanose postiktale Konfusion Auftreten im Schlaf	epileptischen Anfällen unähnlich, teilweise bizarr allmählicher Beginn lange Dauer gerichtete Gewalt erhaltenes Bewusstsein bei generalisiertem motorischem Ablauf nicht stereotyp stoßende Beckenbewegungen Weinen Auftreten nur im Wachzustand leicht provozierbar
EEG während des Anfalls	epileptische Entladungen	α-Rhythmus mit visueller Blockierung
EEG nach dem Anfall	Verlangsamung	keine Änderung
Beziehung zur AE-Medikation	Abnahme der Anfallsfrequenz	fehlend, z. T. Anfallszunahme
Serum-Prolaktin-Konzentration	starker Anstieg	kein starker Anstieg nach „großem Anfall“

Die Diagnose eines psychogenen nicht epileptischen Anfalls wird am besten mittels der Langzeit-EEG-Ableitung oder der simultanen Videoaufzeichnung des Anfalls und des EEG vorgenommen. Im iktualen EEG findet sich in der Regel keine epileptiforme Aktivität, sondern ein Alpha-Rhythmus. Hat der Patient aber auch echte epileptische Anfälle, so gilt dieses Unterscheidungsmerkmal nicht mehr. Sollte die Ableitung eines iktualen EEG nicht möglich sein, so empfiehlt es sich, so rasch wie möglich nach dem Anfall eine EEG-Ableitung durchzuführen. Findet sich in diesem EEG statt der zu erwartenden postiktualen Verlangsamung ein α-Rhythmus, so spricht dieser Befund für einen psychogenen Anfall.

Ganz besondere Schwierigkeiten bereitet die Unterscheidung von psychogenen nicht epileptischen Anfällen und Frontallappenanfällen, denn bei letzteren finden sich ebenfalls häufig keine EEG-Veränderungen. Ebenfalls wie bei den psychogenen nicht epileptischen Anfällen kann es zu Vokalisationen, Anheben des Beckens, Tretbewegungen, bizarr wirkenden uni- oder bilateralen Extremitätenbewegungen, Hin- und Herbewegungen des Kopfes und rascher postiktaler Erholung kommen. Allerdings bezüglich Dauer der Anfälle und Tageszeit des Auftretens bestehen entscheidende Unterschiede: die Frontallappenanfälle halten im Mittel etwa 60 s an, die psychogenen nicht epileptischen Anfälle etwa 3 min und mehr als die Hälfte der Frontallappenanfälle treten während des Schlafes auf, während sich die psychogenen nicht epileptischen Anfälle nie im Schlaf ereignen (Saygi et al. 1992).

Bei Kindern und Jugendlichen liegen den psychogenen nicht epileptischen Anfällen häufig Konflikt- und Angstsituationen zugrunde (Vassella 1994). In vielen Fällen sollen diese Anfälle Ausdruck einer psychischen Traumatisierung, z. B. durch eine sexuelle Misshandlung, sein. Die Therapie erfordert in der Regel verhaltenstherapeutische oder psychotherapeutische Maßnahmen (Betts 1994).

Münchhausen-Syndrom-By-Proxy

Das Münchhausen-Syndrom-By-Proxy (Münchhausen-Stellvertretersyndrom) als eine Sonderform der Kindesmisshandlung ist eine von den Eltern, besonders den Müttern, aber auch den Vätern, vorgetäuschte oder absichtlich verursachte Krankheit, die jedes Organsystem betreffen kann. Dieses führt häufig zu nutzlosen diagnostischen und therapeutischen Maßnahmen (Meadow 1985, Meadow 1998).

Folgende Merkmale weisen auf das Münchhausen-Syndrom-By-Proxy hin:

- anhaltende oder immer wiederkehrende Symptomatik ohne eine plausible Erklärung,
- Diskrepanz zwischen Anamnese und klinischen Befunden,
- Symptome und klinisches Bild bessern sich bei Trennung von der Mutter,
- von der klinischen Erfahrung abweichender, ungewöhnlicher Verlauf und ungewöhnliche Symptome,
- Therapieresistenz ohne klinische Begründbarkeit,
- im Vergleich zu den Ärzten und dem medizinischen Personal wenig beunruhigter Elternteil, welcher diese sogar tröstet,
- wiederholte Klinikaufenthalte und eingreifende Diagnostik ohne klare Resultate,
- ein Elternteil ist ständig am Bett des Kindes, lobt die Mitarbeiter und sorgt sich um andere Patienten,
- neue medizinische Untersuchungen werden begrüßt.

Auch an vorgetäuschte epileptische Anfälle, die von den Eltern teilweise genau beschrieben werden, muss man denken, wenn angeblich die Anfälle häufig auftreten, aber niemand außer den Eltern die Anfälle gesehen hat und das Kind in einer anderen Umgebung sofort anfallsfrei ist (Meadow 1984). Es kommt auch nicht so selten vor, dass die Mutter ihrem Kind anfallsauslösende Substanzen (am häufigsten Kochsalz, daneben trizyklische Antidepressiva, Phenothiazine, exzessive Mengen von Wasser, Insulin) verabreicht (Meadow 1991). Der Nachweis vorgetäuschter Anfälle ist schwer zu führen. Wenn man daran denkt, ist eine Salz- oder Wasserintoxikation durch Bestimmung der Serumelektrolyte leicht nachweisbar. Werden die Eltern mit der Diagnose konfrontiert, so reagieren diese häufig mit Leugnen, Widerstand oder Gewalt. Die betroffenen Familien bedürfen unbedingt einer Überwachung und Therapie, andernfalls führt der fortdauernde Missbrauch zu emotionalen Schäden und Verhaltensstörungen des Kindes (Bools et al. 1993). In einer Metaanalyse mit 117 Beobachtungen wurde eine Mortalitätsrate von 9% angegeben (Rosenberg 1987).

9 Erster epileptischer Anfall

Wenn ein erster Anfall aufgetreten ist, muss zunächst ein nichtepileptisches Anfallsereignis ausgeschlossen werden. Handelte es sich tatsächlich um einen epileptischen Anfall, so sollte als Nächstes geklärt werden, ob er provoziert wurde, d. h. Symptom einer akuten Erkrankung oder akuten metabolischen Störung ist oder ob er unprovoziert aufgetreten ist. Wird die Diagnose eines unprovozierten Krampfanfalls gestellt, so lautet die nächste Frage, ob es sich um ein Einzelereignis handelte oder um den Beginn einer Epilepsie handeln könnte. Voraussetzung für eine abgewogene Therapieentscheidung ist die Kenntnis des natürlichen weiteren Verlaufs, der Risikofaktoren für das Auftreten weiterer unprovozierter Anfälle und des Einflusses von Antiepileptika auf die Prognose.

Häufigkeit, Ursachen des ersten epileptischen Anfalls

In der Rochester-Populationsstudie, Minnesota, USA, betrug das Risiko in der Bevölkerung für einen epileptischen Anfall jedweder Ursache in dem Beobachtungszeitraum von 1935–1984 bis zum Alter von 5 Jahren 2,7%, bis zum Alter von 20 Jahren 3,9% und bis zum Alter von 80 Jahren 9,8%. In den ersten 20 Lebensjahren waren bei insgesamt 2,9% der Population Gelegenheitsanfälle aufgetreten: bei etwa 2% Fieberkrämpfe, bei etwa 0,2% ein isolierter unprovozierter Krampfanfall und bei etwa 0,7% ein symptomatischer Krampfanfall wegen einer akuten Hirnschädigung. In dieser Altersgruppe hatte sich bei 1% der Population eine Epilepsie entwickelt (Hauser et al. 1993, Annegers 1994).

Genaueren Aufschluss über Häufigkeit, Alter und Ursachen des ersten Krampfanfalls in den ersten 7 Lebensjahren gibt die Studie von Ellenberg et al. (1984), die Daten sind in Tab. 9.1 zusammengestellt. Im Rahmen der National Collaborative Perinatal Project Study (NCPP-Studie, USA) konnten von ursprünglich 52 360 Neugeborenen 39 270 Kinder bis zum Alter von 7 Jahren nachverfolgt werden. Jenseits der Neugeborenenperiode traten Krampfanfälle in Verbindung mit Fieber bei etwa 5% der Kinder auf und zwar bei 92% schon im Alter von 6 Monaten bis 4 Jahren. Ohne Fieber hatten 1,3% der Kinder epileptische Anfälle, wiederum in der Mehrzahl bis zum Alter von 4 Jahren. Zu einem ähnlichen Er gebnis waren schon vorher van den Berg u. Yerushalmy (1969) gekommen, die eine Kohorte von 18 500 Kindern von der Geburt bis zum Alter von 5 Jahren beobachtet hatten.

Diagnostik und Differenzialdiagnose beim ersten epileptischen Anfall

Die diagnostischen Maßnahmen nach dem ersten Anfall im Kindesalter sind in Tab. 9.2 zusammengefasst. In einer retrospektiven Studie wurde der Wert von Blutuntersuchungen nach einem ersten Krampfanfall unbekannter Ursache (Elektrolyte einschließlich Calcium und Magnesium, Glucose, Ammoniak) sehr in Frage gestellt, denn in keinem Fall konnte bei 105 Kindern eine Abweichung von der Norm nachgewiesen werden (Nypaver et al. 1992). Es erscheint trotzdem ratsam, unmittelbar nach einem ersten unprovozierten, afebrilen Anfall im Blut bzw. Serum die Glucose und die Elektrolyte einschließlich Calcium zu bestimmen. Wird die Blutentnahme erst einige Tage später durchgeführt, so kann man keine Abweichung mehr erwarten, wenn zuvor eine solche bestanden haben sollte. Im unmittelbaren Anschluss an einen ersten Anfall unbekannter Ursache ist auch die Durchführung eines toxikologischen Screenings ratsam. Alle weiteren diagnostischen Maßnahmen sollten von Symptomen und Befunden des Kindes abhängig gemacht werden. Die Lumbalpunktion sollte erwogen werden, falls das Kind unter

Tabelle 9.1 Häufigkeit, Manifestationsalter und Ursachen des ersten Krampfanfalls im Kindesalter (nach Ellenberg et al. 1984)

National Collaborative Perinatal Project-Studie (NCPP-Studie, USA)

Von 39 270 Kindern im Alter von 7 Jahren hatten einmal oder mehrmals:

- **4,9% febrile Krampfanfälle:**
  - 4,6% Fieberkrämpfe (davon 92% im Alter bis zu 4 Jahren)
  - 0,3% symptomatische Anfälle (davon 95% bis zum Alter von 4 Jahren)
    - Ursachen: Meningitis, Enzephalitis 62%, metabolische Störungen bei akuter Gastroenteritis 15%
- **1,3% afebrile Krampfanfälle:**
  - 1,0% unprovozierte Anfälle (davon 70% im Alter bis zu 4 Jahren)
  - 0,3% symptomatische Anfälle (davon 81% im Alter bis zu 4 Jahren);
    - Ursachen: Trauma 34%, toxische Enzephalopathien 20%

Tabelle 9.2 Diagnostik nach dem ersten unprovozierten Krampfanfall

Vollständige Anamnese

Körperliche Untersuchung

Neurologischer Status

Laborchemie (direkt nach dem Anfall):
- Blutzucker
- Serumelektrolyte einschließlich Calcium
- Toxikologiescreening

Lumbalpunktion (Kinder unter 1 Jahr, fokaler Anfall, prolongierter Anfall)

EKG, evtl. Stehversuch nach Schellong bzw. Kipptischuntersuchung

EEG-Diagnostik:
- Wach-EEG
- EEG im Spontanschlaf oder Schlaf-EEG nach Schlafentzug

Bildgebende Neurodiagnostik:
- Screening mittels Schädelsonographie bei Säuglingen
- MRT bei neurologischer Vorschädigung, fokalen Anfällen und prolongierten Anfällen bzw. Status epilepticus

einem Jahr alt ist, außerdem im Falle fokaler und prolongierter Anfälle. Eine nicht infektionsbedingte Liquoreiweißerhöhung bei einem Säugling kann beispielsweise auf ein zurückliegendes Hirntrauma mit Blutung (z. B. eine Misshandlung) hinweisen.

Da das EEG eine hohe prädiktive Bedeutung für weitere Anfälle hat, sollte nach dem ersten afebrilen Anfall in der Regel ein EEG abgeleitet werden, und zwar sowohl im Wachzustand als auch im Schlaf, da ein kleinerer Teil der Kinder EEG-Veränderungen nur im Wachen oder nur im Schlaf aufweist. Von den 347 Kindern einer prospektiven Kohortenstudie hatten 42% der Kinder mit einem ersten Krampfanfall EEG-Veränderungen, und zwar am häufigsten fokale Spikes, gefolgt von generalisierten Spike-Waves oder Verlangsamungen (Shinnar et al. 1994b). Die neurologisch vorgeschädigten Kinder zeigten häufiger EEG-Abweichungen als die gesunden Kinder (60% gegenüber 38%) und Kinder mit fokalen Anfällen häufiger als die Kinder mit generalisierten Anfällen (56% gegenüber 35%). Das Risiko weiterer Anfälle betrug im Falle eines pathologischen EEG 54%, bei normalem EEG 25%.

Bei neurologisch vorgeschädigten Kindern empfiehlt sich die Durchführung einer zerebralen MRT. Handelt es sich nicht eindeutig um eine statische Enzephalopathie, sondern möglicherweise um eine progrediente Enzephalopathie, so ist auch eine erweiterte Stoffwechseldiagnostik zu erwägen; die einzelnen Maßnahmen sind in Tab. 7.4 aufgeführt. Eine solche umfassende Diagnostik wird aber nach einem ersten Anfall die Ausnahme bleiben.

Die Durchführung eines EKG und der Kreislaufdiagnostik (insbesondere der Kipptischuntersuchung) sind zum Ausschluss kardiogener oder kreislaufbedingter pseudoepileptischer Anfälle ratsam. Von generalisierten tonisch-klonischen Anfällen müssen die Synkopen, insbesondere die konvulsiven Synkopen, abgegrenzt werden. Die Unterscheidung wird bei Kindern noch dadurch erschwert, dass beim Grand-Mal-Anfall häufig die tonische Phase die klonische überwiegt (Aicardi 1994).

Eine Reihe weiterer anfallsartig auftretender, nicht epileptischer Ereignisse müssen differenzialdiagnostisch abgegrenzt werden. Psychogene Anfälle, die epileptischen Anfällen sehr ähnlich sein können, kommen bei Kindern nur selten vor, jedoch relativ häufig bei Jugendlichen und Erwachsenen. Erste Migräneanfälle, besonders bei den Migränevarianten der konfusionellen Migräne und der basilaren Migräne, können als epileptische Anfälle verkannt werden.

Prognose

Entscheidend bei den therapeutischen Überlegungen nach dem ersten Krampfanfall sind die Antworten auf folgende Fragen: Wie hoch ist das Wiederholungsrisiko insgesamt? Wann treten die Rezidive auf? Welche Risikofaktoren spielen die entscheidende Rolle? Welchen Einfluss hat die antiepileptische Pharmakotherapie auf das Wiederholungsrisiko? Für die symptomatischen Anfälle werden diese Fragen ursachenbezogen in Kap. 17 beantwortet. Das Wiederholungsrisiko nach dem ersten Status epilepticus wird in Kap. 16 ausführlicher beschrieben.

Wegen der großen praktischen Bedeutung sollen die Daten epidemiologischer und klinischer Studien bezüglich des Risikos weiterer Anfälle nach einem ersten unprovozierten Anfall genauer dargestellt werden.

Höhe des Wiederholungsrisikos nach einem ersten unprovozierten epileptischen Anfall

Von Berg u. Shinnar (1991) wurde eine Metaanalyse der bis 1990 publizierten 16 Studien bezüglich des Risikos weiterer Anfälle und der Risikofaktoren nach dem ersten Anfall angefertigt, das gepoolte Wiederholungsrisiko betrug 51% mit einer großen Schwankungsbreite zwischen 23% und 71%.

Das in z.T. retrospektiven, z.T. prospektiven Studien aus den zurückliegenden 15 Jahren gefundene Wiederholungsrisiko, unterschieden nach Altersgruppen, ist in Tab. 9.**3** aufgelistet. Neben Einzelheiten zum Studiendesign sind auch die Faktoren aufgeführt, welche mit hohem bzw. niedrigem Rezidivrisiko assoziiert sind.

Auch für das Kindesalter ergaben die Untersuchungen ein sehr variables Wiederholungsrisiko nach dem ersten Anfall, das nach einer Beobachtungsdauer von 2–8 Jahren zwischen 38% und 69% schwankte (Hirtz et al. 1984, Camfield et al. 1985, Boulloche et al. 1989, Shinnar et al. 1990, Shinnar et al. 1996, Brouwer et al. 1996). In den Studien, die sowohl das Kindesalter als auch das Erwachsenenalter umfassten, wurde ein Rezidivrisiko von 34–78% bei Nachbeobachtungszeiten von 2–5 Jahren angegeben (Annegers et al. 1986, Hart et al. 1990, Hauser et al. 1990, F.I.R.S.T. Group 1993), und für das Erwachsenenalter allein ergaben die Studien nach einem Zeitraum von 2–4 Jahren eine Wiederholungsrate von 40–71% (Elwes et al. 1985, Hopkins et al. 1988, van Donselaar et al. 1991).

Die große Variabilität der Wiederholungsrate erklärt sich durch Unterschiede

- im Studiendesign (retro- oder prospektiv),
- der untersuchten Populationen,
- der Zahl der untersuchten Patienten,
- der Zeit zwischen dem ersten Anfall und dem Zeitpunkt der Rekrutierung für die Studie,
- den berücksichtigten Anfallstypen (generalisiert, fokal),
- der Ursache der Anfälle (provoziert oder nicht provoziert),
- der Beobachtungsdauer,
- der Anwendung von Antiepileptika während der Beobachtungszeit.

Retro- oder prospektive Studien

Retrospektive Studien bergen den Nachteil einer unvollständigen Anamnese in sich. Von Shinnar et al. (1990) wurde berichtet, dass sich erst bei genauerem Nachfragen bei etwa ein Drittel der Kinder herausstellte, dass sie schon vorher einen Anfall gehabt hatten. Ein weiteres Problem retrospektiver Studien besteht darin, dass die Patienten mit einem Anfallsrezidiv eher im Blickfeld des Arztes bleiben als die Patienten ohne einen weiteren Anfall. Einige publizierte prospektive Studien haben den Nachteil einer zu kurzen Nachbeobachtungszeit.

Untersuchte Patientenpopulationen

Wenn Studien auf Patienten basieren, welche Kliniken oder Spezialinstitutionen aufgesucht haben, so muss man damit rechnen, dass die zuweisenden Ärzte eine Vorauswahl getroffen haben. Hauser et al. (1990) berichten beispielsweise darüber, dass der Patient mit einem unkomplizierten ersten Krampfanfall in den USA selten von einem Spezialisten gesehen wird. Patienten mit einem komplexeren Problem hingegen werden eher Spezialkliniken zugewiesen. Deshalb würden die Studien, welche ihre Patienten über EEG-Labors oder Spezialkliniken rekru-

Tabelle 9.3 Wiederholungsrisiko nach dem ersten unprovozierten, afebrilen Krampfanfall

Autoren	Studiendesign	Patientenzahl (%)*	Beobachtungszeit	Risiko	Höheres Wiederholungsrisiko	Geringeres Wiederholungsrisiko
Kinder:						
• Hirtz et al. (1984)	retrospektiv, alle Anfallsformen, NCPP-Studie	518 (27%)	7 Jahre	69%	Neugeborenenkrämpfe, fokale Anfälle	abnormer Neuro-Status, familiäre Epilepsiebelastung
• Camfield et al. (1985)	retrospektiv, Pat. eines regionalen EEG-Labors	168 (68%)	8 Jahre	52%	abnormer Neurostatus, fokaler Anfall, pathologisches EEG	
• Boulloche et al. (1989)	retrospektiv, nur generalisierte tonisch-klonische Anfälle, Klinikpatienten	119 (61%)	8 Jahre	38 %	pathologisches EEG	Alter, Anfallsdauer, familiäre Epilepsiebelastung
• Shinnar et al. (1996)	prospektiv, Kohortenstudie	407 (8%)	8 Jahre	44%	pathologisches EEG, zurückliegend-symptomatische Genese, vorangegangener Fieberkrampf, postikterische Lähmung, Auftreten im Schlaf	Anfallsdauer, fokaler Anfall, familiäre Epilepsiebelastung
• Brouwer et al. (1996)	prospektiv, Klinik- und ambulante Patienten	160 (0%)	2 Jahre	54%	pathologisches EEG, zurückliegend-symptomatische Genese	
Kinder und Erwachsene:						
• Annegers et al. (1986)	retrospektiv, Klinikpatienten: Notfallstellen, ambulante Patienten	424 (61%)	5 Jahre	56%	fokaler Anfall, abnormer Neurostatus, pathologisches EEG	idiopathischer Anfall, Lebensalter
• Hart et al. (1990)	prospektiv, niedergelassene Ärzte	564 (15%)	3 Jahre	78%	perinatale Hirnschädigung, Alter <16 J, >59 J fokaler Anfall	generalisierte Anfälle
• Hauser et al. (1990)	prospektiv, Notfallstellen	208 (80%)	5 Jahre	34%	neurologische Vorschädigung, Geschwister mit Epilepsie, pathologisches EEG, vorangegangener symptomatischer Anfall	
• F.I.R.S.T. Group (1993)	prospektiv, Klinikpatienten	397 (51%)	2 Jahre	34%	junges Alter, pathologisches EEG	

Tabelle 9.3 (Fortsetzung)

Autoren	Studiendesign	Patientenzahl (%)[1]	Beobachtungszeit	Risiko	Höheres Wiederholungsrisiko	Geringeres Wiederholungsrisiko
Erwachsene:						
• Elwes et al. (1985)	retrospektiv, Spezialklinik	133 (0%)	4 Jahre	71 %	keine Angaben	keine Angaben
Hopkins et al. (1988)	prospektiv, Spezialklinik	408 (13%)	3 Jahre	52 %	Tendenz: Alter < 50 Jahre, familiäre Belastung mit Anfällen	Anfallstyp, pathologisches EEG
• van Donselaar et al. (1991)	prospektiv, Klinikpatienten	151 (0%)	2 Jahre	40%	jüngeres Alter, pathologisches EEG, Anfälle im Schlaf oder Aufwachen	familiäre Belastung mit Anfällen

[1] Prozentualer Anteil der antiepileptisch behandelten Patienten in Klammern

tierten, ein eher zu hohes Wiederholungsrisiko anzeigen.

Zeitpunkt der Patientenrekrutierung

Die Ergebnisse der Studien sind auch davon abhängig, wann die Patienten nach dem ersten Anfall für die Studie rekrutiert wurden. Da die Rezidive häufig in den ersten Wochen nach dem ersten Anfall auftraten, ist verständlich, dass ein deutlich niedrigeres Wiederholungsrisiko resultiert, wenn die Rekrutierung der Patienten erst einige Wochen nach dem ersten Anfall erfolgt.

Berücksichtigte Anfallsformen

In einigen Studien wurden nur Patienten mit generalisierten tonisch-klonischen Anfällen berücksichtigt (Elwes et al. 1985, Boulloche et al. 1989, First Seizure Trial Group 1993). Die National General Practice-Studie (Hart et al. 1990) hat gezeigt, dass die Wiederholungsrate bei fokalen Anfällen deutlich höher als bei generalisierten Anfällen ist. Nach 3 Jahren betrug das Risiko für fokale Anfälle 94%, für generalisierte Anfälle 72%. Auch die Ergebnisse der Metaanalyse von 16 Studien (Berg u. Shinnar 1991) unterstützen diese Aussage. Die vergleichsweise niedrige Wiederholungsrate von 38% bei den Patienten von Boulloche et al. (1989) beruht wahrscheinlich darauf, dass neben den Kindern mit neurologischen Vorschäden auch die Patienten mit fokalen Anfällen ausgeschlossen wurden.

Ursache des ersten Anfalls

Die Wahrscheinlichkeit weiterer Anfälle ist abhängig von der Ursache. Krampfanfälle, die im Zusammenhang mit ungewissen Auslösern wie Schlafentzug oder Stress auftraten, wurden auch als unprovoziert angesehen (Hauser et al. 1990). Akute symptomatische Anfälle wurden in einige Studien eingeschlossen (Hirtz et al. 1984, Elwes et al. 1985, Hart et al. 1990). Die Bedeutung des Ein- oder Ausschlusses der symptomatischen Anfälle zeigen die Ergebnisse aus der Studie von Hirtz et al. (1984): während der akute symptomatische Anfall nach 7 Jahren mit einem Wiederholungsrisiko von 23% assoziiert war, wies der unprovozierte Anfall ein dreifach höheres Rezidivrisiko von 69% auf.

In fast allen Studien wurden die Patienten mit idiopathischen bzw. kryptogenen Anfällen von den Personen mit zurückliegend symptomatischen Anfällen abgetrennt. Bei den vorgeschädigten Patienten handelte es sich um Individuen mit einem Hirninsult in der Vorgeschichte, beispielsweise in Form eines Schädel-Hirn-Traumas, einer ZNS-Infektion oder einer statischen Enzephalopathie von Geburt an. Aufgrund der Vorschädigung hatten die Patienten eine mentale Retardierung oder eine Zerebralparese. In einigen Studien wurden lediglich unprovozierte Anfälle unbekannter Ursache berücksichtigt (Hopkins et al. 1988, van Donselaar et al. 1991).

Zeitpunkt des Anfallsrezidivs nach dem ersten Anfall

Kam es zu Anfallsrezidiven, so erfolgten diese in der ganz überwiegenden Mehrzahl der Fälle innerhalb der ersten 6–12 Monaten nach dem ersten Ereignis, anschließend nahm die Wahrscheinlichkeit immer mehr ab. Jenseits von 5 Jahren kamen Rezidive nur noch sehr selten vor. Bildet man jeweils den Mittelwert aus den zeitabhängigen Rezidivraten für die verschiedenen Altersgruppen, so findet man keine altersbedingten Unterschiede (Tab. 9.**4**).

Die mittlere kumulative zeitabhängige Wahrscheinlichkeit des Anfallsrezidivs aller in Tab. 9.**4** aufgeführten 12 Studien lag nach 6 Monaten bei 34%, nach 1 Jahr bei 40% und nach 2 Jahren bei 47%.

Risikofaktoren für das Auftreten weiterer Krampfanfälle nach dem ersten unprovozierten Anfall

In Tab. 9.**5** sind die Faktoren aufgeführt, die nach einem ersten afebrilen Krampfanfall mit einem erhöhten Wiederholungsrisiko einhergehen könnten.

In allen publizierten Studien wurden Patienten mit generalisierten Absencen und myoklonischen Anfällen ausgeschlossen, da es sich hierbei nie um Einzelereignisse handelt. Die Ergebnisse werden im Folgenden unter Berücksichtigung der Altersgruppen (Erwachsene, Kinder, gemischt) dargestellt.

Studien an Patienten aller Altersgruppen oder ausschließlich an Erwachsenen

Eine Metaanalyse aller bis 1990 publizierten Studien bezüglich der Risikofaktoren zeigte, dass die Ursache der Krampfanfälle und ein pathologisches EEG die stärksten Prädiktoren für weitere Anfälle waren (Berg u. Shinnar 1991). Für Patienten mit idiopathischen Anfällen belief sich das gepoolte Wiederholungsrisiko nach 2 Jahren auf 32%, im Falle einer früheren neurologischen Schädigung (zurückliegend symptomatisch) auf 57%. Das Gesamtrisiko nach 2 Jahren betrug 27%, falls das EEG normal war, 37% bei nicht epileptiformen EEG-Abweichungen und 58% im Falle epileptiformer Aktivität. Wurden die beiden Faktoren kombiniert analysiert, so fand sich bei den Patienten mit idiopathischen Anfällen und normalem EEG eine niedrige Rezidivrate von 24%, bei den neurologisch vorgeschädigten Patienten, deren EEG epileptiforme Veränderungen aufwiesen, jedoch die sehr hohe Wiederholungsrate von 65%.

Ergebnisse einer prospektiven Populationsstudie bei Erwachsenen

In einer Gruppe von 208 vorwiegend erwachsenen Patienten mit einem ersten unprovozierten Krampfanfall, die innerhalb von 24 Stunden gesehen wurden, hatten Patienten mit einer früher erworbenen neurologischen Läsion (zurückliegend symptomatisch) ein höheres Wiederholungsrisiko als solche ohne Vorschädigung (Hauser et al. 1990b). Bei den vorgeschädigten Patienten zeigte sich ein deutlich erhöhtes Risiko für weitere Anfälle, falls ein Status epilepticus aufgetreten war, falls eine postiktale Lähmung nachweisbar war und falls schon vorher provozierte Anfälle aufgetreten waren. Bei den Patienten mit idiopathischen Anfällen erhöhten Spike-

Tabelle 9.**4** Mittelwerte der zeitabhängigen Rezidivrate nach dem ersten afebrilen Krampfanfall bei Kindern und Erwachsenen

Altersgruppen	Studienzahl	Patientenzahl	Rezidivraten nach 6 Monaten	1 Jahr	2 Jahren
Kinder	5	1372	33%	39%	45%
Kinder + Erwachsene	4	1583	32%	35%	44%
Erwachsene	3	692	34%	44%	51%

Tabelle 9.5 Das Rezidivrisiko beeinflussende Faktoren nach dem ersten afebrilen Anfall

Anamnese: • vorangegangene Fieberkrämpfe • vorangegangene Neugeborenenkrämpfe • Familienanamnese bzgl. Epilepsie
Ätiologie (akut symptomatisch – zurückliegend symptomatisch – kryptogen): • Anfallseigenschaften – Anfallsform (generalisiert – fokal) – Anfallsdauer – Zahl der Anfälle in 24 Stunden
Alter des Kindes zum Zeitpunkt des ersten Anfalls
Neurologischer Status
EEG-Befund
Antiepileptische Therapie

Wave-Entladungen im EEG, das Auftreten provozierter Anfälle in der Vergangenheit und das Vorkommen von Epilepsien bei den Geschwistern das Wiederholungsrisiko. Auch bei den Patienten mit idiopathischen Anfällen ohne Risikofaktoren, welche die beste Prognose hatten, waren nach 5 Jahren in 23% der Fälle noch weitere Anfälle aufgetreten. Die schlechteste Prognose mit einem Wiederholungsrisiko von 80% hatten die Patienten mit einer neurologischen Vorschädigung und vorangegangenen provozierten Anfällen.

Studien an Kindern

Auf die Bedeutung verschiedener Risikofaktoren für das Wiederauftreten von Anfällen im Kindesalter wurde in 5 umfangreicheren Studien näher eingegangen (Hirtz et al. 1984, Camfield et al. 1985, Boulloche et al. 1989, Brouwer et al. 1996, Shinnar et al. 1996). Tab. 9.**6** zeigt, wie häufig die Bedeutung als Risikofaktor bejaht oder verneint wurde.

Ein abnormer neurologischer Befund (statische Enzephalopathie, zurückliegend symptomatische Ursache) und ein pathologisches EEG sind die wichtigsten Risikofaktoren. Am häufigsten kommen fokale Spikes vor, es folgen generalisierte Spike-Waves und Verlangsamungen (Shinnar et al. 1994). Bezüglich der Anfallsart scheint nach einem fokalen Anfall das Risiko für weitere Anfälle höher zu sein als nach einem generalisierten Anfall, dieses wird in 2 Untersuchungen angegeben. Vorangegangene Fieberkrämpfe und Neugeborenenkrämpfe wurden ebenfalls als Risikofaktoren benannt. Das Alter der Kinder, lange Anfallsdauer und eine positive Familienanamnese für Epilepsie scheinen mit keinem erhöhten Rezidivrisiko verbunden zu sein.

Tabelle 9.**6** Risikofaktoren für das Wiederauftreten von Anfällen nach dem ersten unprovozierten Anfall im Kindesalter: Auswertung von 5 Studien

Risikofaktoren	Risikofaktor	Kein Risikofaktor	Keine Angaben
Pathologisches EEG	3/5	1/5	1/5
Abnormer neurologischer Status	3/5	1/5	1/5
Fokaler Anfall	2/5	1/5	2/5
Vorangegangene Fieberkrämpfe	2/5	1/5	2/5
Neugeborenenkrämpfe	1/5		4/5
Positive Familienanamnese für Epilepsie	0/5	3/5	2/5
Alter des Kindes	0/5	3/5	1/5
Anfallsdauer	0/5	2/5	3/5
Zahl der Anfälle in 24 Stunden	0/5	1/5	4/5

Ergebnis einer prospektiven Studie bei Kindern

Eine im Mittel sechsjährige prospektive Kohortenstudie mit 407 Kindern ergab ein Rezidivrisiko von 42% nach 5 Jahren (Shinnar et al. 1996). Eine erhöhtes Risiko war mit folgenden Faktoren verbunden: pathologisches EEG, eine zurückliegende symptomatische Ursache, das Auftreten des ersten Krampfanfalles im Schlaf, vorangegangene Fieberkrämpfe und postiktale Paresen (Tab. 9.**7**).

Folgende Risikogruppen lassen sich bilden: Das niedrigste Wiederholungsrisiko haben neurologisch unauffällige Kinder mit einem Anfall im Wachzustand und normalem EEG (Risiko etwa 20%), ein hohes Rezidivrisiko haben folgende Patientengruppen: neurologisch unauffällige Kinder mit pathologischem EEG und Anfall im Schlaf (Risiko etwa 65%); neurologisch auffällige Kinder mit vorangegangenem Fieberkrampf und Auftreten des ersten Anfalls vor dem Alter von 3 Jahren (Risiko etwa 90%). Die Risikofaktoren für das späte Wiederauftreten von Anfällen (nach 2 Jahren) unterschieden sich nicht von denen für die frühen Rezidive.

Tabelle 9.**7** Risikofaktoren (Multivariatanalyse) für das Wiederauftreten von Krampfanfällen nach dem ersten Krampfanfall bei 407 Kindern (Shinnar et al. 1996)

Alle Patienten:
- pathologisches EEG
- zurückliegend symptomatische Ätiologie
- postiktale Parese
- vorangegangene Fieberkrämpfe
- Auftreten im Schlaf

Kryptogene Anfälle:
- pathologisches EEG
- Auftreten im Schlaf

Zurückliegend symptomatische Anfälle:
- vorangegangene Fieberkrämpfe
- Alter unter 3 Jahre

Einfluss der antiepileptischen Pharmakotherapie auf das Wiederholungsrisiko

Die Frage, ob die antiepileptische Therapie nach dem ersten unprovozierten Krampfanfall das Wiederauftreten von Anfällen verhindern kann, wurde lange Zeit kontrovers beantwortet. Die Ergebnisse früherer Beobachtungsstudien, in denen diese Frage geprüft wurde, waren außerordentlich widersprüchlich.

In den 4 Studien mit Kindern, die z. T. nach dem ersten Anfall eine antikonvulsive Therapie erhielten, zeigte sich kein Einfluss der Medikation auf die Rezidivrate (Hirtz et al. 1984, Camfield et al. 1985, Boulloche et al. 1989, Shinnar et al. 1990). In einer kontrollierten Kindertherapiestudie mit der vergleichsweise geringen Zahl von 31 Kindern fand sich eine geringere Rezidivrate bei den mit Carbamazepin behandelten Patienten (Camfield et al. 1989). In dieser Studie war darauf geachtet worden, dass die Antiepileptikakonzentrationen im therapeutischen Bereich lagen.

Die Untersuchungsergebnisse aus mehreren Studien mit Patienten aller Altersgruppen waren widersprüchlich, in 2 Studien wurde ein positiver Effekt beschrieben (Hart et al. 1990, First Seizure Trial Group 1993), in 2 Studien war die Pharmakotherapie wirkungslos (Anngers et al. 1986, Hauser et al. 1990). Alle Angaben zur Wirksamkeit der Therapie müssen aber mit Vorsicht bewertet werden; denn behandelte und unbehandelte Patienten waren mit Ausnahme der First-Seizure-Trial-Group-Studie vor Beginn der Therapie nicht randomisiert worden.

Die Ergebnisse der sehr umfangreichen offenen, randomisierten Multicenter-Studie der First Seizure Trial Group (1993) sprechen dafür, dass die antiepileptische Therapie nach dem ersten unprovozierten Anfall doch wirksam ist. Es handelte sich um 397 Patienten im Alter von 2–70 Jahren mit einem ersten primär oder sekundär generalisierten tonisch-klonischen Anfall, die randomisiert entweder mit Carbamazepin, Phenytoin, Phenobarbital, Valproat behandelt oder nicht behandelt wurden. Patienten mit akuten symptomatischen Anfällen, progredienten neurologischen oder psychiatrischen Erkrankungen waren ausgeschlossen worden. Durch die antiepileptische Therapie konnte die Rezidivrate signifikant gesenkt werden; denn nach 2 Jahren betrug das Wiederholungsrisiko für die behandelten Patienten 25%, für die nicht behandelten 51% (Tab. 9.**8**). In einer weiteren Publikation dieser Arbeitsgruppe wird berichtet, dass sich die Wahrscheinlichkeit, 1 Jahr bzw. 2 Jahre der Anfallsfreiheit zu erreichen, für die nach dem ersten Anfall behandelten Patienten (87% bzw. 68%) und

Tabelle 9.8 Zeitabhängige Rezidivrate bei unbehandelten und behandelten Patienten nach dem ersten unprovozierten tonisch-klonischen Anfall (First Seizure Trial Group 1993)

Patienten[1)]Vorgehen	Zahl	Rezidivrate nach 1 Monat	3 Monaten	6 Monaten	12 Monaten	18 Monaten	24 Monaten
Unbehandelt	193	8%	18%	28%	41%	45%	51%
Behandelt[2)]	204	4%	7%	9%	17%	23%	25%

[1)] Kinder und Erwachsene
[2)] Behandelt mit Carbamazepin, Phenytoin, Phenobarbital, Valproat

für die Patienten, die erst nach einem weiteren Anfall behandelt wurden (83% bzw. 60%) dieselbe war. Demnach ist die Rate der Langzeitremission nicht davon abhängig, ob schon nach dem ersten oder erst nach dem zweiten Anfall behandelt wird (Musicco et al. 1997).

Mittels einer doppelblinden, placebokontrollierten Studie aus Indonesien (Chandra 1995) mit 458 erwachsenen Patienten konnte ebenfalls gezeigt werden, dass die Rezidivrate durch Valproat signifikant gesenkt wurde, denn sie betrug in der Placebogruppe 50,4% und in der Valproatgruppe 11,3%.

Die Frage allerdings, ob die Langzeitprognose durch die antikonvulsive Prophylaxe beeinflusst wird, bleibt aber nach wie vor unbeantwortet. Könnte man durch die frühzeitige antiepileptische Langzeittherapie das spätere Auftreten einer Epilepsie verhindern, so würde man eher eine Behandlung mit Antiepileptika empfehlen können.

Risiko für weitere Anfälle nach 2 unprovozierten Anfällen

Das Risiko für weitere Anfälle nach 2 unprovozierten Anfällen betrug in einer prospektiven Kohortenstudie bei 204 vorwiegend erwachsenen Patienten 73%, nach 3 Anfällen 76% (Hauser et al. 1998).

Therapie des ersten epileptischen Anfalls

Die allgemeinen therapeutischen Überlegungen bei Auftreten einen ersten epileptischen Anfalls unter Berücksichtigung der Ursachen und des Lebensalters der Betroffenen zeigt Tab. 9.9.

Bei einem ersten symptomatischen Anfall wird man versuchen, die auslösende Ursache zu behandeln bzw. zu beseitigen, z. B. akute Krankheiten oder Alkoholgenuss.

Tabelle 9.9 Allgemeine therapeutische Überlegungen nach dem ersten Krampfanfall (mod. nach So 1993)

Erster Krampfanfall: Provoziert	Nicht provoziert: Jugendliche, Erwachsene	Nicht provoziert: Kinder
Kann der auslösende Faktor beseitigt werden? Falls ja, ist eine AE-Therapie unnötig Falls nein, kann eine AE-Therapie erwogen werden	schätze das Wiederholungsrisiko ein bewerte die medizinischen, sozialen, beruflichen und psychologischen Konsequenzen weiterer Anfälle berücksichtige den Wunsch des Patienten wäge Vorteile und Risiken der AE-Therapie ab	keine AE-Therapie

AE-Therapie antiepileptische Pharmakotherapie

Für jede Altersstufe trifft global mit einer Wahrscheinlichkeit von etwa 50% zu, dass es sich um den Beginn einer Epilepsie handeln kann. Würden alle Patienten nach dem ersten Anfall eine antiepileptische Langzeittherapie erhalten, so wäre bei etwa der Hälfte der Betroffenen die Behandlung überflüssig.

Die Entscheidung für oder gegen eine Pharmakotherapie hängt von mehreren Faktoren ab:

- dem Lebensalter des Patienten (Kind oder Jugendlicher),
- der Höhe des Risikos für das Auftreten weiterer Anfälle,
- den Nebenwirkungen des gewählten Medikaments und
- den möglichen psychosozialen Auswirkungen weiterer Anfälle im Falle der Nichtbehandlung.

Bei Kindern mit einem geringen Wiederholungsrisiko (unbekannte Ursache und normaler EEG-Befund) sollte nach dem ersten Anfall in der Regel keine antiepileptische Behandlung begonnen werden. Bleibt das Kind dann 2 Jahre anfallsfrei, so handelte es sich sehr wahrscheinlich um ein einzelnes Ereignis. Den Eltern sollte aber zumindest für die ersten 6–12 Monate rektal zu verabreichendes Diazepam zur Verfügung gestellt werden. Aktivitäten wie Radfahren und Schwimmen, welche die Kinder gefährden könnten, sollten vorübergehend (für $^1/_4$– $^1/_2$ Jahr) vermieden werden, bis das Risiko eines erneuten Anfalls deutlich abgenommen hat.

Die Entscheidung, ob bei Kindern mit einem hohen Wiederholungsrisiko schon nach dem ersten Anfall eine Pharmakotherapie eingeleitet werden soll oder nicht, muss individuell getroffen werden. Einerseits müssen die psychosozialen Auswirkungen möglicher weiterer Anfälle (z. B. im Kindergarten oder in der Schule), andererseits die Nebenwirkungen der Antiepileptika im Hinblick auf das Verhalten und die kognitiven Funktionen berücksichtigt werden.

Wegen der möglichen negativen psychosozialen Auswirkungen weiterer Anfälle bei älteren Kindern, Jugendlichen und Erwachsenen, vor allem im Hinblick auf das Schul- und Berufsleben, wird man sich bei Patienten dieser Altersgruppen auch nach einem ersten Anfall eher für die antiepileptische Therapie entscheiden als bei jungen Kindern, die im häuslichen Umfeld leben. Bei den heranwachsenden Mädchen muss auf jeden Fall auch das teratogene Potenzial der in Frage kommenden Antiepileptika (besonders von Valproat und Carbamazepin) berücksichtigt werden, denn eine große Zahl von Schwangerschaften sind in dieser Altersgruppe ungeplant.

10 Klinisches Spektrum der epileptischen Anfälle

Der Beschreibung der Anfälle wird heute international die Klassifikation der Internationalen Liga gegen Epilepsie zu Grunde gelegt (Commission on Classification and Terminology of the International League Against Epilepsy 1981). Diese einheitliche Klassifikation der Anfälle dient vielen Zwecken, der Kommunikation aller Personen, welche sich mit epileptischen Anfällen beschäftigen oder davon betroffen sind, der Erhebung wissenschaftlicher Daten und deren statistischer Auswertung, der Auswahl von Patienten für genetische Analysen und der Erprobung neuer Antiepileptika bei speziellen Anfallsformen.

Klassifikation und Beschreibung der epileptischen Anfälle nach der Internationalen Liga gegen Epilepsie

Zur Einordnung der Anfälle gemäß der ILAE-Klassifikation werden ihr Erscheinungsbild und der EEG-Befund benutzt. Das Hauptmerkmal dieser Anfallsklassifikation ist die Unterscheidung zwischen generalisierten und fokalen Anfällen. Bei den generalisierten Anfällen weisen Klinik und EEG von Anfang an auf eine Beteiligung beider Hemisphären hin, während sie bei den fokalen Anfällen den Beginn an einem umschriebenen Ort des Kortex anzeigen. Die Eigenschaften der fokalen Anfälle werden auch dazu benutzt, den Ursprung der Anfälle zu lokalisieren. Die grundlegenden Kenntnisse über die Lokalisation kortikaler Funktionen und den lokalen Ursprung fokaler Anfälle gehen auf die Pionierarbeiten von Penfield u. Jasper (1954) zurück, die intrakranielle EEG ableiteten und elektrische Stimulationsversuche durchführten. Die Unterteilung der Anfälle in von Beginn an fokale und generalisierte ist im Hinblick auf die Medikamentenwahl und eine eventuelle chirurgische Resektion von essenzieller Bedeutung.

Die folgende Beschreibung der Anfälle beruht vor allem auf den Ausführungen der Kommission zur Klassifikation der Internationalen Liga gegen Epilepsie, diese wurden durch neuere Untersuchungsergebnisse ergänzt. Tab. 10.1 zeigt eine vereinfachte Klassifikation der Anfälle gemäß der ILAE.

Fokale Anfälle (Partialanfälle)

Fokale Anfälle haben ihren Ursprung in umschriebenen Kortexregionen. Die Vielgestaltigkeit der fokalen Anfälle spiegelt die Vielfalt der Hirnfunktionen wieder. Ein zentrales Problem bei der Klassifikation ist es, den genauen Ursprungsort des Anfalls zu bestimmen, denn die epileptische Aktivität kann zunächst von der Läsion an einen anderen Ort weitergeleitet werden, der dann das elektroklinische Erscheinungsbild bestimmt. Mehr lokalisatorische Klarheit haben die Ergebnisse der Epilepsiechirurgie gebracht, denn wenn mittels einer ausgefeilten prächirurgischen Diagnostik der Ort der Läsion zuvor bestimmt wurde und nach dem Entfernen der Läsion die Anfälle verschwunden sind, dann kann angenommen werden, dass das epileptogene Areal korrekt bestimmt wurde.

Bei den einfachen fokalen Anfällen bleibt das Bewusstsein erhalten, bei den komplexen fokalen tritt eine Bewusstseinsstörung auf. Im Kontext dieser Klassifikation bezieht sich Bewusstsein (consciousness) operational auf den Grad der Bewusstheit (awareness) des Patienten und/oder seiner Reaktivität (responsiveness) gegenüber Außenreizen. Reaktivität (responsiveness) ist die Fähigkeit des Patienten, einfache Aufträge oder willkürliche Bewegungen durchzuführen. Bewusstheit (awareness) des Patienten bezieht sich auf die Wahrnehmung von Vorgängen in seiner Umgebung während der fraglichen Zeitspanne und seine Erinnerung daran. Eine bewusste, aber nicht reaktionsfähige Person wird über Vorgänge während des Anfalls und über ihre Unfähigkeit,

Tabelle 10.1 Klassifikation der epileptischen Anfälle gemäß der „Commission on Classification and Terminology of the International League Against Epilepsy" (1981)

Fokale Anfälle:
- einfache fokale Anfälle (das Bewusstsein ist erhalten):
  - Anfälle mit motorischen Symptomen
  - Anfälle mit sensiblen oder sensorischen Symptomen
  - Anfälle mit vegetativen Symptomen
  - Anfälle mit psychischen Symptomen
- komplexe fokale Anfälle (mit Bewusstseinsstörung):
  - einfach fokaler Beginn mit nachfolgender Bewusstseinsstörung
  - mit Bewusstseinsstörung von Anfang an
- fokale Anfälle mit Entwicklung zu sekundär generalisierten Anfällen:
  - einfache fokale Anfälle mit Entwicklung zu generalisierten Anfällen
  - komplexe fokale Anfälle mit Entwicklung zu generalisierten Anfällen
  - einfache fokale Anfälle, die sich über komplexe fokale zu generalisierten Anfällen entwickeln

Generalisierte Anfälle:
- Absencen
- myoklonische Anfälle
- klonische Anfälle
- tonische Anfälle
- tonisch-klonische Anfälle
- atonische (astatische) Anfälle

Nichtklassifizierbare epileptische Anfälle:
- Anfälle, die auf Grund unzureichender oder unvollständiger Daten nicht klassifiziert werden können oder bei denen eine Zuordnung nicht möglich ist

durch Bewegungen oder sprachlich zu reagieren, nach dem Anfall berichten können.

Einfache fokale Anfälle

Beim einfachen fokalen Anfall ist die abnorme neuronale Aktivierung auf einen umschriebenen Teil einer Hirnhemisphäre beschränkt. Das Erscheinungsbild der Anfälle wird von den örtlichen Eigenschaften des betroffenen Kortexareals bestimmt. Einfache fokale Anfälle können in komplexe fokale Anfälle und in generalisierte tonisch-klonische, tonische und klonische Anfälle übergehen.

Während des einfachen fokalen Anfalls finden sich im EEG kontralateral über dem korrespondierenden Areal der kortikalen Repräsentation Entladungen, diese können auch im interiktalen EEG sichtbar sein. Die Anfallsaktivität muss sich aber nicht immer im Oberflächen-EEG darstellen.

Anfälle mit motorischen Symptomen

Jeder Körperteil kann in die fokale Anfallsaktivität einbezogen sein, je nach dem Ursprungsort des Anfalls in der motorischen Rinde. Fokale Entladungen können strikt fokal begrenzt bleiben oder sich über benachbarte Rindenareale ausbreiten und so zu einer sequentiellen Einbeziehung verschiedener Körperteile in einem epileptischen „March" führen. Dieses charakterisiert einen Jackson-Anfall. Das Bewusstsein bleibt dabei gewöhnlich erhalten. Die Entladung kann sich aber auch weiter in jene Strukturen ausbreiten, deren Beteiligung zu einem Bewusstseinsverlust und zu generalisierten Anfällen führt. Andere fokal motorische Anfälle können versiv sein mit einer Augen- und Kopfdrehung zu einer Seite, gewöhnlich zur Gegenseite der epileptischen Entladungen. Der schon lange bekannte hohe lokalisatorische Wert der adversiven Augen- und Kopfbewegung wurde durch Video-/EEG-Untersuchungen bestätigt (Wyllie et al. 1986). Bei sekundär generalisierten tonisch-klonischen Anfällen zeigt die Adversivbewegung den Beginn in der Gegenseite an, jedoch nur vor der Generalisation des Anfalls, später nicht mehr (Kerman et al. 1993). Das Sprechen kann in Form einer motorischen Sprechhemmung oder einer Vokalisationsstörung beteiligt sein. Vereinzelt wird eine epileptische Palilalie mit unwillkürlicher Wiederholung einer Silbe oder eines Satzes beobachtet.

Postiktale Lähmung (Todd-Lähmung)

Dieser Begriff bezieht sich auf die vorübergehende Lähmung, die manchmal im Anschluss an fokale epileptische Anfälle mit fokal motorischen Komponenten oder sensiblen Symptomen auftritt. Die postiktale Lähmung wird mit einer neuronalen Erschöpfung aufgrund der erhöhten metabolischen Aktivität des entladenden Fokus erklärt oder auf eine erhöhte Hemmung in der Herdregion zurückgeführt.

Epilepsia partialis continua

Hiermit werden einfache fokale motorische, gewöhnlich klonische Anfälle bezeichnet, die auf den Körperteil beschränkt bleiben, in dem sie beginnen, und die mit geringen oder keinen Unterbrechungen stunden- oder tagelang fortdauern. Das Bewusstsein ist gewöhnlich erhalten, häufig führen sie zu einer iktogenen Schwäche oder Lähmung der betroffenen Extremität.

Anfälle mit sensiblen oder sensorischen Symptomen

Sensible Anfälle entstehen in den Rindenarealen, welche die sensiblen Funktionen repräsentieren und werden üblicherweise als Kribbeln oder Taubheitsgefühl wahrgenommen. Gelegentlich kommt auch eine Störung der Propriozeption oder der Raumwahrnehmung vor. Sensible Anfälle können ebenso wie die motorischen Anfälle einen March zeigen und sich ebenfalls jederzeit ausbreiten. Am häufigsten tritt motorische Aktivität (klonisch, tonisch oder versiv) hinzu, die Anfälle können auch zu komplexen fokalen oder generalisierten tonisch-klonischen Anfällen fortschreiten. Der fokalen sensiblen Anfallsaktivität kann ebenso wie der motorischen eine örtliche Lähmung (postiktale oder Toddsche sensible Lähmung) in der vom Anfall betroffenen Körperregion folgen.

Zu den sensorischen Anfällen zählen visuelle Anfälle unterschiedlicher Ausprägung in Abhängigkeit davon, ob die primären Sehareale oder die Assoziationsareale einbezogen sind. Sie reichen von farblosen oder farbigen Lichtblitzen über einfache oder komplexe Formen bis zu strukturierten visuellen Halluzinationen mit Personen oder Szenen. Selten tritt eine akute transiente Blindheit bei erhaltenem Bewusstsein als iktales Phänomen auf (Zung u. Margalith 1993).

Wie bei den visuellen Anfällen gibt es auch bei den auditiven Anfällen eine ganze Skala von einfachen Geräuschen bis zu hochkomplizierten Hörwahrnehmungen wie beispielsweise Musik. Auditive iktale Manifestationen sind selten. Stimulationsexperimente sprechen dafür, dass sie in einer umschriebenen Region des superioren temporalen Gyrus entstehen.

Olfaktorische Wahrnehmungen treten gewöhnlich als unangenehme Gerüche auf. Sie sind häufiger bei Läsionen des Uncus hippocampi beobachtet worden.

Gustatorische Wahrnehmungen können angenehme oder abstoßende Geschmackshalluzinationen sein. Ihre Ausprägung variiert vom Einfachen (salzig, sauer, süß, bitter) bis zum Raffinierten. Sie werden häufig als „metallisch" beschrieben. Ähnliche Wahrnehmungen treten bei elektrischer Reizung des parietotemporalen Operculums auf.

Vertiginöse Symptome schließen Gefühle des Fallens im Raum und des Schwankens ebenso wie systematischen Schwindel in horizontaler oder vertikaler Richtung ein.

Ein seltenes iktales somatosensorisches Phänomen ist lokalisierter iktogener Schmerz, der auch isoliert vorkommen kann. Intrakranielle EEG-Ableitungen zeigten bei 8 Patienten in allen Fällen einen Ursprung im Parietallappen (Siegel et al. 1999).

Anfälle mit vegetativen Symptomen

Erbrechen, Blässe, Erröten, Schweißausbruch, Piloerektion, Pupillenerweiterung, verstärkte Darmperistaltik mit Darmgeräuschen und Inkontinenz können als einfach fokale Anfälle auftreten. Iktales Erbrechen tritt vorwiegend bei Anfällen auf, die ihren Ursprung in der nicht dominanten Hemisphäre haben (Devinsky et al. 1995, Baumgartner et al. 1999).

Anfälle mit psychischen Symptomen (Störungen höherer zerebraler Funktionen)

Sie sind in der Mehrzahl mit einer Bewusstseinsstörung verbunden und gehören dann zu komplexen fokalen Anfällen.

Aphasie

Der akuten Aphasie liegt eine Sprechhemmung (speech arrest) zu Grunde, siehe auch oben unter „Anfälle mit motorischen Symptomen".

Dysmnestische Symptome

Möglichkeiten sind Verzerrungen des Gedächtniserlebens wie Störungen der zeitlichen Einordnung, traumähnliche Zustände (dreamy state), blitzartiges Auftauchen einer Erinnerung (flashback) oder ein Gefühl, als sei ein frisches Erlebnis schon einmal erlebt worden – bekannt als Déjà-

Vu oder als ob eine schon bekannte Wahrnehmung nicht bekannt sei (Jamais-Vu). Wenn es sich um auditive Wahrnehmungen handelt, werden sie als Déjà-Entendu oder Jamais-Entendu bezeichnet. Als eine Form von Zwangsdenken kann ein Patient gelegentlich eine schnelle Erinnerung von Episoden seiner Vergangenheit erleben, die als Panoramavision bekannt ist.

Kognitive Störungen

Hierzu gehören Dreamy States, Zeitsinnstörungen, Unwirklichkeitsgefühle und solche der Abgehobenheit oder Depersonalisation.

Affektive Symptomatik

Während eines Anfalls kann es zu äußerst angenehmen oder unangenehmen Gefühlen kommen, zu Angst und schwerer Depression mit dem Gefühl der Wertlosigkeit und des Verworfenseins. Auch Weinen als iktales Phänomen kann vorkommen (Dan u. Boyd 1997). Im Unterschied zu Depressionen bei psychiatrischen Erkrankungen treten diese Symptome bei Anfällen innerhalb von wenigen Minuten auf. Gelegentlich wird Ärger oder Wut erlebt; aber im Unterschied zu Wutausbrüchen entsteht epileptischer Ärger anscheinend unprovoziert und geht rasch vorbei. Furcht bzw. Angst ist das häufigste Symptom; es setzt plötzlich und gewöhnlich unprovoziert ein und kann zum Weglaufen führen. Zusammen mit der Angst finden sich häufig objektive Symptome wie Pupillenerweiterung, Blässe, Erröten, Piloerektion, Herzklopfen und Blutdruckanstieg. Die iktale Angst und ihre autonomen Begleiterscheinungen können durch elektrische Stimulation der Corpora amygdaloidea ausgelöst werden.

Lachen im epileptischen Anfall (gelastischer Anfall) sollte streng genommen nicht als affektives Symptom klassifiziert werden, da das Lachen gewöhnlich leer und ohne affektive Beteiligung geschieht. Wie andere Formen pathologischen Lachens ist es häufig nicht von echter Heiterkeit begleitet. Gelastische Anfälle sind ein häufiger Befund bei hypothalamischen Hamartomen (Striano et al. 1999)

Illusionen

Hierbei handelt es sich um Fehlwahrnehmungen, bei denen die Objekte deformiert erscheinen können. Polyoptische Illusionen wie Doppeltsehen auf einem Auge oder Veränderung der Größe (Makropsie oder Mikropsie) oder der Entfernung kommen vor. Auch veränderte Hörwahrnehmungen, wie z. B. Mikroakusis und Makroakusis, können auftreten. Andere Möglichkeiten sind Depersonalisationen, etwa als befände sich die Person außerhalb ihres Körpers, oder als veränderte Wahrnehmung von Größe oder Gewicht einer Extremität.

Strukturierte Halluzinationen

Halluzinationen, also Erscheinungen oder Wahrnehmungen ohne entsprechenden äußeren Reiz, können die sensiblen, visuellen, auditiven, olfaktorischen oder gustatorischen Sinne betreffen. Entspringt der Anfall dem primären Wahrnehmungsfeld, pflegt die Halluzination eher primitiven Charakter zu haben, wie Lichtblitze bei visueller, Rauschen bei auditiver Wahrnehmung. Bei den reichhaltigeren Anfällen, die visuelle oder auditive Assoziationsfelder einbeziehen und Erinnerungsspuren aktivieren, kommt es zu geformten Halluzinationen mit Szenen, Personen, Gesprächen oder Musik. Diese Wahrnehmungen können normalen Wahrnehmungen gleichen oder verzerrt sein.

Fokale Anfälle mit komplexer Symptomatik

Bei den komplexen fokalen Anfällen sind beide Hemisphären in die epileptiforme neuronale Aktivierung einbezogen. Sie können mit einer einfachen fokalen Symptomatik beginnen, der die Bewusstseinstrübung folgt, entweder ausschließlich oder verbunden mit Automatismen. Die Bewusstseinsstörung kann auch von Anfang an bestehen, wiederum isoliert oder in Kombination mit Automatismen. Ebenso wie die einfachen fokalen Anfälle können die komplexen fokalen Anfälle sekundär in generalisierte tonisch-klonische, tonische und klonische Anfälle übergehen.

Die komplexen fokalen Anfälle gehen überwiegend vom medialen Temporallappen aus, weitere Ursprungsorte sind in abnehmender Häufigkeit Frontallappen, Okzipitallappen, laterale Temporallappen und Parietallappen. Automatismen sind demnach lokalisatorisch keine Hilfe, da sie einen unterschiedlichen anatomischen Ursprung haben können. Es scheint ihnen jedoch gemeinsam zu sein, dass die Entladungen verschiedene Areale des limbischen Systems einbeziehen.

Im EEG zeigen sich iktal einseitige oder beidseitige epileptiforme Entladungen, diffus oder fokal temporal oder frontotemporal lokalisiert. Auch interiktal ist häufig ein einseitiger oder beidseitiger asynchroner Fokus sichtbar, üblicherweise über den temporalen oder frontalen Regionen.

Automatismen

Automatismen sind ein wesentliches Charakteristikum der komplexen fokalen Anfälle, sie können aber auch bei Absencen beobachtet werden. Als postiktale epileptische Automatismen können sie außerdem jedem schweren epileptischen Anfall folgen, besonders tonisch-klonischen Anfällen, sie sind dann gewöhnlich von Verwirrtheit begleitet.

Der epileptische Automatismus bedeutet die Freisetzung automatischen Verhaltens unter dem Einfluss einer Bewusstseinstrübung. Es handelt sich hier um eine mehr oder weniger koordinierte und angepasste (eupraktische oder dyspraktische), unwillkürliche motorische Aktivität. Gewöhnlich besteht eine Amnesie für dieses Ereignis. Der Automatismus kann einfach eine Fortführung der Aktivität sein, die beim Eintritt des epileptischen Anfalls ausgeübt wurde oder eine neue Aktivität darstellen, die sich in Verbindung mit der epileptischen Bewusstseinsänderung entwickelt. Automatismen sind gewöhnlich ein einfaches Handlungsgefüge, oft durch die Umgebung des Kranken oder seine Empfindungen im Anfall ausgelöst; nur selten ist fragmentarisches, primitives, infantiles oder antisoziales Verhalten zu sehen.

Man unterscheidet folgende Automatismen:

- Kauautomatismen oder Essautomatismen (Kauen, Schlucken, Schmatzen, Lecken der Lippen),
- mimische Automatismen, die den Gefühlszustand des Betroffenen (gewöhnlich Angst) ausdrücken,
- gestische Automatismen, einfach oder komplex, auf den Beobachter oder die Umgebung bezogen,
- ambulatorische Automatismen (z. B. Gehen, Laufen, Herumdrehen),
- verbale Automatismen (z. B. Summen, Grunzen, Wort- und Satzwiederholungen).

Daneben gibt es noch andere seltenere iktale Automatismen wie z. B. genitale Automatismen mit Manipulationen am Genitale oder Anheben des Beckens (Leutmezer et al. 1999).

Aura

Ein häufig benutzter Begriff bei der Beschreibung komplexer fokaler Anfälle ist die Aura. Diese Bezeichnung stammt aus dem Griechischen und bedeutet die Wahrnehmung eines Lufthauchs. Die Aura geht bei manchen Personen mit komplexen fokalen Anfällen dem Anfall voraus. Die Aura ist dann der Teil des Anfalls, während dem das Bewusstsein noch erhalten ist und an den sich der Patient nach dem Anfall erinnert. Die Aura kann auch der ganze Anfall bleiben, es handelt sich dann definitionsgemäß um einfache fokale Anfälle mit ausschließlich subjektiver Symptomatik. Wenn das Bewusstsein im Verlauf des Anfalls verloren geht, ist die Aura das Initialsymptom eines komplexen fokalen Anfalls.

Somnolenz, Sopor, Verwirrtheit

Somnolenz (Schläfrigkeit) bedeutet ein Schlafstadium, aus dem der Patient zu angemessenen motorischen und verbalen Antworten leicht erweckt werden kann. Beim Sopor kann der Patient einige spontane Bewegungen machen und durch schmerzhafte und andere heftige Reize zu Fluchtbewegungen veranlasst werden. Ein verwirrter Patient reagiert unangemessen auf seine Umgebung und ist zu Ort, Zeit oder Person desorientiert.

Seitenlokalisierende Symptome fokaler Anfälle

Von besonderem Interesse bei fokalen Anfällen ist die Beziehung zwischen klinischen Zeichen und anatomischer Lokalisation. Von einem epileptischen Fokus breiten sich während eines Anfalls die epileptischen Entladungen häufig in benachbarte Areale, zur Gegenseite oder in subkortikale Gebiete aus. Wenn die Symptome auf eine bestimmte Region hinweisen, bedeutet dieses also nur, dass diese an der epileptischen Aktivität beteiligt ist, nicht jedoch, dass es der ursprüngliche Fokus sein muss. Die ersten Anfallssymptome haben den höchsten lokalisatorischen Wert, wobei die Seitenlokalisation genauer ausfällt als die Fokusbestimmung. In Tab. 10.2 sind einige seitenlokalisierende Hinweise zusammengestellt.

Generalisierte Anfälle

Das Erscheinungsbild generalisierter Anfälle reicht von einer isolierten Bewusstseinsstörung bis zur tiefen Bewusstlosigkeit mit generalisierten Konvulsionen des gesamten Körpers und ausgeprägten Störungen von Atmung und Kreislauf.

Absenceanfälle

Das Kernmerkmal der Absencen ist die Bewusstseinsstörung (Absence, d.i. Abwesenheit). Es werden auf Grund von klinischen Kriterien und EEG-Befunden typische und atypische Absencen unterschieden, wobei eine klare Trennung nicht immer möglich ist. Bei den typischen Absencen gibt es außer den Absencen mit ausschließlicher Bewusstseinsstörung je nach Begleiterscheinung, die nur leicht ausgeprägt sind, weitere Subformen (Absencen mit milden klonischen, atonischen, tonischen Komponenten, mit Automatismen). Gemischtes Auftreten der Subtypen ist häufig.

Im iktalen EEG sind gewöhnlich reguläre und bilateral symmetrisch ausgeprägte 3/s (Spannweite 2-4/s) Spike-Wave-Komplexe, evtl. auch Polyspike-Wave-Abläufe sichtbar. Zu Beginn der Entladungen ist die Frequenz häufig höher (3,5 Hz), diese nimmt dann im Verlauf der Absence bis auf 2,5 Hz ab. Das interiktale EEG weist gewöhnlich eine normale Hintergrundaktivität auf, wobei paroxysmale Spikes oder Spike-Wave-Komplexe auftreten können.

Absence nur mit Bewusstseinsstörung (blande Absence, einfache Absence)

Während der Absence ist außer der Bewusstseinstrübung nichts weiter erkennbar. Das Kennzeichen der einfachen Absence ist plötzlicher Beginn, die Unterbrechung der augenblicklichen Aktivität, starrer Blick, evtl. eine kurze Aufwärtsbewegung der Augen. Spricht der Patient gerade, wird die Sprache langsamer oder unterbrochen; geht er gerade, bleibt er wie angegossen stehen; isst er gerade, führt er das Essen nicht mehr bis zum Mund. Gewöhnlich antwortet der Patient nicht auf Ansprache, aber bei manchen Patienten werden die Anfälle durch Ansprache unterbrochen. Der Anfall dauert einige Sekunden bis eine halbe Minute und endet meist so schnell, wie er begonnen hat.

Tabelle 10.2 Seitenlokalisierende Symptome fokaler Anfälle (mod. nach Nashef 1996)

- Eine Hemiparese zeigt einen epileptischen Fokus auf der Gegenseite an
- Die frühe unilaterale Extremitätendystonie weist im Allgemeinen auf einen Herd auf der Gegenseite hin; sie tritt bei den mesialen Temporallappenepilepsien meist kontralateral zum epileptogenen Fokus auf, bei den neokortikalen Temporallappenepilepsien aber ausschließlich ipsilateral
- Unilaterale Extremitätenautomatismen können ihren Ursprung in beiden Hemisphären haben, der ipsilaterale ist aber wahrscheinlicher; sie stellen wahrscheinlich eher ein Releasephänomen als eine iktale Aktivität dar
- Unilaterale motorische Automatismen treten bei Patienten mit mesialen Temporallappenepilepsien ipsilateral zum epileptogenen Fokus auf, im Falle der neokortikalen Temporallappenepilepsien ausschließlich kontralateral
- Die Version von Kopf und Augen bei vollem Bewusstsein zu Beginn eines Anfalls zeigt einen Fokus im kontralateralen frontalen Kortex an
- Eine Dysphasie weist auf die Beteiligung der dominanten Hemisphäre hin
- Die Vokalisation klar verständlicher Wörter lässt die Beteiligung der nichtdominanten Hemisphäre vermuten
- Erbrechen steht meist in Verbindung mit Anfallsaktivität in der nicht dominanten Hemisphäre

Absence mit milden klonischen Komponenten

Es treten klonische Bewegungen in den Augenlidern, den Mundwinkeln oder anderen Muskelgruppen auf, deren Ausprägung von fast nicht wahrnehmbaren Bewegungen bis zu generalisierten myoklonischen Zuckungen reichen können. In der Hand gehaltene Gegenstände können herunterfallen.

Absence mit atonischen Komponenten

Hier kommt es zu einer Tonusminderung sowohl der Haltungsmuskulatur als auch der Gliedmaßenmuskeln mit Absinken des Kopfes, gelegentlichem Zusammensacken des Rumpfes, Herunterfallen der Arme und Erschlaffen des Handgriffs. Selten ist der Tonus so stark vermindert, dass die Person hinfällt.

Absence mit tonischen Komponenten

Es kann im Anfall zu einer tonischen Muskelkontraktion kommen, wobei die Muskeltonuserhöhung die Extensoren oder Flexoren symmetrisch oder asymmetrisch betreffen kann. Wenn der Patient steht, kann der Kopf nach hinten gezogen werden und der Rumpf sich überstrecken. Dieses kann zu einer Retropulsion führen. Der Kopf kann sich tonisch zur einen oder anderen Seite drehen.

Absence mit Automatismen

Sinnvolle oder scheinbar sinnvolle Bewegungen bei Bewusstseinstrübung in der Absence sind häufig und reichen von Lecken der Lippen und Schlucken bis zu Nesteln an der Kleidung und ziellosem Gehen. Auf Ansprache kann der Patient grunzen oder sich der Stimme zuwenden, bei Berührung oder Kitzeln kann er die betreffende Stelle reiben. Die Automatismen können vielgestaltig sein oder aus Kombinationen der oben beschriebenen Einzelvorgänge bestehen oder auch so einfach sein, dass sie übersehen werden.

Die atypischen Absencen sind durch ausgeprägtere Tonusänderungen als die typischen Absencen gekennzeichnet. Der Beginn und das Ende treten nicht so abrupt auf. Das iktale EEG ist stärker heterogen, es kann irreguläre Spike-Wave-Komplexe einschließen, schnelle epileptiforme oder andere paroxysmale Aktivität. Die Abnormitäten sind beidseitig sichtbar, aber oft irregulär und asymmetrisch. Interiktal ist die Hintergrundaktivität gewöhnlich abnorm; die paroxysmale Aktivität (z. B. Spikes oder Spike-Wave-Komplexe) ist häufig irregulär und asymmetrisch ausgeprägt.

Typische Absencen treten in erster Linie bei den idiopathischen Absenceepilepsien auf, die atypischen vor allem bei den kryptogenen und symptomatischen Epilepsien (z. B. bei der Epilepsie mit myoklonischen Absencen, beim Lennox-Gastaut-Syndrom). Der Begriff Absence sollte nur Verwendung finden, wenn generalisierte Spike-Wave-Aktivität im EEG erkennbar ist. Für Absencen fokalen Ursprungs, von frontalen parasagittalen, frontopolaren oder temporalen Läsionen ausgehend, wird häufig der Begriff Pseudoabsencen benutzt. Diese Absencen präsentieren sich mit Bewusstseinstrübung, Spracharrest, Innehalten, Augenöffnen, gelegentlich mit einfachen Automatismen und mit rascher Erholung (Tükel u. Jasper 1952, Manford 1996).

Myoklonische Anfälle

Epileptische myoklonische Anfälle (einzelne oder multiple) sind durch plötzliche, kurze, schockartige Muskelkontraktionen von 20–120 ms Dauer charakterisiert, die generalisiert sein können oder auf Gesicht und Rumpf, auf eine oder mehrere Extremitäten oder auf einzelne Muskeln oder Muskelgruppen beschränkt sind. Das Ausmaß der Bewegungen ist sehr variabel. Myoklonische Zuckungen können isoliert oder in rascher Folge auftreten. Sie ereignen sich vorzugsweise zur Zeit des Schlafengehens oder des Aufwachens. Sie können durch Willkürbewegungen verstärkt werden. Myoklonien sind die dominierende Anfallsform bei verschiedenen Epilepsiesyndromen des Kindes- und Jugendalters (z. B. bei der benignen myoklonischen Epilepsie des Kleinkindesalters, beim Doose-Syndrom und bei der juvenilen myoklonischen Epilepsie). Das iktale EEG zeigt vor allem Polyspike-Waves, daneben auch Spike-Waves, nur gelegentlich Sharp-Waves.

Myoklonien werden dann als epileptisch definiert, wenn sie in Verbindung mit kortikalen epileptischen Potenzialen auftreten (Commission on Pediatric Epilepsy of the International League Against Epilepsy 1997). Es werden 3 Typen des epileptischen Myoklonus unterschieden: der kortikale Myoklonus, der auf einer Hyperexzitabiliät des sensorimotorischen Kortex beruht, der retikuläre Reflexmyoklonus als Resultat der Hyperexzitabiliät der kaudalen retikulären Formation und der thalamokortikale Myoklonus, der bei primär generalisierten Epilepsien auftritt. Dem sog. negativen Myoklonus liegt eine Hemmung der Muskelaktivität zu Grunde, die als Pause der Muskeltätigkeit sichtbar wird, wenn eine Haltung aufrechterhalten wird (Dulac et al. 1998).

Der epileptische Myoklonus muss von anderen nicht epileptischen Myoklonusformen unterschieden werden. Die myoklonischen Zuckungen bei Rückenmarkserkrankungen, bei der Dyssynergia cerebellaris myoclonica, dem postanoxischen Zustand, dem Paramyoclonus multiplex und dem Opsoklonus-Myoklonus-Syndrom sind nicht epileptischen Ursprungs.

Klonische Anfälle

Generalisierte Krampfanfälle haben gelegentlich keine tonische Komponente und sind dann durch wiederholte klonische Zuckungen charakterisiert. Ihre Frequenz nimmt im Verlauf des Anfalls ab, nicht jedoch die Amplitude. Die Anfälle sind häufig asymmetrisch und irregulär ausgeprägt. Die Anfälle dauern gewöhnlich nur kurz an, auch die postiktale Phase ist kurz. Klonische Anfälle treten vor allem bei sehr jungen Kindern auf, insbesondere bei Neugeborenen.

Manche generalisierten Krampfanfälle beginnen mit einer klonischen Phase, die in eine tonische Phase übergeht und schließlich zu einem „klonisch-tonisch-klonischen" Anfall führen.

Schnelle Aktivität (10/s oder schneller) und langsame Wellen finden sich iktal, Spike-Wave- oder Polyspike-Wave-Entladungen interiktal.

Tonische Anfälle

Ein tonischer Anfall ist eine starre, starke Muskelkontraktion, welche Körperteile in einer gezwungenen Haltung fixiert. Augen und Kopf können dabei zu einer Seite gedreht werden, dieses kann zu einer Rotation des gesamten Körpers führen (wobei sich der Patient manchmal ganz herumdrehen kann, sogar 2- oder 3-mal). Die Gesichtszüge sind verzerrt; die Gesichtsfarbe ist zunächst unverändert, wird dann schnell blass und anschließend rot, schließlich livid, wenn die Fixierung des Brustkorbs durch den Krampf die Atembewegungen unterbindet. Die Augen sind offen oder geschlossen; die Konjunktiva ist gefühllos; die Pupillen erweitern sich stark mit Einsetzen der Zyanose. Im weiteren Verlauf des Krampfes verändert sich gewöhnlich seine relative Intensität in verschiedenen Körperregionen, wodurch leichte Stellungsänderungen entstehen.

Daneben sind tonisch-axiale Anfälle mit Extension von Kopf, Nacken und Rumpf bekannt.

Das iktale EEG ist durch kleinamplitudige schnelle Aktivität oder einen schnellen Rhythmus von 9–10/s-Wellen oder darüber gekennzeichnet, dessen Frequenz im Verlauf des Anfalls abnimmt, während die Amplitude zunimmt. Die Hintergrundaktivität im interiktalen EEG ist häufig nicht altersentsprechend. Es zeigt mehr oder weniger rhythmische Entladungen von Sharp-Slow-Waves, die manchmal asymmetrisch ausgeprägt sind.

Generalisierte tonische Anfälle kommen häufig in Verbindung mit anderen Anfallsformen vor, insbesondere bei Patienten mit malignen Epilepsieformen wie beispielsweise dem Othahara-Syndrom und dem Lennox-Gastaut-Syndrom. Als isoliertes Phänomen können sie sowohl Symptom einer sekundär generalisierten als auch primär generalisierten Epilepsie sein, im letzteren Fall ist die Prognose gut (Kramer et al. 1998).

Tonisch-klonische Anfälle

Die häufigsten generalisierten Anfälle sind die generalisierten tonisch-klonischen Anfälle, oft als Grand Mal bezeichnet. Manche Patienten erleben ein vages, schlecht beschreibbares Vorgefühl, aber die Mehrzahl verliert das Bewusstsein ohne Vorboten. Es kommt zu einer ganz plötzlichen tonischen Kontraktion der Muskeln, und wenn diese die Atemmuskeln einbezieht, kommt es zu Stridor, Schrei oder Stöhnen. Im tonischen Stadium, welches 10–30 s dauert, fällt der Patient zu Boden, wobei er sich gelegentlich verletzen kann. Er liegt starr, und in diesem Stadium behindert die tonische Kontraktion der Thoraxmuskulatur die Atmung, was zur Zyanose führen kann. Es kann zu Zungenbiss und unwillkürlichem Urinabgang kommen. Dieses tonische Stadium geht dann über in klonische Bewegungen von verschieden langer Dauer. In diesem Stadium können zwischen den Krampfbewegungen Ansätze grunzender Respiration auftreten, gewöhnlich bleibt der Patient zyanotisch und Speichel kann vor dem Mund schäumen. Am Ende dieses Stadiums folgt eine tiefe Respiration und alle Muskeln erschlaffen, wonach der Patient verschieden lange bewusstlos bleibt. Nach dem Anfall verfällt er häufig in einen tiefen Schlaf. Wenn er erwacht, fühlt er sich i.allg. wohl bis auf ein Gefühl der Zerschlagenheit und häufige Kopfschmerzen. Gelegentlich kommen sehr kurze Anfälle ohne postiktale Schläfrigkeit vor.

Im Anfall zeigt das EEG initial eine Abflachung bzw. Desynchronisierung, gefolgt von rhythmischer schneller Aktivität mit einer Frequenz von etwa 10 Hz, welche während der tonischen Phase in der Frequenz ab- und in der Amplitude zunimmt und die während der klonischen Phase durch langsame Wellen unterbrochen wird. Im interiktalen EEG zeigen sich Polyspike-Waves oder Spike-Wave- oder manchmal Sharp-Wave-Entladungen.

Generalisierte tonisch-klonische Krämpfe können in jedem Lebensalter vorkommen; sie treten bei sehr kleinen Kindern allerdings seltener auf. Sie können ein isoliertes Phänomen primärer oder sekundär generalisierter Epilepsien sein oder in Verbindung mit vielen anderen Anfallsformen kombiniert auftreten. Die Anfallsfrequenz kann stark zwischen täglichen Anfällen und gelegentlichen Anfällen mit Intervallen von Monaten bis Jahren variieren.

Atonische Anfälle

Beim atonischen (astatischen) Anfall kommt es zu einer plötzlichen, evtl. inkompletten Verminderung des Muskeltonus mit Absacken des Kopfes und Erschlaffung des Unterkiefers, Beugebewegung des Körpers, Absinken von Gliedmaßen oder zu Tonusverlust aller Muskeln mit In-sich-Zusammenfallen. Ein möglicher Bewusstseinsverlust ist meist nur von äußerst kurzer Dauer. Wenn diese Anfälle mit plötzlichem Hinstürzen verbunden sind, spricht man von Sturzanfällen (drop attacks). Milde Formen stellen Kopfnicken und Einknicken dar. Der plötzliche Verlust des Haltetonus in Kopf und Rumpf kann zu Verletzungen durch Gegenstände führen, die im Wege sind. Besonders das Gesicht ist Verletzungen ausgesetzt. Im Falle länger dauernder atonischer Anfälle kann das Zusammensacken nach und nach in einer rhythmischen Form sukzessiver Erschlaffung vor sich gehen. Bei Sturzanfällen ist auf Grund des Erscheinungsbildes oft schwer zu erkennen, ob es sich um atonische oder tonische handelt. Atonische Anfälle können zusammen mit Absencen und myoklonischen Anfällen auftreten. Bei den meisten Sturzanfällen, insbesondere auch beim Lennox-Gastaut-Syndrom, handelt es sich aber nicht um atonische Anfälle, sondern um kurze tonische Anfälle (Spasmen) (Egli et al. 1985, Ikeno et al. 1985, Oguni et al. 1997).

Der iktale EEG-Befund weist Polyspike-Waves oder eine Abflachung oder eine kleinamplitudige schnelle Aktivität auf. Für das interiktale EEG sind ebenfalls die Polyspike-Waves charakteristisch.

Nicht als fokal oder generalisiert klassifizierbare epileptische Anfälle

Diese Kategorie schließt alle Anfälle ein, die aufgrund unzureichender oder inkompletter Daten nicht klassifiziert werden können, ferner einige Anfälle, die sich aufgrund ihrer Art nicht in die oben definierten Kategorien einordnen lassen. Viele Anfälle des Kleinkindes (z. B. rhythmische Augenbewegungen, Kauen, schwimmende oder zappelnde Bewegungen sowie Apnoen) sind hier einzuordnen.

Besondere Schwierigkeiten bereiten Anfälle, die nicht mit epilepsiespezifischen EEG-Veränderungen einhergehen. In einigen Fällen bleibt unklar, ob es sich um epileptische oder pseudoepileptische Anfälle handelt. Auch die Trennung der Absencen als generalisierte Anfallsformen von Absencen fokaler Genese kann im Einzelfall schwierig sein. Supplementär motorische Anfälle betreffen gewöhnlich den ganzen Körper und scheinen deshalb generalisierte Anfälle zu sein. Wenn aber das Bewusstsein häufig erhalten bleibt und dieses ist häufig der Fall, handelt es sich um einfache fokale Anfälle. Wegen ihrer bizarren Erscheinungsform werden sie oft als pseudoepileptische Anfälle verkannt.

Alternativer Klassifikationsversuch

Gegen eine Klassifikation der Anfälle auf Grund klinischer Kriterien und von EEG-Befunden wurde vorgebracht, dass diese beiden Parameter häufig nicht gut miteinander korrelieren. Deshalb wurde von einer Reihe von Epileptologen vorgeschlagen, die Klassifikation ausschließlich auf die iktale Semiologie der Anfälle aufzubauen (Lüders et al. 1998, Noachtar et al. 1998). Nachdem die Anfallsanalyse ohne Beachtung anderer Befunde vorgenommen worden ist, sollen alle Informationen aus der Anamnese, neurologischem Befund, EEG, Bildgebung und Krankheitsverlauf zusammengeführt und zur Diagnose eines Epilepsiesyndroms genutzt werden.

Diese alternative Klassifikation schlägt folgende Definitionen vor:

- Auren sind ausschließlich subjektiv erlebte, iktale Manifestationen mit somatosensorischen (Kribbeln, Taubheitsgefühl), visuellen, auditorischen, olfaktorischen, gustatorischen, vegetativen, epigastrischen und psychischen Eigenschaften.
- Dialeptische Anfälle haben eine Bewusstseinsstörung als hauptsächliche iktale Manifestation.
- Vegetative Anfälle gehen mit dokumentiertbaren Veränderungen wie Herzrhythmus- und Atmungsveränderungen einher.
- Motorische Anfälle werden in einfache (mit einfachen Bewegungsabläufen) und komplexmotorische (mit komplexen Bewegungsabläufen) unterteilt:
  - Zu den einfach motorischen Anfällen gehören der epileptische Spasmus mit einer Dauer von $^1/_2$–3 s, der bei den BNS-Krämpfen in Serien auftritt, der myoklonische Anfall mit einer Dauer von 200–400 ms, der tonische Anfall mit einer länger als 3–5 s anhaltenden tonischen Muskelkontraktion, die zu tonischen Haltungen führt, der klonische Anfall mit regelmäßigen Serien myoklonischer Anfälle, der tonisch-klonische Anfall und der versive Anfall mit horizontaler Blickwendung, Kopf- und gelegentlich auch Körperdrehung zur gleichen Seite.
  - Zu den komplex-motorischen Anfällen gehören 3 Unterformen: der hypermotorische Anfall (z. B. in Form von Fahrradfahren), der automotorische Anfall mit Automatismen der distalen Extremitäten und der Mundregion sowie der gelastische Anfall.
- Eine weitere Gruppe umfasst folgende besondere Anfallsformen:
  - atonischer Anfall mit plötzlichem Muskeltonusverlust,
  - negativ myoklonischer Anfall mit einer abrupten Muskelatonie, der nur mittels einer Polygraphie sicher diagnostiziert werden kann,
  - astatischer Anfall einschließlich Sturzanfällen epileptischer Genese,
  - akinetischer Anfall mit der Unfähigkeit, willkürliche Bewegungen auszuführen,
  - aphasischer Anfall und
  - hypomotorischer Anfall mit einem reduzierten Bewegungsausmaß.

Kann ein epileptischer Anfall keiner der angeführten Formen zugeordnet werden, so sprechen die Autoren lediglich von epileptischem Anfall ohne nähere Bezeichnung.

Der Nachteil dieser neuen Klassifikation ist die Einführung anderer Definitionen für Anfälle, die schon lange bestimmte Namen tragen, z. B. dialeptischer Anfall für Absence. Der Vorteil ist die Aufnahme neuer Anfallsformen, wie z. B. hypermotorischer Anfall. Erwünscht wäre eigentlich eine Präzisierung und Erweiterung der bisherigen Anfallsklassifikation.

11 Klassifikation der Epilepsien und Epilepsiesyndrome

Der Beschreibung der Epilepsien wird heute international die Klassifikation der Internationalen Liga gegen Epilepsie zu Grunde gelegt (Commission on Classification and Terminology of the International League Against Epilepsy 1989).

Eine solche Klassifikation bringt mehrere Vorteile mit sich:

- Einheit der Terminologie zum Zwecke der Kommunikation,
- Zusammenfassung umfangreicher wissenschaftlicher Daten und deren statistische Auswertung,
- Auswahl von Patienten für genetische Analysen,
- Einsatz neuer Antiepileptika für spezifische Krankheitsbilder.

Die Klassifikation der Epilepsien sollte möglichst streng und eindeutig sein. Sie sollte auch die Einfügung neu erkannter Epilepsieformen gestatten. Bei der Zuordnung ist zu bedenken, dass gerade bei Kindern im Laufe der Zeit ein Wechsel der Zugehörigkeit von einer Epilepsieform zu einer anderen nicht ungewöhnlich ist (z. B. Übergang vom West-Syndrom zum Lennox-Gastaut-Syndrom).

In der Internationalen Klassifikation der Epilepsien und Epilepsiesyndrome (ILAE-Klassifikation) werden zur Bezeichnung der Krankheitseinheiten die beiden Begriffe Epilepsien und Epilepsiesyndrome benutzt.

Definition der Begriffe Epilepsie und Epilepsiesyndrom

Der Begriff Epilepsie als Krankheitseinheit bedeutet eigentlich, dass eine definierbare Ätiologie (Summe primärer Kausalfaktoren), eine bekannte Pathogenese (die Kaskade sekundärer Ereignisse und Veränderungen) und ein bestimmter Phänotyp (die Summe der durch einen pathologischen Prozess bewirkten morphologischen und/oder funktionellen Veränderungen eines Organismus) vorliegen. Die Ätiologie der Epilepsien ist aber nur teilweise bekannt und in der Regel variabel, die Pathogenese ist noch weitgehend unbekannt. Ein Beispiel für eine Epilepsie wäre die mesiale Temporallappenepilepsie.

Der Begriff Syndrom wird uneinheitlich benutzt: einerseits als ein Komplex von Symptomen, die charakteristischerweise durch Vorgeschichte, Verlauf und Prognose ohne Rücksicht auf ihre kausale Verknüpfung miteinander verbunden sind und andererseits als wissenschaftlicher Krankheitsbegriff in derselben Weise, aber unter Berücksichtigung der Ursache der Symptome (Spranger 1996). Bei einigen Epilepsiesyndromen ist eine genetische Ursache wahrscheinlich, bei der großen Mehrzahl der Epilepsien handelt es sich aber um Epilepsiesyndrome mit heterogener Ursache, Beispiele sind das West-Syndrom und das Lennox-Gastaut-Syndrom.

Die Beziehung zwischen Krankheit und Syndrom ist locker, ätiologisch definierte Krankheiten des ZNS können mehrere unterschiedliche Epilepsiesyndrome verursachen, wobei das Alter zum Zeitpunkt der Manifestation der Epilepsie eine wesentliche Rolle spielt, z. B. kortikale Dysplasien können Ursache des West-Syndroms und der Frontallappenepilepsie sein.

Klassifikation der Epilepsien und Epilepsiesyndrome gemäß der Internationalen Liga gegen Epilepsie (ILAE-Klassifikation)

In der ILAE-Klassifikation werden zwei Merkmale zur Aufteilung benutzt. Zum einen werden die Epilepsien in lokalisationsbezogene (fokale) und generalisierte Epilepsien unterschieden, zum anderen werden sie nach der Ätiologie in idiopathische Epilepsien (Epilepsiesyndrome des Kindes- und Jugendalters), symptomatische Epilep-

Tabelle 11.1 Revidierte Klassifizierung der Epilepsien und epileptischen Syndrome (Commission on Classification and Terminology of the International League Against Epilepsy 1989)

Lokalisationsbezogene Epilepsien und Syndrome:

- idiopathisch (mit altersgebundenem Beginn):
  - gutartige Epilepsie des Kindesalters mit zentrotemporalen Spikes
  - Epilepsie des Kindesalters mit okzipitalen Paroxysmen
  - primäre Leseepilepsie
- symptomatisch:
  - chronisch progrediente Epilepsia partialis continua (Koževnikov-Syndrom) des Kindesalters
  - Syndrome mit spezifischen Anfallsauslösern (Reflexepilepsien)
  - Temporallappenepilepsie
  - Frontallappenepilepsie
  - Parietallappenepilepsie
  - Okzipitallappenepilepsie
- kryptogen

Generalisierte Epilepsien und Syndrome:

- idiopathische (mit altersgebundenem Beginn):
  - benigne familiäre Neugeborenenkrämpfe
  - benigne Neugeborenenkrämpfe
  - benigne myoklonische Epilepsie des Kleinkindalters
  - Epilepsie mit pyknoleptischen Absencen (Pyknolepsie, Absence-Epilepsie des Kindesalters)
  - juvenile Absence-Epilepsie
  - Impulsiv-Petit-mal-Epilepsie (juvenile myoklonische Epilepsie)
  - Aufwach-Grand-mal-Epilepsie
  - andere generalisierte idiopathische Epilepsien
  - Epilepsien mit spezifischen Anfallsauslösern
- kryptogen oder symptomatisch:
  - Epilepsie mit Blitz-Nick-Salaam-Krämpfen
  - Lennox-Gastaut-Syndrom
  - Epilepsie mit myoklonisch-astatischen Anfällen
  - Epilepsie mit myoklonischen Absencen
- symptomatisch:
  - unspezifische Ätiologie:
    - myoklonische Frühenzephalopathie
    - frühinfantile epileptische Enzephalopathie mit Suppression Burst
    - andere symptomatische generalisierte Epilepsien
  - spezifische Syndrome
    - symptomatische Anfälle sind das führende oder vorherrschende Symptom verschiedener Krankheitszustände

Epilepsien und Syndrome, die nicht als fokal oder generalisiert bestimmbar sind:

- mit sowohl generalisierten als auch fokalen Anfällen:
  - Neugeborenenkrämpfe
  - schwere myoklonische Epilepsie des Kleinkindesalters
  - Epilepsie mit anhaltenden Spike-Wave-Entladungen im synchronisierten Schlaf
  - Aphasie-Epilepsie-Syndrom (Landau-Kleffner-Syndrom)
  - andere unbestimmte Epilepsien
- ohne eindeutige generalisierte oder fokale Zeichen:
  - viele Fälle von Schlaf-Grand-Mal

Spezielle Syndrome

Gelegenheitsanfälle:

- Fieberkrämpfe
- isolierte Anfälle oder isolierter Status epilepticus
- Anfälle, die ausschließlich bei akuten metabolischen oder toxischen Ereignissen auftreten mit Faktoren wie Alkohol, Drogen, Eklampsie, nichtketotischer Hyperglykämie

sien (bekannte Hirnläsion als Ursache) und kryptogene Epilepsien (unbekannte Ursache) unterteilt. Bei den fokalen Epilepsien wird, soweit wie möglich, noch der Ursprung der Anfälle berücksichtigt, was die Grundlage der Bezeichnungen Frontallappen-, Temporallappen-, Parietallappen- oder Okzipitallappenepilepsie bildet.

Der Begriff idiopathisch ist von dem Griechischen „idios" abgeleitet, was selbst, eigen oder persönlich bedeutet. Idiopathische Epilepsien und Syndrome sind nach lexikalischer Definition Krankheiten, „die nicht durch eine andere bedingt oder veranlasst sind". Die einzig mögliche zugrunde liegende Ursache dieser Epilepsien ist die erbliche Disposition. Der Begriff idiopathisch sollte nach dem Vorschlag der ILAE-Kommission (ILAE Commission 1997) deshalb nicht mehr, wie das früher der Fall war, für Anfälle ohne erkennbare Ursache benutzt werden, sondern nur noch für bestimmte Epilepsien mit altersgebundenem Beginn, bestimmten klinischen und elektroenzephalographischen Charakteristika und einer vermutlichen oder nachgewiesenen genetischen Ätiologie.

Symptomatische Epilepsien können auf eine bekannte Störung des zentralen Nervensystems zurückgeführt werden. Sie sind durch unprovozierte epileptische Anfälle charakterisiert, die Komplikationen einer länger zurückliegenden Hirnschädigung darstellen oder Ausdruck eines fortbestehenden oder progredienten neurologischen Prozesses sind.

Der Begriff kryptogen bezieht sich auf eine Störung, deren Ursache verborgen ist. Kryptogene Epilepsien sind vermutlich symptomatisch, doch ist ihre Ätiologie nicht bekannt. Kryptogene Epilepsien umfassen somit alle Epilepsien, die nicht den symptomatischen oder idiopathischen Epilepsien zugeordnet werden können.

Tab. **11.1** gibt eine Übersicht über die Klassifikation der Epilepsien und Epilepsiesyndrome gemäß der ILAE. Diese wird auch dazu benutzt, um im Folgenden die einzelnen Epilepsien zu beschreiben. Hinzugefügt werden weitere Epilepsien, die zum Zeitpunkt der Erstellung der Klassifikation noch nicht eingeordnet werden konnten oder noch nicht bekannt waren.

Probleme der ILAE-Klassifikation der Epilepsien und Epilepsiesyndrome

Von den Autoren der Klassifikation wird auch zugegeben, dass die jetzt benutzte „Internationale Klassifikation der Epilepsien und Epilepsie-Syndrome" noch nicht völlig befriedigend ist. Patienten können im Verlauf ihrer Erkrankung von einem Syndrom in ein anderes überwechseln; z. B. können bei einem Kind mit West-Syndrom später die Kriterien für ein Lennox-Gastaut-Syndrom zutreffen. Es kann deshalb aufgrund der fortschreitenden Entwicklung schwierig sein, zu einem bestimmten Zeitpunkt festzulegen, welches spezielle Syndrom ein Patient hat, was möglicherweise von dem Reifegrad des Nervensystems zur jeweiligen Zeit abhängt. Der Verlauf kann weitgehend durch die Ursache vorherbestimmt sein, ist aber nicht immer vorweg abzuschätzen. Da Ursachen und Pathogenese der Epilepsien häufig unbekannt sind und die Diagnose dann allein auf dem Phänotyp beruht, sind Fehldiagnosen leicht möglich.

Dem jetzigen Konzept der Unterteilung in symptomatische und idiopathische Epilepsien liegt zu Grunde, dass bei den idiopathischen mit den bildgebenden Verfahren keine morphologisch fassbaren Veränderungen im ZNS nachgewiesen werden können, von denen bekannt ist, dass sie epileptische Anfälle verursachen können. Nicht auszuschließen sind aber gering ausgeprägte, dysgenetische anatomische Substrate, die mit den gegenwärtigen bildgebenden Verfahren noch nicht erkennbar sind. Dafür sprechen die von Meencke (1992) bei idiopathischen Epilepsien nachgewiesenen Mikrodysgenesien. Erst die umfassende Kenntnis der Ursachen, Pathogenese und Erscheinungsformen der Epilepsien wird eine befriedigende Klassifikation ermöglichen.

12 Lokalisationsbezogene (fokale, partielle) Epilepsien und Syndrome

Dieses sind Epilepsien, bei denen Anfallssymptomatik und Untersuchungsbefunde einen lokalisierten Beginn der Anfälle nahelegen. Obwohl die Mehrzahl der lokalisationsbezogenen Epilepsien Symptom einer strukturellen Hirnläsion sind, dürfen die Begriffe fokal und symptomatisch keinesfalls identisch verwendet werden. Lokalisationsbezogene Epilepsien können auch eine idiopathische Ätiologie mit einer vorübergehenden örtlichen Funktionsstörung haben. Fokale symptomatische Epilepsien beruhen entweder auf umschriebenen, konstanten epileptogenen Läsionen oder aber auf weniger gut definierten Läsionen, wo dann Anfälle von variablen Orten ausgehen können. Bei den meisten symptomatischen fokalen Epilepsien ist die epileptogene Läsion konstant in einer bestimmten Hemisphäre zu finden. Bei den idiopathischen altersgebundenen fokalen Epilepsien sind häufig vergleichbare Regionen beider Hemisphären einbezogen, weshalb im Verlauf nicht selten auch ein Seitenwechsel des epileptogenen Fokus beobachtet wird.

Idiopathische lokalisationsbezogene Epilepsien (mit altersgebundenem Beginn)

Hierbei handelt es sich um Epilepsien des Kindesalters mit fokalen Anfällen und fokalen EEG-Befunden auf dem Boden einer genetischen Disposition. Sie treten altersgebunden, ohne nachweisbare anatomische Läsion auf und pflegen spontan zu remittieren. Klinisch haben die Patienten weder neurologische noch intellektuelle Schäden und keine Anamnese mit relevanten vorausgehenden Krankheiten, häufig aber eine positive Familienanamnese mit gutartigen Epilepsien. Die Anfälle sind meist kurz und selten, können aber anfangs häufiger auftreten. Der Anfallsablauf kann von Patient zu Patient verschieden sein, bleibt aber bei demselben Patienten in der Regel konstant. Das EEG ist charakterisiert durch normale Hintergrundaktivität und wiederholte lokalisierte hochamplitudige Sharp-Waves, manchmal mit verschiedenen unabhängigen Lokalisationen. Auch kurze generalisierte Sharp-Wave-Ausbrüche können vorkommen. Die fokalen Befunde nehmen im Schlaf zu, wobei sich ihre Gestalt nicht ändert.

Benigne fokale Epilepsien

Der Begriff benigne fokale Epilepsien umfasst eine größere Gruppe mehr oder weniger gut definierter Epilepsiesyndrome mit einer guten Prognose bei Fehlen einer zerebralen Läsion. Zu dieser Gruppe gehören außer den schon bisher beschriebenen idiopathischen fokalen Epilepsien einige Epilepsiesyndrome, die in der ILAE-Klassifikation nicht vorkommen. Tab. **12.1** zeigt die einzelnen Syndrome, die dazu gerechnet werden können (Gobbi u. Guerrini 1997).

Die Begriffe benigne und idiopathische fokale Epilepsie sind nicht identisch zu verwenden, denn idiopathisch setzt die genetische Disposition voraus, was bei einigen der benignen fokalen Epilepsien noch unklar ist. Bei mehreren Syndromen ist außerdem umstritten, ob es sich wirklich um selbständige Krankheitseinheiten handelt. Mittels molekulargenetischer Untersuchungen wird in der Zukunft die ätiologische Zuordnung der verschiedenen Syndrome wahrscheinlich geklärt werden können.

Von einigen Autoren werden auch die in der ILAE-Klassifikation an anderer Stelle aufgeführten Epilepsiesyndrome Landau-Kleffner-Syndrom und ESES-Syndrom zu den benignen fokalen Epilepsien gerechnet. Diese Zuordnung ist allerdings umstritten. Auch bei diesen beiden Syndromen remittieren zwar die Anfälle in der Adoleszenz, die Prognose ist jedoch bezüglich der kognitiven Funktionen ungünstig. Von den Befürwortern wird angeführt, dass es sich bei den benignen fokalen Epilepsien um ein Spek-

Tabelle 12.1 Benigne fokale Epilepsien des Kindes- und Jugendalters

In der ILAE-Klassifikation:
- benigne fokale Epilepsie des Kindesalters mit zentrotemporalen Spikes
- benigne fokale Epilepsie des Kindesalters mit okzipitalen Paroxysmen

Nicht in der ILAE-Klassifikation:
- Säuglings- und frühes Kleinkindalter:
  - idiopathische frühkindliche Partialepilepsie nach Watanabe
- Kindes- und Jugendalter:
  - atypische benigne fokale Epilepsie des Kindesalters
  - benigne psychomotorische Epilepsie
  - benigne fokale Epilepsie des Kindesalters mit extremen somatosensorischen Potentialen
  - benigne Frontallappenepilepsie des Kindesalters
  - benigne fokale Anfälle der Adoleszenz
  - idiopathische photosensitive Okzipitallappenepilepsie

Umstrittene Zuordnung:
- Landau-Kleffner-Syndrom
- ESES-Syndrom

Neues Syndrom:
- autosomal dominante rolandische Epilepsie mit Sprachdyspraxie

trum von Manifestationsformen handele, an dessen einem Ende der zentrotemporale Sharp-Wave-Fokus ohne Klinik und an dessen anderem Ende das ESES-Syndrom stehe. Dazwischen befänden sich, unscharf von einander getrennt, die übrigen Syndrome. Ursache sei eine hereditäre Maturationsstörung (Doose u. Baier 1989, Doose et al. 1996). Entsprechend dem Vorschlag der ILAE-Klassifikation werden Landau-Kleffner-Syndrom und ESES-Syndrom bei den Epilepsien mit fokalen und generalisierten Anfällen näher besprochen.

Vor kurzem wurde ein neues Syndrom der autosomal dominanten rolandischen Epilepsie mit einer Sprachdyspraxie beschrieben (Scheffer et al. 1995b). Dieses Syndrom hat zwar Ähnlichkeiten mit der benignen Rolando-Epilepsie, aber anders als bei dieser sind eine Sprachdyspraxie und kognitive Störungen vorherrschende Symptome.

Benigne Epilepsie des Kindesalters mit zentrotemporalen Spikes (Rolando-Epilepsie)

Die für die Erkrankung typischen hemifazialen Anfälle wurden erstmalig 1597 durch den Arzt Martinius Rulandus beschrieben (Van-Huffelen 1989). Der Name geht aber wahrscheinlich auf den italienischen Anatom und Physiologen Luigi Rolando (1773–1831) zurück. Die Erstbeschreibung des klinischen Bildes erfolgte 1958 durch Nayrac und Beaussart.

Die Rolando-Epilepsie ist eine der häufigsten Epilepsieformen des Kindesalters, sie macht bei den Kindern je nach Studie etwa 5–20% der Fälle aus, das männliche Geschlecht überwiegt (3:2) (Lerman 1997). In 2 Populationsstudien von Kindern im Alter von 0–15 Jahren mit neu aufgetretenen Epilepsien hatten 5% von 329 Kindern bzw. 9,6% von 609 Kindern eine Rolando-Epilepsie (Eriksson u. Koivikko 1997, Berg et al. 1999a). Die Inzidenz wurde bei Kindern bis zum Alter von 15 Jahren mit 21/100 000 angeben (Heijbel et al. 1975).

Ätiologische Faktoren

Bei 6–10% der Betroffenen wird über eine auffällige Neonatalperiode berichtet, 4–5% haben ein mildes Schädel-Hirn-Trauma in der Vorgeschichte. Eine multifaktorielle Genese wird angenommen, genetische Faktoren spielen die entscheidende Rolle. In der Vorgeschichte der Kinder selbst finden sich in 7–10% der Fälle Fieberkrämpfe. Bei den näheren Verwandten der Betroffenen (Geschwister, Eltern, Neffen) sind in bis zu 40% epileptische Anfälle aufgetreten oder epileptiforme EEG-Veränderungen nachgewiesen worden (Lerman 1997). Bei Geschwistern von Kindern mit einer Rolando-Epilepsie fanden sich bei 15% ein Rolando-Fokus und eine Epilepsie und bei 19% lediglich ein Rolando-Fokus (Heijbel et al. 1975). Genetische Studien sprechen dafür, dass die typischen zentrotemporalen Sharp-Waves autosomal dominant mit variabler und altersspezifischer Penetranz vererbt werden (Bray u. Wiser 1964, Heijbel et al. 1975).

Weitere Studien haben gezeigt, dass nur eine Minderzahl von Kindern mit Rolando-Foci tatsächlich Anfälle bekommt. Weitere kortikal irritative oder enthemmende Einflüsse auf genetischer Basis oder durch Umweltfaktoren scheinen dafür verantwortlich zu sein, dass sich Anfälle manifestieren (Lerman 1997). Von Doose et al. (1989, 1996) wird als Ursache der benignen fokalen Epilepsie des Kindesalters eine hereditäre Entwicklungsstörung der Hirnreifung postuliert, dafür sprächen die häufig assoziierten Lern- und Verhaltensstörungen.

Klinik

Die Rolando-Epilepsie ist durch folgende klinische Kriterien gekennzeichnet (Beaussart 1972, Lerman 1997):

- genetische Prädisposition,
  Beginn ab dem Lebensalter von 2 Jahren und vor der Pubertät,
- fokale Anfälle, gewöhnlich kurz dauernd und selten, ohne oder mit Generalisation, vorwiegend im Schlaf,
- Fehlen neurologischer und mentaler Defizite, gutes Ansprechen auf Antiepileptika,
- keine mentale Verschlechterung im Verlauf, Remission in der 2. Lebensdekade.

Die Rolando-Epilepsie manifestiert sich im Alter von 3–13 Jahren, in 75% der Fälle zwischen 5 und 10 Jahren. Die Anfälle treten vorwiegend nachts auf (kurz nach dem Einschlafen oder morgens vor dem Erwachen), in 15% der Fälle tagsüber und nachts, in 20–30% nur tagsüber. Im Wachzustand überwiegen einfache fokale Anfälle, nachts kommt es häufiger zur sekundären Generalisation.

Anfallsbilder

Die fokalen Anfälle manifestieren sich bei erhaltenem Bewusstsein in folgender Weise:

- somatosensorische fokale Anfälle mit unilateralen Parästhesien, in die Zunge, Lippen, Mundschleimhaut und Wangen einbezogen sind,
- als unilaterale tonische, klonische, tonisch-klonische Anfälle der Gesichtsmuskulatur, der Lippen, der Zunge sowie der Pharynxmuskulatur,
- mit einer Sprechstörung (Dysarthrie, Anarthrie) durch Beteiligung der Larynxmuskulatur,
- mit verstärktem Speichelfluss durch eine Dysphagie.

Die hemifazialen Anfälle können sich auf den gleichseitigen Arm und seltener auch auf das Bein ausbreiten (Hemi-Grand-Mal-Anfall), in komplexe fokale Anfälle übergehen oder auch zu einem generalisierten tonisch-klonischen Anfall generalisieren.

Nachts treten vor allem folgende Anfallsformen auf:

- kurze hemifaziale Anfälle mit Sprechhemmung und Speichelfluss bei erhaltenem Bewusstsein (das Kind wird durch die Anfälle geweckt),
- ähnliche Anfälle mit Bewusstseinsverlust, die mit gurgelnden Atemgeräuschen einhergehen und oft mit Erbrechen enden,
- generalisierte Krampfanfälle.

In einer retrospektiven multizentrischen Studie mit 193 Patienten zeigte sich, dass der sekundäre Grand-Mal-Anfall mit 60% die häufigste Anfallsform darstellte (Löffler et al. 1997). Der klassische einfach fokale Anfall trat nur bei 30% der Kinder auf. Bei jungen Kindern kommen häufiger Hemi-Grand-Mal- und Grand-Mal-Anfälle vor, bei älteren überwiegen die hemifazialen einfachen fokalen Anfälle (Lerman 1997).

Die meisten Anfälle dauern etwa 30 s bis zu 2 min. Bei etwa 5–10% der Kinder tritt ein Status epilepticus auf. Die Anfallsfrequenz ist in etwa 2 Drittel der Kinder niedrig, die Anfallsintervalle betragen dann 2–12 Monate. In 13–21% der Kinder bleibt es bei einem singulären Anfall, die Hälfte der Kinder hat 5 Anfälle oder weniger, 21% haben häufige Anfälle, die dann dazu neigen, in Clustern aufzutreten. Eine postiktale Toddsche Lähmung wurde in 7–16% der Fälle bemerkt.

Von einigen Autoren wurde bei den Betroffenen eine überzufällige Häufung von Kopfschmerzen bzw. Migräne gesehen, was aber von anderen Untersuchern nicht bestätigt wurde (Lerman 1997). In einer Studie von Kindern mit Rolando-Epilepsie im Vergleich zu einer Kontrollgruppe konnte keine unterschiedliche Migränehäufigkeit (14% vs. 13%) festgestellt werden (Giovanardi-Rossi et al. 1987).

EEG

Die EEG-Kriterien dieses Epilepsiesyndroms schließen ein (Dalla Bernadina et al. 1992):

- normale Hintergrundaktivität,
- charakteristische Morphologie der fokalen Entladungen in Form amplitudenhoher Sharp-Waves bzw. Sharp-Slow-Waves in der Zentrotemporalregion oder seltener in den Nachbar-

regionen mit möglicher sekundärer Generalisation,
- Tendenz der Entladungen zur Ausbreitung zur Gegenseite oder zum Seitenwechsel (60% sind unilateral, 40% bilateral),
- Aktivierung der fokalen Entladungen durch den Schlaf (in 30% der Fälle überhaupt nur im Schlaf sichtbar),
- mögliche kurze Ausbrüche generalisierter Spike-Waves,
- Remission der fokalen Sharp-Waves vor der Adoleszenz.

Bildgebende Diagnostik

Mittels der Bildgebung des ZNS finden sich in typischen Fällen keine Abweichungen.

Neuropsychologische Besonderheiten

Obwohl das Fehlen mentaler Defizite eigentlich ein diagnostisches Kriterium ist, sind leichtere kognitive Störungen bei einer Reihe von Kindern mit Rolando-Epilepsie beschrieben worden. In vielen früheren Studien wurde schon über Lernprobleme und Verhaltensstörungen in Form von Hyperaktivität und Aufmerksamkeitsmangel berichtet. Diese Schwierigkeiten wurden vor allem den psychosozialen Auswirkungen der Epilepsie selbst oder den eingenommenen Antiepileptika zugeschrieben (Wirrell 1998).

Neuere ausführliche neuropsychologische Tests von Kindern mit Rolando-Epilepsie haben in mehreren kognitiven Bereichen leichtere Störungen der Aufmerksamkeit, der visuellen Wahrnehmung, der visuomotorischen Koordination, der Sprachentwicklung und des Verhaltens erkennen lassen (Wirrell 1998). In einer Studie mit 44 Kindern ohne Antiepileptika und Anfallsfreiheit für mindestens 6 Monate im Vergleich zu normalen Kontrollen wurde zwar keine signifikante IQ-Minderung nachgewiesen, jedoch fanden sich eindeutig schlechtere Ergebnisse in den Aufmerksamkeitstests und für die visuomotorischen Fähigkeiten. Es bestand eine Abhängigkeit von der Fokuslokalisation, denn die Kinder mit einem rechtsseitigen Fokus hatten die geringsten Ausfälle, die mit einem linksseitigen etwas stärkere und die mit beidseitigen Foci die ausgeprägtesten. Eine Nachtestung ergab bei den Patienten, die mindestens 4 Jahre anfallsfrei gewesen waren und keinen Rolando-Fokus mehr im EEG aufwiesen, dass alle kognitiven Veränderungen verschwunden waren (D'Alessandro et al. 1990). In einer weiteren Studie mit 43 Kindern mit Rolando-Epilepsie wurde gezeigt, dass bei Rechtshändern die fokalen Entladungen über der rechten Hemisphäre die Aufmerksamkeit und die visuomotorischen Funktionen beeinträchtigen (Picirilli et al. 1994).

Bei 7 von 10 Kindern mit benignen fokalen Epilepsien konnten in Verbindung mit subklinischen zentrotemporalen Sharp-Waves transiente kognitive Störungen nachgewiesen werden (Binnie u. Marston 1992). Mittels einer standardisierten Testbatterie wurden in einer weiteren Untersuchung bei 20 Kindern mit Rolando-Epilepsie und aktivem Rolando-Fokus alle wichtigen Aspekte der Sprachfunktionen (neben IQ verbales Gedächtnis, auditorische Diskrimination, Wortschatz, Grammatik und Lesen) erfasst. Dreizehn der 20 Kinder zeigten eine Sprachdysfunktion in 2 oder mehr von 12 gemessenen Variablen, 8 dieser 13 Kinder hatten einen normalen IQ, was auf spezifische Sprachprobleme hinwies. Die Sprachdysfunktionen korrelierten eng mit Lernstörungen in der Schule (Staden et al. 1998).

Ein Problem bei der Bewertung der beschriebenen neuropsychologischen Auffälligkeiten stellt die Auswahl der Probanden dar. Diese wurden in der Regel auf Grund von EEG-Ableitungen gefunden und/oder die Untersuchungen wurden an Institutionen durchgeführt, die in der Regel ausgesuchte Patienten mit schwierigeren Epilepsien behandeln. Es bleibt somit unklar, in wieweit die beschrieben Veränderungen repräsentastiv für die Gesamtgruppe der Kinder mit Rolando-Epilepsien sind.

Diagnose und Differenzialdiagnose

In einem typischen Fall genügen Anamnese, neurologische Untersuchung und EEG-Befund zur Diagnosestellung, auf eine bildgebende Diagnostik des ZNS kann verzichtet werden. In untypischen Fällen sollte ein kraniales MRT durchgeführt werden. Auch EEG-Ableitungen bei Geschwistern mit dem Nachweis eines Rolando-Fokus können in unklaren Fällen zur Diagnose beitragen.

Diffenzialdiagnostisch zu berücksichtigen ist, dass bei etwa 1,5–2,5% normaler Schulkinder im Alter von 6–12, 6–13 bzw. 6–15 Jahren zentrotemporale Sharp-Waves nachgewiesen wurden (Eeg-Olofsson et al. 1971, Cavazutti et al. 1980, Okubo et al. 1994).

Auch Kinder mit neurologischen oder mentalen Symptomen einer nachgewiesenen Hirnschädigung können Anfälle unter dem klinischen Bild der Rolando-Epilepsie entwickeln. Obwohl auf deren Epilepsie die Kriterien einer gutartigen fokalen Epilepsie nicht zutreffen, kann der Verlauf ähnlich günstig sein (Lerman 1997).

Therapie

Es ist wichtig, den Eltern des Kindes die gute Prognose der Rolando-Epilepsie zu vermitteln. Nach dem ersten und auch dem zweiten Anfall kann zunächst abgewartet werden. Wenn nur selten Anfälle auftreten, kann insgesamt auf eine medikamentöse Therapie verzichtet werden, denn die Remission tritt ohne und mit Medikation ein.

Wird eine Antiepileptikatherapie durchgeführt, so genügen häufig niedrige Dosen. Mittel der 1. Wahl ist Sultiam in einer Dosierung von 4–6 mg/kg/Tag, dessen hohe Wirksamkeit kürzlich mit einer placebokontrollierten multizentrischen Studie bewiesen wurde (Rating u. Wolf 1999). Insgesamt 60 Kinder hatten daran teilgenommen. Trat innerhalb von 6 Monaten erneut ein Anfall auf, so wurde dieses Kind aus der Studie herausgenommen. Die Patienten der Verumgruppe hatten 5 mg/kg/Tag Sultiam erhalten, von diesen blieben 86% in der Studie, während es in der Placebogruppe lediglich 31% waren.

Medikamente der weiteren Wahl stellen Carbamazepin, Valproat und Clobazam dar.

Wird Carbamazepin angewendet, so haben 50–65% der Kinder keinen weiteren Anfall. Durch dieses Medikament kann aber in Einzelfällen eine Verschlechterung hervorgerufen und ein atypischer Verlauf induziert werden (Prats et al. 1998). In einer Gruppe von 10 Kindern mit Rolando-Epilepsie, die mit Carbamazepin behandelt wurden, befanden sich 2 Kinder, deren Kognition und Verhalten durch das Medikament erheblich beeinträchtigt wurde (Seidel u. Mitchell 1999).

Nach 1–2 Jahren Anfallsfreiheit kann das Antiepileptikum wieder abgesetzt werden.

Prognose

Die Prognose der Rolando-Epilepsie ist gut. Sie heilt vor dem 15.–16. Lebensjahr aus, und zwar unabhängig davon, wie viele Anfälle aufgetreten sind. In einer Metaanalyse (Bouma et al. 1997) der klinischen Studien zur Rolando-Epilepsie zeigte sich, dass sich 50% der Epilepsien im Alter von 6 Jahren in Remission befanden, 92% im Alter von 12 Jahren und 99,8% im Alter von 18 Jahren. In 1–2% der Fälle tritt später eine neue Form von Epilepsie auf (Loiseau et al. 1988).

Wenn auch unzweifelhaft Lern- und Verhaltensprobleme in der akuten Phase der Rolando-Epilepsie auftreten können, so ist die psychosoziale Langzeitprognose dennoch gut. In einer Langzeitbeobachtung wurde festgestellt, dass im Vergleich zu normalen Kontrollen die berufliche Situation der Patienten sogar günstiger war (Loiseau et al. 1988).

Benigne fokale Epilepsie des Kindesalters mit okzipitalen Paroxysmen

Dieses in die ILAE-Klassifikation aufgenommene Syndrom wurde 1981 erstmals von Gastaut beschrieben. Nach seiner Beschreibung ist es durch Anfälle charakterisiert, welche visuelle Symptome einschließen, die oft von motorischen oder psychomotorischen Manifestationen gefolgt sind und manchmal postiktal mit Migränekopfschmerz enden. Das EEG zeige distinkte, repetitive okzipitale Paroxysmen, die nur nach Augenschluss sichtbar sind. Keine okzipitalen Läsionen könnten nachgewiesen werden. Die Kinder seien neurologisch normal. Die Anfälle würden im Erwachsenenalter sistieren.

Im Vergleich zur Rolando-Epilepsie kommt dieses Syndrom sehr viel seltener vor. Nach den Angaben von Panayiotopoulos (1999) wird aber die Häufigkeit unterschätzt, er gibt an, dass es unter den benignen fokalen Epilepsien des Kindesalters einen Anteil von etwa 20% ausmache (Panayiotopoulos 1989a). In 2 Populationsstudien von Kindern im Alter von 0–15 Jahren mit neu aufgetretenen Epilepsien variierte der relative Anteil an allen Epilepsien erheblich, er machte in der einen Studie 3% von 329 Kindern (Eriksson u. Koivikko 1997), in der anderen 0,3% von 609 Kindern aus (Berg et al. 1999a). Die im Laufe der Zeit erschienenen Publikationen legten nahe, dass dieses Syndrom 2 Untereinheiten umfasst, eine Late-Onset- und eine Early-Onset-Variante (Gobbi u. Guerrini 1997, Panayiotopoulos 1999a). Die Auftrennung in diese 2 Varianten wird aber von anderen Untersuchern infrage gestellt (Andermann u. Zifkin 1998).

Epilepsie des Kindesalters mit okzipitalen Paroxysmen, Late-Onset- oder Gastaut-Variante

Schon von Gastaut (1982) wurde auf die Bedeutung genetischer Faktoren hingewiesen. Bei etwa 30–45% der Betroffenen gibt es eine positive Familienanamnese für Fieberkrämpfe oder Epilepsien (Gobbi u. Guerrini 1997)

Klinik

Dieses Syndrom manifestiert sich im Alter von 3–16 Jahren, im Mittel mit 8 Jahren. Jungen und Mädchen sind gleich häufig betroffen. Die Anfälle treten tagsüber auf.

Die charakteristischen Zeichen der Anfälle sind visuelle Symptome in Form von elementaren Halluzinationen (z. B. Flecke, einfache Formen), von Illusionen (Mikropsie, Makrosie), von Skotomen oder einer Amaurose. Diese Symptome dauern meist Sekunden bis einige Minuten lang an. Entweder es bleibt dabei oder es folgen hemiklonische Anfälle ohne Bewusstseinsverlust, komplexe fokale Anfälle mit Automatismen oder generalisierte Anfälle. Adversive Anfälle sind das häufigste iktale motorische Ereignis. In etwa einem Drittel der Fälle gehen die Anfälle in migräneartige Kopfschmerzen über (Gobbi u. Guerrini 1997, Panayiotopoulos 1999a).

EEG

Die Hintergrundaktivität im EEG ist normal. Über den okzipitalen und hinteren temporalen Regionen einer oder beider Hemisphären zeigt es typischerweise Paroxysmen von hochamplitudigen Spike-Waves oder Sharp-Waves, die sich rhythmisch wiederholen, jedoch nur bei geschlossenen Augen. Das Fehlen dieser EEG-Veränderungen schließt aber die Diagnose nicht aus. Während der Anfälle können sich die okzipitalen Entladungen zur Zentral- oder Temporalregion ausdehnen.

Diagnose und Differenzialdiagnose

Die entscheidenden diagnostischen Kriterien sind die den Anfällen assoziierten visuellen Symptome, die nachfolgenden Kopfschmerzen und der EEG-Befund. Okzipitale Spike-Wave-Komplexe, die durch Augenöffnen blockiert werden, sind nicht für dieses Syndrom spezifisch, sie können auch bei der basilaren Migräne und bei symptomatischen okzipitalen Epilepsien vorkommen (Aicardi u. Newton 1987).

Wegen des kombinierten Auftretens von visuellen Halluzinationen und Kopfschmerzen wird die Epilepsie des Kindesalters mit okzipitalen Paroxysmen häufig mit Migräne verwechselt. Hier ist der EEG-Befund das wichtigste Unterscheidungsmerkmal.

Eine symptomatische okzipitale Epilepsie auf Grund einer statischen oder progredienten Läsion muss mittels eines MRT ausgeschlossen werden. Ein Syndrom mit fokalen Anfällen und bilateralen okzipitalen Verkalkungen wurde beschrieben, welches die Epilepsie des Kindesalters mit okzipitalen Paroxysmen zunächst imitieren kann, dann aber kontinuierlich zur Verschlechterung führt (Gobbi et al. 1988).

Eine Abgrenzung von der idiopathischen photosensitiven okzipitalen Epilepsie ist dadurch möglich, dass bei dieser die Anfälle durch spezifische optische Reize (Fernseher, Videospiele) ausgelöst werden.

Therapie

Mittel der Wahl ist Carbamazepin, ob Sultiam ähnlich gut wirkt, ist nicht bekannt.

Prognose

Die Prognose ist relativ gut, z. Z. ist aber noch keine endgültige Aussage möglich.

In etwa der Hälfte der Fälle remittieren die Anfälle innerhalb von 2–4 Jahren nach Beginn der Epilepsie.

Epilepsie des Kindesalters mit okzipitalen Paroxysmen, Early-Onset-Variante (Panayiotopoulos-Variante)

In der Vorgeschichte finden sich häufig Fieberkrämpfe (16–30%). Bei 7% der Kinder sind Epilepsien in der Familie vorgekommen.

Klinik

Das Alter zum Zeitpunkt des Auftretens variiert zwischen 2 und 8 Jahren, im Mittel liegt es bei 5 Jahren (Oguni et al. 1999). Die Anfälle ereignen sich überwiegend nachts, in 2 Dritteln der Patienten nur nachts, beim Rest tagsüber und nachts oder nur tagsüber. In der Regel treten insgesamt nur wenige Anfälle (meist nur 2–3 Anfälle) auf.

Das klinische Bild wird von einer Augenbulbusdeviation nach einer Seite und Erbrechen bestimmt. Die Augen bleiben geöffnet, die Bulbusdeviation kann minuten- oder stundenlang anhalten und kann von einer Kopfwendung zur gleichen Seite begleitet sein. Das Bewusstsein ist in 80–90% der Fälle beeinträchtigt. Der Anfall kann mit hemiklonischen Konvulsionen des Gesichts und der Extremitäten einhergehen (etwa 25% der Patienten) und sekundär generalisieren (etwa 50% der Patienten). Im Vergleich zur Late-Onset-Variante werden iktale visuelle Symptome und auch postiktale Kopfschmerzen nur selten angegeben (Ferrie et al. 1997, Panayiotopoulos 1989b, Panayiotopoulos 1999a).

Autonome Störungen (Hautblässe) und Verhaltensänderungen (auffallende Bewegungslosigkeit, motorische Unruhe) können den Anfällen vorangehen oder diese begleiten, vor allem wenn sie länger anhalten (Vigevano et al. 1993).

Etwa 2 Drittel der Anfälle dauern 5–10 min, bei etwa einem Drittel manifestieren sie sich als fokaler Status epilepticus mit einer Dauer bis zu 12 h.

Die Kinder haben einen normalen neurologischen und mentalen Status, die ZNS-Bildgebung fällt unauffällig aus.

Die EEG-Marker des Syndroms sind bei Augenschluss uni- oder bilaterale amplitudenhohe Sharp-Slow-Waves in der Okzipitalregion, die durch Augenöffnen blockiert werden. Dieser Befund entspricht dem der Late-Onset-Variante. Ein Seitenwechsel der Foci kommt häufig vor (Oguni et al. 1999, Panayiotopoulos 1999a).

Diagnose

Die Diagnose kann gestellt werden, wenn folgende Kriterien zutreffen:

- normale Entwicklung der Kinder,
- Beginn der Epilepsie im Alter zwischen 2 und 8 Jahren,
- okzipitale EEG-Foci,
- iktales Erbrechen mit tonischer Augendeviation.

Eines der beiden letzten Kriterien kann auch fehlen (Oguni et al. 1999).

Therapie

Da die Mehrzahl der Kinder nur wenige Anfälle bekommt, kann meist auf eine medikamentöse Langzeittherapie verzichtet werden. In einem Bericht über den Vergleich der Wirkung von Phenobarbital, Carbamazepin, Valproat oder keine Therapie war kein Vorgehen dem anderen überlegen (Ferrie et al. 1997).

Prognose

Die Prognose ist exzellent, auch bei den Kindern, bei denen ein fokaler Status epilepticus aufgetreten ist (Panayiotopoulos 1999a). Die Dauer der aktiven Epilepsie ist längstens 1–2 Jahre. Die Remission erfolgt bei der Mehrzahl der Kinder bis zum Alter von 12 Jahren.

Benigne fokale Epilepsie des Säuglingsalters (benigne infantile familiäre Epilepsie, Watanabe-Syndrom)

Definition, Ätiologie

Die benigne frühkindliche fokale Epilepsie ist zuerst von Watanabe et al. (1987) beschrieben worden. Nachfolgende Publikationen bestätigten die Existenz dieses Syndroms, einige Fälle wurden auch unter der Bezeichnung „benigne infantile familiäre Epilepsie", „benigne infantile familiäre Krampfanfälle" oder „Watanabe-Syndrom" publiziert (Vigevano et al. 1992, Okumura et al. 1996, Berger et al. 1997, Capovilla et al. 1998). Dieses Epilepsiesyndrom wird autosomal dominant vererbt, das Gen befindet sich auf dem langen Arm des Chromosoms 19 (Guipponi et al. 1997). Die ursprüngliche Vermutung, dass es sich bei den benignen infantilen Krampfanfällen um eine allele Variante der benignen neonatalen Krampfanfälle handeln könnte, wurde durch Kopplungsstudien ausgeschlossen (Malafosse et al. 1994).

Da von diesem Syndrom Kinder unter 2 Jahren betroffen sind, trifft das Kriterium der benignen fokalen Epilepsien mit einem Beginn nach dem Alter von 2 Jahren nicht mehr zu. Dieses Syndrom gehört aber wahrscheinlich in diese Gruppe, denn die Kriterien familiäre Belastung mit Epilepsien, altersgerechte Entwicklung, normaler neurologischer Befund, Auftreten fokaler Anfälle und gute Prognose werden erfüllt. Die

Besonderheiten dieses Syndroms könnten altersbedingt sein.

Klinik, diagnostische Kriterien und Therapie

Watanabe et al. (1987) berichteten über 9 Patienten mit komplexen fokalen Anfällen, die im Alter zwischen 3 und 20 Monaten begannen und in Clustern auftraten. Während der Anfälle zeigten die Kinder einen motorischen Arrest, eine verminderte Reagibilität, Starren oder einen leeren Blick, mild ausgeprägte Automatismen und leichte Konvulsionen. Das interiktale EEG fiel normal aus. Die Anfälle stoppten prompt mit relativ geringen Dosen von Carbamazepin. Die Prognose war exzellent, bei einer Nachuntersuchung nach 5–10 Jahren waren alle Kinder anfallsfrei. Von demselben Autor wurde eine weitere Gruppe von 7 Kindern mit ähnlichen Charakteristika, aber sekundär generalisierten Anfällen beschrieben (Watanabe et al. 1993).

Unter Berücksichtigung weiterer Studien außer den genannten Arbeiten von Watanabe (Vigevano et al. 1992, Okumura et al. 1996, Berger et al. 1997, Capovilla et al. 1998) werden folgende diagnostischen Charakteristika des Watanabe-Syndroms deutlich:

- normale Entwicklung vor dem Auftreten der Epilepsie,
- keine zu Grunde liegende Hirnschädigung,
- familiäre Belastung mit derselben Epilepsieform in demselben Lebensalter,
- Auftreten einfach fokaler, komplexer fokaler und sekundär generalisierter Anfälle,
- normales interiktales EEG,
- gutes Ansprechen auf die Medikation,
- exzellente Prognose.

Das Manifestationsalter liegt zwischen 4 und 8 Monaten, durchschnittlich bei etwa 6 Monaten. Die Anfälle treten häufig in Clustern auf, die sich über 2–4 Tage erstrecken. Die mittlere Dauer der aktiven Epilepsie liegt bei 3 Monaten.

Die bisher eingesetzten Antiepileptika sind alle gut wirksam (Carbamazepin, Phenobarbital, Valproat, Zonisamide), Wirksamkeitsunterschiede waren nicht zu erkennen. Die Epilepsie sistiert häufig auch spontan ohne Therapie. Eine niedrig dosierte Carbamazepintherapie scheint ausreichend zu sein (Berger et al. 1997). Die Epilepsie remittiert in allen Fällen.

Atypische benigne fokale Epilepsie des Kindesalters

Die nosologische Zuordnung dieser atypischen Form der benigen fokalen Epilepsien des Kindesalters ist noch unklar. Das Krankheitsbild wurde 1982 erstmalig von Aicardi und Chevrie beschrieben und später von anderen Untersuchern bestätigt (Deonna et al. 1986, Doose et al. 1992).

Klinik und EEG-Befunde

Nach den Angaben von Aicardi u. Chevrie (1982) fielen unter den 32 Kindern mit dem klinischen Bild der benignen fokalen Epilepsie des Kindesalters 7 Kinder mit ungewöhnlichen Merkmalen auf. Die Anfälle traten im Alter von 2–6 Jahren auf. Die Kinder zeigten sowohl die typischen fokalen und generalisierten Anfälle, als auch atypische Absencen, myoklonische Zuckungen und atonische Anfälle mit Hinstürzen. Diese Untergruppe war zwar therapieresistent, zeigte aber langfristig keine psychomotorische Verschlechterung. Die Epilepsie remittierte, wenn die Kinder 9–12 Jahre alt waren. Das Wach-EEG wies fokale Spikes und Sharp-Waves auf, welche die Seite wechseln konnten. Im Schlaf-EEG war eine fast kontinuierliche langsame Spike-Wave-Aktivität sichtbar.

Deonna et al. (1986) wiesen anhand von 6 Kindern auf die mögliche Kombination der Merkmale der benignen fokalen Epilepsie des Kindesalters mit rolandischen Spikes und der myoklonisch-astatischen Epilepsie hin. Alle Kinder waren initial altersentsprechend entwickelt und hatten einen normalen neurologischen Befund sowie eine familiäre Belastung mit Epilepsie. Die Anfallsformen umfassten atypische Absencen, myoklonische Anfälle, astatische Anfälle und nächtliche Grand-Mal-Anfälle, gelegentlich auch komplexe fokale Anfälle. Während häufiger Anfälle konnte es zu einer Verschlechterung der mentalen Funktionen und des Verhaltens sowie zu Konzentrationsstörungen kommen. Die Kinder schienen von den vielen angewendeten Antiepileptika nicht zu profitieren.

Doose et al. (1992) sprechen wegen der Ähnlichkeiten dieses Syndroms mit dem Lennox-Gastaut-Syndrom vom Pseudo-Lennox-Syndrom. Sie weisen darauf hin, dass bei den Kindern neben den zentralen bzw. zentrotemporalen Sharp-Waves auch häufiger frontal lokalisierte Sharp-Waves beobachtet werden können. Bei langem Verlauf mit häufigeren bioelektrischen Status könne es auch zu permanenten mentalen und sprachlichen Defiziten kommen.

Diagnose und Differenzialdiagnose

Die Diagnose beruht auf den oben beschriebenen klinischen und EEG-Befunden. Differenzialdiagnostisch ist die Abgrenzung vom Lennox-Gastaut nicht immer einfach.

Die wesentlichen Unterschiede zum Lennox-Gastaut-Syndrom bestehen in folgenden Eigenschaften:

- Erhalt der normalen neurologischen Funktion trotz der schwer verlaufenden Epilepsie,
- Fehlen von tonischen Anfällen,
- massive Aktivierung der Spike-Wave-Aktivität im Schlaf,
- gute Prognose.

Von Gross-Selbeck (1995) wurde über den sehr erfolgreichen Einsatz von Sultiam bei 5 von 8 Kindern mit atypischer benigner fokaler Epilepsie berichtet, die durch diese Substanz anfallsfrei wurden. Die EEG-Veränderungen bildeten sich ebenfalls zurück und die Kinder verbesserten ihre kognitiven Funktionen. Carbamazepin kann ebenfalls wirksam sein, aber gelegentlich kann es durch dieses Medikament auch zu einer Zunahme der Anfallsfrequenz kommen (Gross-Selbeck 1995).

Benigne psychomotorische Epilepsie (benigne Epilepsie mit affektiven Symptomen)

Es ist noch umstritten, ob dieses Syndrom überhaupt eine eigene Krankheitseinheit darstellt. In einigen Studien macht es etwa 10% aller benignen fokalen Epilepsien aus, in anderen Studien kommt es gar nicht vor (Gobbi u. Guerrini 1997). Von einigen Untersuchern wird es nur als eine Variante der Rolando-Epilepsie angesehen (Dalla Bernardina et al. 1992).

Klinik

In einer klinischen Studie mit 26 normal entwickelten Kindern ohne neurologische Ausfälle zeigte sich eine positive Familienanamnese bezüglich Epilepsien in 38% der Fälle. Die Anfälle hatten im Alter von 2–9 Jahren begonnen. Es zeigten sich 2 Gipfel, der erste zwischen 2 und 5 Jahren, der zweite zwischen 6 und 9 Jahren (Dalla Bernardina et al. 1992).

Das vorherrschende Charakteristikum der Anfälle waren tagsüber oder nachts plötzliche auftretende Angst und Schrecken. Die Kinder weinten laut, riefen nach der Mutter, vergruben den Kopf in den Händen und klammerten sich an Personen an. Kauen, Schlucken, gurgelnde Laute, verstärkter Speichelfluss konnten die Anfälle begleiten. Das Bewusstsein war etwas getrübt. Die Anfälle dauerten meist 1–2 min. Zu Beginn der Krankheit traten die Anfälle bei etwa 50% der Patienten mehrmals täglich auf.

Das interiktale EEG zeigte bei normaler Hintergrundsaktivität frontotemporal oder parietotemporal, uni- oder bilateral Sharp-Waves oder Spikes, gefolgt von einer langsamen Welle. In 60% fanden sich außerdem kurze generalisierte Ausbrüche von Sharp-Waves bzw. Spike-Waves.

Therapie

Die Monotherapie mit Phenobarbital oder Carbamazepin war gut wirksam, auch bei den Patienten, bei denen die Diagnose um 6–18 Monate verzögert gestellt worden war (Dalla Bernardina et al.1992).

Differenzialdiagnose

Die Diagnose der benignen psychomotorischen Epilepsie kann schwierig sein, da eine Verwechslung mit Pavor nocturnus möglich ist. Dieser ereignet sich nur nachts, während die fokalen Anfälle bei der überwiegenden Zahl der Patienten tagsüber und nachts auftreten.

Epileptische Anfälle mit affektiven Symptomen charakterisieren auch komplexe fokale Anfälle. Diese sind häufig mit mentaler Retardierung, erheblichen Verhaltensauffälligkeiten, neurologischen Abweichungen und anderen Anfallsformen assoziiert. Der EEG-Befund ist different, ebenso die Prognose.

Prognose

Die Prognose ist gut, in der großen Mehrzahl der Patienten remittieren die Anfälle bis zum Alter von 18 Jahren (Dalla Bernardina et al. 1992).

Benigne Epilepsie mit extremen somatosensorisch evozierten Potenzialen

Das Syndrom der benignen Epilepsie mit extremen somatosensorisch evozierten Potenzialen wurde erstmals 1973 von De Marco und Negrini beschrieben. Die Autoren berichteten über extrem hohe somatosensorisch evozierte Potenziale, die durch das Beklopfen der Fußsohle von gesunden Kindern in der kontralateralen Parietalregion ausgelöst werden konnten. Im EEG zeigten sich auf die einzelnen Reize hin 200–400 µV hohe Potenziale. Unter 15 000 Kindern fanden sich 155 Kinder mit dieser Reaktion, von denen 30% eine Epilepsie hatten (De Marco u. Tassinari 1981). Diese EEG-Reaktion war unspezifisch und kam bei verschiedenen Epilepsieformen vor (Plasmati et al. 1989, Fonseca et al. 1991).

Klinik und EEG-Befund

Unter den Kindern mit dem Nachweis der extrem hohen somatosensorisch evozierten Potenziale erfüllten einige die klinischen und EEG-Kriterien der benignen fokalen Epilepsien. In 44% der Fälle waren Fieberkrämpfe vorangegangen, Jungen waren deutlich häufiger als Mädchen betroffen (3:1). Die epileptischen Anfälle waren im Alter von 4$^1/_2$–8 Jahren erstmalig aufgetreten, sie ereigneten sich selten und fast nur tagsüber. Die somatosensorisch evozierten Potenziale waren zuerst nachweisbar. Im weiteren Verlauf folgten die für die benignen fokalen Epilepsien typischen fokalen Sharp-Waves, zunächst nachts, dann auch tagsüber. Schließlich traten epileptische Anfälle auf. Als dominierende Anfallsformen sind Adversivanfälle beschrieben worden, daneben somatosensorische Anfälle und generalisierte tonisch-klonische Anfälle, die faziale Muskulatur war nie beteiligt. Das EEG zeigte Sharp-Waves, die vorwiegend parietal lokalisiert waren (Tassinari u. De Marco 1992).

Therapie und Prognose

Ein medikamentöse Behandlung ist meist nicht notwendig, da die Anfälle im Laufe eines Jahres remittieren. In Einzelfällen können allerdings sehr zahlreiche Anfälle vorkommen (Tassinari u. De Marco 1992).

Benigne Frontallappenepilepsie des Kindesalters

Die benigne Frontallappenepilepsie des Kindesalters ist kein klar definiertes Syndrom. Von verschiedenen Untersuchern wurde über normale Kinder mit einer Frontallappenepilepsie mit guter Prognose berichtet (Beaumanoir u. Nahory 1983, Loiseau et al.1991, Vigevano u. Fusco 1993). Nach den Angaben von Loiseau et al. (1991) soll dieses Epilepsiesyndrom etwa 10% der idiopathischen fokalen Epilepsien ausmachen.

Aus einer Serie von 3000 Kindern mit Epilepsien hatten Vigevano u. Fusco (1993) 10 normale Kinder mit nächtlichen tonischen Anfällen herausgefiltert, von denen 8 Verwandte mit idiopathischen Epilepsien hatten. Die Anfälle hatten im Alter von 6 Monaten bis 9 Jahren begonnen. Bei den Anfällen handelte es sich um nächtliche, kurz dauernde, tonische Muskelkontraktionen, die zu einer dystonen Körperhaltung führten. Das Bewusstsein war nicht beeinträchtigt. Die Anfallsfrequenz war variabel, insgesamt jedoch hoch. Kein Patient hatte eine anfallsfreie Nacht.

Das interiktale EEG war normal oder wies unilaterale frontale Spike-Wave-Komplexe auf. Alle Patienten wurden durch eine Carbamazepin-Monotherapie anfallsfrei.

Es gibt wegen der mangelhaften Definition des Syndroms auch keine eindeutigen diagnostischen Kriterien, es hat aber viele Ähnlichkeiten mit der dominant vererbten nächtlichen Frontallappenepilepsie. Bei dieser manifestieren sich die Anfälle vielfach erst im zweiten Lebensjahrzehnt, aber auch ein früherer Beginn ist nicht ungewöhnlich (Scheffer et al. 1995, Oldani et al. 1996). Die Beziehung dieser beiden Syndrome zueinander wird erst zukünftig mittels molekulargenetischer Untersuchungen geklärt werden können.

Benigne partielle Anfälle der Adoleszenz

Dieses Syndrom war zuerst 1978 von Loiseau und Orgogozo beschrieben worden. Sie berichteten über einzelne Anfälle oder Cluster von 2–5 einfachen fokalen oder komplexen fokalen Anfällen, die innerhalb kurzer Zeit bei gesunden Teenagern auftraten. Es folgte ein weiterer Bericht über Symptome, Befunde und Verlauf bei

102 Patienten (Loiseau et al. 1992). Diese Beobachtungen wurden durch eine weitere, kürzlich publizierte Studie bestätigt (King et al. 1999).

Unter den fokalen Anfällen, die in der Adoleszenz beginnen, soll diese Form etwa ein Viertel ausmachen (King et al. 1999) Das Manifestationsalter liegt zwischen 10 und 20 Jahren mit einem Häufigkeitsgipfel bei 13–14 Jahren.

Etwa 60% der einfachen fokalen bzw. komplexen fokalen Anfälle generalisieren sekundär. In etwa 80% der Fälle bleibt es bei einem Anfall, bei den übrigen Jugendlichen kommt es zu 2–5 Anfällen innerhalb von 36 h. Eine Nachuntersuchung von 103 Patienten nach 5-20 Jahren hatte gezeigt, dass in diesem Zeitraum keine Rezidive auftraten. Das interiktale EEG war immer normal. Ebenso fielen die Ergebnisse der Bildgebung des ZNS normal aus.

Kriterien, welche eine Unterscheidung dieser benignen fokalen Anfälle von symptomatischen ermöglichen würden, gibt es nicht. Eine antiepileptische Medikation ist nicht notwendig.

Idiopathische fotosensitive okzipitale Epilepsie

Die idiopathische fotosensitive okzipitale Epilepsie ist ein altersgebunden auftretendes benignes fokales Epilepsiesyndrom mit spezifischen Auslösern (Tassinari et al. 1989, Guerrini et al. 1995). Die Familienanamnese liefert bei 25–30% der Patienten positive Angaben zum Auftreten von Epilepsien.

Die Anfälle beginnen im Alter von 5–18 Jahren. Die spezifischen Auslöser sind Fernseh- und Computerbildschirme und die fotische Stimulation. Im okzipitalen Kortex werden fokale Anfälle ausgelöst, die alle stimulusinduziert sind. Sie beginnen mit elementaren visuellen Symptomen (visuelle Halluzinationen und Blindheit), denen eine Blick- und Kopfwendung nach einer Seite folgt, verbunden mit Kopfschmerzen, Übelkeit und teilweise Erbrechen. Das Bewusstsein ist klar oder nur leicht getrübt. Die fokalen Anfälle generalisieren häufig sekundär zu tonisch-klonischen Anfällen.

Das interiktale EEG zeigt okzipitale Spike-Waves und eine fotoparoxysmale Reaktion auf die Fotostimulation. Zentrotemporale Sharp-Waves können gleichzeitig vorkommen. Mittels Fotostimulation getriggerte Spike-Waves finden sich ebenfalls bei einigen symptomatischen okzipitalen Epilepsien mit ungünstiger Prognose, diese müssen ausgeschlossen werden.

Die Therapie mit Valproat ist sehr wirksam, die Prognose ist meist günstig. Ob durch die Vermeidung der spezifischen Auslöser eine medikamentöse Behandlung unnötig ist, muss auf individueller Basis geklärt werden.

Primäre Leseepilepsie

Dieses zu den idiopathischen fokalen Epilepsien gerechnete Syndrom wurde von Bickford et al. (1956) erstmalig beschrieben. Es sind ausführliche Darstellungen der klinischen Aspekte publiziert worden (Wolf 1992a, Koutroumanidis et al. 1998).

Die primäre Leseepilepsie beginnt im zweiten Lebensjahrzehnt, am häufigsten zwischen 15 und 18 Jahren, das männliche Geschlecht überwiegt. Es besteht eine hohe Heredität. Bei diesem Syndrom werden die Anfälle überwiegend durch Lesen (besonders lautes Lesen) ausgelöst, unabhängig vom Inhalt des Textes. Andere sprachliche Aktivitäten können ebenfalls diese Anfälle auslösen (Koutroumanidis et al. 1998). Die Anfälle sind einfach fokal motorisch und betreffen die Kaumuskulatur, die Arme können einbezogen sein. Wenn der Reiz nicht unterbrochen wird, können sich aus den einfach fokalen Anfällen generalisierte tonisch-klonische Anfälle entwickeln. Der neurologische Befund und die Ergebnisse bildgebender Untersuchungen sind unauffällig, das EEG zeigt Spikes oder Spike-Waves in variabler Lokalisation, häufig parietotemporal mit eindeutiger Bevorzugung der linken Seite. Generalisierte Spikes und Waves können ebenfalls auftreten.

Der Verlauf ist gutartig, spontanes Auftreten von Anfällen ist die Ausnahme. Die Behandlung besteht in der Vermeidung der spezifischen Stimuli. Valproat ist das Mittel der Wahl, falls eine medikamentöse Behandlung notwendig ist (Wolf 1992a).

Autosomal dominante nächtliche Frontallappenepilepsie

Abgesehen von den idiopathischen fokalen Epilepsien des Kindesalters war schon lange aufgefallen, dass in den Familien einiger Jugendlicher und Erwachsener mit fokalen Anfällen ohne nachweisbare strukturelle Ursache mehrere Personen von Epilepsien betroffen waren. Von Scheffer et al. (1995) ist die autosomal dominant vererbte nächtliche Frontallappenepilepsie als eine eigenständige Erkrankung bei 47 Personen aus 5 Familien beschrieben worden. Vor kurzem wurde erneut eine umfangreiche Darstellung über weitere 40 Patienten aus 30 Familien publiziert (Oldani et al. 1998).

Die autosomal dominante nächtliche Frontallappenepilepsie ist die erste fokale Epilepsie, bei der eine Vererbung gemäß den Mendelschen Regeln bekannt geworden ist. Ursache dieser Epilepsie sind mutierte Gene des neuronalen, nikotinischen Acetylcholinrezeptors (CHRNA4) an unterschiedlichen Genorten (Steinlein et al. 1995b, Phillips et al. 1998).

Diese Epilepsie beginnt meist in der Kindheit, das mittlere Manifestationsalter liegt bei 11–12 Jahren, die Spannweite beträgt 2 Monate bis 52 Jahre. Vor dem Alter von 20 Jahren haben 90% ihren ersten Anfall. Die Anfälle persistieren ins Erwachsenenalter. Fast alle Anfälle ereignen sich im Schlaf, gelegentlich tritt auch ein Anfall tagsüber auf. Das Anfallsbild ist komplex. Etwa 70% der Patienten haben eine Aura mit somatosensorischen, sensorischen, psychischen und autonomen Symptomen. Die Anfälle beginnen mit Keuchen, Grunzen oder einer Vokalisation und zeigen dann ausgeprägte motorische Phänomene in Form von hyperkinetischer Aktivität, tonischer Versteifung und klonischen Zuckungen. Obwohl das Bewusstsein der Patienten erhalten ist, können sie ihre Bewegungen nicht kontrollieren. Sie können dabei aus dem Bett fallen. Bei etwa 2 Drittel der Betroffenen treten im Laufe der Zeit auch einzelne Grand-Mal-Anfälle auf.

In der aktiven Phase der Epilepsie kommen jede Nacht mehrere Anfälle vor, die Anfallsfrequenz ist aber sehr variabel. Die Anfälle neigen dazu, in wöchentlichem oder monatlichem Abstand in Clustern aufzutreten. Stress, Müdigkeit und hormonelle Faktoren begünstigen die Anfälle.

Die Patienten haben eine normale Intelligenz und sind neurologisch unauffällig. Das Wach-EEG weist nur in etwa 10–15% der Fälle epileptiforme Veränderungen auf. Im Schlaf-EEG sind in der Hälfte der Fälle epileptifome Potenziale vorwiegend über der Frontalregion zu erkennen (Oldani et al. 1998). Die komplexe Semiologie der Anfälle führt dazu, dass sie leicht mit Parasomnien und psychogenen nicht epileptischen Anfällen verwechselt werden. Die Differenzialdiagnose wird in Kap. 8 dargelegt.

Carbamazepin ist das Mittel der Wahl, die große Mehrzahl der Patienten wird dadurch anfallsfrei. In einigen Fällen ist eine Polytherapie notwendig. Phenytoin ist eine Alternative zu Carbamazepin, Valproat ist in der Regel nicht wirksam.

Symptomatische lokalisationsbezogene Epilepsien

Die Kategorie „symptomatische fokale Epilepsien" schließt Krankheiten mit großer Variabilität ein, deren Einordnung vorwiegend auf Anfallsmerkmalen und anderen klinischen Zeichen sowie auf der anatomischen Lokalisation und der Ätiologie, soweit diese bekannt ist, beruht. Gemäß der ILAE-Klassifikation gehören hierzu eine Gruppe von 4 anatomisch definierten fokalen Epilepsien (Temporallappen-, Frontallappen-, Parietallappen- und Okzipitallappenepilepsie) sowie als nicht anatomisch klassifizierte Epilepsien die chronisch progrediente Epilepsia partialis continua und die Reflexepilepsien (Commission on Classification and Terminology of the International League Against Epilepsy 1989). Die Epilepsien mit spezifischen Auslösern (Reflexepilepsien) sind in der ILAE-Klassifikation sowohl unter den fokalen als auch generalisierten Epilepsien aufgeführt und werden bei den generalisierten Epilepsien näher beschrieben, da die Reflexepilepsien häufiger mit generalisierten Anfällen einhergehen als mit fokalen.

Epilepsia partialis continua (Koževnikov-Syndrom)

Koževnikov beschrieb 1895 eine besondere Form von Epilepsie, die durch lokal umschriebene kontinuierliche klonische Zuckungen mit zusätzlich auftretenden Jackson-Anfällen charakterisiert war. Er vermutete, dass die Myoklonien und die Jackson-Anfälle im Kortex ihren Ursprung hatten und durch eine lokale Enzephalitis hervorgerufen würden. Im Laufe der Zeit sind verschiedene Definitionen der Epilepsia partialis continua erstellt worden (Biraben u. Chauvel 1997). Die jetzige Definition bezieht sich auf einen einfach fokalen Status epilepticus mit repetitiven klonischen Zuckungen in einer Körperregion, die stundenlang, tagelang, wochenlang oder noch länger andauern. Durch gelegentliche Ausbreitung der epileptischen Aktivität können sekundär andere Anfallsformen (komplexe fokale und sekundär generalisierte tonisch-klonische Anfälle) hinzutreten.

Es werden 2 Formen der Epilepsia partialis continua unterschieden: zum einen ein fokaler Status epilepticus, der in Beziehung zu verschiedenartigen fixierten Läsionen der motorischen Rinde steht und in jedem Lebensalter auftreten kann, zum anderen das Rasmussen-Syndrom, das sich im Kindesalter manifestiert (Bancaud 1992). Dieses wird an anderer Stelle (s. Kap. 17) ausführlicher beschrieben.

Ätiologie

Die Epilepsia partialis continua ist in Assoziation mit sehr unterschiedlichen strukturellen Läsionen aufgetreten: entzündlichen Gewebsveränderungen (Rasmussen-Syndrom), Tumoren, vaskulären Läsionen, posttraumatischen Läsionen, kortikalen Dysplasien und verschiedenen Stoffwechselstörungen bzw. -krankheiten wie nonketotische Hyperglykämie und mitochondrialen Zytopathien (Biraben u. Chauvel 1997). In einer pathologisch-anatomischen Studie mit 36 Patienten fand sich folgende Verteilung der Ursachen (Zahl der Patienten in Klammern):

- vaskuläre Ursachen (9),
- Rasmussen-Syndrom (7),
- Multisystemerkrankungen (4),
- Neoplasien (4),
- perinatale Hirnschädigung (2),
- Zustand nach Trauma (1),
- Hyperglykämie (1),
- Morbus Jakob-Creutzfeldt (1).

In 7 Fällen konnte keine Pathologie festgestellt werden (Cockerell et al. 1996). Mittels Tiefenelektroden wurde nachgewiesen, dass die Myoklonien in der präzentralen Area entstehen (Wieser et al. 1987).

Klinik und Befunde

Die Patienten mit der ersten Form der Epilepsia partialis continua haben meist ein gleich bleibendes neurologisches Defizit infolge einer bekannten Läsion in der rolandischen Region. Zunächst treten komplexe fokale Anfälle auf, es folgen die Myoklonien in der Körperregion, in der sich auch die fokalen Anfälle manifestierten. Das Rasmussen-Syndrom betrifft zuvor gesunde Kinder. Nach ersten fokalen Anfällen treten rasch die myoklonischen Zuckungen hinzu. Die Symptomatik ist progredient, es kommt zu neurologischen Ausfällen, mentalem Abbau und zum Auftreten weiterer Anfallsformen.

Von der motorischen Symptomatologie sind eher distale Muskelgruppen betroffen. Agonisten und Antagonisten werden gleichzeitig aktiviert. Bewegungen oder sensorische Reize können verstärkend wirken, im Schlaf kommt es zu einer Abschwächung. Die klonischen Zuckungen können unregelmäßig in Folge auftreten oder rhythmisch mit variabler Frequenz. Jackson-Anfälle, komplexe fokale Anfälle und generalisierte tonisch-klonische Anfälle können hinzukommen.

Beim Rasmussen-Syndrom ist die Hintergrundaktivität verlangsamt und eine stark ausgeprägte hypersynchrone Aktivität ist sichtbar. Bei dem anderen Typ der Epilepsia partialis continua ist die Ausprägung der EEG-Veränderungen von der Ursache abhängig. Auf dem Hintergrund einer normalen Grundaktivität sind häufig fokale epileptiforme Potenziale sichtbar, sie können auch fehlen (wenn der Herd in der Tiefe des zentralen Sulcus liegt).

Die Ergebnisse von CT und MRT werden von der Ursache bestimmt und sind entsprechend vielfältig.

Therapie

Die Myoklonien bei der Epilepsia partialis continua sind therapieresistent. Antiepileptika sollten zur Behandlung der assoziierten epileptischen Anfälle verabreicht werden. Corticosteroide und intravenöses Gammaglobulin sind in Einzelfällen wirksam. Beim Rasmussen-Syndrom ist die funktionelle Hemisphärektomie ein häufig geübtes Verfahren. Beim zweiten Typ der Epilepsia partialis continua ist in ausgewählten Fällen die Resektion am erfolgreichsten (Biraben u. Chauvel 1997).

Prognose

Die Prognose ist von der zu Grunde liegenden Läsion abhängig. Während das Rasmussen-Syndrom progredient verläuft, bleibt die zweite Form der Epilepsia partialis continua stationär.

Anatomisch klassifizierte lokalisationsbezogene Epilepsien

Die Temporallappenepilepsie, bei der die Anfälle im Hippocampus, dem parahippokampalen Gyrus und in den Corpora amygdaloidea ihren Ursprung haben, ist die häufigste Form der anatomisch klassifizierten lokalisationsbezogenen Epilepsien und von diesen am genauesten zu charakterisieren. Die übrigen fokalen extratemporalen Formen stellen eine sehr heterogene Gruppe dar. Sie werden nach dem Anfallsursprung in frontale, parietale und okzipitale fokale Epilepsien unterteilt, wobei häufig auch territoriale Überlappungen bestehen.

Prävalenz und relative Häufigkeit der anatomisch definierten fokalen Epilepsien sind nicht genau bekannt. Die meisten Angaben stammen aus tertiären Epilepsiezentren, wo vor allem bei Erwachsenen die Diagnosen mit umfangreicher elektrophysiologischer und bildgebender Diagnostik sowie mittels neuropathologischer Befunde gesichert werden können. Hierbei handelt es sich aber um ausgesuchte Patienten. Auf Grund der Daten aus den Epilepsiezentren kann folgende Reihenfolge der Häufigkeit angegeben werden: Die Temporallappenepilepsie ist mit Abstand die häufigste Form, es folgt die Frontallappenepilepsie, dann die Okzipitallappenepilepsie und schließlich die Parietallappenepilepsie.

In der prospektiven National General Practice Study of Epilepsy, mittels der neu aufgetretene epileptische Anfälle in der Bevölkerung erfasst wurden, hatten 27% von 594 Patienten Anfälle mit klinisch lokalisierbarem Beginn. Es fand sich folgende Verteilung:

- 22,5% frontal,
- 32,5% zentral sensorimotorisch,
- 27% temporal,
- 6% frontotemporal,
- 6% parietal,
- 6% okzipital (Manford et al. 1992b).

Von den Untersuchern wurde darauf hingewiesen, dass die temporalen Anfälle unterrepräsentiert seien, da sie schwierig zu erkennen sind. Der hohe Anteil der frontalen und sensorimotorischen Anfälle wurde auf zerebrovaskuläre Krankheiten zurückgeführt.

2 neue prospektive Populationsstudien mit Kindern im Alter von 0–15 Jahren mit neu aufgetretenen Epilepsien erbrachten folgende Ergebnisse: in einer finnischen Studie hatten 11% von 329 Kindern eine symptomatische und weitere 22% eine kryptogene lokalisationsbezogene Epilepsie (Eriksson u. Koivikko 1997) und in einer Studie aus Connecticut, USA, betrug der entsprechende Prozentsatz 32% symptomatische und 17% kryptogene fokale Epilepsien von 609 Kindern (Berg et al. 1999a).

Es gibt keine spezifische Ätiologie der anatomisch klassifizierten lokalisationsbezogenen Epilepsien mit Ausnahme der Temporallappenepilepsie, der häufig eine Hippocampussklerose zu Grunde liegt. Jede lokale zerebrale Läsion kann Ursache einer der verschiedenen fokalen Epilepsieformen sein.

Das erste Symptom eines Anfalls ist der wichtigste Hinweis auf den Ursprungsort der Anfallsentladungen. Wenn die Anfälle in den primären kortikalen Arealen wie dem primären motorischen, sensorischen und visuellen Kortex entstehen, ist der Ursprungsort auf Grund der Anfallserscheinungen eindeutig zu erkennen. Anders verhält es sich mit den übrigen Kortexarealen, deren Manifestationen sehr variabel sein können, sodass es oft sehr schwierig ist, allein auf Grund der Klinik den Anfallsursprung zu erkennen. Dabei ist auch zu berücksichtigen, dass ein Anfall in einer klinisch stummen Region beginnen kann, sodass das erste klinische Symptom erst nach der Ausbreitung zu einem mehr oder weniger weit von der initialen Entladung entfernten Ort auftritt. Die epileptogene Läsion kann sich z. B. im Frontallappen befinden, und erst nachdem die epileptischen Entladungen in den Temporallappen fortgeleitet werden, kommt es zu Anfallserscheinungen, die dann das Merkmal eines Temporallappenanfalls tragen. Die den initialen Zeichen folgende Sequenz der Symptome spiegelt die weitere Ausbreitung der Anfallsaktivität wider. Auch diese Sequenz kann von lokalisatorischer Bedeutung sein.

Das interiktale und iktale Oberflächen-EEG kann in lokalisatorischer Hinsicht irreführend sein, und sogar lokale morphologische Befunde, wie sie durch bildgebende Verfahren dargestellt werden, sind nicht notwendig identisch mit der epileptogenen Läsion. Der Versuch, fokale Epilepsien anatomisch zu klassifizieren, stützt sich vor allem auf die Ergebnisse von EEG-Ableitungen mit Tiefenelektroden im Rahmen der prächirurgischen Diagnostik. Ist ein Patient nach der Operation anfallsfrei geworden, so kann die voroperative Anfallssemiologie verhältnismäßig sicher auf den Ort der Läsion bezogen werden.

Temporallappenepilepsie

Bei etwa 35% aller Patienten mit Epilepsien (Erwachsene und Kinder zusammengenommen, Hauser et al. 1993, Hauser 1995a,b) treten komplexe fokale Anfälle auf, jedoch nicht alle diese Patienten haben eine Temporallappenepilepsie. Über lange Zeit wurde der Begriff Temporallappenepilepsie für Epilepsien mit komplexen fokalen Anfällen wahrscheinlich temporalen Ursprungs verwandt. Die Zuordnung beruhte auf dem Erscheinungsbild der Anfälle und Befunden des Oberflächen-EEG. Die Anwendung von Tiefenelektroden und die Verfeinerung der Bildgebung haben zu einer genaueren Beschreibung der Temporallappenepilepsie geführt. Gemäß der ILAE-Klassifikation wird die Temporallappenepilepsie heute in 2 Formen unterteilt. Bei der einen Form beginnen die Anfälle in den medialen temporalen Strukturen (*mesiale Temporallappenepilepsie*), bei der anderen Form in den übrigen Strukturen des Temporallappens (*laterale* und *neokortikale Temporallappenepilepsie*).

Es wird angenommen, dass die laterale Temporallappenepilepsie nur etwa 10% der Temporallappenepilepsien ausmacht. Wegen der raschen Ausbreitung der epileptischen Aktivität im Temporallappen ist es an Hand der klinischen Anfallsmerkmale nicht möglich, zu erkennen, in welchem Teil des Temporallappens die Anfälle beginnen. Es wird angegeben, dass auditorische, vertiginöse und komplexe visuelle Halluzinationen auf den Beginn im lateralen Temporallappen hinweisen. Bezüglich der medikamentösen und epilepsiechirurgischen Therapie fallen die Ergebnisse gleich gut aus, deshalb wird in der allgemeinen Praxis auf die weitere Unterteilung der Temporallappenepilepsie verzichtet (Williamson et al. 1997).

Die Temporallappenepilepsie ist von großer praktischer Bedeutung, da sie einen wesentlichen Teil der schwierig zu behandelnden Epilepsien ausmacht. Im Folgenden wird zunächst das Syndrom der mesialen Temporallappenepilepsie bei Jugendlichen und Erwachsenen beschrieben, anschließend werden die bei Kindern gefundenen Besonderheiten dargestellt.

Mesiale Temporallappenepilepsie bei Jugendlichen und Erwachsenen

Die mesiale Temporallappenepilepsie stellt ein eigenes, jedoch nicht besonders scharf definiertes Krankheitsbild dar. Komplexe fokale Anfälle können in jeder Kortexregion ihren Ursprung haben. Erst seitdem die Patienten in großer Zahl epilepsiechirurgisch behandelt wurden, konnte die Epilepsie durch die Korrelation von Klinik und neuropathologischen Befunden näher charakterisiert werden. Patienten mit der Temporallappenepilepsie zeigen ein unterschiedliches Ansprechen auf die Medikation, einen variablen Verlauf und eine unterschiedliche Prognose. In jüngster Zeit sind eine Reihe von Übersichtsarbeiten erschienen (French et al. 1993, Williamson et al. 1993, Engel et al. 1997, Mikati u. Holmes 1997, Wieser 1997).

Ätiologische Aspekte

Die Hippocampussklerose ist mit 50–70% der häufigste neuropathologische Befund bei erwachsenen Patienten mit therapieresistenten Temporallappenepilepsien, bei denen eine anteriore temporale Lobektomie durchgeführt wurde (Meencke u. Veith 1991, Pringle et al. 1993). Werden Raum fordernde Strukturen als Ursache der Temporallappenepilepsie ausgeklammert, so erhöht sich der Anteil auf 80% (Williamson et al. 1993). In der Praxis werden die Begriffe Hippocampussklerose, Ammonshornsklerose und mesiale Temporallappensklerose synonym verwandt, obwohl sie ein unterschiedliches Ausmaß der Gewebsbeteiligung ausdrücken. Die Epileptogenität dieses Syndroms beruht auf einem Neuronenverlust im Hippocampus und einer Reorganisation der überlebenden Zellelemente.

Mit Hilfe der hoch auflösenden MRT-Technik kann bei etwa 5–20% Patienten mit Temporallappenepilepsien eine duale Pathologie nachgewiesen werden, d. h. an anderen Orten als im Hippocampus kommen noch weitere morphologische Abweichungen vor, z. B. kortikale Dysgenesien, Heterotopien, porenzephale Zysten und Tumoren (Levesque et al. 1991, Meencke u. Veith 1992, Raymond et al. 1994, Cendes et al. 1995, Ho et al. 1997, Li et al. 1999). Es ist allerdings noch unklar, welche Bedeutung diese zusätzlichen Veränderungen für die Ausbildung der epileptogenen Eigenschaften des Hippocampus haben. Es wird vermutet, dass Anfallsaktivität, die auf dem

Boden dieser Läsionen im Kortex auftritt, immer wieder über das limbische System zum Hippocampus fortgeleitet wird und dort schließlich zur Hippocampussklerose führt (Pringle et al. 1993). In etwa 25% der Fälle ist die Familienanamnese bezüglich epileptischer Anfälle bei Verwandten ersten Grades positiv (French et al. 1993). Bei etwa 60–80% der Patienten mit therapieresistenten Temporallappenepilepsien sind Risikofaktoren in Form von prolongierten Fieberkrämpfen, Hirntraumen und Infektionen des ZNS nachweisbar, die sich in den ersten Lebensjahren ereigneten (French et al. 1993, Mathern et al. 1995b). Geburtstraumen werden nur selten angegeben. Vorangegangene komplizierte Fieberkrämpfe, insbesondere prolongierte Fieberkrämpfe, werden in bis zu 2 Dritteln der Patienten mit therapieresistenten Temporallappenepilepsien berichtet (French et al. 1993).

Klinik

Die Temporallappenepilepsie manifestiert sich am häufigsten gegen Ende der ersten oder zu Beginn der zweiten Lebensdekade. Die mittlere Latenz zwischen dem initialen schädigenden Ereignis und der Manifestation der Epilepsie betrug in einer Studie mit 67 Patienten $7^1/_2$ Jahre, das Intervall konnte aber erheblich variieren (French et al. 1993). Etwa 20–25% der Patienten sprechen nach den ersten Anfällen zunächst gut auf Antiepileptika an und bleiben meist jahrelang (im Mittel 6 Jahre) anfallsfrei. Unabhängig davon, ob Antiepileptika eingenommen werden oder nicht, treten dann in der Adoleszenz oder im frühen Erwachsenenalter die Anfälle erneut auf, wo sie dann häufig therapierefraktär werden (French et al. 1993).

Die Temporallappenepilepsie ist charakterisiert durch Auren, komplexe fokale Anfälle und sekundär generalisierte Anfälle und Kombinationen hieraus. Manche Eltern bzw. Patienten bemerken Stunden oder Tage vor einem Anfall Prodromi in Form von Irritabilität, Schlafstörungen, Kopfschmerzen oder Verhaltensänderungen.

Die subjektiv wahrgenommene Aura als einfacher fokaler Anfall kommt bei 75–90% der Patienten mit Temporallappenepilepsien vor (French et al. 1993). Auren können isoliert auftreten oder in einen komplexen fokalen Anfall übergehen. Die häufigste Form der Aura stellt die viszerale Aura mit dem Aufsteigen unangenehmer Gefühle aus der Magengegend dar. Unbestimmte Angst ist die nächsthäufige Aura. Weitere seltenere subjektive Wahrnehmungen des Anfalls sind verkennendes Erleben in Form von Déjà-Vu oder Jamais-Vu, Mikropsie, Makropsie, olfaktorische Halluzinationen und Gefühle der Depersonalisation, einige Auren können nicht in Worte gefasst werden (French et al. 1993).

Alle Patienten mit Temporallappenepilepsien haben komplexe fokale Anfälle. Die Anfallsfrequenz der komplexen fokalen Anfälle liegt im Mittel bei 10–15 pro Monat. Die Anfälle ereignen sich in Clustern mit Intervallen oder in regelloser Verteilung.

Folgende Symptomsequenz ist typisch für komplexe fokale Anfälle temporalen Ursprungs: Innehalten → oroalimentäre Automatismen → repetitive Handautomatismen → Umhergucken → Bewegungen des gesamten Körpers (Kotagal 1996). Die objektiven Zeichen beginnen häufig mit einem motorischen Arrest, Starren und Pupillenerweiterung. Das Bewusstsein des Patienten ist jetzt getrübt. Schreitet der Anfall nicht weiter fort, so spricht man von einer Absence temporalen Ursprungs (Pseudoabsence). Häufig schließen sich aber Automatismen an. Oral-alimentäre Automatismen (Lecken der Lippen, Zähneknirschen, Schmatzen, Kauen, Schlucken) sind außerordentlich charakteristisch für die Temporallappenepilepsie. Weitere mögliche Automatismen sind gestische Automatismen, Handautomatismen, diskrete genitale Automatismen (Greifen nach den Genitalien), Vokalisationen, Spucken und Beinbewegungen ähnlich dem Radfahren. Komplexe Automatismen können einen Bezug zur Umgebung haben (z.B. Öffnen eines Fensters).

Einigen Symptomen wird eine besondere lokalisatorische Bedeutung zugeschrieben. Der lokalisierende Wert der Augen- und Kopfdeviation zur Seite ist abhängig davon, in welcher Phase des Anfalls sie auftreten: zu Beginn des Anfalls weisen sie auf einen ipsilateralen Beginn, im späteren Verlauf eher auf die kontralaterale Hemisphäre hin. Unilaterale tonische oder dystone Haltungen, die in 15–70% der Fälle auftreten, zeigen ziemlich zuverlässig eine Läsion auf der Gegenseite an. Unilaterales Augenblinkern ist Folge einer gleichseitigen Läsion. Eine iktale Parese weist auf eine kontralaterale Schädigung hin. Die iktale Aphasie spricht für eine Läsion in der sprachdominanten Hemisphäre. Während iktale Vokalisationen keine lokalisatorische Bedeutung haben, ist ein iktales zusammenhängendes Sprechen mit einer Läsion in der nicht sprachdominaten Hemisphäre assoziiert.

Eine Reihe von autonomen Symptomen können während der komplexen fokalen Anfälle auftreten: Tachykardie, Bradykardie, Störungen der Atmung, Veränderungen der Hautfarbe (Rötung, Abblassen), Schwitzen, Hypersalivation, Weinen und gelegentlich Erbrechen und Einnässen.

Die Anfälle klingen allmählich ab. Dem Anfall folgen Desorientierung, Konfusion und Sprachstörungen. Die Automatismen können sich noch fortsetzen. Diese postiktalen Störungen sollen sehr viel länger anhalten, wenn die Anfälle in der sprachdominanten Seite beginnen als wenn sie auf der nicht dominanten Seite starten. Nach den Anfällen sind die Betroffenen häufig müde, ein tiefer postiktaler Schlaf ist aber die Ausnahme. Kopfschmerzen und Erbrechen kommen postiktal vor. Eine Amnesie bleibt zurück.

Etwa die Hälfte der Patienten mit Temporallappenepilepsien hat zusätzlich zu den komplexen fokalen Anfällen sekundär generalisierte Anfälle. Diese treten aber eher selten auf (meist wenige Male pro Jahr) und beherrschen nie das Krankheitsbild. Ein konvulsiver Status epilepticus stellt die Ausnahme dar (French et al. 1993).

Befunde

Der neurologische Befund fällt fast immer normal aus, wenn Patienten mit Raum fordernden Prozessen nicht berücksichtigt werden.

EEG-Befunde

Das Routine-EEG zeigt häufig einen Normalbefund oder es finden sich unspezifische Veränderungen. Das Wach-EEG kann eine geringe oder ausgeprägtere Asymmetrie der Hintergrundaktivität aufweisen. In wiederholten oder länger dauernden Ableitungen sind dann doch fast immer epileptiforme Potenziale sichtbar (Williamson et al. 1993). Die Durchführung eines Schlaf-EEG ist notwendig, da etwa 10% der Patienten nur im Schlaf Spikes erkennen lassen (Mikati u. Holmes 1996).

Die charakteristischen interiktalen EEG-Abweichungen in Form von Spikes, Sharp-Waves oder langsamen Wellen sind fast immer über der vorderen Temporalregion lokalisiert, entweder einseitig oder beidseitig (Williamson et al. 1993). Letzteres betrifft etwa ein Drittel bis die Hälfte der Patienten, wobei die beidseitigen Entladungen synchron oder asynchron auftreten können. Mittels Langzeitableitungen fanden sich bei 60% von 22 Patienten mit Temporallappenepilepsien, die im Routine-EEG interiktal ausschließlich einseitige epileptiforme Entladungen gezeigt hatten, voneinander unabhängige bitemporale epileptiforme Potenziale (Ergene et al. 2000).

Zu Beginn eines Anfalls kann eine einseitige oder beidseitige Unterbrechung der Grundaktivität sichtbar werden. Innerhalb von 30 s nach Beginn der Anfallssymptomatik tritt bei 80% der Patienten eine temporale oder weiter ausgedehnte, lateralisierte Aktivität rhythmischer, scharf konfigurierter Thetawellen oder schnellerer Wellen auf. Postiktal wird eine Verlangsamung sichtbar. Die lateralisierte iktale schnelle Aktivität und die nachfolgende postiktale Verlangsamung haben einen hohen seitenlokalisierenden Wert.

Invasive iktale EEG-Ableitungen zeigen 13- bis 25-Hz-Entladungen in den mesialen temporalen Strukturen, im Corpus amygdaloideum und im anterioren Hippocampus. Diese Entladungen breiten sich in 60% der Fälle in den ipsilateralen temporalen Neokortex aus, in 30% der Fälle in den kontralateralen Hippocampus (King u. Spencer 1995).

Bildgebung

Mittels des hoch auflösenden MRT mit dünnen Schnitten kann in einem hohen Prozentsatz der Patienten mit Temporallappenepilepsie eine Hippocampussklerose nachgewiesen werden. T_1-gewichtete Bilder zeigen am besten die Größenunterschiede beider Hippocampusformationen, T_2-gewichtete Schnitte weisen durch ein abnormes Signal auf die Sklerose hin. Mittels koronarer FLAIR- (fluid attenuated inversion recovery)-Sequenzen können Hippocampus, parahippokampaler Gyrus, Amygdalae und entorhinale Gebiete optimal visualisiert werden. Zusätzlich wird von einigen Untersuchern die quantitative Volumetrie zur Demonstration von Seitendifferenzen benutzt.

Folgende MRT-Kriterien sprechen für das Vorliegen einer mesialen Temporallappensklerose:

- verstärktes Signal im Hippocampus,
- Volumenverlust des Hippocampus,
- Atrophie der kollateralen weißen Substanz im parahippokampalen Gyrus,
- Verlust der gleichseitigen temporalen Demarkation von weißer und grauer Substanz,

- kleinerer Temporallappen,
- vergrößertes Temporalhorn (Meiners et al. 1999).

In hoch auflösenden MRT-Untersuchungen wurde deutlich, dass nicht selten über die ipsilaterale Hippocampussklerose hinausgehend zahlreiche weitere strukturelle Abnormalitäten sichtbar sind. Im betroffenen Temporallappen selbst können neben der Hippocampussklerose kortikale Dysplasien vorkommen (Kuzniecky et al. 1991, Ho et al. 1998). Darüber hinaus wurden beschrieben: Beteiligung des kontralateralen Hippocampus, ipsilaterale Veränderungen des Corpus amygdaloideum, des Thalamus, des Nucleus caudatus, des Gyrus cingulus, kortikale Dysplasien und Atrophien sowie Kleinhirnabnomalitäten (Raymond et al. 1994, Barr et al. 1997, Marsh et al. 1997, Specht et al. 1997, DeCarli et al. 1998). Auch die Hippocampusformation selbst kann fehlangelegt und dadurch epileptogen sein, häufig in Verbindung mit anderen entwicklungsbedingten Malformationen (Baulac et al. 1998, Ho et al. 1998).

Das SPECT wird ebenfalls zur Darstellung temporaler epileptischer Herde benutzt. Ein Vorteil der Methode ist, dass man den Radiotracer während eines Anfalls injizieren und das Verhalten der Durchblutung noch mehrere Stunden nachverfolgen kann. Interiktal ist die Perfusion in der Region der epileptogenen Herde vermindert, iktal ist sie erhöht. Die Hyperperfusion im Anfall hat einen sehr viel höheren lokalisatorischen Wert (Spezifität bis zu 97%) als die interiktale Hypoperfusion (Devous et al. 1998).

Das FDG-PET ist die empfindlichste interiktale bildgebende Methode zur Identifikation des fokalen funktionellen Defizits bei Temporallappenepilepsien. Das Gebiet des Hypometabolismus geht oft weit über den Temporallappen hinaus und kann ipsilateral den Thalamus, die Basalganglien und andere kortikale Strukturen mit einbeziehen.

Die Magnetresonanz-Spektroskopie lässt im Falle der Hippocampussklerose eine Erhöhung des Quotienten N-Acetylaspartase/Kreatin als Ausdruck des Neuronenuntergangs erkennen, diese Methode gewinnt an Bedeutung für die prächirurgische Fokuslokalisation (Connelly et al. 1994, Tasch et al. 1999).

Psychische und psychiatrische Auffälligkeiten

Genaue neuropsychologische Untersuchungen der Patienten mit Temporallappenepilepsien offenbaren in unterschiedlich ausgeprägtem Ausmaß Lern- und Gedächtnisstörungen. Betrifft die Läsion die linke Hemisphäre, so sind diese stärker ausgeprägt. Leichtere Sprachstörungen können hinzukommen, wenn sich die Läsion in der dominanten Hemisphäre befindet. Bei Läsionen des rechten Temporallappens finden sich eher Störungen des visuellen Gedächtnisses. Längsschnittuntersuchungen über maximal 10 Jahre von kleinen Gruppen von Patienten mit therapieresistenten Temporallappenepilepsien erbrachten keine Hinweise auf eine signifikante Zunahme kognitiver Defizite (Dodrill u. Willensky 1992, Selwa et al. 1994). Sehr viel länger dauernde Beobachtungszeiträume (>30 Jahre) zeigen aber einen allgemeinen kognitiven Leistungsabbau, wobei dem Faktor Bildung eine protektiver Effekt zukommt (Jokeit u. Ebner 1999).

Verschiedene psychische und psychiatrische Störungen sind vermehrt bei Patienten mit Temporallappenepilepsien beschrieben worden, z. B. verstärkte Emotionalität, Depression, Aggressivität, Haften an einer Sache, Zwanghaftigkeit, Hypermoralität und Hyperreligiosität. Die Spezifität dieser Eigenschaften wird aber angezweifelt (Mikati u. Holmes 1996).

Besonderheiten der Temporallappenepilepsien im frühen Kindesalter

Die Häufigkeit des Vorkommens der Temporallappenepilepsie im Kindesalter ist nicht genau bekannt. Kürzlich wurde die relative Frequenz der komplexen fokalen Anfälle in einer großen prospektiven populationsbasierten Kohortenstudie mit 613 Kindern im Alter von 1 Monat bis 15 Jahren (Connecticut, USA) mit 26% bestimmt (Berg et al. 1999a). Nur ein Teil der Kinder mit komplexen fokalen Anfällen hat eine Temporallappenepilepsie, da komplexe fokale Anfälle auch bei den idiopathischen fokalen Epilepsien und anderen anatomisch definierten symptomatischen Epilepsien vorkommen.

Die Temporallappenepilepsie ist im frühen Kindesalter mit einigen Besonderheiten verbunden, die in einigen Übersichtsartikeln dargestellt wurden (Wyllie et al. 1993, Brockhaus u. Elger

1995, Acharya et al. 1997, Holmes 1997b, Bourgeois 1998). Während die Temporallappenepilepsie bei Erwachsenen, Jugendlichen und Schulkindern in Bezug auf die Anfallssemiologie ein einigermaßen homogenes Syndrom darstellt, ist dieses bei Säuglingen und Kleinkindern weniger der Fall (Bourgeois 1998). In diesem Alter weisen die komplexen Anfälle temporalen Ursprungs Besonderheiten auf, die in Tab. 12.**2** aufgeführt sind (Brockhaus u. Elger 1995, Acharya et al. 1997, Bourgeois 1998). Besondere Schwierigkeiten bereitet bei Säuglingen der Nachweis der Bewusstseinsstörung als dem entscheidenden Charakteristikum komplexer fokaler Anfälle. Über das Auftreten einer Aura können nur Schulkinder zuverlässig Auskunft geben.

In einer prospektiven Studie wurden 63 Kinder mit einer neu aufgetretenen Temporallappenepilepsie erfasst, von denen 94% komplexe fokale Anfälle und 14% sekundär generalisierte tonisch-klonische Anfälle hatten (Harvey et al. 1997). Etwa 30% wiesen eine Vorschädigung auf (febriler Status epilepticus bei 7 Kindern, Meningitis bei 4 Kindern). Das MRT ließ in 38% der Kinder eine strukturelle Abnormalität erkennen (Hippocampussklerose in 20%, Tumoren in 13%). Es bestand eine strenge Korrelation zwischen Vorschädigung und Hippocampussklerose. Die Untersucher schlugen die Bildung von 3 ätiologischen Gruppen vor, was prognostische Bedeutung haben könnte:

- Temporallappenepilepsie durch entwicklungsbedingte Malformationen und nicht progrediente Tumoren,
- Temporallappenepilepsie mit neurologischer Vorschädigung und
- kryptogene Temporallappenepilepsie.

Etwa ein Drittel der Klein- und Schulkinder mit Temporallappenepilepsien weist Lernstörungen, Aufmerksamkeitsstörungen, Hyperaktivität, Aggression und Wutausbrüche auf (Elger et al. 1997, Harvey et al. 1997). Psychiatrische Störungen wie Angstsymptomatik, Depressionen, Persönlichkeitsänderungen und Psychosen werden eher bei Adoleszenten und Erwachsenen gefunden (Rutter et al. 1970).

Die neuropathologischen Befunde bei Kindern mit Temporallappenepilepsien variieren sehr viel stärker als bei Erwachsenen. In Tab. 12.**3** sind die histologischen Befunde von 61 Kindern im Alter von 6 Monaten bis 17 Jahren (mittleres Alter 10 Jahre) mit temporaler Lobusresektion aufgeführt (Duchowny et al. 1997). Die mit Abstand häufigsten Befunde waren Gliosen und kortikale Dysplasien, es folgten Tumoren bzw. Hamartome (vor allem dysembryoplastischer neuroektoepithelialer Tumor und glioneurale Hamartome).

Tabelle 12 .**2** Klinische Charakteristik komplexer fokaler Anfälle bei Säuglingen und Kleinkindern im Vergleich zu älteren Kindern und Adoleszenten (nach Bourgeois 1998)

• In der Regel keine identifizierbare Aura vor dem Alter von 5 Jahren
• Automatismen vorwiegend oroalimentär, weniger komplex, weniger gestisch
• Mehr konvulsive Aktivität, tonisch, versiv, klonisch, myoklonisch
• Längere Anfallsdauer
• Weniger interiktale EEG-Entladungen, iktale Entladungen weniger lokalisiert

Bisher war angenommen worden, dass im Gegensatz zu Erwachsenen bei Kindern mit therapierefraktären Temporallappenepilepsien die Hippocampussklerose ein seltener Befund sei (Übersicht bei Bourgeois 1998). Sie scheint aber auch bei Kindern häufiger vorzukommen. In einer MRT-Untersuchungsserie mit 61 Kindern wurde bei 23% eine unilaterale Hippocampussklerose festgestellt (Duchowny et al. 1997). Mittels einer weiteren MRT-Querschnittsstudie identifizierten Grattan Smith et al. (1993) sogar in 57% von 53 Kindern im Alter von 2–17 Jahren (mittleres Alter 10 Jahre) eine Hippocampussklerose. Auch in verschiedenen Serien histopathologischer Befunde von Kindern wurden in 20–30% Hippocampussklerosen angegeben (Elger et al. 1997, Tuxhorn et al. 1997). In den 22 Hippocampuspräparaten, die aus der Serie von Duchowny et al. (1997) zur Untersuchung zur Verfügung standen, zeigte sich immerhin in 16 Fällen auch eine Hippocampussklerose (Tab. 12.**3**).

Differenzialdiagnose

Bei der Differenzialdiagnose der Temporallappenepilepsie muss berücksichtigt werden, dass komplexe fokale Anfälle ihren Ursprung außerhalb des Temporallappens haben können. Wenn Anamnese, Anfallsbilder, Anfallsfrequenz und die Ergebnisse der neurophysiologischen und

Tabelle 12.3 Histopathologische Befunde (Mehrfachnennungen möglich) bei 61 Kindern mit temporaler Lobusresektion (Duchowny et al. 1997)

Histopathologische Befunde	Zahl der Patienten (n = 61)
Kortikale Dysplasien:	53
• ektope Neuronen in der weißen Substanz	52
• kortikale Dyslaminierung	25
• große und/oder andere dysplastische Neuronen	9
Tumoren/Hamartome:	25
• dysembryoplastischer neuroepithelialer Tumor	10
• Gangliogliom	3
• Oligoastrozytome	1
• glioneurale Hamartome	1
Chronische Enzephalitis	2
Hippocampussklerose (Proben von 22 Kindern)	16
Gliose	56
Keine Abnormalität	1

bildgebenden Diagnostik zusammen bewertet werden, dürfte in der Mehrzahl der Fälle eine Abgrenzung von den anderen anatomisch definierten fokalen Epilepsien möglich sein. Die Unterschiede der Klinik von Temporallappen- und Frontallappenepilepsie werden bei der Frontallappenepilepsie beschrieben.

Bei Kindern und Jugendlichen sind die folgenden benignen fokalen Epilepsien auszuschließen: die benigne fokale Epilepsie des Kindesalters mit zentrotemporalen Spikes, die benigne psychomotorische Epilepsie, bei Säuglingen und Kleinkindern das Watanabe-Syndrom und bei Jugendlichen die benignen fokalen Anfälle der Adoleszenz.

Therapie

Die Behandlung mit Antiepileptika und die neurochirurgische Therapie sind die beiden entscheidenden therapeutischen Optionen, daneben stehen einige alternative Methoden zur Verfügung, die in Kap. 20 näher ausgeführt sind.

Medikamentöse Therapie

Die medikamentöse Behandlung der komplexen fokalen Anfälle ist schwierig, nur etwa ein Viertel der Patienten wird anhaltend anfallsfrei, bei etwa einem Drittel wird noch eine Abnahme der Anfallsfrequenz erreicht (Mattson et al. 1996). In Monotherapie sind oft höhere Dosen der Antiepileptika notwendig, viele Patienten erhalten eine Duotherapie.

Die am häufigsten eingesetzten Antiepileptika sind Carbamazepin und Valproat. Carbamazepin ist das Mittel der Wahl, in Monotherapie wurde seine Wirksamkeit mittels Doppelblindstudien bei Patienten mit fokalen Epilepsien nachgewiesen. Dieses gilt ebenfalls für Valproat. Wenn auch Phenytoin einen mit Carbamazepin vergleichbaren Effekt hat, so wird es doch wegen seiner größeren Nebenwirkungen nicht mehr an erster Stelle eingesetzt. Phenobarbital und Primidon sind wegen ihrer möglichen negativen Auswirkungen auf Kognition und Verhalten Mittel der zweiten Wahl geworden. Einige der neuen Antiepileptika (Lamotrigin, Oxcarbazepin, Gabapentin, Topiramat) sind ebenfalls wirksam, sie zeichnen sich durch bessere Verträglichkeit als die traditionellen Substanzen aus. Einige weitere wirksame neue Antiepileptika (Vigabatrin, Felbamat) haben bedenkliche Nebenwirkungen. Einzelheiten zu den einzelnen genannten Substanzen, insbesondere ihr Wirkprofil, sind in Kap. 19 zu finden.

Ein beträchtlicher Teil (30–40%) der Kinder mit einer Temporallappenepilepsie weist ein Aufmerksamkeitsdefizit-/Hyperaktivitätssyndrom auf. In einer ersten Studie wird berichtet, dass Methylphenidat bei diesen Kindern ebenso wirksam sei wie bei den von diesem Syndrom Betroffenen ohne Epilepsie (Semrud-Clikeman u. Wical 1999).

Neurochirurgische Therapie

Die nichtinvasive prächirurgische Diagnostik therapieresistener Temporallappenepilepsien schließt EEG-Videomonitoring, MRT, eine Testbatterie neuropsychologischer Tests, den Wada-Test (Natriumbarbital-Test) und oft die funktionelle Bildgebung mittels SPECT oder PET ein. Weitere Einzelheiten sind in Kap. 20 dargelegt. Die nicht invasive Diagnostik reicht in den meisten Fällen zur Lokalisation der epileptogenen Läsion aus, falls notwendig werden Foramen-ovale-Elektroden oder subdurale Elektroden gelegt (Thadanie et al. 1995).

Verschiedene operative Verfahren werden angewandt: die Entfernung des vorderen Temporallappens en bloc mit Hippocamus und Amygdala, schonendere Verfahren mit Resektion der mesialen temporalen Strukturen, des Temporalpols und eines kleinen Teils des anterolateralen temporalen Kortex oder die Amygdalohippokampektomie. Die neurochirurgische Behandlung führt bei 70–80% der Erwachsenen zum Sistieren der komplexen fokalen Anfälle, wobei allerdings bei einigen Patienten noch Auren auftreten können. Bei Kindern werden ebenso gute operative Ergebnisse erzielt (Duchowny et al. 1992, Fish et al. 1993, Brockhaus u. Elger 1995, Tuxhorn et al. 1997).

Besonders nach der Resektion des dominanten Schläfenlappens besteht bei Erwachsenen ein Risiko von Gedächtnisstörungen und Sprachstörungen. Diese möglichen postoperativen Störungen scheinen bei Kindern weniger stark ausgeprägt zu sein, und zwar um so geringer, je jünger das Kind zum Zeitpunkt der Operation ist. In einem Teil der Fälle kann es postoperativ sogar zu einer Verbesserung der Sprachfunktionen kommen (Hermann et al. 1995, Lendt et al. 1999). Postoperativ sollte mindestens noch 2 Jahre lang eine Antiepileptikatherapie durchgeführt werden (Williamson et al. 1993).

Verlauf und Prognose

Die Temporallappenepilepsien erweisen sich gegenüber den Antiepileptika häufig als resistent. Die meisten Aussagen über die Behandelbarkeit mit Antiepileptika sind aber nicht repräsentativ für die Gesamtgruppe aller Patienten mit Temporallappenepilepsien, da die Therapiestudien fast ausschließlich in spezialisierten Zentren mit ausgewählten Patienten durchgeführt wurden.

Die Ergebnisse der bildgebenden Diagnostik sprechen dafür, dass der epileptogene Prozess fortschreiten kann. In einigen Fällen ist eine Abhängigkeit des Ausmaßes der Hippocampusveränderungen von der Dauer der Epilepsie bzw. Zahl der Anfälle beschrieben worden (Barr et al. 1997, Van Paesschen et al. 1997, Lee et al. 1998, Kalviainen et al. 1998, Salmenpera et al. 1998). Eine kürzlich im Rahmen der prächirurgischen Diagnostik mittels Magnetresonanz-Spektoskopie durchgeführte Untersuchung von 82 konsekutiven Patienten mit Temporallappenepilepsie ergab anhand des erniedrigten N-Acetylaspartase-Signals als Ausdruck des Neuronenuntergangs eine inverse Abhängigkeit von der Dauer der Epilepsie. Außerdem zeigte die quantitative Volumenbestimmung des Hippocampus auf der Seite des Anfallsursprungs ebenfalls eine direkte Abhängigkeit des Volumenverlustes von der Dauer der Epilepsie (Tasch et al. 1999). Diese Ergebnisse in Verbindung mit der Beobachtung eines anfallsfreien Intervalls nach einem initialen schädigenden Ereignis weisen darauf hin, dass die therapieresistente Temporallappenepilepsie ein progredienter Prozess ist (French et al. 1993, Mathern et al. 1995a, Tasch et al. 1999). Der Nachweis einer Hippocampussklerose zeigt im Grunde die Intraktibilität an (Semah et al. 1998). Von zunehmenden negativen Auswirkungen einer fortdauernden fokalen Anfallsaktivität, vor allem durch sekundär generalisierte tonisch-klonische Anfälle, auf die neuropsychologischen Funktionen bei einem Teil der Patienten wurde berichtet (Dikmen u. Matthews 1977, Loiseau et al. 1983a, Farwell et al. 1985, Dodrill 1986).

Da die Langzeitprognose von Patienten mit schwer behandelbaren Temporallappenepilepsien bezüglich medikamentöser Anfallkontrolle und Lebensqualität sehr getrübt ist und durch den epilepsiechirurgischen Eingriff ein hoher Prozentsatz der Patienten anfallsfrei wird, sollte die operative Therapie auch bei Jugendlichen zu einem frühen Zeitpunkt vorgenommen werden, d. h. sobald die Therapieresistenz der Epilepsie erwiesen ist (Resnick et al. 1994).

Frontallappenepilepsie

Frontallappenepilepsien sind durch einfache fokale, komplexe fokale, sekundär generalisierte Anfälle oder Kombinationen hiervon charakterisiert. Die Häufigkeit des Auftretens ist nicht genau bekannt. In einer pädiatrischen Universitätskinderklinik in Japan wurde unter 578 Kindern in 10% der Fälle die Diagnose einer symptomatischen oder kryptogenen Frontallappenepilepsie gestellt, diese kam dort bei den Kindern sogar häufiger vor als die Temporallappenepilepsie (Aso et al. 1997).

Das Erscheinungsbild der Frontallappenanfälle ist sehr vielgestaltig. Bei Kindern besteht die zusätzliche Besonderheit, dass die Anfälle nicht so deutlich ausgeprägt zu sein brauchen und dadurch schwierig als Frontallappenanfälle zu identifizieren sind (Kotagel 1997). In der ILAE-Klassifikation werden 7 verschiedene Subtypen (Anfälle der motorischen Rinde, supplementär motorische Anfälle, zinguläre Anfälle, Anfälle der vorderen frontopolaren Region, orbitofrontale, dorsolaterale und operkuläre Anfälle) beschrieben. Während die Anfälle der motorischen Rinde und der Supplementärregion relativ gut definiert sind, ist das bei den übrigen Subtypen nicht der Fall, da sie nur mangelhaft von Anfällen anderer Ursprungsorte abgegrenzt werden können.

Die Frontallappenanfälle werden jetzt aus praktischen Erwägungen in 3 verschiedene Kategorien unterteilt, wobei berücksichtigt werden muss, dass beträchtliche Überlappungen bestehen können: in fokale klonische motorische Anfälle, asymmetrische tonische Anfälle und frontale komplexe fokale Anfälle (Salanova et al. 1995, Williamson et al. 1997). Ein tonischer Status epilepticus ist eine häufige Komplikation. Den symptomatischen Frontallappenepilepsien liegen vielfältige Läsionen zu Grunde: Tumoren, kortikale Dysplasien, Hamartome, Gliosen, porenzephale Zysten und Gefäßfehlbildungen.

Klinik

Die folgenden allgemeinen Merkmale legen grundsätzlich die Diagnose Frontallappenepilepsie sehr nahe:

- gewöhnlich kurz dauernde Anfälle, die häufig und vorwiegend im Schlaf auftreten,
- oft im Vordergrund stehende motorische Erscheinungen, die tonisch sind oder welche die Haltung betreffen,
- sehr komplex ausgestaltete Automatismen und Sprachäußerungen,
- nur eine minimale oder keine postiktale Verwirrtheit.

Fokale klonische Anfälle

Bei diesem ersten Typ von Frontallappenanfällen handelt es sich um einfache fokale Anfälle, denn sie sind nicht mit einer Bewusstseinsänderung verbunden. Sie entstehen in der kontralateralen primären motorischen Rinde, die motorischen Manifestationen sind vom Ort der Schädigung abhängig. Eine Ausbreitung der epileptischen Aktivität innerhalb der motorischen Rinde mit entsprechender Symptomatik kann auftreten (Jackson-Anfall). Jackson (1931) beschrieb folgende Varianten:

- Anfälle, die in der Hand beginnen (am häufigsten im Daumen oder im Zeigefinger oder in beiden),
- Anfälle, die in einer Gesichtshälfte beginnen (am häufigsten in der Nähe des Mundes),
- Anfälle, die im Fuß beginnen (fast immer im großen Zeh).

Eine sekundäre Generalisation tritt selten auf. Postiktal kann eine Todd-Parese vorhanden sein. Der mögliche chronische fokale Status (Epilepsia partialis continua) wird an anderer Stelle beschrieben.

Asymmetrische tonische Anfälle

Hierunter fallen die supplementär motorischen Anfälle, die mit und ohne Bewusstseinsverlust einhergehen können. Diese sind häufig (etwa 50%) mit subjektiven Symptomen in Form von kontralateralem, bilateralem oder ipsilateralem Kribbeln oder Taubheitsgefühl verbunden. Der klassische Anfall beginnt abrupt mit einer fixierten Körperhaltung, der kontralaterale Arm wird im Schultergelenk abduziert, nach außen rotiert und im Ellenbogengelenk gebeugt und Kopf und Augen werden in Richtung dieses Armes gedreht, sodass es aussieht, als ob der Betroffene seine erhobene Hand ansieht. Das kontralaterale Bein wird anhaltend gestreckt oder gebeugt. Häufig besteht ein Spracharrest, aber auch forcierte Vokalisationen sowie Lachen und Weinen können auftreten. Gegen Ende können klonische Zuckungen der Hand oder des Gesichtes vorkommen. Die Anfälle halten nur kurz an (weniger als 30 s) oder sie generalisieren sekundär zu klonisch-tonischen Anfällen. Sie treten häufig in Clustern und mehrmals täglich auf und ereignen sich häufig im Schlaf. Neben diesem klassischen

Typ gibt es viele Variationen, mögliche Erscheinungsformen sind:

- symmetrische oder asymmetrische tonische oder dystone Haltungen der oberen und unteren Extremitäten,
- unilaterale tonische Haltung einer oberen Extremität mit Faustschluss,
- heftige stoßende Bewegungen eines Armes,
- athetoide Bewegungen eines Armes,
- schreitende oder tretende Bewegungen der Beine.

Frontale komplexe fokale Anfälle

Frontale komplexe fokale Anfälle dauern nur kurz an (unter 1 min) und sind sehr viel seltener als die komplexen fokalen Anfälle temporalen Ursprungs mit einer Aura (bei etwa 20–30% der Patienten) und einer postiktalen Konfusion verbunden. Sie treten mehrmals täglich und in Clustern auf. Sehr komplex ausgeprägte motorische Automatismen beherrschen das Anfallsbild. Der Patient erscheint agitiert. Ausgeprägte sexuelle Automatismen wurden beschrieben (Leutmezer et al. 1999). Vokalisationen sind häufig und umfassen einfaches Summen bis zu lauten Obszönitäten. Fokale klonische Aktivität kann auftreten. Es kann zum Hinstürzen kommen. Die Anfälle haben insgesamt ein bizarres, hysterisch anmutendes Erscheinungsbild, beim einzelnen Patienten laufen sie stereotyp ab. Diese Anfälle können keiner speziellen Frontalregion sicher zugeordnet werden.

EEG

Das interiktale EEG kann über den Frontalregionen weit ausgedehnte epileptogene Potenziale aufweisen. Bei den fokalen motorischen Anfällen finden sich typischerweise die epileptiformen Potenziale über der perirolandischen Region, bei den supplementär motorischen Anfällen am ehesten über der Parasagittalregion und bei den frontalen komplexen fokalen Anfällen über den frontopolaren und dorsolateralen Abschnitten des Frontalhirns. Das interiktale EEG kann auch keine Abnormität aufweisen.

Intrakranielle Ableitungen können Informationen über die chronologische und räumliche Entwicklung der epileptischen Entladungen liefern. Die Lokalisation des epileptogenen Ursprungs kann schwierig sein.

Bildgebung

Das MRT ist die diagnostische Methode der Wahl, in 2 Drittel der Fälle können strukturelle Anomalien nachgewiesen werden (Salanova et al. 1995).

Differenzialdiagnose

Frontallappenanfälle werden häufiger als psychogene Anfälle verkannt, zumal auch bei den Frontallappenanfällen die für psychogene Anfälle charakteristischen Symptome von stoßenden Beckenbewegungen, Kopfhin- und Herbewegungen und Treten vorkommen können. Frontallappenanfälle haben eine kürzere Dauer, treten vor allem nachts auf und betreffen eher jüngere Patienten.

Der Vergleich von komplexen fokalen Anfällen frontalen und temporalen Ursprungs zeigt folgende Unterscheidungsmerkmale: Bewusstseinsverlust, oroalimentäre Automatismen, Handautomatismen und Umherblicken treten häufig bei den Temporallappenanfällen auf, wohingegen ein erhaltenes Bewusstsein oder eine Bewusstseinstrübung, unilaterale oder bilaterale tonische Haltungen und Strampelbewegungen vor allem für Frontallappenanfälle charakteristisch sind, bei denen auch die epigastrischen Auren und Auren mit verkennendem Erleben (z. B. das Déjà-Vu) fast immer fehlen (Kotagel et al. 1995). In einer kürzlich publizierten Studie wurde die lokalisatorische Genauigkeit der iktalen Semiologie von frontalen und temporalen Anfällen miteinander verglichen, nur 61% der Frontallappenanfälle waren richtig klassifiziert worden. Etwa 20% der Frontallappenanfälle verursachten Symptome, die für Temporallappenanfälle sprachen (O'Brien et al. 1998). Eine ausführliche Differenzialdiagnose zwischen Frontal- und Temporallappenepilepsien bietet Tab. 12.**4**.

Das Krankheitsbild der nächtlichen paroxysmalen Dystonie wird heute als eine Form von Frontallappenepilepsie mit Ursprung im supplementär motorischen Gebiet angesehen.

Therapie

Frontallappenepilepsien sind der zweithäufigste Grund für epilepsiechirurgische Eingriffe, die erzielten Ergebnisse sind aber schlechter als bei den Temporallappenepilepsien. Bei etwa 50–60% der Patienten wird Anfallsfreiheit oder eine

Tabelle 12.4 Vergleich der klinischen Charakteristika von Frontallappen- und Temporallappenepilepsien (nach Kutsy 1999)

Klinische Parameter	Frontallappenepilepsie	Temporallappenepilepsie
Dauer der Anfälle	kurz	gewöhnlich länger
Beginn und Ende	plötzlich	weniger plötzlich
Aura der Angst	ungewöhnlich, kann bei mediofrontalem Beginn vorkommen	sehr häufig
Epigastrische Aura	sehr ungewöhnlich	sehr häufig
Aura des Déjà-Vu und Jamais-Vu	sehr ungewöhnlich	häufiger
Olfaktorische Aura	ungewöhnlich, kann bei orbitofrontalem Beginn vorkommen	sehr häufig
Unilaterale dystone Extremitätenhaltungen	ungewöhnlich	sehr häufig, lateralisierendes Zeichen
Tonische Haltungen	häufig	häufig
Kopf- und Augenwendung zur Gegenseite (Version)	häufig, besonders bei supplementär-motorischen Anfällen	sehr viel seltener
Ipsilaterale Kopf- und Augenwendung	kann bei anterofrontalen Anfällen vorkommen	ungewöhnlich
Autonome Zeichen	ungewöhnlich, können bei orbitofrontalem und insulärem Beginn vorkommen	häufig
Vokalisationen	häufig	selten
Visuelle und auditorische Halluzinationen	ungewöhnlich, können bei orbitofrontalem und supplementärmotorischen Anfällen vorkommen	häufig
Zwangsdenken	ungewöhnlich, kann bei dorsolateralem supplementär-motorischem Beginn vorkommen	häufiger
Oroalimentäre Automatismen	ungewöhnlich	sehr häufig
Gestische Automatismen	ungewöhnlich	sehr häufig
Sexuelle Automatismen	können vorkommen	ungewöhnlich
Motorische Agitation und bizarres Verhalten	häufig	ungewöhnlich
Bilaterale klonische Aktivität bei erhaltenem Bewusstsein	kann vorkommen	kommt nicht vor
Iktale Bradykardie	kommt nicht vor	kann vorkommen
Schmerzhafte Auren und iktaler Schmerz	kann vorkommen	ungewöhnlich
Zeit von der initialen nichtmotorischen Phase zur klonischen Aktivität	kurz (im Mittel 2 s)	lange (im Mittel 47 s)
Vorwiegendes Auftreten nachts	häufig	selten
Fieberkrämpfe in der Vor-Geschichte	selten (5%)	häufig (25%)
Cluster von Anfällen	häufig	selten
Postiktale Veränderungen	minimal	vorherrschend

erhebliche Anfallsreduktion erreicht (Salanova et al. 1997).

Parietallappenepilepsie

Das Epilepsiesyndrom des Parietallappens ist gewöhnlich durch einfache fokale Anfälle charakterisiert, die in komplexe fokale und sekundär generalisierte Anfälle übergehen können. Die Ursachen der Läsion im Parietallappen schließen Tumoren und Hamartome, Gliosen, kortikale Dysplasien, porenzephale Zysten und Gefäßmalformationen ein.

Klinik

Das häufigste subjektive Symptom (bei etwa 50% der Patienten) ist die Parästhesie in Form von Taubheitsgefühl oder Kribbeln, z. T. von Nadelstichen. Schmerz kommt eher selten vor, als schmerzhafte, brennende Dysästhesie, teilweise oder ganz die kontralaterale Körperhälfte betreffend, als starke Bauchschmerzen und als heftige Kopfschmerzen. Diese lokalisierten Schmerzen sind charakteristisch für Anfälle, die ihren Ursprung im Parietallappen haben (Siegel et al. 1999). Weitere iktale Symptome können sexuelle Empfindungen, Störungen des Körperbildes, Apraxie, Agnosie, Schwindel und visuelle Halluzinationen sein. Ist der dominante Parietallappen betroffen, treten Sprachstörungen auf. Motorische Phänomene wie fokale klonische Zuckungen, Augen- und Kopfdeviation und tonische Haltungen der Extremitäten wurden beschrieben (Salanova et al. 1996).

Es wird vermutet, dass sich die in den Parietallappen entstehende epileptische Aktivität leicht in die übrigen Hirnlappen ausbreitet und viele Anfallssymptome diese Ausbreitung widerspiegeln. Wenn sich konstant lateralisierte Parästhesien bzw. Dysästhesien und Bauchschmerzen zeigen, weist dieses auf den Parietallappen als Ursprungsort hin.

Neurologischer Befund

Kontralateral zur Läsion können Auffälligkeiten in Form leichter Schwächen und Hyperreflexie gefunden werden. Die räumliche Orientierung und die Rechts-links-Unterscheidung können gestört sein.

EEG

Die EEG-Veränderungen sind seltener lokalisiert, häufiger lateralisiert über einer Hemisphäre sichtbar.

Therapie

Das diagnostische Vorgehen und die medikamentöse Therapie entspricht dem bei den anderen symptomatischen fokalen Epilepsien. Wenn eine diskrete umschriebene Läsion Ursache der Anfälle ist und entfernt werden kann, sind die Ergebnisse des epilepsiechirurgischen Vorgehens sehr gut, 70–80% der Patienten werden anfallsfrei (Boon et al. 1991). Von 26 operierten Kindern und Jugendlichen mit einer Parietallappenepilepsie nichttumoröser Genese wurden 54% anfallsfrei oder hatten nur noch wenige Anfälle (Salanova et al. 1996).

Okzipitallappenepilepsie

Die Okzipitallappenepilepsie ist selten und macht höchstens 5–10% der symptomatischen fokalen Epilepsien aus. Dieses Syndrom kann relativ gut charakterisiert werden. Es ist gewöhnlich durch einfache fokale sowie durch sekundär generalisierte Anfälle charakterisiert. Komplexe fokale Anfälle können ebenfalls auftreten.

Klinik

Die subjektiv wahrgenommenen Symptome der Okzipitallappenepilepsie umfassen elementare visuelle Halluzinationen, Blindheit und seltener tonische oder klonische Augenbewegungen. Die am häufigsten vorkommenden elementaren visuellen Halluzinationen (50–75% der Patienten) bestehen gewöhnlich aus anhaltenden oder blitzenden Flecken oder einfachen geometrischen Formen, die farblos oder farbig sind. Wenn sie einseitig auftreten, werden sie in der Gegenseite generiert. Komplexe visuelle Halluzinationen mit Größenveränderungen (Makropsie oder Mikropsie), Änderung der Entfernung, Schiefsehen, Verdrehungen und Formveränderungen von Objekten (bei 15–20% der Patienten) und auditorische Halluzinationen können sich anschließen. Das nächsthäufige Symptom sind iktale Gesichtsfeldausfälle oder eine iktale Amaurose in

Form eines Blackouts oder Whiteouts, ein- oder doppelseitig. Die bei einem Teil der Patienten beobachteten tonischen und klonischen Augendeviationen nach kontralateral sind die Folge okzipitaler epileptischer Aktivität. Ein Gefühl der Augenbewegungen kann bestehen, ohne dass diese sichtbar wären. Starkes Augenblinzeln oder Lidzucken zu Beginn eines Anfalls wurde ebenfalls beschrieben. Breitet sich die Anfallsaktivität aus, so werden fokale klonische Zuckungen (30% der Patienten) und verschiedene Automatismen (50% der Patienten) sichtbar (Williamson et al. 1992, Salanova et al. 1996).

Befunde

In 20–60% der Patienten sind permanente Gesichtsfelddefekte nachweisbar. Über den posterioren Regionen können in etwa der Hälfte der Patienten epileptiforme Potenziale abgeleitet werden. MRT-Untersuchungen decken in bis zu 75% der Fälle strukturelle Abnormalitäten auf (Williamson et al. 1992, Salanova et al. 1996).

Diagnose und Differenzialdiagnose

Die typische visuelle Aura und die Gesichtsfeldausfälle helfen bei der Diagnosestellung. Die symptomatische Okzipitallappenepilepsie muss von der benignen fokalen Epilepsie des Kindesalters mit okzipitalen Paroxysmen sowie der idiopathischen photosensitiven Okzipitallappenepilepsie abgegrenzt werden (siehe dort).

Obwohl die Okizipitallappenepilepsie und Migräne 2 verschiedene Erkrankungen sind, gibt es Patienten, welche Charakteristika von beiden aufweisen. Diese Patienten können entweder einen Anfall im Anschluss an eine Migräneattacke bekommen oder sie haben beide Krankheiten unabhängig voneinander.

Therapie und Prognose

Die medikamentöse Therapie entspricht der bei den anderen symptomatischen fokalen Epilepsien. Die Resektion okzipitaler Läsionen kann sehr effektiv sein. In einer Serie mit 20 operierten Kindern und Jugendlichen wurde bei 55% Anfallsfreiheit erreicht, bei weiteren 15% traten nur noch selten Anfälle auf (Andermann et al. 1993). An die resultierende homonyme Hemianopsie passen sich die Betroffenen meist gut an (Williamson et al. 1992).

13 Klinisches Spektrum der generalisierten Epilepsien und Syndrome

Entsprechend der internationalen Klassifikation der ILAE sind generalisierte Epilepsien und Epilepsiesyndrome Krankheitsbilder, bei denen die klinischen Symptome und die iktalen EEG-Muster von Anfang an die Einbeziehung beider Hemisphären anzeigen.

Idiopathische generalisierte Epilepsien (mit altersgebundenem Beginn)

Hierher gehören eine ganze Reihe von Epilepsien mit generalisierten Anfällen, für die eine hohe familiäre Belastung mit Epilepsien typisch ist, was auf den genetischen Ursprung hinweist. Bei einigen dieser Epilepsien wurden auch schon Genorte identifiziert. Die einzelnen Syndrome sind nach dem Erkrankungsalter geordnet. Die Patienten sind zwischen den Anfällen üblicherweise unauffällig, sie weisen keine abnormen neurologischen oder neuroradiologischen Befunde auf. Das iktale EEG zeigt von Anfang an generalisierte, bilaterale, synchrone und symmetrische Entladungen. Das interiktale EEG ist i.allg. durch eine normale Hintergrundaktivität und durch paroxysmale generalisierte Entladungen wie Spikes, Polyspikes, Spike-Waves und PolySpike-Waves gekennzeichnet. Diese Entladungen nehmen im synchronisierten Schlaf zu.

Aus einer in Finnland durchgeführten Populationsstudie geht hervor, dass 23% aller Kinder mit Epilepsien im Alter von 0–15 Jahren eine idiopathische generalisierte Epilepsie haben (Eriksson u. Koivikko 1997). Ein ähnlich hoher Prozentsatz von 21% wurde in einer weiteren Populationsstudie aus Connecticut, USA, gefunden (Berg et al. 1999a). Die größte Gruppe unter den 7 Syndromen, die in der ILAE-Klassifikation bei den idiopathischen generalisierten Epilepsien aufgeführt sind, bilden 4 Syndrome, deren Klinik sich überlappt:

- Absenceepilepsie des Kindesalters,
- Absenceepilepsie des Jugendalters,
- juvenile myoklonische Epilepsie und
- Aufwach-Grand-Mal-Epilepsie (Janz 1997).

Diese 4 Syndrome können als Gruppe von den übrigen idiopathischen Epilepsiesyndromen durch die folgenden gemeinsamen Merkmale abgetrennt werden:

- eine oder mehrere der folgenden Anfallsformen: Absencen, myoklonische Anfälle und generalisierte tonisch-klonische Anfälle,
- spontane generalisierte Spike-Wave- oder Polyspike-Wave-Entladungen im EEG,
- Provokation der Anfälle durch Schlafmangel und Stress,
- Provokation der EEG-Veränderungen durch Schlafentzug, Hyperventilation und Fotostimulation,
- kein Hinweis auf eine neurologische Grunderkrankung.

Bei einigen Patienten des jeweiligen Syndroms treten isoliert Absencen, nur myoklonische oder generalisierte tonisch-klonische Anfälle auf, in der Mehrzahl haben die Betroffenen jedoch 2 Anfallsformen nebeneinander, und es ist auch nicht ungewöhnlich, dass ein Patient alle 3 Anfallsformen hat. Das wichtigste Unterscheidungsmerkmal ist das Manifestationsalter. Es trennt die Absenceepilepsie des Kindesalters (Beginn im Mittel mit $7^1/_2$ Jahren) und die Absenceepilepsie des Jugendalters (Beginn im Mittel mit 13 Jahren) am besten, deutliche Überschneidungen bestehen aber zwischen juveniler myoklonischer Epilepsie (Beginn im Mittel $14^1/_2$ Jahre) und Aufwach-Grand-Mal-Epilepsie (Beginn im Mittel mit 17 Jahren).

Allen diesen 4 Syndromen ist gemeinsam, dass sich die Anfälle besonders häufig zu bestimmten Tageszeiten ereignen. Ihr Auftreten wird durch Schlafentzug und Stress begünstigt. Alle sprechen besonders gut auf die Behandlung mit Valproat an. Die Ähnlichkeiten der 4 Epilepsiesyndrome veranlasst einige Epileptologen zu der Aussage, dass es sich hier um ein Kontinuum von Subtypen mit unterschiedlichen phänotypischen Merkmalen, aber mit gemeinsamem genetischem Hintergrund handelt. Diese Vermutung harrt noch der Bestätigung durch die Identifikation der zu Grunde liegenden Genmutationen.

Die Histopathologie von 15 Patienten mit verschiedenen idiopathischen generalisierten Epilepsien ließ vor allem im frontalen Kortex heteromorphe Mikrodysgenesien erkennen, die als Ausdruck einer Störung der neuronalen Migration und damit der kortikalen Differenzierung angesehen werden (Meencke u. Janz 1985). Bisher ist nicht gesichert, dass diese Veränderungen die Epilepsien verursachen, denn solche Mikrodysgenesien kommen auch bei anderen ZNS-Krankheiten und – wenn auch in geringerer Zahl – ebenfalls bei Gesunden vor.

Weitere generalisierte idiopathische Epilepsien

In die Gruppe der idiopathischen generalisierten Epilepsien gehört auch die fälschlicherweise den kryptogenen oder symptomatischen generalisierten Epilepsien zugeordnete myoklonisch-astatische Epilepsie, die deshalb hier beschrieben wird.

Neben den in der ILAE-Klassifikation aufgeführten idiopathischen generalisierten Epilepsien gibt es weitere dazu gehörende Gruppen von Kindern mit einem Komplex von Symptomen, die charakteristischerweise durch Vorgeschichte, Verlauf und Prognose ohne Rücksicht auf ihre kausale Verknüpfung miteinander verbunden sind, was die Beschreibung unter dem Begriff benigne Grand-Mal-Epilepsie des Kindesalters erlaubt.

Ein Syndrom, welches nicht in die ILAE-Klassifikation aufgenommen wurde, stellt das Syndrom der Augenlidmyoklonien mit Absencen dar, das sich in wesentlichen Merkmalen von der Absenceepilepsie des Kindesalters unterscheidet (Kent et al. 1998).

Ob allerdings die von Doose et al. (1998) beschriebene schwere (maligne) frühkindliche Grand-Mal-Epilepsie zu den idiopathischen generalisierten Epilepsien gehört, muss noch offen bleiben, denn die betroffenen Kinder zeigen neben den generalisierten Anfällen häufig auch fokale Anfälle. Die Epilepsie beginnt im Säuglingsalter, wo es sowieso sehr schwierig ist, festzulegen, ob es sich um primär oder sekundär generalisierte Anfälle handelt (Wyllie 1995). Deshalb wird dieses Syndrom bei den Epilepsien beschrieben, die nicht als fokal oder generalisiert bestimmbar sind (s. Kap. 14).

Benigne familiäre neonatale Krampfanfälle

Dieses 1964 erstmals von Rett und Teubel beschriebene, selten vorkommende Krankheitsbild wird autosomal dominant mit einer Penetranz von 85% vererbt. Mittels Kopplungsstudien wurden 2 Loci identifiziert, auf dem Chromosom 20q13.3 (Leppert et al. 1989), auf dem Chromosom 8q24 (Lewis et al. 1993), es existiert noch ein weiterer nicht identifzierter Genlokus (Lewis et al. 1996).

Jungen und Mädchen sind gleich häufig betroffen. In 80% der Fälle treten die Krampfanfälle am 2. und 3. Lebenstag auf, am häufigsten am 3. Lebenstag. Die Betroffenen sind reifgeborene Neugeborene. Die Anfälle dauern in der Regel nur 1–3 min an, der Phänotyp ist gemischt, bestehend aus Apnoen, okulomotorischen Symptomen sowie tonischen und klonischen Elementen (Ronen et al. 1993). In der ersten Woche können sie häufig (3- bis 6-mal täglich) auftreten, in den darauf folgenden Wochen sind sie eher Einzelereignisse. Das interiktale EEG ist unauffällig, die bildgebende Diagnostik des Gehirns ebenfalls. Die Anfälle sistieren im Laufe der ersten 6 Lebensmonate (70% innerhalb von 6 Wochen). Die Kinder zeigen in der Regel keine neurologischen Auffälligkeiten und entwickeln sich altersentsprechend. Bei etwa 10% der betroffenen Kinder manifestieren sich allerdings später im Laufe des Lebens erneut afebrile epileptische Anfälle, die aber leicht durch Antiepileptika zu kontrollieren sind (Plouin 1992).

Differenzialdiagnostisch müssen die benignen neonatalen Krampfanfälle, die symptomatischen neonatalen Krampfanfälle und der benigne Schlafmyoklonus voneinander abgegrenzt werden.

Benigne neonatale Krampfanfälle

Hierbei handelt es sich um eine sporadisch auftretende, nicht genetische Form von neonatalen Krampfanfällen, die bevorzugt am 5. Lebenstag

(Spannweite 3.–7. Lebenstag) auftreten und deshalb auch 5-Tages-Krämpfe (sprachlich besser wäre 5.-Tag-Krämpfe) genannt werden (Plouin 1992). Die Angaben zur Häufigkeit des Vorkommens schwanken ganz erheblich, sie reichen von 0–40% aller Neugeborenenkrämpfe. Die betroffenen Neugeborenen sind gesunde reifgeborene Kinder. Die Ätiologie ist unbekannt.

Bei den Anfällen handelt es sich meist um fokale klonische und apnoische Anfälle, nie um tonische Anfälle. Die Anfälle wiederholen sich häufig innerhalb von 24 Stunden und können leicht in einen Status epilepticus übergehen. Sie sind durch Antiepileptika kaum zu beeinflussen, sie sistieren spontan. Das iktale EEG zeigt rhythmische Spikes oder Sharp-Waves, das interiktale EEG in 25% der Fälle fokale oder multifokale Veränderungen. Die Prognose ist gut.

Benigne myoklonische Epilepsie des Kleinkindalters

Die benigne myoklonische Epilepsie des Kleinkindalters wurde erstmals 1981 von Dravet und Bureau bei 7 Kindern beschrieben. Seitdem sind weitere Publikationen über eine Reihe von Patienten erschienen, insgesamt scheint diese Epilepsie aber selten vorzukommen. In einer Populationsstudie mit Kindern im Alter von 0–15 Jahren wurde bei 0,2% diese Diagnose gestellt (Berg et al. 1999a). In einem hohen Prozentsatz (30–50%) findet sich eine familiäre Belastung mit Fieberkrämpfen und Epilepsie (Dravet u. Bureau 1981, Giovanardi-Rossi et al. 1997, Badinant-Hubert et al. 1997, Lin et al. 1998). Es wird vermutet, dass es sich um eine frühe Manifestation der juvenilen myoklonischen Epilepsie handeln könnte. Dafür spricht, dass 2 von 18 betroffenen Kindern in der Adoleszenz eine juvenile myoklonische Epilepsie entwickelten (Badinand-Hubert et al. 1997).

Klinik

Im Lauf der ersten 4 Lebensjahre treten bei im übrigen gesunden Kindern ohne neurologische Vorschädigung kurz dauernde, generalisierte Myoklonien auf. Während in der Studie von Dravet et al. (1992) das Manifestationsalter der Kinder zwischen 4 Monaten und 3 Jahren lag, reichte es in einer weiteren Studie bis zu der Obergrenze von $3^3/_4$ Jahren (Lin et al. 1998).

Polygraphische Studien haben gezeigt, dass es sich um massive Myoklonien des Rumpfes und der Extremitäten handelt, deren Intensität variiert. Der Kopf kann nach vorne nicken, die oberen Extremitäten können dabei angehoben, die Beine gebeugt werden. Es kann zum Sturz kommen. Die minimale Ausprägung ist das Schließen der Augen. Einige der Kinder vokalisierten in Verbindung mit den Myoklonien (Lin et al. 1998). Es handelt sich um Einzelereignisse oder um Cluster von 2–3 Myoklonien, die einzelne Myoklonie dauert 1–3 s. Eine kurze Atonie kann folgen (Dravet et al. 1992). Das Auftreten der Myoklonien wird durch Müdigkeit und Schlaf begünstigt. Die myoklonischen Anfälle werden nicht von anderen Anfallstypen begleitet.

Diagnose und Differenzialdiagnose

Die Diagnose benigne myoklonische Epilepsie des Kleinkindalters kann gestellt werden, wenn folgende Kriterien zutreffen:

- ausschließlich kurze generalisierte Myoklonien (lediglich Fieberkrämpfe können außerdem vorkommen),
- Auftreten zwischen 4 Monaten und 4 Jahren, normal entwickelte Kinder,
- normale Hintergrundaktivität im EEG,
- iktal und interiktal generalisierte Spike-Waves bzw. Polyspike-Waves,
- gutes Ansprechen auf Valproat,
- gute Prognose.

Differenzialdiagnostisch zu berücksichtigen sind: der benigne frühinfantile Myoklonus, die myoklonisch-astatische Epilepsie und das Lennox-Gastaut-Syndrom. Beim benignen frühinfantilen Myoklonus fällt das EEG immer normal aus. Die myoklonisch-astatische Epilepsie hat im Unterschied zur benignen myoklonischen Epilepsie des Kleinkindesalters folgende Eigenschaften: häufiges Hinstürzen durch myoklonisch-astatische Anfälle, begleitende generalisierte tonisch-klonische Anfälle, Vorkommen des epileptischen Stupors, interiktale Spike-Wave-Entladungen in langen Ausbrüchen. Beim Lennox-Gastaut-Syndrom sind die betroffenen Kinder häufig retardiert oder neurologisch auffällig, es herrschen tonische und astatische Anfälle sowie atypische Absencen vor, tonisch-klonische Anfälle kommen neben den myoklonischen vor, im EEG ist die Hintergrundaktivität verlangsamt und als typisches Muster ist das Spike-Wave-Variant sichtbar.

Therapie und Prognose

Das Antiepileptikum der Wahl ist Valproat, dadurch werden die Betroffenen bis auf seltene Ausnahmen anfallsfrei. In einer Studie wird aber darauf hingewiesen, dass erst eine höhere Dosierung in Verbindung mit Valproat-Serumkonzentrationen über 100 µg/ml bei einem Teil der Kinder zur Anfallsfreiheit führte (Lin et al. 1998). Die notwendige Dauer der Valproat-Therapie kann noch nicht genau bestimmt werden. In der Publikation von Dravet et al. (1992) wird berichtet, dass die Therapie erst im Alter zwischen 4 und 9 Jahren beendet wurde. In einer weiteren Studie zur Langzeitprognose wurde angegeben, dass die Medikation gestoppt wurde, wenn die Kinder anfallsfrei gewesen waren und das EEG mindestens 1 Jahr lang normal ausgefallen war. Nach dem Absetzen von Valproat trat zwar bei einem Teil der Kinder wieder hypersynchrone Aktivität auf, die Kinder blieben aber trotzdem weiterhin anfallsfrei (Lin et al. 1998).

Die Prognose hinsichtlich psychischer Funktionen wird als relativ gut angesehen. Von Dravet et al. (1992) wird aber darauf hingewiesen, dass ein früher Beginn der Behandlung die Prognose noch verbessert. In einer kürzlich publizierten Langzeitstudie wurden die dort erzielten besonders guten Ergebnisse auf einen Behandlungsbeginn innerhalb von 1–2 Monaten nach Auftreten der Epilepsie zurückgeführt (Lin et al. 1998). In einer weiteren Studie, wo das Intervall zwischen Manifestation der Anfälle und Beginn der Therapie 10 Monate betrug, fiel das Ergebnis weniger günstig aus, etwa die Hälfte der Kinder zeigte Schulleistungsprobleme, Verhaltensstörungen oder eine mentale Retardierung (Giovanardi-Rossi et al. 1997).

Absenceepilepsie des Kindesalters (Synonyme: Epilepsie mit pyknoleptischen Absencen, Pyknolepsie)

Die Absenceepilepsie des Kindesalters (Pyknolepsie) ist durch typische Absencen charakterisiert, die täglich einige Male bis mehrere hundert Male vor Beginn der Pubertät bei sonst unauffälligen Kindern auftreten (Loiseau 1992). Die erste genauere Beschreibung der Pyknolepsie erfolgte durch Tissot (1770). Die früher häufig benutzte, ungenaue Bezeichnung Petit Mal, die weitere Syndrome mit kleinen Anfällen einschließt, sollte aufgegeben werden.

Bei Kindern im Alter von 0–15 Jahren wird eine jährliche Inzidenz von 6,0–8,0/100 000 angegeben (Loiseau 1992). In 2 Populationsstudien von Kindern im Alter von 0–15 Jahren hatten 6% bzw. 12% eine Absenceepilepsie des Kindesalters (Eriksson u. Koivikko 1997, Berg et al. 1999a). Eine positive Familienanamnese bezüglich Epilepsie findet sich bei 15–44%. Die Mädchen überwiegen mit 60–76%. Monozygotische Zwillinge entwickeln in 75% der Fälle eine Absenceepilepsie (Gedda u. Tataralli 1971). In einer großen Familie wurde eine Assoziation dieses Syndroms mit dem Genort 8q24 gefunden (Fong et al. 1998). In einer populationsbasierten Studie aus Rochester, Minnesota, fanden sich keine frühkindlichen Risikofaktoren für Absenceepilepsien (Rocca et al. 1987). In einer Populationsstudie zur Häufigkeit vorangegangener Fieberkrämpfe bei den verschiedenen Epilepsien des Kindes- und Jugendalters bestand bei der Absenceepilepsie des Kindesalters eine negative Korrelation (4,1% der Kinder im Vergleich zu 13,9% bei allen Epilepsien), was dafür spricht, dass sich der zu Grunde liegende Mechanismus von den Fieberkrämpfen und den übrigen Epilepsien unterscheidet (Berg et al. 1999c).

Klinik

Die Absenceepilepsie des Kindesalters beginnt im Alter zwischen 3 und 12 Jahren mit einem Häufigkeitsgipfel bei 6–7Jahren (Loiseau 1992), ein früherer Beginn ist möglich, aber selten. Schulkinder fallen nach der Manifestation der Anfälle und vor Diagnosestellung und Therapie häufig durch einen Leistungsabfall auf, ihnen wird Unaufmerksamkeit und Verträumtheit vorgeworfen.

Das Hauptcharakteristikum sind die typischen Absencen mit abruptem Beginn und nur kurz anhaltender Bewusstseinsstörung. Die vorangehende Tätigkeit wird unterbrochen und nach der Absence wieder aufgenommen. Während der Absence reagiert das Kind nicht auf Ansprechen, hinterher kann es sich an nichts erinnern. Die Absencen halten meist 5–15 s an (Spannweite: 2–3 s bis 1–2 min) und enden ebenso rasch wie sie begonnen haben.

Mittels simultaner Video- und EEG-Analyse wurden 374 Absencen von 48 Patienten analysiert (Penry et al. 1975). Die einfache Absence mit ausschließlicher Bewusstseinsstörung machte nur etwa 10% aller Absencen aus. Meist waren leicht ausgeprägte zusätzliche Elemente sichtbar (Zahl der betroffenen Kinder in Klammern):

- milde klonische Zuckungen der Augenlider und der Mundwinkel (50%),
- atonische Komponenten durch Verminderung des Muskeltonus, was zum Absinken des Kopfes oder der Arme und zum Loslassen von Gegenständen führt (20%), nur ausnahmsweise fällt das Kind zu Boden,
- tonische Komponenten mit Aufwärtsdrehen der Augen, Überstrecken des Kopfes und des Rumpfes (eher selten),
- mit Automatismen, entweder werden Tätigkeiten automatisch weitergeführt oder es treten neue Automatismen auf, die vom Lecken der Lippen und Schluckbewegungen bis zum Nesteln an der Kleidung und Herumlaufen reichen können, das Auftreten von Automatismen ist abhängig von der Anfallsdauer (60%),
- mit autonomen Komponenten wie Erblassen, Erröten, Schwitzen, Aufweitung der Pupillen, Tachykardie.

Während einer Absence können die Komponenten gemischt sein, mehrere Subformen können bei einem Kind vorkommen. Typischerweise treten mehrere Absencen pro Tag auf, mehrere hundert können vorkommen. Wenn die Absencen sehr kurz anhalten, werden sie häufig übersehen. Prolongierte EEG-Ableitungen sind zum Nachweis der Absencen sehr viel zuverlässiger. Die Häufigkeit des Auftretens wird durch äußere Faktoren beeinflusst. Absencen ereignen sich vor allem morgens nach dem Aufwachen und abends. Weitere begünstigende Faktoren sind: Nachlassen der Aufmerksamkeit, emotionale Faktoren wie Ärger, Sorgen, Angst und Überraschungen. Durch Hyperventilation können Absencen ausgelöst werden. Episoden des Absencestatus (Spike-Wave-Stupor) sind eher selten, sie kommen maximal bei etwa 10% aller Patienten vor.

Im Laufe der Zeit treten bei 25–40% der Kinder einzelne oder mehrere generalisierte tonisch-klonische Anfälle hinzu, was noch viele Jahre nach Sistieren der Absencen der Fall sein kann. Diese Anfälle ereignen sich am häufigsten zwischen dem Alter von 10 und 15 Jahren, können aber auch noch nach 20–30 Jahren vorkommen. Je älter das Kind bei Manifestation der Absenceepilepsie war, um so eher treten generalisierte tonisch-klonische Anfälle auf (Loiseau et al. 1995).

EEG

Das EEG zeigt in 90% der Fälle als typische iktale Veränderungen bilateral synchrone und symmetrische Spike-Wave-Komplexe, z. T. auch Polyspike-Wave-Komplexe, die plötzlich einsetzen. Das Ende ist etwas weniger abrupt, da die langsamen Wellen noch mehrere Sekunden sichtbar sein können. Die Frequenz nimmt im Laufe der Absence von 3–4 Hz auf 2–2,5 Hz ab. Die Hintergrundaktivität ist gewöhnlich normal. Interiktal zeigen sich häufig einzeln stehende oder serielle bilaterale Spike-Wave-Entladungen, die im Non-REM-Schlaf zunehmen. Eine asymmetrische und unvollständig generalisierte Ausprägung der hypersynchronen Aktivität kommt häufiger vor. Während der EEG-Ableitung können die Absencen durch Hyperventilation provoziert und dokumentiert werden.

Diagnose

Die Diagnose Absenceepilepsie des Kindesalters sollte nur gestellt werden, wenn folgende Kriterien zutreffen (Loiseau 1992):

- Beginn vor der Pubertät,
- Auftreten bei normalen Kindern,
- Absencen sind die initiale Anfallsform, Grand-Mal-Anfälle können im Verlauf folgen,
- sehr häufiges Auftreten von typischen Absencen,
- im EEG ist bei normaler Hintergrundaktivität in Assoziation mit den Absencen eine generalisierte 3-Hz-Spike-Wave-Aktivität sichtbar.

In Zweifelsfällen ist die Video-/EEG-Doppelbildaufzeichnung von Anfällen hilfreich. Auch die Aufzeichnung von Anfällen durch die Eltern mittels einer Videokamera kann zur Klärung beitragen.

Differenzialdiagnose

Außer bei den Absenceepilepsien treten auch bei 10–40% der Patienten mit juveniler myoklonischer Epilepsie Absencen auf, die entscheidenden differenzialdiagnostischen Kriterien sind das unterschiedliche Manifestationsalter und der andersartige EEG-Befund (S. 127).

Die Abgrenzung der Epilepsie mit myoklonischen Absencen, die zu den kryptogenen oder symptomatischen generalisierten Epilepsien gerechnet wird, von der Absenceepilepsie des Kindesalters gründet auf länger anhaltenden, ausgeprägten rhythmischen Myoklonien der Schultern und der proximalen Armmuskulatur, auf einer begleitenden Entwicklungsverzögerung und der Therapieresistenz (S. 147).

Absencen treten auch bei kryptogenen und symptomatischen Epilepsien auf, dann aber in der Regel in atypischer Form und in Kombination mit anderen Anfallsformen. Die angegebenen strengen Kriterien der Absenceepilepsie des Kindesalters erlauben in der Regel die eindeutige Unterscheidung. Die Differenzialdiagnose von Absencen mit Automatismen und komplexen fokalen Anfällen, die ähnliche Symptome aufweisen können, sind in Tab. 13.1 aufgeführt.

Therapie

Ethosuximid und Valproat in Monotherapie sind als Mittel der ersten Wahl zur Behandlung der Absencen gleich gut geeignet (Sato et al. 1982), sie führen in 80–95% der Kinder zur Anfallsfreiheit (Covanis et al. 1982, Bourgeois et al. 1987). Valproat hat gegenüber dem Ethosuximid den Vorteil, dass es auch zur Behandlung von myoklonischen Anfällen und generalisierten tonisch-klonischen Anfällen gut geeignet ist. Je älter das Kind ist, umso eher sollte man sich für Valproat entscheiden, denn mit zunehmendem Alter steigt auch das Risiko von Grand-Mal-Anfällen an.

Wenn Anfallsfreiheit erreicht ist und zunächst eine verhältnismäßig hohe Dosis des Antiepileptikums angewendet werden musste, kann man nach 3–6 Monaten versuchen, die Dosis etwas zu reduzieren.

Führt die Monotherapie auch in hoher Dosierung nicht zur Anfallsfreiheit, so kann zunächst eine alternative Monotherapie mit der jeweils anderen Substanz der ersten Wahl versucht werden. Wird auch dadurch keine Anfallsfreiheit erreicht, so ist die Kombinationstherapie beider Antiepileptika sinnvoll (Rowan et al. 1983). Da diese Kombination mit einer supraadditiven Wirkungsverstärkung verbunden ist, kann die Therapie mit vergleichsweise niedrigeren Dosen beider Substanzen fortgeführt werden.

Ein neue Alternative zu den beiden genannten Substanzen ist Lamotrigin in Mono- oder Kombinationstherapie, das sich durch besonders gute Verträglichkeit auszeichnet. In einer placebokontrollierten Studie an 45 Patienten mit einer neu aufgetretenen Absenceepilepsie konnte nachgewiesen werden, dass Lamotrigin bei etwa 80% dieser Patienten wirksam war (Frank et al. 1999). Werden die Kinder mittels Ethosuximid oder Valproinsäure in Monotherapie nicht anfallsfrei, so kann durch die zusätzliche Gabe von Lamotrigin noch Anfallsfreiheit erreicht werden (Ferrie et al. 1995, Buoni et al. 1999).

Clonazepam und Clobazam sind zwar bei Absencen wirksame Medikamente, sie sind jedoch mit erheblichen Nebenwirkungen verbunden. Innerhalb von wenigen Tagen bis zu 3 Monaten entwickelt sich in etwa der Hälfte der Fälle eine Toleranz (Loiseau 1992). Benzodiazepine (i.v. oder oral) sind die Mittel der Wahl beim Absencestatus.

In den USA wird auch Azetazolamid (Diamox) gelegentlich mit Erfolg eingesetzt.

Carbamazepin, Vigabatrin und Tiagabin sind kontraindiziert, da sie einen Absencetatus auslösen können (Panayiotopoulos 1999).

Nach 2–3 Jahren Anfallsfreiheit können in der Regel die Antiepileptika im Laufe von 3–6 Monaten wieder abgesetzt werden.

Tabelle 13.1 Unterschiede zwischen generalisierten Absencen und komplexen fokalen Anfällen (mod. nach Porter 1993)

Absence	Komplexer fokaler Anfall
Dauer typischer weise 5–15 s	Dauer meist länger als 1 Minute
Automatismen in der Regel rudimentär	Automatismen lang anhaltend und komplex
Rasche Rückkehr des Bewusstseins	postiktale Konfusion ist typisch
Patient fühlt sich unbeeinträchtigt nach dem Anfall	Patient fühlt sich unwohl
Keine vorangehende Aura	Aura geht häufig voran
Typische 3-Hz-Spike-Wave-Komplexe	vielfältige EEG-Veränderungen, häufig fokal
Gutes Ansprechen auf Ethosuximid oder Valproat	gutes Ansprechen auf Carbamazepin

Prognose

Etwa 60–90% der Kinder werden langfristig anfallsfrei (Loiseau et al. 1995). Eine Nachuntersuchung von 81 Kindern mit Absenceepilepsie des Kindesalters nach der besonders langen Beobachtungszeit von 20 Jahren ergab, dass 65% dauerhaft anfallsfrei geblieben waren. Bei 15% hatte ein Übergang in eine juvenile myoklonische Epilepsie stattgefunden (Wirrell et al. 1996). Bei einem Teil der Kinder persistierten Absencen und Grand-Mal-Anfälle trotz der antiepileptischen Therapie. In einer weiteren Studie waren ebenfalls etwa 40% der Kinder von der Persistenz der Anfälle betroffen, ein ungünstiger prognostischer Faktor war der Nachweis von Polyspikes oder Polyspike-Waves im Schlaf (Bartolomei et al. 1997).

Die intellektuelle Prognose ist gut, wenn die Kinder und Jugendlichen anfallsfrei bleiben. Trotz normaler Intelligenz und Anfallsfreiheit haben aber bis zu einem Drittel soziale Probleme (Berkovic 1997). Wenn die Absencen in das Erwachsenenalter hinein fortdauern, sind die Betroffenen bezüglich Familienstand und Beruf zwar gut adaptiert, verrichten aber mehr unqualifizierte Arbeiten und sind sozial stärker isoliert als andere gleichaltrige Personen (Olsson u. Campenhausen 1993).

Juvenile Absenceepilepsie

Die juvenile Absenceepilepsie gehört ebenso wie die Absenceepilepsie des Kindesalters zu den idiopathischen generalisierten Epilepsien mit altersgebundener Manifestation. Die Inzidenz ist nicht bekannt, diese Epilepsie ist aber seltener als die Pyknolepsie. In 2 Populationsstudien mit Kindern im Alter von 0–15 Jahren wurde bei 2% bzw. 2,4% eine juvenile Absenceepilepsie diagnostiziert (Eriksson u. Koivikko 1997, Berg et al. 1999a). In einer weiteren Populationsstudie mit 92 Patienten im Alter von 10–20 Jahren hatten 12% eine juvenile Absenceepilepsie (King et al. 1999a).

Eine familiäre Belastung mit Epilepsie wird in etwa 10–35% der Fälle angegeben. Die Geschlechterverteilung ist ausgeglichen. Mittels Kopplungsanalysen wurde eine Assoziation der juvenilen Absenceepilepsie mit dem Genort 21q22.1 festgestellt, bisher konnte kein Gen isoliert werden (Prasad et al. 1999). Verglichen mit der Absenceepilepsie des Kindesalters gibt es nur wenige Publikationen über eine größere Zahl von Patienten (Wolf 1992b, Obeid 1994, Ducan u. Panayiotopoulos 1995, Berkovic 1997).

Klinik und EEG-Befunde

Das Hauptmanifestationsalter liegt um den Beginn der Pubertät herum bei 10–12 Jahren, mit einer Spannweite von 7–17 Jahren. Die Absencen dieses Syndroms haben das gleiche Erscheinungsbild wie die Absencen bei der Pyknolepsie, sie treten jedoch seltener (einmal täglich oder weniger) auf. Die Absencen halten etwas länger an, Absencen mit retropulsiven Bewegungen werden seltener als bei der Pyknolepsie beobachtet. Etwa 80% haben außerdem generalisierte tonisch-klonische Anfälle, wobei diese oft an die Aufwachsituation gebunden sind. Die Grand-Mal-Anfälle gehen den Absencen voran oder manifestieren sich später im Laufe von 10 Jahren (Ducan u. Panayiotopoulos 1995). Eine Assoziation mit den eher selten auftretenden myoklonischen Anfällen kommt in etwa 15% der Fälle vor.

Die Hintergrundaktivität im EEG ist normal. Der charakteristische Befund sind generalisierte Spike-Waves oder Polyspike-Waves mit einer Frequenz von 3,5–4 Hz, die Aktivität ist weniger regelmäßig ausgeprägt als die bei der Pyknolepsie. Etwa 7,5–20% der Patienten sind fotosensibel.

Therapie und Prognose

Bei der Therapie ist zu berücksichtigen, dass anfallsprovozierende Umstände wie Schlafentzug oder übermäßiger Alkoholgenuss vermieden werden sollten. Das Antiepileptikum der Wahl ist Valproat in Monotherapie. Die generalisierten tonisch-klonischen Anfälle sprechen gut auf Valproat an. Die Absencen können in 15–40% der Betroffenen, wenn auch gebessert, persistieren, wobei sich ein langer Zeitraum zwischen Manifestation der Absencen und Therapiebeginn negativ auswirkt (Obeid 1994). In diesen Fällen ist die Kombination von Valproat mit Ethosuximid oder Lamotrigin ratsam (Brodie 1995). Die Langzeitprognose ist noch nicht genau bekannt, etwa 40% der Patienten haben langfristig soziale Schwierigkeiten (Bartolomei et al. 1997).

Juvenile myoklonische Epilepsie (Impulsiv-Petit-Mal-Epilepsie, Herpin-Janz-Syndrom)

Die juvenile myoklonische Epilepsie ist ein genetisch determinierter, häufig vorkommender Subtyp der idiopathischen generalisierten Epilepsien mit altersgebundenem Beginn. Die erste ausführliche Darstellung erfolgte 1867 durch Herpin. Janz u. Christian (1957) beschieben die typischen Einzelheiten des Syndroms an Hand einer größeren Patientengruppe.

Dieses Syndrom macht etwa 5–10% unter allen Epilepsien aus (Janz 1969, Wolf 1992c). In 2 Populationsstudien mit Kindern im Alter von 0–15 Jahren mit neu aufgetretenen Epilepsien wurde jeweils bei 2% eine juvenile myoklonische Epilepsie diagnostiziert (Eriksson u. Koivikko 1997, Berg et al. 1999a). In einer weiteren Populationsstudie mit 92 Patienten im Alter von 10–20 Jahren hatten 12% eine juvenile myoklonische Epilepsie (King et al. 1999).

Die Geschlechterverteilung ist gleichmäßig. Etwa 25–30% der Patienten haben eine familiäre Belastung mit Epilepsien, meist mit generalisierten tonisch-klonischen Anfällen. Bei den Eltern und Geschwistern ohne Anfälle finden sich EEG-Abnormalitäten in Form von 4-bis 6-Hz-Polyspike-Wave-Komplexen (Doose u. Baier 1987). Die Vererbung ist polygenetisch. Initial ist die Kopplung der juvenilen Myoklonusepilepsie mit dem HLA-BF-Lokus auf dem kurzen Arm des Chromosoms 6 nachgewiesen worden, der Lokus wurde EJM1 genannt (Greenburg et al. 1988). Während dieses Ergebnis durch die Analyse einer weiteren Gruppe von Familien zunächst bestätigt wurde (Weissbecker et al. 1991), ergab die Untersuchung von weiteren Familien keine Verbindung mit den Markern auf dem Chromosom 6 (Whitehouse et al. 1993b).

Klinik

Die myoklonischen Anfälle beginnen in 70–80% der Fälle im Alter zwischen 12 und 18 Jahren (Spannweite 8–28 Jahre). Absencen und generalisierte tonisch-klonische Anfälle gehen in 20% der Fälle den myoklonischen Anfällen voran (Panayiotopoulos et al. 1994).

Die myoklonischen Anfälle sind durch plötzliche, kurze, meist symmetrische bilaterale Muskelzuckungen der Schultern und der Arme charakterisiert, die vom Patienten bewusst wahrgenommen werden. Die Beine können mit beteiligt sein. Es handelt sich um einzelne oder repetitive, arrhythmische Myoklonien, die in ihrer Intensität stark variieren können, von unsichtbaren, nur vom Patienten wahrgenommenen Zuckungen bis zu heftigen, ausfahrenden Bewegungen der Arme. Die myoklonischen Anfälle treten vor allem morgens nach dem Aufwachen auf. Die Seife, die Zahnbürste, der Kamm können durch die Myoklonien aus der Hand fallen, ebenso die Kaffeetasse beim Frühstück. Die myoklonischen Anfälle werden durch Schlafentzug (90%), Müdigkeit (75%), Flickerlicht (37%), Menstruation (24%), mentale Konzentration (23%) und Stress (12%) provoziert (Panayiotopoulos et al. 1994).

Bei 80–95% der Patienten treten außerdem generalisierte tonisch-klonische Anfälle auf, fast immer morgens nach dem Aufwachen (Wolf 1992, Panayiotopoulos et al. 1994). Diesen geht dann häufig eine Serie von Myoklonien unmittelbar voran.

Ein weiterer assoziierter Anfallstyp stellen Absencen dar, was bis zu 35% der Patienten betrifft (Panayiotopoulos et al. 1994). Die juvenile myoklonische Epilepsie kann sich aus der Absenceepilepsie des Kindesalters entwickeln (Wolf 1992, Wirrell et al. 1996).

EEG-Befunde

Die Hintergrundaktivität im EEG ist normal. Das iktale EEG zeigt Polyspike-Waves (Folgen von 5–20 Spikes) oder schnelle, generalisierte, irreguläre Spike-Waves von 1–20 s Dauer. Im interiktalen EEG zeigen sich ebenfalls einzelne oder gruppierte Polyspike-Waves oder schnelle irreguläre Spike-Waves, daneben paroxysmale Theta- und Delta-Aktivität. Fokale Veränderungen in Form von Slow-Waves, Spikes, Sharp-Waves oder eines fokalen Beginns der generalisierten Veränderungen sollen in 30–40% der Fälle sichtbar sein (Aliberti et al. 1994, Panayiotopoulos et al. 1994). Die hypersynchrone Aktivität wird durch die Hyperventilation aktiviert, etwa 30% der Patienten sind fotosensibel (Wolf 1992c).

Diagnose und Differenzialdiagnose

Die Diagnose der juvenilen myoklonischen Epilepsie wird oft verspätet gestellt. Die Verzögerung kann 20 Jahre und mehr betragen, vor allem dann, wenn die Anfälle asymmetrisch ausgeprägt sind und fokale EEG-Veränderungen vorliegen (Grünewald et al. 1992). Die häufigste Fehldiagnose ist Epilepsie mit komplexen fokalen Anfällen (Lancman et al. 1994). Die Patienten sollten ausdrücklich nach morgendlichen Myoklonien („Morgenzucker") befragt werden. Die myoklonischen Anfälle müssen von Schlafmyoklonien unterschieden werden, die ausschließlich während des Einschlafens beobachtet werden. Bei Jugendlichen und jungen Erwachsenen mit nicht symptomatischen generalisierten tonisch-klonischen Anfällen, die nicht auf Carbamazepin ansprechen, sollte an die Diagnose der juvenilen myoklonischen Epilepsie gedacht werden. Progressive Myoklonusepilepsien gehen im Gegensatz zur juvenilen myoklonischen Epilepsie mit einem mentalen Abbau einher, sie zeigen keine morgendliche Häufung der Myoklonien und das EEG weist eine abnorme Hintergrundaktivität auf.

Therapie und Prognose

In Einzelfällen ist die Vermeidung der anfallsprovozierenden Faktoren (Schlafmangel, Alkoholgenuss) ausreichend (Wolf 1992c). Valproat in Monotherapie ist das Antiepileptikum der Wahl. Von Schmidt u. Elger (1999) wurden die Ergebnisse der Valproattherapie bei insgesamt 440 Patienten mit juveniler myoklonischer Epilepsie aus 10 Studien zusammengestellt. Der Prozentsatz der Patienten in Remission schwankte zwischen 33% und 100%, der Mittelwert betrug 76%. Eine Kontrolle der primär nicht vollständig durch Valproat sistierenden myoklonischen Anfälle kann auch durch die zusätzliche Gabe einer geringen Dosis von Clonazepam erreicht werden (Panayiotopoulos et al. 1994). Die Zugabe von Lamotrigin zu Valproat kann ebenfalls noch zur Anfallsfreiheit führen (Wallace 1998, Siemes et al. 1999). Lamotrigin in Monotherapie stellt auch eine Alternative zu Valproat dar, es scheint allerdings etwas weniger wirksam zu sein (Wallace 1998).

Eine weitere Behandlungsmöglichkeit stellt die Verabreichung von Methsuximid dar. Dadurch wurden alle 5 Patienten anfallsfrei, bei denen Valproat nicht wirksam war oder wo dieses wegen Nebenwirkungen abgesetzt werden musste (Hurst 1996).

Der Versuch, das Antiepileptikum nach einer längeren Zeit der Anfallsfreiheit abzusetzen, schlug bei 90–100% der Patienten fehl, insofern muss man von der Notwendigkeit einer lebenslangen Behandlung ausgehen (Canevini et al. 1992, Wolf 1992c, Panayiotopoulos et al. 1994).

Aufwach-Grand-Mal-Epilepsie

Die Aufwach-Grand-Mal-Epilepsie ist in der Reihe der genetisch determinierten generalisierten Epilepsien mit altersgebundenem Beginn das Syndrom, das sich zuletzt manifestiert. Gowers berichtete 1885 als erster von Patienten, bei denen sich die Anfälle ausschließlich am frühen Morgen ereigneten. Langdon-Down u. Brain (1929) teilten die Patienten je nach Tageszeit des Auftretens der Anfälle in 3 Gruppen ein: in Patienten mit Anfällen tagsüber, nachts und sowohl tagsüber und nachts (diffus). Janz (1953) prägte den Begriff Aufwachepilepsie und stellte fest, dass viele dieser Patienten auch am späten Nachmittag oder am Abend Anfälle hatten. Der Anteil der Aufwach-Grand-Mal-Epilepsie an den Grand-Mal-Epilepsien soll 22–37% betragen (Janz 1993). Auffällig ist aber, dass diese Diagnose in der britischen National General Practice Study, wo gemäß der ILAE-Klassifikation 814 Patienten mit epileptischen Anfällen von 275 praktischen Ärzten beurteilt wurden, kein einziges Mal gestellt wurde (Manford et al. 1992). In 2 Populationsstudien mit Kindern im Alter von 0–15 Jahren fand sich bei 0,3% bzw. 1% eine Aufwach-Grand-Mal-Epilepsie (Eriksson u. Koivikko 1997, Berg et al. 1999a). In einer weiteren australischen Populationsstudie mit 92 jugendlichen Patienten im Alter von 10–20 Jahren wurde diese Diagnose ebenso wie in Großbritannien nicht gestellt (King et al. 1999).

In 10–12% der Fälle findet sich eine familiäre Belastung mit Epilepsie (Wolf 1992d). Dieses Syndrom manifestiert ganz überwiegend im Alter zwischen 6 und 24 Jahren, der Häufigkeitsgipfel liegt bei 17 Jahren. Nach dem Alter von 24 Jahren erkranken nur noch etwa 10% (Janz 1993). Kürzlich wurde eine Kopplung zwischen der im Adoleszentenalter beginnenden idiopathischen Epilepsie mit generalisierten tonisch-klonischen Anfällen und dem Chromosom 8 gefunden (Durner et al. 1999).

Klinik und EEG-Befunde

Es treten generalisierte tonisch-klonische Anfälle ohne Aura auf, die sich ausschließlich oder überwiegend (über 90%) in den ersten Stunden nach dem Aufwachen, seltener am Feierabend ereignen. Den Anfällen können bilaterale Myoklonien und Absencen vorangehen. Es sei typisch für dieses Syndrom, dass es nach dem Aufwachen zu massiven Myoklonien kommt, die dann in einen Grand-Mal-Anfall übergehen können (Gastaut u. Tassinari 1966).

Die Anfälle werden sehr häufig (in 80%) durch unspezifische Faktoren wie Schlafmangel (63%), hervorgerufen durch ungewöhnlich spätes Zu-Bett-Gehen, unruhigen Schlaf oder verfrühtes Aufstehen, häufig in Verbindung mit übermäßigem Alkoholgenuss (24%), Stress und die Menstruation ausgelöst (Janz 1993).

Das EEG zeigt generalisierte Polyspike-Waves und irreguläre Spike-Waves mit wechselnden Asymmetrien (Wolf 1992d). Etwa 10–20% der Patienten sind fotosensibel.

Therapie und Prognose

Die Therapie gründet auf der Vermeidung von Auslösefaktoren und der Verabreichung von Valproat in Monotherapie. Bei Jugendlichen und jungen Erwachsenen kann durch Valproat in etwa 75–85% der Fälle Anfallsfreiheit erreicht werden (Covanis et al. 1982, Bourgeois et al. 1987). Die betroffenen Jugendlichen haben oft Complianceprobleme. Nach dem Absetzen muss in bis zu 90% der Fälle mit einem Relapse gerechnet werden (Janz 1993).

Die Prognose scheint bei Kindern sehr viel günstiger zu sein (S. 131). In einer japanischen Studie mit 194 Kindern im Alter von 8 Monaten bis 15 Jahren (im Mittel 8 Jahre) mit der Diagnose Aufwach-Grand-Mal-Epilepsie wurden durch die Valproat-Monotherapie 92% anfallsfrei. Frühestens nach 5 Jahren Anfallsfreiheit, wenn auch das EEG normal ausgefallen war, wurde Valproat langsam wieder abgesetzt. Dieses gelang ohne Relapse in 80% der Fälle, wobei sich aber zeigte, dass über 9 Jahre alte Kinder eine deutlich höhere Rückfallrate hatten als die jüngeren Kinder (Takei et al. 1997).

Myoklonisch-astatische Epilepsie (Doose-Syndrom)

Die myoklonisch-astatische Epilepsie wurde durch Kruse (1968) und Doose et al. (1970) als eigenständiges Syndrom beschrieben. Die Kriterien wurden dann erneut von Doose (1992) im Einzelnen dargelegt.

Die myoklonisch-astatische Epilepsie ist ein relativ seltenes Syndrom. In 2 Populationsstudien mit Kindern betrug der relative Anteil der myoklonisch-astatischen Epilepsie an allen im Alter von 0–15 Jahren aufgetretenen Epilepsien 1,6% bzw. 4% (Eriksson u. Koivikko 1997, Berg et al. 1999a), es scheint immerhin etwas häufiger vorzukommen als das Lennox-Gastaut-Syndrom (0,7–2% aller kindlichen Epilepsien).

Eine zerebrale Vorschädigung findet sich selten, wohingegen genetische Faktoren die entscheidende ätiologische Rolle spielen. In 32% der Fälle sind bei den Eltern und den Geschwistern der Eltern oder der Betroffenen epileptische Anfälle aufgetreten. Die genetischen Marker Spike-Waves, 4-7/s-Theta-Rhythmen und Fotosensibilität kommen in den Familien der Kinder auffallend häufig vor (Doose u. Baier 1987).

Klinik

Die myoklonisch-astatische Epilepsie beginnt in den ersten 5 Lebensjahren in 94% der Fälle, häufig schon im ersten Lebensjahr (24% der Kinder). Jungen sind deutlich häufiger betroffen als Mädchen. Die ersten Anfälle sind in zwei Drittel der Fälle ein febriler oder afebriler generalisierter tonisch-klonischer Anfall, bei den übrigen die für das Syndrom typischen Anfallsformen. Hierbei handelt es sich um axial myoklonische, astatische und myoklonisch-astatische Anfälle. Die myoklonischen Anfälle sind symmetrisch ausgeprägt und beziehen die Schultern und Arme mit ein. Wenn die Myoklonien sehr schwach ausgeprägt sind, kann man sie besser tasten als sehen. Starke Myoklonien können zum Hinfallen führen. Die meisten astatischen Anfälle werden durch einen abrupten Verlust des Muskeltonus hervorgerufen, dem eine kurze Myoklonie vorangeht. Je nach Ausprägung findet sich ein Kopfnicken, ein zusätzliches Einknicken der Beine oder ein Sturz zu Boden. Weitere mögliche Anfallsformen sind Absencen (50% der Kinder), die mit einem irregulären Myoklonus des Gesichts oder Hinstürzen einhergehen können und generalisierte tonisch-klonische Anfälle (75% der Patienten). Tonische und fokale Anfälle treten gelegentlich spät im Verlauf auf.

Ein Status epilepticus von Absencen und von myoklonisch-astatischen Anfällen ist charakteristisch für dieses Syndrom und wird in bis zu etwa 40% der Fälle beobachtet. Die Kinder sind dann apathisch oder stuporös, der Gesichtsausdruck wirkt leer, im Gesicht und an den Extremitäten sind Myoklonien sichtbar, außerdem finden sich häufiges Kopfnicken, Hinfallen und ein starker Speichelfluss. Dieser Status kann stunden- oder tagelang anhalten.

Befunde

Der neurologische Befund und die Bildgebung des ZNS mittels CT oder MRT sind in der Regel unauffällig.

Das EEG kann zu Beginn normal ausfallen. Charakteristische Veränderungen sind 4–7/s-Theta-Rhythmen mit parietaler Betonung und amplitudenhohe biokzipitale 4/s-Wellen, die durch Augenöffnen blockiert werden. Von Anfang an oder im weiteren Verlauf werden irreguläre Spike-Wave-Abläufe und Polyspike-Wave-Komplexe sichtbar. Fokale Veränderungen sind ungewöhnlich. Während eines Status epilepticus treten kontinuierlich oder lange anhaltend irreguläre 2–3/s-Spike-Wave-Abläufe auf.

Diagnose und Differenzialdiagnose

Die Diagnose ist im typischen Fall auf Grund der Anfallssemiologie und des EEG-Befundes nicht schwierig. Ein Reihe von Syndromen, bei denen ebenfalls myoklonische Anfälle vorkommen, müssen differenzialdiagnostisch bedacht werden. Die Abgrenzung vom beginnenden Lennox-Gastaut-Syndrom kann sehr schwierig sein. Tab. 13.**2** fasst die differenzialdiagnostischen Kriterien der verschiedenen in Frage kommenden Syndrome zusammen.

Therapie und Prognose

Die Kinder sprechen unterschiedlich gut auf die Antiepileptika an. Valproat ist das Mittel der ersten Wahl. Falls dieses nicht zur Anfallsfreiheit führt, kann Ethosuximid hinzugefügt werden. Die Benzodiazepine sind sehr wirksam, sollten aber als Langzeitmedikation wegen der Nebenwirkungen eher vermieden werden. In schwierigen Fällen kann die zusätzliche Gabe einer niedrigeren Dosis von Clobazam doch noch zur Anfallsfreiheit führen. Treten häufiger generalisierte tonisch-klonische Anfälle auf, ist auch eine Kombination mit Primidon zu erwägen. Von Doose (1992) wird die Anwendung von Bromid empfohlen, wenn die großen Anfälle persistieren. Ungeeignet zur Therapie sind Phenytoin, Carbamazepin und Vigabatrin. Von den neuen Antiepileptika scheint Lamotrigin in Kombination mit Valproat gut wirksam zu sein (Wallace 1998).

Ein Status epilepticus kann mit hoch dosiertem oralem oder intravenösem Clonazepam in der Regel gut unterbrochen werden. Intravenös verabreichbares Valproat ist eine weitere Option. In Einzelfällen mit häufig rezidivierenden Staten ist die passagere Gabe von Dexamethason oder ACTH zu erwägen.

In einer Studie waren jenseits des Alters von 7 Jahren 54% der Kinder mindestens 2 Jahre anfallsfrei (Doose 1992). Die Prognose der myoklonisch-astatischen Epilepsie bezüglich der mentalen Funktionen ist getrübt, wenn sie im ersten Lebensjahr mit häufigen febrilen oder afebrilen generalisierten tonisch-klonischen Anfällen begonnen hat und wenn wiederholt prolongierte epileptische Staten aufgetreten sind.

Syndrom der Augenlidmyoklonien mit Absencen

Dieses nicht in der ILAE-Klassifikation vorkommende Syndrom wurde von Jeavons (1977) erstmalig beschrieben und von Appleton et al. (1993) genauer definiert. Es beginnt im Alter von 2–5 Jahren. Die Absencen dauern kürzer (3–6 s) als bei den Absenceepilepsien an und gehen mit schnellen Augenlidmyoklonien und einer Aufwärtsbewegung der Augenbulbi, gelegentlich auch des Kopfes, einher. Das EEG zeigt Polyspike-Waves oder Spike-Waves mit einer Frequenz von 3–5 Hz, vor allem nach Augenschluss. Die Kinder sind fotosensibel. Einige Patienten sollen die Absencen durch langsames Augenschließen und Aufwärtsdrehen der Bulbi selbst auslösen können (Kent et al. 1998). Dieses Syndrom spricht schlecht auf Antiepileptika an, systematische Behandlungsversuche sind bisher nicht durchgeführt worden. Mittel der ersten Wahl ist Valproat, jedoch ist gewöhnlich die Kombination von Valproat mit Ethosuximid, einem Benzodiazepin oder Lamotrigin notwendig (Wallace 1998). Es wird vermutet, dass es sich um eine lebenslange Störung handelt.

Tabelle 13.2 Differenzialdiagnose der Epilepsiesyndrome mit obligaten oder fakultativen myoklonischen Anfällen (nach Genton u. Dravet 1997)

Syndrom	Lebensalter zu Beginn	Erste Anfallsformen	Anfallsformen im Verlauf	EEG-Befunde	Mentaler Status und Prognose
Benigne myoklonische Epilepsie des Kleinkindalters	6 Monate – 3 Jahre	myoklonische	keine weiteren	generalisierte schnelle Spike-Wave	normal, günstig
Schwere myoklonische Epilepsie des Kleinkindalters	< 1 Jahr	febrile klonische, generalisierte tonisch-klonische, unilaterale	generalisierte tonisch-klonische, unilaterale, myoklonische	generalisierte und fokale	normal→ abnorm, ungünstig
Lennox-Gastaut-Syndrom	2–8 Jahre	variabel, je nach Alter	tonische, atypische Absencen, astatische, myoklonische, andere	langsame Spike-Wave, rhythmische 10 Hz im Schlaf	abnorm oder normal →abnorm, ungünstig
Myoklonisch-astatische Epilepsie	1–5 Jahre	myoklonisch-astatische, generalisierte tonisch-klonische	zusätzlich Episoden des Status epilepticus (Stupor)	Theta-Wellen, generalisierte Spike-Wave	meist normal, variabel
Atypische benigne fokale Epilepsie	3–8 Jahre	fokale	myoklonische, atypische Absencen, Sturzanfälle	fokale und diffuse	normal, günstig

Benigne (idiopathische) Grand-Mal-Epilepsie des Kindesalters

Mit der Frage: Gibt es ein benignes Grand-Mal-Syndrom des Kindesalters? wurden 1992 von Oller-Daurella u. Oller 196 Kinder mit einer Epilepsie mit generalisierten tonisch-klonischen Anfällen analysiert, bei denen die Epilepsie im Alter von 3–11 Jahren begonnen hatte. Alle Kinder mit myoklonischen Anfällen und Absencen vor dem Auftreten der Grand-Mal-Anfälle waren ausgeschlossen worden. Nach einem Follow-up von 8 Jahren zeigte die Gruppe mit 80 Kindern, bei denen ausschließlich generalisierte tonisch-klonische Anfälle aufgetreten waren, folgende Merkmale: eine familiäre Belastung mit Epilepsie wiesen 31% der Kinder auf; Jungen überwogen; die Kinder waren neurologisch unauffällig, wenige waren mental retardiert; zu Beginn traten häufig febrile Anfälle auf; 80% der Kinder hatten weniger als 5 Anfälle in der gesamten Beobachtungszeit; ein Status epilepticus war selten (10%); das EEG zeigte generalisierte hypersynchrone Aktivität; die Kinder sprachen exzellent auf Antiepileptika (95%) an und die Relapserate nach deren Absetzen war niedrig.

Die Autoren untersuchten eine zweite gleichaltrige Gruppe von 116 Kindern, bei denen gleichzeitig mit oder nach dem ersten Grand Mal auch Absencen aufgetreten waren. Alle Patienten, bei denen die Absencen vor dem Grand Mal aufgetreten worden waren, wurden zu den Absenceepilepsien gerechnet und nicht berücksichtigt. Diese Gruppe wies einige Merkmale auf, die sich von denen der ersten Gruppe unterschieden: Mädchen überwogen (wie bei der Pyknolepsie); in der Hälfte der Fälle traten mehrere Absencen pro Tag auf; ein Absencestatus war häufig; 11% zeigten eine mentale Verschlechterung; der Prozentsatz mit Anfallsfreiheit durch die Antiepileptikatherapie war etwas niedriger (86%); die Relapserate nach Beendigung der Therapie war höher (23% vs. 12,5%).

Die Autoren kamen zu dem Schluss, dass es ein Grand-Mal-Syndrom des Kindesalters gibt. Bei den beschriebenen Epilepsien handelt es sich aber um eine heterogene Gruppe. Unklar ist die

Beziehung der Epilepsien der ersten Gruppe ohne Absencen zu der Aufwach-Grand-Mal-Epilepsie der Jugendlichen und Erwachsenen, da die tageszeitliche Verteilung des Auftretens der Anfälle nicht angegeben wurde, möglicherweise hatte ein Teil der Fälle eine sich früh manifestierende Form der Aufwach-Grand-Mal-Epilepsie. Bei den Epilepsien der zweiten Gruppe ist eine Überlappung mit den Absenceepilepsien zu vermuten, vor allem in den Fällen, bei denen neben den Grand-Mal-Anfällen mehrmals täglich Absencen auftraten.

Normal entwickelte Kinder mit einer hohen familiären Epilepsiebelastung, bei denen in den ersten Lebensjahren zunächst febrile, später afebrile generalisierte tonisch-klonische Anfälle auftreten, deren Anfälle gut auf die Antiepileptika (Valproat) ansprechen und die nach Absetzen der Medikation nur eine geringe Relapserate aufweisen, bilden wahrscheinlich die Grundlage einer benigne verlaufenden idiopathischen Grand-Mal-Epilepsie des Kindesalters. Die Vermutung, dass es ein benignes idiopathisches Grand-Mal-Syndrom des Kindesalters gibt, bedarf aber noch der weiteren Bestätigung (S. 129).

Epilepsien mit spezifischen Anfallsauslösern (Reflexepilepsien)

Bei den Epilepsien mit spezifischen Anfallsauslösern (Reflexepilepsien oder Epilepsien mit Reflexanfällen) werden die Anfälle durch spezifische Empfindungen oder Wahrnehmungen als Antwort auf gut abgrenzbare oder spezifische Reize ausgelöst. Gewöhnlich beschränken sich diese Reize bei den einzelnen Patienten auf einen einzigen spezifischen Reiz oder eine begrenzte Zahl eng miteinander verwandter Reize. Die hierher gehörenden Epilepsien sind in der Mehrzahl generalisiert und idiopathisch, in bestimmten Fällen aber auch fokal und symptomatisch, in letzterem Fall handelt es sich dann meist um Reflexanfälle durch taktile oder propriozeptive Reize. In mehreren Übersichtsarbeiten wurden die verschiedenen Formen von Reflexepilepsien ausführlich dargestellt (Zifkin u. Andermann 1996, Binnie 1997, Williamson et al. 1997).

Man sollte zwischen Reflexepilepsien mit einfachen, unstrukturierten sensorischen Stimuli (z. B. Lichtblitze) und solchen mit komplexen kognitiven Stimuli unterscheiden, wobei die letzteren oft mit emotionalen Komponenten einhergehen. Bei den einfachen Stimuli ist die Intensität des Reizes entscheidend, die Latenz ist kurz (Sekunden) und eine mentale Vorwegnahme des Reizes ist wirkungslos. Bei den komplexen Reizen ist nicht die Intensität, sondern deren Muster entscheidend, die Latenz dauert länger (Minuten) und eine mentale Antizipitation ist möglich (Zifkin u. Andermann 1997). Abgesehen von den Epilepsien mit visuellen Triggern sind die Reflexepilepsien selten. Der zu Grunde liegende Mechanismus ist unklar. Es wird vermutet, dass eine kritische Masse eines kortikalen Areals eine synchronisierte Entladung zeigen muss, damit es zur Ausbreitung der epileptischen Aktivität und klinischen Manifestation kommen kann.

Einfache Reflexepilepsien

Visuell getriggerte Reflexepilepsien

Visuell getriggerte Reflexepilepsien stellen die größte Gruppe dar, dazu gehören einerseits die durch Flickerlicht induzierten fotosensiblen Epilepsien mit den Untergruppen reine fotosensible Epilepsie, fotosensible Epilepsie mit spontanen Anfällen und die selbstinduzierten Epilepsien sowie andererseits die nicht durch Flickerlicht, sondern durch andere visuelle Reize ausgelösten Reflexepilepsien, wozu die mustersensitive Epilepsie und andere selbstinduzierte Epilepsien gehören.

Die retrospektive Analyse von 17 Kindern mit allen Formen der visuell induzierten Reflexepilepsien zeigte folgende Verteilung der Anfallsformen: 8 Kinder mit myoklonischen Anfällen, 5 mit generalisierten tonisch-klonischen Anfällen, 3 mit fokalen Anfällen und 1 Kind mit atypischen Absencen, bei den übrigen konnten die Anfälle nicht genau klassifiziert werden (Aso et al. 1994).

Durch Flickerlicht ausgelöste Epilepsien (fotosensible Epilepsien)

Drei Viertel der Patienten mit fotosensiblen Epilepsien haben ihren ersten Krampfanfall im Alter zwischen 8 und 20 Jahren. In dieser Altersgruppe kommen sie in einer Häufigkeit von 5,7/100 000 vor, in der allgemeinen Bevölkerung beträgt die jährliche Inzidenz 1,1/100 000 (Fish et al. 1993). Eine im Mittel 14 Jahre währende Langzeitbeobachtung von 100 Patienten zeigte, dass zwar 77% anfallsfrei wurden, dass aber in 2 Dritteln der

Fälle die Fotosensibilität persistierte (Harding et al. 1997).

Die reine fotosensible Epilepsie ist ausschließlich durch Anfälle charakterisiert, die durch Flickerlicht ausgelöst werden. Sie manifestiert sich in der Adoleszenz, Frauen überwiegen. Bei den Anfällen der reinen fotosensiblen Epilepsie handelt es sich in 85% der Fälle um generalisierte tonisch-klonische Anfälle, in etwa 6% um Absencen und selten um andere Anfallsformen (Harding u. Jeavons 1994). Fernsehen ist der häufigste Trigger, weitere Auslöser sind Videospiele, Diskolicht und Sonnenlicht, das durch Schnee oder Wasser reflektiert wird oder der Wechsel von Licht und Schatten wie beispielsweise beim Autofahren entlang einer Baumallee. Im EEG treten nach Augenschluss häufig generalisierte Spike-Waves auf. Die intermittierende Fotostimulation löst bei fast allen Patienten eine fotokonvulsive Reaktion aus.

Bei den fotosensiblen Epilepsien kommen in etwa 30% der Fälle neben den visuell getriggerten auch spontane Anfälle vor, diese Patienten bilden die gemischte Untergruppe der fotosensiblen Epilepsien mit spontanen Anfällen (Binnie 1997). Bei 60% der Betroffenen zeigt das Ruhe-EEG eine spontane Spike-Wave-Aktivität.

Durch andere visuelle Reize getriggerte Epilepsien

Vor allem gestreifte Muster auf der Kleidung, auf Tapeten, im Fernseher, das Fernsehen auf besonders kurze Distanz (der Zeilenwechsel beim Bildaufbau wird sichtbar) und Rolltreppen können reflektorisch Anfälle in Form von Absencen, Myoklonien oder seltener von generalisierten tonisch-klonischen Anfällen auslösen. Die Patienten bzw. die Eltern sind sich der Auslöser oft nicht bewusst. Im EEG findet sich nur bei 30% der Betroffenen eine Fotosensibilität auf Flickerlicht, die intermittierende fotische Stimulation mit Mustern ist jedoch in 70% der Fälle positiv. Der willkürliche langsame Blick nach oben mit Lidzucken kann gelegentlich Anfälle auslösen.

Bei behinderten und nichtbehinderten Kindern kann gelegentlich beobachtet werden, dass sie bei sich Anfälle durch Selbststimulation auslösen, indem sie beim Blick auf eine helle Lichtquelle mit gespreizten Fingern eine Hand vor ihren Augen hin- und herbewegen oder indem sie blinzeln (Kastelejn-Nolst Trenité 1989). Die induzierten Anfälle werden von einem Teil der Kinder als angenehm wahrgenommen. Die Kinder sind zu 75% fotosensibel, im interiktalen EEG zeigen sich in der Regel generalisierte Spike-Waves. Als Anfallsformen werden Absencen und myoklonische Anfälle berichtet (Zifkin u. Andermann 1997). Die Behandlung der selbststimulierten Anfälle gestaltet sich teilweise schwierig. Falls die konventionellen Antiepileptika nicht genügend wirksam sind, können sie mit Fenfluramin (0,5–1 mg/kg/Tag) kombiniert werden. Durch diese Maßnahme wurden 7 von 11 Kinder anfallsfrei (Boel u. Casaer 1996).

Fernsehen- und videospielassoziierte epileptische Anfälle

Der häufigste Stimulus visuell induzierter Krampfanfälle im Alltag ist das Fernsehen, eine Gefahr geht auch von den Videospielen aus. Hierbei sind die Flickerfrequenz der Bildschirme und kontrastreiche Bildmuster die entscheidenden anfallsauslösenden Faktoren.

Am 16.12.1997 wurden in Japan etwa 700 Kinder ins Krankenhaus gebracht, da sie einen Krampfanfall erlitten oder erbrochen hatten, als sie im Fernsehen ein Animationsprogramm (Pocket Monsters) gesehen hatten, in dem blaue und rote Stimuli mit einer Frequenz von 12 Hz wechselten. Ein Gruppe von 93 betroffenen Kindern wurde genauer untersucht (Takada et al. 1999). Drei Viertel der Kinder hatte vorher keinen epileptischen Anfall gehabt. Eine Fotosensibilität wiesen 43% auf. Etwas mehr als die Hälfte der Kinder hatte fokale Anfälle, die übrigen hatten generalisierte tonisch-klonische Anfälle. Die Häufigkeit dieser sog. Pocket-Monster-induzierten Anfälle unter den 6- bis 18-Jährigen wird auf 1:5000 geschätzt.

Mit der weiten Verbreitung der Videospiele sind auch sog. videospielassoziierte epileptische Anfälle bekannt geworden. Die bei 35 Personen im Alter von 1–36 Jahren erhobenen Charakteristika wurden vor kurzem publiziert (Graf et al. 1994). In 2 Drittel der Fälle hatte es sich um einzelne generalisierte tonisch-klonische Anfälle gehandelt, in den übrigen Fällen um einfache oder komplexe fokale Anfälle. Etwa 30% der 35 Patienten hatten schon vorher afebrile Anfälle gehabt. Die neurologische Untersuchung und die bildgebende zerebrale Diagnostik war in allen Fällen unauffällig ausgefallen. Das EEG zeigte in 50% der Fälle fokale oder generalisierte epileptiforme Potenziale, 50% der Patienten waren fotosensibel. Durch die Abstinenz von Videospielen traten bei 75% der Individuen keine weiteren Anfälle auf. Einige der Patienten, die eine antikonvulsive Therapie erhielten und weiter Videospiele spielten, hatten ebenfalls keine Anfälle mehr. Auf Grund einer Umfrage bei allen EEG-Abteilungen in Großbritannien wird eine Inzidenz eines ersten Anfalle durch Videospiele von 1,5 pro 100 000 in der Altersgruppe 7–19 Jahre angenommen (Quirk et al. 1995).

Therapie der visuell induzierten Reflexepilepsien

Bei der reinen fotosensiblen Epilepsie kann durch Vermeidung der Trigger dem Auftreten von Anfälle vorgebeugt werden. Beim Fernsehen sollte der Raum, in dem der Fernseher steht, nicht abgedunkelt werden. Durch die Verwendung von Bildschirmen mit einer Bildwiederholungsfrequenz von 100 Hz kann die Gefahr der Anfallsauslösung erheblich gemindert werden (Fylan u. Harding 1997, Ricci et al. 1998). Weitere Möglichkeiten der Anfallsprophylaxe sind die Einhaltung einer genügenden Distanz zum Fernseher (etwa 2–2,5 m) und die Anschaffung eines flimmerfreien TFT-Bildschirms. Das Tragen einer stärker getönten Sonnenbrille mit blauen Gläsern soll die Gefahr eines fotoinduzierten Anfalls deutlich herabsetzen (Takahashi u. Tsukahara 1992). Auch das vollständige Bedecken eines Auges mit der Hand verhindert die Fotosensibilität, was aber im Alltag nicht praktikabel ist (Harding et al. 1997). Mittel der Wahl zur medikamentösen Behandlung der visuell induzierten Epilepsien ist Valproat. Ethosuximid und Benzodiazepine sind Mittel der weiteren Wahl. Die Wirksamkeit von Lamotrigin ist noch nicht sicher erwiesen. Nur sehr wenige Patienten sind therapieresistent (Binnie 1997).

Nichtvisuelle spezifische Auslöser

Somatosensorische und propriozeptive Reize wie Berühren, Beklopfen, willkürliche Bewegungen und heißes Wasser sind spezifische Auslöser. Epileptische Anfälle können auch durch ein plötzliches Erschrecken, durch ein lautes Geräusch oder durch Berührung ausgelöst worden, wenn es sich um einen unerwarteten Stimulus handelt (Startle-Epilepsie). Die Betroffenen haben in der Regel eine symptomatische generalisierte Epilepsie und es werden meist tonische Anfälle induziert.

Komplexe Reflexepilepsien

Die Anfälle bei komplexen Reflexepilepsien sind an höhere kortikale Funktionen gebunden, sie sind seltene Ereignisse. Komplexe mentale Aktivitäten wie das Treffen komplizierter Entscheidungen, Rechnen, Kartenspielen und Spielen von Brettspielen sind mögliche Trigger. Musikogene Epilepsien sind durch Anfälle charakterisiert, die durch das Hören bestimmter Töne, typischerweise von Musik, ausgelöst werden. Singen als Auslöser von Anfällen unterscheidet sich von der musikogenen Epilepsie (Herskowitz et al. 1984). Durch das Essen können reflektorisch einfach fokale und komplexe fokale Anfälle bei Patienten mit symptomatischen Epilepsien ausgelöst werden. Valproat wird als das Mittel der Wahl bei komplexen Reflexepilepsien angesehen, falls erforderlich, kann es mit Clobazam kombiniert werden (Zifkin u. Andermann 1997).

Kryptogene oder symptomatische generalisierte Epilepsien (geordnet nach dem Erkrankungsalter)

Symptomatische generalisierte Epilepsien treten am häufigsten im Kleinkindalter auf und sind durch generalisierte Anfälle charakterisiert, wobei sie sich durch Klinik und EEG-Befund von den idiopathischen generalisierten Epilepsien unterscheiden. Es kann sich nur um einen einzigen Anfallstyp handeln, häufiger aber treten verschiedene Anfallsformen nebeneinander auf, darunter myoklonische Zuckungen, tonische Anfälle, atonische Anfälle und atypische Absencen. Wenn fokale Anfälle vorkommen, beherrschen diese aber nie das Anfallsgeschehen. Die iktalen EEG-Muster sind bilateral, aber weniger rhythmisch als bei den idiopathischen generalisierten Epilepsien und mehr oder weniger asymmetrisch. Die interiktalen EEG-Befunde unterscheiden sich von denen der idiopathischen generalisierten Epilepsien, es finden sich hier Suppression-Bursts, Hypsarrhythmien, Slow-Spike-Waves oder generalisierte schnelle Rhythmen. Fokale Abnormitäten können zu jedem dieser Muster hinzukommen. Es bestehen klinische, neuropsychologische und neuroradiologische Zeichen einer üblicherweise diffusen, spezifischen oder unspezifischen Hirnerkrankung. Nicht in diese Gruppe gehört die fälschlicherweise hier aufgeführte, genetisch determinierte myoklonisch-astatische Epilepsie, sie wird deshalb bei den idiopathischen generalisierten Epilepsiesyndromen beschrieben.

Epilepsie mit Blitz-, Nick- und Salaam-Krämpfen (Synonyme: BNS-Krämpfe, West-Syndrom, infantile Spasmen)

Das Krankheitsbild wurde 1841 erstmalig von dem englischen Arzt Dr. West beschrieben, dessen 4 Monate alter Sohn daran erkrankte. Bei den BNS-Krämpfen (West-Syndrom) handelt es sich um eine altersgebunden auftretende generalisierte Epilepsie, die durch folgende Hauptsymptome charakterisiert ist:

- die typischen BNS-Krämpfe,
- eine psychomotorische Retardierung oder Regression und
- das charakteristische EEG-Muster der Hypsarrhythmie,

wobei das zweite Charakeristikum fehlen kann.

Das West-Syndrom beginnt fast immer (90%) im Säuglingsalter. Die Inzidenz wird mit 0,16–0,42 pro 1000 Lebendgeborene angegeben (Cowan u. Hudson 1991, Trevathan et al. 1999). In 2 Populationsstudien betrug bei Kindern im Alter von 0–15 Jahren der relative Anteil an allen Epilepsien 3,9% bzw. 8% (Berg et al. 1999a, Eriksson u. Koivikko 1997). Jungen sind etwas häufiger als Mädchen betroffen (1,3:1).

Ätiologie

Auf der Basis der ILAE-Klassifikation werden die BNS-Krämpfe in symptomatische und kryptogene unterteilt. Die symptomatischen BNS-Krämpfe sind Folge einer erkannten Läsion, bei den kryptogenen wird eine solche vermutet. In den älteren Studien wurden die BNS-Krämpfe als idiopathisch (im Sinne von unbekannter Ursache) anstelle von kryptogen bezeichnet, wenn sich die Kinder bis zum Auftreten der BNS-Krämpfe normal entwickelt hatten und die diagnostischen Untersuchungen keine Ursache erkennen ließen. Heute ist der Begriff idiopathisch für Epilepsien mit wahrscheinlich genetischer Ursache reserviert.

Seit der Anwendung des MRT ist die Gruppe der kryptogenen BNS-Krämpfe kleiner geworden, sie wird jetzt mit 25–30% angegeben. Das PET ist besonders gut geeignet, okkulte fokale Läsionen (fokale kortikale Dysplasien) zu entdecken (Chugani et al. 1990). Mittels dieser Methode steigt der Anteil der symptomatischen an allen BNS-Krämpfen auf 96% (Chugani u. Conti 1996). Obwohl idiopathische BNS-Krämpfe auf dem Boden einer hereditären Disposition nicht in der ILAE-Klassifikation aufgeführt sind, gibt es einige Berichte, welche für deren Existenz sprechen (Dulac et al. 1993, Vigevano et al. 1993). In den Familien dieser Kinder, insbesondere bei den Geschwistern, finden sich BNS-Krämpfe oder idiopathische Epilepsien. Die idiopathischen BNS-Krämpfe sistieren durch die Therapie rasch und vollständig und die Kinder entwickeln sich später normal.

Den symptomatischen BNS-Krämpfen liegen multiple Ätiologien zugrunde, die nach dem Zeitpunkt der Schädigung in pränatale, perinatale und postnatale Faktoren unterteilt werden. Die häufigeren Ursachen sind in Tab. 13.**3** zusammengestellt.

Tabelle 13.**3** Ätiologie der BNS-Krämpfe

Pränatal: • kortikale Malformationen: – abnorme Proliferation von Neuronen und Glia (Hemimegalenzephalie, fokale kortikale Dysplasien, Schizenzephalie) – Malformationen durch neuronale Migrationsstörungen (Agyrien, Pachygyrien, regionale Polymikrogyrien, noduläre Heterotopien, Aicardi-Syndrom) • Phakomatosen (tuberöse Sklerose, Sturge-Weber-Syndrom, Neurofibromatose Typ 1, Ito-Syndrom) • Hirnfehlbildungen (Hydranzephalie, Porenzephalie) • Chromosomenanomalien (z. B. Down-Syndrom) • angeborene Infektionen (z. B. Zytomegalie, Toxoplasmose) • Stoffwechselkrankheiten (z. B. nichtketotische Hyperglyzinämie)
Perinatal: • hypoxisch-ischämische Enzephalopathie • Hirnblutungen
Postnatal: • hypoxisch-ischämischer Insult durch Herzstillstand • hypoxisch-ischämischer Insult durch Ertrinkungsunfall • Entzündungen des ZNS

Die pränatale Schädigung ist die häufigste Ursache der BNS-Krämpfe, etwa 30–45% der Kinder sind betroffen (Othahara et al. 1993). Hierzu gehören kortikale Malformationen durch die abnorme Proliferation von Neuronen und Glia oder durch neuronale Migrationsstörungen, Phakomatosen (z. B. tuberöse Hirnsklerose) und Chromosomenanomalien (z. B. das Down-Syndrom). Als häufigste einzelne Störung wird die tuberöse Hirnsklerose angesehen (Matsumoto et al. 1981, Ohtahara et al. 1993). Angeborene Infektionen (z. B. Zytomegalievirusinfektion) und Stoffwechselkrankheiten (z. B. nichtketotische Hyperglyzinämie) sind seltenere Ursachen.

Perinatale Ursachen in Form der hypoxisch-ischämischen Enzephalopathie und der Hirnblutungen bilden mit 14–25% die nächste Untergruppe (Othahara et al. 1993). Hierbei spielen die Kinder mit einem besonders niedrigen Geburtsgewicht und einer periventrikulären Leukomalazie eine bedeutende Rolle. Niedrige Apgar-Werte allein haben keine Bedeutung für das Auftreten der BNS-Krämpfe, wenn sie später nicht von einer Zerebralparese gefolgt sind (Watanabe 1998). Postnatal können hypoxisch-ischämische Insulte, z. B. durch einen Herzstillstand oder durch das Beinahe-Ertrinken, Ursache von BNS-Krämpfen werden.

Pathogenese

Der Pathomechanismus der BNS-Krämpfe ist unbekannt (Hrachovy u. Frost 1989). Die BNS-Krämpfe werden als eine unspezifische Reaktion des unreifen Gehirns auf höchst unterschiedliche Hirnläsionen angesehen. Eine Hypothese besagt, dass den BNS-Krämpfen eine Störung der Neurotransmitterregulation zugrunde liegt. Von einigen Untersuchern wurden Abweichungen der cholinergen und adrenergen Aktivität gefunden. Auffällig ist, dass fast alle wirksamen Medikamente (Valproat, Benzodiazepine, Vitamin B_6, Vigabatrin) einen GABAergen Mechanismus aufweisen. Man könnte deshalb vermuten, dass den BNS-Krämpfen eine Regulationsstörung des GABA-Stoffwechsels zugrunde liegt. In einer weiteren Hypothese wird einer exzessiven Freisetzung des stark exzitatorisch wirksamen Corticotropin-Releasing-Hormons die entscheidende Rolle zugeschrieben. Diese Theorie könnte die Wirksamkeit von ACTH und Corticosteroiden erklären, denn diese Medikamente hemmen die Freisetzung des Corticotropin-Releasing-Hormons (Baram 1993).

Klinik

Der größte Teil der BNS-Krämpfe manifestiert sich im Alter von 4–9 Monaten, mehr als 90% der Fälle vor dem Ende des 1. Lebensjahres. Sie laufen in der Regel folgendermaßen ab (Kellaway et al. 1979): Einer initialen abrupten phasischen Kontraktion von weniger als 2 s Dauer folgt eine tonische Kontraktion, die 2–10 s anhält. Die tonische Kontraktion kann auch fehlen, die phasische Kontraktion ist dann besonders kurz (< 0,5 s Dauer). Daran schließt sich manchmal eine Phase der Akinesie und der verminderten Anspechbarkeit (Arrest) an, diese kann bis zu 90 s lang fortbestehen. Die Anfälle treten in Serien von 2–150 Anfällen auf, das Intervall zwischen den einzelnen Anfällen liegt < 60 s. Häufig sind abnorme Augenbewegungen in Form von Bulbusdeviationen oder Nystagmus sowie autonome Dysfunktionen assoziiert. Im Anschluss an die Anfälle weinen die Kinder häufig. Die infantilen Spasmen beziehen die Muskulatur des Nackens, des Rumpfes und der Extremitäten ein.

Die Videoanalyse zahlreicher Anfälle (über 5000 Anfälle) hat ergeben, dass symmetrische gemischte Beuge-Streck-Krämpfe am häufigsten vorkommen (42%), es folgen die Beugekrämpfe (34%), dann die Streckkrämpfe (22,5%). Manche Kinder weisen nur ein kurzes Kopfnicken auf oder eine kurze Aufwärtsbewegung der Bulbi. Einen isolierten Arrest zeigen 1% der Patienten. Asymmetrische Anfälle treten nur bei den symptomatischen BNS-Krämpfen auf, sie machen in dieser Gruppe bis zu 40% der infantilen Spasmen aus. Asymmetrische Spasmen oder fokale Zeichen während der symmetrischen Anfälle (z. B. Augen- oder Kopfseitwärtsdrehung) zeigen eine umschriebene Hirnläsion an (Fusco u. Vigevano 1993).

Die BNS-Krämpfe ereignen sich vor allem nach dem Aufwachen und vor dem Einschlafen. Bei einigen Kindern mit kortikalen Läsionen treten vor, während oder nach dem Sistieren der BNS-Krämpfe fokale Anfälle auf, die BNS-Krämpfe können auch durch unmittelbar vorangehende fokale Anfälle getriggert werden (Carrazana et al. 1993, Ohtsuka et al. 1996).

Zum Zeitpunkt der Manifestation der BNS-Krämpfe sind nur etwa 10% der Kinder altersgerecht entwickelt, die übrigen zeigen eine mentale Retardierung verschiedenen Ausmaßes (Riikonen 1982). Schon vor dem Auftreten der

BNS-Krämpfe retardierte Kinder zeigen eine erhebliche Verschlechterung.

Neurologischer Befund

Der neurologische Befund wird vor allem von der Grundkrankheit bestimmt. Die Kinder sind häufig hypoton und reagieren visuell nicht auf Gegenstände oder Personen, sodass der Eindruck entsteht, sie seien blind.

EEG-Befunde

Die Hypsarrhythmie wurde von Gibbs u. Gibbs (1952) folgendermaßen beschrieben:
„... generalisierte langsame Wellen hoher Amplitude und Spikes. Diese Spikes variieren von einem Moment zum anderen, sowohl was Dauer als auch Lokalisierung angeht ... Zeitweilig scheinen sie fokaler Herkunft zu sein, einige Sekunden später aus multiplen Foci zu kommen. Gelegentlich generalisieren die Spike-Entladungen, aber die Hypsarrhythmie trat nie als rhythmisches und gut organisiertes Muster auf, das mit dem Petit-Mal- oder Petit-Mal-Variant-Muster verwechselt werden könnte ... die Abnormalität trat fast kontinuierlich auf ...."

Im Laufe der Zeit sind verschiedene Varianten der Hypsarrhythmie beschrieben worden, die unter dem Begriff „modifizierte Hypsarrhythmie" zusammengefasst werden und folgende Besonderheiten zeigen: vermehrte interhemisphärische Synchronisierung, asymmetrische Ausprägung, Episoden von Amplitudendepression, welche mit ß-Aktivität überlagert sein können, ein persistierender Fokus epileptiformer Aktivität und vorwiegend hochamplitudige bilateral asynchrone langsame Aktivität mit wenig Spitzenpotenzialen (Hrachovy et al. 1984).

Während der BNS-Krämpfe sind verschiedene EEG-Muster sichtbar. Die häufigsten Veränderungen sind eine hochamplitudige generalisierte langsame Welle bzw. ein generalisierter Sharp-Slow-Wave-Komplex, gefolgt von einer Abflachung. Daneben kommen nur eine Abflachung oder eine Abflachung mit überlagernder schneller spindelähnlicher Aktivität häufiger vor (Kellaway et al. 1979, Fusco u. Vigevano 1993). Der Schlaf der Kinder ist durch eine Desorganisation mit verkürzter Schlafzeit und vermindertem REM-Schlaf charakterisiert (Hrachovy et al. 1981). Die Hypsarrhythmie kann nur im Non-REM-Schlaf sichtbar sein, deshalb ist zu deren Ausschluss oder Nachweis unbedingt die Durchführung eines Schlaf-EEG notwendig.

Bildgebung des ZNS

Die Untersuchung mittels MRT ist die Methode der Wahl. Anomalien der Gewebe, insbesondere umschriebene kortikale Malformationen, können hiermit am besten dargestellt werden (van Bogaert et al. 1993). In der Hälfte der Kinder mit kryptogenen BNS-Krämpfen wird im Verlauf der Erkrankung eine verzögerte Myelinisierung sichtbar (Kasai et al. 1995). Im Hinblick auf einen möglichen epilepsiechirurgischen Eingriff bei therapieresistenten BNS-Krämpfen sind das SPECT (O'Tuama et al. 1991, Chiron et al. 1993, Miyazaki et al. 1994) und das FDG-PET (Chugani et al. 1993) zum Nachweis fokaler Läsionen dem MRT weit überlegen. In 97 kryptogenen Fällen wurden mittels PET unifokale Abnormalitäten in einem Drittel und multifokale Abnormalitäten in 2 Dritteln der Kinder gefunden (Chugani u. Conti 1996). Der Nachweis einer bilateralen temporalen Hypometabolisierung ist mit einer besonders schlechten Prognose verbunden (Chugani et al. 1996).

Diagnose und Differenzialdiagnose

Die Diagnose gründet in der Regel auf der Trias BNS-Krämpfe, Entwicklungsrückstand oder Regression und Hypsarrhythmie, wobei die Regression fehlen darf.
Folgende Kriterien definieren die kryptogenen BNS-Krämpfe, was entscheidende therapeutische und prognostische Bedeutung hat:

- normale Schwangerschaft und Geburt, unauffällige Entwicklung vor dem Auftreten der BNS-Krämpfe,
- normaler neurologischer Befund,
- ausschließliches Auftreten von Clustern von BNS-Krämpfen, keine anderen vorangegangenen Anfallsformen,
- normale Labor-, CT- und MRT-Befunde bei Beginn der Krankheit.

Differenzialdiagnostisch müssen die myoklonischen Epilepsiesyndrome, vor allem aber auch der benigne Myoklonus des Säuglingsalters, der den BNS-Krämpfen sehr ähnliche Bewegungsabläufe zeigen kann, ausgeschlossen werden (Donat u. Wright 1992). Es fehlen hierbei die für die BNS-Krämpfe typischen Kardinalsymptome Entwicklungsstörung und Hypsarrhythmie. Von den Eltern werden die BNS-Anfälle, vor allem wenn sie in Form der Salaam-Krämpfe mit einem Nachvornebeugen des Rumpfes ablaufen, als Bauchkoliken verkannt. Die anfallsartig auftretende Opisthotonushaltung bei Kinder mit schwerer Tetraspastik kann den infantilen Spasmen ähnlich sehen.

Therapie

Die BNS-Krämpfe gehören zu den am schwierigsten zu behandelnden Epilepsien. Gegenüber den meisten konventionellen Antiepileptika sind sie resistent. Lange Zeit war ACTH das Standardmedikament. Das therapeutische Vorgehen hat sich allerdings in Europa im Laufe der letzten Jahre geändert. Mittlerweile ist Vigabatrin in mehreren Ländern Mittel der ersten Wahl geworden. Das Auftreten von BNS-Krämpfen hat große psychische Auswirkungen auf die betroffene Familie, die deshalb einer entsprechenden Unterstützung bedarf.

Mehrere methodische Probleme erschweren die Beurteilung klinischer Studien zur Wirksamkeit der Substanzen bei den BNS-Krämpfen (Hrachovy u. Frost 1989):

- Der natürliche Verlauf muss berücksichtigt werden. In einer Studie wurde bei Kindern, die nicht mit Hormonen behandelt wurden, ein Jahr nach Manifestation der BNS-Krämpfe eine spontane Remissionsrate von 25% gefunden (Hrachovy et al. 1991)
- Die Ursachen der BNS-Krämpfe sind außerordentlich vielfältig. Da die Ätiologie der entscheidende prognostische Faktor ist, sind nur die Studien miteinander vergleichbar, in denen die Ursachen ähnlich verteilt sind.
- Fast alle Studien sind retrospektiv durchgeführt worden. Dosierung und Dauer der Medikation variiierten erheblich. Die sichere Beurteilung der Wirksamkeit erfordert eine Langzeitvideo-EEG-Doppelbildaufzeichnung.

ACTH- bzw. Corticosteroidtherapie

Seit 1958 wird ACTH (Sorel u. Dusaucy-Bauloye 1958) als das wirksamste Medikament zur Behandlung der BNS-Krämpfe eingesetzt, etwa 65% (Spannweite 46–83%) der Kinder werden dadurch anfallsfrei (Aicardi 1994). Diese Therapie ist aber durch eine hohe Rückfallrate (30–50%) nach dem Absetzen des ACTH und durch gravierende Nebenwirkungen (vor allem bakterielle und virale Infektionen durch Immunsuppression, Hypertension und Kardiomyopathien) belastet, was bis zu einem Drittel der Kinder betrifft. Die therapiebedingte Mortalität wurde mit 4–6% angegeben (Aicardi 1994). Eine Umfrage an 66 deutschen Kinderkliniken im Jahre 1992 ergab für die vorangegangenen 5 Jahre eine geschätzte Therapie-bedingte Mortalität durch ACTH von 1,6% der behandelten Kinder (Siemes 1995b).

Die älteren Therapiestrategien sahen die hoch dosierte und lang dauernde Anwendung von ACTH (40–160 Einheiten pro Tag für 3–12 Monate) vor. Eine einfach-blinde kontrollierte Studie zum Vergleich von hoch dosiertem mit niedrig dosiertem ACTH hatte keinen Unterschied ergeben (Hrachovy et al. 1992). In jüngster Zeit wird versucht, mit niedrigen ACTH-Dosen (5–40 Einheiten pro Tag) bei kurzer bis mittellanger Anwendung (1–6 Wochen) auszukommen, um die Nebenwirkungsrate niedrig zu halten (Fois et al. 1987, Hrachovy u. Frost 1989, Nolte 1992, Kuriyama et al. 1992). Dieses Vorgehen sehen auch die Therapieempfehlungen des Königsteiner Arbeitskreises für Epileptologie vor (1991).

Mittels einer prospektiven, randomisierten Studie wurde bei 25 Kindern mit kryptogenen und symptomatischen BNS-Krämpfen eine hoch dosierte ACTH-Therapie (1 IU/ kg/Tag) mit einer besonders niedrigen Dosierung (0,2 IU/kg/Tag) verglichen (Yanagaki et al. 1999). Synthetisches ACTH wurde 2 Wochen lang jeden Morgen angewendet, über 2 weitere Wochen wurde es schrittweise wieder abgesetzt. Es fand sich kein Unterschied des initialen Ansprechens und des Langzeiteffekts nach mindestens 1 Jahr. In der Hochdosisgruppe waren die Nebenwirkungen Hirnschrumpfung und Schläfrigkeit stärker ausgeprägt.

Schon vor etwa 15 Jahren wurde eine doppelblinde, placebokontrollierte Cross-Over-Studie zur Überprüfung der Wirksamkeit von Prednison (2 mg/kg/Tag) im Vergleich zu ACTH (20–30 Einheiten/Tag) durchgeführt, die beiden Medikamente unterschieden sich in ihrer Effektivität nicht. Die Autoren stellten fest, dass bei Unwirksamkeit des einen der beiden Medikamente das andere durchaus wirksam sein konnte (Hrachovy et al. 1983). In Frankreich wird häufig Hydrocortison anstelle von ACTH eingesetzt.

Sind die BNS-Krämpfe Folge einer kongenitalen oder perinatalen Zytomegalieinfektion, so sollten auf keinen Fall ACTH oder Corticosteroide eingesetzt werden, da es dadurch zu einer Aktivierung der Infektion kommen kann (Riikonen 1993).

Alternative Medikamente zum ACTH

Vor allem die erheblichen Nebenwirkungen der Hormontherapie, die auch bei niedriger Dosierung nicht zu vermeiden sind, haben zu einer permanenten Suche nach alternativen Medikamenten geführt.

Benzodiazepine

Während der vergangenen Jahrzehnte sind die Benzodiazepine mit einem gewissen Erfolg in der Behandlung der BNS-Krämpfe eingesetzt worden (Hrachovy 1989). Bis zu 30% der Patienten wurden anfallsfrei, jedoch zeigten sich in einem hohen Prozentsatz der Kinder erhebliche Nebenwirkungen und ein Nachlassen der Wirkung.

Hoch dosiertes Pyridoxin, hoch dosiertes intravenöses Gammaglobulin

Von hoch dosiertem Pyridoxin (Blennow u. Starck 1986, Ohtsuka et al. 1987, Pietz et al. 1993) und hoch dosiertem intravenösem Gammaglobulin (Ariizumi et al. 1987, Echenne et al. 1991) als wirksamen Medikamenten wurde berichtet, jedoch fällt es aufgrund der kleinen Zahl behandelter Patienten und der Heterogenität der Studien schwer, die Wirksamkeit zu beurteilen.

Hoch dosierte Valproinsäure

Valproinsäure ist eine Alternative zum ACTH, die weniger wirksam ist. Mit der niedrigen Dosis von 20 mg/kg/Tag wurden etwa 20% der Patienten anfallsfrei, mit Dosen bis zu 100 mg/kg/Tag etwa 45–65% der Kinder (Siemes et al. 1988) und mit der extrem hohen Dosis von 100–300 mg/kg/Tag der bemerkenswerte Prozentsatz von 78% der Patienten (Prats et al. 1991). Die Relapserate variierte zwischen 12% und 32%. Keiner dieser Patienten entwickelte eine schwere valproatassoziierte Hepatotoxizität. Wenn man sich für Valproat entscheidet, sollte man es deshalb hoch dosiert anwenden. Der Wirkungseintritt tritt im Vergleich zum ACTH häufig um einige Wochen verzögert ein. Eine Umfrage an 66 deutschen Kinderkliniken im Jahre 1992 ergab für die vorangegangenen 5 Jahre eine geschätzte therapiebedingte Mortalität durch ein valproatassoziiertes Leberversagen von 0,12% der behandelten Kinder (Siemes 1995b).

Vigabatrin

Seit der ersten Mitteilung durch Chiron et al. (1991) sind eine ganze Reihe weiterer Arbeiten über die Wirksamkeit von Vigabatrin in Kombinations- und Monotherapie bei BNS-Krämpfen erschienen (Siemes 1997). Kürzlich wurde die gute Wirksamkeit und Verträglichkeit von Vigabatrin auch mittels einer randomisierten, placebokontrollierten Studie nachgewiesen (Appleton et al. 1999).

Von 550 Kindern aus 14 Studien mit Vigabatrin als primärer Monotherapie (offene und placebokontrollierte Studien sowie Vergleichsstudien mit ACTH oder Hydrocortison) wurden im Mittel 55% anfallsfrei (Spannweite 33–81%), und zwar innerhalb der ersten 10–14 Tage, häufig schon in den ersten 3–5 Tagen. Die Vigabatrindosierung betrug 50–150 mg/kg/Tag. Die Rückfallrate lag zwischen 0 und 25%, im Mittel bei 9%. Die Nebenwirkungen dieses Medikamentes waren vergleichsweise nur leicht bis mäßig ausgeprägt, bei 10–25% der Kinder fanden sich eine deutliche Sedierung, eine Irritabilität oder eine deutliche Muskelhypotonie. Nur ausnahmsweise musste Vigabatrin wegen Unverträglichkeit abgesetzt werden. Kein Kind verstarb durch die Vigabatrintherapie (Hancock u. Osborne 1999).

In einer randomisierten Studie zum Vergleich der Wirksamkeit von Vigabatrin und Hydrocortison bei jeweils 11 Kindern mit einer tuberösen Hirnsklerose zeigte sich die Überlegenheit des Vigabatrins, denn alle mit Vigabatrin behandelten Kinder wurden anfallsfrei, was hingegen nur bei 5 der 11 mit Hydrocortison behandelten Kinder der Fall war (Chiron et al. 1997). Eine kürzlich durchgeführte Literaturübersicht hat ebenfalls gezeigt, dass Vigabatrin beim West-Syndrom auf dem Boden der tuberösen Hirnsklerose besonders gut wirksam ist, von 77 Patienten wurden 73 (95%) anfallsfrei (Hancock u. Osborne 1999).

Auf Grund der bisherigen Daten können die Schlussfolgerungen gezogen werden, dass Vigabatrin beim West-Syndrom eine etwas geringere Wirksamkeit als ACTH hat, dass es aber eine erheblich geringere Relapserate hat und dass es besser verträglich ist. Bei der tuberösen Hirnsklerose wird es von keinem anderen Medikament übertroffen.

Bei Erwachsenen sind in Assoziation mit der Vigabatrintherapie in bis zu 40% der Fälle Gesichtsfelddefekte gefunden worden (Kälviäinen et al. 1999, Wild et al. 1999). Einerseits wurde angegeben, dass es sich um charakteristische bilaterale, vorwiegend nasale Gesichtsfelddefekte handeln würde (Wild et al. 1999), andererseits wurde über konzentrische Gesichtsfeldeinschränkungen berichtet (Kälviäinen et al. 1999). Die Gesichtsfelddefekte führen nur bei einer Minderzahl der Patienten (etwa 3–5%) zu Beschwerden, es besteht keine Abhängigkeit von der Vigabatrindosis, von der Dauer der Epilepsie oder der Therapie, vom Lebensalter und den Begleitantiepileptika, sie sind aber wahrscheinlich nicht reversibel (Wild et al. 1999). Unklar ist, ob und falls ja, wie häufig diese Veränderungen auch bei Kindern mit West-Syndrom auftreten, denn bisher gibt es keine Methode, die bei diesen jungen Kindern eine zuverlässige Gesichtsfelduntersuchung gestatten würde.

Trotz dieses Risikos ist in Europa für viele Kinderneurologen Vigabatrin des Mittel der ersten Wahl zur Behandlung der BNS-Krämpfe geworden. Eine Möglichkeit, das Risiko der Sehschädigung zu minimieren, wäre das Absetzen von Vigabatrin nach 3–6 Monaten bei den Kindern, die anfallsfrei geworden sind und bei denen die Hypsarrhythmie verschwunden ist. Alternativ könnte zu diesem Zeitpunkt das Vigabatrin durch Valproat ersetzt werden, falls das EEG noch eine erhebliche Anfallsbereitschaft aufweist. Wenn Vigabatrin als primäres Antiepileptikum versagt, ist das weitere Vorgehen unterschiedlich: einerseits wird dann zusätzlich oder alternativ ACTH eingesetzt, andererseits wird Vigabatrin mit Valproinsäure kombiniert (Siemes et al. 1998, Wohlrab et al. 1998, Granström et al. 1999).

Weitere Antiepileptika

Erste Behandlungsversuche therapieresistenter BNS-Krämpfe mit Felbamat (Hurst u. Rolan 1995), Lamotrigin (Veggiotti et al. 1994) und Topiramat (Glauser et al. 1998) zeigten eine gute Wirksamkeit dieser Substanzen bei einem Teil der Betroffenen, bisher liegen aber noch zu wenige publizierte Erfahrungsberichte vor, um sichere Aussagen machen zu können. Ebenfalls noch nicht ausreichend gesichert ist die Wirksamkeit von Sultiam bei BNS-Krämpfen.

Epilepsiechirurgie

Bei therapieresistenten BNS-Krämpfen auf dem Boden umschriebener kortikaler Malformationen sollte geprüft werden, ob ein epilepsiechirurgischer Eingriff zur Anfallsfreiheit führen könnte (Shields et al. 1992). Neben dem EEG und der zerebralen Kernspintomographie ist vor allem die PET-Untersuchung besonders gut geeignet, epileptogene Areale zu erkennen (Chugani et al. 1993). Bei 23 Kindern mit therapieresistenten BNS-Krämpfen wurde eine kortikale Resektion oder Hemisphärektomie ausgeführt, dieses führte bei 15 Kindern zur Anfallsfreiheit (Chugani et al. 1993).

Praktische Schlussfolgerungen bezüglich der Therapie des West-Syndroms

Bei jedem Patienten sind Nutzen und Risiko der in Frage kommenden Substanzen individuell abzuwägen. Die bisher vorliegenden Daten über Effektivität und Nebenwirkungen sprechen dafür, bei neu aufgetretenen BNS-Krämpfen mit einer Vigabatrintherapie zu beginnen. Sollte dadurch keine Anfallsfreiheit erreicht werden, so kann als nächstes Antiepileptikum Valproinsäure oder niedrig dosiertes ACTH bzw. Dexamethason hinzugegeben werden. Nach Erreichen der Anfallsfreiheit sollte kurz- oder längerfristig auf eine Monotherapie mit Valproinsäure umgestellt werden. Falls Vigabatrin zur Anfallsfreiheit geführt hat, wäre anzuraten, nach einer Periode der Anfallsfreiheit von etwa 3–6 Monaten eine Umsetzung auf Valproinsäure vorzunehmen, um die Gefahr einer möglichen Sehschädigung durch Vigabatrin zu mindern. Im Falle der Therapieresistenz gegen die bisher genannten Substanzen kann ein Behandlungsversuch mit den neuen Antiepileptika Topiramat, Lamotrigin oder Felbamat angeschlossen werden.

Prognose

In älteren Hormonstudien wurde eine Mortalitätsrate von 11–23% angegeben (Aicardi 1994), während in einer jüngeren Studie die sehr viel niedrigere Rate von 5% dokumentiert wurde (Glaze et al. 1988). Die geschätzte therapiebedingte Mortalität betrug nach einer 1994 in Deutschland durchgeführten Umfrage für die

ACTH-Therapie 1,6% (22/1410 Patienten, verstorben durch Sepsis, Pneumonie, Magenblutung oder Kardiomyopathie) und für die Valproattherapie 0,12% (1/804 Patienten, verstorben durch die valproatassoziierte Hepatopathie). In Verbindung mit der Clonazepambehandlung (0/264) und der Dexamethasontherapie (0/106 Kinder) kam es zu keinem therapiebedingten Todesfall (Siemes 1995b).

Die Langzeitprognose der Kinder mit BNS-Krämpfen ist bezüglich mentaler Entwicklung, des Auftretens nachfolgender Epilepsien und bleibender zerebraler Bewegungsstörungen unabhängig von der Art der Therapie ungünstig. Von Hrachovy et al. (1991) wurden die Langzeitergebnisse der mentalen Entwicklung von Kindern mit BNS-Krämpfen aus der Zeit der Nichthormontherapie im Vergleich zu Kindern, die auf die Hormontherapie angesprochen hatten, veröffentlicht. Die Nachuntersuchung im Mittel nach 80 Monaten ergab keinen signifikanten Unterschied zwischen den beiden Gruppen. Von Riikonen (1996) wurden Kinder mit BNS-Krämpfen 20–35 Jahren lang nachbeobachtet. Die Mortalität betrug 31%. Etwa 33% der Überlebenden hatten keine Anfälle und 24% hatten eine normale oder leicht verminderte Intelligenz.

Im Hinblick auf die mentalen Funktionen ist die Ätiologie der BNS-Krämpfe der entscheidende prognostische Faktor. Nach den Ergebnissen vieler Studien bleiben 76–89% aller Kinder mit BNS-Krämpfen permanent retardiert, wobei aber im Falle symptomatischer Anfälle die Wahrscheinlichkeit einer normalen Entwicklung außerordentlich gering ist (im Mittel nur 4% mit einer Spannweite von 0% bis 14%, berechnet aus 10 Therapiestudien mit insgesamt 690 Patienten). Deutlich besser ist die Prognose der Kinder mit kryptogenem West-Syndrom, von denen im Mittel 42% eine normale Entwicklung zeigen (Spannbreite 21–59%, berechnet aus 12 Therapiestudien mit insgesamt 590 Patienten) (Aicardi 1994). In einer kürzlich publizierten Populationsstudie waren nach 10 Jahren Follow-up sogar 71% der Betroffenen neurologisch und mental normal (Rantala u. Putkonen 1999).

Prognostisch ungünstige Faktoren sind: Beginn der BNS-Krämpfe vor dem Alter von 3 Monaten oder später als mit 1 Jahr, schwere Regression, schwere neurologische Ausfälle, schlechtes Ansprechen auf die Medikation, Ausbleiben der Weiterentwicklung nach Sistieren der BNS-Krämpfe, Persistieren der EEG-Veränderungen, Wiederauftreten der BNS-Krämpfe und der Hypsarrhythmie nach Absetzen der Medikamente (Boulloche et al. 1991, Koo et al. 1993). Ein verzögerter Therapiebeginn wirkt sich wahrscheinlich nur bei den kryptogenen BNS-Krämpfen negativ aus (Matsumoto et al. 1981, Riikonen 1996). Ein relativ gute Prognose haben Kinder mit Neurofibromatose Typ 1 und Down-Syndrom (Motte et al. 1993, Stafstrom u. Konkol 1994).

Nachfolgeepilepsien werden bei 35–60% der Kinder beschrieben, 23–61% hiervon entwickeln ein Lennox-Gastaut-Syndrom (Rantala u. Putkonen 1999, Trevathan et al. 1999), die übrigen fokale Epilepsien, insbesondere Epilepsien mit komplexen fokalen Anfällen.

Die Patienten mit BNS-Krämpfen weisen eine Reihe weiterer bleibender Defekte auf: Zerebralparesen in 35–50% der Fälle und psychiatrische Abnormalitäten in bis zu 30% der Patienten, wobei ein beträchtlicher Teil von ihnen einen Autismus entwickelt (Riikonen u. Amnell 1981). Bezüglich der alternativen Medikamente zum ACTH liegen noch zu wenig Langzeitbeobachtungen vor, um beurteilen zu können, ob die Raten der verschiedenen Spätschäden hierbei günstiger ausfallen als nach der ACTH-Therapie.

Lennox-Gastaut-Syndrom

Die Bezeichnung dieses Syndroms geht auf die grundlegenden Beschreibungen von Lennox (Lennox u. Davis 1950) und Gastaut (Gastaut et al. 1966) zurück. Es handelt sich um eine der schwersten Epilepsien des Kindes- und Jugendalters. Das Lennox-Gastaut-Syndrom ist durch häufiges Auftreten von verschiedenen generalisierten Anfallsformen insbesondere von Sturzanfällen, Therapieresistenz und meist mittelschwere bis schwere mentale Defizite charakterisiert. Trotz der definitorischen Vorgaben durch die ILAE-Klassifikation, in der das Syndrom unter den symptomatischen und kryptogenen generalisierten Epilepsien zu finden ist, ist die Abgrenzung von anderen Epilepsiesyndromen, mit denen es einige Symptome teilt, häufig schwierig (Genton u. Dravet 1997).

Wegen der Schwierigkeiten, das Syndrom eindeutig zu diagnostizieren, sind die Angaben über die Häufigkeit des Vorkommens unzuverlässig, es kommt aber eher selten vor. In Atlanta, USA, fand sich eine Inzidenz des Lennox-Gastaut-Syndroms von 0,28 pro 1000 Lebendgeborene, was der dortigen Inzidenz des West-Syndroms entsprach (Rantala u. Putkonen 1999). In 2 Populationsstudien betrug der relative Anteil an den bei Kindern im Alter von 0–15 Jahren aufgetretenen Epilepsien 0,7% bzw. 2% (Eriksson u. Koivikko 1997, Berg et al. 1999a).

Ätiologie

Das Lennox-Gastaut-Syndrom wird als eine Reaktion des unreifen Gehirns auf einen chronischen diffusen Insult angesehen, der zu Grunde liegende Mechanismus ist unbekannt. Die familiäre Belastung mit epileptischen Anfällen spielt keine besondere Rolle, lediglich in 5–10% der Fälle wird das Vorkommen epileptischer Anfälle in den Familien angegeben. Es werden ein symptomatisches und ein kryptogenes Lennox-Gastaut-Syndrom unterschieden, letzteres macht etwa 25% aller Fälle aus.

Die Ätiologie des symptomatischen Lennox-Gastaut-Syndroms ist außerordentlich vielfältig, je nach dem Schädigungszeitpunkt wird wie bei den BNS-Krämpfen zwischen prä-, peri- und postnatalen Ursachen unterschieden, das Ursachenspektrum ist auch dem des West-Syndroms sehr ähnlich. In einer Populationsstudie aus Finnland fanden sich allerdings in allen symptomatischen Fällen angeborene oder genetische Ursachen, insbesondere Hirnfehlbildungen, progressive Enzephalopathien, chromosomale Abnormalitäten oder verschiedene genetische Syndrome. Dem Lennox-Gastaut-Syndrom gehen besonders häufig BNS-Krämpfe (20–40%), aber auch andere Epilepsien, insbesondere fokale Epilepsien, voran (Rantala u. Putkonen 1999). Geht ein West-Syndrom in ein Lennox-Gastaut-Syndrom über, dann entweder direkt oder nach einem anfallsfreien Intervall, das mit einer vorübergehenden Erholung der kognitiven Fähigkeiten verbunden ist.

Das Lennox-Gastaut-Syndrom trägt die Eigenschaften einer diffusen Enzephalopathie, und es ist völlig unklar, warum einerseits gesunde, andererseits vorgeschädigte Kinder in gleicher Weise davon betroffen werden.

Klinik

In der Regel manifestiert sich das Lennox-Gastaut-Syndrom vor dem Alter von 8 Jahren, am häufigsten zwischen 3 und 5 Jahren. Die kryptogene Form beginnt eher etwas später als die symptomatische, hauptsächlich nach dem Alter von 5 Jahren. Jungen werden etwas häufiger betroffen als Mädchen.

Das klinische Bild ist durch das Auftreten mehrerer generalisierter Anfallsformen, vor allem von axialen tonischen Anfällen, atypischen Absencen und atonischen Anfällen gekennzeichnet.

Tonische Anfälle

Die Hauptanfallsform des Lennox-Gastaut-Syndroms stellen tonische Anfälle dar, die bei fast allen Patienten vorkommen. Sie können stammbetont oder extremitätenbetont, symmetrisch oder asymmetrisch ausgeprägt sein und im Wachzustand und im Schlaf auftreten, wobei der Slow-Wave-Schlaf deren Auftreten fördert.

Ein typischer Anfall läuft folgendermaßen ab: Hals und Körper werden plötzlich gebeugt, die Arme halb gebeugt oder gestreckt angehoben, die Beine gestreckt; die Gesichtsmuskulatur verspannt sich, die Pupillen werden weit und die Augen werden verdreht. Es kommt zur Gesichtsrötung und Apnoe, das Bewusstsein ist nicht immer beeinträchtigt. Das Kind fällt dann plötzlich zu Boden. Die Anfälle können sehr leicht ausgeprägt sein, dann ist nur ein Augenverdrehen und eine Störung des Atemrhythmus zu erkennen, was besonders im Schlaf der Fall ist. Falls die tonischen Anfälle länger als 10 s anhalten, zeigt sich ein Tremor, der sich auf den ganzen Körper ausbreiten kann.

Atypische Absencen

Die große Mehrzahl der Patienten mit einem Lennox-Gastaut-Syndrom hat atypische Absencen, die langsam beginnen und aufhören. Das Bewusstsein ist getrübt, einfache Vorgänge werden manchmal fortgeführt. Der Kopf wird nach vorne gebeugt, es können Lidzuckungen und periorale Myoklonien sichtbar sein; häufig zeigt sich ein stärkerer Speichelfluss.

Astatische Anfälle (Sturzanfälle)

Die dritte charakteristische Anfallsform, die in 95% der Patienten auftritt, sind astatische Anfälle, die zu einem Nachvornefallen des Kopfes oder zum Sturz führen (drop attacks). Ohne eine polygraphische Untersuchung ist es schwer zu unterscheiden, ob die Stürze auf tonische, atonische oder myoklonisch-atonische Anfälle zurückzuführen sind. Kurz dauernde axiale tonische Anfälle (Spasmen) sind die häufigste Ursache von Sturzanfällen (Egli et al. 1985, Ikeno et al. 1985, Oguni et al. 1997).

Bei einer großen Zahl der Patienten (54–75%) treten diese Anfallsformen auch als Status epilepticus auf. Die Patienten befinden sich dann im Stupor, es treten Serien von tonischen Anfällen auf, z. T. verbunden mit Hinstürzen. Myoklonische und generalisierte tonisch-klonische Anfälle kommen häufig erst im Verlauf der Erkrankung hinzu (Blume 1994).

Ein weiteres charakteristisches Merkmal der Kinder mit einem Lennox-Gastaut-Syndrom sind Einbußen der kognitiven und sprachlichen Funktionen sowie Verhaltensauffälligkeiten. Die Kinder haben große Schwierigkeiten, etwas Neues zu erlernen. Es fällt ihnen sehr schwer, sich zu konzentrieren. Sie unterliegen starken Stimmungsschwankungen, und sie sind häufig aggressiv.

Varianten des Lennox-Gastaut-Syndroms

Es wurde eine myoklonische Variante des Lennox-Gastaut-Syndroms beschrieben, bei der massive Myoklonien, myoklonisch-astatische Anfälle und generalisierte tonisch-klonische Anfälle das Krankheitsbild beherrschen (Chevrie u. Aicardi 1972). Die Ätiologie dieser Variante ist in 64% der Fälle kryptogen und die Prognose ist etwas günstiger als beim typischen Lennox-Gastaut-Syndrom. Die Trennung von der myoklonisch-astatischen Epilepsie ist unscharf. Andere Anfallsformen wie generalisierte klonische Anfälle und komplexe fokale Anfälle können hinzukommen, diese herrschen aber nie vor.

Neben dem im Kindesalter beginnenden Lennox-Gastaut-Syndrom existiert noch eine selten vorkommende, sog. Late-Onset-Form mit einer Manifestation vorwiegend im Alter zwischen 10 und 20 Jahren (Roger et al. 1987). Diese Variante entwickelt sich in der Regel aus anderen Epilepsieformen, aus idiopathischen generalisierten Epilepsien oder fokalen Epilepsien. Sie zeigt im Vergleich zum typischen Lennox-Gastaut-Syndrom einen protrahierten Verlauf, schließlich hat die Mehrzahl der Patienten aber auch 3 bis 4 unterschiedliche Anfallstypen (atypische Absencen, Grand-Mal-Anfälle, Sturzanfälle und komplexe fokale Anfälle), wobei die Sturzanfälle eher spät hinzukommen, dann aber das Krankheitsbild bestimmen. Die Behandlung des spät beginnenden Lennox-Gastaut-Syndroms ist ähnlich schwierig wie die des typischen Lennox-Gastaut-Syndroms. Häufig kommt es im Laufe der Zeit zu einer Demenz (Specht 1998).

Die Kinder bedürfen einer umfassenden Diagnostik zur Aufdeckung der zu Grunde liegenden Störung (s. Kap. 7).

Neurologischer Befund

Der neurologische Befund des symptomatischen Lennox-Gastaut-Syndroms wird von der Grundkrankheit bestimmt. Die Kinder weisen häufig erhebliche mentale Defizite auf. Ein großer Teil der Kinder entwickelt auch motorische Störungen in Form von verlangsamten Bewegungsabläufen sowie Koordinations- und Gleichgewichtsstörungen.

EEG

Interiktales EEG

Das interiktale EEG zeigt in der Mehrzahl der Fälle eine verlangsamte und desorganisierte Hintergrundaktivität. Die bilateral synchrone und diffuse langsame Spike-Wave-Aktivität mit einer Frequenz von 1–3 Hz, meistens mit frontaler Betonung, ist das Kennzeichen dieses Syndroms („Spike-Wave-Variant“). Daneben kommen fokale und multifokale Spike-Waves oder Sharp-Slow-Waves vor. Die hypersynchrone Aktivität macht 33–50% der Aktivität im Wach-EEG aus (Blume 1994). Auch die länger anhaltenden seriellen hypersynchronen Potenziale gehen in der Regel nicht mit erkennbaren Bewusstseinsveränderungen einher. Die intermittierende fotische Stimulation fällt negativ aus, die Hyperventilation führt selten zu einer Zunahme der hypersynchronen Potenziale (Schmitt 1998).

Die epileptiforme Aktivität wird im Non-REM-Schlaf aktiviert. Der Anteil der Polyspike-Waves nimmt zu und die Ausprägung der diffusen Sharp-Slow-Waves wird gleichförmiger und rhythmischer. Vorwiegend während des Non-REM-Schlafes, aber auch im Wachen, sind Ausbrüche einer generalisierten schnellen Aktivität von 10–20 Hz für das Lennox-Gastaut-Syndrom charakteristisch.

Iktales EEG

Der Nachweis tonischer Anfälle erfordert Nachtableitungen. Während der tonischen Anfälle sind im EEG entweder frontal betonte, bilaterale schnelle Rhythmen mit einer Frequenz um 10 Hz sichtbar oder es kommt im Anschluss an einen generalisierten Spike-Wave-Komplex zu einer Abflachung der Grundaktivität, der eine rasche Aktivität mit einer Frequenz um 20 Hz aufgelagert sein kann. Die klinische Symptomatik kann sehr diskret ausgeprägt sein.

Die atypischen Absencen gehen mit irregulären diffus ausgebreiteten Sharp-Slow-Wave-Komplexen mit einer Frequenz von 2–2,5 Hz einher. Sie lassen sich nicht durch Hyperventilation provozieren.

Mögliche EEG-Korrelate der Sturzanfälle sind schnelle Rhythmen oder Sharp-Slow-Waves, Polyspike-Waves und eine Abflachung der Hintergrundaktivität (Schmitt 1998).

Myoklonische Anfälle sind mit generalisierten Ausbrüchen von Polyspikes assoziiert, gefolgt von langsamen Wellen; Unterschiede zu den myoklonischen Anfällen bei anderen myoklonischen Syndromen bestehen nicht.

Bildgebung des ZNS

Das Ergebnis der bildgebenden Untersuchungen ist bei der symptomatischen Form des Lennox-Gastaut-Syndroms von der Grundkrankheit abhängig. Unspezifische Hirnatrophien wurden auch bei einem Teil der Kinder mit dem kryptogenen Lennox-Gastaut-Syndrom nachgewiesen (Gastaut u. Gastaut 1976).

Bei Patienten, bei denen die Definition des Lennox-Gastaut-Syndroms streng gemäß der ILAE-Klassifikation angewendet wurde, fand sich im 18FDG-PET interiktal ein diffuser Hypometabolismus (Theodore et al. 1987). Bei 5 Kindern mit neu aufgetretenem kryptogenem Lennox-Gastaut-Syndrom fiel das ^{18}FDG-PET normal aus, während es bei 5 von 6 Kindern diffuse kortikale metabolische Abnormalitäten zeigte, wenn dem Lennox-Gastaut-Syndrom ein West-Syndrom vorangegangen war (Ferrie et al. 1996). Eine weitere Untersuchung derselben Arbeitsgruppe ergab, dass fast alle Patienten in Verbindung mit einem unilateralen diffusen kortikalen Hypometabolismus auch einen ipsilateralen hypometabolischen thalamischen Defekt aufwiesen (Ferrie et al. 1997).

Diagnose und Differenzialdiagnose

Das Fehlen einer charakteristischen neuropathologischen Läsion und eine z. T. mit anderen Syndromen überlappende Klinik erschwert häufig die eindeutige Diagnose des Lennox-Gastaut-Syndroms. Von einigen Autoren wird die Existenz dieses Syndroms überhaupt in Frage gestellt (Boenigk 1998, Sälke-Kellermann 1998). Folgende klinische Kriterien legen die Diagnose nahe: Auftreten der 3 typischen Anfallsformen, mentales Defizit, hohe Anfallsfrequenz, Therapieresistenz. Es ist unklar, wie viele der 3 Anfallsformen mindestens vorhanden sein müssen, von einigen Untersuchern werden auf jeden Fall tonische Anfälle als Voraussetzung für die Diagnose gefordert (Zifkin 1990).

Die EEG-Kriterien des Lennox-Gastaut-Syndroms sind:
- gestörte Grundaktivität,
- Slow-Spike-Waves <3 Hz,
- oft multifokale Störungen und
- Ausbrüche von 10-Hz-Rhythmen im Schlaf.

Die Diagnose des Lennox-Gastaut-Syndroms setzt deshalb in jedem Fall Schlaf-EEG-Ableitungen voraus, wo nach den tonischen Anfällen und den begleitenden charakteristischen schnellen Rhythmen um 10 Hz geforscht werden muss. Letztere können auch ohne begleitende klinische Phänomene sichtbar werden.

Die wichtigste Differenzialdiagnose des Lennox-Gastaut-Syndroms stellt die myoklonisch-astatische Epilepsie dar, die Differenzialdiagnose ist in Tab. 13.**4** aufgeführt. Zur Abgrenzung des Lennox-Gastaut-Syndroms von einer Reihe weiterer Syndrome mit myoklonischen Anfällen siehe Tab. 13.**2**. Eine differenzialdiagnostisch zu beachtende Epilepsie stellt auch das ESES-Syndrom dar. Die davon betroffenen Kinder haben aber im Unterschied zu den Patienten mit Lennox-Gastaut-Syndrom nie tonische Anfälle und ein Schlaf-EEG mit kontinuierlicher Spike-Wave-Aktivität.

Eine bisher wenig beachtete, aber bedeutsame Verwechslungsmöglichkeit bietet die symptomatische fokale Epilepsie mit sekundärer bilateraler Synchronie, einige Unterschiede zum Lennox-Gastaut-Syndrom sind von mehreren Autoren herausgestellt worden (Gastaut u. Ziffkin 1988, Blume 1994, Holthausen 1998). Ausgehend von einer unilateralen epileptogenen Läsion im mesialen Bereich der Hemisphären kommt

Tabelle 13.4 Differenzialdiagnose zwischen Lennox-Gastaut-Syndrom und myoklonisch-astatischer Epilepsie (mod. nach Dravet et al. 1998)

	Lennox-Gastaut-Syndrom	Myoklonisch-astatische Epilepsie
Familienanamnese bezüglich Epilepsie	selten positiv	häufig positiv
Zerebrale Vorschädigung	häufig vorhanden	selten
Vorangegangene psychomotorische Entwicklung	variabel	normal
Manifestationsalter	<1–8 Jahre	1–6 Jahre
Anfallsformen	axiale tonische Anfälle, atypische Absencen, Sturzanfälle, generalisierte tonisch-klonische Anfälle, selten fokale Anfälle	myoklonisch-astatische Anfälle, generalisierte tonisch-klonische Anfälle, atypische Absencen, keine weiteren Anfälle
EEG	diffuse Spike-Slow-Wave, Polyspike-Wave, im Schlaf fokale Befunde und 10-Hz-Rhythmen	diffuse Spike-Slow-Wave, Polyspike-Wave im Schlaf
Pathologischer neurologischer Befund	häufiger vorhanden	fehlt
Mentale Retardierung im Verlauf	ausgeprägt	variabel, oft mild
Prognose	ungünstig, selten gut	variabel, oft günstig

es zu generalisierten Ausbrüchen von Sharp-Wave-Komplexen mit einer Frequenz von 2–2,5 Hz. Im Vergleich zum Lennox-Gastaut-Syndrom beginnt die fokale Epilepsie mit sekundärer bilateraler Synchronie später (im Mittel mit 10–19 Jahren), sind fokale neurologische Zeichen häufiger (Häufigkeit der Hemiplegie 30% vs. 9%), kommt die schwere mentale Retardierung seltener vor (35% vs. 87%), ist die Anfallsfrequenz niedriger, herrschen fokale Anfälle vor und sind die nächtlichen schnellen Rhythmen sehr viel seltener zu sehen (15% vs. 79%). Viele verschiedene Anfallsformen sind bei der fokalen Epilepsie mit sekundärer bilateraler Synchronie beschrieben worden: generalisierte tonisch-klonische, tonisch adversive, atonische, klonische, myoklonische und komplexe fokale Anfälle (Blume 1994). Atypische Absencen sind ein seltenes Ereignis. In allen Fällen ist ein konstanter epileptogener Fokus vorhanden, die sequentiellen fokalen Spikes oder Sharp-Waves gehen direkt in eine bilateral synchrone epileptiforme Aktivität über (Blume u. Pillay 1985). Die Diagnose der fokalen Epilepsie mit sekundärer bilateraler Synchronie kann bedeuten, dass sich dahinter eine operable Läsion verbirgt.

Therapie

Das Lennox-Gastaut-Syndrom ist in 80–95% der Kinder therapieresistent, es gibt bisher keine wirksame Mono- oder Kombinationstherapie, die zur Anfallsfreiheit führt. Besonders schwierig ist die Behandlung der tonischen Anfälle. Mit den konventionellen Antiepileptika sind fast keine systematischen Therapiestudien durchgeführt worden, die Wirksamkeit der neuen Antiepileptika wurde allerdings mittels kontrollierter Add-On-Studien nachgewiesen. Aber auch der Einsatz der neuen Substanzen hat bisher keinen entscheidenden therapeutischen Durchbruch erbracht. Die betroffenen Kinder erhalten deshalb oft eine Zweifach- oder Dreifachtherapie.

Valproat wird häufig als erstes Mittel eingesetzt, es ist teilweise wirksam bei einigen Anfallsformen, insbesondere bei atypischen

Absencen, myoklonischen Anfällen und tonischen Anfällen (Delanty u. French 1998). Mittels einer prospektiven Add-On-Studie konnte gezeigt werden, dass es wirksamer als Phenobarbital ist (Vassella et al. 1987). Phenobarbital verstärkt die schon vorbestehenden Verhaltensprobleme. Falls fokale Anfälle zum Krankheitsbild gehören, wird Valproat häufig in Kombination mit Carbamazepin oder Phenytoin angewandt, diese Medikamente haben allerdings bei den anderen Anfallsformen enttäuscht. Die Benzodiazepine sind initial gut wirksam, nach wenigen Wochen oder Monaten entwickelt der größere Teil der Patienten aber eine Toleranz. Diese Substanzen sind außerdem mit erheblichen zentralnervösen und anderen Nebenwirkungen verbunden. Clobazam und Nitrazepam sind etwas besser verträglich als Clonazepam. Falls die Benzodiazepine ihre Wirksamkeit verloren haben und man sie wieder absetzten möchte, kommt es zu erheblichen Entzugserscheinungen. Zur akuten Intervention bei klinischen Verschlechterungen ist Clonazepam in der Regel gut geeignet, allerdings kann es auch tonische Anfälle oder einen tonischen Status epilepticus induzieren (Prior et al. 1972, Tassinari et al. 1972, Bittencourt and Richens 1981).

Die atypischen Absencen und Sturzanfälle sprechen teilweise auf Ethosuximid an (Snead 1987). Methsuximid in Kombination mit Valproat stellt in einem Teil der Fälle eine wirksame Kombination dar (Boenigk u. Laub 1996). ACTH oder Steroide sind bei jungen Patienten eher wirksam als bei älteren, aber die Wirksamkeit hält nicht lange an, bei Reduktion der Dosis kommt es rasch wieder zur klinischen Verschlechterung (Snead et al. 1983). Sie sind aber geeignet, Perioden der Verschlechterung zu überbrücken. Die Behandlung mit intravenösem Immunglobulin G ist eine alternative Therapie mit zweifelhafter Effektivität. Mittels ketogener Diät kann bei einem Teil der Kinder eine erhebliche Verminderung der Anfallsfrequenz erreicht werden. Die Kinder werden wacher und aktiver, vor allem wenn die Antiepileptika reduziert werden können (Kinsman et al. 1992, Arnold et al. 1997). Mittels kontrollierter Studien ist die Wirksamkeit der neuen Antiepileptika Felbamat (Dodson 1993, Felbamate Study Group in Lennox-Gastaut Syndrome 1993), Lamotrigin (Motte et al. 1997) und Topiramat (Sachdeo et al. 1999) beim Lennox-Gastaut-Syndrom nachgewiesen worden. Eine Übersicht über die kontrollierten und offenen Studien gibt Tab. 13.5, weitere Einzelheiten zu den einzelnen Substanzen s. Kap. 19. Vigabatrin war ebenfalls in einigen offenen Studien wirksam, kann jedoch die myoklonischen Anfälle verstärken und einen Absencestatus auslösen. Vigabatrin ist gut wirksam bei der Behandlung von Kindern mit einem Lennox-Gastaut-Syndrom auf dem Boden einer tuberösen Hirnsklerose.

Nach den bisherigen Erfahrungen scheinen Kombinationen von Valproat mit Methsuximid oder von Valproat mit einem der neuen Antiepileptika (Felbamat, Lamotrigin und Topiramat) am ehesten Erfolg versprechend zu sein. Möglicherweise müssen auch 3 Antiepileptika miteinander kombiniert werden, was sonst in der Epilepsietherapie möglichst vermieden wird. Wenn sich nach 2–3 Jahren herausgestellt hat, dass die Epilepsie therapieresistent ist, sollte man im Hinblick auf die Lebensqualität versuchen, mit einer so kleinen Zahl von Antiepileptika und so geringen Dosen wie möglich auszukommen. Als Alternative bietet sich die ketogene Diät an (Freeman et al. 1996). Bei Patienten mit Sturzanfällen, bei denen sich alle Antiepileptika als unwirksam erwiesen haben, kann eine vordere Callosotomie erwogen werden (Sakas u. Philips 1996). Die Anwendung der Vagus-Stimulation befindet sich noch im experimentellen Stadium (Parker et al. 1999).

Da das Lennox-Gastaut-Syndrom in fast allen Fällen therapieresistent ist, muss den kognitiven und psychosozialen Auswirkungen dieser Epilepsiesyndroms besondere Beachtung geschenkt werden. Die verschiedenen Aspekte wurden von Sälke-Kellermann (1998) ausführlich dargestellt. Die therapieresistenten Anfälle lösen bei den Eltern vielfältige Ängste und ein Gefühl der Hilflosigkeit aus, vor allem dann, wenn sie nur ungenügend über das Krankheitsbild informiert sind. Die meisten Kinder müssen wegen der Leistungsausfälle eine Sonderschule besuchen, was eine zusätzliche Belastung für die Familie darstellt. Die Familienmitglieder, vor allem die Mutter, müssen ihren Alltag auf das epilepsiekranke Kind einstellen und auf individuelle Zielsetzungen (z. B. Urlaub, Beruf betreffend) verzichten. Eine überbehütende Einstellung der Eltern begünstigt die Unselbständigkeit des Kindes, welches sich dann auf die Kontrolle durch andere verlässt. Die Ablehnung durch andere Kinder führt zur sozialen Isolation und zu einer Verminderung des Selbstwertgefühls. In einer solchen Situation hilft die umfassende Aufklärung der

Tabelle 13.5 Wirksamkeit der neuen Antiepileptika beim Lennox-Gastaut-Syndrom (mod. nach Siemes 1997)

Neues Antiepileptikum	Zahl, Art der Studien	Zahl der auswertbaren Patienten	Anfallsfreiheit	≥ 50% Anfallsreduktion
Vigabatrin	7, offen	80	16%	24%
Lamotrigin	1, placebokontrolliert 8, offen	79 146	? 20%	33% 42%
Felbamat	1, placebokontrolliert 1, offen	36 80	8% 6%	50% 54%
Topiramat	1, placebokontrolliert 1, offen 2, offen	46 97 27	2%[1)] 14%[1)] 11%	28%[1)] 53%[1)] 41%

[1)] Nur Sturzanfälle

Eltern und eine Familientherapie (Tatzer et al. 1993).

Prognose

Die Langzeitprognose ist ungünstig, die Mortalität liegt bei 3–7% (Gastaut et al. 1973). Der Verlauf ist durch Perioden der Verschlechterung und Verbesserung gekennzeichnet, wobei die Ursache dieser Periodik unklar ist. Risikofaktoren einer schlechten Prognose sind:

- vorangegangenes West-Syndrom,
- früher Beginn,
- hohe Anfallsfrequenz,
- lang dauernde Perioden der Verschlechterung,
- wiederholter Status epilepticus,
- konstante starke diffuse Verlangsamung der Hintergrundaktivität,
- permanenter Herd im EEG (Genton u. Dravet 1997).

Im Laufe der Zeit kommt es oft zu einer Abnahme der Anfallsfrequenz, kaum jedoch zu einer Erholung der kognitiven Funktionen, 85–92% bleiben dauernd mental retardiert. Viele Patienten leben als Jugendliche und Erwachsene in speziellen Wohneinrichtungen von Epilepsiezentren oder in Behindertenheimen. Im Erwachsenenalter geht das Lennox-Gastaut-Syndrom bei einem Teil der Patienten in schwere fokale Epilepsien über (Roger et al. 1987). Nur bei etwa 7–15% heilt die Epilepsie völlig aus und die Betroffenen sind normal oder leicht mental behindert (Gastaut et al. 1973, Ohtahara et al. 1976, Roger et al. 1987).

Epilepsie mit myoklonischen Absencen

Bei der Epilepsie mit myoklonischen Absencen handelt es sich um ein spezielles Syndrom des Kindesalters, bei dem ausschließlich oder überwiegend Absencen auftreten, die von stark ausgeprägten, rhythmischen, bilateralen Myoklonien begleitet werden. Die Anfälle gehen im EEG mit einer 3/s-Aktivität einher, wie sie für die Absenceepilepsien typisch ist. Die Erstbeschreiber waren Tassinari et al. (1969). Von dieser Arbeitsgruppe wurden die klinischen Daten von 49 Kindern ausführlich dargelegt, die im Folgenden wiedergegeben werden (Tassinari u. Michelucci 1994).

Die Epilepsie mit myoklonischen Absencen ist eine seltene Epilepsieform. In 2 Populationsstudien aus Finnland bzw. aus den USA betrug der relative Anteil an den im Alter von 0–15 Jahren aufgetretenen Epilepsien 0,3% bzw. 1% (Eriksson u. Koivikko 1997, Berg et al. 1999a). Die Familienanamnese bezüglich epileptischer Anfälle ist in etwa 20% der Fälle positiv. Außer dieser genetischen Disposition finden sich keine weiteren ätiologischen Faktoren. Jungen überwiegen die Mädchen (7:3).

Klinik

Dieses Epilepsiesyndrom beginnt im Alter von 1–12 Jahren, im Mittel mit 7 Jahren. Die myoklonischen Absencen sind durch eine Bewusstseinsstörung, Myoklonien und autonome Phänomene charakterisiert.

Die Bewusstseinsstörung kann ein verschiedenes Ausmaß annehmen, von einer leichten Beeinträchtigung bis zur völligen Bewusstlosigkeit. Die motorischen Manifestationen beziehen vor allem die Muskulatur der Schultern, der Arme, weniger der Beine mit ein. Myoklonien im Gesicht spielen sich vor allem um den Mund herum und am Kinn ab, Lidzucken kommt eher selten vor. Im Verlauf der Myoklonien werden die Arme zunehmend angehoben. Ein stehender Patient fällt in der Regel nicht hin. Die autonomen Reaktionen umfassen einen Arrest der Atmung und manchmal Einnässen.

Die Anfälle dauern in der Regel 10–60 s und treten täglich sehr oft auf, vor allem morgens nach dem Aufwachen. Sie können auch kurz nach dem Einschlafen beobachtet werden. Die myoklonischen Absencen können durch Hyperventilation provoziert werden. In etwa einem Drittel der Fälle können andere, dann aber nur selten auftretende Anfallsformen hinzukommen, vor allem typische Absencen, generalisierte tonisch-klonische Anfälle und atonische Anfälle.

Befunde

Der neurologische Befund ist normal. Die Bildgebung mittels des MRT ergibt unauffällige Befunde. Das iktale EEG besteht aus bilateral synchronen, symmetrischen, rhythmischen 3/s- Spike-Waves, die abrupt beginnen und enden. Die Polygraphie zeigt, dass eine enge Korrelation der Spikes mit den Myoklonien besteht. Das interiktale EEG weist einzelne oder serielle generalisierte Spike-Wave-Komplexe auf.

Diagnose

Die Diagnose beruht auf dem charakteristischen Anfallsbild in Verbindung mit dem iktalen EEG-Befund. Da die myoklonischen Absencen sehr häufig auftreten, gelingt während einer längeren Video-EEG-Ableitung nicht selten die Aufzeichnung eines Anfalls. Man kann auch versuchen, einen Anfall durch Hyperventilation zu provozieren.

Therapie

Diese Epilepsie ist schwierig zu behandeln, denn ein beträchtlicher Teil der Kinder ist therapieresistent. Valproat ist das Mittel der Wahl. Die kombinierte Anwendung von Valproat und Ethosuximid in hohen Dosen scheint am wirksamsten zu sein. In resistenten Fällen kann auch Valproat mit Lamotrigin kombiniert werden. Ein weitere Alternative ist die Dreierkombination aus Valproat, Phenobarbital und einem Benzodiazepin (Tassinari u. Michelucci 1994, Bureau et al. 1996, Wallace 1998).

Prognose

Bei etwa 40–50% der Kinder ist schon vor dem Auftreten der Anfälle ein mentale Retardierung vorhanden, im Verlauf der Erkrankung kommen noch weitere 25% hinzu. Nach etwa 10 bzw. 12 Jahren bestehen die myoklonischen Absencen in etwa der Hälfte bis zwei Dritteln der Kinder trotz antiepileptischer Medikation fort. Vor allem Kinder mit zusätzlichen Anfallsformen haben eine schlechtere Prognose. In Verbindung mit den fortbestehenden Absencen kommt es zu einer erheblich ausgeprägten mentalen Retardierung. Wenn die Absencen rasch und anhaltend auf die Medikation ansprechen, bleibt die Intelligenz erhalten (Tassinari u. Michelucci 1994, Bureau et al. 1996).

Generalisierte symptomatische Epilepsien

An dieser Stelle werden in der ILAE-Klassifikation symptomatische generalisierte Epilepsien und Syndrome unspezifischer und spezifischer Ätiologie aufgeführt. Hier folgt lediglich die Beschreibung der altersgebunden auftretenden Syndrome mit unspezifischer Ätiologie. Die zahlreichen spezifischen Krankheitsbilder, bei denen Anfälle das führende oder ein vorherrschendes Symptom sind, werden in Kap. 17 aufgeführt.

Myoklonische Frühenzephalopathie

Im Jahre 1978 beschrieben Aicardi und Goutière 5 Neugeborene, deren Symptome und Befunde soweit übereinstimmten, dass sie deren Zuordnung zu einem neuen Syndrom mit dem Namen „neonatale myoklonische Enzephalopathie" vorschlugen. Die Neugeborenen zeigten klinisch erratische, fragmentäre Myoklonien und wiesen im EEG ein Suppression-Burst-Muster auf, im Verlauf kamen andere Anfallsformen hinzu.

Es folgten weitere Berichte unter den Bezeichnungen

- Myoclonic Encephalopathy With Neonatal Onset (Cavazutti et al. 1978),
- Neonatal Myoclonic Encephalopathy (Vigevano et al. 1981),
- Neonatal Epileptic Encephalopathy With Periodic EEG Bursts (Martin et al. 1981),
- Early Myoclonic Epileptic Encephalopathy (Dalla Bernadina et al. 1983).

Eine ausführliche Beschreibung von 29 Kindern erfolgte 1992 durch Aicardi. Von ihm wird ausdrücklich darauf hingewiesen, das nur kryptogene Fälle berücksichtigt werden sollten.

Die myoklonische Frühenzephalopathie ist selten. Die Ursache ist bisher ungeklärt. Die prä- oder perinatale Vorgeschichte ist ohne Besonderheiten. In 4 von 12 Familien bzw. 2 von 8 Familien traten Geschwisterfälle auf, was auf eine genetische Ursache hinweist (Dalla Bernadina et al. 1983, Aicardi 1992).

Klinik und Befunde

Die myoklonische Frühenzephalopathie beginnt fast immer in den ersten 4 Lebenswochen. Als Anfallsformen gehören dazu:

- fragmentarische oder erratische Myoklonien, die sehr häufig oder fast kontinuierlich auftreten und dazu tendieren, von einem Körperteil in asynchroner und anarchischer Weise zu einem anderen wandern,
- fokale Anfälle, die aber eher leicht ausgeprägt sind (Abweichen der Augen, Kloni oder autonome Phänomene wie Apnoen oder Gesichtsrötung),
- später nach 3–4 Monaten tonische Spasmen.

Der neurologische Status der Kinder ist durch eine starke Muskelhypotonie gekennzeichnet, zeitweilig zeigt sich auch eine generalisierte Hypertonie. Umfangreiche Laboruntersuchungen zum Nachweis von Stoffwechselkrankheiten fallen negativ aus.

Das EEG weist als Charakteristik den Verlust einer normalen Hintergrundaktivität auf. Sowohl im Wachen und Schlafen zeigen sich Ausbrüche von Spikes und irregulären, arrhythmischen Sharp-Waves und Slow-Waves für 1–5 s im Wechsel mit einer Abflachung, während der praktisch keine Aktivität erkennbar ist. Diese Bursts können über einer oder beiden Hemisphären sichtbar sein. Das Muster zeigt keine Änderung während der Anfälle. Nach 3–5 Monaten wird das Burst-Suppression-Muster durch eine multifokale hypersynchrone Aktivität oder eine atypische Hypsarrhythmie ersetzt.

Diagnose und Differenzialdiagnose

Die Diagnose myoklonische Frühenzephalopathie beruht auf den beiden Hauptcharakteristika früh beginnender erratischer Myoklonus und Burst-Suppression-Muster im EEG. Da viele neurometabolische Krankheiten wie z.B. die nichtketotische Hyperglyzinämie mit Myoklonien einhergehen, müssen diese ausgeschlossen werden. Die Abgrenzung dieses Syndroms von der frühinfantilen epileptischen Enzephalopathie mit Suppression-Burst ist schwierig. Beide Syndrome weisen einige wesentliche Gemeinsamkeiten auf: schwere Depression der ZNS-Funktionen mit Beginn der Anfälle, das Burst-Suppression-Muster im EEG, die Therapieresistenz und die schlechte Prognose. Der Hauptunterschied ist der, dass die myoklonische Frühenzephalopathie mit Myoklonien und nicht mit tonischen Spasmen einhergeht. Der frühinfantilen epileptischen Enzephalopathie mit Suppression-Burst liegen meist stukturelle ZNS-Abnormalitäten zu Grunde, und familiäre Fälle sind hierbei nicht vorgekommen, während die myoklonische Frühenzephalopathie ausschließlich eine kryptogene Ätiologie hat.

Therapie und Prognose

Dieses Epilepsiesyndrom ist therapieresistent, Antiepileptika haben keine Wirkung. Die Prognose bezüglich der mentalen Entwicklung ist schlecht, die Kinder machen kaum Entwicklungsfortschritte (Aicardi 1992).

Frühinfantile epileptische Enzephalopathie mit Suppression-Burst (Ohtahara-Syndrom)

Die erste Beschreibung von 8 Kindern mit diesem Syndrom erfolgte 1976 durch Othahara und Mitarbeiter. Viele dieser Kinder entwickelten im weiteren Verlauf ein West-Syndrom, das bei einigen später auch in ein Lennox-Gastaut-Syndrom überging. Die Autoren bemerkten, dass diese Übergänge auf eine gemeinsame Pathogenese hinwiesen, und sie schlugen deshalb den zusammenfassenden Begriff der „altersabhängigen epileptischen Enzephalopathien" vor. Ein Überblick über die Charakteristika von 15 Kindern mit der frühinfantilen epileptischen Enzephalopathie mit Suppression-Burst wurde von Ohtahara et al. (1992) publiziert.

Bei der großen Mehrzahl der Kinder liegen dem Syndrom strukturelle Hirnläsionen zu Grunde, wie z. B. zerebrale Dysgenesien, das Aicardi-Syndrom oder Porenzephalien, etwa ein Drittel der Fälle ist kryptogen.

Klinik und Befunde

Das Ohtahara-Syndrom beginnt in der Neugeborenenperiode oder im frühen Säuglingsalter. Die Hauptanfallsform stellen tonische Spasmen dar, die, unabhängig vom Wach- oder Schlafzustand, einzeln oder in Clustern auftreten und bis zu 10 s andauern. Die Intervalle zwischen den tonischen Anfällen betragen 9–15 s. Bei einem Drittel der Kinder treten erratische fokale Anfälle, Hemikonvulsionen oder generalisierte tonisch-klonische Anfälle auf.

Im EEG zeigt sich als charakteristischer Befund sowohl im Wachen als auch im Schlafen kontinuierlich ein Suppression-Burst-Muster, wobei die Burst-Burst-Intervalle 5–10 s betragen.

Differenzialdiagnose

Die Unterscheidung vom West-Syndrom ist möglich durch folgende Kriterien:

- früherer Beginn,
- tonische Spasmen als Hauptanfallsform, die im Wachen und Schlafen gleichermaßen auftreten,
- Suppression-Burst-Muster im EEG, ebenfalls unabhängig vom Wach-/Schlafzustand,
- schwere strukturelle ZNS-Pathologie und
- Therapieresistenz.

Zur diagnostischen Abgrenzung von der myoklonischen Frühenzephalopathie siehe dort.

Therapie und Prognose

Die konventionellen Antiepileptika waren wirkungslos. ACTH führte bei einer kleinen Zahl der Kinder zur Anfallsfreiheit, bei einigen zu einer Minderung der Anfallsfrequenz mit sofortigem Relapse nach dem Absetzen. Fast ein Drittel der Kinder verstarb innerhalb von 2 Jahren nach der Geburt, die überlebenden Kinder waren fast alle mental schwer behindert und hatten eine Tetraparese.

Das Suppression-Burst-Muster verlor sich vor dem Alter von 6 Monaten, es wurde bei 11 von 15 Kindern durch eine Hypsarrhythmie ersetzt, gleichzeitig entwickelten die Kinder ein West-Syndrom. Lediglich in 2 Fällen ging es in ein Lennox-Gastaut-Syndrom über (Ohtahara 1992).

14 Nicht als fokal oder generalisiert bestimmbare Epilepsien und Epilepsiesyndrome

Epilepsien und Epilepsiesyndrome können aus 2 Gründen nicht als fokal oder generalisiert bestimmbar sein:

- Der Patient hat sowohl fokale als auch generalisierte Anfälle nebeneinander (z. B. fokale Anfälle und Absencen) und dem entsprechend sowohl fokale als auch generalisierte EEG-Entladungen (z. B. einen temporalen Spike-Fokus und davon unabhängig generalisierte Spike-Waves). Zu dieser Gruppe gehören gemäß der ILAE-Klassifikation die Neugeborenenanfälle, die schwere myoklonische Epilepsie des Kleinkindesalters, das Landau-Kleffner-Syndrom und ESES-Syndrom. Angefügt wird die bisher nicht in die ILAE-Klassifikation aufgenommene schwere frühkindliche Grand-Mal-Epilepsie (Synonyme: polymorphe Säuglingsepilepsie, frühkindliche Epilepsie mit generalisierten tonisch-klonischen Anfällen und alternierendem Hemi-Grand-Mal).
- Es fehlen positive Hinweise auf einen entweder fokalen oder generalisierten Anfallsbeginn. Die häufigsten Gründe hierfür sind, dass die Anfälle im Schlaf auftreten, der Patient keine Aura erinnert und Zusatzuntersuchungen einschließlich EEG unauffällig sind.

Epilepsien und Epilepsiesyndrome mit sowohl generalisierten als auch fokalen Anfällen

Neugeborenenkrämpfe

Im Neugeborenenalter, das die ersten 4 Lebenswochen umfasst, sind Krampfanfälle ein außerordentlich häufiges Symptom einer ZNS-Funktionsstörung. Aus mehreren Gründen ist es wichtig, Neugeborenenanfälle zu erkennen, ihre Ätiologie zu bestimmen und sie zu behandeln:

- Neugeborenenanfälle zeigen in der Regel eine signifikante Störung oder Erkrankung an, da idiopathische Anfälle selten sind,
- viele der zu Grunde liegenden Störungen erfordern eine spezifische Therapie, durch welche auch die Anfälle sistieren und die Prognose verbessert wird,
- unbehandelt können lange fortdauernde Anfälle die Beatmung und Ernährung des Neugeborenen beeinträchtigen,
- möglicherweise führen die Anfälle selbst zu neuronalen Schäden, wobei aber unklar ist, ob und in welchem Ausmaß dieses der Fall ist bzw. wie häufig die Anfälle auftreten müssen, bevor permanente Veränderungen induziert werden.

Die Häufigkeit des Vorkommens von Neugeborenenanfällen wird mit einer Schwankungsbreite von 1,5/1000–5,5/1000 Geburten angegeben (Mizrahi u. Kellaway 1998). Die Inzidenz ist abhängig vom Geburtsgewicht. In einer prospektiven populationsbasierten Studie aus Kentucky, USA, betrug die Inzidenz 3,5/1000 Lebendgeborene. Bei Reifgeborenen lag der Wert bei 2,8/1000, bei einem Geburtsgewicht von 1500–2499 g betrug er 4,4/1000 und bei den sehr kleinen Frühgeborenen mit einem Geburtsgewicht < 1500 g stieg er sprunghaft auf 57,5/1000 Lebendgeborene an (Lanski et al. 1995).

Ätiologische Aspekte

Das unreife Gehirn des Neugeborenen neigt besonders leicht dazu, auf unphysiologische Reize mit Anfällen zu reagieren (s. ausführliche Diskussion in Kap. 3).

Neugeborenenanfälle können zahlreiche Ursachen haben, diese lassen sich in der großen Mehrzahl 4 Kategorien zuordnen: der hypoxisch-ischämische Enzephalopathie, metabolischen Störungen, ZNS-Infektionen und strukturellen Läsionen. Die wesentlichen Ätiologien sind entsprechend der Häufigkeit ihres Vorkommens in Tab.14.1 aufgeführt. Bei einem kleineren Teil der Kinder kann trotz umfangreicher diagnostischer Maßnahmen keine spezifische Ätio-

Tabelle 14.1 Ätiologie der Neugeborenenanfälle mit abnehmender Häufigkeit (nach Mizrahi u. Kellaway 1998)

Hypoxisch-ischämische Enzephalopathie (Asphyxia neonatorum) • Intrakranielle Blutungen: – intraventrikulär – intrazerebral – subdural – subarachnoidal • Infektionen: – bakterielle Meningitis – virale Enzephalitis – kongenitale Infektionen
Hirninfarkte • Akute Stoffwechselstörungen: – Hypoglykämie – Hypokalzämie ± Hypomagnesiämie – Hyper-/Hyponatriämie
Angeborene Strukturanomalien des Gehirns, Phakomatosen
Mütterliche Intoxikation mit Drogen oder Medikamenten
Chromosomenanomalien
Angeborene Stoffwechselkrankheiten
Neurodegenerative Krankheiten
Benigne neonatale Neugeborenenkrämpfe
Benigne familiäre neonatale Neugeborenenkrämpfe
Epileptische Enzephalopathien

logie gefunden werden (Mizrahi u. Kellaway 1998).

Die hypoxisch-ischämische Enzephalopathie ist für etwa 30–50% aller Neugeborenenanfälle verantwortlich, diese treten gewöhnlich in den ersten 24 Stunden nach der Asphyxie auf. Hypoglykämien, Hypokalzämien und subarachnoidale Blutungen sind mögliche assoziierte Veränderungen, welche Anfälle bei einem postasphyktischen Kind triggern können.

Intrakranielle Blutungen bilden mit 20–25% die zweitgrößte Ursachengruppe. Subdurale und subarachnoidale Blutungen können bei Reifgeborenen mit einem Geburtstrauma die Ursache von Krampfanfällen sein, obwohl keine Zeichen einer Asphyxie vorangegangen sind. Intraventrikuläre und intraparenchymale Blutungen sind häufige Ursachen von Neugeborenenanfällen bei Frühgeborenen.

Infektionen sind als Ursache von Neugeborenenanfällen fast ebenso bedeutsam wie intrakranielle Blutungen, sie sind für 15–20% der Fälle verantwortlich. Neugeborenenanfälle können das erste Zeichen einer bakteriellen oder akuten viralen Entzündung des ZNS sein. Häufige Erreger der bakteriellen Sepsis mit Meningitis sind Streptokokken der Gruppe B, Escherichia coli, Listerien, Staphylokokken und Pseudomonadenspezies. Virale Infektionen mit symptomatischen Neugeborenenanfällen werden vor allem durch Herpes-simplex- und Coxsackie-B-Viren verursacht, kongenitale Infektionen überwiegend durch die Zytomegalieviren und Toxoplasmen.

Zerebrale arterielle Infarkte spielen mit etwa 5–7% eine nicht unbedeutende ätiologische Rolle. Die Häufigkeit akuter metabolischer Störungen als Ursache hat im Laufe der Jahrzehnte abgenommen. Hypokalzämien werden in etwa 3–4%, Hypoglykämien in 2–3% der Fälle nachgewiesen. Die Hypokalzämien treten in 2 Häufigkeitsgipfeln auf, entweder in den ersten 3 Lebenstagen (z. B. bei Kindern diabetischer Mütter, bei Frühgeborenen) oder später in der Neugeborenenperiode, davon waren früher vor allem Frühgeborene betroffen, die über die Milch zuviel Phosphat zugeführt erhielten. Angeborene Strukturanomalien machen etwa 5% der Ursachen aus. Neonataler Entzug von Drogen und Medikamenten (Heroin, Methadon) führt zwar zu einer Reihe von Entzugssymptomen, aber nur eher selten zu Krampfanfällen. Kokain kann intrauterin arterielle Infarkte verursachen.

Klinik

Das Erscheinungsbild der Neugeborenenanfälle unterscheidet sich von dem älterer Kinder und Erwachsener, das der Frühgeborenen wiederum von dem der Reifgeborenen. Da die kortikale Organisation, Synaptogenese und Myelinierung noch unvollkommen entwickelt sind, bleiben die Anfälle fragmentär. Die epileptische Aktivität wird nur unvollständig im ZNS weitergeleitet, was auch erklärt, dass die pathologische neuronale Aktivität nicht im Oberflächen-EEG sichtbar sein muss.

Die Definition der Neugeborenenanfälle bereitet dadurch Schwierigkeiten, dass bei einem beträchtlichen Teil der klinischen Anfallsphänomene (etwa 40%) keine epileptiforme Aktivität im EEG abgeleitet werden kann und andererseits

Tabelle 14.2 Klassifikation neonataler Krampfanfälle (Volpe 1995)

Klinische Anfälle	Assoziierte elektroenzephalographische epileptiforme Veränderungen: Häufig	Selten
Subtil	(+)[1]	
Klonisch:		
• fokal	+	
• multifokal	+	
Tonisch:		
• fokal	+	
• generalisiert		+
Myoklonisch:		
• fokal, multifokal		+
• generalisiert		+

[1] Nur einige Formen der subtilen Anfälle

im EEG sichtbare elektrische Entladungen nicht von klinischen Symptomen begleitet werden. Es wurde deshalb vorgeschlagen, nur die Anfälle als epileptische Anfälle (epileptic seizures) zu bezeichnen, bei denen Klinik und EEG übereinstimmen und die übrigen Anfälle ohne EEG-Korrelat nicht epileptische Anfälle (nonepileptic seizures) zu nennen (Mizrahi u. Kellaway 1998). Dieser Vorschlag ist aber umstritten.

Die am häufigsten angewendete Klassifikation der Neugeborenenkrampfanfälle ist die von Volpe (1995). 4 Anfallsformen wurden von ihm definiert: subtile, klonische, tonische und myoklonische Anfälle, die weitere Unterteilung berücksichtigt, ob sie fokal, multifokal oder generalisiert sind. Die verschiedenen Anfallsformen und deren Assoziation mit enzephalographischen Veränderungen sind in Tab. 14.2 aufgelistet. Etwa 5% der Neugeborenenanfälle dauern länger als 30 min an und erfüllen damit die Definition des neonatalen Status epilepticus (Ronen et al. 1999).

Die am häufigsten vorkommenden, etwa die Hälfte aller Neugeborenenkrämpfe ausmachenden Anfälle sind subtile Anfälle, die wegen ihrer diskreten Ausprägung leicht übersehen werden können. Ihre Hauptmerkmale sind:

- horizontale oder vertikale Abweichungen der Augen mit oder ohne Nystagmus,
- anhaltendes Augenöffnen mit fixiertem Blick; repetitives Zucken oder Flattern der Lider,
- Speichelfluss, Saugen, Schmatzen oder andere oral-bukal-linguale Bewegungen wie Vorstoßen der Zunge,
- Ruder- oder Schwimmbewegungen der oberen Extremitäten; Strampel- oder Radfahrbewegungen der unteren Extremitäten,
- epileptogene Apnoen, in der Regel aber nicht als isoliertes Phänomen,
- Hyperpnoen,
- vasomotorische Phänomene.

Die subtilen Anfälle betreffen Reifgeborene und Frühgeborene gleichermaßen. Die häufigsten subtilen Anfallsphänomene sind Augensymptome.

Die nächst häufige Anfallsform sind klonische Anfälle, die durch repetitive, rhythmische Kontraktionen von Muskelgruppen der Extremitäten, des Gesichts oder Rumpfes gekennzeichnet sind. Multifokale klonische Anfälle betreffen zunächst die eine oder andere Extremität und wandern dann irregulär in andere Körperteile. Bei den klonischen Anfällen, die sich gleichbleibend in einem Körperteil, einer Körperhälfte oder einer Gesichtshälfte ereignen, bleibt das Kind gewöhnlich bei Bewusstsein. Konstant unifokale klonische Anfälle weisen auf eine fokale ischämische Läsion, z. B. einen zerebralen Infarkt hin.

Myoklonische Anfälle sind die dritthäufigste Anfallsform. Sie zeigen sich als Einzelzuckungen von Muskelgruppen der Extremitäten, des Gesichts oder des Rumpfes, sie können fokal, multifokal oder generalisiert auftreten.

Generalisierte tonische Anfälle führen zu einer symmetrischen tonischen Haltung aller Extremitäten, des Rumpfes und des Nackens in Form einer Streckung, Beugung oder Mischung aus Streckung und Beugung, sodass Haltungen ähnlich der Dezerebrations- bzw. Dekortikationshaltung bei älteren Kindern resultieren können. Begleitende Augensymptome oder Apnoen weisen diese Zustände als epileptische Anfälle aus. Generalisierte tonische Anfälle werden vor allem bei Frühgeborenen gesehen, besonders in Verbindung mit intraventrikulären Blutungen.

Diagnostik und Befunde

Die initiale Diagnostik sollte den behandelbaren Ursachen der Krampfanfälle ganz besonders Rechnung tragen. Die primären und die weiterführenden diagnostischen Maßnahmen zeigt Tab. 14.3.

Tabelle 14.3 Spezifische Diagnostik bei Neugeborenenanfällen

Primärdiagnostik:
- Glucose
- Calcium, Natrium, Magnesium im Serum
- Blutbild mit Thrombozyten
- Blutgasanalyse
- Lumbalpunktion, Blutkultur
- Ultraschall vom Schädel

Weiterführende Diagnostik:
- Augenhintergrund
- EEG
- MRT oder CT
- Drogenscreening bei Mutter und Kind
- Virusdiagnostik
- Diagnostik auf angeborene Infektionen
- Aminosäuren und Ammoniak im Serum
- Aminosäuren und organische Säuren im Urin

Mit der Schädelsonographie können intraventrikuläre und intraparenchymale Hirnblutungen und gröbere Hinfehlbildungen erfasst werden, problematisch ist der frühe Nachweis von Hirninfarkten und die Darstellung von subduralen und subarachnoidalen Blutungen. Falls die Neugeborenenanfälle persistieren und das Kind neurologisch auffällig ist, sollte ein CT oder MRT angeschlossen werden. Mittels MRT kann in bis zu 70% der Neugeborenen mit Krampfanfällen eine Ursache gefunden werden (Leth et al. 1997).

EEG

Die Bewertung der Neugeborenen-EEG erfordert spezielle Erfahrungen. Die Veränderungen variieren erheblich in Abhängigkeit vom Gestationsalter der Neugeborenen. Isolierte Sharp Waves im interiktalen EEG haben keine diagnostische Bedeutung. Iktale elektrische Anfallsaktivität ist selten vor der 34.–35. Woche zu erkennen. Danach treten als iktale Muster Serien fokaler Spikes, Sharp-Waves, Slow-Waves oder Kombinationen hieraus auf, die meist in der Zentral- oder Temporalregion einer Hemisphäresie lokalisiert sind. Spezielle Neugeborenenmuster sind die paroxysmale α-Aktivität (8–12 Hz), eine persistierende Niedervoltage und das Burst-Suppression-Muster.

Aber nicht alle Neugeborenenanfälle gehen mit EEG-Veräderungen einher, insbesondere können diese bei einigen Formen subtiler Anfälle, bei den generalisierten tonischen Anfällen und den fokalen oder multifokalen myoklonischen Anfällen fehlen (Tab. 14.2). Bezüglich der myoklonischen Anfälle wird angeführt, dass sie subkortikal entstehen und wegen der Hirnunreife nicht zur Kortexoberfläche fortgeleitet würden. Einige Untersucher vertreten die Meinung, dass es sich bei den subtilen und tonischen Anfällen ohne EEG-Korrelat nicht um epileptische Anfälle, sondern um primitive Hirnstammreaktionen handele, diese Einschätzung ist aber umstritten (Danner et al. 1985, Mizrahi u. Kellaway 1987).

Das interiktale EEG erlaubt sowohl beim Frühgeborenen als auch Neugeborenen prognostische Aussagen. Eine normale Hintergrundaktivität ist mit einer günstigen Prognose verbunden, während der Nachweis eines Burst-Suppression-Musters oder einer persistierenden Niedervoltage eine schlechte Prognose bedeutet (Rowe et al. 1985). Werden EEG-Befunde, klinische Befunde und die Ergebnisse bildgebender Verfahren kombiniert ausgewertet, so sind bezüglich der neurologischen Prognose in einem hohen Prozentsatz (85%) prognostische Aussagen möglich. Im Hinblick auf das Auftreten postneonataler epileptischer Anfälle hat das Neugeborenen-EEG allerdings nur einen eingeschränkten Wert (Ortibus et al. 1996).

Differenzialdiagnose

Zittrigkeit ist ein häufiges Phänomen bei Neugeborenen. Sie ist durch einen symmetrischen Tremor der Extremitäten charakterisiert, der das Gesicht ausspart. Die Bewegungsabläufe haben dabei eine gleichförmige Frequenz und Amplitude, sie können durch äußere Reize ausgelöst werden und sistieren bei passiver Beugung. Zittrigkeit bedeutet nicht neurologische Schädigung, wird aber auch häufiger bei hypoxisch-ischämischer Enzephalopathie, Hypoglykämie, Hypokalzämie und Drogenentzug beobachtet.

Eine wichtige Differenzialdiagnose zu Neugeborenenkrämpfen stellt der benigne neonatale Schlafmyoklonus dar. Die Myoklonien treten nur im Schlaf auf, das EEG fällt immer normal aus (weitere Einzelheiten siehe Kap. 8).

Apnoen können Manifestation subtiler Krampfanfälle sein, diese sind dann jedoch selten Einzelsymptom, sie werden von anderen subtilen Zeichen wie Augenöffnen, Starren oder Augendeviationen begleitet (Watanabe et al.

Tabelle 14.**4** Ätiologiespezifische Therapie bei Neugeborenenanfällen (Mizrahi u. Kellaway 1998)

	Akute Therapie	Erhaltungstherapie
Glucose, 10%ige Lösung	2 ml/kg, i.v.	Bis zu 8 mg/kg/min, i.v.
Calciumglukonat, 10%ige Lösung	2 ml/kg, i.v. über 10 min	8 ml/kg/Tag, i.v.
Magnesiumsulfat, 50%ige Lösung	0,25 ml/kg, i.m.	0,25 ml/kg, i.m., alle 12 Stunden bis zur Normomagnesiämie
Pyridoxin	100 mg, i.v.	

1982). Nichtepileptische Apnoen gehen gewöhnlich von Anfang an mit einer Bradykardie einher, bei epileptischen Apnoen tritt diese erst im Verlauf des Anfalls auf.

Therapie

Das initiale medizinische Vorgehen dient der Stabilisierung von Atmung, Kreislauf und Blutdruck. Die weitere Therapie verfolgt 2 Ziele:

- Erkennen und Behandlung der Ursache der Krampfanfälle und
- Kontrolle der epileptischen Anfälle.

Da die epileptischen Anfälle u. U. nicht auf Antiepileptika ansprechen, solange die zu Grunde liegende Ursache nicht behandelt wird, ist sofort die oben dargestellte Primärdiagnostik notwendig. Wenn eine ursächliche Hypoglykämie, Hypokalzämie oder Hypomagnesiämie korrigiert wird, erübrigt sich die Anwendung von Antiepileptika.

Bei Pyridoxinmangel oder Pyridoxinabhängigkeit sistieren die Anfälle nach Verabreichung von 100 mg Pyridoxin i. v. Die ätiologiespezifische Therapie ist in Tab. 14.**4** aufgeführt.

Die Antiepileptika, die traditionell zur Behandlung von Neugeborenenkrämpfen eingesetzt werden, sind Phenobarbital, Phenytoin und Benzodiazepine, wobei Phenobarbital als Mittel der ersten Wahl und Phenytoin als Mittel der zweiten Wahl angesehen wird. Tab. 14.**5** zeigt die Dosierungen für Neugeborene. Zu beachten ist, dass die intravenöse Anwendung dieser Substanzen mit Nebenwirkungen wie ZNS-Depression, Hypotension, Bradykardie und Atemdepression (Phenobarbital, Benzodiazepine) und kardiale Arrhythmine (Phenytoin) verbunden ist. Da neonatale Krampfanfälle teilweise resistent gegenüber diesen Antiepileptika sind, werden weitere Substanzen mit unterschiedlichem Erfolg eingesetzt: Midazolam, intravenöses und orales Valproat sowie rektales Chloralhydrat.

Tabelle 14.**5** Antiepileptikaanwendung bei Neugeborenen (mod. nach Mizrahi u. Kellaway 1998)

Antiepileptika[1)]	Erstdosis	Erhaltungsdosis	Therapeutischer Bereich	Halbwertszeit
Clonazepam	0,1 mg/kg i.v. (Infusion über 5 min)	Wiederholung 1- bis 2-mal	28—117 ng/ml	
Diazepam	0,25 mg/kg i.v. (Bolus) 0,5 mg/kg rektal	Wiederholung 1- bis 2-mal		31—54 Stunden
Midazolam	0,15 mg/kg i.v.	0,1—0,4 mg/kg/ Stunde i.v.		0,8 Stunden
Phenobarbital	20 mg/kg i.v. (bis 40 mg/kg)	3—4 mg/kg/Tag in 2 Dosen	20—40 µg/ml	100 Stunden nach Tag 5—7
Phenytoin Über 30—45 min	20 mg/kg i.v. in 2 Dosen	3—4 mg/kg/Tag	15—25 µg/ml (40—200 Stunden)	100 Stunden

[1)] alphabetisch aufgelistet

Wenn die Anfälle kontrolliert sind, benötigt nur ein kleiner Teil der Kinder die anschließende Erhaltungstherapie. In vielen Fällen sind die Anfälle eine vorübergehende Reaktion auf einen akuten Insult, sodass die Antiepileptika bald wieder abgesetzt werden können. Bisher gibt es jedoch dazu keine allgemein gültigen Leitlinien. Wegen der großen Bedenken bezüglich negativer Auswirkungen der Antiepileptika auf das sich entwickelnde ZNS wird neuerdings versucht, die Medikamente frühzeitig wieder abzusetzen, beispielsweise 2 Wochen nach dem letzten Anfall, wenn das Kind neurologisch unauffällig ist und im EEG keine epileptogene Aktivität zu sehen ist (Fenichel 1997). In einer schwedischen Studie zeigte sich, dass nach dem frühen Absetzen lediglich 3 von 36 Neugeborenen innerhalb des darauf folgenden Jahres wieder Anfälle bekamen (Hellstrom-Westas et al. 1995).

Tabelle 14.**6** Prognose von Neugeborenenkrämpfen (nach Volpe 1995)

	Normale Entwicklung (%)
Hypoxisch-ischämische Enzephalopathie	50
Schwere intraventrikuläre Blutung	10
Primäre Subarachnoidalblutung	90
Hypokalzämie:	
• früher Beginn	50
• später Beginn	100
Hypoglykämie	50
Bakterielle Meningitis	50
Malformation des Gehirns	0

Prognose

Von Mizrahi u. Kellaway (1998) wurde das Outcome der Neugeborenenkrämpfe aus 21 bis 1997 publizierten Studien erfasst. Die Mortalität lag im Mittel bei 25% mit einer Spannweite von 10–50%. Normal entwickelten sich im Mittel 40% der Kinder (Spannweite 22–59%). Die Prognose wird von der Ätiologie der Anfälle bestimmt. Handelt es sich um spät auftretende hypokalzämische Anfälle oder um benigne familiäre Neugeborenenkrämpfe, so ist die Prognose sehr gut. Kinder mit Neugeborenenanfällen bei Hypoglykämien, hypoxisch-ischämischer Enzephalopathie und bakterieller Meningitis entwickeln sich zu etwa 50% normal. Alle Kinder mit ZNS-Malformationen haben eine schlechte Prognose. Tab. 14.**6** gibt einen Überblick.

Die einzelnen Anfallsformen des Neugeborenen sind mit einer unterschiedlichen Prognose verbunden. Eine schlechte Prognose haben Kinder mit generalisierten tonischen Anfällen, während fokale klonische Anfälle eine günstigere Prognose aufweisen, da sie eher Ausdruck akuter korrigierbarer metabolischer Abweichungen wie Hypokalzämien oder umschriebener Hirnläsionen sind. Subtile Anfälle signalisieren eine eher zweifelhafte Prognose, denn sie treten häufig in Verbindung mit einer hypoxisch-ischämischen Enzephalopathie, diffusen ZNS-Infektionen und bilateralen Infarzierungen oder Blutungen auf (Mizrahi u. Kellaway 1987).

Auch die Kinder mit Neugeborenenkrämpfen, die im weiteren Verlauf der Kindheit als normal angesehen werden, können im Adoleszentenalter trotz normaler Intelligenz Probleme in der Rechtschreibung und im Rechnen sowie Gedächtnisstörungen haben (Temple et al. 1995).

Die Angaben zur Häufigkeit nachfolgender Epilepsien nach Neugeborenenanfällen variieren zwischen etwa 20% und 30% (Scher et al. 1993, Ortibus et al. 1996, Bye et al. 1997). In einer weiteren Nachuntersuchung wurde eine noch deutlich höhere Häufigkeit von 56% gefunden, was aber wahrscheinlich eine besondere Selektion von Patienten widerspiegelt (Clancy u. Legido 1991). Prognostisch ungünstige neonatale Faktoren sind Koma, signifikante Verlangsamung der Grundaktivität im EEG und im weiteren Verlauf Auftreten einer Zerebralparese oder mentalen Retardierung sowie der Nachweis von Spitzenpotenzialen im EEG.

Schwere (maligne) myoklonische Epilepsie des Kleinkindalters

Das Krankheitsbild der schwer (maligne) verlaufenden myoklonischen Epilepsie des Kleinkindalters wurde 1982 zuerst von Dravet und Mitarbeitern als eigenes Syndrom beschrieben. Die klinischen Daten von 63 Patienten wurden kürzlich erneut durch diese Arbeitsgruppe dargestellt (Dravet et al. 1992).

Die Häufigkeit des Vorkommens ist unklar, es handelt sich aber um eine seltene Epilepsie. In einer Populationsstudie aus Connecticut, USA, fand sich unter 609 Kindern mit Epilepsien im Alter von 0–15 Jahren lediglich ein Kind mit diesem Syndrom (Berg et al. 1999a). Ätiologie und Pathogenese sind unklar. In allen publizierten Serien fällt der hohe Prozentsatz von mit Fieberkrämpfen oder Epilepsien betroffenen Familienmitgliedern auf, er schwankt zwischen 25% und 35%. In etwa 22% der Fälle werden Auffälligkeiten wie Frühgeburtlichkeit, Untergewicht und neonatale Anoxie angegeben. Jungen überwiegen etwas die Mädchen (6 : 4).

Klinik und Befunde

Das Syndrom beginnt bei gesunden Kindern im ersten Lebensjahr, im Mittel mit 5–6 Monaten, ganz überwiegend (in 75% der Fälle) mit häufig rezidivierenden, generalisierten oder unilateralen klonischen oder tonisch-klonischen febrilen und afebrilen Anfällen, die eher prolongiert verlaufen. Zwischen dem Alter von 1 Jahr und 4 Jahren treten fragmentierte erratische oder generalisierte Myoklonien auf. Die Myoklonien ereignen sich einzeln oder in kurzen Serien von 2–3 Zuckungen. Die Intensität der Myoklonien kann sehr variieren, von einer kaum wahrnehmbaren bis zu einer massiven Ausprägung, die zum Hinfallen des Kindes führt. In schwacher Form betreffen sie vor allem die axiale Muskulatur, die zu einer leichten Kopfbeugung und/oder Vorwärts- oder Rückwärtsbewegung führt. Die Myoklonien treten bevorzugt nach dem Aufwachen und vor dem Einschlafen auf, sie können durch Augenschließen und Lichtreize ausgelöst und durch Bewegungen verstärkt werden.

Als weitere Anfallsformen können atypische Absencen mit einer myoklonischen Komponente (40–75%) und einfache fokale oder komplexe fokale Anfälle (etwa 50%) hinzukommen, fast nie jedoch tonische Anfälle.

Zu Beginn ist das EEG unauffällig. In Verbindung mit generalisierten Myoklonien treten generalisierte Polyspike-Waves oder Spike-Waves auf. In polygraphischen Untersuchungen traten Spike-Waves und erratische Myoklonien unabhängig voneinander auf. Die atypischen Absencen sind mit Spike-Waves und rhythmischen Sharp-Slow-Waves assoziiert. Die Kinder sind häufig fotosensibel.

Im Verlauf der Krankheit zeigen sich interiktal generalisierte schnelle Spike-Waves (> 3 Hz), entweder einzeln stehend oder in seriellen Ausbrüchen. Die Grundaktivität nimmt im Laufe der Zeit ab, schließlich beherrschen Thetawellen das Kurvenbild. Die generalisierten Spike-Waves werden in einem großen Prozentsatz der Kinder durch multifokale Veränderungen ersetzt.

Die Labordiagnostik auf Stoffwechselkrankheiten fällt unauffällig aus. Die bildgebenden Untersuchungen des ZNS bieten ebenfalls Normalbefunde oder in einigen Fällen diffuse Hirnatrophien.

Diagnose und Differenzialdiagnose

Die Abgrenzung von dem in demselben Alter beginnenden West-Syndrom ist unschwer möglich. Die Differenzialdiagnose der Epilepsiesyndrome mit obligaten oder fakultativen myoklonischen Anfällen ist in Tab. 13.**2** aufgeführt.

Der Vergleich der Symptomatik der schweren myoklonischen Epilepsie des Kleinkindalters mit den Charakteristika der von Doose et al. (1998) beschriebenen schweren frühkindlichen Grand-Mal-Epilepsie zeigt eine weit reichende Übereinstimmung: hohe familiäre Belastung mit Fieberkrämpfen oder Epilepsien, Beginn mit häufig rezidivierenden, bilateralen und unilateralen, prolongierten Krampfanfällen bei zuvor gesunden Kindern, Auftreten multipler Anfallsformen, Manifestation einer schweren mentalen Retardierung, Sequenz der EEG-Veränderungen im Laufe der Zeit (normal – diffuse Thetaaktivität – generalisierte Spike-Waves, fokale epileptiforme Veränderungen), Therapieresistenz und eine Letalität von etwa 10–15%.

Von Doose et al. (1998) wird allerdings berichtet, dass bei den von ihnen beschriebenen 101 Kindern nur in 14% myoklonische Anfälle mit einem epileptiformen EEG-Korrelat gesehen wurden. Die erratischen Myoklonien, die bei 31% der Kinder auftraten, wurden als nicht epileptogenen Ursprungs gewertet, da sie nicht mit EEG-Veränderungen einhergingen. Der Unterschied zwischen beiden Syndromen liegt somit in der Häufigkeit und Bewertung der Myoklonien. Es liegt nahe, sie als etwas differente phänotypische Beschreibungen eines Syndroms anzusehen.

Therapie und Prognose

Die Therapie ist außerordentlich schwierig, denn die Anfälle sind resistent gegenüber den konventionellen Antiepileptika. Phenobarbital, Valproat und die Benzodiazepine führen zur Reduktion der Anfallsfrequenz und der Dauer der Anfälle, aber selten zur Anfallsfreiheit. Ein Behandlungsversuch mit Bromid sollte gemacht werden (Oguni et al. 1994). Carbamazepin und Phenytoin sind wirkungslos. Corticosteroide und ACTH resultieren in einer nur passageren Verbesserung. Lamotrigin hat in einem hohen Prozentsatz (80%) der Patienten eine Zunahme der Anfallsfrequenz verursacht (Guerrini et al. 1998b).

Im Verlauf der Erkrankung machen sich bei vier Fünfteln der Kinder neurologische Auffälligkeiten in Form von motorischen Ungeschicklichkeiten und Ataxien bemerkbar. Alle Kinder entwickeln eine schwere mentale Retardierung, bei der Hälfte liegt der IQ nach einigen Jahren Krankheitsdauer unter 50. Dann scheint der zunächst progrediente Prozess zu einem Stillstand zu kommen. Im Laufe der Zeit tendieren die Anfälle auch dazu, seltener zu werden und leichter abzulaufen (Genton et al. 1996).

Nach einem mittleren Follow-up von 11 Jahren waren 16% der Kinder verstorben. Die anfallstriggernden Eigenschaften des Fiebers blieben bis in die Adoleszenz bestehen. Alle Patienten, die das Jugend- oder Erwachsenenalter erreicht hatten, wurden in Institutionen für Behinderte oder Epilepsiekranke betreut (Dravet et al. 1992).

Epilepsie mit kontinuierlichen Spike-Wave-Entladungen im synchronisierten Schlaf (ESES-[Electrical-Status-epilepticus-During-Slow-Sleep-] Syndrom)

Im Jahr 1971 beschrieben Patry und Mitarbeiter einen subklinischen elektrischen Status epilepticus bei 6 Kindern, der durch den Schlaf induziert wurde. Die Kinder zeigten dabei einen kognitiven Abbau einschließlich der Sprachfunktionen. Dieses Syndrom wurde in die ILAE-Klassifikation unter der Bezeichnung „Epilepsie mit kontinuierlichen Spike-Wave-Entladungen im synchronisierten Schlaf“ (ESES-Syndrom) aufgenommen. Es erfuhr später eine Umbenennung zur „Epilepsie mit kontinuierlichen Spikes und Waves während des Slow-Wave-Schlafs“ (CSWS) (Tassinari et al. 1992). Es sind mehrere Übersichtsarbeiten über eine größere Zahl von Patienten publiziert worden (Morikawa et al. 1995, Tassinari et al. 1992, Smith 1997).

Ätiologie und Pathogenese

Ätiologie und Pathogenese sind unbekannt. Ein beträchtlicher Teil der Kinder (etwa 50%) ist neurologisch vorgeschädigt. Genetische Faktoren spielen eine untergeordnete Rolle, denn eine positive Familienanamnese bezüglich Epilepsie findet sich nur bei wenigen Patienten (etwa 10%). Die gravierenden Auswirkungen dieses Syndroms auf Kognition und Sprache werden auf die jahrelang anhaltende nächtliche Spike-Wave-Aktivität zurückgeführt (Tassinari et al. 1992). Da diese vor allem frontal lokalisiert ist, würde gerade die Entwicklung der höheren kortikalen Funktionen gestört.

Klinik

Im Alter von 8 Monaten bis zu 12 Jahren (Mittelwert $4^1/_2$ Jahre) treten erste epileptische Anfälle auf. Die Anfallsfrequenz ist in der Mehrzahl der Fälle hoch, es treten mehrere Anfälle täglich oder wöchentlich auf. Die Anfallsformen sind vielfältig, unilaterale fokale motorische Anfälle, atypische Absencen, atonische Anfälle mit Hinfallen und generalisierte tonisch-klonische Anfälle (meist nachts) kommen vor. Tonische Anfälle treten nie auf.

In Verbindung mit dem nächtlichen bioelektrischen Status epilepticus kommt es bei den Kindern zu einem mentalen Abbau sowie einer erheblichen Beeinträchtigung der Sprachfunktionen und Störung der zeitlichen und räumlichen Orientierung. Verhaltensprobleme bestehen in Konzentrationsmangel, Hyperaktivität, affektiven Störungen und Aggressivität.

EEG

Im Wach-EEG finden sich neben diffusen Veränderungen der Grundaktivität fokale Spikes oder Sharp-Waves, bevorzugt frontotemporal oder zentrotemporal sowie mehr oder weniger generalisierte Spikes und Waves, teilweise in Serien auftretend. Sobald der Patient einschläft, tritt eine kontinuierliche, generalisierte Sharp-Slow-Wave-Aktivität auf, die während des gesamten synchronisierten Schlafes sichtbar ist (Tassinari et al. 1992).

Bildgebung

Mit der Bildgebung wurden in etwa einem Drittel der Fälle strukturelle Läsionen (z. B. unilaterale Atrophien, diffuse Atrophien, Porenzephalien, fokale Pachygyrien) gefunden. SPECT-Untersuchungen mittels ^{99m}Tc-HMPAO zeigten bei 4 von 10 Kindern Areale der Hypoperfusion in Übereinstimmung mit Herden epileptiformer Aktivität, bei 2 Kindern minderdurchblutete Gebiete ohne Korrespondenz zu epileptiformen Herden, und bei 4 Kindern war das SPECT unauffällig (Gaggero et al. 1995).

Das FDG-PET zeigte im aktiven Stadium der Krankheit sowohl im Wachzustand als auch im Schlaf, in letzterem Fall allerdings ausgeprägter, eine erhöhte Glucoseutilisation vorwiegend in Arealen, die den kortikalen Assoziationsgebieten entsprachen. Nach Verschwinden des ESES lieferten FDG-PET-Kontrolluntersuchungen Zonen der verminderten Glucoseutilisation, wo zuvor ein Hypermetabolismus sichtbar gewesen war (Maquet et al. 1995). Es gab Überschneidungen der PET-Befunde beim ESES- und Landau-Kleffner-Syndrom, woraus einzelne Untersucher ableiteten, dass diese beiden Krankheiten 2 verschiedene Erscheinungsformen eines zu Grunde liegenden pathophysiologischen Prozesses seien (Hirsch et al. 1995).

Diagnose und Differenzialdiagnose

Die Diagnose beruht auf folgenden Symptomen und Befunden:

- kognitiver Abbau einschließlich der Sprachfunktionen,
- kontinuierliche generalisierte Spike-Waves im synchronisierten Schlaf, mindestens 85% ausmachend,
- häufiges Auftreten verschiedener Anfallsformen,
- keine andere Hirnschädigung, welche die Schwere der Ausfälle erklären könnte.

Die Differenzialdiagnose wird bei der Beschreibung des Landau-Kleffner-Syndroms ausgeführt.

Therapie

Mittels der traditionellen Antiepileptika konnten die epileptischen Anfälle meist gut kontrolliert werden, der Einfluss auf Kognition und EEG-Befund war aber völlig unbefriedigend.

Verschiedene Antiepileptika sind in Mono- und Kombinationstherapie verwendet worden, Valproat in Monotherapie oder in Kombination mit Clobazam schien noch am wirksamsten zu sein. Die besten Ergebnisse wurden mit einer länger dauernden Corticosteroidgabe erzielt, Hydrocortison, Glucocorticoide oder ACTH sind für einige Untersucher die Mittel der Wahl. Diese Substanzen wurden in hoher Dosierung für 3 Monate oder länger gegeben; falls ein Relaps auftrat, auch über Jahre.

Prognose

Die Langzeitprognose der epileptischen Anfälle ist gut, denn fast alle Patienten verlieren ihre Anfälle im Alter zwischen 10 und 15 Jahren. Der nächtliche bioelektrische Status epilepticus sistierte ebenfalls in diesem Zeitraum. Nach dem Ende des ESES trat eine langsame globale Erholung der kognitiven Funktionen ein, die aber meist unvollständig blieb. Die neuropsychologische und soziale Prognose war schlecht in der Hälfte der Betroffenen, unabhängig davon, wann das ESES-Syndrom entdeckt wurde, wie schwer die Epilepsie war und ob das Kind neurologisch vorgeschädigt war oder nicht (Tassinari et al. 1992). Auch in der Gruppe ohne Vorschädigung vor dem Auftreten des ESES erreichte nur ein Teil der Patienten wieder ein normales Intelligenzniveau (Morikawa et al. 1995). Eine normale Schule konnte nur die Hälfte der Patienten besuchen.

Aphasie-Epilepsie-Syndrom (Landau-Kleffner-Syndrom)

Das Aphasie-Epilepsie-Syndrom wurde 1957 erstmals von Landau und Kleffner beschrieben. Die Charakteristika dieses selten vorkommenden Syndroms wurden in 2 umfangreichen Übersichtsarbeiten (Beaumanoir 1992, Smith 1997) dargestellt.

Es betrifft ausschließlich das Kindesalter und ist durch eine erworbene rezeptive und expressive Aphasie, epileptische Anfälle und uni- oder bilaterale, vor allem über den Temporalregionen lokalisierte Spike-Waves charakterisiert.

In der ILAE-Klassifikation wird es getrennt neben der Epilepsie mit anhaltenden Spike-Wave-Entladungen im synchronisierten Schlaf aufgeführt, obwohl vermutet wird, dass beide Syndrome eine gemeinsame Pathophysiologie haben und wahrscheinlich nur unterschiedliche Erscheinungsformen einer Krankheit darstellen. Von einigen Untersuchern werden beide Syndrome den benignen fokalen Epilepsien des Kindesalters zugerechnet, da auch bei ihnen die Anfälle im zweiten Lebensjahrzehnt remittieren.

Ätiologie und Pathogenese

Ätiologie und Pathogenese dieser funktionellen Störung ohne strukturelles Korrelat sind unbekannt. In 5–12% der Fälle findet sich eine positive Familienanamnese für epileptische Anfälle. Das Landau-Kleffner-Syndrom tritt in einer Periode der noch nicht abgeschlossenen Sprachentwicklung auf und kann deshalb die weitere Entwicklung nachhaltig stören. Dieses scheint umso ausgeprägter zu sein, je früher es auftritt. Da die EEG-Veränderungen häufig bilateral sind, wird auch die Funktion beider Hemisphären beeinträchtigt, wodurch auch eine Verlagerung der Sprachfunktionen nicht möglich ist. Die begleitenden Verhaltensstörungen können zumindest teilweise mit dem Verlust der Sprache erklärt werden.

Von einigen Untersuchern wird darauf hingewiesen, dass es fließende Übergänge zwischen dem Landau-Kleffner-Syndrom und dem ESES-Syndrom gibt und dass ersteres in letzteres übergehen kann (Rossi et al. 1999).

Klinik

Die Aphasie tritt im Alter von 3–8 Jahren bei über 50% der Kinder als erstes Symptom auf, in 70% der Fälle vor dem Alter von 6 Jahren. Ein Teil der Kinder (etwa 15%) hatte zuvor eine Sprachentwicklungsverzögerung. Die Aphasie ist Folge einer erworbenen auditorischen Agnosie. Die Kinder verstehen gesprochene Sprache nicht mehr und wirken wie taub. Ihr sprachliches Ausdrucksvermögen ist reduziert und durch Stereotypien, Perseverationen und Paraphasien gekennzeichnet. Der Sprachverlust entwickelt sich entweder rasch innerhalb weniger Wochen oder langsamer im Laufe von Monaten (Beaumanoir et al. 1992).

Bei 40–50% der Kinder manifestiert sich dieses Syndrom zuerst durch epileptische Anfälle. Als Anfallsformen kommen fokal motorische Anfälle, atypische Absencen (mit Augendeviationen, Lidzucken oder Kopfnicken) und atonische Anfälle vor, gelegentlich auch sekundär generalisierte tonisch-klonische Anfälle. Epileptische Anfälle treten aber lediglich bei etwa 70% der Kinder auf, in einem Drittel der Fälle bleibt es auch bei einem einzelnen Ereignis. Die fokalen und generalisierten Anfälle ereignen sich vor allem nachts.

Etwa 70% der Kinder zeigen psychomotorische Störungen, insbesondere Konzentrationsstörungen und motorische Hyperaktivität. Im typischen Fall bleiben die allgemeinen intellektuellen Fähigkeiten aber erhalten (Beaumanoir 1992).

Die Ausprägung der klinischen Zeichen und EEG-Befunde kann im Verlauf der Erkrankung fluktuieren. Kommt es zu einem Übergang vom Landau-Kleffner-Syndrom in ein ESES-Syndrom, so ist dieses mit einem globalen Abbau mentaler Funktionen verbunden (Rossi et al. 1999).

EEG

Die EEG-Befunde des Wach-EEG sind unspezifisch und nur beim einem Teil der Patienten in variabler zeitlicher und örtlicher Ausprägung zu beobachten. Die Grundaktivität bleibt in der Regel unbeeinflusst, einige Kinder weisen eine leichte Dysrhythmie auf. Der typische EEG-Befund umfasst hochamplitudige repetitive Spike-Waves bzw. Sharp-Slow-Waves. Diese EEG-Veränderungen sind einseitig, doppelseitig oder multifokal sichtbar, vor allem temporal (über die Hälfte der Kinder) oder temporoparietal (etwa ein Drittel der Kinder), ohne hemisphärische Dominanz. Im Schlaf kommt es auf dem Boden einer normalen Hintergrundaktivität zu einer Zunahme und Ausbreitung der fokalen hypersynchronen Aktivität. Ausbrüche generalisierter Slow-Spikes und Waves können sichtbar werden. Über das Auftreten eines bilateralen temporalen elektrischen Status epilepticus und den möglichen Übergang in ein ESES-Syndrom wurde berichtet (Rossi et al. 1999).

Bildgebende Diagnostik

Mittels CT und MRT wurden keine strukturellen Abweichungen des Gehirns gefunden. FDG-PET-Studien haben jedoch ergeben, dass metabolische Abnormalitäten in den Temporallappen die Regel sind. 15 von 17 Kindern im Alter von 2–10½ Jahren zeigten einen bilateralen Hypometabolismus im mittleren temporalen Gyrus, 2 Kinder einen fokalen Hypermetabolismus im linken Temporallappen, 1 dieser Kinder zusätzlich einen

Hypometabolismus im rechten Temporallappen. Weitere kortikale Gebiete wiesen einen Hypermetablismus auf, der geringer ausgeprägt war (da Silva et al. 1997).

Weitere Befunde

Die Audiometrie und die akustischen evozierten Potenziale fallen normal aus.

Diagnose und Differenzialdiagnose

Die Diagnose gründet auf folgenden Kriterien:
- erworbene Aphasie,
- erhaltene allgemeine Intelligenz,
- epileptische Anfälle (meist nur wenige, fokale oder generalisierte, z. T. keine),
- sekundäre psychomotorische Auffälligkeiten,
- uni- oder bilaterale fokale Sharp-Waves mit Aktivierung im Schlaf.

Differenzialdiagnostisch abzugrenzen sind die benigne fokale Epilepsie mit zentrotemporalen Spikes, die atypische benigne fokale Epilepsie, das ESES-Syndrom und das Lennox-Gastaut-Syndrom.

Bei der benignen fokalen Epilepsie mit zentrotemporalen Spikes können zwar Sprachentwicklungsprobleme vorkommen, diese nehmen aber nicht das Ausmaß der erworbenen Aphasie beim Landau-Kleffner-Syndrom an. Dieses gilt ebenso für die atypische benigne fokale Epilepsie, für die außerdem das häufige Auftreten verschiedener Anfallsformen typisch ist.

Beim ESES-Syndrom sind die kognitiven Funktionen global schwer beeinträchtigt, außerdem tritt als Charakteristikum im Schlaf eine generalisierte Spike-Wave-Aktivität in mehr als 85% der Zeit auf. Die fokalen EEG-Veränderungen sind beim Landau-Kleffner-Syndrom eher temporoparietal lokalisiert, beim ESES-Syndrom vorwiegend frontotemporal. Von verschiedenen Untersuchern wird aber auf die möglichen fließenden Übergange zwischen den beiden Syndromen hingewiesen.

Beim Lennox-Gastaut-Syndrom sind die Kinder im Gegensatz zum Landau-Kleffner-Syndrom in der Regel vorgeschädigt. Nur bei Kindern mit Lennox-Gastaut-Syndrom treten neben den atypischen Absencen, atonischen Anfällen und myoklonischen Anfällen, die bei beiden Syndromen vorkommen, Staten atypischer Absencen und nächtliche tonische Anfälle auf.

Therapie

Ein Sprachtherapie sollte unbedingt frühzeitig begonnen werden (Hirsch et al. 1990). Die epileptischen Anfälle können durch die Antiepileptika Valproat, Ethosuximid und Benzodiazepine in der Mehrzahl gut kontrolliert werden (Beaumanoir 1992). Zur Behandlung der Aphasie wurden viele verschiedene konventionelle Antiepileptika mit sehr zweifelhaftem Erfolg eingesetzt. Die besten Ergebnisse erbrachte eine länger dauernde Therapie mit ACTH oder Corticosteroiden, wenn diese frühzeitig eingesetzt wurde (Marescaux et al. 1990, Lerman et al. 1991). Durch die intravenöse hochdosierte Infusion von Methylprednisolon (20 mg/kg pro Tag an 3 aufeinander folgenden Tagen, 2-malige Wiederholung im Abstand von 4 Tagen mit anschließender oraler Therapie von Prednisolon mit einer Dosis von 2 mg/kg/Tag für 4 Wochen, dann schrittweiser Abbau) erbrachte bei 2 Kindern eine anhaltende Verbesserung der Sprachfunktionen (Tsuru et al. 2000).

Von Gross-Selbeck (1997) wurde berichtet, dass von 10 mit Sultiam behandelten Patienten 6 einen positiven Effekt im EEG aufwiesen, 2 von 5 Kindern mit Anfällen wurden anfallsfrei. Die gute Wirksamkeit von Sultiam zeigte sich bei einem weiteren Patienten (Wakai et al. 1997). Deshalb scheint es ratsam zu sein, die antiepileptische Therapie mit Sultiam zu beginnen.

Eine neue Erfolg versprechende Therapie ist die intermittierende intravenöse Verabreichung hoher Gammaglobulin-Dosen, über anhaltende dramatische Verbesserungen wurde berichtet (Lagae et al. 1998, Mikati et al. 1998). Ein weitere Möglichkeit scheint die Behandlung mit ketogener Diät zu sein, denn 3 Patienten zeigten anhaltend nach 1 bzw. 2 Jahren eine Besserung von Sprache und Verhalten sowie eine Abnahme der Anfallsfrequenz (Bergqvist et al. 1999).

Eine Alternative zur medikamentösen Therapie stellt das neurochirurgische Verfahren der multiplen subpialen Transsektion dar. Mit der Durchtrennung der horizontalen kortikalen Fasern soll die Ausbreitung epileptischer Aktivität im Kortex verhindert werden, ohne dessen physiologische Funktion zu beeinträchtigen, da die vertikalen Fasern ausgespart werden. Mit diesem Verfahren hat man beim Landau-Kleffner-Syndrom besonders gute Ergebnisse erzielt (Morrell et al. 1995). Ohne permanente neurologische Ausfälle zu induzieren sei bei der Hälfte von 14 Kindern, die seit mindestens 2 Jahren nicht sprachlich kommunizieren konnten, die Aphasie verschwunden, und bei weiteren 30% sei noch eine Besserung erreicht worden. Die Erholung der Sprache soll einige Jahre dauern können (Grote et al. 1999).

Prognose

Landau u. Kleffner (1957) berichteten, dass bei den von ihnen beschrieben 6 Kindern die Anfälle leicht zu kontrollieren waren und die Prognose gut war. Auch die nachfolgenden Untersucher kamen zu dem Schluss, dass die Prognose bezüglich der Anfälle günstig ist. Diese traten insgesamt selten auf und hörten ebenso wie die EEG-Abnormitäten vor dem 15. Lebensjahr auf. Anders verhielt es sich mit den Sprachfunktionen. Auch nach dem Verschwinden der Anfälle und der EEG-Veränderungen persistierte die Aphasie häufig.

Die meisten Untersucher stimmen darin überein, dass die Prognose bezüglich der Sprachfunktionen vom Alter zu Beginn des Syndroms, der Schwere seiner Ausprägung, der Lokalisation der Läsionen (ein- oder beidseitig) und der Dauer der aktiven Phase abhängig ist (Smith 1997). Die Zahl und Art der Anfälle hat aber keinen Einfluss auf die Prognose. Wenn die Aphasie länger als 1–2 Jahre unbeeinflusst fortbesteht, muss mit einem lebenslangen linguistischem Defekt gerechnet werden (Smith 1997). Die Prognose ist günstiger, wenn die Anfälle jenseits des 6. Lebenjahres auftreten und frühzeitig eine Sprachtherapie vorgenommen wird (Hirsch et al. 1990).

Nachuntersuchungen nach 10–20 Jahren haben gezeigt, das in der Mehrzahl der Fälle die Sprachfunktionen vor Eintritt in das Erwachsenenalter zurückkehrten, aber nur 40–50% der Betroffenen waren in der Lage, am Berufsleben teilzunehmen.

Schwere frühkindliche Grand-Mal-Epilepsie (Synonyme: polymorphe Säuglingsepilepsie, frühkindliche Epilepsie mit generalisierten tonisch-klonischen Anfällen und alternierendem Hemi-Grand-Mal)

Hier soll das bisher nicht in der ILAE-Klassifikation vorkommende, von Doose et al. (1998) als „schwer verlaufende idiopathische generalisierte Epilepsie des Säuglingsalters mit generalisierten tonisch-klonischen Anfällen" bezeichnete Syndrom wegen des gleichzeitigen Vorkommens von generalisierten und fokalen Anfällen angeschlossen werden.

Das klinische Bild wurde kürzlich von Doose et al. (1998) anhand einer großen Patientengruppe umfassend dargestellt. Schon wiederholt waren kleinere Patientengruppen mit diesem Syndrom unter verschiedenen Bezeichnungen beschrieben worden: Frühkindliche Epilepsie mit generalisierten tonisch-klonischen Anfällen und alternierendem Hemi-Grand-Mal (Doose 1989); polymorphe Säuglingsepilepsie (Aicardi 1994); intraktible generalisierte tonisch-klonische oder klonische Anfälle des Säuglingsalters (Watanabe et al. 1989, Kanazawa et al. 1992). Allen Berichten gemeinsam ist der Beginn der Epilepsie mit febrilen und afebrilen generalisierten Anfällen im Säuglingsalter und ein ungünstiger Verlauf. Von Doose et al. (1998) wird dieses Syndrom den idiopathischen generalisierten Epilepsien zugeordnet, was aber noch offen bleiben muss, da die Epilepsie im Verlauf häufig eine polymorphe Gestalt mit generalisierten und fokalen Anfällen annimmt.

Ätiologische Aspekte

In der größten, von Doose et al. (1998) publizierten Studie überwogen die Mädchen etwas gegenüber den Jungen (58:43). In 20% der Fälle lagen prä- oder perinatale Risikofaktoren vor. In 24% der 101 Kinder waren bei Verwandten ersten Grades epileptische Anfälle aufgetreten, was auf eine starke genetische Komponente hinweist.

Klinik

Betroffen waren normal entwickelte Säuglinge, der Häufigkeitsgipfel des Beginns lag zwischen dem 5. und 8. Lebensmonat. Die Epilepsie begann mit häufig rezidivierenden febrilen und afebrilen klonischen, tonisch-klonischen oder klonisch-tonisch-klonischen Anfällen. In 18% von 33 Kindern, die ihren ersten Anfall im Alter zwischen 3 und 6 Monaten hatten, ereignete sich dieser innerhalb von 48 Stunden nach einer Impfung, vor allem mit ganzzellulärem Pertussis-Impfstoff. Die Anfälle verliefen häufig prolongiert, in 42% der Fälle hielten sie länger als 30 min an. Die Anfälle waren häufig lateralisiert oder einseitig ausgeprägt, mit häufigem Seitenwechsel, postiktale

Paresen wurden in einem Viertel der Fälle beobachtet.

Besonders charakteristisch für dieses Syndrom waren erratische Myoklonien, die vor allem dann sichtbar wurden, wenn viele generalisierte tonisch-klonische Anfälle auftraten. Diese Myoklonien gingen nicht mit Spike-Wave-Entladungen einher und wurden deshalb von Doose et al. (1998) als nichtepileptische Myoklonien angesehen.

Im Verlauf der nächsten Jahre wurde die Anfallsymptomatologie polymorph. In etwa einem Drittel der Fälle kamen fokale Anfälle hinzu. Es traten bei etwa 50% der Kinder zusätzlich myoklonische, myoklonisch-astatische Anfälle und Absencen auf. In diesen Fällen fand ein Übergang zu anderen Epilepsiesyndromen statt.

Die CT- und MRT-Befunde von 72 Kindern waren in der Regel unauffällig. In den MRT von 3 von 10 untersuchten Kindern, die älter als 10 Jahre waren, zeigte sich eine Hippocampussklerose.

EEG

In den ersten Wochen oder Monaten fiel das EEG normal aus. Anschließend traten diffuse 4–7/s-Rhythmen auf. Gegen Ende des ersten Lebensjahrs wurden irreguläre Spike-Waves oder Polyspike-Waves sichtbar, am ehesten im Schlaf-EEG. Im weiteren Verlauf waren die EEG-Veränderungen sehr polymorph, mit rhythmischer Verlangsamung, wechselnd seitenbetonten irregulären Spike-Waves, in einem Viertel der Fälle auch mit transienten fokalen epileptiformen Entladungen. Die große Mehrzahl der Kinder wies eine Photosensibilität auf.

Diagnose und Differenzialdiagnose

Die Diagnose beruht auf folgenden Kriterien:

- Beginn im ersten Lebensjahr bei normal entwickelten Kindern,
- häufige und prolongierte febrile und afebrile generalisierte oder lateralisierte Anfälle,
- initial normales EEG trotz häufig auftretender Anfälle,
- im Verlauf polymorphe EEG-Veränderungen, Auftreten erratischer Myoklonien,
- Therapieresistenz gegenüber den üblichen Antiepileptika,
- rasch einsetzender Entwicklungsstillstand oder -rückschritt.

Die differenzialdialdiagnostische Unterscheidung von der myoklonisch-astatischen Epilepsie des Kindesalters ist nicht immer einfach, da es Übergänge der klinischen Bilder gibt (Doose et al. 1998). Nahezu unmöglich erscheint in vielen Fällen die Abgrenzung von der schwer verlaufenden myoklonischen Epilepsie des Kleinalters, siehe dort.

Therapie

Dieses Syndrom ist außerordentlich schwierig zu behandeln. Die am besten wirksame Substanz ist Bromid, 30% der Kinder werden dadurch anfallsfrei (Ernst et al. 1988). Valproinsäure und Phenobarbital sind ebenfalls wirksam, aber dem Bromid unterlegen. Carbamazepin kann zu einer Verschlechterung führen.

Prognose

Rasch nach dem Beginn der Epilepsie zeigt sich ein Entwicklungsstillstand oder ein Verlust kognitiver Fähigkeiten. Etwa zwei Drittel der Betroffenen entwickeln eine schwere mentale Retardierung. Von den 101 Kindern aus der Studie von Doose et al. (1998) verstarben 9% überwiegend plötzlich und unerwartet (SUDEP). Lediglich etwa 10% der Kinder blieben mindestens 2 Jahre lang anfallsfrei.

Epilepsien ohne eindeutige generalisierte oder fokale Zeichen

Hierher gehören nach dem Vorschlag der ILAE-Klassifikation alle Fälle mit generalisierten tonisch-klonischen Anfällen, bei denen die Symptomatologie und die EEG-Befunde eine klare Klassifikation als generalisiert oder lokalisationsbezogen nicht erlauben, was auf viele Fälle von Schlaf-Grand-Mal zutrifft.

Schlaf-Grand-Mal-Epilepsien

Im Laufe des Tages ändert sich die Bereitschaft zu epileptischen Anfällen, dieses haben schon die klassischen Untersuchungen von Langdon-Down u. Brain (1929) gezeigt. Bei 66 Patienten mit schwerer Epilepsie wurden Tageszeit und Häufigkeit des Auftretens von Anfällen korreliert. Im

Verlauf von 24 Stunden fanden sich für die insgesamt 2524 registrierten Anfälle mehrere Häufigkeitsgipfel. Patienten mit vorwiegend nächtlichen Anfällen zeigten eine Anfallshäufung etwa 2 h nach dem Zubettgehen und zwischen 5 und 6 Uhr morgens. Bei den Patienten, deren Anfälle hauptsächlich tagsüber auftraten, ereigneten sich diese vor allem in der ersten Stunde nach dem Aufwachen. Gowers (1985) hatte in einer Studie mit 840 Patienten gezeigt, dass in 20% der Fälle die Anfälle ausschließlich im Schlaf auftraten.
Janz (1962) hat als erster die Verteilung der Grand-Mal-Anfälle im Verlauf von 24 Stunden umfassend untersucht. In Abhängigkeit von der Schlaf-wach-Periodik hat er 3 unterschiedliche Verläufe herausgearbeitet:

- Aufwachepilepsien, d. h. Epilepsien mit großen Anfällen, die vorwiegend nach dem Erwachen und am Feierabend auftreten,
- Schlafepilepsien mit großen Anfällen nach dem Einschlafen und vor dem Aufwachen,
- diffuse Epilepsien mit tagesperiodisch ungebundenen großen Anfällen.

Auch die interiktale epileptiforme EEG-Aktivität zeigt eine Abhängigkeit vom Schlaf-wach-Rhythmus. Der Non-REM-Schlaf begünstigt deren Ausbreitung, der REM-Schlaf führt zu einer Hemmung und Fokalisierung. Die interiktalen Entladungen zeigen Fluktuationen in Abhängigkeit vom Schlafentzug, Antiepileptika, anderen Medikamenten oder Schlafstörungen, weitere Einzelheiten s. Kap. 6.

Der Anteil der Patienten, die ausschließlich oder vorwiegend nächtliche Anfälle haben, variiert zwischen 30 und 45% (Janz 1962, White et al. 1962). Reine Schlafepilepsien machen etwa 5–7,5% aller Epilepsien aus, hierunter finden sich generalisierte und fokale Epilepsien (Gibbert u. Bateson 1974, Young et al. 1985). Große Gruppen fokaler Schlafepilepsien bilden im Kindesalter die benignen fokalen Epilepsien und im Erwachsenenalter die Frontallappenepilepsien.

Kryptogene nächtliche Grand-Mal-Epilepsien haben eine günstigere Prognose als früher angenommen wurde. Eine retrospektive Analyse von 21 Jugendlichen und Erwachsenen mit ausschließlich im Schlaf auftretenden generalisierten tonisch-klonischen Anfällen ohne fokale Zeichen der Anfallsphänomenologie, ohne fokale epileptiforme Aktivität im EEG und mit einem normalen MRT-Befund ergab, dass sie zu 80% durch die Einnahme von Antiepileptika anhaltend anfallsfrei wurden (Park et al. 1998).

15 Gelegenheitsanfälle

Überblick, Definition

Unter dem Oberbegriff spezielle Syndrome sind die Gelegenheitsanfälle in der ILAE-Klassifikation aufgeführt. Die Bezeichnung Syndrom trifft eigentlich nicht zu, da die epileptischen Gelegenheitsanfälle nur als Einzelereignisse unter besonderen Umständen bei Personen auftreten, bei denen keine Epilepsie bekannt ist.

Epileptische Gelegenheitsanfälle sind ebenso wie die Anfälle bei Epilepsien klinisches Korrelat einer abnormen exzessiven Entladung zerebraler Neuronenverbände. Dieses Merkmal unterscheidet sie von den nicht epileptischen Gelegenheitsanfällen, z. B. kardiogenen Anfällen, welche mit einem kurz dauernden Bewusstseinsverlust infolge einer passageren zerebralen Minderdurchblutung einhergehen.

Bestimmte Noxen (starke elektrische Reize, zentrale Krampfgifte) können bei jedem Menschen einen epileptischen Anfall auslösen. Einzelne genetisch disponierte Individuen reagieren nur bei besonderen Gelegenheiten auf bestimmte Einflüsse, wie z. B. auf Fieber, Schlafentzug oder Stress mit isolierten zerebralen Anfällen. Gemäß der revidierten Klassifikation der Epilepsien und epileptischen Syndrome (ILAE 1989) werden folgende Untergruppen der Gelegenheitsanfälle gebildet:

- Fieberkrämpfe,
- isolierte Anfälle oder isolierter Status epilepticus,
- Anfälle, die ausschließlich bei akuten metabolischen oder toxischen Ereignissen auftreten (Beispiele auslösender Faktoren: Alkohol, Drogen, Eklampsie, nicht ketotische Hyperglykämie).

Bei den Fieberkrämpfen stellt das Fieber den einzigen provozierenden Faktor dar, Neugeborenenkrämpfe und afebrile Anfälle dürfen nicht vorangegangen sein, wenn diese Diagnose gelten soll. Die übrigen Gelegenheitskrämpfe treten einerseits als symptomatische Anfälle in enger zeitlicher Verbindung mit akuten entzündlichen, traumatischen, toxischen oder metabolischen Einwirkungen auf das ZNS auf (z. B. akute Infektion, Schädel-Hirn-Trauma, intrakranielle Blutung, Alkoholintoxikation, Hypoglykämie), andererseits als isolierte Anfälle ohne eine offensichtliche akute Ursache. Diese wurden in früheren Publikationen als idiopathische Einzelanfälle aufgeführt, in neueren werden sie auch als kryptogene Anfälle definiert. Symptomatische epileptische Gelegenheitsanfälle können bei einem Patienten auch wiederholt auftreten, dabei bleibt aber die Bindung an den Auslöser erhalten.

Ursachen, Häufigkeit, Altersverteilung, Anfallsformen

Alle Angaben zu Ursachen, Häufigkeit und Altersverteilung der Gelegenheitsanfälle sind von den Eigenschaften der ausgewählten Patientengruppen (Kohortenstudien, Patienten aus Krankenhäusern der verschiedenen Versorgungsebenen oder aus EEG-Labors und von niedergelassenen Neurologen) abhängig, sodass die publizierten Studien nicht ohne weiteres miteinander vergleichbar sind.

In der Rochester-Populationsstudie, Minnesota, USA, betrug das Risiko für einen epileptischen Anfall jedweder Ursache in dem Beobachtungszeitraum von 1935–1984 bis zum Alter von 5 Jahren etwa 2,7%, bis zum Alter von 20 Jahren etwa 3,9% und bis zum Alter von 80 Jahren etwa 9,5%, in diesen Altersabschnitten entwickelten jeweils 0,3%, 1% bzw. 3,4% eine Epilepsie. Bis zum Alter von 20 Jahren waren bei etwa 3% der Bevölkerung Gelegenheitsanfälle aufgetreten: über 2% hatten im Kindesalter Fieberkrämpfe gehabt, etwa 0,2% einen isolierten unprovozierten Krampfanfall und etwa 0,7% hatten einen symptomatischen Krampfanfall wegen eines akuten Hirninsults (Hauser et al. 1993, Annegers 1994).

Im Kindesalter bilden die fast ausschließlich in den ersten Lebensjahren auftretenden Fieberkrämpfe die mit Abstand größte Untergruppe der Gelegenheitsanfälle. Im Säuglingsalter kommen aber entsprechend der höheren Inzidenz von Meningitis, Schädel-Hirn-Trauma und Dehydratation auch Gelegenheitsanfälle als Symptom dieser Krankheitsbilder relativ häufiger als in den darauf folgenden Lebensabschnitten vor (Hauser u. Kurland 1975).

Die Gelegenheitskrämpfe manifestieren sich nicht in allen Anfallsformen, die nach der revidierten klinischen und elektrographischen Klassifikation epileptischer Anfälle der Kommission für Klassifikation und Terminologie der Internationalen Liga gegen Epilepsie (1981) möglich wären. Am häufigsten kommen generalisierte tonisch-klonische Anfälle vor, nicht selten treten aber auch fokale Anfälle auf (Aicardi 1994, Hauser et al. 1993). Auch über atonische Anfälle wurde berichtet, nie jedoch über Absencen, myoklonische Anfälle oder Sturzanfälle, diese existieren demnach nur im Rahmen von Epilepsien.

Diagnostik bei Gelegenheitsanfällen

Die diagnostischen Maßnahmen nach einem Gelegenheitsanfall richten sich nach den möglichen Ursachen, die auf Grund der Anamnese und des Untersuchungsbefundes des Kindes in Frage kommen. Bei unbekannter Ursache des Anfalls sollten auch bei neurologisch unauffälligen, altersentsprechend entwickelten Kindern die diagnostischen Untersuchungen erwogen werden, die in Kap. 9 zusammengestellt sind (Tab. 9.2). Die spezielle Diagnostik der Fieberkrämpfe wird weiter unten gesondert dargestellt.

Therapie der Gelegenheitsanfälle

Handelt es sich um einen provozierten Gelegenheitsanfall und ist dessen Auslöser in der Zukunft nicht mehr wirksam oder kann dieser ausgeschaltet werden, so ist keine Antiepileptikatherapie notwendig. Bei Kindern wird man nach einem isolierten unprovozierten Anfall in der Regel keine antiepileptische Langzeittherapie beginnen, sondern weiter abwarten. Bei Jugendlichen und Erwachsenen kann das Auftreten weiterer Anfälle ganz erhebliche soziale Konsequenzen haben, wenn beispielsweise Berufsfähigkeit und Fahrtüchtigkeit davon abhängen, sodass in diesen Fällen eine individuelle Entscheidung getroffen werden muss. Besteht ein hohes Wiederholungsrisiko mit der Notwendigkeit einer Pharmakotherapie, so sind Vorteile und Nachteile der in Frage kommenden Antiepileptika genau abzuwägen, wie in Kap. 18 dargelegt. Der Vermeidung anfallsfördernder Faktoren wie Alkoholgenuss, Schlafentzug und Stress kommt bei diesem Personenkreis eine ganz besondere Bedeutung zu (Wolf 1993).

Die spezielle Therapie der Fieberkrämpfe und der symptomatischen Gelegenheitskrämpfe wird weiter unten gesondert dargestellt.

Differenzialdiagnose der Gelegenheitsanfälle

Differenzialdiagnostische Überlegungen spielen bei den symptomatischen Gelegenheitsfällen, bei denen die Ursache offensichtlich ist oder mittels der diagnostischen Maßnahmen aufgedeckt werden kann, eine vergleichsweise geringe Rolle, während sie bei den Gelegenheitsanfällen unklarer Genese notwendig sind. Bei einem ersten fokalen Anfall unklarer Genese wird man eher eine akute entzündliche, metabolische, toxische oder traumatische Ursache in Erwägung ziehen als bei einem Grand-Mal-Anfall und die in Tab. 7.1 zusammengestellten diagnostischen Maßnahmen vornehmen.

Die Differenzialdiagnose epileptischer Anfälle ist in Kap. 8 beschrieben. Da es sich bei den Gelegenheitsanfällen um Einzelereignisse handelt, kommen Krankheitsbilder, die durch sich häufig wiederholende Anfälle charakterisiert sind, von vornherein nicht in Frage (die meisten Formen von Migräne, Narkolepsie, paroxysmale Dyskinesien, verschiedene paroxysmale Störungen während des Schlafes wie z. B. Pavor nocturnus, Albträume oder Schlafwandeln).

Fieberkrämpfe

Definition

Die Definition des Fieberkrampfes wurde kürzlich von einer Kommission der Internationalen Liga gegen Epilepsie neu gefasst (ILAE Commission 1997): Ein Fieberkrampf ist ein epileptischer Anfall,

- der im Kindesalter jenseits des 1. Lebensmonats,
- in Verbindung mit einer fieberhaften Erkrankung auftritt, die nicht durch eine ZNS-Infektion verursacht ist,
- ohne vorangegangene Neugeborenenkrämpfe, ohne einen vorangegangenen afebrilen Anfall und auf den die Kriterien eines anderen akuten symptomatischen Anfalls nicht zutreffen.

Als Fieber wird in der Regel eine Körpertemperatur von mindestens 38 °C angesehen. Fieberkrämpfe sind von Epilepsien abzugrenzen, welche durch das wiederholte Auftreten afebriler Krampfanfälle gekennzeichnet sind. Die ersten epileptischen Anfälle einiger Epilepsien können sich als febrile Anfälle manifestieren, in diesen Fällen macht erst der weitere Verlauf die Diagnose Epilepsie möglich.

Ursachen

Die Ätiologie der Fieberkrämpfe ist unbekannt, ihr Auftreten ist aber eng mit den Faktoren Fieber, Kindesalter und genetische Prädisposition verknüpft. Fieberkrämpfe treten in der Regel in Verbindung mit einer klinisch manifesten extrazerebralen akuten Infektion auf, am häufigsten bei Infektionen der oberen Luftwege, Otitis media acuta, gastrointestinalen Infektionen, Harnwegsinfektionen und besonders beim Exanthema subitum. Virusinfektionen liegen sehr viel häufiger zugrunde als bakterielle Infektionen, auch Impfungen (besonders gegen Pertussis und Masern) können Fieberkrämpfe auslösen (Lewis et al. 1979, Hirtz et al. 1983). Ein häufiger viraler Erreger stellt das humane Herpesvirus 6 dar (Suga et al. 2000). Die dadurch ausgelösten Fieberkrämpfe verlaufen häufiger kompliziert (fokal, prolongiert und repetitiv) und betreffen häufiger jüngere Kinder (insbesondere Säuglinge unter 1 Jahr) als Kinder ohne eine solche Infektion.

Dem Krampfanfall geht in der Regel das Fieber voran, dieses überschreitet in den meisten Fällen 38,5 °C. Der Krampfanfall ereignet sich meist früh im Verlauf der fieberhaften Erkrankung, häufig während des initialen Fieberanstiegs, in der großen Mehrzahl der Fälle im Verlauf der ersten 24 Stunden. Fieberkrämpfe treten vor allem bei hohem Fieber auf, laut der sehr umfangreichen Studie von Herlitz (1941) hatten 75% der Kinder eine Körpertemperatur von über 39°C und 25% von über 40 °C.

Fieberkrämpfe ereignen sich in der Regel im Alter zwischen 6 Monaten und 4 Jahren, am häufigsten im zweiten Lebensjahr. Vor dem Alter von 6 Monaten manifestieren sich 4% der Fieberkrämpfe, nach dem Alter von 4 Jahren, bis zum Alter von 7–8 Jahren noch etwa 15%.

Eine positive Familienanamnese für Fieberkrämpfe wurde in 25–40% der Fälle gefunden (Aicardi u. Chevrie 1976, Frantzen et al. 1970, Hauser u. Kurland 1975, Verity et al. 1985a). Bei 9–22% der Geschwister traten Fieberkrämpfe auf sowie bei 8–17% der Eltern (Frantzen et al. 1970, Tsuboi 1977, Fukuyama et al. 1979). In Familien mit Fieberkrämpfen wurden bisher 2 Genorte (8q13-21, 19p13.3) gefunden, die beiden Gene (FEB1 und FEB2) konnten aber noch nicht identifiziert werden (Sander et al. 1998).

Häufigkeit

Die Häufigkeit beträgt je nach Definition der Fieberkrämpfe und Methode der Datenerhebung etwa 2–4% der Kinder vor dem Alter von 5 Jahren. Verlässliche Angaben ergeben sich nur aus longitudinalen Bevölkerungsstudien. Nelson und Ellenberg fanden in den USA im Rahmen des National Collaborative Perinatal Project nach 7 Jahren eine Prävalenz von 3,5% bei weißen Kindern und von 4,2% bei schwarzen Kindern (Nelson u. Ellenberg 1978). Die 1958 initiierte British Birth Cohort Study ergab bei den Kindern nach 5 Jahren eine Häufigkeit von 2,4 % (Ross et al. 1980), der Child Health and Education Survey eine Prävalenz von 2,3% (Verity et al. 1985a). Jungen waren etwas häufiger als Mädchen betroffen, die Rate schwankte zwischen 1,2 : 1 und 1,4 : 1.

Anfallsformen, einfache und komplizierte Fieberkrämpfe

Bei der größten Zahl der Fieberkrämpfe handelt es sich um kurz dauernde, bilaterale, klonische bzw. tonisch-klonische oder atonische Anfälle, postiktale Phänomene fehlen meist. Fokale Anfälle kommen ebenfalls vor.

Den einfachen Fieberkrämpfen mit kurz dauernden, generalisierten und isoliert während einer Fieberperiode auftretenden Anfällen werden die komplexen oder komplizierten Fieberkrämpfe, die länger als 15 min anhalten, fokal beginnen oder ablaufen und wiederholt während einer Fieberperiode auftreten, gegenübergestellt, da diese mit einem höheren Epilepsierisiko verbunden sind.

Von den 398 Kindern mit Fieberkrämpfen aus einer britischen Kohortenstudie (Child Health and Education Survey) mit 14676 Kindern hatten 77 (19,3%) einen komplexen Fieberkrampf (Verity u. Golding 1991). In der von Berg u. Shinnar (1996) publizierten prospektiven Kohortenstudie mit 428 Kindern betrug der Anteil der komplexen Fieberkrämpfe mit einem oder mehreren komplizierenden Faktoren an der Gesamtzahl der ersten Fieberkrämpfe 35%. Bei etwa 9% aller Kinder hielten die Anfälle länger als 15 min an (bei 5% länger als 30 min), etwa 16% der Kinder hatten Anfälle mit fokalen Zeichen und etwa 14% der Patienten hatten mehrere Anfälle während einer Fieberperiode. 2 dieser Risikofaktoren trugen etwa 6% der Kinder und alle 3 Risikofaktoren etwa 0,5% der Patienten. Es fand sich eine strenge Assoziation zwischen dem fokalen Charakter und einer langen Dauer der Anfälle. Bei Kindern unter 1 Jahr tendierten die Anfälle dazu, komplex abzulaufen, insbesondere auch dazu, länger anzuhalten. Auch bei den nachfolgenden Fieberkrämpfen waren 33% komplizierte Fieberkrämpfe. Falls bei einem Kind initial ein komplexer Fieberkrampf aufgetreten war, bestand die Tendenz, dass die weiteren Anfälle ebenfalls kompliziert waren. Falls der erste Fieberkrampf prolongiert gewesen war, war die Wahrscheinlichkeit eines weiteren prolongierten Fieberkrampfes sehr viel größer als eines folgenden einfachen Fieberkrampfes (Berg u. Shinnar 1996).

Diagnostik bei Fieberkrämpfen

Eine Routinediagnostik ist bei Kindern mit einfachen Fieberkrämpfen nicht erforderlich, die spezielle Diagnostik richtet sich nach dem Alter des Kindes und der Fieberursache (Joint Working Group of the Research Unit of Royal College of Physicians and British Paediatric Association 1991, Provisional Committee on Quality Improvement, Subcommittee on Febrile Seizures 1996).

Zum Ausschluss einer Entzündung des ZNS, insbesondere einer bakteriellen Meningitis oder Herpes-simplex-Enzephalitis, sollte unter folgenden Bedingungen eine Liquordiagnostik durchgeführt werden:

- bei Meningismus,
- obligat bei einem Alter < 12 Monaten; fakultativ bei einem Alter von 12 bis < 18 Monaten,
- bei einem komplizierten Fieberkrampf,
- bei ungewöhnlich lang anhaltender Schläfrigkeit nach Sistieren des Anfalls,
- oder anderen klinischen Hinweisen auf eine Entzündung des ZNS.

Ein sofort abgeleitetes EEG hat keine Bedeutung für die Behandlung der Fieberkrämpfe, denn die gefundenen Veränderungen sind unspezifisch. Die Mehrzahl der Kinder zeigt innerhalb der ersten Woche nach dem Fieberkrampf einen pathologischen EEG-Befund, und zwar am Tag des Fieberkrampfes bis zu 88% der Kinder, nach 3–7 Tagen bis zu 33%. Die häufigsten Veränderungen sind Verlangsamungen, vorwiegend posterior lokalisiert, diese können aber auch asymmetrisch oder unilateral ausgeprägt sein. Epileptische Entladungen kommen in den ersten Tagen nach dem Anfall nur selten vor (Frantzen et al. 1968, Lennox-Buchtal 1973, Laplane et al. 1977). Nach der ersten Woche können genetisch determinierte Veränderungen in Form von biparietalen Theta-Rhythmen, Spike-Wave-Entladungen und Photosensibilität nachgewiesen werden (Doose et al. 1983). Da prospektive Studien keine klare Beziehung zwischen epileptiformen Paroxysmen und dem späteren Auftreten einer Epilepsie gezeigt haben, wird der Wert des EEG auch für prognostische Aussagen als gering eingeschätzt (Stores 1991, Aicardi 1994).

Nach einem einfachen Fieberkrampf wird deshalb die Ableitung eines EEG als unnötig angesehen (Provisional Committee on Quality Improvement, Subcommittee on Febrile Seizures 1996). Bei neurologischer Vorschädigung des Kindes, fokalem Krampfanfall, prolongiertem Krampfanfall oder ungewöhnlich langer postiktaler Schläfrigkeit sollte allerdings ein EEG abgeleitet werden, bei neurologischer Vorschädigung oder bei Zutreffen mehrer komplizierender Faktoren gleichzeitig ist außerdem die Durchführung eines zerebralen MRT ratsam.

Diagnose und Differenzialdiagnose der Fieberkrämpfe

Wenn bei einem Säugling oder Kleinkind in Verbindung mit Fieber ein Krampfanfall auftritt, so kann es sich um 3 Krankheitsbilder handeln:

- um einen benignen Fieberkrampf,
- um einen febrilen symptomatischen Anfall bei einer akuten Hirnläsion,
- um einen Krampfanfall bei Fieber als Erstmanifestation einer Epilepsie.

Bei der großen Mehrzahl der Kinder handelt es sich allerdings um benigne Fieberkrämpfe. Eine zweite, sehr viel kleinere Gruppe bilden die Kinder, bei denen der febrile Krampfanfall das Symptom einer ZNS-Erkrankung (z. B. Meningitis, Enzephalitis) oder einer systemischen Erkrankung mit ZNS-Beteiligung darstellt. Die Anamnese, besondere Anfallsmerkmale (komplizierter Fieberkrampf) und der klinische Untersuchungsbefund (auffallend lange Schläfrigkeit nach dem Anfall, Meningismus, neu aufgetretene neurologische Ausfälle) weisen auf die akute ZNS-Erkrankung hin. Eine entsprechende weiterführende Diagnostik muss durchgeführt werden.

Zur der dritten, ebenfalls sehr kleinen Gruppe gehören die Kinder, bei denen das Fieber im Rahmen einer akuten Erkrankung zur Manifestation einer bisher latenten Epilepsie führt, die fieberhafte Erkrankung wirkt dabei lediglich als Realisationsfaktor der Epilepsie. In einem solchen Fall können dem „Fieberkrampf" eine genetische Epilepsiedisposition, eine Stoffwechselkrankheit oder eine andere hirnorganische Ursache zugrunde liegen.

Gerade die von Doose et al. (1998) beschriebene frühkindliche Grand-Mal-Epilepsie, die im Säuglingsalter oder Kleinkindesalter einsetzt und mit generalisierten tonisch-klonischen Anfällen, z. T. auch mit alternierenden Hemi-Grand-Mal-Anfällen einhergeht, beginnt häufig mit Krampfanfällen bei Fieber. Anfangs ist aber noch keine sichere Abgrenzung von den benignen Fieberkrämpfen möglich, zumal da bei der frühkindlichen Grand-Mal-Epilepsie zu diesem Zeitpunkt das EEG häufig noch normal ausfällt. Erst der weitere Verlauf macht die Diagnose dieser teilweise maligne verlaufenden Epilepsie deutlich. Auch die myoklonisch-astatische Epilepsie (Doose-Syndrom) und die schwer verlaufende myoklonische Epilepsie des Kleinkindesalters beginnen häufig mit einem Krampfanfall bei Fieber (Doose 1989, Dravet et al. 1992).

Tabelle 15.1 Therapie der Fieberkrämpfe sowie der Krampfanfälle bei Fieber

Akuttherapie: • Antikonvulsiva: – Diazepam flüssig rektal – Clonazepam, Diazepam i.v. • fiebersenkende Maßnahmen: – Antipyretika (Paracetamol) – Wadenwickel – adäquate Flüssigkeitszufuhr
Prophylaxe: • umfassende Aufklärung der Eltern • fiebersenkende Maßnahmen • intermittierende Prophylaxe (Prophylaxe der Fieberkrämpfe): – Diazepam rektal (Suppositorium, flüssig) – Diazepam oral
Langzeitmedikation (hohes Epilepsierisiko): • Phenobarbital • Valproat

Therapie der Fieberkrämpfe

Nach dem Auftreten eines ersten Fieberkrampfes ist eine umfassende Aufklärung der Eltern über die Eigenschaften und Behandlungsmöglichkeiten der Fieberkrämpfe, insbesondere über die Gutartigkeit der überwiegenden Zahl dieser Anfälle, unbedingt notwendig. In der Pharmakotherapie von Fieberkrämpfen ist zwischen der Notfalltherapie zur Anfallsunterbrechung und der Prophylaxe weiterer Anfälle durch eine intermittierende oder langzeitige Verabreichung von Antiepileptika zu unterscheiden. Die Ziele der Prophylaxe mit Antiepileptika sind einerseits das Verhindern erneuter Fieberkrämpfe und andererseits das Vorbeugen weiterer febriler und afebriler Anfälle bei hohem Epilepsierisiko. Die verschiedenen Maßnahmen sind in Tab. 15.1 aufgeführt.

Akuttherapie

Zur Anfallsunterbrechung wird Diazepam flüssig rektal bzw. Diazepam i.v. oder Clonazepam i.v. verabreicht. Ein großer Vorteil des flüssigen rektalen Diazepams ist der, dass es von den Eltern oder vom nichtärztlichen Personal angewendet werden kann.

Eine Atemdepression durch rektales Diazepam (0,2–0,5 mg/kg) ist außerordentlich selten (Knudsen 1979, Siegler 1990). Der klinische Effekt tritt nach etwa 5 min ein. Die maximale Serumkonzentration wird nach 6–10 min erreicht.

Falls der Anfall nach längstens 30 min mit einer kumulativen rektalen und intravenösen Diazepamdosis von 2–3 mg/kg Körpergewicht nicht gestoppt werden kann, sollte die weitere Therapie wie beim Status epilepticus (Phenytoin- oder Phenobarbitalinfusion) erfolgen.

Die symptomatische Behandlung umfasst Antipyretika, Wadenwickel und adäquate Flüssigkeitszufuhr als Fieber senkende Maßnahmen.

Fieberkrampfprophylaxe

Fiebersenkende Maßnahmen

Obwohl es nach dem Auftreten eines Fieberkrampfes geläufige Praxis ist, bei weiteren fieberhaften Infektionen frühzeitig (ab einer Körpertemperatur von 38°C) physikalisch abkühlende Maßnahmen und Paracetamol als fiebersenkendes Medikament anzuwenden, gibt es keine kontrollierten Studien, welche die Wirksamkeit dieses Vorgehens belegen. Durch eine konsequente Antipyrese sollte es aber eigentlich möglich sein, die Rezidivrate zu senken, da Fieberkrämpfe eher bei höheren Temperaturen auftreten.

Fieberkrampfprophylaxe mit Antiepileptika

Intermittierende Kurzzeitprophylaxe mit Diazepam

Eine wirksame Maßnahme zur Vermeidung von Fieberkrampfrezidiven ist die intermittierende Kurzzeitprophylaxe mit Diazepam. Knudsen berichtete anhand einer prospektiven kontrollierten Studie mit einer Beobachtungszeit von 18 Monaten über die Reduktion der Fieberkrampfrezidive von 39% auf 12% durch rektale Applikation von flüssigem Diazepam (Knudsen 1985a,b). Die Wirksamkeit dieses Vorgehens ist durch eine Reihe weiterer Therapiestudien bestätigt worden (Knudsen 1991). Auch die orale Verabreichung von Diazepam ist für diesen Zweck geeignet (Rosman et al. 1993).

Demnach wird bei erhöhtem Rezidivrisiko (nach dem 2. Fieberkrampf, Alter unter 1 Jahr, positiver Familienanamnese bezüglich Fieberkrämpfen, komplexe Fieberkrämpfe) am besten während der Fieberperioden für 2 Tage eine Kurzzeitprophylaxe mit rektalem Diazepam (Supp. oder Lsg. 0,5 mg/kg alle 12 h) oder oralem Diazepam (0,33 mg/kg alle 8 h), längstens 2 Tage, durchgeführt, was während 1–2 Jahren praktiziert werden kann.

Unwirksamkeit der Langzeitmedikation zur Fieberkrampfprophylaxe

Die Langzeitgabe von Carbamazepin und Phenytoin zur Verhinderung weiterer Fieberkrämpfe hatte sich als unwirksam erwiesen (Wallace 1988). In der Vergangenheit galt aufgrund der Ergebnisse mehrerer Therapiestudien als bewiesen, dass die Dauerprophylaxe mit Phenobarbital (in der Regel 2 Jahre) das Risiko des Wiederauftretens von Fieberkrämpfen vermindere (Wolf et al. 1977, Camfield et al. 1979, Bacon et al. 1981, Wallace 1988). Dieses Wissen beeinflusste lange Zeit das Verschreibungsverhalten der Ärzte erheblich (Hirtz et al. 1986). In Manchester beispielsweise erhielten 1975 1% der Kinder, 1985 10% der Kinder nach dem 1. Fieberkrampf eine Dauerprophylaxe (Newton u. McKinley 1988). Phenobarbital führte aber vor allem zu Beginn der Behandlung zu erheblichen Nebenwirkungen in Form von Konzentrationsstörungen und motorischer Unruhe. Da sich Valproat in einigen Studien ebenfalls als wirksam erwiesen hatte, wurde als es Alternative zum Phenobarbital angesehen (Wallace u. Smith 1980, Minnagewa u. Miura 1981, Herranz et al. 1984, Wallace 1988).

Neuere Untersuchungen stellen aber die Wirksamkeit von Phenobarbital und Valproat als Fieberkrampfprophylaxe wieder sehr in Frage. Die Ergebnisse britischer Studien mit Phenobarbital (6 Studien) und Valproat (4 Studien) wurden gepoolt (insgesamt 535 Kinder, 269 behandelt, 236 unbehandelt). Das überraschende Ergebnis der Metaanalyse lautete, dass keines der Medikamente eine Wirksamkeit zeigte (Newton 1988). Durch eine weitere Studie wird der Wert der Phenobarbitalprophylaxe noch besonders eingeschränkt, denn es besteht der Verdacht, dass Phenobarbital die kognitiven Funktionen auch längerfristig beeinträchtigt (Farwell et al. 1990, Sulzbacher et al. 1999). Von

217 Kindern mit mindestens einem Fieberkrampf und erhöhtem Risiko weiterer Fieberkrämpfe erhielt die eine Hälfte 2 Jahre lang Phenobarbital und die andere Hälfte Placebo. Nach 2 Jahren lag der IQ in der Phenobarbitalgruppe um 8,4 Punkte niedriger als in der Placebogruppe, ein 1/2 Jahr nach Absetzen des Phenobarbitals betrug der Unterschied noch 5,2 Punkte. Die Wiederholungsrate der Fieberkrämpfe zeigte keinen signifikanten Unterschied zwischen behandelten und unbehandelten Kindern. Ein erneute Testung der Kinder nach 3–5 Jahren (139 von ursprünglich 217) ergab für die Phenobarbitalgruppe zwar eine nicht signifikante IQ-Minderung um 3,7 Punkte, aber in Bezug auf die Sprachfunktionen ein signifikant schlechteres Ergebnis (Sulzbacher et al. 1999). 2 mit Phenobarbital und 3 mit Placebo behandelte Kinder entwickelten in dem Zeitraum von 5 Jahren nach Absetzen des Phenobarbitals afebrile Krampfanfälle. Die Autoren folgern aus den Ergebnissen der beiden Studien, dass die Behandlung mit Phenobarbital keine Einfluss auf die Rezidivrate von Fieberkrämpfen oder afebrilen Anfällen hat, langfristig aber negative Effekte auf die Entwicklung der Kinder haben kann.

Prophylaxe febriler und afebriler Anfälle bei hohem Epilepsierisiko, Epilepsieprophylaxe?

Nach dem Auftreten von Fieberkrämpfen kann bei hohem Epilepsierisiko zwischen den 3 therapeutischen Maßnahmen gewählt werden: lediglich akute Therapie der weiteren Krampfanfälle mittels rektalem Diazepam, intermittierende Prophylaxe mit Diazepam anlässlich einer fieberhaften Erkrankung oder Langzeitprophylaxe mittels Antiepileptika. Ob durch diese Maßnahmen die Epilepsierate nach Fieberkrämpfen gesenkt werden kann, ist unklar.

Akute Therapie und intermittierende Prophylaxe mit Diazepam

Möglicherweise führt die vergleichsweise aggressive akute Therapie und die intermittierende Prophylaxe mit Diazepam doch zu einer Verminderung der Epilepsierate, dafür spricht das Ergebnis einer ersten Langzeitbeobachtung (12 Jahre) von 289 Kindern, denen flüssiges rektales Diazepam entweder nur im Falle eines Fieberkrampfes oder intermittierend bei Beginn eines fieberhaften Infektes verabreicht worden war (Knudsen et al. 1996). Auffällig war die ungewöhnlich niedrige Epilepsierate der Gesamtgruppe von 0,7% nach 12 Jahren, die beiden Untergruppen unterschieden sich nicht im Hinblick auf Epilepsierate, neurologische und mentale Funktionen. Zwischenzeitlich war die Diagnose Epilepsie zu irgendeinem Zeitpunkt bei insgesamt 2% der Kinder gestellt worden, bei einem Teil der Kinder kam es aber zur Remission. Bei keinem Kind war eine Temporallappenepilepsie aufgetreten.

Langzeitmedikation mit Phenobarbital und Valproat bei hohem Epilepsierisiko

Bei einem Teil der Kinder mit komplizierten Fieberkrämpfen stellen die febrilen Anfälle den Beginn der Epilepsien dar. Man kann erwarten, dass die Antiepileptika Phenobarbital und Valproat bei diesen Kindern ebenso wie bei anderen Epilepsien wirksam sind. Bei stark erhöhtem Epilepsierisiko (u.a. komplizierter Fieberkrampf mit 2 oder 3 komplizierenden Faktoren; rezidivierende komplizierte Fieberkrämpfe; häufig rezidivierende Fieberkrämpfe; neurologische Vorschädigung plus komplexer Fieberkrampf, insbesondere plus fokaler und prolongierter Fieberkrampf) sollte eine Langzeittherapie mit Phenobarbital oder Valproat durchgeführt werden (Tab. 15.1). Aufgrund des nicht unbeträchtlichen Nebenwirkungsrisikos dieser Antiepileptika sollte die Indikation zur Langzeitprophylaxe aber streng gestellt werden. Es erscheint ratsam, bei Kindern unter 2 Jahren eher Phenobarbital als Valproat einzusetzen, bei Kindern über 2 Jahren wegen des dann geringeren Risikos einer valproatassoziierten Hepatotoxizität eher Valproat, das im Gegensatz zu Phenobarbital nicht zu möglicherweise permanenten kognitiven Einbußen führt. Nutzen und Risiko sind in jedem Einzelfall genau abzuwägen. Falls keine weiteren Anfälle mehr auftreten, werden die Medikamente üblicherweise nach 2 Jahren wieder abgesetzt. Es gibt bisher keinen Beweis durch prospektive Langzeitstudien, dass sich nach Fieberkrämpfen durch eine mehrjährige prophylaktische Behandlung mit Antiepileptika das Auftreten von Epilepsien vermeiden lässt. Ebenso wenig kann aber auch die gegenteilige Aussage widerlegt werden.

Komplikationen von Fieberkrämpfen, Prognose

Mortalität

Das Risiko des Kindes, durch einen Fieberkrampf zu versterben, ist sehr gering. Die Mortalität der 641 Kinder mit Fieberkrämpfen aus der Rochester-Populationsstudie (Minnesota, USA) war nach mehr als 12 Jahren Nachbeobachtungszeit nicht erhöht (Hauser et al 1980). Von den 1706 Kindern der National Collaborative Perinatal Project (NCPP)-Studie (USA) mit einem Fieberkrampf war kein Kind in direktem Zusammenhang mit diesem Ereignis verstorben (Nelson u. Ellenberg 1978).

Permanente neurologische und mentale Folgeschäden

Auch bezüglich des Risikos eines Hirnschadens durch Fieberkrämpfe ergibt die Langzeitbeobachtung der Fieberkrampfkinder aus der NCPP-Studie günstige Resultate, es traten keine bleibenden Hemiplegien oder andere motorische Läsionen auf. Auch rezidivierende oder prolongierte Krampfanfälle führten zu keinen intellektuellen Einbußen. Geschwisterpaare mit und ohne Fieberkrämpfe (jeweils 431 Kinder) hatten den gleichen IQ im Alter von 7 Jahren (Nelson u. Ellenberg 1978). Dasselbe Ergebnis ergab die Langzeitbeobachtung von Kindern mit Fieberkrämpfen aus 2 britischen Studien: aus der National-Child-Development-Studie (Ross et al. 1980) sowie aus der British-Birth-Survey-Studie (Verity et al. 1985b, Verity et al. 1998). Dies gilt für Kinder mit einfachen, komplizierten und wiederholten Fieberkrämpfen gleichermaßen. Auch die Kinder, bei denen die Fieberkrämpfe schon im ersten Lebensjahr aufgetreten sind, scheinen eine gute Langzeitprognose bezüglich ihrer mentalen Entwicklung zu haben (Rintahaka et al 1993).

Psychosoziale Auswirkungen

Für die Eltern stellt das Auftreten eines Fieberkrampfes eine ungeheure Bedrohung dar. Eine nachträgliche Befragung der Eltern nach dem 1. Fieberkrampf ergab, dass viele von ihnen glaubten, ihr Kind würde während des Anfalls versterben (Baumer et al. 1981). Die Möglichkeit des Auftretens noch weiterer Fieberkrämpfe kann die familiäre Situation erheblich beeinträchtigen.

Wiederholungsrisiko von Fieberkrämpfen

Bei etwa 30–35% der Kinder mit einem Fieberkrampf treten weitere Fieberkrämpfe auf, bei etwa der Hälfte dieser Kinder noch ein weiterer, bei etwa 9–10% 2 weitere und bei etwa 6% noch 3 oder mehr Fieberkrämpfe (Frantzen et al. 1968, van den Berg u. Yerushalmy 1969, Nelson u. Ellenberg 1978, Hauser 1981, Wallace 1988, Hirtz 1989, Berg et al. 1990, Berg et al. 1992, Berg et al. 1997). Je jünger das Kind ist, umso häufiger kommt es zu weiteren Fieberkrämpfen. Tritt der Fieberkrampf vor dem Ende des ersten Lebensjahres auf, so beträgt das Wiederholungsrisiko 50% (Hirtz 1989). Etwa die Hälfte der Rezidive finden innerhalb von 6 Monaten statt, zwei Drittel innerhalb 1 Jahres und 90% innerhalb von 2 Jahren (Nelson u. Ellenberg 1978).

Welche Faktoren das Wiederholungsrisiko von Fieberkrämpfen beeinflussen, wurde in einer 4414 Kinder aus 14 Studien erfassenden Metaanalyse dargestellt (Berg et al. 1990). Es fand sich eine Gesamtwiederholungsrate von 34,3%. Folgende Risikofaktoren wurden als signifikant angegeben:

- junges Alter bei erstem Fieberkrampf (Alter unter 1 Jahr),
- positive Familienanamnese bezüglich Fieberkrämpfen.

Das Wiederholungsrisiko steigt durch einen der beiden Faktoren von 30% auf 50%. Fokale, prolongierte oder wiederholte Fieberkrämpfe während einer Fieberperiode erhöhten das Wiederholungsrisiko nur gering von 30% auf 37%. Bezüglich der neurologischen Vorschädigung als Risikofaktor bestand ein positiver Trend, jedoch war keine statistisch gesicherte Aussage möglich. Auch die familiäre Belastung mit afebrilen Krampfanfällen spielte als Risikofaktor nur eine untergeordnete Rolle.

Zu einem ähnlichen Ergebnis kamen Berg et al. (1997) anhand einer prospektiven Kohortenstudie aus 4 Krankenhäusern mit 428 Kindern mit einem ersten Fieberkrampf. Folgende Faktoren waren mit einem erhöhten Wiederholungsrisiko verbunden:

- junges Alter zum Zeitpunkt des Fieberkrampfes,

- positive Familienanamnese für Fieberkrämpfe bei einem Verwandten 1. Grades,
- geringes Fieber unmittelbar nach dem Anfall,
- kurzes Zeitintervall zwischen Fieberbeginn und Anfallsereignis.

Epilepsierisiko nach Fieberkrämpfen

Das Epilepsierisiko nach Fieberkrämpfen ist erhöht. Es liegt je nach Beobachtungsdauer (5–15 Jahre) und ausgewählter Population zwischen 2% und 4,4%, während es in der Durchschnittsbevölkerung 0,5% beträgt. Die etwas höhere Rate afebriler Anfälle (3–7%) im Vergleich zur Epilepsierate (2–4,4%) zeigt, dass es bei einigen Kindern nur bei einem isolierten Krampfanfall bleibt (Frantzen et al. 1968, Stanhope et al. 1972, Van den Berg 1974, Nelson u. Ellenberg 1976, Annegers et al. 1979, Ross et al. 1980, Tsuboi 1986, Annegers et al. 1987, Verity u. Golding 1991, Berg u. Shinnar 1996).

Die Epilepsierate in Abhängigkeit von verschiedenen Risikofaktoren wurde erstmalig anhand der 1706 Kinder mit Fieberkrämpfen aus der NCPP-Studie umfassend analysiert (Nelson u. Ellenberg 1976, Nelson u. Ellenberg 1978), Tab. 15.2 zeigt das Ergebnis.

Folgende Risikofaktoren waren mit einem erhöhten Epilepsierisiko verbunden: familiäre Belastung mit afebrilen Krampfanfällen, ein komplexer erster Fieberkrampf und vorbestehende neurologische Auffälligkeiten. Im Vergleich zu den einfachen Fieberkrämpfen, die mit einem Epilepsierisiko von 1% verbunden waren (60% der Kinder betreffend), stieg es auf 2%, falls einer der genannten Faktoren zutraf (34% der Kinder), und bis auf 10%, falls 2 oder alle 3 Faktoren vorhanden waren. Letzteres betraf aber nur 6% der Gesamtgruppe aller Kinder mit Fieberkrämpfen (Nelson u. Ellenberg 1978).

Die besonders lange Nachbeobachtungszeit von 687 Kindern bis zum Alter von 25 Jahren im Rahmen der Rochester-Populationsstudie (Annegers et al. 1987) zeigte bezüglich des Auftretens afebriler Anfälle ein ähnliches Ergebnis. Komplizierte Fieberkrämpfe hatten ein deutlich erhöhtes Risiko bezüglich afebriler Anfälle (6–8%) im Vergleich zu den einfachen Fieberkrämpfen mit nur einem gering erhöhten Risiko (2,4%). Trafen 2 der 3 Risikofaktoren gleichzeitig zu, so erhöhte sich das Risiko afebriler Krampfanfälle auf etwa 20%, bei Zusammentreffen aller 3 Charakteristika

Tabelle 15.2 Risikofaktoren bezüglich Epilepsien nach Fieberkrämpfen[1)] (nach Nelson u. Ellenberg 1976)

Faktoren	Epilepsierate (n/1000)
Keine Fieberkrämpfe	5
Fieberkrämpfe insgesamt	20
1. Einfacher Fieberkrampf	15
1. Komplexer Fieberkrampf:	41
• prolongiert	31
• multiple Anfälle	42
• fokal	71
Neurologischer Status vorher normal:	12
• 1. einfacher Fieberkrampf	11
• 1. komplexer Fieberkrampf	17
Neurologischer Status vorher pathologisch:	39
• 1. einfacher Fieberkrampf	28
• 1. komplexer Fieberkrampf	92

[1)] NCPP-Studie: Follow-up von 1706 Kindern im Alter von 7 Jahren (n Anzahl der Kinder)

auf etwa 50%. Ein besonders hohes Risiko (eine Epilepsierate von 55%) fand sich bei Kindern mit einer Zerebralparese oder einer mentalen Retardierung vor Auftreten des ersten Fieberkrampfes.

Die Vermutung, dass die Fieberkrämpfe, die sich vor dem Alter von 12 Monaten ereignen, mit einem höheren Epilepsierisiko verbunden seien als die später auftretenden, wird durch die Ergebnisse einer neuen Studie aus Finnland widerlegt (Rintahaka et al. 1993). Auch jenseits des Lebensalters von 5 Jahren können noch Fieberkrämpfe vorkommen. Nach dem Alter von 10 Jahren treten sie nicht mehr auf. Das Risiko afebriler Anfälle (10%) ist auch in dieser Gruppe relativ klein (Webb et al. 1999).

Die Kinder mit einem febrilen Status epilepticus als Sondergruppe der Kinder mit komplizierten Fieberkrämpfen tragen ein erhöhtes Epilepsierisiko. Ungewöhnlich niedrig ist die von Maytal et al. (1989) angegebene Epilepsierate von 4% als Folge eines fieberhaften Status epilepticus, wahrscheinlich war aber die Nachbeobachtungszeit der gemischt retrospektiv/prospektiv angelegten Studie (Mittelwert 13 Monate) noch zu kurz für eine sichere Aussage. In der Britischen Populationsstudie (Child Health and Education Study) ergab sich nach einer Beobachtungszeit von 10 Jahren, dass bei 19 von 14902 Kindern ein Fieberkrampf von mehr als 30 min Dauer aufgetreten war und dass später bei 21% dieser Kinder afebrile Anfälle aufgetreten waren (Verity et al. 1993).

Fieberkrämpfe als eigene Krankheitsentität

Einen Vergleich der Prädiktoren für rekurrierende Fieberkrämpfe und afebrile Anfälle bei Kindern mit einem ersten Fieberkrampf (Tab. 15.**3**) zeigt Unterschiede, die darauf hinweisen, dass es sich bei den Fieberkrämpfen um eine eigene Krankheitsentität handelt (Berg 1992).

Fieberkrämpfe und Art der nachfolgenden Epilepsien

Annegers et al. (1987) hatten eine Assoziation zwischen allen 3 Faktoren, welche komplexe Fieberkrämpfe charakterisieren, und dem Auftreten komplex-fokaler Epilepsien beschrieben. Bei Epilepsien mit generalisierten tonisch-klonischen Anfällen waren häufig mehrere einfache Fieberkrämpfe vorangegangen.

Unter den 398 Kindern der britischen National-Child-Development-Kohortenstudie, die im Alter von 10 Jahren nachuntersucht wurden, fanden sich 16 Kinder mit Epilepsie, meist nach komplexen Fieberkrämpfen. Generalisierte und komplex-fokale Epilepsien waren gleich häufig den komplexen Fieberkrämpfen gefolgt (jeweils 6 Kinder), falls die Kinder nicht neurologisch vorgeschädigt waren. Die neurologische Vorschädigung (4 Kinder) war nur mit generalisierten Anfällen assoziiert (Verity u. Golding 1991).

Aus der Anamnese von Kindern und Jugendlichen mit Epilepsien geht hervor, dass bei insgesamt 10–15% der Patienten den Epilepsien Fieberkrämpfe vorausgehen, wobei aber die einzelnen Epilepsiesyndrome unterschiedlich betroffen sind (Camfield et al. 1994a, Hamati-Haddad u. Abou-Khalil 1998, Berg et al. 1999c). In der Population von Novia Scotia mit 850000 Einwohnern war bei 504 Kindern mit Epilepsien in 15% aller Fälle mindestens ein Fieberkrampf vorangegangen (Camfield et al. 1994a). In Bezug auf die generalisierten tonisch-klonischen Anfälle war dieses in 22% der Fälle festgestellt worden, deutlich seltener bei einfach fokalen Anfällen (14%) komplexen fokalen (13%) und sekundär generalisierten Anfällen (13%).

In einer weiteren populationsbasierten prospektiven Kohortenstudie wurden 524 Kinder erfasst, bei denen sich die Epilepsie nach dem ersten Geburtstag manifestiert hatte (Berg et al. 1999c). Die Epilepsien wurden entsprechend der internationalen ILAE-Klassifikation eingeordnet. Tab. 15.**4** gibt Auskunft über die Häufigkeit vorangegangener Fieberkrämpfe bei den einzelnen Epilepsiesyndromen zum Zeitpunkt der Diagnosestellung. In dieser Kohorte waren bei insgesamt 13,9% der Kinder Fieberkrämpfe vorangegangen. Zwischen Absenceepilepsien und Fieberkrämpfen fand sich eine negative Korrelation, was dafür spricht, dass die den Fieberkrämpfen und den Absencen zu Grunde liegenden Mechanismen völlig verschieden sind. Ein weiteres wichtiges Ergebnis dieser Studie ist, dass keine besondere Assoziation zwischen vorangegangenen fokalen oder prolongierten Fieberkrämpfen

Tabelle 15.**3** Vergleich der Prädiktoren für rekurrierende Fieberkrämpfe und afebrile Anfälle bei Kindern mit einem ersten Fieberkrampf (mod. nach Berg 1992)

Möglicher Risikofaktor	Stärke der Assoziation	
	Rekurrierende Fieberkrämpfe	Afebrile Anfälle
Geringes Alter beim ersten Fieberkrampf	stark	keine Assoziation
Positive Familienanamnese für Fieberkrämpfe	stark	schwach
Komplexe Fieberkrämpfe	schwach	stark
Positive Familienanamnese für Epilepsie	schwach	stark
Neurologische Abnormalitäten	schwach	stark

Tabelle 15.4 Häufigkeit vorangegangener Fieberkrämpfe bei 524 Kindern mit verschiedenen Epilepsiesyndromen (mod. nach Berg et al. 1999c, nur Diagnosen mit mindestens 7 Patienten wurden berücksichtigt)

Epilepsiesyndrome	Patienten-zahl	Prozentsatz mit Fieberkrämpfen
Lokalisationsbezogene Epilepsien:	322	14,0
• idiopathisch:	61	9,8
– benigne Rolando-Epilepsie	59	10,2
• symptomatisch:	175	13,7
– anatomisch klassifizierte Epilepsien	174	13,8
-- temporal	79	12,7
-- extratemporal	65	13,6
• kryptogen	86	17,4
Generalisierte Epilepsien:	140	9,3
• primär generalisiert	122	8,2
– Absenceepilepsie des Kindesalters	74	4,1
– juvenile Absenceepilepsie	14	7,1
– juvenile myoklonische Epilepsie	12	8,3
• symptomatisch/kryptogen:	15	20,0
– Doose-Syndrom	7	28,6
Nicht als fokal oder generalisiert bestimmbar:	62	24,2
• ohne eindeutige generalisierte oder fokale Zeichen	59	23,7

und den lokalisationsbezogenen Epilepsien, insbesondere auch nicht den Temporallappenepilepsien bestand.

Die Beziehung zwischen komplizierten Fieberkrämpfen und der Temporallappenepilepsie wird kontrovers diskutiert. Aus der zeitlichen Abfolge komplizierte Fieberkrämpfe – Temporallappenepilepsie kann nicht ohne weiteres eine kausale Beziehung abgeleitet werden. Die Frage, ob es sich um eine direkte kausale oder sekundäre Assoziation auf dem Boden derselben Risiko- bzw. Schädigungsfaktoren handelt oder ob die Fieberkrämpfe die frühe Manifestation der Temporallappenepilepsie darstellen, ist ungeklärt.

Operierte Patienten mit intraktiblen Temporallappenepilepsien haben in 9–67% der Fälle eine Vorgeschichte mit Fieberkrämpfen, die meist fokal oder prolongiert verlaufen sind (Falconer et al. 1964, Ounstedt u. Lindsay 1966, Green 1967, Jensen 1976, Lindsay et al. 1984, Sagar u. Oxbury 1987, French et al. 1993). Die mögliche ätiologische Bedeutung fokaler und prolongierter Fieberkrämpfe für das Auftreten der Hippocampussklerose als häufigstem neuropathologischem Befund bei Erwachsenen mit einer Temporallappenepilepsie wird an anderer Stelle ausführlich dargestellt (s. Kap. 2).

Im Gegensatz zu den chirurgischen Serien haben mehrere prospektive Populationsstudien gezeigt, dass keine spezifische Assoziation zwischen komplizierten Fieberkrämpfen und komplexen fokalen Anfällen bzw. Temporallappenepilepsien besteht, den komplexen Fieberkrämpfen können in gleicher Weise fokale und generalisierte Epilepsien folgen (Sofijanow et al. 1983, Verity u. Golding 1991, Camfield et al. 1994, Berg et al. 1999c).

Aufschluss darüber, ob komplizierte Fieberkrämpfe eine Hippocampusläsion hervorrufen und wann diese auftritt, könnten MRT-Verlaufsuntersuchungen geben. Da bei Kindern mit Temporallappenepilepsien bisher nur selten Hippocampussklerosen mittels MRT nachgewiesen wurden, nahm man lange Zeit an, dass diese erst im Verlauf der Epilepsie infolge zahlreicher komplexer fokaler Anfälle entstehen. In jüngster Zeit durchgeführte MRT-Untersuchungen haben aber gezeigt, dass die Hippocampussklerose bei Kindern wahrscheinlich unterdiagnostiziert wird und schon früher, als bisher angenommen wurde, vorhanden sein kann (Harvey et al. 1995).

Bei 13 Kindern mit komplexen Fieberkrämpfen, von denen 6 Kinder noch weitere Fieberkrämpfe bekamen und 2 Kinder eine Epilepsie entwickelten, war jeweils innerhalb von 4 Wochen nach dem ersten Fieberkrampf, nach 1 Jahr und nach 2 Jahren eine MRT-Untersuchung durchgeführt worden (Bebin et al. 1998). Es zeigte sich, dass bei den 3 Patienten mit einer unilateralen Hippocampusläsion (1 Kind mit Volumenverlust, 2 Kinder mit erhöhtem T_2-Signal) diese Veränderungen schon zum Zeitpunkt des ersten Fieberkrampfes vorhanden waren.

Auf Grund einer weiteren MRT-Studie, die 27 Kinder mit komplexen Fieberkrämpfen einschloss, muss angenommen werden, dass prolongierte fokale Fieberkrämpfe eine Hippocampusläsion verursachen können, die in eine Hippocampusatrophie übergeht (VanLandingham et al. 1998). Die Autoren geben an, dass bei 6 von 15 Kindern mit fokalen Fieberkrämpfen definitiv Hippocampusveränderungen nachgewiesen wurden, die bei keinem der Kinder mit generalisierten Fieberkrämpfen nachweisbar waren. Bei 2 der 6 Kinder fand sich eine bilaterale Hippocampusatrophie, die auf perinatale Insulte zurückgeführt wurde. Bei 4 Kindern mit fokalen und prolongierten Fieberkrämpfen fanden sich zunächst Veränderungen, die für ein postiktales Ödem sprachen, diese Kinder entwickelten dann nachfolgend eine Hippocampusatrophie.

Die Hypothese, dass bei den Patienten mit Temporallappenepilepsien eine vorbestehende Alteration der Strukturen des Temporallappens zu Fieberkrämpfen und nachfolgender Hippocampusskerose disponiere, wurde an Hand einer MRT-Untersuchung von 23 Personen aus 2 Familien, von denen 13 Fieberkrämpfe hatten und 10 keine, geprüft und bestätigt (Fernández et al. 1998). 2 der 13 Familienmitglieder mit Fieberkrämpfen entwickelten eine Temporallappenepilepsie, beide wiesen auch eine Hippocampussklerose auf. Alle Personen mit Fieberkrämpfen, die keine Epilepsie bekamen und 6 weitere klinisch nicht betroffene Individuen zeigten im Vergleich zu 23 Kontrollen eine leichte Hippocampusdysgenesie. Da die strukturellen Anomalien auch bei den Familienmitgliedern nachgewiesen wurden, die nie einen epileptischen Anfall hatten, können sie nicht auf epileptische Anfälle zurückgeführt werden. Die Malformationen waren zwar die Voraussetzung für das Auftreten der Anfälle, nicht jedoch der ausschließliche Grund.

Für eine spezifische genetische Disposition zu Fieberkrämpfen und Temporallappenepilepsien sprechen die Untersuchungsergebnisse der folgenden Studie. Um die Assoziation von Fieberkrämpfen und Temporallappenepilepsien zu untersuchen, wurden im Rahmen einer Studie zur Genetik von Fieberkrämpfen 6 Familien ausgewählt, in denen bei mindestens 4 Mitgliedern Fieberkrämpfe aufgetreten waren und in denen bei mindestens einem Mitglied sowohl Fieberkrämpfe als auch Epilepsie vorgekommen waren (Maher u. McLachlan 1995). Nur eine Person von 213 Familienmitgliedern ohne Fieberkrämpfe hatte eine Temporallappenepilepsie, während von den 59 Individuen mit Fieberkrämpfen 8 Personen (13%) eine Temporallappenepilepsie aufwiesen. Als wichtigste Determinante für diese Assoziation stellten sich prolongierte Fieberkrämpfe mit einer mittleren Dauer von 100 min heraus. Bei den übrigen 51 Personen mit Fieberkrämpfen, die keine Temporallappenepilepsie entwickelten, betrug die mittlere Dauer der Fieberkrämpfe lediglich 9 min.

Aus den bisher erhobenen Daten kann der vorläufige Schluss gezogen werden, dass die Pathogenese der Hippocampussklerose und der damit assoziierten Temporallappenepilepsie wahrscheinlich multifaktoriell ist: eine spezifische genetische Disposition und/oder angeborene Anomalien (Hippocampusdysgenesien) prädisponieren zu komplizierten Fieberkrämpfen, die dann ihrerseits die Hippocampussklerose und die Temporallappenepilepsie verursachen. Solange aber Art und Zeitpunkt der epileptogenen Schädigung nicht genau bekannt sind, kann keine medikamentöse Intervention erfolgen, um der Ausbildung der Temporallappensklerose entgegenzuwirken. Prospektive Studien mittels hoch auflösendem MRT böten die Möglichkeit, Häufigkeit und Entwicklung der Hippocampussklerose nach komplizierten Fieberkrämpfen aufzudecken.

Isolierte unprovozierte epileptische Anfälle, der isolierte Status epilepticus

Der erste Anfall bei einem Kind oder Jugendlichen kann den Beginn einer Epilepsie darstellen, auf der anderen Seite kann es aber bei einem einzigen Anfall bleiben. In Kap. 9 werden die verschiedenen epidemiologischen, diagnostischen und therapeutischen Aspekte des ersten Krampfanfalls ausführlich dargelegt. Bis zum Alter von 20 Jahren erfahren zwischen 0,5 und 1% der Kinder einen singulären unprovozierten Krampfanfall, ohne dass es im weiteren Verlauf zu einem erneuten Auftreten kommt (Van den Berg u. Yerushalmy 1969, Hauser u. Kurland 1975, Hauser 1994a).

Die Populationsstudien sprechen für ein Wiederholungsrisiko nach dem ersten unprovozierten Krampfanfall von etwa 50% innerhalb von 5 Jahren. Ein geringes Wiederholungsrisiko (20%) haben sich tagsüber ereignende kryptogene generalisierte Anfälle in Verbindung mit einem normalen EEG, was bedeutet, dass es sich in 80% der Fälle dieser Untergruppe um isolierte Ereignisse handelt. Eine deutlich schlechtere Prognose ist mit einem pathologischen EEG und der neurologischen Vorschädigung verbunden, wobei das abnorme EEG (fokale oder generalisierte Spike-Waves) eine hohe prädikative Aussagekraft hat (Shinnar et al. 1994b). Weitere das Wiederholungsrisiko erhöhende Faktoren sind nächtliches Auftreten der Anfälle, partieller Anfallscharakter, postiktale Paresen und vorangegangene provozierte Krampfanfälle (Fieberkrämpfe). Eine frühzeitige Antiepileptikatherapie (nach dem ersten unprovozierten Anfall) scheint die nachfolgende Epilepsierate nicht vermindern zu können.

Der als Einzelereignis auftretene Status epilepticus wird in den verschiedenen, bisher vorliegenden Publikationen immer im Kontext von Übersichten über den Status epilepticus des Kindesaltes abgehandelt. Die epidemiologischen, diagnostischen und therapeutischen Aspekte des Status epilepticus werden in Kap. 16 dargelegt.

Symptomatische Gelegenheitsanfälle im Kindes- und Jugendalter

Häufigkeit, Ursachen

Symptomatische Gelegenheitsanfälle werden durch verschiedenartige akute zerebrale Funktionsstörungen oder Läsionen ausgelöst, es handelt sich um provozierte epileptische Reaktionen. Akute symptomatische Krampfanfälle treten bis zum Alter von 20 Jahren bei 0,5—1% dieser Bevölkerungsgruppe auf (Van den Berg u. Yerushalmy 1969, Hauser u. Kurland 1975, Hauser 1994). Bei den etwa 39300 Kindern der National-Collaborative-Perinatal-Project-Studie (USA) waren bis zum Alter von 7 Jahren in 0,6% der Fälle symptomatische Anfälle aufgetreten, jeweils etwa 0,3% der Patienten hatten febrile bzw. afebrile Anfälle (Ellenberg et al. 1984).

Nach dieser Studie waren Trauma (34%) und toxische Enzephalopathie (20%, einschließlich der Bleienzephalopathie) die häufigsten Ursachen symptomatischer nichtfebriler Krampfanfälle, während Meningitis oder Enzephalitis (62%) und metabolische Störungen in Verbindung mit akuten Durchfallerkrankungen (15%) am häufigsten febrile symptomatische Krampfanfälle verursachten. Die Vielzahl der möglichen Ursachen symptomatischer Gelegenheitsanfälle ist in Tab. 15.**5** aufgelistet.

Diagnostik

Die diagnostischen Maßnahmen werden von der zugrunde liegenden Ursache bestimmt. Eine EEG-Diagnostik sollte wegen der prognostischen Bedeutung epileptiformer Potenziale bei einer Reihe von Krankheitsbildern durchgeführt werden, dort wird jeweils darauf eingegangen. In der Regel wird man nach einem symptomatischen Anfall auch eine zerebrale CT oder besser eine MRT veranlassen.

Therapie

Allgemeine Vorschläge zur Therapie der symptomatischen Gelegenheitsanfälle sind in Tab. 15.**6** zusammengefasst. Die Therapie hängt entscheidend von der Ursache der Krampfanfälle und dem damit verbundenen Wiederholungsrisiko ab. Dieses wird bei der Besprechung der einzelnen Krankheitsbilder, die mit Anfällen und Epilepsien einhergehen können, in Kap. 17 ausführlich dargelegt. Dort wird auch das Für und Wider der Therapie von Krampfanfällen nach Schädel-Hirn-Traumen und akuten Entzündungen des ZNS besprochen.

Tabelle 15.5 Ursachen von symptomatischen Gelegenheitskrämpfen im Kindesalter

Akute Entzündungen des ZNS:
- bakteriell: Meningitis, Hirnabszess, subdurales Empyem
- viral: primäre Enzephalitis (hauptsächlich Herpes-simplex- Enzephalitis), postinfektiöse Enzephalitiden, virale Meningoenzephalitis
- Pilze und Parasiten (z. B. Pilzmeningitis, zerebrale Malaria)

Schädel-Hirn-Trauma mit und ohne intrakranielle Blutung:
- Unfälle (Sturz, Verkehrsunfälle)
- Misshandlungen (Schütteltrauma)

Metabolisch-toxische Enzephalopathien obskurer Genese im Rahmen von akuten entzündlichen Erkrankungen und Impfungen:
- Infektionskrankheiten des Intestinums (Shigellose, Typhus)
- Hämorrhagisches Schock- und Enzephalopathiesyndrom des Säuglings- und Kindesalters
- Krampfanfälle nach Impfungen (z . B . Pertussis-Impfenzephalopathie)
- Reye-Syndrom

Störungen des Elektrolyt- und Wasserhaushaltes:
- Hypernatriämie (z. B. Diabetes insipidus)
- Hyponatriämie (z. B. inadäquate ADH-Sekretion, Wasserintoxikation)
- Hypokalzämie (z. B. Vitamin-D-Mangel, Hypoparathyreoidismus)
- Hypomagnesiämie
- Hypophosphatämie

Metabolische Störungen:
- Dekompensation von behandelbaren hereditären Stoffwechselerkrankungen (z. B. Diätfehler bei Phenylketonurie, Galaktosämie)
- hepatische Enzephalopathie

Hormonelle Störungen:
- Diabetes mellitus
- Hypoglykämien
- Hyperthyreose

Vergiftungen und medikamenteninduzierte Gelegenheitsanfälle:
- akute Alkoholintoxikation
- Medikamente (z. B. Theophyllin, Penicillin, Analgetika, Antidepressiva, Antihistaminika, Antidiabetika, Kontrastmittel, Lokalanästhetika, Narkosemittel, Zytostatika)

Renale Erkrankungen:
- hypertensive Enzephalopathie (akute Glomerulonephritis, andere Nierenerkrankungen)
- hämolytisch-urämisches Syndrom
- urämische Enzephalopathie

Hypoxisch-ischämische Enzephalopathie:
- akute zerebrale Hypoxie (Herzstillstand, Thromboembolien, schwere Anämien)
- „near miss“ sudden infant death
- Ertrinkungsunfälle
- protrahierter Schock

Kardiale und zerebrovaskuläre Erkrankungen:
- kardiale Erkrankungen (angeborene und erworbene Herzfehler, Arrhythmien, Endokarditis)
- zerebrovaskuläre Erkrankungen (Thrombosen, Embolien; Blutungen aus arteriovenösen Malformationen, Aneurysmen; Lupus erythematodes)

Verbrennungsenzephalopathie

Bestrahlungsenzephalopathie

Überbeanspruchung/Stress:
- Schlafentzug
- emotionaler Stress
- extreme körperliche Belastung

Videospielassoziierte Gelegenheitsanfälle

Tabelle 15.6 Therapie der symptomatischen Gelegenheitsanfälle im Kindesalter

- **Anfallsunterbrechung mittels Antiepileptika (i.v. oder rektale Anwendung)**
- **Behandlung der zu Grunde liegenden akuten Erkrankung**
- **Antiepileptische Therapie je nach Ursache der akuten Erkrankung während der akuten Phase**
- **In der Regel keine medikamentöse antiepileptische Langzeitprophylaxe:**
  - mögliche Ausnahmen:
    - Frühanfälle in Verbindung mit bestimmten Risikofaktoren nach einem Schädel-Hirn-Trauma
    - prolongierte und/oder fokale Anfälle und über die Akutphase hinaus nachweisbare epileptogene Potenziale im EEG bei bakterieller Menigitis, Hirnabszess und viraler Enzephalitis

16 Status epilepticus

Die gegenwärtig gültige, von der ILAE festgelegte Definition des Status epilepticus umfasst einen einzelnen epileptischen Anfall von mehr als 30 min Dauer oder eine Serie von epileptischen Anfällen, wenn der Patient zwischen den einzelnen iktalen Ereignissen in einem Zeitraum von mehr als 30 min nicht wieder das Bewusstsein erlangt (Commission on Epidemiology and Prognosis der ILAE 1993, ILAE Commission 1997). Ein refraktärer Status epilepticus liegt vor, wenn er trotz adäquater Therapie länger als 60 min anhält.

Epidemiologie

Zur Inzidenz des Status epilepticus in der Gesamtbevölkerung wurden vor kurzem Daten aus Richmond, Virginia, USA, veröffentlicht. Die Inzidenz belief sich dort auf 41 pro 100 000 pro Jahr (DeLorenzo et al. 1995). In der pädiatrischen Population fand sich nahezu derselbe Wert von 40/100000 pro Jahr, wobei die Häufigkeit aber eine erhebliche Altersabhängigkeit aufwies. Sie war am höchsten im ersten Lebensjahr und sank rasch auf eine tiefes Plateau ab, das sich ab dem Alter von 10 Jahren bis zum Alter von 40 Jahren erstreckte. Anschließend kam es wieder zu einem starken Anstieg.

In Großbritannien zeigte eine Langzeitkohortenstudie (Child Health and Education Study), dass nur 37 von 14676 Kindern bis zum 10. Geburtstag einen Status epilepticus erlitten hatten (Verity et al. 1993). Zwischen 10% und 20% der Kinder mit Epilepsien erleiden mindestens eine Episode eines Status epilepticus (Shinnar et al. 1997). Beginnt die Epilepsie vor dem Alter von 1 Jahr, so tritt im weiteren Verlauf bei bis zu 70% der Kinder ein Status epilepticus auf (Hauser 1994).

Statusformen

Der Status epilepticus verursacht ein weites Spektrum klinischer Symptome mit variabler ätiologischer, anatomischer und pathophysiologischer Basis (Shorvon 1994). Die epileptischen Staten werden einerseits in generalisierte und fokale Formen, andererseits in konvulsive und nicht konvulsive Formen unterteilt. Einen Überblick über die verschiedenen Arten gibt Tab. 16.**1**. Von einigen Autoren werden der Status typischer und atypischer Absencen und der komplex partielle Status epilepticus unter dem Oberbegriff nichtkonvulsiver Status zusammengefasst, von anderen Untersuchern wird der komplex partielle Status epilepticus zusammen mit dem einfachen fokalen Status epilepticus einer gesonderten Kategorie des fokalen Status epilepticus zugeordnet.

Bei der ganz überwiegenden Zahl der Status epileptici im Kindesalter (etwa 90%) handelt es sich um konvulsive Staten, und innerhalb dieser Gruppe wiederum fast ausschließlich um primär oder sekundär generalisierte tonisch-klonische Staten (Dunn 1988, Maytal et al. 1989). Die Epidemiologie des Status epilepticus bei Kindern aus Richmond, Virginia, USA, zeigt, dass neben den primär und sekundär generalisierten tonisch-klonischen Staten lediglich einfach fokale Staten noch häufiger vorkommen. Absencestaten sowie komplexe partielle, tonische und myoklonische Staten traten bei den Kindern selten auf (DeLorenzo et al. 1995).

Im Folgenden werden der konvulsive Grand-Mal-Status, der Absencestatus und der komplex partielle Status epilepticus ausführlich beschrieben. Bezüglich der Epilepsia partialis continua und der enzephalographischen bioelektrischen Staten in Form der Hypsarrhythmie, des ESES-Syndroms und des Landau-Kleffner-Syndroms siehe dort.

Tabelle 16.1 Übersicht über die wichtigsten Formen des Status epilepticus (SE)

Generalisierter SE:
- konvulsiver generalisierter SE:
  - tonisch-klonischer SE
  - tonischer SE
  - klonischer SE
  - myoklonischer SE
- Nichtkonvulsiver generalisierter SE:
  - SE-typische Absencen
  - SE-atypische Absencen

Fokaler SE:
- einfach fokaler SE
- komplex fokaler SE

Neonataler SE

Bioelektrischer Status epilepticus:
- Hypsarrhythmie
- ESES-Syndrom
- Landau-Kleffner-Syndrom

Konvulsiver generalisierter tonisch-klonischer Status epilepticus

Der konvulsive generalisierte tonisch-klonische Status epilepticus stellt einen medizinischen Notfall dar, der einer sofortigen und intensiven Therapie bedarf, denn er ist mit einer signifikanten Mortalität belastet. Er ruft permanente Schäden in Form von fokalen neurologischen Ausfällen, intellektuellen Einbußen und chronischen Epilepsien hervor.

Ätiologie

Die erste umfassende Untersuchung bei Kindern wurde von Aicardi u. Chevrie (1970) publiziert. Die Autoren berichteten über 239 bis zu 15 Jahre alte Kinder, die im Laufe von 7 Jahren einen Status epilepticus erlitten hatten. Bei 53% der Patienten konnte keine Ursache gefunden werden, bei der Hälfte dieser Kinder trat der Status epilepticus im Zusammenhang mit Fieber auf. Die restlichen Kinder hatten einen symptomatischen Status epilepticus, je zur Hälfte auf dem Boden einer akuten Hirnerkrankung oder einer bekannten chronischen Enzephalopathie.

Die Ursachen des Status epilepticus bei Kindern und Erwachsenen unterscheiden sich, dies geht aus Tab. 16.2 hervor.

Die Ätiologie der Status epileptici im Kindesalter wird am besten nach den Vorschlägen verschiedener Autoren (Maytal et al. 1989, Gross-Tsur u. Shinnar 1993) folgenden Hauptkategorien zugeordnet:

- idiopathischer oder kryptogener Status epilepticus,

Tabelle 16.2 Ursachen des Status epilepticus bei Erwachsenen und Kindern, geordnet nach abnehmender Häufigkeit bei Kindern (mod. nach DeLorenzo et al. 1992)

Ursache	Kinder < 16 Jahre (%)	Erwachsene >16 Jahre (%)
Fieber/Infektion (ohne ZNS)	35,7	4,6
Medikamentenwechsel	19,8	18,9
Unbekannt	9,3	8,1
Metabolisch	8,2	8,8
Kongenital	7,0	0,8
Anoxie	5,3	10,7
ZNS-Infektion	4,8	1,8
Trauma	3,5	4,6
Zerebrovaskulär	3,3	25,2
Alkohol/Medikamente	2,4	12,2
Tumor	0,7	4,3

- febriler Status epilepticus (Fieber stellt den einzigen provozierenden Faktor dar, ein afebriler Anfall ist nicht vorangegangen),
- akut symptomatischer Status epilepticus (es liegt eine akute Erkrankung des ZNS wie Meningitis, Hypoxie oder akutes Schädel-Hirn-Trauma oder eine systemische metabolische Dysfunktion vor),
- Status epilepticus aufgrund einer zurückliegend symptomatischen Schädigung (Schädel-Hirn-Trauma, ZNS-Infektion oder statische Enzephalopathie),
- Status epilepticus durch progrediente Enzephalopathien (neurodegenerative Erkrankungen, maligne Erkrankungen ohne Remission, neurokutane Syndrome).

Mehrere im letzten Jahrzehnt veröffentlichte Patientenserien von Kindern mit einem Status epilepticus zeigen, dass er in 25–40% der Fälle ohne eine verursachende akute oder chronische Hirnschädigung auftritt (Dunn 1988, Maytal et al. 1989, Phillips u. Shanahan 1989, Shinnar et al. 1997). Häufig wird er allein durch Fieber oder in Verbindung mit fieberhaften akuten systemischen Infektionen (20–30%) ausgelöst. Akute Enzephalopathien sind meist das Resultat von Enzephalitis, Meningitis, Dehydratation oder Elektrolytimbalancen, diese Ursachen machen je nach Studie zwischen 25% und 50% aus. In 10% bis zu 30% der Fälle tritt er auf dem Boden einer neurologischen Vorschädigung auf. Chronische Enzephalopathien als Ursachen des Status epilepticus sind Hirnmalformationen, neurokutane Syndrome oder zurückliegende Schädigungen durch Schädel-Hirn-Trauma, Meningitis oder Schlaganfall. Der Status epilepticus tritt häufig auch bei Patienten mit vorbestehenden Epilepsien in Verbindung mit der Änderung oder der Beendigung der medikamentösen Therapie auf (Hauser 1990).

Es besteht eine starke Abhängigkeit der Ätiologie des Status epilepticus vom Lebensalter. Während der Status epilepticus bei den jungen, unter 2 Jahre alten Kindern vorwiegend die neurologisch unauffälligen ohne vorangegangene Anfälle betrifft, sind es bei den über 2 Jahre alten Kindern überwiegend solche mit vorangegangenen unprovozierten Anfällen und neurologisch auffällige Kinder (Shinnar et al. 1997).

Von Phillips u. Shanahan wurden 1989 sehr detaillierte Daten zur Ursache des Status epilepticus bei Kindern in Abhängigkeit vom Lebensalter veröffentlicht, die Ergebnisse finden sich in Tab. 16.**3**. Je jünger das Kind, umso mehr Bedeutung hatten akute Krankheiten und Störungen. Die Autoren gaben an, dass sich im Alter bis zu 1 Jahr bei 75% der Kinder, im Alter bis zu 3 Jahren bei 47% der Patienten und im Alter über 3 Jahren in 28% der Fälle akute Ursachen nachweisen ließen. Die Bedeutung chronischer Enzephalopathien nahm im Laufe der ersten Lebensjahre zu. Kryptogene Staten ohne und mit Fieber spielten im Alter von 1–3 Jahren eine größere Rolle als vorher oder später.

Pathophysiologie

Die meisten generalisierten tonisch-klonischen Anfälle dauern etwa 2 min an. Unter besonderen Umständen versagen die inhibitorischen Mechanismen, die gewöhnlich zu einer Terminierung des Anfalls führen. Es ist unklar, auf Grund welcher pathophysiologischen Vorgänge ein akuter Krampfanfall in einen Status epilepticus übergeht.

Während eines prolongierten Anfalls verändern sich eine Reihe systemischer, metabolischer und zentralnervöser Parameter in Abhängigkeit von der Zeit, in Tab.16.**4** sind diese Veränderungen aufgeführt. Zunächst steigen Blutdruck und zerebrale Durchblutung an, gleichzeitig wird Glucose mobilisiert, um den erhöhten Energiebedarf des Gehirns zu decken. Die Körpertemperatur steigt an. Vor allem Tierexperimente an Menschenaffen haben gezeigt, dass es dem Organismus nach 30 min nicht mehr gelingt, die Homöostase aufrecht zu erhalten (Meldrum 1973a,b). Der Blutdruck beginnt wieder abzusinken, es tritt eine Hypoglykämie auf. Eine Reihe physiologischer Parameter, insbesondere der Energiestatus des ZNS und die zerebrale Autoregulation dekompensieren. Der refraktäre Status epilepticus führt schließlich zur Rhabdomyolyse, zum Nierenversagen, zum Lungenödem und Zusammenbruch des Herz-Kreislauf-Systems. Das resultierende Schädigungsmuster des Gehirns in Form neuronaler Nekrosen im Neokortex, Hippocampus, Basalganglien und Kleinhirn ist dem der Hypoxie sehr ähnlich, so dass man annimmt, dass hier dieselben Mechanismen wirksam sind.

Tabelle 16.3 Ursachen des Status epilepticus im Kindesalter in Abhängigkeit vom Lebensalter (nach Phillips u. Shanahan 1989)

Ursachen	Alle Episoden n = 218 n (%)	Patienten < 1 Jahr n = 60 n (%)	Patienten 1–3 Jahre n = 139 n (%)	Patienten > 3 Jahre n = 79 n (%)
Akute Erkrankungen oder Störungen:				
• bakterielle Meningitis	23 (11)	18 (30)	21 (51)	2 (2)
• Enzephalitis	5 (2)	0 (0)	2 (1)	3 (4)
• aseptische Meningitis	2 (1)	1 (2)	1 (1)	1 (2)
• akutes anoxisches Ereignis	7 (3)	4 (6)	5 (4)	2 (3)
• Schädel-Hirn-Trauma	10 (5)	2 (3)	4 (3)	6 (8)
• Hyponatriämie/Hypernatriämie	19 (9)	14 (23)	17 (13)	2 (2)
• Hypokalzämie	2 (1)	1 (2)	2 (1)	0 (0)
• Hypoglykämie	4 (2)	3 (5)	4 (3)	0 (0)
• Toxiningestion	6 (3)	1 (2)	4 (3)	2 (2)
• zerebrovaskuläres Ereignis	3 (1)	1 (2)	2 (1)	1 (1)
• Neoplasmen	2 (1)	0 (0)	1 (1)	1 (1)
• Andere	4 (2)	0 (0)	2 (1)	2 (3)
Gesamt	**87 (41)**	**45 (75)**	**65 (47)**	**22 (28)**
Chronische Enzephalopathien:				
• neurokutane Syndrome	5 (2)	0 (0)	2 (1)	3 (4)
• Anoxie oder Geburtsläsion	5 (2)	1 (2)	4 (3)	1 (1)
• angeborene Gehirnmalformationen	12 (6)	0 (0)	5 (4)	7 (9)
• unbekannte Ursache	7 (3)	1 (2)	3 (2)	4 (5)
• progressive Enzephalopathien	3 (1)	0 (0)	2 (1)	1 (1)
Gesamt	**32 (14)**	**2 (4)**	**16 (11)**	**16 (20)**
Epilepsien:				
• therapeutische antikonvulsive Spiegel				
– mit Fieber	7 (3)	0 (0)	4 (3)	3 (4)
– ohne Fieber	9 (4)	0 (0)	2 (1)	7 (9)
• subtherapeutische antikonvulsive Spiegel				
– mit Fieber	7 (3)	0 (0)	4 (3)	3 (4)
– ohne Fieber	20 (10)	0 (0)	3 (2)	17 (21)
Gesamt	**43 (20)**	**0 (0)**	**13 (9)**	**30 (38)**
Idiopathisch/kryptogen:				
– mit Fieber	50 (23)	12 (20)	41 (30)	9 (11)
– ohne Fieber	6 (2)	1 (2)	4 (3)	2 (2)
Gesamt	**56 (25)**	**13 (22)**	**45 (33)**	**11 (13)**

n Zahl der Patienten, Prozentsatz in Klammern

Klinik

Der Status epilepticus kommt im Kindesalter sehr viel häufiger als im Erwachsenenalter vor, vor allem das erste Lebensjahr ist davon betroffen (Hauser et al. 1983, Hauser 1990). Alle Studien über den Status epilepticus des Kindesalters zeigen, dass sich die überwiegende Zahl der Ereignisse in den ersten Lebensjahren manifestiert, bei Aicardi u. Chevrie (1970) waren es bis zum Alter von 3 Jahren 73% der Fälle, bei Phillips u. Shanahan (1989) bis zum Alter von 3 Jahren 61% der Patienten und bei Maytal et al. (1989) bis zum Alter von 5 Jahren 64% der Fälle.

Der generalisierte konvulsive Status epilepticus ist durch eine intermittierende oder kontinuierliche motorische Aktivität gekennzeichnet, die tonisch, klonisch oder tonisch-klonisch, symmetrisch oder asymmetrisch sowie stark bis subtil ausgeprägt sein kann. Er geht mit Bewusstlosigkeit und im EEG mit kontinuierlicher epileptischer Aktivität über beiden Hemisphären einher.

Tabelle 16.4 Veränderungen der systemischen, metabolischen und zentralnervösen Parameter im Verlauf des Status epilepticus (mod. nach Tasker 1998)

	< 30 min	30–60 min	Nach Stunden (refraktärer Status epilepticus)
Systemische Parameter:			
• Blutdruck	Anstieg	Abfall	Hypotension
• arterieller O_2-Partialdruck	Abnahme	Abnahme	Hypoxämie
• arterieller CO_2-Partialdruck	Anstieg	variabel	Hyperkapnie
• Flüssigkeitsgehalt der Lunge	Anstieg	Anstieg	Lungenödem
• Aktivität des autonomen NS	Zunahme	Zunahme	Herzrhythmusstörungen
• Körpertemperatur	Anstieg um 1 °C	Anstieg um 2°C	Hyperpyrexie
Metabolische Parameter:			
• Blut-pH-Wert	Abnahme	variabel	Azidose
• Serumlactat	Anstieg	Anstieg	Laktatazidose
• Blutzucker	Anstieg	normal oder erhöht	Hypoglykämie
• Serumkalium	normal oder Anstieg	Anstieg	Hyperkaliämie
• Serumkreatinphosphokinase	normal	Anstieg	Rhabdomyolyse, Nierenversagen
Zentralnervöse Parameter:			
• Blutfluss	Anstieg	Anstieg	Hirnödem
• Sauerstoffverbrauch	Anstieg	Anstieg	zerebrale Ischämie
• Energiestatus	kompensiert	dekompensiert	Versagen, Ischämie

Im Verlauf eines längeren Status werden die motorischen Manifestationen immer schwächer, bis lediglich leichte Zuckungen der Finger, der Bauchmuskeln, des Gesichts oder nur nystagmoide Bewegungen der Augen sichtbar sind. Besteht der Status epilepticus fort, so können nur noch die iktalen Entladungen im EEG sichtbar bleiben (elektrischer Status epilepticus).

Diagnostik und Therapie des konvulsiven Status epilepticus

Der Status epilepticus ist ein medizinischer und neurologischer Notfall. Die Behandlung erfordert sofort:

- supportive Maßnahmen zur Sicherstellung der Sauerstoffversorgung und der kardiorespiratorischen Funktionen,
- die spezifische Antiepileptikatherapie zur Beendigung der klinischen und bioelektrischen Anfallstätigkeit sowie
- diagnostische Schritte zur Klärung der Ursache.

Notfalldiagnostik

Die diagnostischen Maßnahmen sind im einzelnen in Tab. 16.5 aufgeführt. Es muss insbesondere nach einer Hypoglykämie, nach Infektionen, Elektrolytimbalancen und erniedrigten Serumkonzentrationen von Antiepileptika bei Patienten mit bekannten Epilepsien geforscht werden. Die adäquate Oxygenierung muss durch fortlaufende Blutgasanalysen und die Oxymetrie überwacht werden. Sistiert der Status epilepticus nicht innerhalb von 30 min, ist die Überwachung und Behandlung des Patienten auf einer Intensivstation notwendig, damit der Patient im Falle der Hypoventilation oder des Auftretens von Apnoen rasch intubiert werden kann. Die Ursache des Status epilepticus sollte, sofern möglich, behandelt werden.

Überwachung des Patienten

Die Körpertemperatur, der Blutdruck, die Herzaktion und die Atmungsfunktionen müssen ständig überwacht werden. Die Glucosekonzentration muss fortlaufend überprüft werden, um eine Hypoglykämie zu erkennen und zu korrigieren. Wegen der Gefahr eines Hirnödems sollte eine Hyperhydratation vermieden werden, was eine sorgfältige Bilanzierung der Flüssigkeits- und Elektrolytzufuhr erfordert. Eine Flüssigkeitsrestriktion ist nicht sinnvoll. Wichtige systemische Komplikationen des Status epilepticus schließen die Hyperthermie und die Rhabdomyolyse ein. Steigt die Körpertemperatur auf

Tabelle 16.5 Notfalldiagnostik beim Status epilepticus (mod. nach den Empfehlungen der Working Group on Status epilepticus 1993)

Initiale Untersuchungen:
- Glucose, Elektrolyte, Harnstoff
- Oxymetrie, Blutgasanalyse,
- Antiepileptikakonzentrationen
- vollständiges Blutbild
- Leberfunktionstests (GOT, GPT, kleiner Gerinnungsstatus)
- Blutkulturen

Untersuchungen nach der Stabilisierung (Sistieren der Konvulsionen):
- Urinanalyse
- Lumbalpunktion
- Toxikologiescreening
- EEG
- Bildgebung des ZNS mit CT oder MRT, beim Säugling auch mittels Schädelsonographie

über 40°C an, so muss der Patient gekühlt werden (Bleck 1999). Zur Früherkennung der Rhabdomyolyse sollte frischer Urin mittels Teststreifen auf okkultes Blut untersucht werden, denn die Teststreifen zeigen sowohl Hämoglobin als auch Myoglobin an.

Antikonvulsive Therapie

Es gibt eine Reihe von Antiepileptika, die zur Behandlung des konvulsiven Status epilepticus geeignet sind und die im Rahmen unterschiedlicher Protokolle angewendet werden. Im Kindesalter sind dieselben Medikamente wie im Erwachsenenalter wirksam. Die intravenöse Zufuhr ist die Methode der Wahl, bei Säuglingen kann aber im Notfall mit der rektalen Anwendung von Diazepam begonnen werden. Tab. 16.6 gibt eine Übersicht über die gegenwärtig angewendeten Antikonvulsiva. Sobald wie möglich sollte mit der oralen Antiepileptikagabe begonnen werden.

Die Benzodiazepine sind als Stoffgruppe sehr wirksam in der Behandlung des Status epilepticus, da sie rasch die Blut-Hirn-Schranke passieren und im ZNS wirksam werden. Eine anhaltende Anfallskontrolle wird in etwa 80% der Fälle durch die intravenöse Verabreichung von Diazepam, Clonazepam und Lorazepam erreicht (Treiman 1990). Häufigere Komplikationen sind Atemdepression oder Apnoen.

Ein sehr effektives Antikonvulsivum ist Lorazepam, das ebenso rasch wie Diazepam wirkt, aber den Vorteil einer sehr viel längeren Wirk-

Tabelle 16.6 Hauptmedikamente zur Behandlung des Status epilepticus: i.v. Dosen, Pharmakokinetik und Hauptnebenwirkungen (nach den Empfehlungen der Working Group on Status epilepticus 1993)

	Diazepam	Lorazepam	Phenytoin	Phenobarbital
Erwachsenen i.v. Dosis, mg/kg (Spannbreite [Gesamtdosis])	0,15–0,25	0,1 [4–8 mg]	15–20	20
Pädiatrische i.v. Dosis, mg/kg (Spannbreite [Gesamtdosis])	0,1–1,0	0,05–0,5 [1–4 mg]	20	20
Pädiatrische rektale Dosis, mg/kg	0,5 mg/kg (Maximum 20 mg)			
Maximale Zufuhrrate mg/min	5	2,0	50	100
Zeit bis zum Stopp des Status, min	1–3	6–10	10–30	20–30
Wirkungsdauer (h)	0,25–0,5	> 12–24	24	> 48
Halbwertszeit der Elimination (h)	30	14	24	100
Verteilungsvolumen, l/kg	1–2	0,7–1,0	0,5–0,8	0,7
Mögliche Nebenwirkungen:				
• Depression des Bewusstseins	10-30 min	mehrere Stunden	keine	mehrere Tage
• Atemdepression	gelegentlich	gelegentlich	selten	gelegentlich
• Hypotension	selten	selten	gelegentlich	selten
• kardiale Arrhythmien	bei Patienten mit Herzerkrankungen			

dauer hat (bis 24 h). In einer prospektiven offenen Studie mit Diazepam und Lorazepam im Vergleich zeigte sich, dass Krampfanfälle und Status epilepticus bei 76% der Kinder nach einer Einzeldosis von Lorazepam (0,05–0,1 mg/kg) und bei 51% der Patienten nach einer Einzeldosis von Diazepam sistierten (Appleton et al. 1995). Eine Atemdepression trat bei 3% der mit Lorazepam und bei 15% der mit Diazepam behandelten Kinder auf.

Hat die 2- oder mehrmalige Gabe eines Benzodiazepins nicht zum Sistieren des Status epilepticus geführt, so werden üblicherweise zunächst Phenytoin, dann Phenobarbital als lang wirkende Antiepileptika angewendet. In einer umfangreichen Therapiestudie (Veterans Affairs Status Epilepticus Cooperative Study Group) über 5 Jahre wurden 4 verschiedene Schemata zur initialen Behandlung des konvulsiven Status epilepticus miteinander verglichen: Diazepam (0,15 mg/kg), gefolgt von Phenytoin (18 mg/kg); Lorazepam (0,1 mg/kg); Phenobarbital (18 mg/kg); Phenytoin (18 mg/kg). Die Patienten wurden in 2 Gruppen unterteilt: in solche mit offensichtlichem Status epilepticus und in solche mit subtilem Status epilepticus (Koma plus elektroenzephalographische Anfälle plus subtile motorische Phänomene). In der Patientengruppe mit offensichtlichen Konvulsionen (384 Patienten) führte Lorazepam in 65% der Fälle zum Sistieren des Status, Phenobarbital in 58%, Diazepam plus Phenytoin in 56% und Phenytoin allein in 44%. Als initiales Medikament ist Lorazepam somit wirksamer als Phenytoin. Nebenwirkungen und Outcome war in allen Gruppen gleich. Bei den Patienten mit subtilem Status war kein Unterschied zwischen den 4 Vorgehensweisen feststellbar (Treiman et al. 1998).

Eine neue Alternative zu Phenytoin stellt Fosphenytoin dar, das gegenüber Phenytoin einige Vorteile hat. Fosphenytoin wird im Blut mit einer Halbwertszeit von etwa 8 min in Phenytoin umgewandelt. Fosphenytoin kann 3-mal schneller als Phenytoin infundiert werden, 3 mg/kg/ min vs. 1 mg/kg/min. Es verursacht im Falle einer Extravasation anders als Phenytoin keine lokalen Gewebsnekrosen, außerdem ist es weniger kardiotoxisch.

Persistiert der Status epilepticus nach der Gabe von Phenytoin (Fosphenytoin) und Phenobarbital, so kann als nächstes Valproat versucht werden, das sich in einigen Fällen als gut wirksam erwiesen hat (Tab. 16.**7**; Holmes u. Riviello 1999, Hovinga et al. 1999).

Refraktärer Status epilepticus

Besteht der Status epilepticus nach 1 h adäquater Therapie noch fort, so gilt er als refraktär. Zu diesem Zeitpunkt wird konventionell der Einsatz von kurz wirkenden Barbituraten wie Pentobarbital empfohlen (Initialdosis von 2–10 mg/kg, anschließende Infusion mit 0,5–1 mg/kg/h, die Dosis kann auch noch weiter erhöht werden). Ein gravierender Nachteil der hoch dosierten Pentobarbitaltherapie ist, dass sie häufig zur Hypotension und zur myokardialen Depression führt. Die Patienten müssen endotracheal intubiert und beatmet werden. Die Patienten erholen sich nach der hoch dosierten Pentobarbitalgabe nur verzögert, die Spontanatmung tritt erst nach 36 h bis 3 Tagen ein (Bleck 1999).

In einer retrospektiven Studie wurde über die sehr gute Wirksamkeit von sehr hoch dosiertem Phenobarbital bei Kindern mit refraktärem Status epilepticus berichtet, die mit Phenytoin oder einem Benzodiazepin vorbehandelt waren (Crawford et al. 1988). Weder bezüglich der Phenobarbitaldosis noch der Phenobarbital-Serumkonzentration war eine obere Begrenzung vorgegeben worden, 80% der Kinder waren vorher oder zu Beginn der Hochdosistherapie intubiert worden. Innerhalb der ersten 24 h war ein maximale Phenobarbitaldosis von 30–120 mg/kg (Median 60 mg/kg) angewendet worden, die maximalen Serumkonzentrationen lagen zwischen 70 und 344 µg/ml (Median 114 µg/ml). Dieses Vorgehen führte in allen Fällen zum Sistieren des Status epilepticus. Die hoch dosierte Phenobarbitalgabe (>10 mg/kg/Tag) war meist für mehrere Tage (Median 4 Tage) fortgeführt worden, die Dosisreduktion war bei den einzelnen Patienten sehr variabel vorgenommen worden. Eine Hypotension trat selten auf, sie konnte leicht beherrscht werden. Die Patienten atmeten trotz sehr hoher Phenobarbitalspiegel spontan, benötigten bald keinen Respirator mehr und konnten extubiert werden.

Neuerdings wird auch über gute Erfolge der Behandlung des refraktären Status epilepticus bei Erwachsenen und Kindern mit dem Benzodiazepin Midazolam berichtet, das eine kurze Eliminationshalbwertszeit von 1,5–3,5 h hat (Galvin et al. 1992, McDonagh et al. 1992, Rivera et al. 1993, Lal Koul et al. 1997, Igartua et al. 1999). Bei 24 Kindern im Alter von 2 Monaten bis zu 2 Jahren mit einem refraktärem Status epilepticus, die zuvor 3 Dosen Diazepam (jeweils 0,3 mg/kg), Pheno-

Tabelle 16.7 Empfohlene Behandlungsschritte beim generalisierten konvulsiven Status epilepticus (nach Holmes u. Riviello 1999)

Frühes Stadium (0–30 min)	
1. Lorazepam	0,1 mg/kg
Falls die Anfälle nicht innerhalb von 10 Minuten sistieren, diese Dosis wiederholen	
2. Fosphenytoin (Phenytoin)	18–20 mg/kg
3. Phenobarbital[1)]	20 mg/kg beim Neugebornen 15 mg/kg bei allen anderen Kindern
Spätes Stadium (30–60 min)	
4. Valproinsäure	10–20 mg/kg
Refraktäres Stadium**	
5. Fosphenytoin-(Phenytoin-)Dosis maximieren	Falls die Serumkonzentration unter 25 µg/ml liegt, weitere 5 mg/kg verabreichen
6. Midazolam oder	0,2 mg/kg, anschließend 20–400 µg/kg/h
7. Pentobarbital	2–10 mg/kg, anschließend 0,5–1 mg/kg/h

1) Bei febrilem Status epilepticus evtl. als 2. Schritt

2) Mit fortlaufender EEG-Aufzeichnung zur Dokumentation des elektrischen Status und des Burst-Suppression-Musters

barbital (20 mg/kg) und Phenytoin (20 mg/kg) bekommen hatten, war Midazolam in allen Fällen wirksam (Bolus von 0,15 mg/ kg, anschließende kontinuierliche Infusion von 1 µg/kg/min, mit einer Steigerung der Dosis um 1 µg/kg/min alle 15 min bis zum Sistieren der Anfälle). Nach durchschnittlich 4 h gewannen die Kinder das Bewusstsein zurück (Rivera et al. 1993). Eine Metaanalyse hat gezeigt, dass Midazolam zur Behandlung des refraktären Status epilepticus sehr viel besser geeignet zu sein scheint als die Barbiturate (Gilbert et al. 1999).

Kürzlich wurden von Holmes u. Riviello (1999) detaillierte Empfehlungen zum zeitlichen Ablauf der Therapie des konvulsiven Status epilepticus unter Berücksichtigung der Erfahrungen mit Fosphenytoin und Midazolam veröffentlicht, diese sind in Tab. 16.**7** aufgeführt.

Prognose

Studien in den letzten 10 Jahren haben gezeigt, dass im Kindesalter ein einzelner Status epilepticus per se mit einer geringen Mortalität und Morbidität verbunden ist (Shinnar u. Babb 1997). Die Prognose wird in erster Linie von der Ätiologie bestimmt, sie ist außerdem abhängig vom Lebensalter und der Dauer des Status. Die in 2 Studien genauer angegebenen Daten zu Mortalität und Folgeschäden des Status epilepticus in Abhängigkeit von der Ätiologie sind in Tab. 16.**8** wiedergegeben (Aicardi u. Chevrie 1970, Yager et al. 1988, Phillips u. Shanahan 1989, Maytal et al. 1989, Verity et al. 1993).

Mortalität

Die Mortalität des Status epilepticus ist abhängig vom Lebensalter, von der Ursache, der Dauer und wahrscheinlich auch der Intensität der therapeutischen Maßnahmen.

Im Erwachsenenalter liegt die Mortalität des Status epilepticus bei 20% (Logroscino et al. 1997). Der Tod tritt nur selten während des aktiven Status, meist erst innerhalb von 4 Wochen danach ein (Towne et al. 1994, Pellock 1998). Im Kindesalter liegt der Wert deutlich niedriger, wobei die Studien jüngeren Datums noch eine weitere Abnahme der Mortalität (4-8%) im Vergleich zu früher publizierten Ergebnissen (11%) zeigen (Aicardi u. Chevrie 1970, Yager et al. 1988, Phillips u. Shanahan 1989, Maytal et al. 1989, Verity et al. 1993).

Der symptomatische Status hat eine erheblich schlechtere Prognose als der kryptogene oder febrile Status (Phillips u. Shanahan 1989, Maytal et al. 1989). Je länger der Status epilepticus andauert, umso größer ist das Mortalitätsrisiko und umso mehr wird er gegenüber der Therapie refraktär. Unklar ist in diesen Fällen aber, ob der Status epilepticus per se oder die zu Grun-

Tabelle 16.**8** Mortalität und Folgeschäden des Status epilepticus im Kindesalter in Abhängigkeit von der Ätiologie

Autoren	Patienten-zahl	Ursachen	Mortalität[1]	Neurologische bzw. mentale Folgeschäden	Neu aufgetretene Epilepsien
• Maytal et al. (1989)	**193**	**Gesamt**	**4%**	**9%**	**29%**
	46	idiopathisch	0%	4%	52%[2]
	45	statische Enzephalopathie	0%	0%	16%
	46	febriler Status	0%	0%	4%
	45	akut symptomatisch	11%	20%	16%
	11	progressive Enzephalopathie	18%	55%	45%
• Verity u. Golding (1993)	**37**	**Gesamt**	**5%**	**30%**	**50%**
	19	febriler Status	0%	25%	21%
	18	afebriler Status	11%[3]	39%	82%

[1] Innerhalb von 3 Monaten, soweit angegeben
[2] Davon 25% prospektiv, 72% retrospektiv
[3] Tod wird nicht auf den Status zurückgeführt (Enzephalitis bzw. zerebelläre vaskuläre Malformation)

de liegende Läsion dafür verantwortlich ist. Ein Status hält möglicherweise deshalb länger an, weil er die Schwere der zugrunde liegenden Läsion widerspiegelt.

Ein Status epilepticus sollte ohne Verzug und aggressiv behandelt werden, damit er möglichst rasch sistiert. Bei Erwachsenen betrug die Mortalität weniger als 5%, wenn er innerhalb einer Stunde unterbrochen werden konnte. War das nicht der Fall, so stieg sie auf über 30% an (Pellock 1994). Die niedrigere Mortalitätsrate in den jüngeren Studien wird auf die heute wesentlich agressivere und effektivere Therapie des Status epilepticus zurückgeführt.

Neurologische und mentale Folgeschäden

Nach den neueren Untersuchungen (Dulac et al. 1985, Dunn 1988, Yager et al. 1988, Phillips u. Shanahan 1989, Maytal et al. 1989) fällt der Prozentsatz neurologischer Folgeschäden (9—30%, ohne Epilepsien) im Vergleich zu dem in der Studie von Aicardi u. Chevrie (1970) sehr viel niedriger aus. Das in den früheren Studien (Gastaut et al. 1960, Aicardi u. Chevrie 1970, Fujiwara et al. 1979) als Folgezustand eines Status epilepticus angegebene Hemikonvulsion-Hemiplegie-Epilepsie-Syndrom wurde in den letzten beiden Dekaden nicht mehr beobachtet (Shinnar u. Babb 1997).

In einer prospektiven Studie wurden 143 Erwachsene mit Epilepsien im Abstand von 5 Jahren neuropsychologisch getestet (Dodrill u. Wilensky 1990). Von diesen erlitten in diesem Zeitraum 9 Patienten einen Status epilepticus. Im Vergleich zu Kontrollen hatten Sie einen niedrigeren IQ, und verschiedene kognitive Funktionen fielen schlechter aus. Dieses war aber auch schon vor dem Auftreten des Status der Fall gewesen, und die Autoren stellten fest, dass der Status epilepticus bei ihren Patienten nur geringe Auswirkungen auf die kognitiven Funktionen hatte.

Eine britische Populationsstudie mit 14902 Kindern, die alle in einer Woche im April 1970 geboren worden waren, ergab die Nachuntersuchung nach 10 Jahren, dass 10 von den 33 Kindern, die einen Status epilepticus erlitten hatten, keine normale Entwicklung aufwiesen. Von diesen 10 Patienten waren aber schon 8 Kinder vor dem Status epilepticus durch eine Entwicklungsverzögerung oder durch neurologische Abweichungen aufgefallen (Verity et al. 1993).

Die Daten des National Collaborative Perinatal Project zeigen, dass der febrile Status epilepticus wahrscheinlich mit keinen Folgeschäden verbunden ist, denn bei 27 Kindern mit einem solchen Ereignis wurde zwischen den Betroffenen und deren Geschwistern im Alter von 7 Jahren kein Unterschied bezüglich der kognitiven Funktionen gefunden (Ellenberg u. Nelson 1978).

Rezidivierender Status epilepticus

Wenn bei einem Kind erstmalig ein Status epilepticus aufgetreten ist, taucht sofort die Frage nach dem Risiko weiterer Staten auf. Nach den bisher vorliegenden Studien muss in 11—25% der Fälle mit mindestens einem weiteren Status epilepticus gerechnet werden (Aicardi u. Chevrie 1970, Dunn 1988, Driscoll et al. 1990, Shinnar et al. 1990, Shinnar et al. 1992, Berg et al. 1999b). In einer prospektiven Studie, die alle Kinder aus Connecticut, USA, im Alter zwischen 1 Monat und 15 Jahren mit einer neu aufgetretenen Epilepsie einschloss, zeigte sich, dass 9% von 613 Kindern zum Zeitpunkt der Diagnosestellung schon einmal oder mehrmals einen Status epilepticus gehabt hatten. Der Status epilepticus war mit einem hohen Wiederholungsrisiko verbunden, denn 20% der Kinder mit einem Status epilepticus zum Zeitpunkt der Diagnosestellung erlitten nach einer mittleren Beobachtungszeit von 3 Jahren einen weiteren Status epilepticus (Berg et al. 1999b).

Neu aufgetretene Epilepsien nach einem Status epilepticus

Die Häufigkeit des Auftretens einer Epilepsie nach einem Status epilepticus ist abhängig von der Ätiologie, deshalb werden die einzelnen ätiologischen Kategorien getrennt besprochen.

Nach einem Status epilepticus als erstem unprovoziertem Anfall

Bei etwa 10% der Kinder mit einem ersten unprovozierten Krampfanfall manifestiert sich dieser als Status epilepticus. Die Dauer des ersten idiopathischen oder kryptognen Krampfanfalls hat keinen Einfluss auf die nachfolgende Epilepsierate. Die Patientengruppe mit einem Status epilepticus als erstem unprovoziertem Anfall hat ein Epilepsierisiko von 25%, was der künftigen Epilepsierate von allen Kindern mit einem ersten unprovozierten Krampfanfall entspricht (Maytal et al. 1989, Hauser et al. 1990).

Nach febrilem Status epilepticus

Es muss zwischen prolongierten Fieberkrämpfen und febrilem Status als Symptom einer akuten Entzündung des ZNS unterschieden werden, die Aspekte der prolongierten Fieberkrämpfe werden ausführlich in Kap. 15 dargestellt. Ungewöhnlich niedrig ist die von Maytal et al. (1989) angegebene Epilepsierate von 4% als Folge eines fieberhaften Status epilepticus, wahrscheinlich ist aber die Nachbeobachtungszeit der gemischt retrospektiv/prospektiv angelegten Studie (Mittelwert 13 Monate) noch zu kurz für eine sichere Aussage. Die schon zitierte britische Populationsstudie (Verity et al. 1993) ergab im Alter von 10 Jahren für 19 Kinder mit febrilem Status epilepticus in 21% der Fälle Nachfolgeepilepsien, diese Zahl erscheint sehr viel realistischer zu sein als der oben zitierte, außerordentlich niedrige Wert von Maytal et al. (1989).

Nach akutem symptomatischem Status epilepticus

Der Prozentsatz der Kinder mit einem akuten symptomatischen Status epilepticus, der danach eine Epilepsie entwickelt, liegt in der Größenordnung von 15–40%, wobei die Ursache eine große Rolle spielt (Hauser u. Kurland 1975, Gross-Tsur u. Shinnar 1993, Hesdorffer et al. 1998). Die Folgeepilepsie tritt in einem mehrere Jahre umfassenden Zeitraum nach dem akuten Ereignis auf. Es ist ungeklärt, ob eine antiepileptische Therapie in unmittelbarem Anschluss an den symptomatischen Status epilepticus das spätere Auftreten einer Epilepsie verhindern kann.

Nach erstem Status epilepticus bei zurückliegend symptomatischer und progredienter Ätiologie

In der Regel haben die Patienten dieser beiden ätiologischen Gruppen schon Anfälle in der Vergangenheit gehabt. Sollte der Status epilepticus der erste Anfall gewesen sein, so ist das Risiko weiterer Anfälle außerordentlich hoch (Hauser et al. 1990, Berg u. Shinnar 1991). Ebenso besteht hier ein hohes Risiko von etwa 50% für weitere Status epileptici (Driscoll et al. 1990, Shinnar et al. 1992).

Absencestatus

Ein Absencestatus ist in erster Linie durch eine anhaltende Beeinträchtigung des Bewusstseins und der mentalen Funktionen in Verbindung mit einer generalisierten Spike-Wave-Aktivität im EEG gekennzeichnet, offensichtliche konvulsive Phänomene fehlen. Das wichtigste diagnostische Hilfsmittel ist das EEG. Richtungsweisend ist der Vergleich des EEG im Status mit früheren EEG dieses Patienten ohne Statuszeichen, wodurch die statusbedingten Veränderungen erkennbar werden. Der Absencestatus wird unterteilt in einen Status epilepticus typischer und atypischer Absencen, wobei aber eine Unterscheidung dieser beiden Formen nicht immer möglich ist. Auch die Abgrenzung vom komplexen fokalen Status epilepticus kann schwierig sein.

Ein Status epilepticus typischer Absencen tritt in etwa 3% der Kinder und Jugendlichen mit Absenceepilepsien auf (Snead et al. 1997). Er kann bei diesen Patienten durch psychotrope Medikamente, Benzodiazepinentzug und Carbamazepin ausgelöst werden. Die Betroffenen fallen durch eine anhaltende Bewusstseinsstörung auf, sie wirken lethargisch, disorientiert, reagieren und sprechen verlangsamt. Sie können einfache Tätigkeiten wie Essen oder An- und Ausziehen ausführen und reagieren teilweise auf einfache verbale Aufforderungen. Ein solcher Zustand kann stunden- bis tagelang anhalten. Das EEG zeigt generalisierte, bilateral synchrone Spike-Waves mit einer Frequenz, die meist bei 3 Hz, aber auch darüber und darunter liegt. Im Verlauf des Absencestatus kann die Spike-Wave-Aktivität auch eine irreguläre und diskontinuierliche Ausprägung annehmen.

Der Status epilepticus atypischer Absencen tritt vor allem bei mental retardierten Kindern mit vorbestehenden Epilepsien, insbesondere bei der myoklonisch-astatischen Epilepsie und beim Lennox-Gastaut-Syndrom auf (Stores et al. 1995). Die Bewusstseinsstörung ist bei dieser Statusform häufig stärker ausgeprägt als beim Status epilepticus typischer Absencen, sie fluktuiert stärker. Die Patienten zeigen verzögerte Reaktionen, Desorientierung, Immobilität oder automatenhaftes Verhalten, Lethargie, Spracharrest, Gangunsicherheit, Koordinationsstörungen, rhythmisches Lidzucken, Grimassieren, generalisierte Myoklonien, die man sehen oder spüren kann sowie verstärkten Speichelfluss (Snead et al. 1997). Im EEG finden sich kontinuierliche, gelegentlich auch diskontinuierliche generalisierte Spike-Waves mit einer Frequenz um 2–2,5 Hz. Diese Staten können stunden-, tage- oder wochenlang anhalten. Diese Statusform rezidiviert besonders häufig.

Mittel der Wahl zur Unterbrechung des Absencestatus stellen die Benzodiazepine (Diazepam, Clonazepam und Lorazepam) dar, die in der Regel unter EEG-Kontrolle intravenös verabreicht werden sollten. Der Status atypischer Absencen spricht weniger gut auf diese Substanzen an, in diesen Fällen kann Valproat i.v. angewendet werden. Sedierende Medikamente, Carbamazepin und Vigabatrin können zu einer Verschlechterung führen. Von den Benzodiazepinen wird berichtet, dass sie in Einzelfällen einen tonischen Status epilepticus provozieren können (Prior et al. 1972, Tassinari et al. 1972, Bittencout u. Richens 1981).

Die Prognose ist abhängig von der Ätiologie und vom Typ des Absencestatus.

Es gibt keinen Hinweis dafür, dass der Status epilepticus typischer Absencen zu neuronalen Schäden führt. Anders verhält es sich mit dem Status epilepticus atypischer Absencen. Der Vergleich der intellektuellen Funktionen bei den Kindern mit myoklonisch-astatische Epilepsie und Lennox-Gastaut-Syndrom im Rahmen einer prospektiven Studie zeigte vor und nach einem atypischen Absencestatus, dass es in etwa der Hälfte der Kinder zu einer Verschlechterung gekommen war (Stores et al. 1995).

Komplexer partieller Status epilepticus

Die eindeutige Diagnose des komplex partiellen Status epilepticus ist schwierig, denn er muss von anderen Formen des nicht konvulsiven Status und postiktalen Zuständen unterschieden werden. Die Diagnose beruht vor allem auf klinischen Kriterien, denn die EEG-Veränderungen sind unspezifisch. Es handelt sich um einen prolongierten konfusionellen Zustand mit variablen klinischen Symptomen in Verbindung mit fluktuierenden und häufig auftretenden fokalen epileptiformen Potenzialen im EEG (Shorvon 1994). Einerseits kann es sich um einen kontinuierlichen lang dauernden Anfall handeln (kontinuierliche Variante), andererseits um Serien einzelner komplexer fokaler Anfälle, zwischen denen der Patient nicht wieder ganz aufklart (zyklische Variante) (Williamson 1997).

Der komplex partielle Status epilepticus im Kindesalter betrifft hauptsächlich neurologisch vorgeschädigte Kinder. Diese zeigen ein eingeschränktes Bewusstsein, fehlende Reaktionen auf ihnen bekannte Personen, Verhaltensstörungen, Lippenlecken, automatenhaftes Greifen nach Objekten und fokale klonische Phänomene (McBridge et al. 1981). Typisch für die zyklische Variante des komplex partiellen Status epilepticus ist, dass der Bewusstseinszustand zwischen fehlender Reaktivität mit Spracharrest und stereotypen Automatismen und partieller Reaktivität mit partiell erhaltenen Sprachfunktionen und scheinbar zweckvollen Automatismen wechselt.

Nach Meinung einer Reihe von Autoren sollte die Behandlung des komplex partiellen Status epilepticus der des generalisierten konvulsiven Status epilepticus entsprechen. Dafür spricht, dass mittels MRT-Serien bei Patienten mit partiellem Status epilepticus Zeichen des lokalen vasogenen und zytotoxischen Hirnödems gefunden wurden, woraus regionale Hirnatrophien resultierten (Lansberg et al. 1999). Von anderen Untersuchern wird aber ein weniger aggressives Vorgehen für richtiger gehalten, da der Einfluss der Therapie auf das Outcome ungewiss sei und die aggressive Therapie, z. B. die Barbituratanästhesie, ihrerseits mit erheblichen Nebenwirkungen verbunden sei. Deshalb sollte sich die Therapie auf die Verabreichung von Benzodiazepinen, Phenytoin und Phenobarbital beschränken (Shorvon 1994).

17 Krankheitsbilder mit symptomatischen Anfällen und Epilepsien

Epileptische Anfälle und Epilepsien können viele Krankheitszustände des ZNS komplizieren. An dieser Stelle sollen die Krankheiten beschrieben werden, bei denen epileptische Anfälle ein charakteristisches Symptom oder eine vorwiegende Komplikation darstellen. Eine Übersicht über diese Krankheiten, welche Kinder und Jugendliche betreffen, zeigt Tab. 17.**1**. Hier sind die genetischen und die in der Prä-, Peri- und Postnatalzeit erworbenen Krankheiten aufgeführt.

Genetische und pränatal erworbene Erkrankungen

Die idiopathischen Epilepsien mit nachgewiesener Vererbung wurden im Kap. 4 beschrieben. Bei zahlreichen weiteren hereditären Krankheiten sind epileptische Anfälle ein führendes Symptom unter anderen Zeichen einer neurologischen Schädigung, häufig sind auch weitere Organe beteiligt (z. B. Leber, Milz, Herz, Muskulatur, Haut). Mittlerweile sind mehr als 200 ererbte Krankheiten, zu deren Phänotyp auch epileptische Anfälle gehören, bekannt. Dazu gehören Chromosomenanomalien, neurokutane Syndrome, hereditäre Migrationsstörungen, angeborene Stoffwechselkrankheiten, progressive Myoklonusepilepsien und weitere genetische Syndrome, die häufig mit Epilepsien verbunden sind wie das Angelman-Syndrom, Rett-Syndrom und Aicardi-Syndrom. Eine Übersicht über die wichtigsten hereditären Krankheitsbilder gibt Tab. 17.**2**. Neben den hereditären spielen auch in der Pränatalzeit einwirkende schädigende Faktoren wie konnatale Infektionen, Toxine und Medikamente eine Rolle als Ursachen für Epilepsien.

Chromosomenaberrationen

Chromosomale Störungen sind insgesamt, gemessen an der Häufigkeit ihres Vorkommens (0,5% aller Lebendgeborenen), eher eine seltene Ursache von Epilepsien. Bei einigen Chromosomenanomalien kommen allerdings epileptische Anfälle häufig bis sehr häufig vor, diese sind in Tab. 17.**2** aufgeführt. Zu den Syndromen, bei denen mehr als 25% der betroffenen Kinder Epilepsien haben, gehören das Wolf-Syndrom (Deletion des 4p), die Trisomie 4p, das Pätau-Syndrom (Trisomie 13), das Edwards-Syndrom (Trisomie 18) und die Trisomie 22 (Holmes 1987).

Beim Down-Syndrom (Trisomie 21) kommen epileptische Anfälle zwar seltener als bei den zuvor genannten Syndromen vor, aber auch bei dieser Chromosomenaberration manifestieren sich bei etwa 5–15% der Patienten entweder fokale oder generalisierte Krampfanfälle (Holmes 1987, Johannsen et al. 1996). Unter den Epilepsien der Down-Patienten finden sich besonders häufig BNS-Krämpfe, in einer Serie von 350 Patienten im Alter von 2–33 Jahren betrug der Anteil an allen Epilepsien 32% (Strawsburg et al. 1997).

Beim Klinefelter-Syndrom (47, XXY) kommen in etwa 5% der Fälle Epilepsien vor, gewöhnlich in Verbindung mit Verhaltensstörungen und kognitiven Defiziten.

Beim X-gebunden vererbten Krankheitsbild des fragilen X-Syndroms (Triplett-Expansion im FMR-1-Gen am Genort Xq27.3), der häufigsten Form der familiären mentalen Retardierung mit einem auffälligen Phänotyp (große und abstehende Ohren, schmales Gesicht und Makroorchismus), treten häufiger epileptische Anfälle auf. Die Prävalenzrate beträgt etwa 20%, wobei komplexe fokale Anfälle weit überwiegen (bei 85%). Die Mehrzahl der Patienten zeigt als besonderes EEG-Muster zentro-temporale Sharp-Waves ähnlich den Patienten mit benignen fokalen Epilepsien des Kindesalters (Musumeci et al. 1999).

Tabelle 17.1 Übersicht über die Krankheitszustände des ZNS mit epileptischen Anfällen als charakteristischem Symptom oder Komplikation

Genetische sowie pränatal erworbene Erkrankungen:
- Chromosomenanomalien
- neurokutane Syndrome
- angeborene Stoffwechselkrankheiten
- progressive Myoklonusepilepsien
- andere genetische Syndrome
- Störungen der neuronalen Migration (kortikale Dysgenesien)
- vaskuläre Fehlbildungen
- konnatale Infektionen
- Toxine, Medikamente

Perinatal erworbene Erkrankungen:
- Hypoxie-Ischämie
- intrakranielle Blutungen
- perinatale Infektionen

Postnatal erworbene Erkrankungen:
- Infektionen des ZNS:
  - Meningitis
  - Enzephalitis
  - Abszess
  - subdurales Empyem
- Schädel-Hirn-Trauma
- Hirntumoren:
  - Gangliogliome
  - dysembryoplastische neuroepitheliale Tumoren
  - Andere
- hypoxisch-ischämische Enzephalopathie:
  - Ertrinkungsunfälle
  - protrahierter Schock
  - Herzstillstand, Zustand nach Reanimation
  - Near Miss Sudden Infant Death
- metabolisch-toxische Enzephalopathien:
  - Reye-Syndrom
  - hämorrhagisches Schock- und Enzephalopathiesyndrom
  - hepatische Enzephalopathie
- Intoxikationen:
  - Alkohol
  - Medikamente
  - Toxine
- Störungen des Elektrolyt- und Wasserhaushaltes:
  - Natrium-, Calcium-, Magnesiumimbalancen
  - Dehydratation, Hyperhydratation
- hormonelle Störungen:
  - Hypo-, Hyperglykämie
  - Hyperthyreose
- renale Erkrankungen:
  - hypertensive Enzephalopathie
  - hämolytisch-urämisches Syndrom
  - urämische Enzephalopathie
- kardiale und zerebrovaskuläre Erkrankungen:
  - Herzfehler
  - Thrombosen, Embolien
  - Sinusvenenthrombosen
  - Lupus erythematodes
- Unbekannte Ursache:
  - Rasmussen-Syndrom
  - Syndrom der Zöliakie, Epilepsie und bilateralen okzipitalen Verkalkungen

Neurokutane Syndrome

Den neurologischen Ausfällen der Mehrzahl der neurokutanen Syndrome, zu denen die Neurofibromatose Typ I (von Recklinghausen), die tuberöse Hirnsklerose (Bourneville-Syndrom), das Sturge-Weber-Syndrom, die Incontinentia pigmenti (Bloch-Sulzberger-Syndrom) und die Hypomelanosis Ito gehören, liegen Störungen der neuronalen und glialen Proliferation zugrunde. Die Epilepsien, welche den neurokutanen Syndromen assoziiert sind, können wegen Therapieresistenz erhebliche therapeutische Probleme bereiten.

Neurofibromatose Typ I (von Recklinghausen)

Die Neurofibromatose Typ I (NF1) ist das am häufigsten vorkommende neurokutane Syndrom, die Häufigkeit wird auf etwa 1 Fall auf

Tabelle 17.2 Hereditäre Krankheitsbilder mit symptomatischen Epilepsien neben anderen ZNS-Symptomen und systemischen Manifestationen (Nashef 1996, Bate u. Gardiner 1999)

Chromsomenaberrationen:
- Deletion des 4p (Wolf-Syndrom)
- Trisomie 4p
- Deletion von 5p (Cri-Du-Chat-Syndrom)
- Monosomie 9p
- Trisomie13 (Pätau-Syndrom)
- Trisomie18 (Edwards-Syndrom)
- Trisomie 21 (Down-Syndrom)
- Trisomie 22
- Klinefelter Syndrom
- fragiles X-Syndrom

Neurokutane Syndrome:
- Neurofibromatose
- tuberöse Sklerose
- Sturge-Weber-Syndrom
- Incontinentia pigmenti (Bloch-Sulzberger-Syndrom)
- Hypomelanosis Ito
- epidermales Nävussyndrom

Hereditäre Migrationsstörungen:
- isolierte Lissenzephaliesequenz
- Miller-Dieker-Syndrom
- X-chomosomal gebundene Lissenzephalie
- subkortikale Bandheterotopie/doppelter Kortex
- periventrikuläre noduläre Heterotopien

Angeborene Stoffwechselstörungen:
- der Aminosäuren (z. B. Phenylketonurie, Homozystinurie)
- des Harnstoffzyklus
- der organischen Säuren und Fettsäuren
- des Kohlenhydratstoffwechsels
- des Metallstoffwechsels (z. B. Menkes-Syndrom)
- des Purin- und Pyrimidinstoffwechsels (z. B. Morbus Lesch-Nyhan)
- des GABA-Stoffwechsels (z. B. Vitamin B_6-abhängige Krampfanfälle)
- neurometabolische Speicherkrankheiten (z. B. Sphingolipidosen, Mukopolysaccharidose Typ III)
- mitochondriale Zytopathien (z. B. Morbus Leigh)
- peroxysomale Störungen (z. B. Zellweger-Syndrom, Adrenoleukodystrophie)
- hereditäre Porphyrien

Progressive Myoklonusepilepsien:
- Unverricht-Lundborg-Syndrom
- Lafora-Körperchensyndrom
- MERRF (Myoklonusepilepsie mit Ragged-red Fibres)
- neuronale Ceroid-Lipofuszinosen
- Sialidosen

Andere genetische Syndrome:
- Angelman-Syndrom
- Rett-Syndrom
- Aicardi-Syndrom
- nordisches Epilepsiesyndrom
- Morbus Huntington, juveniler Typ
- progressive Enzephalopathie mit Ödemen, Hypsarrhythmie und Optikusatrophie (PEHO-Syndrom)

2500–3300 Geburten geschätzt. Die Vererbung ist autosomal dominant mit 100% Penetranz, aber mit sehr variabler Expressivität. In etwa der Hälfte der Fälle handelt es sich um Neumutationen. Das NF1-Gen befindet sich auf dem langen Arm des Chromosom 17 (17q11-12). Die Neurofibromatose Typ I ist durch multiple Milchkaffeeflecken, Tumoren des zentralen und peripheren Nervensystems (multiple Fibrome, Neurofibrome, Hamartome, Optikusgliome) sowie durch Abnormalitäten der Augen (Irishamartome) und des Skelettsystems (Makrozephalus, Keilbeindysplasie, Verdünnung der langen Röhrenknochen, Skoliose) gekennzeichnet. Etwa 10% der Betroffenen sind mental retardiert, bei ca. 12% tritt eine Epilepsie auf. Die Epilepsien beruhen wahrscheinlich auf intrakraniellen Hamartomen oder Heterotopien neuronaler Elemente.

Tuberöse Hirnsklerose

Die tuberöse Sklerose ist ein autosomal dominantes Erbleiden mit variabler Expressivität und inkompletter Penetranz, häufig handelt es sich um Neumutationen. Als Ursache wurden Mutationen der Gene TSC1 und TSC2 mit den Proteinen Hamartin und Tuberin identifiziert, die sich an 2 unterschiedlichen Genorten (9q34 bzw. 16p13) befinden.

Die tuberöse Sklerose ist klinisch durch die Trias Hautveränderungen (weiße Flecken, Adenoma sebaceum Typ Pringle), mentale Retardierung und Epilepsie charakterisiert, weitere Organsysteme können betroffen sein (Retina, Nieren, Herz). Die Krankheitsbezeichnung selbst gründet sich auf tuberösen (geschwulstartigen) Gewebsveränderungen, die sich während der Hirnreifung verändern. Sie verkalken im Laufe der Zeit, eine maligne Transformation ist möglich. Makroskopisch finden sich kortikale Tuber, subkortikale Heterotopien der grauen Substanz und subependymale Knoten. Histologisch bestehen die Knoten aus vergrößerten Astrozyten, eingelagertem Calcium, Blutgefäßen und Riesenzellen oder vielkernigen Zellen, die sowohl neuronale als auch astrozytäre Eigenschaften aufweisen. Das charakteristische Gehirn-CT zeigt multiple kortikale und subkortikale Verkalkungen. Im MRT bilden sich diese Läsionen im Vergleich zur grauen Substanz bei T_1-Gewichtung hypointens, bei T_2-Gewichtung hyperintens ab (Raymond et al. 1996).

ZNS-Manifestationen finden sich bei über 90% aller Betroffenen, auch dann, wenn sie klinisch gesund erscheinen. Krampfanfälle sind das häufigste initiale Symptom, sie treten im Laufe der Zeit in etwa 50% der Fälle auf, häufig schon vom ersten Lebensjahr an. Bei einer großen Zahl der Patienten mit tuberöser Sklerose manifestiert sich die Epilepsie in Form von BNS-Krämpfen (Ohtsuka et al. 1998). Eine Langzeitbeobachtung zeigte, dass im Übrigen nicht nur fokale Epilepsien, sondern ebenso häufig generalisierte Epilepsien vorkommen (Ohtsuka et al. 1998). Nicht alle Patienten mit tuberöser Sklerose sind mental retardiert, jedoch fast alle, bei denen die Epilepsie in den ersten beiden Lebensjahren auftritt (Gomez 1979).

Sturge-Weber-Syndrom

Beim Sturge-Weber-Syndrom handelt es sich um ein fast ausschließlich sporadisch auftretendes neurokutanes Syndrom mit einem meist einseitigen portweinfarbenen Naevus flammeus des Gesichts (möglicher beidseitiger Befall und Beteiligung des Körpers), ipsilateralen meningealen Hämangiomen (Schädelröntgen: doppelkonturierte girlandenförmige Verkalkungen), seitenkorrespondierenden Angiomen der Chorioidea (Glaukomgefahr) sowie kontralateraler Hemiparese, Hemianopie, mentaler Retardierung und Epilepsien. Die Krampfanfälle beginnen in der Regel im ersten Lebensjahr und treten meist als kontralaterale fokale oder sekundär generalisierte Anfälle auf. Im Laufe der Zeit nehmen Frequenz und Schwere der Anfälle zu, wobei diese Parameter nicht mit dem Ausmaß der Hautbeteiligung korrespondieren. Häufig folgt den fokalen Anfällen eine postiktale Parese, deren Rückbildung einige Zeit dauert; eine permanente Parese bleibt in etwa 30% der Fälle bestehen. Häufigkeit und Schwere der Anfälle können einen epilepsiechirurgischen Eingriff erforderlich machen (Läsionektomie, Lobektomie oder Hemispherektomie).

Incontinentia pigmenti (Bloch-Sulzberger-Syndrom)

Die X-gekoppelt-dominant vererbte Incontinentia pigmenti (Bloch-Sulzberger-Syndrom) ist ein seltenes neurokutanes Syndrom, das die Haut in charakteristischer Weise betrifft. Die charakteristischen Hautveränderungen durchlaufen 3 Stadien: In den ersten Lebenswochen zeigen sich lineare, gerötete, vesikuläre oder bullöse Läsionen, die sich im Laufe der ersten Monate in warzenförmige pigmentierte Hyperkeratosen umwandeln und schließlich schmutzig-braune streifige und girlandenförmige Hyperpigmentationen bilden. Weiterhin finden sich Gebissanomalien (verspäteter Zahndurchbruch, fehlgebildete Zähne) und umschriebene Alopezien. Bei etwa 30% der Patienten ist das ZNS am Krankheitsprozess in Form von mentaler Retardierung, epileptischen Anfällen und Zerebralparesen beteiligt.

Hypomelanosis Ito

Dieses nahezu ausschließlich sporadisch vorkommende, seltene neurokutane Syndrom ist durch strichförmige, fleckförmige, spritzerartige oder in Wirbeln angeordnete Depigmentierungen, mentale Retardierung unterschiedlicher Ausprägung, Krampfanfälle, Anomalien des Skeletts (u.a. Makrokranie) und der Augen (Strabismus, Myopie, Fundusanomalien) gekennzeichnet. Als Ursache der mentalen Retardierung und der Epilepsien finden sich kortikale Dysgenesien mit abnorm proliferierten neuronalen und glialen Zellen (Barkovich et al. 1996).

Epidermales Nävussyndrom

Beim epidermalen Nävussyndrom handelt es sich um eine Krankheitsgruppe mit charakteristischen hamartösen Hautläsionen, die dem embryonalen Ektoderm entstammen und den Blaschko-Linien folgen. Das Erscheinungsbild wird bestimmt von den vorherrschenden dermalen Elementen, entsprechend dem klinischen und histopathologischen Befund sind verschiedene Syndrome (z. B. Schimmelpennig-Syndrom, lineares Naevus-sebaceus-Syndrom Jadassohn) beschrieben worden, die aber nur als Varianten des epidermalen Nävussyndroms angesehen werden (Solomon u. Esterly 1975, Wyllie u. Dobyns 1999). Als Ursache wird eine autosomal dominante, letale Mutation angenommen, die nur im Falle eines Zellmosaiks überlebt wird. Die epidermalen Nävi sind häufig mit anderen ipsilateralen ektodermalen Malformationen assoziiert, die typischerweise Gehirn (z. B. in Form einer Hemimegalenzephalie oder einer Porenzephalie), Augen und Knochen betreffen. Im Gesicht und am Kopf finden sich häufig leicht erhabene, ovoide oder lineare Plaques, nach denen sorgfältig gesucht werden sollte. Das ZNS ist in etwa der Hälfte der Fälle in Form einer mentalen Retardierung (40%), Epilepsie (33%) oder Hemiparese (14%) beteiligt (Solomon u. Esterly 1975).

Angeborene Stoffwechselerkrankungen

Epileptische Anfälle sind Symptom vieler angeborener Stoffwechselstörungen. Die meisten dieser Krankheiten werden autosomal rezessiv vererbt. Die Epilepsie ist in der Regel nur Symptom in einem weiten Spektum neurologischer Auffälligkeiten. Den Anfällen können unterschiedliche Mechanismen zu Grunde liegen, wie z. B. Dysfunktionen der Zellorganellen, der Neurotransmitterbildung bzw. des Neurotransmitter-Turnovers und des zerebralen Energiestoffwechsels. Die wichtigsten metabolischen und neurometabolischen Krankheiten mit symptomatischen epileptischen Anfällen sind, geordnet nach steigendem Manifestationsalter, in Tab. 17.**3** aufgeführt.

Im Folgenden sollen lediglich die Stoffwechselkrankheiten beschrieben werden, bei denen epileptische Anfälle das führende klinische Symptom sind.

Nichtketotische Hyperglyzinämie

Hierbei handelt es sich um eine autosomal rezessiv vererbte, primäre Störung des Glycinstoffwechsels. Infolge einer Defizienz der Glycindecarboxylase kommt es zu einer Vermehrung von Glycin im ZNS. Im Liquor cerebrospinalis findet sich dementsprechend eine exzessiv erhöhte Glycinkonzentration (15- bis 30-mal höher als normal). Es gibt 4 Verlaufsformen (neonatale, infantile, Late Onset und transiente), wobei die neonatale die häufigste ist. Diese manifestiert sich als eine myoklonische Enzephalopathie mit Trinkschwäche, Lethargie und schwerer Hypotonie. Das EEG zeigt ein Burst-Suppression-Muster. In etwa einem Drittel der Fälle führen die nicht behandelbaren epileptischen Anfälle, Apnoen und Koma im Laufe der

Tabelle 17.3 Die wichtigsten metabolischen und neurometabolischen Erkrankungen mit Epilepsien als häufigem Symptom, aufgeführt nach dem Manifestationsalter (nach Lyon et al. 1996)

Neonatalzeit und Säuglingsalter (< 1 Jahr):
- Amino- und Organoazidopathien einschließlich nichtketotische Hyperglyzinämie
- Harnstoffzyklusdefizienzen
- Biotinidasemangel
- Vitamin-B_6-Abhängigkeit
- Alpers-Syndrom
- Morbus Menkes
- peroxysomale Erkrankungen
- mitochondriale Zytopathien
- Glucose-Transporter-Protein-Defizienz
- Molybdänum-Kofaktor-Defizienz

Kleinkindesalter (1–6 Jahre):
- spätinfantile Ceroid-Lipofuszinose
- Sialidose Typ II
- andere lysosomale Speicherkrankheiten
- Vitamin-B_6-Abhängigkeit
- Biotinidasemangel
- Alpers-Syndrom

Schulalter und Adoleszenz:
- juvenile Ceroid-Lipofuszinose
- MERRF (Mitochondrial Enzephalopathy With Ragged Red Fibers)
- juvenile GM_2-Gangliosidose
- Mukopolysaccharidose Typ III
- akute intermittierende Porphyrie
- Morbus Huntington

ersten Lebensjahre zum Tode. Bei den Überlebenden entwickeln sich eine schwere globale Retardierung und eine therapieresistente Epilepsie mit generalisierten tonisch-klonischen Anfällen und myoklonischen Anfällen. Ein wirksame Behandlung ist nicht bekannt. Die eingeschränkte Zufuhr von Glycin sowie die Anwendung von Natriumbenzoat und Folsäure beeinflussen nicht die schlechte Prognose.

Pyridoxinabhängigkeit (Vitamin-B_6-Abhängigkeit)

Bei dem seltenen, autosomal rezessiv vererbten Krankheitsbild der Pyridoxinabhängigkeit beginnen die gegenüber konventionellen Antiepileptika fast immer therapierefraktären Krampfanfälle meist in den ersten Lebensstunden oder -tagen, sie können auch schon intrauterin auftreten (Gospe 1998). Neben der klassischen neonatalen Präsentation gibt es weitere atypische Manifestationen in einem Zeitraum bis zu etwa 18 Monaten. Unter folgenden Umständen sollte bei Säuglingen und Kleinkindern an dieses Krankheitsbild gedacht werden:
- Manifestation von Anfällen unbekannter Genese in Verbindung mit unauffälliger Schwangerschafts- und Geburtsanamnese,
- Anamnese mit einer schwer verlaufenden Epilepsie oder einem tödlich verlaufenden Status epilepticus bei einem Geschwisterkind,
- Auftreten lang anhaltender fokaler oder unilateraler Anfälle, z. T. mit erhaltenem Bewusstsein,
- Irritabilität, Unruhe, Weinen und Erbrechen als Vorläufer von Krampfanfällen (Goutières u. Aicardi 1985).

Der Pyridoxinabhängigkeit liegt ein Mangel des inhibitorischen Neurotransmitters GABA durch die Defizienz des Enzyms Glutaminsäure-Decarboxylase zugrunde, welche die Umwandlung von Glutaminsäure in GABA katalysiert. Die Aldehydform des Pyridoxins stellt dabei ein wichtiges Koenzym dar. Durch die intravenöse Zufuhr einer Testdosis von Pyridoxin (100 mg), die, falls die erste Dosis keine Wirkung zeigt, noch mehrmals wiederholt werden sollte, verschwinden die epileptischen Anfälle und die EEG-Veränderungen in Form von multiplen Spike-Waves innerhalb von Minuten oder Stunden. Die Betroffenen müssen lebenslang Pyridoxin (meist 50 mg pro Tag) einnehmen, die Mehrzahl weist später trotz Behandlung eine leichte Entwicklungsverzögerung auf. In einer prospektiven Studie gingen höhere Pyridoxindosen mit besseren kognitiven Funktionen einher (Baxter et al. 1996).

Glucosetransporter-Protein-Defizienz

Glucose ist ein essenzieller Brennstoff im ZNS. Der Glucosetransport durch die Blut-Hirn-Schranke und in die Nervenzellen erfolgt mit Hilfe des Glucosetransporterproteins GLUT1. Eine Defizienz dieses Transportmechanismus führt zu erniedrigten Glucosekonzentrationen im ZNS, was mit dem Auftreten epileptischer Anfälle im ersten Lebensjahr, Entwicklungsverzögerung und Mikrozephalie verbunden ist (De Vivo et al. 1991). Die Anfälle sind mit konventionellen Antiepileptika schwierig zu beeinflussen und treten vor allem vor den Mahlzeiten auf

(Korenke et al. 1999). Die entscheidenden diagnostischen Parameter sind eine verminderte Glucosekonzentration in Liquor cerebrospinalis (meist etwa 30–40 mg/dl) und eine Erniedrigung des Liquor-Plasma-Quotienten (< 0,5, meist etwa 0,33). Die Diagnose kann durch Messung der verminderten Glucoseaufnahme in Erythrozyten gesichert werden. Die betroffenen Kinder können mittels der ketogenen Diät, die dem ZNS Ketonkörper als alternative Energiequelle zur Verfügung stellt, erfolgreich behandelt werden.

Progressive Myoklonusepilepsien

Bei den progressiven Myoklonusepilepsien handelt es sich um eine klinisch heterogene Gruppe seltener progredienter Störungen des ZNS, die durch Myoklonus, tonisch-klonische Anfälle und zunehmende neurologische Ausfälle, meist in Form von mentalem Abbau und Ataxie, charakterisiert ist. Sie manifestieren sich im späten Kindesalter oder im Jugendalter. Zu Beginn der Erkrankungen kann die Diagnose schwierig sein, denn sie werden nicht selten mit anderen Epilepsieformen verwechselt. Im Laufe der Zeit wird aber bei der Mehrzahl der Unterformen der mentale Abbau immer deutlicher, und die häufiger auftretenden Anfälle erweisen sich zunehmend als therapieschwierig (Berkovic et al. 1993).

Die häufigeren Krankheitsbilder sind das Unverricht-Lundborg-Syndrom, die Lafora-Körperchenkrankheit, die Myoklonusepilepsie mit Ragged-Red Fibers (MERRF), die neuronalen Zeroidlipofuszinosen und die Sialidosen (Berkovic et al. 1993). Bei einigen Krankheitsbildern wurden schon die zugrunde liegenden molekularen genetischen Defekte aufgedeckt (Bate u. Gardiner 1999). Bei den progressiven Myoklonusepilepsien sind Gene mutiert, welche an und für sich die basalen Zellfunktionen durch Sicherstellung der Energieversorgung, Kontrolle der Proteolyse und Regulation des Zelltodes aufrechthalten. Der Verlust dieser zellprotektiven Funktionen wirkt sich wahrscheinlich epileptogen aus. Die wichtigsten Daten zu Klinik und Diagnostik der Hauptformen der progressiven Myokonusepilepsien sind in Tab. 17.**4** aufgelistet. Die genetischen Befunde sind in Tab. 4.**2** zusammengefasst.

Unverricht-Lundborg-Syndrom

Hierbei handelt es sich um eine autosomal rezessiv vererbte Krankheit, welche sich in der Regel bei Kindern im Alter zwischen 8 und 13 Jahren manifestiert. Sie ist durch stimulussensitive Myoklonien, generalisierte tonisch-klonische Anfälle, Ataxie, Dysarthrie, Intentionstremor und langsamen intellektuellen Abbau charakterisiert. Typisch ist ein morgendlicher, repetitiver Myoklonus, der zunimmt und in einem generalisierten tonisch-klonischen Anfall kulminiert. Die Progression ist in den betroffenen Familien sehr variabel. Der zugrunde liegende biochemische Defekt ist unbekannt. Die Histologie des Hirngewebes lässt keine Einschlusskörperchen oder kein Speichermaterial erkennen, jedoch Neuronenverlust und Gliose. Das Gen dieser Krankheit (EPM1) ist auf dem Chromosom 21 (21q22.3) lokalisiert, alle Fälle scheinen auf Mutationen dieses Gens zu beruhen (Lehesjoki et al. 1993, Cochius et al. 1993). Zum Nachweis der 3 bekannten Mutationen stehen heute PCR-Assays zur Verfügung. Mit ihrer Hilfe kann die klinisch schwierige Diagnose gesichert werden.

Lafora-Körperchenkrankheit

Die Lafora-Körperchenkrankheit wird autosoaml rezessiv vererbt. Die Krankheit beginnt zwischen 10 und 18 Jahren. Die klinischen Charakteristika sind Myoklonien, generalisierte tonisch-klonische Anfälle und ein unaufhaltsamer mentaler Abbau. Bei etwa der Hälfte der Fälle treten fokale Okzipitallappenanfälle auf. In vielen Geweben, in Neuronen, Herz, Muskel, Leber und Haut finden sich Lafora-Körperchen mit Polyglukosaneinschlüssen. Das Gen (EPM2) befindet sich auf dem Chromosom 6 (6q24). Die Diagnose kann am besten deshalb durch die histologische Untersuchung der Ausführungsgänge von Schweißdrüsen in einem Hautbiopsat gestellt werden. Die Prognose ist schlecht, die Betroffenen sterben innerhalb von 10 Jahren nach Beginn der Erkrankung.

Myoklonusepilepsie mit Ragged-Red Fibers

Die Myoklonusepilepsie mit Ragged-Red Fibers (MERRF) tritt familiär und sporadisch auf. Die

Tabelle 17.4 Hauptformen der progressiven Myokonusepilepsien (mod. nach Berkovic et al. 1993)

Erkrankungen	Alter bei Beginn (Jahre)	Klinik	Laborbefunde	Genetik, Genort	Sicherung der Diagnose
Unverricht-Lundborg-Syndrom	6–15	massive Myoklonien, leichte oder fehlende Demenz	–	autosomal rezessiv, Chromosom 21q22.3	Nachweis der Mutationen mittels PCR-Assay
Lafora-Syndrom	10–18	okzipitale Anfälle, rasch zunehmende Demenz	EEG: posteriore epileptische Entladungen	autosomal rezessiv, Chromosom 6q24	Lafora-Körper in den Schweißdrüsen der Haut, in Leber und Gehirn
MERRF	jedes Alter	Minderwuchs, Myopathie, Ataxie, Neuropathie Hörverlust, Optikusatrophie	Blut- und Liquorlactaterhöhung,	maternale Vererbung, t-RNA Mutation der mitochondrialen DNA	Muskelbiopsie: „ragged-red fibers“, t-RNA Mutation im Blut oder im Muskel
Neuronale Ceroid-Lipofuszinosen:					
• spätinfantile (Jansky-Bielschowsky)	2–4	früh Epilepsie, Myoklonien, schnelle Regression, Fundus: Makuladegeneration	EEG: Spikes bei intermittierender fotosensibler Stimulation, ERG: fehlende B-Welle, VEP: sehr hoch	autosomal rezessiv, Chromosom 11p15	EM (Leukozyten, Haut, Rektum): kurvilineäre Profile
• juvenile (Spielmeyer - Vogt)	4–10	Sehschwäche, Fundus: Makuladegeneration	ERG: fehlende B-Welle, VEP: vermindert	autosomal rezessiv, Chromosom 16p12	EM: Fingerprint-Profile
• adulte (Kufs)	12–50	Myoklonien, Ataxie, extrapyramidalmotorische Symptome	EEG: ausgeprägte Photosensibilität	Rezessiv oder dominant, Chromosom unbekannt	EM: Fingerprint-Profile, granuläre Lipopigment - ablagerungen
Sialidosen:					
• Typ I	8–20	massive Myoklonien, kirschroter Fleck	EEG: vertexpositive Spikes, Speichermaterial u. a. in Lymphozyten,	autosomal rezessiv, Chromosom 6p21.3	Neuraminidasedefizienz (Leukozyten, Fibroblasten)
• Typ II	10–30	Dysmorphien, kirschroter Fleck	Urin: erhöhte Sialyloligosaccharidausscheidung	autosomal rezessiv, Chromosom 20q13	Neuraminidasedefizienz, partieller ß-Galaktosidasemangel

EM Elektronenmikroskopie
ERG Elektroretinogramm
MERRF Mitochondrial Encephalomyopathy with Ragged-Red Fibers
VEP visuelle evozierte Potenziale

Krankheit ist das Resultat einer defizienten mitochondrialen Energieproduktion. Diese Krankheit kann in jedem Lebensalter beginnen, das klinische Spektrum variiert erheblich. Es schließt ein: Myoklonus, tonisch-klonische Anfälle, mentalen Abbau, Ataxie, Myopathie, Neuropathie, Taubheit und Optikusatrophie.

Das Serumlaktat ist meist erhöht, was aber nicht immer der Fall ist. Die Diagnose wird durch Nachweis der Ragged-Red Fibers in der Muskelhistologie gestellt. Molekulare Defekte der mitochondrialen DNA werden am besten im peripheren Blut oder Muskelgewebe nachgewiesen.

Neuronale Ceroidlipofuszinosen

Hierbei handelt es sich um eine Gruppe progressiver neurodegenerativer Krankheiten, die einige klinische Zeichen gemeinsam haben:

- epileptische Anfälle,
- motorische Ausfälle,
- Sehstörungen,
- mentalen Abbau.

Die neuronalen Ceroid-Lipofuszinosen sind durch die Akkumulation von abnormem Lipopigment in den Lysosomen charakterisiert. Je nach Manifestationsalter, Klinik und dem ultrastrukturellen Erscheinungsbild der intrazellulären Lipopigmentablagerungen werden eine Reihe von Subformen unterschieden, deren Genorte bekannt sind (Prasad et al. 1999); Tab. 17.**4**.

Sialidosen

Die Sialidosen sind sehr seltene, autosomal rezessive Speicherkrankheiten mit Defizienzen der α-N-Acetylneuraminidase. Die Sialidose Typ I beginnt in der Adoleszenz mit Myoklonus, Sehverlust, tonisch-klonischen Anfällen und Ataxie. Der Fundus zeigt den charakteristischen kirschroten Fleck. Der Myoklonus ist gewöhnlich sehr stark ausgeprägt. Der Genort befindet sich auf dem Chromosom 6 (6p21.3). Die Sialidose Typ II verläuft ähnlich dem Typ I, er beginnt jedoch später, zusätzlich werden Dysmorphien sichtbar.

Weitere hereditäre Syndrome

Angelman-Syndrom

Das Angelman-Syndrom (Happy-Puppet-Syndrom) ist durch eine schwere mentale Retardierung, Alalie, Mikrozephalie, faziale Auffälligkeiten, unmotivierte Lachperioden und ruckartige, ataktische Extremitätenbewegungen charakterisiert. In 60–80% der Fälle liegt ein maternaler Allelverlust durch Deletion auf dem mütterlichen Chromosom 15 (15q11-13) vor. Die neurologischen Störungen schließen in 80–90% der Fälle Epilepsien ein, die sich in der Regel schon in den ersten 2 Lebensjahren manifestieren. Das EEG ist bei allen Patienten abnorm, es finden sich hochamplitudige generalisierte rhythmische Thetawellen im Frequenzbereich von 4–6 Wellen/s sowie vor allem frontal prominente rhythmische Deltawellen mit einer Frequenz von 2–3 Wellen/s, manchmal mit vorgelagerten Spitzenpotenzialen. Spontan oder vor allem nach Augenschluss treten posterior Spike-Slow-Waves mit einer Frequenz von 2–4 Wellen/s auf (Boyd et al. 1988, Laan et al. 1997). Die Anfälle (häufig myoklonische Anfälle, Sturzanfälle, Absencen und Grand-Mal-Anfälle) sind meist schwierig zu behandeln, häufig sogar therapieresistent. Valproat, Ethosuximid und Clonazepam sind am besten wirksam. Die Schwere des Anfallsleidens nimmt nach der Pubertät eher ab (Robb et al. 1989, Clayton-Smith 1992, Zori et al. 1992).

Rett-Syndrom

Das Rett-Syndrom manifestiert sich ausschließlich beim weiblichen Geschlecht in Form einer Stagnation der Entwicklung vom 9.–18. Monat an, anschließendem rapidem mentalem Abbau mit Auftreten autistischer Züge, Handstereotypien, Rumpftremor, Ataxie, Mikrozephalie, Paraspastik und Epilepsie. Es handelt sich wahrscheinlich um ein x-chromosomal dominantes Erbleiden mit Letalität bei männlichen hemizygoten Embryonen (Hagberg 1993). Das Rett-Syndrom gilt heute als eine der häufigsten neurodegenerativen Erkrankungen, die Prävalenz wird auf 1:10000 Mädchen geschätzt. Kürzlich wurde das x-gebundene mutierte Gen (Xq28, MECP2) identifiziert (Amir et al. 1999).

Aicardi-Syndrom

Beim Aicardi-Syndrom handelt es sich um einen Fehlbildungskomplex mit okulären Defekten, kostovertebralen Fehlbildungen, Epilepsien, insbesondere BNS-Krämpfen, Balkenmangel und progressiver psychomotorischer Retardierung. Der Kortex ist durch Störungen der neuronalen Migration abnorm organisiert, er zeigt fokale subkortikale und subependymale Heterotopien. Da das Aicardi-Syndrom nur bei weiblichen Patienten auftritt, wird ein x-chromosomal dominanter Erbgang mit Letalität im männlichen Geschlecht angenommen.

Nordisches Epilepsiesyndrom (progressive Epilepsie mit mentaler Retardierung)

Dieses neu beschriebene autosomal rezessiv vererbte Epilepsiesyndrom wurde in einer Region in Finnland entdeckt (Hirvasniemi et al. 1994). Kopplungsanalysen haben ergeben, dass das Gen dieser Krankheit (EPMR) auf dem Chromosom 8p liegt (Tahvanainen et al. 1994). Das klinische Bild wurde vor kurzem anhand von 19 Patienten charakterisiert (Hirvasniemi et al. 1995). Der Verlauf ist durch 3 Stadien charakterisiert: Das *1. Stadium* erstreckt sich vom Beginn der Epilepsie im Alter von 5–10 Jahren bis zur Pubertät. Die Anfälle umfassen vor allem generalisierte tonisch-klonische Anfälle und vorübergehend auch komplexe fokale Anfälle. Bis zur Pubertät nimmt die Anfallsfrequenz immer mehr zu, und zwar von 1- bis 2-mal monatlich auf 1- bis 2-mal wöchentlich. Der mentale Abbau beginnt 2–5 Jahre nach dem ersten Auftreten der Anfälle und verstärkt sich in der Adoleszenz. Von den Antiepileptika ist Clonazepam am besten wirksam, Valproat und Phenobarbital sind partiell wirksam, Carbamazepin und Phenytoin haben keine Wirkung.

Im *2. Stadium* nimmt die Anfallsfrequenz wieder ab und der mentale Abbau verlangsamt sich. Jetzt werden die ersten Zeichen einer motorischen Ungeschicklichkeit bemerkt. Im Alter von 30 Jahren hatten alle Patienten einen IQ von < 70.

Nun beginnt das *3. Stadium* mit einer permanenten Behinderung mit ausgeprägter motorischer Ungeschicklichkeit und starken Gleichgewichtsstörungen. Epileptische Anfälle treten nur noch selten auf. Die Ursache dieser Krankheit ist nicht bekannt, es wird ein neurodegenerativer Prozess angenommen (Hirvasniemi et al. 1995).

Morbus Huntington, juveniler Typ

Die Chorea-Huntington ist eine autosomal dominant vererbte neurodegenerative Erkrankung mit kompletter Penetranz, das Gen ist auf dem kurzen Arm des Chromosoms 4 lokalisiert (Genort 4q16.3). Die Pathogenese ist unbekannt. Üblicherweise manifestiert sie sich in den mittleren Lebensjahren und geht mit einer Chorea, motorischer Apraxie, Persönlichkeitsveränderungen und Demenz einher. Bei einem kleinen Prozentsatz beginnt dieses Leiden schon im Kindes- oder Jugendalter (6–12% vor dem Alter von 20 Jahren). In diesen Fällen stehen die Symptome Rigidität, Demenz und Krampfanfälle im Vordergrund. In den fortgeschrittenen Stadien zeigen CT und MRT den typischen Befund der Atrophie von Nucleus caudatus und Putamen.

Progressive Enzephalopathie mit Ödemen, Hypsarrhythmie und Optikusatrophie (PEHO-Syndrom)

Das Syndrom der progressiven Enzephalopathie mit Ödemen, Hypsarrhythmie und Optikusatrophie wurde zuerst von Salonen et al. (1991) bei 14 Patienten aus finnischen Familien beschrieben. Es wird autosomal rezessiv vererbt, die Ursache ist trotz umfangreicher biochemischer Untersuchungen bisher unbekannt. Dieses Syndrom ist durch folgende klinischen Kriterien gekennzeichnet: Manifestation im Alter zwischen 2 Wochen und 3 Monaten mit progredienter Muskelhypotonie, Auftreten von Myoklonien der Extremitäten und von BNS-Krämpfen, Entwicklung einer schweren psychomotorischen Retardierung in Verbindung mit einer massiven Muskelhypotonie, Fehlen oder Verlust des Sehens mit Optikusatrophie vor dem Alter von 2 Jahren, fortschreitende Hirnatrophie, insbesondere des Kleinhirns und des Hirnstamms. Weitere die Diagnose stützende Kriterien sind:

- faziale Dysmorphien,
- Ödeme im Gesicht und in den Extremitäten,
- gesteigerte Muskeleigenreflexe in der frühen Kindheit,
- abnorme evozierte Potenziale, abnorme Nervenleitgeschwindigkeit in der späteren Kindheit,
- Dysmyelinisierung (Somer 1993).

Die BNS-Krämpfe und die übrigen Anfälle sind therapieresistent.

Kortikale Dysgenesien – Störungen der neuronalen Migration

Die kortikalen Dysgenesien als Ausdruck eines gestörten Entwicklungsprozesses des ZNS stellen eine wichtige Ursache von Epilepsien dar. Während der Embryognese in den ersten Lebenswochen folgt auf die Bildung primitiver neuronaler Elemente die Ausbildung der Neuralplatte und dann des Neuralrohrs. Anschließend kommt es zur Segmentation des ZNS und zur Ausdifferenzierung der einzelnen Strukturen des ZNS. Aus der periventrikulären Keimschicht wandern Neuroblasten entlang radialer glialer Fasen in die kortikale Platte ein. Die einzelnen Schichten des Kortex werden von innen nach außen gebildet, die für die äußeren Schichten vorgesehenen Zellen müssen an den schon gebildeten Schichten vorbeiwandern. Die Reifungsprozesse schließen die Bildung und das Wachstum der Neuriten, die Synaptogenese und die Myelinisierung der Axone ein. Überschüssige Neuroblasten und Glioblasten unterliegen dem programmierten Zelltod (Sarnat 1991).

Störungen der Reifungsvorgänge führen zu kortikalen Dysgenesien. Die genetische Basis einiger spezieller Krankheitsbilder wurde nachgewiesen, diese sind in Tab. 4.**3** aufgeführt. Als potentiell gefährlich haben sich schwere mütterliche körperliche Traumen, die Einnahme von Medikamenten, Röntgenuntersuchungen, Infektionen, Uterusabnormalitäten und metabolische Störungen herausgestellt (Palmini et al. 1994).

Die Nomenklatur dieser Krankheitsgruppe ist nicht einheitlich, es werden neben der Bezeichnung kortikale Dysgenesien auch die Begriffe neuronale Migrationsstörungen und kortikale Dysplasien dafür verwandt. Ein MRT-basiertes, für den klinischen Gebrauch sehr nützliches Klassifikationssystem der sehr vielgestaltigen kortikalen Dysgenesien gibt Tab. 17.**5** wieder (Raymond et al. 1995, Shorvon 1997).

Zu den häufigeren kortikalen Dysgenesien in Verbindung mit symptomatischen Epilepsien gehören die Lissenzephalie, die Polymikrogyrie, das kongenitale bilaterale perisylvische Syndrom, die Hemimegalenzephalie, die Schizenzephalie, die Heterotopien, die fokalen kortikalen Dysplasien und die Mikrodysgenesien. Auch die tuberöse Sklerose (unter den neurokutanen Syndromen aufgeführt) und die kortikalen Dysgenesien, die mit Neoplasien einhergehen (z. B. die dysembryoplastischen neuroepithelialen Tumoren oder die Gangliogliome), werden dieser Krankheitsgruppe zugerechnet (Barkovic et al. 1996).

Tabelle 17.**5** MRT-basierte Einteilung der kortikalen Dysgenesien (Raymond et al. 1995, Shorvon 1997)

Abnormalitäten der neokortikalen Gyrierung: • Agyrie/Lissenzephalie • diffuse Polymikrogyrie • fokale Makrogyrie • fokale Polymikrogyrie • fokale Makrogyrie/Polymikrogyrie mit Spaltbildung (Schizenzephalie) • kleinere gyrale Abnormalitäten
Megalenzephalie/Hemimegalenzephalie
Heterotopien: • subependymale diffuse oder noduläre Heterotopien der grauen Substanz • subkortikale laminäre Heterotopien der grauen Substanz • subkortikale noduläre Heterotopien der grauen Substanz • subarachnoidale glioneurale Heterotopien
Tuberöse Sklerose
Fokale kortikale Dysplasien
Mikrodysgenesien
Kortikale Dysgenesien assoziiert mit Neoplasien: • dysembryoplastischer neuroepithelialer Tumor • kortikale Dysgenesien assoziiert mit Gangliogliomen • kortikale Dysgenesien assoziiert mit niedriggradigen Gliomen
Dysgenesien des Archikortex: • Duplikation/Dislokation der Fascia dentata • ? einige Fälle von Hippocampussklerose

Der Mechanismus, welcher die Epilepsien bei den kortikalen Dysgenesien verursacht, ist unbekannt. Vermutet wird, dass eine lokale synaptische Dysgenese vorliegt oder die lokale Inhibition gestört ist. Die durch die Migrationsstörungen hervorgerufenen abnormen neuronalen Netzwerke sind wahrscheinlich die Basis der epileptischen Anfälle. Stark ausgeprägte Störungen der neuronalen Migration gehen fast immer mit einer frühen Manifestation von epileptischen Anfällen einher, die oft therapierefraktär sind. Bei einem Teil der Kinder wird über gute Ergebnisse epilepsiechirurgischer Eingriffe berichtet (Raymond et al. 1996).

2 unterschiedliche EEG-Muster wurden bei den kortikalen Dysplasien gefunden: einerseits sehr hochamplitudige Aktivität, andererseits abnorm schnelle Aktivität, trotz ausgedehnter

fokaler Dysplasien kann das EEG aber auch normal sein (Quirk et al. 1993). Erst seit dem Einsatz des MRT als bildgebendem Verfahrens wurde die besondere Bedeutung der kortikalen Dysgenesien für die Entstehung der Epilepsien erkannt. Stärker ausgeprägte kortikale Dysgenesien kann man mittels Ultraschall oder CT identifizieren. Die MRT erlaubt aber eine sehr viel genauere Darstellung der Läsionen, außerdem können noch kleine Dysgenesien erfasst werden, die mit dem CT nicht mehr entdeckt werden können (Otsubo et al. 1993). Mit der PET steht eine noch weiter verfeinerte Methode zur Verfügung, die auch regionale Dysgenesien erfaßt, die bei der MRT-Untersuchung unentdeckt bleiben (Lee et al. 1994).

Die Häufigkeit des Vorkommens der kortikalen Dysgenesien ist noch unklar. Von 341 Patienten mit kryptogenen partiellen oder sekundär generalisierten therapieresistenten Epilepsien, die am National Hospital for Neurology and Neurosurgery, Queen Square, in London mittels MRT untersucht worden waren, hatten 12% kortikale Dysgenesien, während von 50 Kontrollpatienten nur einer (2%) diese Veränderungen aufwies (Li et al. 1995).

Die besonders häufig mit Epilepsien assoziierten kortikalen Dysgenesien sollen im Folgenden dargestellt werden.

Lissenzephalien

Bei den Lissenzephalien handelt es sich um die schwersten Formen der Migrationsstörungen. Durch die frühe Unterbrechung der Neuroblastenmigration fehlen die Gyri (Agyrie), oder es sind nur wenige vergröberte Gyri vorhanden (Pachygyrie). Die Pachygyrie kann generalisiert oder örtlich umschrieben vorkommen. Der pathologisch aufgebaute Kortex ist verdickt, das Corpus callosum kann fehlen. Das klinische Bild ist durch eine schwere mentale Retardierung, Ausbleiben einer Sprachentwicklung und frühzeitiges Auftreten schwer therapierbarer Krampfanfälle, insbesondere von BNS-Krämpfen, charakterisiert.

Es werden Typ-I-, -II-, -III- und -IV-Formen der Lissenzephalie unterschieden. Die klassische *Typ-I-Lissenzephalie* wird je nach dem Vererbungsmuster weiter unterteilt in das an Chromosom 17 gebundene, autosomal dominante Miller-Dieker-Syndrom und die x-gebundene Lissenzephalie. Die *Typ-II-Varianten* sind mit einer kongenitalen Muskeldystrophie und Malformationen der Augen, des Herzens oder der Nieren assoziiert, unterschiedliche Vererbungsmuster (dominant, autosomal rezessiv, sporadisch) kommen vor. *Die Typ-III-Lissenzephalie* ist durch extensive subarachnoidale neurogliale Heterotopien charakterisiert, die durch eine intrauterine Leptomeningitis, Alkohol- oder CO-Exposition verursacht werden können. Beim *Typ IV der Lissenzephalie* besteht die Hirnrinde aus kleinen, verschmolzenen und flachen Gyri, z. T. assoziiert mit Gewebsnekrosen. Als mögliche Ursachen werden Hypoxie oder konnatale Infektionen durch Toxoplasmen, Herpes-simplex- oder Coxsackie-Viren angegeben (Armstrong u. Mizrahi 1998).

Polymikrogyrie

Bei der Polymikrogyrie als einer Malformation mit einer pathologischen kortikalen Organisation finden sich vermehrte und verschmälerte Gyri, die abnorm aufgebaut sind. Der Kortex kann insgesamt oder nur regional betroffen sein. Das klinische Bild variiert entsprechend der Lokalisation und dem Ausmaß der Gewebsbeteiligung. Es wurde über bilaterale parietookzipitale Polymikrogyrien bei 9 Patienten berichtet, welche alle eine Epilepsie aufwiesen, 4 Personen hatten zusätzlich eine Entwicklungsverzögerung (Guerrini et al. 1997). Kürzlich wurde als neues Malformationssyndrom auch eine bilaterale frontale Polymikrogyrie bei 13 Patienten beschrieben (Guerrini et al. 2000). Die kortikale Lokalisation der Läsionen lässt als Ursache u.a. Perfusionsstörungen vermuten.

Kongenitales bilaterales perisylvisches Syndrom

Dem kongenitalen bilateralen perisylvischen Syndrom (Synonym: bilaterale perisylvische Dysplasie) liegt eine bilaterale perisylvische Polymikrogyrie zugrunde. Es ist durch eine oropharyngeale Dysfunktion, Dysarthrie, kognitive Defizite und Epilepsien (etwa 90% der Patienten) charakterisiert (Kuzniecky et al. 1994). Familiäres Auftreten wurde beobachtet, in einigen Fällen sind zusätzlich Skelettveränderungen (Syndaktylie, Klumpfüße) vorgekommen. Die Epilepsien beginnen gewöhnlich im Alter von 4–12 Jahren, sie schließen atypische Absencen, atonische bzw. tonische, generalisiert tonisch-klonische und fokale Anfälle ein. Zwei Drittel der Epilepsien sind therapierefraktär, die Kallosotomie kann die Anfallssituation verbessern.

Hemimegalenzephalie

Unter Hemimegalenzephalie versteht man eine asymmetrische Vergrößerung des Gehirns aufgrund einer abnormen neuronalen und glialen Proliferation. Die Gyri sind vergrößert, der Kortex ist insgesamt verdickt, der gleichseitige Ventrikel ist erweitert. Die Hemimegalenzephalie wird häufig in Assoziation mit neurokutanen Syndromen gefunden (tuberöse Sklerose, Neurofibromatose I und Hypomelanosis Ito). Diese Malformation ist durch intraktible Krampfanfälle, eine erhebliche mentale Retardierung und eine kontralaterale Hemiparese charakterisiert. Die Krampfanfälle beginnen in der Regel im Säuglingsalter und schließen BNS-Krämpfe, fokale Anfälle, myoklonische Anfälle und asymmetrische tonische Spasmen ein. Die Krampfanfälle können nur mittels einer Hemisphärektomie erfolgreich behandelt werden (Vigevano u. Di Rocco 1990).

Schizenzephalie

Die meist sporadisch auftretende Schizenzephalie ist durch uni- oder bilaterale angeborene Spalten der zerebralen Hemisphären charakterisiert, die sich von der Pia mater bis in die Seitenventrikel erstrecken und von grauer Substanz begrenzt werden. In der Umgebung der Spalten ist der Kortex häufig verdickt, dort findet sich eine Polymikrogyrie. Patienten mit einseitiger Schizenzephalie haben eine normale Intelligenz, Krampfanfälle treten meist erst im zweiten Lebensjahrzehnt auf. Im Falle einer doppelseitigen Schizenzephalie zeigen die Kinder eine schwere mentale Retardierung und motorische Defizite. Deren Krampfanfälle, die häufig schon im Säuglingsalter beginnen, sind therapieresistent und können mittels kortikaler Resektionen erfolgreich behandelt werden (Leblanc et al. 1991, Landy et al. 1992, Granata et al. 1996).

Heterotopien

Bei den Heterotopien befinden sich infolge einer gestörten neuronalen Migration größere Neuronenansammlungen an abnormer Stelle. Diese bilden Knoten oder Bänder, die während der Migration irgendwo auf dem Wege vom Ursprungs- zum Zielort liegen geblieben sind. Je nach der Lokalisation werden verschiedene Subkategorien unterschieden: subependymale, subkortikale und subarachnoidale Heterotopien. Nicht selten treten Heterotopien assoziiert mit weiteren kortikalen Anomalien wie z. B. Megalenzephalie, Agenesie des Corpus callosum und Polymikrogyrie auf.

Noduläre Heterotopien finden sich häufig periventrikular, sie können ein isoliertes Phänomen darstellen. Ein x-gebundenes dominantes Syndrom bilateraler periventrikulärer nodulärer Heterotopien wurde beschrieben (Kamuro u. Tenokuchi 1993, DiMario et al. 1993, Huttenlocher et al. 1994, Eksioglu et al. 1996). In den betroffenen Familien zeigen nur die weiblichen Mitglieder den typischen MRT-Befund, viele dieser Personen haben Grand-Mal-Epilepsien. Das verantwortliche Gen befindet sich auf dem X-Chromosom (Xq28).

Bilaterale laminäre subkortikale Heterotopien führen auf den MRT-Bildern zur Erscheinung des „doppelten Kortex", was dadurch entsteht, dass in beiden Hemisphären der Kortex und das darunter liegende Band der Heterotopien durch eine Schicht weißer Substanz getrennt sind (Palmini et al. 1991). Die Ausprägung der mentalen Behinderung und der Epilepsien variiert zwischen leicht bis schwer. Die Epilepsien sind teilweise therapieresistent, eine vordere Kallosotomie ist mit unterschiedlichen Ergebnissen eingesetzt worden (Landy et al. 1993).

Fokale kortikale Dysplasien

Die Hirnoberfläche im Bereich der fokalen Dysplasien sieht unauffällig aus. In den fokalen Dysplasien fehlt die normale Schichtung, man findet regellos verteilte, große und bizarre Neuronen. Eine reaktive Astrozytose kann vorkommen. In den tieferen Schichten der fokalen Dysplasien und in der angrenzenden weißen Substanz zeigen sich große, nicht einzuordnende Zellen. Das kognitive Vermögen reicht von unauffällig bis zu schwerer mentaler Retardierung. Fokale kortikale Dysplasien sind sehr häufig Ursache fokaler Epilepsien ohne und mit sekundärer Generalisierung. Das Manifestationsalter der Epilepsien variiert erheblich, es reicht vom Säuglingsalter bis zur

4. Dekade. Diese Läsionen können mit der CT, sehr viel besser aber mit dem MRT erkannt werden. Sie stellen sich als bandförmige Verdickungen, teilweise auch als knotenförmige Ausstülpungen in die darunter liegende weiße Substanz dar. Die Grenze zwischen grauer und weißer Substanz kann verwischt erscheinen.

Mikrodysgenesien

Diese Form der Malformation ist nur unter dem Mikroskop zu erkennen. Hauptsächlich handelt es sich um diffus oder fokal vermehrte sowie heterotope Neuronen in den verschiedenen Schichten des Kortex, in den Randzonen von Kortex, im Subkortex sowie in der weißen Substanz. Mikrodysgenesien kommen bei Gesunden und bei verschiedenen neurologischen Krankheiten vor. Sie sind aber ein besonders häufiger Befund bei Epilepsien. Sie waren beispielsweise in 38% der 591 untersuchten Gehirne von Patienten mit verschiedenen Epilepsien nachweisbar, während das nur bei 6% von 150 Kontrollen der Fall war (Meencke u. Veith 1992). Mikrodysgenesien sind in stark ausgeprägtem Ausmaß beim Lennox-Gastaux-Syndrom, beim West-Syndrom und bei sekundär generalisierten Epilepsien beschrieben worden, darüber hinaus auch bei primär generalisierten Epilepsien (Meencke u. Veith 1992).

Vaskuläre Malformationen

Zu den Gefäßfehlbildungen gehören die arteriovenösen Malformationen, kavernöse Angiome, venöse Angiome und kapilläre Teleangiektasien. Unter den strukturellen Läsionen von Epilepsien bei Erwachsenen soll ihr Anteil bis zu 34% ausmachen können (Cascino 1990, Boon et al. 1991). Etwa 10% aller vaskulären Malformationen manifestieren sich im Kindesalter. Aus der Gruppe der vaskulären Fehlbildungen sind die arteriovenösen Malformationen und die kavernösen Angiome die häufigeren Ursachen von Epilepsien, diese sind in der Regel therapieresistent.

Bei den arteriovenösen Malformationen handelt es sich um einen Plexus geschlängelter Gefäße mit unterschiedlichen Lumina und Wanddicken, die einen arteriovenösen Shunt bilden. Sie sind von ischämischen Zonen und gliotisch verändertem Gewebe umgeben. Ihr Anteil an allen vaskulären Fehlbildungen beträgt im Kindes- und Jugendalter 70%, Krampfanfälle und Blutungen sind die ersten Symptome dieser Fehlbildung. Wenn sie nachgewiesen worden ist, sollte sie wegen der stetigen Gefahr einer Blutung oder weiterer Blutungen operativ entfernt werden (Piepgras et al. 1993, Yeh et al. 1993).

Die kavernösen Angiome sind eine Ansammlung von abnormen dickwandigen Gefäßen, welche nicht die charakteristischen Eigenschaften von Arterien oder Venen aufweisen. Das umgebende Gewebe ist gliotisch verändert. Bei etwa 50–80% der Patienten mit einer solchen Fehlbildung sind epileptische Anfälle das erste Symptom. Die Entfernung des kavernösen Angioms einschließlich des veränderten umgebenden Gewebes führt meist zur Anfallskontrolle (Churchyard et al. 1992).

Konnatale Infektionen

Eine Reihe von Infektionen können den Embryo oder Feten schon intrauterin schädigen und zu Epilepsien führen. Zu den häufigsten konnatalen Infektionen, die mit Epilepsien einhergehen, gehören die angeborene Zytomegalie, die kongenitalen Röteln und die konnatale Toxoplasmose.

Angeborene Zytomegalie

Die Infektion des Kindes erfolgt meist pränatal über die Plazenta, sie kann auch perinatal oder postnatal erworben werden. Etwa 90% der pränatal erworbenen Infektionen verlaufen subklinisch. Das klinische Bild der manifesten Zytomegalie beim Neugeborenen umfasst Hepatosplenomegalie, Gelbsucht, thrombozytopenische Purpura, niedriges Geburtsgewicht und Mikrozephalie, Chorioretinitis und Pneumonitis. Die ZNS-Beteiligung schließen seröse Meningitis, Meningoenzephalitis und intrakranielle Verkalkungen ein. Die Mehrzahl der überlebenden Kinder sind permanent geschädigt durch Entwicklungsrückstand (61%), infantile Zerebralparesen (35%), Epilepsien (35%), Schwerhörigkeit (30%) und Sehstörungen (22%) (Pass et al. 1980).

Kongenitale Röteln

Die Rötelnembryopathie resultiert aus der fetalen Infektion während der maternalen Virämie. Das Schädigungsrisiko des Fetus beträgt im ersten

Trimenon 30–50%, danach weniger als 10%. Die häufigsten Befunde sind Katarakte, Taubheit und ein offener Ductus Botalli, weitere Befunde sind Mikrozephalus, Mikrophthalmie, Chorioretinitis, Hepatosplenomegalie, Gelbsucht, Thrombopenie. Die Überlebenden sind in einem hohen Prozentsatz durch Taubheit (75%), mentale Retardierung (25–40%), Krampfanfälle und Sehstörungen neurologisch geschädigt (Peckham 1972).

Konnatale Toxoplasmose

Das ZNS kann durch eine angeborene Toxoplasmoseinfektion schwer geschädigt werden. In diesen Fällen finden sich eine Meningoenzephalitis und ausgedehnte Hirnnekrosen, vor allem auch periventrikulär und periäquäduktal. Die Läsionen verkalken häufig. Die ZNS-Symptomatik, die sich in der Regel erst in den ersten Lebensmonaten voll ausbildet, schließt Chorioretinitis, einen abnormen Liquor cerebrospinalis, Krampfanfälle, intrakranielle Verkalkungen, obstruktiven Hydrozephalus und Mikrozephalus ein. Nach einigen Jahren zeigt sich ein Schädigungsbild mit mentaler Retardierung (86%), Epilepsie (81%), infantiler Zerebralparese (70%), Sehschwäche (63%), Hydrozephalus oder Mikrozephalus (42%) und Taubheit (17%) (Remington u. Desmonts 1983).

Drogen, Toxine, Medikamente

Der postnatale Entzug nach pränataler Drogenexposition (Heroin, Kokain) kann zu Neugeborenenkrämpfen führen. Kokain kann intrauterin arterielle Infarkte verursachen. Der mütterliche Alkoholabusus ist die Ursache der Alkoholembryopathie. Bei leichter Ausprägung haben 7% der Kinder später Krampfanfälle, bei mäßiger Ausprägung 14% und bei der schweren Form etwa 21% der Kinder (Majewski u. Goecke 1982).

Perinatale Ursachen von epileptischen Anfällen und Epilepsien bei Kindern und Jugendlichen

In der Perinatalzeit erworbene Hirnschädigungen spielen eine bedeutende Rolle als Ursache für Epilepsien. Neben der hypoxisch-ischämischen Enzephalopathie und den intrakraniellen Blutungen stellen die bakterielle Meningitis im Rahmen einer Sepsis und virale Enzephalitiden (z.B. Herpes-simplex-Enzephalitis) wichtige Schädigungsursachen dar. Die resultierenden symptomatischen Epilepsien treten fast immer zusammen mit weiteren neurologischen Folgeschäden (z.B. mit globaler Retardierung, Zerebralparesen) auf.

Perinatale hypoxisch-ischämische und hämorrhagische zerebrale Läsionen

Hypoxie bedeutet inadäquate Sauerstoffversorgung, Ischämie Beeinträchtigung der Blutzufuhr. Der fehlende plazentare oder pulmonale Gasaustausch im Rahmen der Asphyxie führt zur Verminderung des Herzminutenvolumens, zum Blutdruckabfall und somit zur Herabsetzung des zerebralen Blutflusses. Es kommt zu Hypoxie, Hyperkapnie und Azidose, schließlich zur zerebralen Hypoxie und Ischämie. Nach Wiederherstellung des Kreislaufs und des Metabolismus resultiert als akutes Krankheitsbild die hypoxisch-ischämische Enzephalopathie. Post-mortem-Untersuchungen von Früh- und Neugeborenen haben eine Reihe von Schädigungsmustern des ZNS erkennen lassen: periventrikuläre und subkortikale Leukomalazien, subependymale Blutungen, intraventrikuläre Blutungen, venöse hämorrhagische Infarzierung, Status marmoratus und selektive neuronale Nekrosen. Mit den modernen bildgebenden Verfahren (Sonographie, CT, MRT) können diese Veränderungen heute beim kranken Neugeborenen gut und zuverlässig diagnostiziert werden.

Die Akutsymptome der hypoxisch-ischämischen und hämorrhagischen zerebralen Läsionen sind relativ unspezifisch, neben Bewusstseinsstörungen, motorischen Auffälligkeiten, Tonusänderungen, Atemstörungen und Hirnnervenläsionen sind Krampfanfälle ein häufiges Symptom, diese treten in der Regel schon am ersten Lebenstag auf. Je nach Ausmaß der hypoxisch-ischämischen Enzephalopathie und der hämorrhagischen Läsionen resultieren Spätschäden in Form von Zerebralparesen, Störungen der sensorischen Funktionen, mentaler Retardierung, kognitiver Ausfälle und Epilepsien.

Perinatale Infektionen

Perinatale Infektionen durch Bakterien und Viren sind in 15–20% der Fälle Ursache von Neugeborenenanfällen. Häufige Erreger der bakteriellen Sepsis mit Meningitis sind Streptokokken der Gruppe B, Escherichia coli, Listerien, Staphylokokken und Pseudomonadenspezies. Virale Infektionen mit symptomatischen Neugeborenenanfällen werden vor allem durch Herpes-simplex- und Coxsackie-B-Viren verursacht, kongenitale Infektionen überwiegend durch die Zytomegalieviren und Toxoplasma Gondii.

Postnatale Ursachen von Krampfanfällen und Epilepsien bei Kindern und Jugendlichen

Postnatal erworbene epileptische Anfälle können Komplikation und Folge von außerordentlich unterschiedlichen Hirnläsionen sein. Treten im Akutstadium einer Erkrankung lediglich einzelne Krampfanfälle auf, so trifft die Diagnose Gelegenheitsanfälle zu. Epilepsie bedeutet hingegen, dass nach Abklingen des akuten Prozesses als Folgezustand immer wieder unprovozierte Krampfanfälle auftreten. Im englischen Sprachraum wird in diesen Fällen die Bezeichnung Remote Symptomatic Epilepsy (zurückliegend symptomatische Epilepsie) gewählt. Im Folgenden werden die wichtigsten postnatalen Ursachen beschieben.

Infektionen des ZNS

Akute Entzündungen des ZNS sind eine häufige Ursache symptomatischer Gelegenheitsanfälle (Ellenberg et al. 1984). Bei viralen Meningitiden treten zu Beginn und im Verlauf nur selten Krampfanfälle auf. Das Epilepsierisiko der Personen, die eine virale Meningitis durchgemacht haben, übersteigt nicht dasjenige der allgemeinen Bevölkerung (Annegers et al. 1988). Epileptische Anfälle sind aber ein häufiges Symptom während der Akutphase von bakteriellen Meningitiden und viralen Enzephalitiden.

Die Angaben über die Häufigkeit von Krampfanfällen bei bakteriellen Meningitiden schwanken ganz erheblich, sie liegen zwischen 15 und 40% (Rosman et al. 1985, Kaplan u. Fishman1987, Pomory et al. 1990), Neugeborene und Säuglinge sind häufiger betroffen als ältere Kinder. Die Krampfanfälle treten typischerweise als Initialsymptom oder in den ersten Tagen der akuten Phase auf. Einige Tage später sistierten sie meist, möglicherweise unabhängig davon, ob sie behandelt werden oder nicht (Feigin 1981, Snyder 1992).

Bei der Herpes-simplex-Virusenzephalitis sind die Krampfanfälle oft das erste Symptom. Sie sind häufig fokal, prolongiert und mit neurologischen Ausfällen assoziiert, das Sensorium dieser Patienten bleibt nach dem Anfall auffällig lange getrübt. Die Frühdiagnose ist deshalb besonders wichtig, weil es sich hier um eine behandelbare Krankheit handelt.

Krampfanfälle sind in 20–46% der Fälle auch ein Initialsymptom von Hirnabszessen. Die Epilepsie stellt einen nicht seltenen Spätschaden der Kinder dar, welche die akute Erkrankung überlebt haben. Die Epilepsierate bei diesen Patienten wird mit 10–38% angegeben (Siemes 1995). Auch ZNS-Infektionen durch Parasiten (z. B. Zystizerkose), Protozoen (z. B. Toxoplasmose, Malaria) und Pilze spielen als Ursache von Krampfanfällen eine Rolle.

Tabelle 17.6 In der Literatur angegebene Häufigkeiten der initialen Krampfanfälle und postinfektiösen Epilepsien bei Entzündungen des ZNS im Kindesalter (nach Siemes 1995)

Entzündung	Initiale Anfälle	Postinfektiöse Epilepsie
Bakterielle Meningitis	15–40%	3–7%
Hirnabszess	20–46%	10–38%
Virale Enzephalitis	37%	6–15%
HSV	50%	17–33%
Virale Meningitis	selten	kein erhöhtes Risiko

HSV Herpes-simplex-Virus

Eine Übersicht über die Häufigkeit initialer Anfälle und postinfektiöser Epilepsien bei bakteriellen und viralen Infektionen des ZNS gibt Tab. 17.**6**.

Schädel-Hirn-Trauma, posttraumatische Anfälle, posttraumatische Epilepsie

Die epileptischen Anfälle nach Schädel-Hirn-Traumen werden nach ihrem zeitlichen Bezug zum Unfallereignis in Frühestanfälle, Frühanfälle und posttraumatische Spätanfälle eingeteilt. Die Frühestanfälle treten sofort oder innerhalb von Minuten nach der Gewalteinwirkung auf, die Frühanfälle innerhalb einer Woche nach dem Unfall und die Spätanfälle mit einer Latenz von mehr als 7 Tagen nach dem Schädel-Hirn-Trauma. Die Frühest- und Frühanfälle werden den Gelegenheitsanfällen zugeordnet, während die Spätanfälle klinisches Korrelat der posttraumatischen Epilepsie darstellen (Jakobi 1992, Magun u. Laub 1992, Aicardi 1994).

Häufigkeit posttraumatischer Anfälle, Risikofaktoren

Die Angaben zur Inzidenz posttraumatischer Anfälle variieren in Abhängigkeit von Art, Schwere und Lokalisation der Verletzung sowie der Zusammensetzung des Untersuchungskollektivs. Die Häufigkeit der Früh- und Spätanfälle nach Schädel-Hirn-Traumen in Abhängigkeit von Lebensalter und Schweregrad zeigt Tab. 17.**7** (Annegers et al. 1980).

Die verschiedenen Risikofaktoren bezüglich des Auftretens von Früh- und Spätanfällen sind in Tab. 17.**8** zusammengefasst, nicht alle Untersucher stimmen aber bezüglich aller Faktoren überein (Jakobi 1992, Dalmady-Israel u. Zasler 1993).

Frühestanfälle

Die Frühestanfälle (Sofort-, Immediatanfälle, earliest seizures), die sich unmittelbar nach der Gewalteinwirkung manifestieren, stellen die Antwort des Gehirns auf die kinetische Energie dar und werden am häufigsten bei Kleinkindern beobachtet. Die Frühestanfälle kommen in bis zu 7% der Fälle mit Schädel-Hirn-Traumen vor, sie sind weder mit intrakraniellen Komplikationen noch mit posttraumatischen Epilepsien assoziiert (Ritz et al. 1981, Jakobi 1992).

Frühanfälle

Die Wahrscheinlichkeit von Frühanfällen (early seizures) nach einem Schädel-Hirn-Trauma ist bei Kindern sehr viel höher als bei Erwachsenen (Kennedy u. Freeman 1986, Jakobi 1992), die Risikofaktoren sind in Tab. 17.**8** aufgeführt. Frühanfälle treten vor allem bei schweren Schädel-Hirn-Traumen auf, sie betreffen vor allem Kinder. Nach Jennet (1975) ist das subdurale Hämatom der Hauptrisikofaktor für Frühanfälle, denn es trat in 25% der Fälle auf. Bei den Frühanfällen handelt es sich in über 50% der Fälle um fokalelementare Anfälle, bei den übrigen überwiegend um sekundär generalisierte Anfälle (Jakobi 1992). Nicht selten manifestieren sie sich in Form eines Status epilepticus, bei unter 5 Jahre alten Kindern in 20% der Fälle, bei älteren Kindern in 10% der Fälle (Stöwsand u. Bues 1970, Jakobi 1992). Mit den Frühanfällen ist ein erhöhtes Risiko für die Entwicklung einer posttraumatischen Epilepsie verbunden, 7–28% der Kinder mit Frühanfällen entwickeln später eine Epilepsie (Jakobi 1992).

Tabelle 17.**7** Häufigkeit der Früh- und Spätanfälle nach Schädel-Hirn-Traumen in Abhängigkeit von Lebensalter und Schweregrad (mod. nach Annegers et al. 1980)

	Leicht[1)] Früh	Spät	Mittel[2)] Früh	Spät	Schwer[3)] Früh	Spät
Kinder	1,0%	0,2%	1,1%	1,6%	30,5%	7,4%
Erwachsene	0,4%	0,8%	2,4%	1,6%	10,3%	13,3%

1) Leicht: Bewusstlosigkeit oder Amnesie < 30 min
2) Mittel: Schädelfraktur, Bewusstlosigkeit oder Amnesie > 30 min bis 24 h
3) Schwer: Hirnkontusion, intrazerebrale oder intrakranielle Blutungen, Bewusstlosigkeit oder Amnesie > 24 h

Tabelle 17.**8** Risikofaktoren für Früh- und Spätanfälle nach Schädel-Hirn-Traumen (mod. nach Jakobi 1992, Dalmady-Israel u. Zasler 1993, Ong et al. 1996)

Frühanfälle:
- intrakranielle Hämatome
- Alter < 5 Jahre
- posttraumatische Amnesie > 24 h
- Impressionsfraktur
- Schädelbasisfraktur
- fokale neurologische Ausfälle

Spätanfälle:
- intrakranielle Hämatome
- Impressionsfraktur (plus posttraumatische Amnesie > 24 h oder Frühanfälle)
- Schädelbasisfraktur
- prolongierte posttraumatische Amnesie
- Komadauer über 24 h

Spätanfälle

Spätanfälle, die mit einer Latenz von mehr als 7 Tagen nach dem Schädel-Hirn-Trauma auftreten, kommen im Kindesalter bei etwa 4–5% der Patienten vor, bei Erwachsenen bei etwa 8%. Die Diagnose einer posttraumatischen Epilepsie setzt das mindestens 2-malige Auftreten von Spätanfällen voraus. Die Pathogenese der posttraumatischen Epilepsie ist ungeklärt, sie wird auf die Ausbildung einer Gliose zurückgeführt (Dalmady-Israel u. Zasler 1993). Eine genetische Prädisposition zu epileptischen Anfällen scheint in der Ätiologie der posttraumatischen Epilepsie keine oder nur geringe Rolle zu spielen (Schaumann et al. 1994). Sie manifestieren sich beim Kind in 40% der Fälle als generalisierte Anfälle, in 46% der Kinder als partiell-elementare und in 14% der Patienten als partiell-komplexe Anfälle (Jakobi 1992).

Die posttraumatische Epilepsie beginnt in der Mehrzahl der Fälle innerhalb von 2 Jahren nach dem Trauma. Jennet (1975) berichtete, dass die ersten Anfälle bei 27% der Patienten in den ersten 3 Monaten, bei 50–66% innerhalb eines Jahres und bei 75–85% im Laufe der ersten 2 Jahre nach dem Trauma auftraten. Je später der erste Anfall nach der Hirnläsion auftrat , umso wahrscheinlicher kam es zu Anfallsrezidiven.

Die Risikofaktoren der posttraumatischen Epilepsie sind in Tab. 17.**8** aufgelistet. Eine ganze Reihe von Faktoren prädisponieren zu dem Auftreten einer posttraumatischen Epilepsie, u.a. intrakranielle Hämatome, Impressionsfrakturen und lange Dauer der posttraumatischen Amnesie. Die Inzidenz der posttraumatischen Epilepsie ist von der Schwere des Schädel-Hirn-Traumas abhängig: während das Risiko nach leichten und mittelschweren Schädel-Hirn-Traumen eher gering ist (< 2%), steigt es nach schweren Schädel-Hirn-Traumen ganz erheblich an, es kann dann 15–20% betragen (Dalmady-Israel u. Zasler 1993). Die Lokalisation der Verletzung spielt ebenfalls eine Rolle: das Risiko für eine posttraumatische Epilepsie ist am höchsten nach Läsionen in der Zentralregion, etwas niedriger bei temporalen und frontalen Schädigungen und am geringsten bei okzipitalen Läsionen (Magun u. Laub 1992).

Das Epilepsierisiko ist nach linearen Kalottenfrakturen nicht erhöht. Frühanfälle sind nach Jennet (1975) mit einem erhöhten Epilepsierisiko assoziiert, nach Annegers et al. (1980) ist dies jedoch bei Kindern nicht der Fall. Die Häufigkeit der Spätanfälle bei intrakraniellen Hämatomen beträgt nach Jakobi (1992) im Kindesalter insgesamt etwa 15%, sie ist jedoch abhängig von der Art des Hämatoms, sie beträgt 5% bei epiduralen Hämatomen und je 25 % bei akuten subduralen Hämatomen bzw. bei großen intrazerebralen Hämatomen, die operiert werden mussten.

Ob ein pathologisches EEG nach dem Unfall in Bezug auf das Auftreten einer posttraumatischen Epilepsie eine prognostische Aussage hat, ist bisher nicht geklärt (Dalmady-Israel u. Zasler 1993). Das EEG zeigt nur in 25% der Patienten mit Spätanfällen Epilepsie-spezifische Veränderungen (Hess 1981). Nach Jakobi (1992) erhöht jedoch die hypersynchrone Aktivität, die auf den Ort der Verletzung bezogen werden kann, das Epilepsierisiko.

Pharmakotherapie der Frühanfälle und der postraumatischen Epilepsie

Eine Antiepileptikatherapie der Frühanfälle ist dann indiziert, wenn diese entweder wiederholt oder in Form eines Status epilepticus auftreten, die Behandlungsdauer sollte dann längstens 2–3 Monate betragen (Magun u. Laub 1992, Willmore 1992).

Treten Spätanfälle auf, so gelten bezüglich der Therapieentscheidungen die allgemeinen die Prinzipien der antiepileptischen Pharmakotherapie. Einige Autoren behandeln nach dem ersten Spätanfall, andere warten den zweiten Anfall ab (Magun u. Laub 1992, Krämer 1995).

Prophylaxe der posttraumatischen Epilepsie

Die prophylaktische antiepileptische Behandlung basiert auf der Annahme, dass die frühzeitige Verabreichung eines Antiepileptikums die Ausbildung eines epileptogenen Fokus und damit das Auftreten von Spätanfällen verhindern könne (Magun u. Laub 1992, Willmore 1992). Die bisherigen Behandlungsergebnisse sind widersprüchlich, einige nicht kontrollierte Studien sprechen für die Wirksamkeit der Prophylaxe, mehrere placebokontrollierte Studien dagegen. Young et al. (1979) verglichen die Epilepsierate ihrer behandelten Patientengruppe mit der früherer Arbeiten ohne Therapie und kamen zu dem Schluss, dass die antiepileptische Therapie das Auftreten der posttraumatischen Epilepsie verhindern könne. Auch Wohns u. Wyler (1979), die ausgewählte Patienten mit einem besonders hohen Epilepsierisiko (Impressionsfrakturen, Dura- oder Kortexlazerationen, prolongierte posttraumatische Amnesie) behandelten, berichteten über die Wirksamkeit der Antiepileptikaprophylaxe.

Diese unkontrollierten Studien werden jedoch durch die negativen Ergebnisse mehrerer publizierter Doppelblindstudien sehr in Frage gestellt. Penry et al. (1979) verabreichten Patienten mit Schädel-Hirn-Traumen Phenytoin oder Phenobarbital im Vergleich zu Placebo. Die Epilepsierate der behandelten und unbehandelten Patienten (21% versus 13%) unterschied sich nicht signifikant. In einer zweiten Doppelblindstudie wurden 164 Patienten im Alter zwischen 5 Jahren und 65 Jahren mit schweren Schädel-Hirn-Traumen eingeschlossen, welche mit Phenytoin oder Placebo behandelt wurden (McQueen et al. 1983). Die Anfallsinzidenz betrug 10% mit dem Verum, 9% mit Placebo. In einer weiteren Doppelblindstudie (Young et al. 1983) mit 179 Patienten, von denen jeweils etwa die Hälfte entweder Phenytoin oder Placebo erhielten, fand sich nach 18 Monaten ebenfalls kein Unterschied (12,9% Epilepsien bei den Behandelten, 10,8% in der Placebogruppe). Temkin et al. (1990) untersuchten in der größten placebokontrollierten Studie an 404 Patienten mit schwerem Schädel-Hirn-Trauma ebenfalls die Wirkung von Phenytoin (208 Patienten) im Vergleich zu Placebo (196 Patienten). Die Prophylaxe war ein Jahr lang durchgeführt worden, die Wirkspiegel von Phenytoin waren gemessen worden. Die Nachuntersuchungen wurden über einen Zeitraum von 2 Jahren durchgeführt. Innerhalb der ersten Woche nach dem Trauma traten in der Behandlungsgruppe nur in 3,6 % der Fälle Anfälle auf, in der Placebogruppe in 14,2 %. Zwischen dem 8. Tag und 1 Jahr lagen die entsprechenden Werte bei 21,5 % bzw. 15,7 % und am Ende der 2 Jahre bei 27,5 % respektive 21,1 %. In dieser Studie führte demnach die Phenytoingabe nur in der ersten Woche nach Schädel-Hirn-Traumata zu einer signifikanten Reduktion von Krampfanfällen. Das Versagen der Phenytoinprophylaxe konnte nicht durch zu niedrige Phenytoinkonzentrationen erklärt werden.

Da die prophylaktische Behandlung nach einem Schädel-Hirn-Trauma wahrscheinlich nicht wirksam ist, empfehlen einige Untersucher, diese auf Patienten mit einem besonders hohen Epilepsierisiko zu beschränken. Für das Kindesalter hat Jakobi (1992) folgende Empfehlungen ausgesprochen: Bei Frühanfällen sollte dann eine prophylaktische Therapie für 2 Jahre durchgeführt werden, wenn das individuelle Epilepsierisiko 25% übersteigt. Er schlägt die Einleitung einer niedrig dosierten Phenobarbitaltherapie bei Kindern unter 5 Jahren bzw. einer Carbamazepintherapie bei Patienten über 5 Jahren vor, wenn ein offenes Schädel-Hirn-Trauma vorliegt oder wenn mindestens 2 oder mehr der folgenden Faktoren zutreffen: posttraumatische Frühanfälle, intrakranielle Blutungen, eine Bewusstseinsstörung, die länger als 24 h anhält, eine Impressionsfraktur mit Duraeinriss und länger als 24 h anhaltender posttraumatischer Amnesie, eine Schädelbasisfraktur und eine fokale hypersynchrone Aktivität, die auf das Schädel-Hirn-Trauma bezogen werden muss. Wegen der oben dargestellten widersprüchlichen Ergebnisse der Prophylaxestudien bleibt dem behandelnden Arzt jedoch ein breiter Ermessensspielraum bezüglich der Entscheidung für oder gegen die prophylaktische Antiepileptikagabe.

Neoplasien des ZNS

Die Bedeutung der Tumoren für das Auftreten von Epilepsien ist altersabhängig. Auf Grund der Populationsstudie von Rochester, Minnesota, USA, ergibt sich für die Altersgruppe der Kinder unter 15 Jahren ein Anteil an den Epilepsieursachen von 1,5%, bei den jungen Erwachsenen im Alter von 15–34 Jahren ein etwas höherer Anteil von etwa 3,5%. Im anschließenden mittleren Lebensabschnitt spielen Tumoren die größte

Rolle, deren Anteil an den Ursachen von Epilepsien beträgt dann etwa 10% (Hauser et al. 1993).

Bei den epileptogenen Hirntumoren der Erwachsenen handelt es sich in erster Linie um Gliome. Krampfanfälle sind bei bis zu 50% der Patienten das erste Symptom dieser Neoplasien, wobei eine inverse Beziehung zwischen der Wachstumsgeschwindigkeit und Häufigkeit der Krampfanfälle besteht. Die Krampfanfälle treten relativ am häufigsten bei den sehr langsam wachsenden Oligodendrogliomen auf, seltener bei den Meningiomen und Astrozytomen und am seltensten bei den malignen Glioblastomen (Cascino 1990).

Im Säuglingsalter finden sich Hirntumoren aller Typen, diese sind oft supratentoriell lokalisiert. Im Kindesalter herrschen primitive neuroektodermale Tumoren (Medulloblastome), Astrozytome und Ependymome vor, die vor allem infratentoriell gelegen sind. Diese Tumoren manifestieren sich in der Regel durch Verdrängungseffekte. Bei einigen anderen selteneren und sehr langsam wachsenden Tumorformen sind Krampfanfälle primäres Symptom. Die wichtigsten dieser Tumoren, das Gangliogliom und der dysembryoplastische neuroepitheliale Tumor, sind Neoplasien, die den Hamartomen nahestehen. Beide Tumoren sind histologisch insofern einzigartig, als sie gliale und neuronale Elemente enthalten. Daneben spielen Hamartome und weitere sehr seltene Tumoren noch eine Rolle.

Das Gangliogliom wird am häufigsten bei Kindern und jungen Erwachsenen gefunden. Es macht einen Anteil von 10–30% an allen kindlichen Hirntumoren aus und manifestiert sich häufig mit schwer behandelbaren Epilepsien. Es kann überall lokalisiert sein, kommt aber vor allem im Temporallappen vor. Histologisch besteht das Gangliogliom aus fehlgebildeten und heterotopen Neuronen und Gliazellen, nur die astrozytäre Komponente proliferiert (Armstrong u. Mizrahi 1998).

Dysembryoplastische neuroepitheliale Tumoren machten etwa 10% unter 148 Tumoren bei operierten Patienten mit chronischer therapierefraktärer Epilepsie aus (Wolf u. Wiestler 1996). Diese gutartigen, oft multifokalen Hirntumoren kommen ebenfalls vor allem bei Kindern und jungen Erwachsenen vor, sie sind am häufigsten im Temporal- und Frontallappen lokalisiert. Die histologischen Kriterien sind heterogene gliale und neuronale Elemente, nodulare Herde und kortikale Dysplasien. Eine exzessive Zellproliferation, ein zellulärer Pleomorphismus, eine erhöhte Zellularität und mitotische Aktivität weisen auf den neoplastischen Charakter hin (Raymond et al. 1996).

Hamartome sind tumorähnliche Strukturen von autochthonen Zellen, die keine Proliferationstendenz aufweisen. Sie werden mit unterschiedlicher Häufigkeit (0–16%) in histologischen Untersuchungsserien von operierten Patienten mit therapieresistenen Epilepsien angegeben (Kim et al. 1995).

Hypothalamische Hamartome, die eine gelastische Epilepsie hervorrufen, bereiten besondere therapeutische Schwierigkeiten. Die Anfälle manifestieren sich schon früh im Kindesalter. Weitere neben den Lachanfällen beobachtete Anfallsformen sind komplexe fokale Anfälle und generalisierte Anfälle. Diese Tumoren gehen mit psychiatrischen Störungen und einer Entwicklungsverzögerung einher. Die Mehrzahl der Kinder entwickelt hormonelle Störungen und eine vorzeitige Pubertät. Nur bei einem Teil der Patienten (30%) führt die Entfernung des Tumors zur Remission der Epilepsie (Cascino et al. 1993, Valdueza et al. 1994, Georgakoulias et al. 1998).

Seltene, im Kindesalter sich mit Krampfanfällen manifestierende Tumoren sind das desmoplastische infantile zerebrale Astrozytom, das desmoplastische infantile Gangliogliom und das pleomorphe Xanthoastrozytom (Armstrong u. Mizrahi 1998).

Auch wenn bei Kindern und Jugendlichen die neurologische Untersuchung normale Ergebnisse liefert und die mentalen Funktionen normal ausfallen, können bei chronischen unkontrollierten Epilepsien die beschriebenen Tumoren Ursache der Epilepsie sein (Blume et al. 1982). In solchen Fällen ist deshalb die bildgebende Untersuchung des Kopfes mittels hochauflösendem MRT unbedingt notwendig.

Postnatale hypoxisch-ischämische Enzephalopathie im Kindes- und Jugendalter

Eine akute Beeinträchtigung der zerebralen Perfusion im Kindes- und Jugendalter kann vielfältige Ursachen haben: schwere Allgemeinerkrankungen mit Absinken des Blutdruckes (z. B. beim Schock), Herzstillstand (z. B. bei Arrhythmien) und Erhöhung des intrakraniellen Druckes über den arteriellen Perfusionsdruck hinaus (z. B. durch ein Hirnödem beim Reye-Syndrom). Häufige Ursachen einer hypoxisch-ischämischen Enzephalopathie sind im Säuglingsalter der beinahe erfolgte plötzliche Kindstod (near-miss sudden infant death) und im Kindes- und Jugendalter der Herzstillstand und Ertrinkungsunfälle. Im Rahmen der hypoxisch-ischämischen Enzephalopathie kommt es zu einer exzessiven Stimulation exzitatorischer Neurotransmitter, zu einer intrazellulären Akkumulation von Calcium und schließlich zum Neuronenuntergang. Eine Ischämie kann verschiedene Schädigungsmuster im ZNS hervorrufen. Im Bereich des Kortex kommt es zu Läsionen (Infarkten) in den Versorgungsgebieten der Endarterien. Eine globale Ischämie mit nachfolgender Reperfusion resultiert in einem selektiven neuronalen Verlust in Hippocampus, Kortex, Thalamus, Striatum und Zerebellum. Zu den bleibenden Folgeschäden einer schweren hypoxisch-ischämischen Enzephalopathie gehören je nach Lokalisation der Läsionen neben vielfältigen anderen neurologischen Ausfällen auch Epilepsien, die in der Regel schwierig zu behandeln sind.

Metabolisch-toxische Enzephalopathien unklarer Genese

Bei den metabolisch-toxischen Enzephalopathien unklarer Genese, möglicherweise durch Entzündungen hervorgerufen, fehlen trotz der Schwere der ZNS-Erkrankung Liquorveränderungen im Sinne einer entzündlichen Befundkonstellation oder sie sind nur gering ausgeprägt. Typische Beispiele sind das Reye-Syndrom und das hämorrhagische Schock- und Enzephalopathiesyndrom.

Reye-Syndrom

Hierbei handelt es sich um ein klinisch-pathologisch definiertes Krankheitsbild mit einer akuten nicht inflammatorischen Enzephalopathie und fettiger Infiltration verschiedener Organe, vor allem der Leber, der Nieren und des Herzens (Reye et al. 1963, Trauner 1992). Zu jeder Zeit im Verlauf der Erkrankung können Krampfanfälle auftreten, bis zu 50% der Kinder sind davon betroffen. Bei Überleben des Reye-Syndroms ist die plötzliche und schnelle Besserung typisch, bleibende schwere Schäden wie motorische Ausfälle, mentale Retardierung oder Epilepsien sind eher selten (Trauner 1992).

Hämorrhagisches Schock- und Enzephalopathiesyndrom

Das perakut verlaufende Krankheitsbild des hämorrhagischen Schock- und Enzephalopathiesyndroms ist durch das plötzliche Auftreten eines schweren Kreislaufschocks und einer Enzephalopathie mit Krampfanfällen und Koma in Verbindung mit Blutungen gekennzeichnet, es tritt überwiegend im Säuglings- und Kleinkindesalter auf (Levin et al. 1989). Trotz intensiver therapeutischer Maßnahmen zur Behandlung von Schock, Gerinnungsstörungen, Hirnödem und Krampfanfällen versterben etwa zwei Drittel der Betroffenen. Die Überlebenden zeigen fast alle erhebliche neurologische Ausfälle, wozu neben Mikrozephalus, Entwicklungsverzögerung, Spastik und Sehstörungen auch Epilepsien gehören (Bacon u. Hall 1992).

Toxine, Medikamente, Alkohol

Wenn akute Intoxikationen durch Toxine oder Medikamente zu Krampfanfällen führen, handelt es sich in der Regel um Gelegenheitsanfälle. Die meisten zentral wirkenden Medikamente können auch Krampfanfälle induzieren. Chronische Vergiftungen können Ursache von immer wieder auftretenden Krampfanfällen sein. Die chronische Intoxikation durch Blei oder andere Schwermetalle kann mit rezidivierenden Anfällen einhergehen, was aber in Deutschland praktisch nicht mehr vor kommt.

Die Alkoholingestion ist eine relativ häufige Ursache von Gelegenheitsanfällen bei Jugendlichen, seltener auch bei älteren Schulkindern, und zwar entweder durch die direkte toxische Wirkung oder, was sehr viel häufiger der Fall ist, während des Abklingens der Alkoholwirkung. Die meisten Anfälle treten in dem Zeitraum 6–30 h nach dem Ende des Trinkens auf. Der chronische Alkoholmissbrauch kann zu rekurrierenden epileptischen Anfällen führen. Verschiedene Mechanismen kommen dabei in Frage: der rezidivierende Alkoholentzug, Schädel-Hirn-Traumen, metabolische Veränderungen (Hypoglykämien, Elektrolytverschiebungen wie z. B. Hypomagnesiämie), toxische Langzeitwirkungen auf die Neuronen sowie Demaskierung einer latenten Epilepsie (Porter u. Mattson 1997).

Störungen des Elektrolyt- und Wasserhaushaltes

Störungen des extrazellulären Milieus der Neuronen durch Veränderungen des Elektrolyt- und Wasserhaushaltes gehören zu den häufigen Ursachen von Krampfanfällen im Kindesalter, meist handelt es sich allerdings um passagere Störungen, somit um Gelegenheitsanfälle. Folgende akute oder chronische Elektrolytimbalancen führen zu einer neuronalen Erregbarkeitssteigerung:

- Hypo-/Hypernatriämie,
- Hypokalzämie,
- Hypomagnesiämie.

Eine Störung der Homöostase des Elektrolyt- und Wasserhaushaltes ist bei Dehydration, Hypo- und Hypervolämie, Ödemen, Herzinsuffizienz, Nierenerkrankungen, Eiweißverlustsyndromen, Leberzirrhose und Fisteln zu erwarten (Köhler 1990).

Hormonelle Störungen

Bei einigen endokrinen Störungen (z. B. Diabetes mellitus mit Hypoglykämien, Hypoparathyreoidismus), stellen Krampfanfälle keine ungewöhnliche neurologische Manifestation dar. Bei anderen endokrinen Störungen, z. B. bei der Hyperthyreose, treten Krampfanfälle nur selten auf.

Renale Erkrankungen

Krampfanfälle sind ein häufiges Symptom akuter oder chronischer Nierenerkrankungen mit renaler Hypertension. Im Rahmen einer akuten Nierenerkrankung (akute postinfektiöse Glomerulonephritis, hämolytisch-urämisches Syndrom, obstruktive Uropathien, Refluxnephropathien) sind die Krampfanfälle in der Regel Folge einer hypertensiven Enzephalopathie (Still u. Cottom 1967, Trompeter 1987, Cochat et al. 1988, Schärer et al. 1993). Bei chronischem Nierenversagen ist es im Einzelfall schwierig, die Krampfanfälle auf die Blutdruckerhöhung zu beziehen, denn sie können auch Folge der mit der Urämie einhergehenden metabolischen Veränderungen sein.

Hypertensive Enzephalopathie

Bei der hypertensiven Enzephalopathie handelt es sich um eine akute, weitgehend reversible Funktionsstörung des ZNS infolge einer schweren arteriellen Hypertension. Sie beruht im Kindesalter fast immer auf Nierenparenchymerkrankungen (primären Nierenerkrankungen in Form akuter Nephritiden oder sekundären Nierenerkrankungen auf dem Boden des Lupus erythematodes oder des hämolytisch-urämischen Syndroms) (Still u. Cottom 1967, Trompeter 1987, Schärer et al. 1993). Die hypertensive Enzephalopathie manifestiert sich vor allem mit epileptischen Anfällen, daneben mit Bewusstseinsstörungen bis zum Koma, Sehstörungen bis zur passageren Blindheit (durch kortikale Perfusionsstörungen hervorgerufen) und andere neurologische Symptome: Hirnnervenläsionen, insbesondere akute Fazialisparesen (durch Schädigung der Vasa vasorum), akute Hemiplegien, Aphasien und Ataxien.

Hämolytisch-urämisches Syndrom

Beim hämolytisch-urämischen Syndrom handelt es sich um die häufigste Ursache des akuten Nierenversagens im Kindesalter. Es manifestiert sich üblicherweise im Anschluss an eine akute Gastroenteritis (Erreger: Escherichia coli) und ist durch eine akute mikroangiopathische hämolytische Anämie und Thrombopenie, akutes Nierenversagen und ZNS-Beteiligung (30–50% der Kinder) charakterisiert. Die ZNS-Manifestation schließt als häufigstes Symptom Krampfanfälle, daneben Hemiparesen und Koma ein.

Urämie

Die Urämie geht mit zahlreichen metabolischen und toxischen Abweichungen einher, sodass es nicht verwunderlich ist, dass es zur ZNS-Dysfunktion und zur Manifestation von Krampfanfällen kommt. Auf der einen Seite ist die Homöostase der Wasserstoffionen, des Körperwassers, der Elektrolyte und der Spurenelemente gestört, auf der anderen Seite kommt es zu erhöhten Konzentrationen von Harnstoff, Kreatinin, Uraten sowie von organischen und anorganischen Säuren. Der urämischen Enzephalopathie liegen eine diffuse neuronale Degeneration, eine Gliaproliferation und Nekrosen der sensorischen Kerne, des Hirnstamms, der Formatio reticularis und des Kleinhirns zugrunde. Die urämische Enzephalopathie manifestiert sich durch Beeinträchtigung des Sensoriums und der kognitiven

Funktionen, Bewegungsstörungen (Asterixis, Myoklonus, Tremor), Hirnnervenlähmungen (urämische Amaurose, Abduzensparese, Nystagmus, Hörverlust), zerebelläre Dysfunktion und Krampfanfälle, die bei etwa einem Drittel der Kinder mit Urämie vorkommen (Steinberg u. Frank 1993b).

Kardiale und zerebrovaskuläre Erkrankungen

Eine Reihe von kardialen und zerebrovaskulären Erkrankungen können mit Krampfanfällen einhergehen. Der Schlaganfall ist die dramatischste Form einer zerebralen Komplikation verschiedener Herzerkrankungen (angeborene oder erworbene Herzfehler, Arrhythmien, Endokarditis, intrakardiale Tumoren). Weitere Ursachen von Krampfanfällen und Epilepsien stellen angeborene vaskuläre Malformationen dar. Auch verschiedene andere Krankheiten der zerebrale Gefäße (fibromuskuläre Dysplasie, Moyamoya-Krankheit) oder Allgemeinerkrankungen mit Beteiligung des zerebralen Gefäßsystems (Sichelzellanämie, systemischer Lupus erythematodes) können durch Thrombosen, Embolien oder Blutungen akute zerebrovaskuläre Ereignisse verursachen, die ihrerseits mit epileptischen Anfällen einhergehen können. Beim systemischen Lupus erythematodes können zerebrale Anfälle das erste Symptom dieser Erkrankung darstellen (Johnson u. Richardson 1968, Mackworth-Young u. Hughes 1985, Steinberg u. Frank 1993a).

Unbestimmte Ursachen

Hier werden Krankheitsbilder aufgeführt und beschrieben, deren Ursache ungeklärt ist.

Rasmussen-Syndrom (Rasmussen-Enzephalitis)

Hierbei handelt es sich um eine progrediente Erkrankung des Kindesalters, von der in der Regel nur eine Hemisphäre betroffen ist, die mit einer therapieresistenten Epilepsie, einer progredienten Hemiparese und mentalen Ausfällen einhergeht. Es ist eine sich selbst limitierende Krankheit. Die Histologie zeigt entzündliche Veränderungen, deshalb wird auch die Krankheitsbezeichnung Rasmussen-Enzephalitis verwandt.

Ätiologie

Die Ätiologie ist unbekannt. Die Histologie zeigt eine perivaskuläre Lymphozyteninfiltration in Kortex und weißer Substanz, eine diffuse Gliose, Gliaknötchen und ipsilateral einen Neuronenverlust. Auf Grund der Histologie wird eine Slow-Virus-Infektion vermutet. Ein Virusnachweis ist immer wieder versucht worden, die Ergebnisse waren aber bisher nicht überzeugend.

Es wird ein Autoimmunprozess als Ursache des Rasmussen-Syndroms vermutet. Es wurden Antikörper gegen die Glutamat-/AMPA-Rezeptoruntereinheit 3 (GluR3) gefunden, welche im Tierexperiment ein Absterben von Neuronen verursachen (He et al. 1998, Levite et al. 1999).

Klinik

Die Erkrankung durchläuft 3 Stadien. Im *1. Stadium* beginnen die epileptischen Anfälle, deren Frequenz immer mehr zunimmt. Im *2. Stadium* tritt die neurologische und neuropsychologische Verschlechterung in den Vordergrund, und im *3. Stadium* kommt es zum Stillstand des Krankheitsprozesses. Im Folgenden werden die klinischen Daten der größten publizierten Patientenserie (48 Patienten) dargestellt (Andermann u. Rasmussen 1991).

Die Erkrankung begann im Alter von etwa 1 Jahr bis 14 Jahren, eine in den letzten 6 Monaten vorangegangene Infektion wurde bei etwa 50% der Patienten festgestellt (in 40% der Fälle in den letzten 4 Wochen). Die erste Manifestation der Krankheit stellten gewöhnlich epileptische Anfälle in Form generalisierter tonisch-klonischer Anfälle oder fokaler Anfälle dar, in einem Fünftel der Fälle als Status epilepticus. Im Verlauf herrschten einfach fokale Anfälle vor, bei etwa 50% der Patienten manifestierte sich eine Epilepsia partialis continua. Daneben traten komplexe fokale und generalisierte tonisch-klonische Anfälle auf. Nach unterschiedlich langer Zeit entwickelten sich eine progrediente Hemiparese, ein mentaler Abbau, Dysphasie und Dysarthrie sowie psychiatrische Abweichungen mit Persönlichkeitsänderungen und agressivem Verhalten. Das Stadium der Verschlechterung konnte bis zu 10 Jahren anhalten. Anschließend hörte die neuropsychologische Verschlechterung auf.

Die Zahl der Anfälle nahm ab oder diese sistierten ganz.

Befunde

Im Liquor findet sich eine leichte Lymphozytose und Eiweißerhöhung bei etwa der Hälfte der Patienten, die Liquoreiweißelektrophorese weist z. T. oligoklonale Gammaglobulinbanden auf.

Im interiktalen EEG finden sich eine Verlangsamung und fokale hypersynchrone Potenziale über der betroffenen Hemisphäre, nicht selten ist auch eine bilateral-synchrone oder multifokale hypersynchrone Aktivität zu erkennen.

Das zerebrale CT zeigt in Verbindung mit einer Ventrikelerweiterung auf der betroffenen Seite eine Hemiatrophie, was auch auf den MRT-Bildern sichtbar ist. Hier lassen T_2-gewichtete Bilder Signalanhebungen in der betroffenen Hemisphäre erkennen, deren Erscheinungsbild an Infarkte erinnert. SPECT-Untersuchungen zeigen einen verminderten zerebralen Blutfluss in der betroffenen Hemisphäre, das FDG-PET eine verminderte zerebrale Glucoseutilisation in der betroffenen Hemisphäre mit Inseln von erhöhtem Metabolismus, die z. T. mit epileptischen Foci korrelieren.

Diagnose

Die Diagnose gründet auf folgenden klinischen Kriterien:

- nur eine Hemisphäre betroffen,
- therapieresistente Epilepsie,
- progrediente Hemiparese,
- mentaler Abbau und Auftreten psychiatrischer Störungen,
- fortschreitender unilateraler Prozess in der Bildgebung.

Therapie

Die Epilepsie ist therapieresistent. Die hoch dosierte Steroidtherapie und die hoch dosierte Gammaglobulintherapie können zu einer Reduktion der Anfallsfrequenz führen (Leach et al. 1999), ebenfalls die Entfernung der GluR3-Antikörper mittels Plasmapherese (Andrews et al. 1997). Mittels intraventrikulär verabreichtem α-Interferon konnten bei einem 3 Jahre alten Kind die Anfälle gestoppt werden (Dabbagh et al. 1997).

Generell am wirksamsten war die neurochirurgische Therapie. Eine umschriebene kortikale Resektion führte zwar zur Besserung, konnte aber den Prozess nicht aufhalten. Die besten Ergebnisse lieferte die anatomisch subtotale, funktionell komplette Hemisphärektomie. Es wurde berichtet, dass etwa 60% der Patienten anfallsfrei wurden und bei etwa 90% weniger als 2 Anfälle pro Jahr auftraten (Andermann u. Rasmussen 1991).

Syndrom der Zöliakie, Epilepsie und bilateralen okzipitalen Verkalkungen

Das Syndrom der okzipitalen Kalzifikationen, Epilepsie und Zöliakie wurde 1992 von Gobbi und Mitarbeitern definiert. Seitdem wurde über eine ganze Reihe weiterer Patienten berichtet, vor allem aus Italien, aber auch aus anderen Ländern (Hernández et al. 1998). Die Epilepsie und die Verkalkungen sind möglicherweise Folge einer unbehandelten Zöliakie. Es wird vermutet, dass ein im Zusammenhang mit der Zöliakie entstehender Folsäuremangel für die Entstehung der Verkalkungen und der Epilepsie verantwortlich ist.

Die Epilepsie beginnt am häufigsten im Alter von 5–6 Jahren, kann aber in jedem Alter einsetzen. Überwiegend handelt es sich um fokale Anfälle mit und ohne visuelle Zeichen. Das EEG zeigt dementsprechend fokale Spike-Wave-Aktivität über beiden Okzipitalregionen. Im zerebralen CT finden sich in der Regel bilaterale kortikale und subkortikale Verkalkungen, vor allem okzipital, teilweise auch temporal oder parietal. Die intrazerebralen Kalzifikationen werden auf eine primäre Verkalkung der Gefäßwände zurückgeführt (Bernasconi et al. 1998). Die Entstehung neuer Verkalkungen im Verlauf der Erkrankung ist beobachtet worden. Die Zöliakie ist in der Mehrzahl der Fälle klinisch stumm. Die serologischen Marker sind aber in allen Fällen positiv, die Dünndarmbiopsie zeigt die typische Schleimhautatrophie. Die Behandlung der Zöliakie mit Diät und die Anwendung von Folsäure werden empfohlen, letzteres vor allem, wenn die Serumkonzentration im unteren Bereich der Norm oder darunter liegt (Hernández et al. 1998). Die Anfälle erweisen sich häufig als therapieresistent, bei einem Teil der Patienten kann eine Besserung durch die Zöliakiediät erreicht werden.

18 Prinzipien der Pharmakotherapie

Während ursprünglich die Anfallsfreiheit ohne besondere Berücksichtigung der Nebenwirkungen der Antiepileptika und der psychosozialen Situation der Zweck aller therapeutischen Bemühungen war, wird heute sehr viel mehr gefordert:

- völlige Anfallsfreiheit mit keinen oder möglichst geringen Therapienebenwirkungen,
- eine unbeeinträchtigte Entwicklung und Reifung der Kinder und Jugendlichen sowie
- eine Lebensform, welche deren Fähigkeiten und Begabungen gerecht wird.

In wieweit diese Ziele bei den einzelnen Patienten erreichbar sind, muss unter Berücksichtigung aller Einflussfaktoren individuell abgewogen werden und mit den Eltern oder, sofern möglich, auch mit den Kindern und Jugendlichen selbst besprochen werden. Die gesetzten Therapieziele sollten letztlich auch realistisch sein.

Umfassendes Behandlungskonzept

In den letzten Jahrzehnten sind in der Pharmakotherapie der epileptischen Anfälle und Epilepsien erhebliche Fortschritte erzielt worden und zwar durch ein erweitertes Verständnis der Wirkmechanismen und der Pharmakokinetik der Antiepileptika, die Herausarbeitung der Anwendungsprofile der einzelnen Substanzen, die optimale Nutzung der Serumkonzentrationsbestimmung sowie die Entwicklung neuer Antiepileptika. Den Nebenwirkungen der Antiepileptika sollte vor allem bei Kindern im Hinblick auf eine möglichst unbeeinträchtigte Entwicklung von Kognition und Verhalten besondere Beachtung geschenkt werden.

Ein umfassendes Behandlungskonzept der Epilepsien muss aber neben der Pharmakotherapie die Auswirkungen der Krankheit und ärztlichen Maßnahmen auf die Lebensbedingungen des Patienten mit berücksichtigen, andernfalls kann auch bei optimaler Wahl der Antiepileptika die Behandlung misslingen. Die verschiedenen in die Therapie einzubeziehenden Aspekte sind in Tab. 18.1 angegeben.

Die Aufklärung und Beratung des Patienten bzw. der betreuenden Personen bezüglich aller Aspekte der Epilepsie dient der Krankheitsbewältigung, vor allem auch der Motivation zur Einhaltung der medikamentösen Therapie und zur Vermeidung anfallsauslösender Situationen. Zur Information der Patienten und aller Personen, die mit den Patienten direkt umgehen, wurde ein modulares Schulungsprogramm (MOSES) entwickelt. Die Eltern, Betreuungspersonen oder die Betroffenen selbst sollten dazu angehalten werden, einen Anfallskalender zu führen, in dem Häufigkeit, Art und Schwere der Anfälle aufgezeichnet werden. Anfallsfördernde Faktoren wie Stress, Schlafdeprivation und ggf. die Menses sollten ebenfalls vermerkt werden. Am besten geeignet zur Erfassung aller epilepsierelevanten Fakten sind speziell für Erwachsene bzw. für Jugendliche entwickelte Tagebücher (Ried u. Siemes 1997, Siemes u. Ried 1997) oder auch ein mit Hilfe des Computers geführter Anfallskalender (Epivista®). Zu den regelmäßigen ärztlichen Konsultationen sollten Anfallskalender

Tabelle 18.1 Aspekte eines umfassenden Behandlungskonzepts bei Kindern und Jugendlichen mit Epilepsien

- Pharmakotherapie:
  - Anfallsfreiheit
  - keine oder nur geringe Nebenwirkungen
- Information und Beratung, Patientenschulung
- Anfallsdokumentation, Führen eines Epilepsietagebuchs
- Integration in Familie, Schule, Beruf und Gesellschaft, Erhalt der Lebensqualität

und Tagebücher von den Eltern oder Jugendlichen mitgebracht werden. Psychische und soziale Aspekte wie Schulerfolg, Berufsausbildung oder Berufstätigkeit bzw. bei Jugendlichen der Erwerb des Führerscheins oder die Teilnahme an den sozialen Aktivitäten Gleichaltriger spielen eine wichtige Rolle bei dem Bemühen, die Lebensqualität der von Epilepsie Betroffenen zu verbessern.

Epileptogener Prozess und Pharmakotherapie

Im Hinblick auf den epileptogenen Prozess hat die Pharmakotherapie 3 Ziele:

- Verhindern weiterer epileptischer Anfälle,
- Verminderung des epileptogenen Potenzials,
- Vermeidung iktogener neurologischer Folgeschäden.

Die Wirksamkeit der konventionellen und neuen Antiepileptika im Hinblick auf die Anfallsreduktion oder das Verhindern weiterer Anfälle ist unbestritten, nicht jedoch deren Fähigkeit, die Epileptogenese zu beeinflussen. Gelänge auch dieses, so könnte möglicherweise die Chronifizierung der Epilepsien verhindert werden. Über die Auswirkungen der Antiepileptika in dieser Hinsicht ist beim Menschen aber nur wenig bekannt. Einzelne Langzeitbeobachtungen über den Verlauf der Epilepsien ohne Medikation im Vergleich zu dem mit einer Pharmakotherapie sprechen eher dafür, dass die Epileptogenese durch die konventionellen Antiepileptika nicht beeinflusst wird (Siemes 1998).

Ein wesentliches Ziel der antiepileptischen Therapie ist weiterhin, iktogene neurologische Schäden zu verhindern. Bei einigen Patienten führt das anhaltende Auftreten von Anfällen zu einer permanenten neurologischen Dysfunktion, erkennbar an einem Absinken des IQ, an einer Verschlechterung des Erinnerungsvermögens oder an anderen kognitiven Einbußen. Bei vorgeschädigten Kindern und Jugendlichen kann das Auftreten von Anfällen zu einer Verschlechterung des neurologisch Befundes, z. B. einer Zunahme der Spastik, führen, was teilweise reversibel ist, wenn die Anfallsfreiheit wieder hergestellt werden kann. Hat sich eine Epilepsie als pharmakoresistent bzw. progredient erwiesen und sind resezierbare Läsionen deren Ursache, so kann durch den frühen Einsatz der Epilepsiechirurgie nicht selten der katastrophale Verlauf einer Epilepsie verhindert werden.

Akuttherapie epileptischer Anfälle

Die effektivste akute antiepileptische Therapie ist die intravenöse Verabreichung eines Benzodiazepins (Diazepam, Clonazepam, Lorazepam). Die Benzodiazepine passieren auf Grund ihrer lipophilen Eigenschaften schnell die Blut-Hirn-Schranke. Diazepam tritt am schnellsten in das Gehirn über, seine Wirkung hält aber nur kurz an (etwa 30 min), da es zu einer Redistribution des Diazepams kommt. Etwas weniger rasch wirken Clonazepam und Lorazepam. Obwohl die Eliminationshalbwertszeit von Lorazepam kürzer ist als die von Diazepam und Clonazepam, ist es erheblich länger wirksam (> 12–24), da es nur eine geringe Redistribution zeigt. Lorazepam wird deshalb vor allem in den USA zur Behandlung des Status epilepticus eingesetzt (Tab. 16.**6**).

Intravenöse Diazepam- und Clonazepamtherapie

Zur intravenösen Akuttherapie werden als Einzeldosen bei Säuglingen 0,3–0,5 mg/kg Diazepam, bei Klein- und Schulkindern 0,2–0,4 mg/kg Diazepam und bei Erwachsenen 0,2–0,3 mg/kg Diazepam empfohlen. Vom Clonazepam ist jeweils etwa der 10. Teil dieser Mengenangaben sinnvoll, d. h. bei Säuglingen 0,01–0,07 mg/kg, bei Klein- und Schulkindern 0,01–0,05 mg/kg und bei Erwachsenen 0,01–0,03 mg/kg.

Die Benzodiazepine müssen wegen der Gefahr der Atemdepression sehr langsam injiziert werden: Diazepam 1 mg pro Minute, Clonazepam 0,1 mg pro Minute.

Rektale Diazepamanwendung

Eine Alternative zur intravenösen Applikation von Diazepam oder Clonazepam ist die rektale Anwendung von flüssigem Diazepam, denn es tritt rasch durch die Darmmukosa in den Blutkreislauf über. Wirksame Plasmakonzentrationen werden nach 2–4 min, die maximale Serumkonzentration wird innerhalb von 6 min erreicht (Dulac et al. 1978, Dooley 1998). Als Einzeldosen werden bei Kindern 0,5–0,75 mg/kg empfohlen, bei Jugendlichen und Erwachsenen 10–30 mg.

Wird flüssiges Diazepam innerhalb von 15 min von Beginn des Krampfanfalls an rektal verabreicht, so sistiert der Anfall bei etwa 80–95% der Kinder spätestens nach 5 min. Hat der Krampfanfall vor der ersten Diazepamgabe schon mindestens 15 min angehalten, so persistiert der Krampfanfall in etwa 50% der Fälle noch länger als 5 min (Knudsen 1979). Die rektale Verabreichung von Diazepam kann durch die Eltern, andere betreuende Personen und paramedizinisches Personal vorgenommen werden. Schwerwiegende Nebenwirkungen oder Missbrauch kommen außerordentlich selten vor. Rektales Diazepam ist somit rasch wirksam, sicher und leicht anzuwenden.

Praktisches Vorgehen

Während des Krampfanfalls sollte das Kind möglichst in eine stabile Seitenlage oder in die Bauchlage gebracht werden, für freie Atemwege muss gesorgt werden. Spätestens 2–3 min nach Beginn des Anfalls sollte flüssiges Diazepam (keine Zäpfchen!) rektal verabreicht werden (0,5–0,75 mg/kg Körpergewicht): 5 mg für Säuglinge über 4 Monate, 10 mg für Kleinkinder ab einem Körpergewicht von 12 kg, Schulkinder 10–20 mg. Durch das Zusammendrücken der Gesäßbacken für einige Minuten kann das Zurücklaufen der Diazepamlösung verhindert werden. Falls der Anfall nicht nach weiteren 5 min sistiert, kann dieselbe Dosis noch einmal rektal verabreicht werden. Ohne die Möglichkeit einer Beatmung sollte die rektale Gesamtdosis von 1 mg Diazepam/kg nicht überschritten werden. Hört der Krampfanfall nicht innerhalb weiterer 5 min auf, ist die intravenöse Anwendung eines Benzodiazepines (Diazepam, Clonazepam) notwendig.

Falls der Anfall nach 20 min (längstens 30 min) mit einer rektalen und/oder intravenösen Benzodiazepinverabreichung allein nicht gestoppt werden kann, sollte die weitere Therapie erfolgen, wie sie beim Status epilepticus (Tab. 16.**6**) beschrieben wird.

Prinzipien der medikamentösen Langzeittherapie

Grundsätzlich müssen vor Beginn der Behandlung die Risiken der Pharmakotherapie gegenüber der Gefährdung des Patienten durch weitere Anfälle abgewogen werden, Tab. 18.**2** zeigt die einzelnen zu berücksichtigenden Faktoren.

Da nach dem heutigen Stand des Wissens die bisher zur Verfügung stehenden Antiepileptika keine kurative Wirkung haben, sondern lediglich dazu dienen, das Auftreten weiterer Anfälle zu verhindern, ist man mit dem Einsatz von Antiepileptika zurückhaltender geworden. Bei Patienten, die einen Anfall pro Jahr oder weniger haben oder bei denen gelegentlich ein nächtlicher Anfall auftritt, kann man von einer Langzeittherapie absehen. Bei den benignen fokalen Epilepsien des Kindesalters werden heute wiederholte einzelne Anfälle in Kauf genommen, um die Langzeitbehandlung zu vermeiden. Bei den Fieberkrämpfen wird die medikamentöse Langzeitprophylaxe im Gegensatz zu früher nur noch in den Fällen mit einem hohen Epilepsierisiko angewandt. Bei der Behandlung schwerer therapierefraktärer Epilepsien wird seit einigen Jahren versucht, mit so wenig Medikamenten wie möglich auszukommen, um die Lebensqualität der Betroffenen zu verbessern.

Zu Beginn bzw. im Laufe der Behandlung eines Kindes oder Jugendlichen mit Epilepsie verlangen folgende Fragen eine Antwort:

- Wann sollte man mit der Pharmakotherapie beginnen?
- Wie sollte man behandeln?
- Wann kommt eine Kombinationstherapie in Frage?
- Wann kann man das Antiepileptikum wieder absetzen?

Tabelle 18.**2** Risiken der epileptischen Anfälle und der antiepileptischen Therapie (mod. nach Shinnar 1993)

Risiko der Anfälle:
- Verletzungen
- Ertrinken
- Status epilepticus
- Einschränkung der Aktivität
- soziales Stigma

Therapierisiko:
- kognitive Störungen
- Verhaltensauffälligkeiten
- systemische Toxizität
- idiosynkratische Reaktionen
- Teratogenität
- Stigma der chronischen Krankheit
- Kosten (Medikament, Bestimmung der Blutwerte)

Beginn der Pharmakotherapie

Der Beginn einer Langzeittherapie setzt die eindeutige Diagnose Epilepsie voraus, d. h. alle anderen anfallsartig auftretenden, nicht epileptischen Ereignisse müssen ausgeschlossen worden sein. Mittels der verschiedenen diagnostischen Verfahren (Kap. 7) sollte die Ursache der Epilepsie geklärt bzw. sollten hirnorganische Ursachen erkannt worden sein. Bei Kindern und Jugendlichen mit einem geringen Wiederholungsrisiko nach dem ersten unprovozierten Anfall wird in der Regel keine antiepileptische Behandlung begonnen. Die Entscheidung, ob bei Patienten mit einem hohen Wiederholungsrisiko schon nach dem ersten Anfall eine Pharmakotherapie eingeleitet werden soll oder nicht, muss individuell getroffen werden.

Von entscheidender Bedeutung ist die Aufklärung und Beratung der Eltern von jüngeren Kindern durch den behandelnden Arzt über die Behandlungsmöglichkeiten und die Prognose der Epilepsie. Im Falle einer benigne verlaufenden Epilepsie sollte von Anfang an auf die günstige Prognose hingewiesen werden. Auf der anderen Seite sollten im Falle einer schwierig zu behandelnden Epilepsie keine unrealistischen Erwartungen geweckt werden, da dieses zu Enttäuschungen führen muss und die vertrauensvolle Zusammenarbeit in Frage stellt.

Die Eltern bzw. der Patient müssen von dem Vorteil der medikamentösen Behandlung überzeugt werden. Sollten der Patient bzw. seine Eltern nicht zur Medikamenteneinnahme zu motivieren sein, ist es in der Regel besser, weiter abzuwarten, als ihnen gegen ihre Überzeugung Antiepileptika zu verschreiben. Mangel an Compliance ist eine häufige Ursache für das Versagen der antiepileptischen Pharmakotherapie.

Die Aufklärung der Eltern ist besonders bedeutsam im Hinblick auf die Lebensbedingungen des Kindes, denn in vielen Fällen überreagieren die Eltern auf die Diagnose Epilepsie und entwickeln Gefühle der Ablehnung, Scham und Verzweiflung. Dadurch wird die Beziehung zu ihrem Kind gestört. Das Kind wird oft überbehütet und erheblichen und unnötigen Restriktionen unterworfen. Es bleibt dann in emotionaler Hinsicht unreif und abhängig von seinen Eltern. Durch eine stets fordernde Haltung gegenüber den Eltern und anderen Personen kann das Kind unsoziale Haltungen entwickeln.

Primat der Monotherapie

Die anfalls- und syndrombezogene Monotherapie in individueller Dosierung ist der Goldstandard der Pharmakotherapie. Die Monotherapie bietet im Vergleich zur Polytherapie viele Vorteile, Vor- und Nachteile sind in Tab. 18.**3** zusammengestellt.

Einige Antiepileptika mit mehreren Wirkmechanismen können auch in Monotherapie bei Patienten mit mehreren unterschiedlichen Anfallsformen zur Anfallsfreiheit führen, z. B. Valproat bei der juvenilen myoklonischen Epilepsie, die mit myoklonischen Anfällen, Absencen und generalisierten tonisch-klonischen Anfällen einhergeht. Lamotrigin und Topiramat sind weitere Breitspektrumantiepileptika, die zur primären Behandlung von Patienten mit mehreren Anfallsformen in Frage kommen.

Wahl des Antiepileptikums

Bei der Wahl des Antiepileptikums sind eine ganze Reihe von Faktoren zu berücksichtigen, eine Übersicht gibt Tab. 18.**4**.

Die Wahl des Antiepileptikums wird primär vom Anfallstyp bzw. vom zu behandelnden Epilepsiesyndrom bestimmt. Leider wurden in der

Tabelle 18.**3** Vor- und Nachteile der Monotherapie im Vergleich zur Polytherapie

Vorteile:
- Wirksamkeit bei der Mehrzahl der Patienten mit neu aufgetretenen Epilepsien
- bessere Beurteilbarkeit von Wirksamkeit und Nebenwirkungen
- verminderte Toxizität
- keine nachteiligen Antiepileptikainteraktionen
- geringeres Risiko teratogener Schäden
- höhere Compliance
- bessere Lebensqualität
- geringere Kosten

Nachteile:
- fehlende Wirksamkeit bei einem Teil der Patienten
- nicht vorhersehbare, unterschiedliche Wirksamkeit der einzelnen Antiepileptika mit der Notwendigkeit der sequenziellen Monotherapie.
- Wirksamkeit nur bei bestimmten Anfallsformen bei Patienten mit mehreren unterschiedlichen Anfallsformen

Tabelle 18.4 Faktoren, die bei der Wahl des Antiepileptikums berücksichtigt werden müssen

- Typ der Anfälle bzw. des Epilepsiesyndroms
- Ursache der Epilepsie
- Wirksamkeitsdaten
- Pharmakokinetische Eigenschaften
- Bisherige klinische Erfahrungen
- Mögliche Nebenwirkungen
- Lebensalter
- Mentale Entwicklung und neurologischer Befund
- Psychische Auffälligkeiten
- Begleitkrankheiten
- Verlässlichkeit der Eltern bzw. der Patienten
- Kosten der Therapie

Vergangenheit nur wenige kontrollierte Studien zu Wirksamkeit und Verträglichkeit der verschiedenen Antiepileptika bei den einzelnen Epilepsiesyndromen des Kindes- und Jugendalters durchgeführt. Viele Angaben dazu beruhen auf unkontrollierten Studien und Anwendungsbeobachtungen. Dieses trifft sowohl für die konventionellen als auch die neuen Antiepileptika zu.

Die Ätiologie der Anfälle bzw. der Epilepsie muss berücksichtigt werden. Bei symptomatischen Epilepsien auf dem Boden angeborener Stoffwechselkrankheiten mit Leberbeteiligung kann Valproat zum Leberversagen führen. Porphyrien werden am besten mit Antiepileptika behandelt, die nicht in den Leberstoffwechsel eingreifen, z. B. mit Gabapentin.

Die Wahl des Antiepileptikums hängt entscheidend von den Wirksamkeitsdaten, den pharmakokinetischen Eigenschaften und dem Nebenwirkungsprofil der zur Verfügung stehenden Antiepileptika ab. In der alltäglichen Praxis sind Carbamazepin und Valproat die am häufigsten verordneten Antiepileptika, mit denen auch die meisten fokalen bzw. generalisierten Epilepsien erfolgreich behandelt werden können. In Tab. 18.5 sind die Anwendungsdaten der wichtigsten Antiepileptika einschließlich der Dosierung bei Kindern angegeben. Die Charakteristika der einzelnen Antiepileptika werden in Kap. 19 ausführlich beschrieben.

Das Lebensalter ist ein weiterer wichtiger Faktor, der bei der Wahl des Medikaments Berücksichtigung finden sollte. Bei Neugeborenen und Säuglingen ist Phenobarbital ein zuverlässiges und sicheres Medikament, und es hat in diesem Lebensabschnitt bisher seinen Platz als Mittel der ersten Wahl behauptet. Bei Kleinkindern und Schulkindern hingegen sind die möglichen negativen Auswirkungen auf Kognition und Verhalten problematisch, es ist deshalb in diesem Lebensabschnitt ein Mittel der 2. Wahl geworden. Bei jungen Frauen, die schwanger werden könnten, muss der Einfluss des Antiepileptikums auf die Kontrazeption und im Falle der Schwangerschaft die mögliche Schädigung des ungeborenen Kindes durch die gewählte Substanz bedacht werden.

Von Seiten des Patienten spielen außerdem die mentale Entwicklung und der neurologische Befund eine Rolle. Mental retardierte Kinder können auf Phenobarbital mit erheblichen Verhaltensstörungen reagieren bzw. diese können durch Phenobarbital erheblich verstärkt werden. Patienten mit Spastik können von der muskelrelaxierenden Nebenwirkung der Benzodiazepine, des Vigabatrins oder des Gabapentins profitieren (Holden u. Titus 1999).

Psychische Besonderheiten der Patienten müssen berücksichtigt werden. Vigabatrin kann besonders bei Patienten, die schon vor der Behandlung psychisch auffällig waren, erhebliche neurotoxische Nebenwirkungen bis zu psychotischen Reaktionen hervorrufen. Lamotrigin kann bei mental retardierten und verlangsamten Patienten Wachheit und soziale Interaktion verbessern, in Einzelfällen kann es aber zu erheblichen psychischen Nebenwirkungen kommen. Bei ängstlichen Patienten wirken sich Gabapentin und Lamotrigin eher positiv aus. Neigt ein Patient zu Depressionen, so kann dieses durch Phenobarbital verstärkt werden.

Begleitkrankheiten können ebenfalls auf die Wahl des Medikaments Einfluss haben. Bei einem Jugendlichen mit erheblichem Übergewicht verbietet sich die Anwendung von Valproat oder Vigabatrin, die Anwendung von Topiramat kann sich hingegen günstig auf das Körpergewicht auswirken. Bei Patienten mit vorbestehenden Anämien wird man kein Carbamazepin oder Felbamat verordnen.

Auch die Verlässlichkeit (Compliance) hat erheblichen Einfluss auf den Therapieerfolg. Bei unzuverlässigen Patienten oder Eltern wird man kein Medikament mit kurzer Eliminationshalbwertszeit oder einem hohen Nebenwirkungspotenzial verordnen.

Tabelle 18.5 Praktisch wichtige Anwendungsdaten der alten und neuen Antiepileptika

Antiepileptikum	Übliche Tagesdosis Erwachsene (mg/Tag)	Kinder (mg/kg/Tag)	Therapeutische Serumkonzentration (µg/ml [µmol/l])	Zeit bis zum Steady State (Tage)	Hauptnebenwirkungen
Carbamazepin	600–1200 (–2000)	10–40	4–12 (16–50)	3–4[1)]	Müdigkeit, Schwindel, Diplopie, Ataxie, transiente Leukopenie, Hautausschlag, Hyponatriämie
Clobazam	10–40	0,3–1	0,3–5[1)] (1–15)	4–5	Sedierung, Ataxie, Verhaltensauffälligkeiten
Clonazepam	2–6	0,1–0,3	0,02–0,07[1)] (0,06–0,25)	7–8	Sedierung, Speichelfluss, Verhaltensauffälligkeiten, Ataxie
Ethosuximid	500–2000	15–40	40–100 (280–700)	7–12	gastrointestinale Beschwerden, Sedierung
Felbamat	1200–2400 (–3600)	20–60	?	4–7	Gewichtsverlust, Schlaflosigkeit, selten: Hepatotoxizität, aplastische Anämie
Gabapentin	1200–2400 (–4800)	30–50 (–100)	5–16[2)] (30–90)	2–5	Müdigkeit, Schwindel, bei Kindern aggressives Verhalten, Hyperexzitabilität, Gewichtszunahme
Lamotrigin	100–400 (–800)	2–15	2,5–12,5 (10–50)	3–10	Müdigkeit, Tremor, Hautausschlag, selten Stevens-Johnson-Syndrom
Oxcarbazepin (–3600)	900–2400	30–50	10–20[3)] (40–80)	2	wie Carbamazepin, allerdings seltener und schwächer ausgeprägt, Hyponatriämie häufiger
Phenobarbital	30–200	2–8	10–40 (45–170)	10-30	Müdigkeit, Verlangsamung, Schwindel, Konzentrationsstörungen, Verhaltensauffälligkeiten
Phenytoin	300–400	5–10	5–20 (20–80)	7–20	Gingivahyperplasie, Hirsutismus, kognitive Beeinträchtigung; bei hoher Dosis Nystagmus, Ataxie, Müdigkeit
Primidon	750–1000 (–1500)	5–20	5–12 (23–55)	2–5	wie Phenobarbital
Sultiam	400–2000	5–10	6–10 (21–34)	2–4	gastrointestinale Beschwerden, Hyperpnoe Parästhesien, Appetitminderung

Tabelle 18.5 (Fortsetzung)

Antiepileptikum	Übliche Tagesdosis Erwachsene (mg/Tag)	Kinder (mg/kg/Tag)	Therapeutische Serumkonzentration (µg/ml [µmol/l])	Zeit bis zum Steady State (Tage)	Hauptnebenwirkungen
Tiagabin	15–50	1,5	?	1–2	Müdigkeit, Schwindel, kognitive Verlangsamung, Konzentrationsstörungen
Topiramat	200–400 (–1000)	5–9	4–12 (12–36)	3–6	Müdigkeit, Schwindel, psychomotorische Verlangsamung, Sprachschwierigkeiten, Parästhesien, Gewichtsverlust, Nephrolithiasis
Valproat	1200–1800 (–4000)	15–60	40–120 (280–820)	2–5	Müdigkeit, Tremor, Haarausfall, Gewichtszunahme, dosisabhängige Thrombopenie; selten: akutes Leberversagen, Pankreatitis
Vigabatrin	1000–3000 (–150)	50–100	3,5–35[2] (25–250)	2–5	Müdigkeit, Gewichtszunahme, Verhaltensauffälligkeiten, psychotische Reaktionen, Gesichtsfeldausfälle

[1] Zu einem endgültigen Steady State kommt es erst dann, wenn die Autoinduktion vollständig ist, was 3–4 Wochen dauern kann
[2] Bestimmung selten indiziert oder unnötig
[3] Aktiver Metabolit

Bei Kindern spielt der Kostenaspekt nur eine untergeordnete Rolle. Zu bedenken ist aber, dass in Zeiten beschränkter Geldressourcen die gleichzeitige Anwendung von 2 oder gar 3 neuen Antiepileptika erhebliche Kosten verursacht.

Durchführung der Monotherapie

Die Behandlung beginnt in der Regel mit einer Teildosis der Erhaltungsdosis. Sofern nicht eine rasche Wirkung gefordert ist, sollte die Aufdosierung langsam erfolgen, bis die niedrigste Erhaltungsdosis erreicht ist. Phenytoin und Gabapentin können bei Bedarf schnell eindosiert werden. Die Dosen sollten in tageszeitlichen Intervallen verabreicht werden, die in etwa der Eliminationshalbwertszeit der Substanz entsprechen. Das Steady State wird nach 5 Halbwertszeiten nach der letzten Dosiserhöhung erreicht. Antiepileptika mit einer relativ langen Halbwertszeit (Phenobarbital, Phenytoin, Clonazepam, Lamotrigin, Vigabatrin) bzw. in Zubereitungen mit protrahierter Freisetzung (Carbamazepin, Valproat) werden bei Kindern in der Regel zweimal pro Tag verabreicht, sie können insbesondere bei Jugendlichen und Erwachsenen auch nur einmal täglich gegeben werden.

Einzelne Antiepileptika erfordern ein besonderes Vorgehen. Beim Carbamazepin beginnt man am besten mit 5 mg/kg/Tag in der ersten Woche, in der zweiten Woche können 10 mg/kg/Tag gegeben werden und in der dritten Woche 15 mg/kg/Tag. Je nach Ansprechen kann dann die Dosis weiter erhöht werden. Die Tagesdosis sollte wegen der Autoinduktion der Elimination nach 4–6 Wochen erhöht werden. Bei Gabapentin zeigt die gastrointestinale Absorption bei hohen Dosen eine Sättigung (bei Jugendlichen und Erwachsenen ab 3000 mg). Deshalb ist es ratsam, die Tagesdosis von Gabapentin auf 3 Einzeldosen zu verteilen. Eine Einschränkung der Nierenfunktion erfordert eine Anpassung der Dosen der renal eliminierten Antiepileptika Gabapentin und Vigabatrin.

Wirksamkeit der Monotherapie

Die überwiegende Zahl Erwachsener und Kinder (etwa 60–70%) mit einer neu aufgetretenen Epilepsie kann durch die Verschreibung eines einzigen Antiepileptikums erfolgreich behandelt werden, d. h. die Patienten werden anfallsfrei und Nebenwirkungen fehlen oder diese sind für den Patienten akzeptabel (Chadwick 1997, Perucca 1997). Eine neuere klinische Studie an Kindern hat gezeigt, dass die Monotherapie neu aufgetretener Epilepsien mit generalisierten tonisch-klonischen Anfällen und fokalen Anfällen ohne und mit sekundärer Generalisierung mit den konventionellen Antiepileptika Carbamazepin, Phenytoin, Phenobarbital und Valproat gleich wirksam war (de Silva et al. 1996). Nach 3 Jahren waren etwa 70% der Kinder 1 Jahr lang anfallsfrei geblieben. Hinsichtlich der Nebenwirkungen bestanden aber deutliche Unterschiede. Die Behandlung mit Phenobarbital war abgebrochen worden, nachdem bei 6 von 10 Kindern nicht akzeptable Nebenwirkungen in Form von Verhaltensstörungen aufgetreten waren. Bei 9% der Kindern mit Phenytoin wurde die Therapie abgebrochen, während bei den Kindern mit Carbamazepin und Valproat die Abbruchrate jeweils lediglich 4% betrug.

Die Erfolgsrate der Monotherapie ist aber entscheidend abhängig von der speziellen Anfallsform bzw. vom Epilepsiesyndrom. Bei den idiopathischen primär generalisierten Epilepsien und bei den benignen fokalen Epilepsien werden bis zu 90% der Patienten durch die Monotherapie anfallsfrei. Erheblich weniger erfolgreich ist die Monotherapie bei den Patienten mit symptomatischen oder kryptogenen fokalen Epilepsien ohne und mit sekundärer Generalisierung, hier liegt die Rate anfallsfreier Patienten bei etwa 25–50% (Krämer 1997).

Alternative Monotherapie

Bei Versagen der Monotherapie mit einem Antiepileptikum sollte vor der Polytherapie die alternative Monotherapie mit einem weiteren Medikament versucht werden. Die alternative Monotherapie sollte auf jeden Fall durchgeführt werden, wenn das erste Antiepileptikum wegen unerwünschter Wirkungen nicht ausdosiert werden konnte.

Etwa 15–40% der Patienten, die auf die initiale Monotherapie nicht adäquat reagieren, werden durch die alternative Monotherapie noch anfallsfrei (Krämer 1997). In der einzigen offenen randomisierten Studie an 100 Patienten mit Partialepilepsien, durchgeführt von Hakkarainen

(1980), zeigte sich, dass durch die alternative Monotherapie noch Anfallsfreiheit bei 17% der Patienten erreicht wurde, bei denen die Monotherapie mit der ersten Substanz versagt hatte. Das Ergebnis dieser Studie ist in Abb. 18.1 dargestellt. In einer Studie mit 48 Kindern mit Partialanfällen zeigte sich eine Anfallsreduktion um mehr als 50% bei 31% der Kinder und Anfallsfreiheit bei 15% der Kinder bei Wechsel zu einem alternativen Antiepileptikum (Elkis et al. 1993). Für andere Anfallsformen liegen allerdings kaum Daten vor (Schmidt u. Gram 1995).

Hochdosismonotherapie

Falls die primäre und alternative Monotherapie erfolglos geblieben sind, bietet sich als weitere Alternative noch die Hochdosismonotherapie an. Die Dosis des Antiepileptikums wird ohne Beachtung der Obergrenzen der sog. therapeutischen Serumkonzentrationen bis zum Auftreten erster klinischer Unverträglichkeitserscheinungen erhöht und dann wieder so weit reduziert, bis der Patient die Nebenwirkungen toleriert.

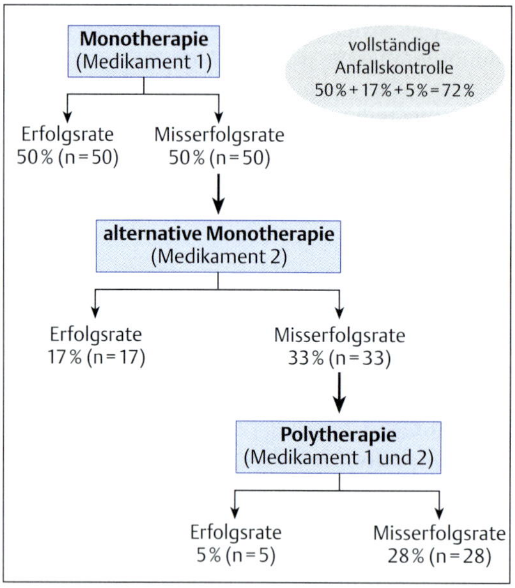

Abb. 18.1 Wirksamkeit der Monotherapie mit Phenytoin oder Carbamazepin, der alternativen Monotherapie sowie der Polytherapie mit diesen beiden Substanzen bei 100 Patienten mit neu diagnostizierter Partialepilepsie.

Dass diese Maßnahme Erfolg versprechend ist, belegen Studien mit Valproat, Carbamazepin und Phenytoin (Lesser et al. 1984, Cobos 1987, Ohtsuka et al. 1992), beispielsweise mit hochdosiertem Valproat beim West-Syndrom (Siemes et al. 1988, Prats et al. 1991).

In einer japanischen Studie (Ohtsuka et al. 1992) erhielten 46 Kinder mit symptomatischen generalisierten und fokalen Epilepsien Valproattagesdosen von 22–107 mg/kg (im Mittel 56 mg/kg), davon 34 Kinder in Monotherapie und 12 Kinder in Duotherapie. Nach 6 Monaten waren 30% der Kinder anfallsfrei geworden und weitere 24% hatten eine mehr als 50%ige Anfallsreduktion gezeigt. Die hohen Dosen wurden gut vertragen, die VPA-Serumkonzentrationen lagen zwischen 105 und 198 µg/ml (im Mittel bei 146 µg/ml).

Gründe für das Versagen der Monotherapie

Das Versagen der Monotherapie kann verschiedene Ursachen haben, die im Vorgehen des Arztes, dem Verhalten des Patienten und den Eigenschaften der zu behandelnden Epilepsien begründet sein können.

Die Monotherapie kann versagen, wenn die Anfälle oder die Epilepsie falsch klassifiziert wurden. Wurde beispielsweise bei einem Jugendlichen mit juveniler Myoklonusepilepsie die Diagnose einer Epilepsie mit generalisierten tonisch-klonischen Anfällen gestellt und wurde Carbamazepin als Antiepileptikum gewählt, so kann daraus ein scheinbares Versagen der Monotherapie resultieren.

Ein häufiger Grund für die mangelhafte Wirksamkeit des Antiepileptikums liegt in der zu niedrigen Dosierung. Es sollte die maximal tolerierbare Dosis einer Substanz angewandt werden, bevor diese als unwirksam angesehen wird. Dabei dürfen die Obergrenzen der sog. therapeutischen Serumkonzentrationen durchaus überschritten werden, wenn der Patient keine Nebenwirkungen hat oder wenn er das Antiepileptikum bezüglich der Nebenwirkungen noch toleriert.

Wird ein Antiepileptikum, wie z. B. Carbamazepin, bei der Neueinstellung eines Patienten zu rasch gesteigert, so können dadurch Nebenwirkungen resultieren, die bei langsamerer Eindosierung vermieden werden könnten. Ein gut wirksames Medikament wird dann unberechtigterweise verworfen. Auch die Verteilung einer hohen Tagesdosis auf kleinere Einzeldosen kann zu einer besseren Verträglichkeit des Antiepileptikums führen.

Eine weitere Ursache des Versagens der Monotherapie kann von Seiten des Patienten in einer unregelmäßigen Einnahme des Antiepileptikums (mangelnde Compliance) begründet sein. Hier hilft die unvorhergesehene Überprüfung der Serumkonzentration weiter.

Eine ganze Reihe ungünstiger Faktoren, die in der Eigenschaft der Epilepsien begründet sind, mindern die Erfolgsaussichten der primären Monotherapie ganz erheblich. Diese Prädiktoren der Schwerbehandelbarkeit, die in mehreren Therapiestudien herausgestellt wurden, werden in Kap. 20 beschrieben (Tab. 20.**5**).

Kombinationstherapie

Falls der Monotherapie der Erfolg versagt bleibt, sollten 2 oder 3 Antiepileptika kombiniert angewendet werden. Die Vorteile im Vergleich zur Monotherapie sind eine bessere Anfallskontrolle bei einem Teil der Patienten und die Möglichkeit der gleichzeitigen Behandlung unterschiedlicher Anfallsformen. Grundsätzlich ist eine Kombinationstherapie aber nur dann sinnvoll, wenn dadurch der Patient anfallsfrei wird oder die Anfallsfrequenz deutlich niedriger ist als bei Anwendung der Substanzen in Monotherapie oder auch dann, wenn bei gleichbleibender Anfallsfrequenz die Nebenwirkungen geringer ausgeprägt sind.

Welche Antiepileptika sollten miteinander kombiniert werden? Voraussetzung einer rationalen Polytherapie ist die genaue Kenntnis der pharmakologischen Eigenschaften der einzelnen Substanzen sowie ihrer möglichen Interaktionen.

Prinzipiell sollten folgende klinischen Regeln bei der Kombination von Antiepileptika beachtet werden:

- möglichst Antiepileptika mit unterschiedlichem Wirkungsmechanismus kombinieren,
- Substanzen mit möglichst wenig Nebenwirkungen bzw. Substanzen, deren Nebenwirkungen sich nicht gegenseitig verstärken, wählen
- Antiepileptika mit einem hohen Potenzial für pharmakokinetische Interaktionen vermeiden.

Tierexperimentelle Studien haben wesentlich zu dem Wissen über Kombinationsmöglichkeiten der konventionellen Antiepileptika beigetragen. Entscheidend für das therapeutische Vorgehen sind letztlich jedoch die Erfahrungen, die mittels klinischer Studien gewonnen wurden.

Präklinische Wirksamkeit von Antiepileptikakombinationen

Bei der Kombination von 2 oder mehr Medikamenten können sich die Wirkungen addieren (additive Wirkung), potenzieren (supraadditive Wirkung) oder teilweise aufheben (infraadditive Wirkung). Der Gebrauch von Substanzen mit unterschiedlichem Wirkungsmechanismus erlaubt einen Synergismus der antiepileptischen Wirkung. Haben kombinierte Antiepileptika einen ähnlichen Wirkungsmechanismus und unterschiedliche Nebenwirkungen, so muss mit einem subadditiven antikonvulsiven Effekt, aber mit additiven Nebenwirkungen gerechnet werden.

Die bisher in Tierexperimenten untersuchten Kombinationen von Antiepileptika sind in Tab. 18.**6** dargestellt (Bourgeois 1986, Bourgeois 1988a,b, Bourgeois u. Wad 1988, Bourgeois u. Dodson 1989, Chez et al. 1994, Morris et al. 1987).

Von den untersuchten Kombinationen mit supraadditiver Wirkung bei additiven bzw. infraadditiven Nebenwirkungen ist die Duotherapie von Phenytoin mit Valproat am günstigsten. Bei der gemeinsamen Anwendung von Carbamazepin und Primidon sind zwar die Nebenwirkungen auf das ZNS infraadditiv, trotzdem muss mit deutlichen Nebenwirkungen durch das Primidon gerechnet werden. Die beiden weiteren synergistischen Kombinationen Ethosuximid bzw. Valproat mit Clonazepam sind insofern problematisch, als die Anwendung von Clonazepam mit einer erheblichen Toleranzentwicklung verbunden ist. Aus der Gruppe mit additiver Wirkung und infraadditiver neurotoxischer Nebenwirkung spielen die Kombinationen Valproat mit Carbamazepin und Valproat mit Ethosuximid praktisch die größte Rolle. Ungünstig wirkt sich eine Duotherapie mit den Substanzen aus, bei denen sich Wirkung und Nebenwirkung auf das ZNS additiv verhalten; diese Kombinationen bringen in der Regel keine Vorteile mit sich.

Ergebnisse klinischer Studien

Bisher gibt es keine kontrollierten Studien, mittels derer bei neu aufgetretenen Epilepsien die

Tabelle 18.**6** Pharmakodynamische Interaktionen der Antiepileptika im Tierexperiment bei der Maus (nach Bourgeois 1986, 1988a,b, Morris et al. 1987, Bourgeois u. Wad 1988, Bourgeois 1989, Chez et al. 1994)

Kombination	Interaktionen Antiepileptische Wirkung	Neurotoxische Wirkung
CBZ + PRM	supraadditiv	infraadditiv
ESM + CZP	supraadditiv	infraadditiv
VPA + CZP	supraadditiv	infraadditiv
PHT + VPA	supraadditiv	additiv
VPA + CBZ	additiv	infraadditiv
VPA + ESM	additiv	infraadditiv
PHT + PB	additiv	infraadditiv
PRM + PB	additiv	infraadditiv
CBZ + PB	additiv	additiv
CBZ + CBZ-E	additiv	additiv
PHT + CBZ	additiv	additiv
VPA + PB	additiv	additiv

CBZ Carbamazepin
CBZ-E Carbamazepin-Epoxid
CZP Clonazepam
ESM Ethosuximid
PB Phenobarbital
PEMA Phenylethylmalonamid
PHT Phenytoin
PRM Primidon
VPA Valproat

Wirksamkeit von 2 kombinierten Antiepileptika im Vergleich zu einem Antiepileptikum untersucht worden wäre. Theoretisch könnte eine primäre niedrig dosierte Duotherapie mit Antiepileptika, deren Wirkungen sich supraadditiv und deren Nebenwirkungen sich infraadditiv verhalten, im Vergleich zu einer hoch dosierten Monotherapie vorteilhafter sein.

Spezielle Kombinationen konventioneller Antiepileptika

Einige Kombinationstherapien konventioneller Antiepileptika haben sich klinisch besonders bewährt, diese sollen deshalb näher beschrieben werden. Darüber hinaus wird auf die Möglichkeiten und Grenzen der Zusatztherapie mit Benzodiazepinen hingewiesen.

Kombinationstherapie von Carbamazepin mit Valproat

Diese beiden Antiepileptika mit unterschiedlichem Wirkungsmechanismus und verhältnismäßig geringen Nebenwirkungen decken zusammen ein breites Spektrum epileptischer Anfälle ab. Die Kombination der beiden Substanzen ist gut wirksam bei Epilepsien mit einfachen und komplex fokalen Anfällen sowie mit sekundär generalisierten Grand-Mal-Anfällen. Bis zu 30% der Patienten, die auf die Carbamazepin- oder Valproatmonotherapie nicht genügend ansprachen, wurden durch die Kombination der beiden Substanzen noch anfallsfrei (Dam 1984, Fröscher et al. 1984, Dean u. Penry 1988, Walker u. Koon 1988, Mattson 1990, Willmore et al. 1996).

Ein Nachteil der Kombination von Valproat mit Carbamazepin sind unerwünschte pharmakokinetische Interaktionen, denn diese führen zu einer Erhöhung der Gesamtkonzentration und der freien Fraktion des neurotoxischen Carbamazepinmetaboliten Carbamazepin-10,11-Epoxid, gleichzeitig kommt es zu einer Reduktion der Valproatserumkonzentration (Liu u. Delgado 1994). Falls diese Kombination weniger gut vertragen wird, stellt die Kombination von Valproat mit dem neuen von Carbamazepin abgeleiteten Antiepileptikum Oxcarbazepin eine verträglichere Alternative dar.

Kombinationstherapie von Phenytoin mit Valproat oder Phenobarbital

Phenytoin ist mit allen anderen konventionellen Antiepileptika kombiniert worden. Dabei haben sich die Kombinationen von Phenytoin mit Valproat oder mit niedrig dosiertem Phenobarbital (Serumkonzentration < 20 µg/ml) als vorteilhaft herausgestellt. Für die besondere Wirksamkeit der Kombination Phenytoin mit Valproat spricht auch das Ergebnis der tierexperimentellen Studien, die einen supraadditiven antiepileptischen Effekt und eine infraadditive neurotoxische Wirkung ergeben haben. Zu berücksichtigen ist allerdings, dass Valproat die Metabolisierung von Phenytoin (das Leberenzym CYP 3A 3/4) hemmt, woraus höhere Phenytoinserumkonzentrationen resultieren.

In einer Studie aus Indien wurde die Wirksamkeit der Kombinationstherapien Phenytoin plus Valproat (10 Patienten) und Carbamazepin plus Valproat (15 Patienten) miteinander verglichen, die Kombination von Phenytoin mit Valproat erwies sich als überlegen (Ashok u. Maheshwari 1983). Im Rahmen einer prospektiven Studie an schwer behinderten Patienten mit Epilepsien und multiplen Handicaps wurde die Zahl der

Antiepileptika von 4–5 auf eine Mono- oder Duotherapie reduziert (Mirza et al. 1993). Als wirksamste Duotherapie erwies sich die Kombination von Phenytoin mit Valproat.

Über eine günstige Wirkung der Kombination von Phenytoin mit niedrigen Dosen von Phenobarbital berichteten Bates et al. (1993) bei einer großen Zahl mental behinderter Patienten mit therapieresistenten Anfällen, die nicht durch die Monotherapie anfallsfrei wurden.

Kombinationstherapie von Valproat mit Ethosuximid

Bei den Absenceepilepsien sind Ethosuximid und Valproat in Monotherapie etwa gleich gut wirksam, durch die Kombination dieser beiden Substanzen werden noch weitere Patienten anfallsfrei (Callaghan et al. 1982, Sato et al. 1982, Rowan et al. 1983). Auch bei der juvenilen Myoklonusepilepsie und der myoklonisch-astatischen Epilepsie hat sich die Kombination der beiden Antiepileptika als vorteilhaft herausgestellt. In Tierversuchen zeigte die Kombination der beiden Substanzen eine additive Wirkung bei infraadditiven neurotoxischen Interaktionen (Tab. 18.**6**). Dieser günstige Effekt kann auf die sich ergänzenden Wirkungsmechanismen zurückgeführt werden: Ethosuximid wirkt primär auf die Calciumkanäle thalamischer Neuronen, während Valproat vor allem die Natriumkanäle und die GABAerge Neurotransmission beeinflusst.

Anwendung von Benzodiazepinen als Zusatzmedikation

Die Benzodiazepine Clonazepam, Nitrazepam und Clobazam werden nur selten primär zur Langzeitbehandlung eingesetzt, jedoch häufiger als Zusatzmedikation, wenn sich die Mittel der ersten Wahl als unwirksam oder zu wenig wirksam erwiesen haben. Die zusätzliche Gabe dieser Substanzen sowohl im Erwachsenenalter als auch im Kindesalter kann zunächst zu einer dramatischen Reduktion der Anfallsfrequenz führen, was sowohl für generalisierte als auch partielle Epilepsien zutrifft (Canadian Clobazam Cooperative Group 1991, Sato u. Malow 1995). Die tierexperimentellen Untersuchungen haben für die Kombinationen von Clonazepam mit Valproat oder Ethosuximid supraadditive Effektivität und infraadditive neurotoxische Nebenwirkungen erkennen lassen (Tab. 18.**6**).

Leider entwickelt ein erheblicher Teil der Patienten (beispielweise bei Clonazepam in bis zu zwei Drittel der Fälle) innerhalb von wenigen Wochen oder Monaten eine Toleranz gegenüber der antiepileptischen Wirkung (Sato u. Malow 1995). Die Benzodiazepine sind darüber hinaus mit erheblichen unangenehmen Nebenwirkungen wie Müdigkeit, Hypersalivation, Verhaltensauffälligkeiten (Hyperaktivität, aggressiven Ausbrüchen) und kognitiven Störungen (verminderte Aufmerksamkeitsspanne, Beeinträchtigung der Gedächtnisfunktionen) belastet. Eine weitere Schwierigkeit der Benzodiazepine stellt die mögliche Anfallshäufung dar, wenn versucht wird, das Medikament wieder abzusetzen. Dies sollte deshalb über mehrere Monate in kleinen Schritten erfolgen, um Entzugsanfälle zu vermeiden.

Bei einigen Patienten, die gut auf die Benzodiazepine ansprechen und wenige Nebenwirkungen zeigen, scheint aber der positive Effekt länger anzuhalten. Vor allem bei Patienten mit myoklonisch-astatischer Epilepsie, die durch die Kombination von Valproat und Ethosuximid nicht anfallsfrei werden, kann die niedrig dosierte Zugabe eines Benzodiazepins (Clonazepam, Clobazam) zu einer Anfallsreduktion führen.

Clonazepam ist als Zusatzmedikament bei einigen intraktiblen Epilepsien, insbesondere beim West-Syndrom, beim Lennox-Gastaut-Syndrom und bei Partialepilepsien mit meist nur mäßigem oder geringem Effekt angewendet worden (Sato u. Malow 1995).

Nitrazepam wurde besonders zur Behandlung des therapieresistenten West-Syndroms und Lennox-Gastaut-Syndroms eingesetzt, teilweise wurde über erstaunlich hohe Responderraten (bis zu 25%) bei nur mäßigen Nebenwirkungen berichtet (Sato u. Malow 1995, Chamberlain 1996).

Clobazam scheint weniger Verhaltensstörungen als die anderen Benzodiazepine zu verursachen, dies dokumentieren einige Studien an Kindern (Farrell 1986, Munn et al. 1988, Munn u. Farrell 1993). Sheth et al. (1995) berichteten über eine anhaltend gute Wirksamkeit von Clobazam bei 63 Kindern mit intraktibler Epilepsie, die Nachbeobachtungszeit betrug 1–5 Jahre, im Mittel 31 Monate. Bei 41% der Kinder wurde Anfallsfreiheit oder eine mehr als 90%ige Anfallsreduktion erreicht, bei weiteren 24% eine 50- bis 90%ige Verminderung der Anfälle. Die angewendete Tagesdosis betrug im Mittel 0,8 mg/kg. Es war mit einer Dosis von 0,5 mg/kg (in 2 Einzeldosen) begonnen worden, alle 3 Wochen war sie schrittweise erhöht worden, bis eine mehr als 90%ige Anfallsreduktion oder nicht mehr akzeptable Nebenwirkungen aufgetreten waren. In einem Drittel der Fälle musste Clobazam wegen der Nebenwirkungen oder Toleranzentwicklung wieder abgesetzt werden.

Spezielle Kombinationen konventioneller mit neuen Antiepileptika

Wirksamkeit und Verträglichkeit einer ganzen Reihe neu zugelassener Antiepileptika (Lamotrigin, Felbamat, Gabapentin, Oxcarbazepin, Tiagabin, Topiramat, Vigabatrin) sind bei Patienten mit therapieresistenten fokalen Epilepsien zunächst in zusätzlicher Gabe zu verschiedenen konventionellen Antiepileptika getestet worden. Als Wirksamkeitskriterium wurde die Zahl der Patienten mit mehr als 50%iger Anfallsreduktion gewählt. Etwa 25–45% der Patienten zeigten eine Verminderung der Anfallsfrequenz um mehr als 50%, wobei sich die einzelnen Antiepileptika nicht signifikant unterschieden. Nur wenige Prozent der Patienten wurden anfallsfrei (Walker u. Sander 1996, Marson et al. 1997). Vergleichsstudien der alten und neuen Antiepileptika in Monotherapie haben gezeigt, dass die konventionellen und die neuen Antiepileptika ähnlich gut wirksam sind, dass sich letztere aber in der Mehrzahl durch günstigere pharmakokinetische Eigenschaften und eine bessere Verträglichkeit auszeichnen. Die neuen Antiepileptika können prinzipiell mit jedem der konventionellen Antiepileptika kombiniert werden. Für die Kombination Valproat mit Lamotrigin wird eine günstige pharmakodynamische Interaktion angenommen. In einer nicht randomisierten Studie wurden Valproat, Lamotrigin und die Kombination dieser beiden Substanzen konsekutiv als Zusatzmedikation bei refraktären fokalen Epilepsien angewendet (Pisani et al. 1999). Keiner der 20 Patienten mit Valproat oder der 17 Patienten mit Lamotrigin wurde anfallsfrei, jedoch 4 von 13 Patienten mit der Kombination der beiden Substanzen.

Leider sind 2 der neuen Substanzen mit schwerwiegenden bzw. lebensbedrohlichen Nebenwirkungen (Vigabatrin durch Gesichtsfeldausfälle, Felbamat durch Knochenmark- oder Leberversagen) belastet, was die primäre Anwendung dieser Medikamente ausschließt.

Wenn die Valproatmonotherapie bei der Behandlung der idiopathischen Grand-Mal-Epilepsien versagt, so kann Valproat mit Lamotrigin kombiniert werden. Diese Kombination scheint auch bei sekundären Grand-Mal-Epilepsien gut wirksam zu sein.

Bei Patienten mit einer juvenilen Absenceepilepsie oder juvenilen myoklonischen Epilepsie, die durch die Monotherapie mit Valproat oder die gleichzeitige Gabe von Valproat und Ethosuximid nicht anfallsfrei werden, kann die Kombination von Valproat mit Lamotrigin noch zur Anfallsfreiheit führen. Die Duotherapien von Valproat plus Felbamat, Valproat plus Lamotrigin oder Valproat plus Topiramat sind wirksam beim Lennox-Gastaut-Syndrom.

Spezielle Kombinationen neuer Antiepileptika

Es liegen bisher keine systematischen klinischen Untersuchungen zu speziellen Kombinationen nur neuer Antiepileptika vor. Einzelne Anwendungsbeobachtungen zeigen, dass die neuen Antiepileptika auch Erfolg versprechend miteinander kombiniert werden können, z. B. Vigabatrin mit Lamotrigin, Vigabatrin mit Gabapentin, Lamotrigin mit Gabapentin sowie Lamotrigin mit Topiramat (Stolarek et al. 1994, Stephen et al. 1998).

Probleme der Kombinationstherapie

Nach Reynolds u. Shorvon (1981), Bourgeois (1988c) sowie Fröscher u. Neher (1992) ist die Kombinationstherapie mit einer Reihe von Problemen behaftet, deren man sich stets bewusst sein sollte.

- Schwierige Wirksamkeitsbeurteilung:
  - Es ist schwierig, die Wirksamkeit der einzelnen Komponenten zu bestimmen. Es besteht die Gefahr, dass man deshalb bei der Polytherapie bleibt, ohne zu versuchen, das erste bzw. vorher getestete Medikament wieder abzusetzen.
- Verstärktes Auftreten von Nebenwirkungen:
  - Durch die Kombination können Nebenwirkungen verstärkt auftreten, die in der Monotherapie sehr viel seltener beobachtet werden (z. B. Koma durch die Kombination von Phenobarbital und Valproat oder Hautausschäge durch die Kombination von Valproat mit Lamotrigin). Die Zuordnung von Nebenwirkungen zu einem bestimmten Antiepileptikum kann unmöglich sein (z. B. Doppelbilder und Schwindel bei Kombination von Carbamazepin und Phenytoin).

- Medikamenteninteraktionen:
  - Durch pharmakokinetische Interaktionen verändern sich die Serumspiegel der Antiepileptika in unerwünschter Weise (z. B. erhebliches Absinken der Serumkonzentration von Valproat durch die Zugabe der Enzym aktivierenden Medikamente Carbamazepin, Phenytoin oder Phenobarbital). Der beschleunigte Abbau eines Antiepileptikums führt zur Verkürzung der Halbwertszeit der Elimination und damit zu stärkeren Tagesschwankungen der Serumkonzentrationen.
- Höheres Risiko idiosynkratischer toxischer Reaktionen:
  - Durch die Kombination von Valproat mit den Enzym aktivierenden Antiepileptika Phenobarbital, Phenytoin, Carbamazepin wird das Risiko des reversiblen oder irreversiblen Leberversagens erhöht.
- Verstärkte Langzeittoxizität:
  - Die Möglichkeit der größeren Langzeittoxizität im Vergleich zur Monotherapie muss beachtet werden (z. B. höhere Wahrscheinlichkeit von Kleinhirnläsionen durch Phenytoin infolge Kombination mit anderen Substanzen).
- Verstärkte Teratogenität:
  - Sowohl Valproat als auch Carbamazepin tragen ein deutlich erhöhtes teratogenes Risiko für Spaltbildungen der Wirbelsäule, das Risiko bei kombinierter Anwendung ist höher.
- Zunahme der Anfallsfrequenz:
  - Bei vielen Kombinationen wurde statt der gewünschten Anfallsminderung bei einem kleineren Prozentsatz der Patienten auch eine Zunahme der Anfallsfrequenz beobachtet.
- Abnahme der Compliance:
  - Die Erhöhung der Zahl der Medikamente erhöht die Gefahr einer unregelmäßigen Einnahme.

Mono- oder Polytherapie – Anspruch und Wirklichkeit

Die tägliche Praxis zeigt, dass trotz des Anstrebens einer Monotherapie der größere Teil der langjährig betreuten Patienten eine Polytherapie erhält (Genton u. Roger 1997). Die Kombinationstherapie ist auch die Norm bei einer Reihe anderer Krankheiten z. B. Parkinsonismus, Hypertension, Asthma und bakterielle Infektionen (Richens 1995). Eine Umfrage aus Frankreich im Jahre 1992 zeigte, dass bei den Patienten, die durch niedergelassene Ärzte oder in neurologischen Kliniken behandelt wurden, etwa 55–59% eine Polytherapie erhielten, während in den Epilepsiezentren lediglich ein Drittel der Patienten eine Monotherapie erhält, was durch die Schwere der Epilepsien erklärt werden kann (Genton u. Roger 1997). Je länger die Patienten in Behandlung waren, umso seltener erhielten sie noch eine Monotherapie (Tab. 18.**7**). Wenn ein Patient durch langwierige Behandlungsversuche mittels der Polytherapie anfallsfrei oder wesentlich gebessert wird, bestehen große Hemmungen, den Behandlungserfolg durch Minderung der Zahl der Medikamente wieder in Frage zu stellen.

Rückkehr von der Kombinationstherapie zur Monotherapie

Wenn das eigentliche Ziel jeder antiepileptischen Therapie, nämlich Anfallsfreiheit mit keinen oder geringen Nebenwirkungen, trotz langwieriger Behandlungsversuche mit verschiedenen Antiepileptikakombinationen nicht erreicht werden kann, so bietet sich als alternatives Therapieziel an, ein akzeptables Ergebnis mit der geringst möglichen Medikamentenzahl und -dosis zu erreichen. Man sollte versuchen, die Zahl der gleichzeitig angewendeten Substanzen so weit wie möglich zu reduzieren oder sogar von der Polytherapie wieder zur Monotherapie zurückzukehren.

Mehrere Studien haben tatsächlich gezeigt, dass es bei nicht wenigen Patienten mit langjährig bestehenden therapieresistenten Epilepsien möglich war, die Zahl der gleichzeitig eingenommenen Medikamente zu reduzieren, ohne dass es zu einer Zunahme der Anfallsfrequenz kam. Bei einem Teil dieser Patienten nahm unerwartet die Anfallsfrequenz trotz Medikamentenreduktion ab oder es wurde sogar Anfallsfreiheit erreicht. Auf jeden Fall hatte die Lebensqualität der Betroffenen durch das Absetzen von Medikamenten gewonnen. Bei einigen Patienten kam es durch diese Maßnahmen allerdings auch zu einer Zunahme der Anfallsfrequenz (Keränen et al. 1982, Bennett et al. 1983, Albright u. Bruni 1985, Mattson u. Cramer 1988, Mirza et al. 1993).

In der Praxis wird man mit der Reduktion des Medikaments beginnen, welches auf Grund der

Tabelle 18.7 Monotherapie und Polytherapie — Anspruch und Wirklichkeit. Ergebnis einer Umfrage in Frankreich 1992 (nach Genton u. Roger 1997)

	Zahl der Patienten	Monotherapie	Polytherapie
Institution:			
• Privatpraxis	1610	55%	45%
• Krankenhäuser	2103	59%	41%
• Epilepsiezentren	783	35%	65%
Dauer der Behandlung:			
• < 1 Jahr	472	62%	38%
• 1 bis <10 Jahre	2785	60%	40%
• 10–30 Jahre	871	44%	56%
• > 30 Jahre	98	33%	67%

Vorgeschichte am wenigsten wirksam war oder die stärksten Nebenwirkungen zeigte. Am ehesten wird man versuchen, eine Carbamazepin- oder Valproatmonotherapie zu erreichen. Keränen et al. (1982) berichteten, dass durch den Übergang von einer Kombinationstherapie auf die Carbamazepinmonotherapie 30% der Patienten eine Abnahme der Anfallsfrequenz zeigten. In einer weiteren Studie wird berichtet, dass bei institutionalisierten Patienten etwa 80% der Patienten trotz Umsetzen von einer Polytherapie auf eine Monotherapie anfallsfrei blieben (Bennett et al. 1983). Bei Patienten mit primär generalisierten Anfällen hat sich der Übergang auf eine Valproatmonotherapie als besonders günstig herausgestellt (Mattson u. Cramer 1988, Mirza et al. 1993). Die Umstellung sollte aber schrittweise über mehrere Monate erfolgen (Mattson u. Cramer 1988).

Überwachung allgemeiner Laborparameter vor und während der Pharmakotherapie

Vor dem Beginn einer medikamentösen Therapie sollten die Blutwerte bestimmt werden, welche durch die Antiepileptika beeinflusst werden könnten: Blutbild einschließlich der Zahl der Thrombozyten, die Elektrolyte Natrium und Kalium, die Parameter des Calcium-Phosphat-Stoffwechsels (Calcium, anorganisches Phosphat, alkalische Phosphatase), die Leberwerte, der kleine Gerinnungsstatus und Kreatinin. Eine erneute Untersuchung ist etwa 3 Monate nach Behandlungsbeginn zu empfehlen, danach in halbjährlichen oder jährlichen Abständen. Häufigere Routineuntersuchungen des Blutbildes und der Leberwerte sind in der Regel unnötig. Allerdings bei den mit Valproat oder Felbamat behandelten Patienten werden häufigere Laborkontrollen empfohlen (Kap. 19.2).

Bestimmung der Serumkonzentrationen der Antiepileptika

Die Bestimmung der Serumkonzentrationen der Antiepileptika stellt ein wichtiges Steuerungselement der Therapie dar, vor allembei den schwierig zu behandelnden Epilepsien. Die heute zur Verfügung stehenden Bestimmungsmethoden erlauben eine rasche und zuverlässige Messung. Während für die konventionellen Antiepileptika auf Grund umfangreicher klinischer Erfahrungen sog. therapeutische, d. h. optimale Bereiche der Serumkonzentration festgelegt werden konnten, gibt es noch keine entsprechend zuverlässigen Bereiche für die neuen Antiepileptika. Da der optimale therapeutische Bereich von Patient zu Patient erheblich variiert, kann er beträchtlich nach unten oder oben von den statistisch ermittelten therapeutischen Grenzwerten abweichen. In Tab. 18.5 sind die sog. therapeutischen Bereiche angegeben, außerdem bei der Beschreibung aller Einzelsubstanzen in Kap. 19.

Der Zeitpunkt der Blutentnahme richtet sich nach der Fragestellung. In der Regel erfolgt sie vor der Einnahme der Morgendosis, um die sog. Talkonzentration zu erhalten, worauf die Angaben zu den therapeutischen Bereichen beruhen. Bei einmaliger Abendgabe kann die Blutentnahme auch am späten Nachmittag vorgenommen werden. Treten Nebenwirkungen im Verlauf des Tages auf, so ist es ratsam, möglichst während dieser Zeit eine Blutprobe zu gewinnen.

Bei der Bestimmung der Serumkonzentrationen der Antiepileptika wird die Gesamtkonzentration gemessen, die sich aus dem freien und gebundenen Anteil zusammensetzt. Nur der freie Anteil ist pharmakologisch aktiv, was vor allem bei Antiepileptika mit hoher Eiweißbindung (z. B. Phenytoin, Carbamazepin, Valproat) eine Rolle spielt, wenn sie durch andere Substanzen aus der Eiweißbindung verdrängt werden. Außerdem steigt der freie Anteil bei Krankheitszuständen mit Hypalbuminämie sowie bei Leber- und Nierenkrankheiten an. Unter den genannten besonderen Bedingungen kann es sinnvoll sein, den freien Anteil der Substanz zu bestimmen.

Gewöhnlich besteht eine gewisse direkte Beziehung zwischen der Dosis des Antiepileptikums und der gemessenen Serumkonzentration. Diese Korrelation unterliegt verschiedenen individuellen Einflüssen. Ein wesentlicher Faktor bei den hepatisch eliminierten Antiepileptika ist die Metabolisierungskapazität der mikrosomalen Leberenzyme, die genetisch determiniert ist. Einige Patienten haben einen eher langsamen Abbau (langsame Metabolisierer), andere zeigen eine raschere Metabolisierung (schnelle Metabolisierer) als der Durchschnitt.

Wenn niedrige Antiepileptikakonzentrationen gemessen werden, so kann dies mehrere Ursachen haben:

- zu niedrige Dosis,
- fehlende Compliance,
- starke Tagesschwankungen (z. B. beim Valproat),
- genetisch bedingte raschere Metabolisierung (schnelle Metabolisierer),
- Induktion des Leberstoffwechsels durch andere Medikamente,
- eingeschränkte Resorption (z. B. bei gastro-intestinalen Infektionen).

Richtlinien zur Überprüfung der Serumkonzentrationen der Antiepileptika

Die Behandlung der Patienten mit Epilepsien orientiert sich primär an der klinischen Wirksamkeit der Antiepileptika, die Bestimmung der Serumkonzentrationen ist von untergeordneter Bedeutung. Zu Beginn und im Verlauf der Behandlung gibt es aber mehrere Indikationen zur Messung der Serumkonzentrationen, diese sind in Tab. 18.**8** aufgeführt.

Nach Beginn der Behandlung, wenn das Steady State erreicht ist (nach mindestens 5 Halbwertszeiten der Elimination) und der Patient gut eingestellt ist, sollte eine erste Messung der Serumkonzentration des Antiepileptikums erfolgen, um einen Ausgangswert für zukünftige Kontrollen zu haben. Bei unkompliziertem Verlauf reicht es aus, 1-mal oder 2-mal pro Jahr die Antiepileptikakonzentrationen zu bestimmen, um sich der Compliance zu vergewissern.

Im Verlauf der Behandlung gibt es vor allem 2 Gründe, die Serumkonzentration der Antiepileptika zu überprüfen: wenn keine Anfallsfreiheit erzielt wird und wenn Nebenwirkungen auftreten. Wird der Patient nicht anfallsfrei, kann bei Antiepileptika mit kurzer Halbwertszeit die Anfertigung eines Tagesprofils dazu dienen, die Zeitpunkte der Medikamenteneinnahme zu optimieren. Besteht der Verdacht auf dosisabhängige Nebenwirkungen, ist auch die Bestimmung der Spitzenkonzentrationen nach der oralen Einnahme sinnvoll, der Zeitpunkt der maximalen Serumkonzentration für die jeweiligen Antiepileptika bei der Beschreibung der einzelnen Substanzen ist angegeben (s. Kap. 19).

Wenn ein Patient anfallsfrei ist und die Serumkonzentration im sog. subtherapeutischen Bereich liegt, sollte die Dosis nicht erhöht werden, es sei denn, der Patient verlangt eine maximale Sicherheit vor Anfällen. Befinden sich die Werte oberhalb des sog. therapeutischen Be-

Tabelle 18.**8** Indikationen zur Messung der Serumkonzentrationen der Antiepileptika

- Zu Beginn der Therapie nach Erreichen des Steady State (Ausgangswert für spätere Messungen)
- Nach Dosisänderungen
- Bei Auftreten von Nebenwirkungen
- Zum Nachweis dosisabhängiger Nebenwirkungen bei Kindern und Jugendlichen, die entsprechende Symptome nicht beschreiben können (besonders junge Kinder, bei schwerer mentaler Retardierung)
- Bei nicht erreichbarer Anfallsfreiheit
- Bei Verdacht auf fehlende Compliance
- Hinzufügen oder Absetzen eines Antiepileptikums bei der Polytherapie, mit zu erwartenden Medikamenteninteraktionen
- Bei interkurrenten Krankheiten wie gastrointestinalen Krankheiten, Leberkrankheiten, renalen Krankheiten
- Während der Schwangerschaft

reichs und verträgt der Patient die eingenommene Medikamentendosis, so sollte diese nicht unbedingt reduziert werden, vor allem dann nicht, wenn der Patient nur durch diese hohe Dosis anfallsfrei wurde.

Absetzen der Antiepileptika

Wenn ein Kind oder ein Jugendlicher mit einer Epilepsie längere Zeit (meist 2 Jahre oder länger) anfallsfrei gewesen ist, kann das Absetzen der Antiepileptika erwogen werden.

Die Entscheidung, die Antiepileptika abzusetzen, ist abhängig von:

- dem Risiko des Wiederauftretens von Anfällen nach dem Absetzen,
- den möglichen physischen und psychosozialen Auswirkungen erneut auftretender Anfälle,
- den wahrgenommenen Nebenwirkungen der Antiepileptika und der Beeinträchtigung des Wohlbefindens und der Lebensqualität infolge der fortgesetzten Einnahme.

Vor allem für die Eltern von Kindern mit Epilepsien ist die mögliche Beeinträchtigung von Verhalten und Lernen ein wichtiger Grund für eine eher frühzeitige Beendigung der Therapie. Bei Jugendlichen und jungen Erwachsenen besteht eine sehr viel größere Zurückhaltung wegen der möglichen negativen Auswirkungen erneut auftretender Anfälle auf die Fahrerlaubnis und auf das berufliche Fortkommen. Da Jugendliche und Erwachsene nach dem Wiederauftreten eines Anfalls für 6 Monate kein Fahrzeug führen dürfen, ziehen sie es trotz langjähriger Anfallsfreiheit häufig vor, die Antiepileptika nicht abzusetzen.

Rezidivrate nach Absetzen der Antiepileptika und Prädiktoren für ein Wiederauftreten von Anfällen

In einer Reihe von Langzeitbeobachtungen von Erwachsenen und Kindern mit neu aufgetretenen Epilepsien wurde ohne Berücksichtigung der Medikation die Wahrscheinlichkeit einer Remission von etwa 50–80% gefunden (s. Kap. 24). Darüber hinaus sind viele retro- und prospektive Studien zur Prognose der Epilepsien nach Absetzen der Antiepileptika durchgeführt worden, die aber wegen unterschiedlicher Patientenauswahl und Studienmethoden nicht ohne weiteres miteinander verglichen werden können. In vielen Studien sind nur einige der möglichen prognostischen Variablen untersucht oder angegeben worden:

- Alter bei Beginn der Epilepsie,
- Geschlecht,
- Anfallsform,
- Ätiologie,
- neurologischer Befund,
- Entwicklungsstand (IQ),
- Dauer der Anfallsfreiheit unter der Medikation,
- Behandlungsschema,
- Alter bei Wiederauftreten von Anfällen,
- der EEG-Befund.

Studien mit Erwachsenen und Kindern

An Hand einer Metaanalyse untersuchten Berg u. Shinnar (1994) die Rezidivrate 1 und 2 Jahre nach dem Absetzen der Antiepileptika in nicht ausgewählten Patientengruppen, sie berücksichtigten 25 Studien. Sie konnten zeigen, dass nach dem Beginn des Absetzens etwa 20% der Patienten ein Rezidiv innerhalb eines Jahres und etwa 25% in den ersten 2 Jahren bekommen. Es wurde außerdem die Stärke der Assoziation zwischen dem Relapserisiko und 3 schon lange bekannten klinischen Prädiktoren geprüft: Alter zu Beginn der Epilepsie, Vorliegen einer neurologischen Störung und pathologisches EEG.

Relativ zum Beginn der Epilepsie im Kindesalter war das Rezidivrisiko für den Beginn im Jugendalter um den Faktor 1,79 und für den Beginn im Erwachsenenalter um den Faktor 1,34 erhöht. Dieses bedeutet, dass bei Beginn der Epilepsie im Erwachsenenalter das Risiko nur gering höher ist als das Risiko bei Beginn im Kindesalter. Patienten mit einer nachgewiesenen Hirnpathologie hatten ein höheres Relapse-Risiko als solche mit Epilepsien unbekannter Ursache (relatives Risiko 1,55). Ein abnormes EEG im Vergleich zum normalen EEG-Befund war mit einem relativen Risiko von 1,45 verbunden. Die Assoziation eines abnormen EEG mit einem erhöhten Rückfallrisiko war in den meisten Studien angegeben worden, wobei Verlangsamungen als mindestens ebenso bedeutsam wie epileptiforme Potenziale angesehen wurden.

In einer umfassenden Studie mit insgesamt 1013 Erwachsenen und Kindern wurde das relative Risiko des Wiederauftretens von Anfällen bei Patienten, bei denen die Antiepileptika abgesetzt worden waren, im Vergleich zu denen mit fortgeführter Therapie untersucht (Medical Research Council Antiepileptic Drug Withdrawal Study Group 1991, 1993). Dazu wurden alle Patienten, die länger als 2 Jahre anfallsfrei waren, randomisiert 2 Gruppen zugeteilt: entweder wurden die Antiepileptika langsam im Laufe von mindestens 6 Monaten abgesetzt oder die medikamentöse Therapie wurde fortgeführt. Nach 2 Jahren waren bei 41% der Patienten ohne Antiepileptika wieder Anfälle aufgetreten (in der Hälfte der Fälle schon während des Absetzens), wohingegen dieses nur bei 22% aus der Gruppe mit fortgeführter Therapie der Fall war. Risikofaktoren für das Wiederauftreten von Anfällen waren: Lebensalter über 16 Jahre, Einnahmen von mehr als einem Antiepileptikum, Auftreten von Anfällen nach Beginn der Therapie, primär oder sekundär generalisierte Anfälle in der Vorgeschichte, myoklonische Anfälle in der Anamnese und ein abnormes EEG. Je länger der Patient anfallsfrei geblieben war, umso geringer war das Rezidivrisiko.

Im Rahmen dieser Studie wurde auch die Prognose der Patienten ohne und mit fortgeführter Antiepileptikatherapie untersucht, bei denen nach mindestens zweijähriger Anfallsfreiheit im Anschluss an die Randomisierung wieder Krampfanfälle aufgetreten waren, was bei 409 von 1013 Patienten der Fall war (Chadwick et al. 1996). 3 Jahre nach einem Anfallsrezidiv hatten 95% der Patienten wieder eine 1-Jahres-Remission erreicht, nach 5 Jahren 90% dieser Patienten erneut eine 2-Jahres-Remission. Die Analyse der Daten nach 5 Jahren ergab, dass sich die Langzeitprognose bei den Patienten, bei denen die Antiepileptika abgesetzt worden waren, im Vergleich zu denen mit fortgeführter Antiepileptikatherapie nicht verschlechtert hatte, lediglich in den ersten beiden Jahren war das Rezidivrisiko in der Gruppe ohne Antiepileptika höher als in der weiter behandelten Gruppe.

Die American Academy of Neurology hat Richtlinien zum Absetzen der Antiepileptika (Report of the Quality Standards Subcommittee of the American Academy of Neurology 1996) herausgegeben, die auf den Ergebnissen von 53 Studien beruhen, die zwischen 1967 und 1991 publiziert wurden. Die Analyse der Studien zeigte nach der Gewichtung der Patientenzahlen aus den einzelnen Studien, dass etwa 31% der Kinder und 39% der Erwachsenen ein Anfallsrezidiv bekommen hatten. Je länger die Anfallskontrolle durch die Antiepileptika andauerte, umso günstiger war die Prognose. Das geringste Relapse-Risiko war verbunden mit den folgenden Faktoren:

- Anfallsfreiheit während der Antiepileptikatherapie von 2–5 Jahren (Mittelwert 3 1//2 Jahre),
- Vorhandensein nur eines Anfallstyps (fokal oder generalisiert),
- normaler neurologischer Befund, normaler IQ,
- ein EEG, das sich unter der Behandlung normalisierte.

Studien nur mit Kindern

Werden die Antiepileptika bei Kindern, die sich in Langzeitremission befinden, abgesetzt, so beträgt die Rezidivrate je nach Eigenschaften der Patientengruppe, Remissionsdauer vor dem Absetzen und Dauer des Follow-up 12–47%, in der Mehrzahl der Studien lag der Wert nach 2 oder mehr Jahren zwischen 20% und 40% (Emerson et al. 1981, Thursten et al. 1982, Förster u. Schmidtberger 1982, Todt 1984, Shinnar et al. 1985, Bouma et al. 1987, Arts et al. 1988, Matricardi et al. 1989, Gherpelli et al. 1992, Tennison et al. 1994, Shinnar et al. 1994, Donati et al. 1995, Murakami et al. 1995, Dooley et al. 1996, Braathen et al. 1996, Peters et al. 1998, Caviedes u. Herranz 1998). Die Ergebnisse der einzelnen Studien sind in Tab. 18.**9** aufgeführt.

Die gefundenen Prädiktoren für ein erhöhtes Relapse-Risiko stimmten nur z. T. überein, am häufigsten wurden genannt:

- mentale Retardierung,
- neurologische Ausfälle,
- multiple Anfallsformen,
- komplexe fokale Anfälle,
- viele Anfälle vor der Remission,
- pathologisches EEG vor dem Absetzen (Tab. 18.**9**).

In einigen Studien wurde besonders auf die negative prognostische Bedeutung irregulärer generalisierter Spike-Wave-Aktivität hingewiesen (Todt 1984, Andersson et al. 1997, Caviedes u. Herranz 1998). 2 Studien haben gezeigt, dass in Assoziation mit einer mentalen Retardierung bzw. mit einer infantilen Zerebralparese das Absetzen der Antiepileptika nach 2 Jahren Anfallsfreiheit mit nur einem mäßig hohen Relapse-Risiko von 41% bzw. 42% einherging (Marcus et al. 1998, Delgado et al. 1996).

Das Risiko für einen erneuten Anfall nach dem Absetzen war im ersten Jahr am höchsten (70–80% aller Rezidive) und nahm in den darauf

Tabelle 18.9 Studien zum Absetzen von Antiepileptika bei Kindern

Autoren	n	Art der Epilepsie, Besonderheiten	Remissionsdauer	Absetzzeitraum	Rezidivprozentsatz	Follw-up-Zeitraum	Prädikatoren für ein Anfallsrezidiv
Emerson et al. (1981)	68	alle Epilepsien	> 4 Jahre	2–3 Monate	31%	0,5–6 Jahre, im Mittel 2 1/2 Jahre	mentale Retardierung, Beginn < 2 Jahre, viele generalisierte Anfälle, pathologisches EEG vor Absetzen
Thurston et al. (1982)	148	alle Epilepsien	> 4 Jahre	–	28%	15–23 Jahre	lange Dauer der Epilepsie vor Kontrolle, neurologische Ausfälle, Jackson-Anfälle und viele Anfallsformen
Förster u. Schmidtberger (1982)	114	alle Epilepsien	1/2–10 Jahre	–	31%	1/2–11 Jahre	komplexe fokale Anfälle, viele Anfallsformen, mentale Retardierung, Beginn zwischen 3. und 7. Lebensjahr, Dauer der Anfallsfreiheit < 5 Jahre
Todt(1984)	433	alle Epilepsien	2, 3, 4 Jahre	1, 3, 6, 12 Monate	36%	> 3 Jahre, im Mittel 5–6 Jahre	kurze Dauer der Anfallsfreiheit, kurze Absetzzeit, lange Dauer der Epilepsie, häufige und lang dauernde Anfälle, epileptiforme Potenziale vor dem Absetzen
Shinnar et al. (1985)	88	alle Epilepsien	2–4 Jahre	variabel	25%	1/2–5 Jahre, im Mittel 2 Jahre	generalisierte Anfälle, vorangegangene atypische Fieberkrämpfe, pathologisches EEG
Bouma et al. (1987)	116	alle Epilepsien	2 Jahre	4–8 Wochen	20%	5 Jahre	Alter bei Auftreten der Epilepsie
Arts et al. (1988)	146	alle Epilepsien	> 2 Jahre	4–6 Monate	26%	1 1/4 –9 Jahre, im Mittel 4 1/2 Jahre	symptomatische Ätiologie, weibliches Geschlecht
Matricardi et al. (1989)	425	alle Epilepsien	> 2 Jahre	–	12%	1 1/2–12 Jahre, im Mittel 8 Jahre	neurologische Störungen, mentale Retardierung, BNS-Krämpfe, Absencen, pathologisches EEG
Gherpelli et al. (1992)	70	alle Epilepsien	2–5 Jahre	3 Monate	28,%	3–43 Monate, im Mittel 19 Monate	> 10 Anfälle vor Kontrolle, abnormes EEG vor Absetzen, mentale Retardierung, neurologische Ausfälle, mehrere Anfallsformen
Tennison et al. (1994)	149	alle Epilepsien	2 oder 4 Jahre	6 Wochen oder 9 Monate	40%	11–105 Monate, im Mittel 39 Monate	mentale Retardierung, pathologisches EEG vor dem Absetzen

Tabelle 18.**9** (Fortsetzung)

Autoren	n	Art der Epilepsie, Besonderheiten	Remissionsdauer	Absetzzeitraum	Rezidivprozentsatz	Follw-up-Zeitraum	Prädikatoren für ein Anfallsrezidiv
Shinnar et al. (1994)	264	alle Epilepsien	Im Mittel 2 3/4 Jahre	variabel	36%	im Mittel ca. 5 Jahre	Alter > 12 Jahre, vorangegangene atypische Fieberkrämpfe, familiäre Belastung mit Epilepsie, mentale Retardierung, verlangsamte Grundaktivität im EEG
Donati et al. (1995)	82	nur Epilepsien mit fokalen Anfällen	22–11 Jahre, im Mittel 4 1/2 Jahre	12 Monate	29%	1 3/4–9 Jahre, im Mittel 4 Jahre	junges Alter, vorangegangene komplizierte Fieberkrämpfe, abnormer neurolog. Befund, mentale Retardierung, fokaler EEG-Befund vor dem Absetzen
Murakami et al.(1995)	304	alle Epilepsien	> 3 Jahre	> 6 Monate	13,5%	> 1 Jahr, meist > 5 Jahre	abhängig vom Epilepsie-Syndrom
Dooley et al. (1996)	97	alle Epilepsien	1 Jahr	4–8 Wochen	39%	12–57 Monate, im Mittel 32 Monate	Alter bei Beginn der Epilepsie >10 Jahre, weibliches Geschlecht, neurologische Ausfälle
Delgado et al. (1996)	65	alle Epilepsien bei Kindern mit Zerebralparesen	2 Jahre	Dosisreduktion alle 2 Wochen um 15–20%	42%	> 2 Jahre	spastische Hemiparesen, (spastische Diplegien haben das geringste Rezidivrisiko)
Braathen et al. (1996)	207	alle Epilepsien, keine Kinder mit schwerer mentaler Retardierung oder Zerebralparese	1 Jahr oder 3 Jahre	innerhalb von 3 Monaten	47% nach1 Jahr bzw. 29% nach 3 Jahren Remission	4–10 1/2 Jahre, im Mittel ca. 7 Jahre	unterschiedliche Relaps-Rate in den beiden Gruppen nur durch komplexe fokale Anfälle
Marcus et al. (1998)	29	alle Epilepsien, nur Kinder mit mentaler Retadierung	> 2 Jahre, im Mittel ca. 4 Jahre	Über Wochen bis Monate	41%	2 Jahre	kein Faktor
Peters et al. (1998)	161	alle Epilepsien, nur Kinder, die innerhalb von 2 Monaten anfallsfrei wurden	6 oder 12 Monate	?	20%	42 Monate	fokale Anfälle, Beginn der Epilepsie im Alter > 12 Jahre, bekannte Ätiologie, pathologisches EEG im Verlauf
Caviedes u. Herranz (1998)	226	lokale und generalisierte Epilepsien	im MIttel ca. 3 Jahre	im Laufe 1 Jahres	24%	im Mittel ca. 6 Jahre	fokale Anfälle: neurologische Ausfälle, kurze Anfallsintervalle zu Beginn der Epilepsie, frontale paroxysmale Potenziale, abnormes EEG vor dem Absetzen; generalisierte Anfälle: abnorme Neonatalperiode, erster Anfall im Alter von > 10 Jahren, Lernprobleme, generalisierte Spike-Waves

folgenden Jahren kontinuierlich ab, nach 2 Jahren Anfallsfreiheit ist es nur noch wenig erhöht (Berg u. Shinnar 1994, Chadwick et al. 1996).

Je länger die Remission angehalten hatte, umso geringer war die Rezidivrate (Thurston et al. 1982, Todt 1984, Medical Research Council Antiepileptic Drug Withdrawal Study Group 1991). In einer prospektiven Studie mit 207 Kindern wurden die Antiepileptika nach 1 Jahr im Vergleich zu 3 Jahren Anfallsfreiheit abgesetzt. Hier zeigte sich, dass die Rezidivrate nach 1 Jahr sehr viel höher war als nach 3 Jahren (47% vs. 29%), was aber allein durch die Kinder mit komplexen fokalen Anfällen verursacht wurde (Braathen et al. 1996).

Praktische Durchführung des Absetzens

Der Wunsch zum Absetzen der Antiepileptika sollte vor allem von den Eltern bzw. vom Patienten selbst ausgehen, denn Ärzte scheinen die Risikobereitschaft der Betroffenen nur schlecht einschätzen zu können (Gordon et al. 1996). Bei der Entscheidung, wann die Antiepileptika abgesetzt werden sollten, müssen neben den prognostischen Kriterien auch die individuellen Faktoren berücksichtigt werden. Die Risiken einer weitergeführten Therapie im Vergleich zu denen des Wiederauftretens von Anfällen sollten genau abgewogen werden. Bei den weiblichen Adoleszenten ist die mögliche teratogene Nebenwirkung einiger Antiepileptika (Valproat, Carbamazepin) zu berücksichtigen.

Wenn folgende Kriterien zutreffen, kann bei Kindern mit dem Risiko von etwa 30% für das Wiederauftreten von Anfällen die Antiepileptikatherapie beendet werden (Report of the Quality Standards Subcommittee of the American Academy of Neurology 1996):

- Anfallsfreiheit von 2–5 Jahren,
- singulärer fokaler Anfallstyp (einfache fokale oder komplexe fokale oder sekundär generalisierte Anfälle) oder singulär primär generalisierte tonisch-klonische Anfälle,
- normaler neurologischer Befund und normale Intelligenz,
- ein während der Therapie normalisiertes EEG.

Auch falls einzelne dieser Kriterien nicht zutreffen, kann nach 2–5 Jahren Anfallsfreiheit versucht werden, die Antiepileptika abzusetzen. In diesen Fällen ist aber das Relapse-Risiko höher und im Einzelfall nicht genau abzuschätzen. Für Kinder mit mentaler Retardierung bzw. infantiler Zerebralparese beträgt das Rezidivrisiko nach 2 Jahren Anfallsfreiheit etwa 40%. Ein Absetzversuch erscheint unter diesen Umständen vertretbar, falls die Eltern oder der Patient es wünschen. In den zitierten Absetzstudien wurden meist keine Angaben über die Rezidivrate bei den einzelnen Epilepsiesyndromen des Kindesalters gemacht. Bei Vorliegen eines bestimmten Syndroms wird deshalb empfohlen, vor einem Absetzversuch dessen spezielle Prognose zu berücksichtigen, soweit sie bekannt ist. Bei den benignen fokalen Epilepsien des Kindesalters scheint es möglich zu sein, das Antiepileptikum schon nach 1 Jahr Anfallsfreiheit abzusetzen. Von den Kindern mit katastrophal verlaufenden Epilepsien (z. B. maligne myoklonische Epilepsie des frühen Kindesalters, Lennox-Gastaut-Syndrom) wird nur eine kleine Zahl anfallsfrei. In solchen Fällen wird man 5 Jahre der Anfallsfreiheit oder noch länger abwarten, bevor man die Antiepileptika absetzt. Die Patienten mit einer juvenilen myoklonischen Epilepsie sprechen zwar gut auf die antiepileptische Therapie (Valproat, Lamotrigin) an, nach dem Absetzen muss aber mit einer Relapse-Rate von 90% gerechnet werden. Bei dieser Epilepsie kann deshalb nur ausnahmsweise das Antiepileptikum abgesetzt werden.

In der Regel wird man die Antiepileptika schrittweise im Verlauf von 3–6 Monaten absetzen. Bei Bedarf ist auch ein Absetzen innerhalb von 6 Wochen möglich. Dieses zeigt eine Studie, mittels der eine Absetzperiode von 6 Wochen mit einer solchen von 9 Monaten im Hinblick auf das Wiederholungsrisiko verglichen wurde und kein Unterschied festgestellt werden konnte (Tennison et al. 1994).

Falls der Patient mehrere Antiepileptika einnimmt, wird man in der Regel mit den Substanzen der dritten bzw. zweiten Wahl beginnen und das Medikament der ersten Wahl zum Schluss absetzen. Wurden 2 Antiepileptika der ersten Wahl kombiniert, so wird man die Substanz mit der wahrscheinlich geringeren Wirksamkeit oder den größeren Nebenwirkungen zuerst absetzen. Falls Phenobarbital, Primidon, die Benzodiazepine und Vigabatrin zusätzlich zu anderen Antiepileptika eingesetzt wurden, sollten sie wegen des hohen Nebenwirkungspotentials als erste abgesetzt werden. Deren Dosisreduktion sollte eher langsam erfolgen, um Entzugsanfälle zu vermeiden.

19 Antiepileptika

Pharmakologische Basis der Therapie

Die optimale Pharmakotherapie der Epilepsien im Kindes- und Jugendalter erfordert die sorgfältige Beachtung der pharmakologischen Daten der zur Auswahl stehenden Substanzen.

Definitionen pharmakologischer Begriffe, allgemeine Pharmakologie der Antiepileptika

Die Pharmakodynamik ist die Lehre von der Wirkung der Medikamente an den Rezeptoren bzw. am Erfolgsorgan.

Die Pharmakokinetik beschreibt die quantitativen Aspekte der Absorption, Distribution und Elimination der Medikamente.

Absorption

Die Absorption erfolgt vorwiegend im Magen-Darm-Kanal. Die Lipidlöslichkeit und die Kontaktzeit mit der Darmwand im Intestinum bestimmen vor allem das Ausmaß der Absorption (Bioverfügbarkeit) der Antiepileptika. Mit bestimmten Medikamenten werden bei oraler Anwendung (die meisten Antiepileptika) oder rektaler Anwendung (Diazepam) therapeutische Plasmakonzentrationen erreicht. Die gleichzeitige Einnahme eines Medikaments mit der Nahrung verlängert die Absorptionszeit, setzt in der Regel aber nicht die absorbierte Menge herab. Die gleichzeitige Einnahme von Phenytoin und Antazida verzögert die Phenytoinabsorption.

Distribution

Die Distribution (Verteilung) des Antiepileptikums im Körper ist abhängig von der Wasser- und Lipidlöslichkeit der Substanz, seiner Bindung an Plasmaproteine, den Medikamenteninteraktionen und dem Fettgehalt des Körpers. Das Verteilungsvolumen ist das Körpervolumen, in dem sich ein Antiepileptikum nach der Einnahme verteilt. Das Verteilungsvolumen ist nicht anatomisch definierbar, es beschreibt das Verhältnis Gesamtmenge des Medikaments im Körper geteilt durch die Serumkonzentration. Es gibt verschiedene Verteilungsräume, z. B. Gehirn, Fettgewebe usw. Der Transport eines Antiepileptikums durch biologische Membranen wird vor allem von seiner Lipidlöslichkeit bestimmt, wobei der Transport passiv entlang einem Konzentrationsgradienten oder aktiv vonstatten gehen kann.

Elimination

Die Antiepileptika werden in der Leber verstoffwechselt (Biotransformation) und/oder über die Nieren ausgeschieden. Die meisten Antiepileptika (Benzodiazepine, Carbamazepin, Ethosuximid, Lamotrigin, Phenytoin, Primidon, Valproat) werden vollständig in der Leber metabolisiert, einige nur teilweise (Felbamat, Phenobarbital, Tiagabin, Topiramat). Andere Antiepileptika (Gabapentin, Vigabatrin) werden unverändert durch die Nieren ausgeschieden.

Die Biotransformationsreaktionen werden in Phase-I-Reaktionen (Oxidation, Reduktion, Hydrolyse) sowie Phase-II-Reaktionen (Konjugation) unterteilt. Die meisten Antiepileptika werden durch das Cytochrom-P450-Enzymsystem zu weniger aktiven Metaboliten oxidiert und nach der Konjugation mit Glukuronsäure über die Nieren ausgeschieden. Die Eliminationskinetik kann linear zur Plasmakonzentration und nicht linear erfolgen.

Steady State (Fließgleichgewicht)

Während des Steady State befinden sich Absorption und Elimination im Gleichgewicht, die mittlere Medikamentenkonzentration ist von einem Dosisintervall zum nächsten konstant. Das Steady State wird nach Ablauf von etwa 5 Halbwertszeiten erreicht. Wenn die Zufuhr eines Medikaments völlig gestoppt wird, werden etwa 5 Halbwertszeiten benötigt, bis es aus dem Körper eliminiert ist. Wenn die Medikamentendosis geändert wird, sind ebenfalls 5 Halbwertszeiten notwendig, bis ein neues Steady State erreicht ist.

Eiweißbindung

Mit der Eiweißbindung eines Antiepileptikums wird der Anteil (in Prozent) beschrieben, der an Bluteiweiße (vor allem Albumin) gebunden ist. Antiepileptika mit hoher Eiweißbindung sind Benzodiazepine, Carbamazepin, Phenytoin, Tiagabin und Valproat. Der nicht eiweißgebundene Teil ist der freie Anteil, der für die Wirksamkeit verantwortlich ist. Substanzen, welche das Antiepileptikum aus der Eiweißbindung verdrängen, beeinflussen dadurch auch den freien Anteil. Die Valproat-Eiweiß-Bindung sinkt mit zunehmender Valproatkonzentration ab. Steigt die freie Fraktion des Valproats an, so nimmt auch die Valproat-Clearance zu.

Halbwertszeit der Elimination

Bei der Halbwertszeit der Elimination handelt es sich um die Zeit ($T_{1/2}$), welche die Plasmakonzentration einer Substanz benötigt, um auf den halben Wert abzusinken. Die Eliminationshalbwertszeit bestimmt das Ausmaß der Schwankungen der Plasmakonzentration zwischen der Einnahme der Einzeldosen und dadurch auch das optimale Dosierungsintervall. Die Halbwertszeit der Elimination determiniert weiterhin die Zeit bis zum Erreichen des Steady State und die Dauer der Ausscheidung nach dem Einnahmestopp.

Clearance

Unter Clearance versteht man das Plasmavolumen, aus dem in einer bestimmten Zeiteinheit ein Pharmakon eliminiert wird. Die Clearance ist u.a. abhängig von der freien Fraktion des Antiepileptikums. Die Clearance ist von großer praktischer Bedeutung, weil sie die tägliche Dosis bestimmt, die notwendig ist, um eine gewünschte Serumkonzentration zu erreichen.

Pharmakokinetische Interaktionen

Die pharmakokinetischen Interaktionen können die Absorption, die Eiweißbindung und die Metabolisierung betreffen. Am häufigsten ist dieses in Form der Induktion oder Inhibition der enzymatischen Biotransformation in der Leber der Fall.

Interaktionen treten entweder zwischen Antiepileptika auf oder zwischen Antiepileptika und anderen Medikamenten. Zu den stark Enzym induzierenden Antiepileptika gehören Carbamazepin, Phenobarbital, Phenytoin und Primidon.

Pharmakodynamische Interaktionen

Die pharmakodynamischen Interaktionen treten an den Wirkorten (Rezeptoren) auf, sie können einen synergistischen (supraadditiven), additiven oder antagonistischen (infraadditiven) Effekt haben.

Wirkmechanismen der Antiepileptika im Überblick

Die Wirkmechanismen der heute zur Verfügung stehenden Antiepileptika sind nur teilweise bekannt. Allen alten und neuen Antiepileptika gemeinsam ist ihre Eigenschaft, die exzitatorische und inhibitorische Neurotransmission zu modulieren. Die Antiepileptika greifen an Ionenkanälen an, beeinflussen Neurotransmitterrezeptoren oder verändern den Neurotransmitterstoffwechsel.

Mehrere Hauptangriffspunkte der alten und neuen Antiepileptika sind bekannt (Rho u. Sankar 1999, White 1999):

- Begrenzung der repetitiven Entladungen durch die Beeinflussung der spannungsabhängigen Na^+-Kanäle,
- Verstärkung der GABA-vermittelten Inhibition,
- Inhibition der spannungssensiblen Calciumkanäle,
- Reduktion der glutamatvermittelten Exzitation,
- Hemmung der Carboanhydraseaktivität im Gehirn.

Tab. 19.1 zeigt einen Überblick über die bekannten Hauptwirkmechanismen der konventionel-

Tabelle 19.1 Wahrscheinliche Hauptwirkmechanismen der alten und neuen Antiepileptika (nach White 1999, Rho u. Sankar 1999)

Substanzen	Wahrscheinliche Mechanismen
Alte Antiepileptika:	
• Barbiturate	Verstärkung der GABA-Wirkung
• Benzodiazepine	Verstärkung der GABA-Wirkung
• Carbamazepin	Hemmung der spannungssensiblen Na^+-Kanäle
• Ethosuximid	Hemmung der spannungssensiblen Ca^{2+}-Kanäle vom T-Typ
• Methsuximid	Hemmung der spannungssensiblen Ca^{2+}-Kanäle vom T-Typ
• Phenytoin	Hemmung der spannungssensiblen Na^+-Kanäle
• Sultiam	Inhibition der Carboanhydrase
• Valproat	Hemmung der spannungssensiblen Na^+-Kanäle, verstärkte GABAerge Transmission, Hemmung der spannungssensiblen Ca^{2+}-Kanäle?
Neue Antiepileptika:	
• Felbamat	Hemmung der spannungssensiblen Na^+-Kanäle, Hemmung der glutamatabhängigen Exzitation, Hemmung der spannungssensiblen Ca^{2+}-Kanäle
• Gabapentin	noch nicht geklärt, Verstärkung der GABAergen Transmission, Hemmung der Glutamatsynthese, Hemmung der spannungssensiblen Ca^{2+}-Kanäle vom L-Typ
• Lamotrigin	Hemmung der spannungssensiblen Na^+-Kanäle, Hemmung der spannungssensiblen Ca^{2+}-Kanäle
• Oxcarbazepin	Hemmung der spannungssensiblen Na^+-Kanäle
• Tiagabin	Blockade des GABA-Reuptake
• Topiramat	Hemmung der spannungssensiblen Na^+-Kanäle, Hemmung der glutamatabhängigen Exzitation, Inhibition der Carboanhydrase
• Vigabatrin	irreversible Hemmung der GABA-Transaminase

len und neuen Antiepileptika. Viele der alten und neuen Antiepileptika weisen mehrere Wirkmechanismen auf. Antiepileptika mit einem breiten Anwendungsspektrum, wie z. B. Valproat, Lamotrigin oder Topiramat, haben in der Regel mehrere Wirkmechanismen.

Erwünschte pharmakokinetische Eigenschaften der Antiepileptika

In Bezug auf die pharmakokinetischen Parameter sind einige Eigenschaften der Antiepileptika besonders erwünscht, diese sind in Tab. 19.2 aufgeführt (Bourgeois 1995).

Pharmakokinetik der gebräuchlichen Antiepileptika im Überblick

Die alten Antiepileptika werden oral gut absorbiert, alle außer Ethosuximid werden in einem beträchtlichen Prozentsatz an Albumin gebunden und alle werden über die Leber abgebaut. Carbamazepin, Phenobarbital, Primidon und Phenytoin wirken als Enzyminduktoren, denn sie induzieren die hepatische Monooxygenase und in geringerem Maße die konjugierenden Enzyme, während Valproat als Enzyminhibitor wirkt. Diese Eigenschaften führen bei der Kombination der Antiepileptika untereinander zu einer Reihe von Interaktionen, die von Patient zu Patient sehr variieren können.

Auch die neuen Antiepileptika zeigen bis auf Gabapentin eine gute orale Bioverfügbarkeit. Bisher steht allerdings von keiner Substanz eine parenteral anwendbare Zubereitung zur Verfü-

Tabelle 19.2 Wichtige pharmakokinetische Eigenschaften des „idealen" Antiepileptikums (nach Bourgeois 1995)

- Vollständige/konstante Bioverfügbarkeit
- Möglichkeit der parenteralen Anwendung
- Eliminationshalbwertszeit von 24 h oder länger
- Lineare Ausscheidungskinetik
- Keine Autoinduktion der enzymatischen Biotransformation
- Keine pharmakokinetischen Interaktionen mit anderen Substanzen

gung. Die Eliminationshalbwertszeiten der neuen Antiepileptika variieren beträchtlich, längere und damit günstige Werte im Hinblick auf die Zahl der notwendigen täglichen Einzeldosen weisen Felbamat, Lamotrigin und Topiramat auf. Vigabatrin und Gabapentin werden nicht durch die Leber eliminiert. Diese Substanzen zeigen deshalb keine Interaktionen mit anderen Antiepileptika, die über die Leber abgebaut werden. Keines der neuen Pharmaka zeigt eine Autoinduktion. Tab. 19.**3** gibt einen Überblick über die pharmakokinetischen Eigenschaften der gebräuchlichen alten und neuen Antiepileptika.

Altersabhängige Unterschiede der Wirksamkeit der Antiepileptika

Bei den Antiepileptika spielen altersabhängige Besonderheiten eine Rolle. Experimentelle Beobachtungen belegen, dass in Abhängigkeit vom Lebensalter qualitative und quantitative Unterschiede in der Wirksamkeit gleicher Dosen von Antiepileptika bestehen. Im Tierexperiment wirkt Phenytoin bei jungen Ratten prokonvulsiv, bei reifen Ratten antikonvulsiv (Mareš et al. 1983). Entwicklungsbedingte Veränderungen der Neurotransmittersysteme scheinen Einfluss auf die Wirksamkeit von Antiepileptika in verschiedenen Lebensaltern zu haben. Vigabatrin beispielsweise hat eine höhere antikonvulsive Wirkung bei 15 Tage alten Ratten als bei ausgewachsenen Ratten (Xu et al. 1991).

Bezogen auf das Körpergewicht benötigen Kinder jenseits des Neugeborenenalters in Abhängigkeit vom Lebensalter in der Regel erheblich höhere Tagesdosen als Erwachsene. Für diese quantitativen Unterschiede bieten sich vor allem entwicklungsbedingte Veränderungen der Absorption und der Metabolisierung als Erklärung an. Auf Grund einer veränderten Absorption ist es beispielsweise bei Neugeborenen und jungen Säuglingen sehr schwierig, durch orale Verabreichung auch hoher Phenytoindosen therapeutische Serumkonzentrationen zu erreichen. Die Kapazität der mikrosomalen Leberenzyme zur Metabolisierung der Antiepileptika ist genetisch determiniert. Die Abbaukapazität ist altersabhängig, sie ist sehr gering bei Neugeborenen, bei Kindern höher als bei Erwachsenen und bei älteren Menschen wieder niedriger.

Nebenwirkungen der Antiepileptika

Bei der Bewertung der Antiepileptika müssen die vielfältigen möglichen Nebenwirkungen in Form akuter dosisabhängiger oder idiosynkratischer Schädigungen, chronisch toxischer Wirkungen auf Gewebe und Organe, der Auswirkungen auf die kognitiven Fähigkeiten und des Risikos der Teratogenität beachtet werden. Einen Überblick über die Hauptnebenwirkungen bietet Tab. 18.**5**. Details werden bei der Beschreibung der einzelnen Antiepileptika weiter unten angegeben.

Interaktionen der Antiepileptika im Überblick

Die Kombinationstherapie vieler Antiepileptika ist durch pharmakokinetische Interaktionen kompliziert. Entweder beeinflusst eine Substanz den Metabolismus anderer Antiepileptika oder ihr Metabolismus wird durch den der anderen Antiepileptika verändert. Durch Enzymaktivierung des Abbaus in der Leber kommt es zur Verkürzung der Eliminationshalbwertszeit, zur Herabsetzung der Serumkonzentration und zu stärkeren Tagesschwankungen der Serumkonzentrationen. Die praktisch wichtigen Interaktionen der alten und neuen Antiepileptika sind in Tab. 19.**4** aufgeführt.

Antiepileptikainduzierte Aggravation von Epilepsien

In den letzten Jahren sind mehrere Übersichtsarbeiten über die Verschlechterungen von Epilepsien durch die Verabreichung von Antiepileptika erschienen, in diesen wurden viele Einzelbeobachtungen zusammengefasst (Bauer 1996, Guerrini et al. 1998a, Perucca et al. 1998, Genton 2000). Es wurde über die Zunahme der Frequenz schon vorhandener Anfallsformen und über das Auftreten neuer Anfallsformen berichtet. Das Phänomen der antiepileptikainduzierten Verschlechterungen wurde besonders häufig bei den schweren Epilepsien des Kindesalters beobachtet. Der sichere Nachweis einer Ursachen-Wirkungs-Beziehung in diesen Fällen wird erschwert durch die Fluktuationen des natürlichen Verlaufs der Epilepsien. Der Beweis erfordert ein Vorgehen ähnlich dem Nachweis von Allergenen in der Kinderheilkunde. Wenn das

Tabelle 19.3 Überblick über die pharmakologischen Daten der üblichen alten und der zugelassenen neuen Antiepileptika

Antiepileptikum	Absorption (%)	Zeit bis zur maximalen Plasmakonzentration (Stunden)	Proteinbindung (%)	Halbwertszeit der Elimination (Stunden)	Lineare Kinetik	Einzeldosen pro Tag	Enzyminduktion	Interaktionen mit anderen Antiepileptika: Beeinflusst andere	Interaktionen mit anderen Antiepileptika: Wird beeinflusst
Carbamazepin	75–85	2–8	75–80	5–35	– Auto-induktion	3 (1–2)[1]	+	+	+
Clobazam	90–100	1–4	85–90	10–30	+	1–2	–	(+)[2]	(+)[2]
Clonazepam	80–90	1–4	80–90	30–40	+	1-2	–	(+)[2]	(+)[2]
Ethosuximid	90–95	3–7	0	40–60[3] 30–40[4]	+	1–2	–	–	+
Felbamat	90	2–6	30	14–25	+	2–3	(+)	+	+
Gabapentin	30–60[e]	2–3	0	5-7	– (Sättigung der Resorption)	3	–	–	–
Lamotrigin	98	1–3	55	15-30[f]	+	1–2	–	–	+
Oxcarbazepin	>95	4–6 (MHD)[7]	40 (MHD)	8–10 (MHD)	+	2–3	+	+	+
Phenobarbital	90–100	6–18	50	3–5 Tage	+	1–2	+	+	+
Phenytoin	90–95	4–8	70–95	20–24	– (Sättigung)	1–2	+	+	+
Primidon	90–100	3	<10	10-15[3] 5-11[4]	+	2	+	+	+
Sultiam	90	1–5	30	9–16[3] 5–7,5[4]	+	2–3	– (Inhibition)	+	+
Tiagabin	90–95	1–2	95	4–13	+	3	–	–	–
Topiramat	80	2-4	15	12–30	+	1-2	–	+	+
Valproat	100	0,5–2	80–95	12–15[3] 9–12[4]	+	2–3 (1–2)[1]	– (Inhibition)	+	+
Vigabatrin	80	1–2	0	7	+	1–2	–	(+)[2]	–

[1] Retardform; [2] klinisch nicht relevant; [3] Erwachsene, [4] Kinder; [5] dosisabhängig; [6] LTG plus VPA 60 h, LTG plus enzymaktivierende Antiepileptika 15 h;
[7] Oxcarbazepin wird fast vollständig in den aktiven Metaboliten MHD umgewandelt

Medikament abgesetzt wird, müsste die unerwünschte Reaktion wieder verschwinden und bei einer Reexposition erneut auftreten. Ein solches Vorgehen ist aber ethisch nicht vertretbar (Guerrini et al. 1998a).

Mehrere Bedingungen, die mit einer Antiepileptika-induzierten Verschlechterung von Epilepsien einhergehen können, wurden von Bauer (1996) unterschieden: nicht adäquate Medikamentenwahl, paradoxe Reaktion, Überdosierung und Antiepileptika-induzierte Enzephalopathie. Die paradoxe Reaktion aufgrund eines inversen pharmakodynamischen Effekts ist die häufigste Ursache (Genton 2000).

Die nicht adäquate Anwendung von Carbamazepin kann einige Anfallsformen verschlechtern, vor allem Absencen, myoklonische und atonische Anfälle. Typischerweise wird die Verschlechterung von einer Zunahme der generalisierten epileptiformen Aktivität begleitet. Die Anfallsfrequenz typischer Absencen nimmt durch Carbamazepin, Gabapentin, Tiagabin und Vigabatrin zu, die Absencen können in einen Absencestatus übergehen. Ob Ethosuximid generalisierte tonisch-klonische Anfälle provozieren kann, ist nicht ganz klar, wahrscheinlicher ist, dass es bei dieser Anfallsform nur nicht wirksam ist (Perucca et al.1998). Gabapentin, Tiagabin und Vigabatrin können myoklonische Anfälle aggravieren oder neu induzieren (Perucca et al. 1998, Genton 2000). Lamotrigin hat bei der schweren myoklonischen Epilepsie des Kleinkindalters bei 80% von 21 Patienten eine Verschlechterung hervorgerufen (Guerrini et al. 1998b).

Eine paradoxe Reaktion tritt ein, wenn die Anfälle, gegen die das Antiepileptikum in der Regel wirksam ist, nicht abnehmen, sondern beträchtlich zunehmen. Die Mehrzahl der Berichte über eine solche Reaktion beziehen sich auf Carbamazepin. In diesen Fällen wurde eine erhöhte Konzentration des Carbamazepin-Epoxids gemessen, sodass in diesen Fällen die Messung dieses Metaboliten empfohlen wird (So et al. 1994). Bei einzelnen Kindern mit einer benignen fokalen Epilepsie mit zentrotemporalen Sharp-Waves wurde über eine Aggravation der Epilepsie durch Carbamazepin berichtet, die das Auftreten eines negativen Myoklonus, atypischer Absencen, von Sturzanfällen und einem bioelektrischen Status epilepticus im Schlaf einschloss (Genton 2000). Benzodiazepine können tonische Anfälle auslösen. Dies kann sich verhängnisvoll auswirken, wenn man bei Kindern mit einem Lennox-Gastaut-Syndrom einen tonischen Status epilepticus mittels eines Benzodiazepins unterbrechen möchte.

Durch Überdosierung von Phenytoin mit toxischen Serumkonzentrationen können Anfälle ausgelöst werden. Während einer Valproat-assoziierten Enzephalopathie kommt es häufig zu einer Zunahme der Anfallsfrequenz (Dreifuss et al. 1987).

Strategien zur Entwicklung neuer Antiepileptika

Nach wie vor besteht ein dringender Bedarf nach wirksameren und weniger toxischen Antiepileptika. Es gibt 3 verschiedene Wege, neue Antiepileptika zu entwickeln:

- breites Screening unterschiedlicher Substanzen,
- rationales Design durch Modifikation eines wirksamen Moleküls,
- Neuentwicklung auf der Basis von Wirkmechanismen.

Die Wirksamkeit und Verträglichkeit einer neuen Substanz muss zunächst im Tierversuch nachgewiesen werden. Dazu dienen vor allem 3 verschiedene Modelle (testbare Anfallsform in Klammern):

- maximaler Elektroschock-Test (tonische und/oder klonische Anfälle),
- subkutane Pentylentetrazol-Test (myoklonische Anfälle und generalisierte Absencen)
- elektrisches Kindling-Modell (fokale Anfälle).

Neuerdings werden auch Tiere mit Anfällen auf Grund genetischer Defekte eingesetzt, deren Epilepsien denen der Menschen ähnlich sind (White 1999).

Klinische Prüfung neuer Antiepileptika

Bis zum breiten Einsatz einer neuen Substanz müssen mehrere Phasen der klinischen Prüfung durchlaufen werden, diese sind in Tab. 19.**5** skizziert.

Bevor ein neues Antiepileptikum zur Verschreibung zugelassen wird, muss seine Wirksamkeit und Verträglichkeit bei Patienten mit Epilepsien im Rahmen randomisierter, doppel-

Tabelle 19.4 Überblick über die Interaktionen alter und neuer Antiepileptika

Hinzugefügte Substanz	Vorbestehende Medikation	Klinisch relevante Veränderungen und praktische Konsequenzen
Carbamazepin	Phenobarbital, Vigabatrin, Gabapentin, Oxcarbazepin	keine
	Phenytoin	variabel, Überprüfung der Phenytoin-Serumkonzentration ist notwendig
	Primidon	Abnahme der Serumkonzentration von Primidon, Erhöhung der Phenobarbitalkonzentration
	Valproat	die Valproatserumkonzentration sinkt erheblich ab, eine Höherdosierung von Valproat ist notwendig; es ist schwierig, eine adäquate Valproatserumkonzentration zu erreichen
	Ethosuximid, Felbamat, Lamotrigin, Tiagabin, Topiramat	Abnahme der Serumkonzentration der vorgegebenen Substanzen, deren Dosiserhöhung ist notwendig
Ethosuximid	Carbamazepin, Phenobarbital, Phenytoin, Primidon	keine
Felbamat	Carbamazepin, Phenobarbital, Phenytoin, Valproat	Felbamat erhöht die Serumkonzentration von Carbamazepin-10,11-Epoxid, Phenobarbital, Phenytoin und Valproat; zur Vermeidung der Toxizität muss deren Dosis um 20–30% vermindert werden
	Lamotrigin	keine
Gabapentin	Felbamat	Gabapentin verlängert die Eliminationshalbwertszeit von Felbamat um 50%
Lamotrigin	Carbamazepin	Risiko transienter Carbamazepinintoxikationszeichen, geringe Dosisminderung kann notwendig werden
	andere Antiepileptika	keine
Oxcarbazepin	andere Antiepileptika	keine
Phenobarbital, Primidon	Carbamazepin, Ethosuximid, Felbamat, Lamotrigin, Tiagabin, Topiramat, Valproat	die Serumkonzentration der vorgegebenen Substanzen wird herabgesetzt, deren Dosiserhöhung ist notwendig
	Phenytoin	variabler Effekt, Überprüfung der Phenytoin-Serumkonzentration ist notwendig
	Gabapentin, Oxcarbazepin, Vigabatrin	keine
	Benzodiazepine	Herabsetzung der Wirksamkeit, sorgfältige klinische Überwachung
Phenytoin	Carbamazepin	Herabsetzung der Wirksamkeit von Carbamazepin, dessen Dosiserhöhung ist notwendig
	Phenobarbital, Primidon	die Auswirkungen auf die Phenobarbitalserumkonzentration bei Phenytoin-Einnahme sind variabel; bei Patienten, die Primidon einnehmen, kann die Primidonserumkonzentration um 10–30% abfallen, die Phenobarbitalserumkonzentration kann gleichzeitig erheblich (um das Doppelte bis Dreifache) ansteigen

Tabelle 19.4 Überblick über die Interaktionen alter und neuer Antiepileptika (Fortsetzung)

Hinzugefügte Substanz	Vorbestehende Medikation	Klinisch relevante Veränderungen und praktische Konsequenzen
	Ethosuximid, Felbamat, Lamotrigin, Tiagabin, Topiramat, Valproat	Phenytoin induziert den Metabolismus der vorgegebenen Substanzen, so dass deren Dosis erhöht werden muss
	Benzodiazepine	Herabsetzung der Wirksamkeit, sorgfältige klinische Überwachung
	Gabapentin, Oxcarbazepin, Vigabatrin	keine
Sultiam	Phenytoin	Anstieg der Serumkonzentration von Phenytoin
Tiagabin	Carbamazepin, Phenobarbital, Primidon, Phenytoin	keine
Topiramat	Carbamazepin, Phenobarbital, Primidon, Valproat	keine
	Phenytoin	Erhöhung der Phenytoinserumkonzentration bei einigen Patienten von klinischer Relevanz, Überprüfung der Phenytoin-Serumkonzentration ist notwendig
Valproat	Carbamazepin	keine Änderung oder geringe Abnahme der Carbamazepinserumkonzentration, Zunahme der Carbamazepin-Epoxid-Konzentration, in Einzelfällen dadurch Intoxikation
	Ethosuximid	Valproat erhöht die Serumkonzentration von Ethosuximid
	Felbamat	Valproat setzt die Felbamatclearance um 15—20% herab, eine entsprechende Dosisminderung von Felbamat ist notwendig
	Lamotrigin	Valproat erhöht die Serumkonzentration von Lamotrigin, dessen Dosis um 50% vermindert werden muss
	Phenobarbital, Primidon	Valproat erhöht die Serumkonzentration von Phenobarbital und Primidon, deren Dosis um 30-40% vermindert werden muss
	Phenytoin	Valproat verdrängt Phenytoin aus der Plasmaproteinbindung, daraus resultiert eine verminderte Phenytoingesamtkonzentration im Serum, der freie Anteil bleibt gleich, eine Erhöhung der Phenytoindosis ist nicht notwendig
	Gabapentin, Oxcarbazepin, Tiagabin, Topiramat, Vigabatrin	keine
	Benzodiazepine	Risiko der Benzodiazepinintoxikation, sorgfältige klinische Überwachung
Vigabatrin	Phenytoin	Vigabatrin setzt die Serumkonzentration von Phenytoin gering herab, was aber meist nicht klinisch relevant ist, die Überprüfung der Phenytoinserumkonzentration ist ratsam
	andere Antiepileptika	keine

Tabelle 19.5 Phasen der klinischen Prüfung (Guidelines for Clinical Evaluation of Antiepileptic Drugs 1989)

Phase I: erste Anwendung beim Menschen:
• Nachweis der Verträglichkeit und Ermittlung pharmakokinetischer Daten am gesunden Menschen • vorläufige Evaluation der Wirkung und Toxizität an Patienten (offene Add-On-Studien)
Phase II: das Wirkungs- und Nebenwirkungsspektrum wird ermittelt:
• Nachweis der Wirksamkeit und Nebenwirkungen durch randomisierte kontrollierte Add-On- und Monotherapiestudien • Ermittlung der optimalen Dosis
Phase III: die breite Erprobung bei länger dauernder Anwendung:
• Bestimmung des Wirkungs- und Nebenwirkungsprofils an einer größeren Zahl von Patienten (300—400) über längere Zeit (wenigstens 6—12 Monate, mindestens 100—150 Patienten mit einer Behandlung > 12 Monate) • Beobachtung der Substanz auf Toleranzentwicklung
Phase IV: Überwachung nach der Zulassung:
• Anwendung der Substanz vorwiegend in offenen randomisierten Monotherapiestudien im Vergleich zu anderen Antiepileptika in einer großen Population (400—800 Patienten) über mehrere Jahre (2—4 Jahre)

blinder, placebokontrollierter Studien nachgewiesen worden sein. Das Standardtestprotokoll sieht die randomisierte, doppelblinde, placebokontrollierte Add-On-Therapie bei Erwachsenen und Jugendlichen (ab 12 Jahre) mit therapieresistenten fokalen Epilepsien ohne oder mit sekundärer Generalisierung vor. Zur Bewertung der Wirksamkeit des neuen Antiepileptikums wird vor allem die Zahl der Patienten mit Reduktion der Anfallsfrequenz um mindestens 50% herangezogen, da Anfallsfreiheit häufig nur in wenigen Prozent erreicht wird.

Um das mögliche therapeutische Profil einer neuen Substanz zu erfassen, sind eigentlich placebo-kontrollierte Monotherapiestudien bei neu erkrankten Patienten notwendig. Es ist aber ethisch nicht vertretbar, erwachsene Patienten und schon gar nicht Kinder mit Epilepsien lediglich mit Placebo zu behandeln und ihnen dadurch eine wirksame Therapie vorzuenthalten. Deshalb werden Monotherapiestudien der neuen Antiepileptika im Vergleich zu den Standardantiepileptika durchgeführt. Neuerdings sind auch einige alternative Protokolle (prächirurgische placebokontrollierte Studien, aktivkontrollierte Niedrigdosisstudien) entwickelt worden (French 1997). Die verschiedenen, der Sicherheit des Patienten Rechnung tragenden Studienprotokolle werden im Folgenden kurz skizziert.

- Randomisierte, doppelblinde, placebokontrollierte Add-On-Studien, bei denen das neue Antiepileptikum oder Placebo zusätzlich zu einer vorbestehenden Medikation an Patienten mit therapieresistenten Epilepsien verabreicht werden und die Wirksamkeit der beiden Patientengruppen miteinander verglichen wird.
  Dieses Studiendesign hat einige Nachteile:
  - Patienten mit neu aufgetretenen Epilepsien sind ausgeschlossen,
  - um statistische Aussagen machen zu können, ist eine hohe Anfallsfrequenz während der Beobachtungsphase vor der Randomisierung notwendig (mindestens 3 oder 4 Anfälle pro Monat),
  - die Wirksamkeit ist schwierig nachzuweisen, da nur sehr therapieschwierige Epilepsien behandelt werden, denn die Substanz könnte trotz minimaler Wirkung bei diesen Patienten im Falle leichter verlaufender oder neu aufgetretener Epilepsien gut wirksam sein,
  - Wirkungen und Nebenwirkungen der neuen Substanz werden durch pharmakodynamische und pharmakokinetische Interaktionen verfälscht. Wenn beispielsweise die Testsubstanz den Metabolismus des vorbestehenden Medikamentes hemmt, sodass deren Plasmakonzentration ansteigt, so werden irrigerweise eine Anfallsreduktion oder auch eine verstärkte Toxizität der neuen Substanz zugeschrieben werden. Umgekehrt kann die Zugabe der neuen Substanz zu einem Absinken der Plasmakonzentrationen der Begleitmedikation führen, sodass fälschlicherweise kein Unterschied zwischen Placebo und neuem Antiepileptikum zu erkennen ist.
- Aktivkontrollierte Monotherapiestudien, bei denen die Wirksamkeit eines neuen Antiepileptikums mit konventionellen Antiepileptika

verglichen wird: Ist die neue Substanz wirksamer als die alte, wäre die Wirksamkeit des neuen Antiepileptikums nachgewiesen. Sind beide Substanzen gleich wirksam, wäre theoretisch möglich, dass beide Substanzen nicht wirksam sind, deshalb werden diese Studien zum Wirksamkeitsnachweis nicht anerkannt.

- Prächirurgische, placebokontrollierte Monotherapiestudien: Diese Studienform ermöglicht die Beurteilung der Wirkung in Monotherapie, ohne die Patienten besonders zu gefährden. Vor epilepsiechirurgischen Eingriffen wird im Rahmen des intensivmedizinischen Monitorings zur Lokalisation epileptogener Herde die bisherige Medikation innerhalb kürzester Zeit abgesetzt und das neue Antiepileptikum doppelblind für kurze Zeit (z. B. 1 Woche) im Vergleich zu Placebo geprüft. Untersucht werden die Patienten in Bezug auf vorgegebene Parameter, z. B. im Hinblick auf die Zeit bis zum Auftreten einer bestimmten Zahl von Anfällen oder die Häufigkeit des Therapieabbruchs, dessen Kriterien genau festgelegt werden (z. B. Verdoppelung der Anfallsfrequenz, Auftreten generalisierter Anfälle oder eines Status epilepticus). Dieses Vorgehen wurde zuerst mit Felbamat praktiziert. Die Frage, ob das neue Medikament besser wirksam ist als die vorbestehende Medikation, bleibt dabei unbeantwortet.
- Aktiv kontrollierte Niedrigdosismonotherapie-Studien: Auch diese alternative Monotherapie-Studienform trägt der Sicherheit des Patienten mehr Rechnung als die placebokontrollierte Monotherapie. Die Patienten erhalten statt des Placebos ein wirksames Standardantiepileptikum, allerdings in niedriger Dosierung. Im Rahmen einer randomisierten, doppelblinden Studie wird die vorbestehende Medikation schrittweise abgesetzt und die neue Substanz im Vergleich zu einem konventionellen Antiepileptikum (dieses in der niedrigsten empfohlenen Dosis) aufdosiert. Dieses Vorgehen gibt dem Patienten Schutz vor Grand-Mal-Anfällen und einem Status epilepticus. Auch hier werden die Abbruchkriterien und Wirksamkeitskriterien genau festgelegt. Mit diesem Design kann statistisch eindeutig die Wirksamkeit nachgewiesen werden, nicht aber die mögliche Überlegenheit der Testsubstanz gegenüber dem etablierten Antiepileptikum.

Von den Wirksamkeits- und Verträglichkeitsstudien mit neuen Antiepileptika werden Kinder und Neugeborene, Frauen im gebärfähigen Alter und ältere Leute ausgeschlossen. Auch Patienten mit leicht verlaufenden Epilepsien nehmen zunächst nicht daran teil. Aber gerade diese Patientengruppen könnten von neuen Antiepileptika profitieren, wenn sie im Vergleich zu den traditionellen Antiepileptika besser verträglich sind und günstigere pharmakokinetische Eigenschaften haben.

Da Eltern nur selten bereit sind, ihre Kinder an placebokontrollierten Studien teilnehmen zu lassen, werden die neuen Antiepileptika bei Kindern ganz überwiegend im Rahmen offener randomisierter Add-On-Studien getestet. Zur Bestimmung des Anwendungsprofils einer neuen Substanz ist es notwendig, dass deren Wirksamkeit und Verträglichkeit bei den einzelnen Epilepsien und Epilepsiesyndromen im Vergleich zu den alten Antiepileptika mittels randomisierter Monotherapiestudien bestimmt wird.

Einige der neuen Antiepileptika zeigen Eigenschaften, die sich bei bestimmten Patienten als besonders hilfreich erweisen könnten. Patienten mit psychischen und mentalen Behinderungen profitieren von den neuen Antiepileptika, welche keine oder nur unwesentliche Interaktionen mit anderen Medikamenten aufweisen. Die alten Antiepileptika führen während der Schwangerschaft zu Fehlbildungen der Kinder, bei den neuen scheint das nicht der Fall zu sein.

Auch nach der Zulassung eines neuen Antiepileptikums können jederzeit unerwartete schwere oder lebensbedrohliche Nebenwirkungen bei prädisponierten Menschen auftreten, als Beispiele seien hier Valproat und Felbamat genannt. Können in einem solchen Fall die Risikofaktoren nicht benannt werden, ist eine breite Anwendung des Medikaments ausgeschlossen.

Einzelne Antiepileptika

Es werden die konventionellen und neuen Antiepileptika, die in der Langzeittherapie Verwendung finden, in alphabetischer Reihenfolge beschrieben.

Bromid

Handelsname	Dibro-Be
Chemische Struktur	Kaliumbromid
Wirkungsmechanismus	Verstärkung der GABAergen Inhibition (Meierkord et al. 2000)
Pharmakologie	- Absorption: 96%; maximale Plasmakonzentration 2–3 h nach oraler Einnahme, das Bromion verteilt sich im Organismus analog zum Chlorion - Proteinbindung: keine - Halbwertszeit: 12 Tage (Spannbreite 6–18 Tage, nur bei Erwachsenen bestimmt) - Elimination: renal - Therapeutischer Bereich: 750–2000 (–2400) mg/l - Medikamenteninteraktionen: keine
Tagesdosis	- Erwachsene: 30–50 mg/kg - Schulkinder: 40–60 mg/kg - Kleinkinder: 50–70 mg/kg - Ein Einschleichen ist nicht erforderlich
Anwendungsspektrum	- Bei schwer behandelbaren Epilepsien mit generalisierten tonisch-klonischen Anfällen (Tanaka et al. 1990, Steinhoff u. Kruse 1992) - Besonders gut wirksam bei der frühkindlichen Grand-Mal-Epilepsie (Ernst et al. 1988), wirksam auch bei der schweren myoklonischen Epilepsie des Kleinkindalters - Geringe oder keine Wirksamkeit bei tonischen, myoklonischen und fokalen Anfällen
Nebenwirkungen	- Dosisabhängige: gastrische Reizerscheinungen, Appetitmangel; in hohen Dosen nephrotoxisch und ototoxisch, schwere Intoxikationen mit Dysarthrie, Desorientierung, Halluzinationen, Stupor - Idiosynkratische/allergische: Bromoderma tuberosum, besonders an den Streckseiten der Unterschenkel - Chronische: Bromismus mit Verlangsamung, Schläfrigkeit, Schwindel, Kopfschmerzen, Konzentrationsmangel, Gedächtnisverlust, Halluzinationen; Bromschnupfen mit Schwellung der Nasenschleimhaut und seröser Sekretion; Bromakne; herabgesetzte Libido - Teratogenität: nicht bekannt

Carbamazepin

Abkürzung	CBZ
Handelsnamen	Finlepsin, Sirtal, Tegretal, Timonil
Chemische Eigenschaften	Trizyklische Substanz mit Iminodibenzylring
Wirkungsmechanismus	Reduktion der spannungs- und gebrauchsabhängigen anhaltenden, hoch frequenten, repetitiven Entladungen der Neuronen durch die Blockade der Natriumkanäle
Pharmakologie	- Absorption: langsam; 75–85% Bioverfügbarkeit; maximale Plasmakonzentration 2–8 h nach oraler Einnahme; die Einnahme mit der Nahrung hat einen variablen Effekt, ist aber von geringer klinischer Relevanz - Proteinbindung: 75–80%; Proteinbindungsinteraktionen sind nicht klinisch signifikant - Halbwertszeit: 12–15 h bei Dauereinnahme (Erwachsene), in Kombination mit Enzym aktivierenden Antiepileptika 6 h - Elimination: Carbamazepin wird in der Leber metabolisiert, der Hauptmetabolit ist Carbamazepin-10,11-Epoxid, das für einen Teil der Wirksamkeit und Nebenwirkungen von Carbamazepin mit verantwortlich ist; Carbamazepin induziert seinen eigenen Metabolismus (Autoinduktion); nach einigen Wochen oder Monaten kann eine Dosiserhöhung notwendig sein - Therapeutischer Bereich: 4–12 µg/ml (16–50 µmol/l; Umrechnungsfaktor: 4,23), Epoxid bis 3,0 µg/ml; große interindividuelle Breite - Medikamenteninteraktionen: in Kombination mit den Enzym induzierenden Antiepileptika Felbamat, Primidon, Phenobarbital und Phenytoin sinkt die Serumkonzentration von Carbamazepin ab; in Kombination mit den Enzyminhibitoren Erythromycin, Clarthromycin und Isoniazid steigt die Serumkonzentration von Carbamazepin an; die Induktion des Cytochrom P450 durch Carbamazepin resultiert in beschleunigtem Abbau der Antiepileptika Ethosuximid, Felbamat, Lamotrigin, Tiagabin, Topiramat und Valproat sowie der oralen Kontrazeptiva, der trizyklischen Antidepressiva und des Theophyllins
Tagesdosis	- Erwachsene: 600–1200 (–2000) mg; Beginn mit 200 mg eines Retard-Präparats, alle 5–7 Tage um 200 mg erhöhen - Kinder: 10–40 mg/kg; Beginn mit 5–10 mg/kg, alle 5–7 Tage um 5 mg/kg erhöhen - Anwendung in 3 Einzeldosen; bei Retardpräparaten in 1–2 Einzeldosen
Anwendungsspektrum	- Mittel der 1. Wahl bei fokalen Epilepsien im Erwachsenenalter (Mattson et al. 1984, Mattson et al. 1985, Richens et al. 1994, Heller et al. 1995) und Kindesalter (Verity et al. 1995, de Silva et al. 1996)

Nebenwirkungen	- Dosisabhängige: gastrointestinale Beschwerden mit Übelkeit, Erbrechen; Müdigkeit, Schwindel, Kopfschmerzen, Doppeltsehen, Ataxie, Dyskinesien; transiente Leukopenie in 5–20% - Idiosynkratische/allergische: Hautausschlag in etwa 10%; selten: Stevens-Johnson-Syndrom, medikamenteninduzierter Lupus, aplastische Anämie oder Agranulozytose (1 auf 200 000 behandelte Personen) - Chronische: Hyponatriämie, meist klinisch nicht relevant; kognitive Störungen bei einigen Patienten - Teratogenität: kleine und große Malformationen wie bei anderen Antiepileptika; Inzidenz der Spina bifida etwa 0,5%, höher in Kombination mit Valproat

Clobazam

Abkürzung	CLB
Handelsname	Frisium
Chemische Struktur	1,5-Benzodiazepin
Wirkungsmechanismus	Wie Clonazepam
Pharmakologie	- Absorption: vollständig; maximale Plasmakonzentration 1–4 h nach oraler Einnahme; die Einnahme mit der Nahrung hat einen variablen Effekt - Proteinbindung: 85% (N-Desmethyl-Clobazam) - Halbwertszeit: 10–30 h (Mittelwert 18 h); die des aktiven Hauptmetaboliten N-Desmethyl-Clobazam beträgt 36–46 h (Mittelwert 42 h) - Elimination: wird zu mehreren Metaboliten abgebaut; N-Desmethyl-Clobazam ist der wichtigste Metabolit, verlangsamte Metabolisierung bei Leberkrankheiten - Therapeutischer Bereich: 0,1–0,5 µg/ml (0,3–1,7 µmol/l; Umrechnungsfaktor: 3,33); wegen geringer Korrelation zwischen Serumkonzentration und klinischer Wirksamkeit ist die Bestimmung wenig sinnvoll - Medikamenteninteraktionen: variabel; verursacht selten Anstieg der Serumkonzentrationen von Carbamazepin, Phenobarbital, Phenytoin und Valproat (ohne klinische Relevanz); Cimetidin und Alkohol können zur Erhöhung des Clobazamkonzentration führen
Tagesdosis	- Erwachsene: 10–40 mg; Beginn mit 5–10 mg abends - Kinder: 0,3–1 mg/kg; Beginn mit 5 mg abends - Dosierung 1- bis 2-mal täglich
Anwendungsspektrum	- Wie Clonazepam, wird aber besser als dieses toleriert, deshalb Benzodiazepin der 1. Wahl als Zusatztherapie bei primär generalisierten und fokalen Epilepsien, einschließlich des Lennox-Gastaut-Syndroms (Canadian Clobazam Cooperative Group 1991, Buchanan 1993) - Bei Kindern mit fokalen oder sekundär generalisierten Epilepsien wahrscheinlich auch zur primären Monotherapie geeignet (Canadian Study Group for Childhood Epilepsy 1998)
Nebenwirkungen	- Dosisabhängige: Müdigkeit, Schwindel, Schläfrigkeit, Ataxie, Hypersalivation, Irritabilität, Depression, Entwicklung einer Toleranz in 50% der Responder, kann zur Aktivierung einfacher fokaler Anfälle führen - Idiosynkratische/allergische: selten Hautausschlag - Chronische: Sedierung, Entzug kann Anfälle provozieren - Teratogenität: unbekannt, wahrscheinlich gering

Clonazepam

Abkürzung	CZP
Handelsnamen	Rivotril, Antelepsin
Chemische Struktur	1,4-Benzodiazepin
Wirkungsmechanismus	Verstärkt die GABA-erge Transmission, wirkt am Benzodiazepinrezeptor des $GABA_A$-Rezeptorkomplexes (erhöht die Öffnungsfrequenz des $GABA_A$-Rezeptors, woraus eine höhere Chloridaufnahme und Hyperpolarisation resultiert)
Pharmakologie	– Absorption: 80–90% Bioverfügbarkeit; maximale Plasmakonzentration 1–4 h nach oraler Einnahme – Proteinbindung: 85% – Halbwertszeit: 30–40 h – Elimination: hepatisch – Therapeutischer Bereich: 0,025–0,075 µg/ml (0,06–0,25 µmol/l; Umrechnungsfaktor: 3,17); wegen geringer Korrelation von Serumkonzentration und klinischer Wirksamkeit ist die Messung wenig sinnvoll – Medikamenteninteraktionen: Carbamazepin, Phenobarbital, Phenytoin und Primidon setzen die Clonazepamkonzentration herab; Clonazepam führt zur Atemdepression in Kombination mit Barbituraten; kann in Verbindung mit Valproat einen Absencestatus auslösen
Tagesdosis	– Erwachsene: 2–6 mg; Beginn mit 2-mal 0,5 mg; Dosierung 1- bis 2-mal täglich – Kinder: 0,1–0,2 mg/kg; Beginn mit 0,25–0,5 mg; Dosierung 2-mal täglich
Anwendungsspektrum	– Akutbehandlung von Krampfanfällen und des Status epilepticus, insbesondere auch des nicht konvulsiven Status epilepticus – Akutbehandlung von Neugeborenenkrämpfen – Zusatztherapie bei primär generalisierten und fokalen Epilepsien, einschließlich der Absenceepilepsien, der juvenilen myoklonischen Epilepsie, der progressiven myoklonischen Epilepsien, des Lennox-Gastaut-Syndroms (Browne 1978); die Langzeitwirksamkeit ist aber enttäuschend (Specht et al. 1989)
Nebenwirkungen	– Dosisabhängige: Schläfrigkeit, Ataxie, Verhaltensänderungen, Entwicklung einer Toleranz in 50% der Responder – Idiosynkratische/allergische: selten Leukopenie – Chronische: Sedierung, kognitive Beeinträchtigung, periphere Ödeme, der Entzug kann Anfälle provozieren – Teratogenität: gering

Ethosuximid

Abkürzung	ESM
Handelsnamen	Petnidan, Suxilep, Suxinutin
Chemische Struktur	Ein substituiertes Suxinimid mit einer Ringstruktur ähnlich der des Phenytoins
Wirkungsmechanismus	Reduziert die spannungssensiblen Calciumströme in den thalamischen Neuronen
Pharmakologie	- Absorption: 90–95%; maximale Plasmakonzentration 3–7 h nach oraler Einnahme - Proteinbindung: keine - Halbwertszeit: 40–60 h bei Erwachsenen, 30–40 h bei Kindern - Elimination: hepatisch; etwa 20% werden unverändert im Urin ausgeschieden - Therapeutischer Bereich: 40–100 µg/ml (280–700 µmol/l; Umrechnungsfaktor: 7,1); bis 150 µg/ml werden von einigen Patienten gut toleriert - Medikamenteninteraktionen: mäßig ausgeprägt; Leberenzym aktivierende Medikamente erhöhen die Clearance von Ethosuximid und senken deren Serumkonzentration um 15–25% ab; Valproat führt zur Erhöhung der Serumkonzentration von Ethosuximid; keine Interaktion mit oralen Kontrazeptiva
Tagesdosis	- Erwachsene: 500–2000 mg (10–20 mg/kg); Beginn mit 250 mg, alle 1–2 Wochen um 250 mg erhöhen, 1–2 Einzeldosen - Kinder: 15–40 mg/kg, in 2 Einzeldosen
Anwendungsspektrum	- Generalisierte Absencen (Covanis et al. 1982, Bourgeois et al. 1987), supraadditive Wirkung in Kombination mit Valproat
Nebenwirkungen	- Dosisabhängige: Übelkeit, Erbrechen, Singultus, Müdigkeit, Kopfschmerzen, Depression, extrapyramidale Bewegungsstörungen, Psychose (forcierte Normalisierung) - Idiosynkratische/allergische: selten; Hautausschlag, Erythema multiforme, Stevens-Johnson-Syndrom; Panzytopenie; Lupus-ähnliches Syndrom - Chronische: minimal - Teratogenität: nicht bekannt Bemerkungen: zur Erstbehandlung nur bei jungen Kindern mit einer Absenceepilepsie des Kindesalters; je älter das Kind, umso eher sollte primär Valproat gewählt werden.

Felbamat

Abkürzung	FBM
Handelsname	Taloxa
Chemische Struktur	Ein Dicarbamat, chemisch verwandt mit Meprobamat
Wirkungsmechanismus	Hemmung der spannungssensiblen Natriumkanäle, Blockade des N-Methyl-D-Aspartat-Rezeptors und damit der Glutamat-abhängigen Exzitation, Hemmung der spannungssensiblen Calciumkanäle
Pharmakologie	- Absorption: 90%; maximale Plasmakonzentration 2–6 h nach oraler Einnahme; kein Einfluss durch Nahrung - Proteinbindung: 30% - Halbwertszeit: 14–25 h bzw. 10–18 h (Komedikation Enzym induzierender Antiepileptika) - Elimination: hepatisch (Oxidation) und renal - Therapeutischer Bereich: noch nicht bekannt - Medikamenteninteraktionen: Felbamat verursacht einen Anstieg der Serumkonzentrationen des Carbamazepin-Epoxids (bei gleichzeitigem Absinken der Serumkonzentration von Carbamazepin), von Valproat, Phenobarbital und Phenytoin, die Dosis dieser Substanzen als Begleitantiepileptika sollte deshalb um 20–30% gesenkt werden; Felbamat erhöht gering die Serumkonzentrationen von Lamotrigin und Vigabatrin (um 15%); Leberenzym aktivierende Antiepileptika erhöhen die Clearance von Felbamat; Gabapentin erhöht die Serumkonzentration von Felbamat; Felbamat setzt die Wirksamkeit von oralen Kontrazeptiva herab
Tagesdosis	- Erwachsene: 1200–2400 (–3600) mg/kg; Beginn mit 500 mg, Erhöhung in 250-mg-Schritten; Verabreichung in 2 Einzeldosen - Kinder: 20–60 mg /kg (bis 90 mg/kg); i. Allg. in der ersten Woche 15 mg/kg - In der zweiten Woche 30 mg/kg und in der dritten Woche 45 mg/kg; Verabreichung in 2 Einzeldosen
Anwendungsspektrum	- Breites Wirksamkeitsspektrum (Pellock 1999, Pellock u. Appleton 1999) - Verschiedene Anfallsformen beim Lennox-Gastaut-Syndrom (Dodson 1993, Felbamate Study Group in Lennox-Gastaut Syndrome 1993) - Fokale und sekundär generalisierte Anfälle, auch bei Kindern (Carmant et al. 1994) - Beim therapieresistenten West-Syndrom (Hurst u. Rolan 1995) - Felbamat ist zugelassen zur Zusatztherapie bei Kindern ab 4 Jahren und Erwachsenen mit Lennox-Gastaut-Syndrom, das mit anderen Antiepileptika nicht zu behandeln ist

Nebenwirkungen

- Dosisabhängige: Übelkeit und Erbrechen, Kopfschmerzen, Appetitmangel, Gewichtsverlust, Schlafstörungen, Verschwommensehen, Ataxie
- Idiosynkratische/allergische: aplastische Anämie (in 30% tödlich), akutes Leberversagen (in 60% tödlich)
- Chronische: unbekannt; keine kognitiven Störungen, z. T. erhöhte Wachheit
- Teratogenität: unbekannt

Bemerkungen: Das Felbamat-assoziierte Risiko der aplastischen Anämie und der Hepatotoxizität gibt Tab. 19.**6** wieder (Bourgeois 1997).

Bisher wurde noch keine Felbamat-assoziierte aplastische Anämie bei unter 13 Jahre alten Kindern beobachtet. Felbamat sollte nur bei Kindern, Jugendlichen und Erwachsenen mit schweren Epilepsien, insbesondere beim Lennox-Gastaut-Syndrom, eingesetzt werden, die mit anderen relevanten Antiepileptika nicht zufriedenstellend behandelt werden können. Vor der Verordnung von Felbamat sollte eine sorgfältige Anamnese bezüglich hämatologischer und hepatologischer Vorerkrankungen erhoben werden, außerdem sollte zuvor eine Kontrolle von Blutbild und Leberfunktionstests (SGOT, SGPT, Bilirubin) vorgenommen werden. Der Hersteller empfiehlt regelmäßige Kontrollen dieser Werte alle 4 Wochen. Diese Maßnahme gestattet allerdings nicht zuverlässig die Früherkennung der aplastischen Anämie und des akuten Leberversagens. Besser sind häufige ärztliche Untersuchungen (alle 4–6 Wochen) mit einer klinischen Überprüfung der Verträglichkeit. Felbamat sollte sofort abgesetzt werden, wenn sich Hinweise auf eine aplastische Anämie oder ein akutes Leberversagen ergeben. Die Behandlung von Kindern mit Felbamat sollte am besten durch pädiatrische Neurologen vorgenommen werden.

Tabelle 19.**6** Risiko für eine aplastische Anämie nach Felbamatgabe und Hepatotoxizität (Bourgeois 1997)

Ereignis	Gesamtrisiko	Letalitätsrisiko
Aplastische Anämie	1 : 3000	1 : 10 000
Hepatotoxizität	1 : 7000	1 : 12 500
Kombiniertes Risiko	1 : 2000	1 : 5 500

Gabapentin

Abkürzung	GBP
Handelsname	Neurontin
Chemische Struktur	Strukturelles GABA-Analog
Wirkungsmechanismus	Noch nicht genau bekannt, Verstärkung der GABA-ergen Inhibition, Wirkung auf das L-Aminosäuren-Transportsystem, das GABA aus dem Extrazellulärraum in die Zellen pumpt
Pharmakologie	- Absorption: dosisabhängig: 300 mg zu 60%, 4800 mg zu 35%; die Bioverfügbarkeit wird höher mit häufigerer Verabreichung der Einzeldosen; die Einnahme mit Nahrung beeinflusst die Absorption nicht; maximale Plasmakonzentration 2–3 h nach oraler Einnahme, wird rektal nicht absorbiert - Proteinbindung: keine - Halbwertszeit: 5–7 h - Elimination: renal - Therapeutischer Bereich: 5–16 µg/ml (30–90 µmol/l; Umrechnungsfaktor: 5,84); die Bestimmung der Serumkonzentration ist in der Regel nicht notwendig - Medikamenteninteraktionen: keine signifikanten mit Ausnahme der Interaktion mit Felbamat: Gabapentin verlängert die Eliminationshalbwertszeit von Felbamat um 50%; Antazida setzen die Absorption leicht herab; keine Interaktion mit oralen Kontrazeptiva
Tagesdosis	- Erwachsene: 1200–2400 (–4800) mg, Beginn mit 300 mg am 1. Tag, 2-mal 300 mg am zweiten Tag und 3-mal 300 mg am 3. Tag, weitere Steigerung um 300 mg je nach Wirkung; Verabreichung in 3 Einzeldosen - Kinder: 30–50 mg/kg, mit 10 mg/kg beginnen, um 10 mg/Tag steigern (bis maximal 100 mg/kg, sofern verträglich); Verabreichung in 3 Einzeldosen
Anwendungsspektrum	Monotherapie und Zusatztherapie bei Erwachsenen und Kindern mit fokalen und sekundär generalisierten Anfällen (Morris 1999, Beydoun 1999, Pellock u. Appleton 1999)
Nebenwirkungen	- Dosisabhängige: Schläfrigkeit, Müdigkeit, Schwindel, Kopfschmerzen, Übelkeit, Ataxie, Nystagmus; bei Kindern Verhaltensauffälligkeiten in Form aggressiven Verhaltens und Hyperexzitabilität - Idiosynkratische/allergische: selten - Chronische: Gewichtszunahme, Bewegungsstörungen (Choreoathetosen, dystone Bewegungen), Enuresis; keine kognitive Beeinträchtigung - Teratogenität: nicht bekannt Bemerkung: Gabapentin ist besonders gut verträglich.

Lamotrigin

Abkürzung	LTG
Handelsname	Lamictal
Chemische Struktur	Ein Triazinderivat
Wirkungsmechanismus	Hemmung der spannungssensiblen Natriumkanäle, setzt die Frequenz der schnell entladenden Neuronen herab, hemmt die pathologische Freisetzung der exzitatorischen Aminosäuren Glutamat und Aspartat
Pharmakologie	- Absorption: 98%; maximale Plasmakonzentration 1–3 h nach oraler Einnahme; die Einnahme mit Nahrung beeinflusst die Absorption nicht - Proteinbindung: 55%, keine Proteinbindungsinteraktionen - Halbwertszeit: 15–30 h (Monotherapie); 8–20 h (in Kombination mit Leberenzym aktivierenden Antiepileptika); -30–90 h (in Kombination mit Valproat); 24–30 h (in Kombination mit Leberenzym aktivierenden Antiepileptika plus Valproat) - Elimination: Lamotrigin wird metabolisiert zu inaktiven Metaboliten (hauptsächlich durch Glukuronidierung) - Therapeutischer Bereich: 2,5–12,5 µg/ml (10–50 µmol/l; Umrechnungsfaktor: 3,93), Korrelation von Serumkonzentration und Klinik wird z. T. angezweifelt - Medikamenteninteraktionen: Lamotrigin beeinflusst andere Antiepileptika nicht, es wird jedoch von anderen Antiepileptika beeinflusst: Valproat hemmt die Elimination von Lamotrigin, alle Leberenzym aktivierenden Antiepileptika beschleunigen dessen Elimination, eine Dosisanpassung dieser Substanzen als Begleitantiepileptika ist unbedingt erforderlich; pharmakodynamische Interaktion von Lamotrigin mit Carbamazepin (Zeichen der Carbamazepin-Intoxikation); keine Interaktion mit oralen Kontrazeptiva

Tagesdosis

- Monotherapie:

	Kinder	Erwachsene
Woche 1+2	0,5 mg/kg	25 mg
Woche 3+4	1 mg/kg	50 mg
Erhaltungsdosis	2–8 mg/kg	50 mg

Verabreichung in 1–2 Einzeldosen, eine Höherdosierung ist möglich

- Zusatztherapie bei Kindern (4–11 Jahre):

	Enzyminduzierende oder andere Antiepileptika ohne Valproat	mit Valproat
Woche 1+2	2 mg/kg	0,2 mg/kg
Woche 3+4	5 mg/kg	0,5 mg/kg
Erhaltungsdosis	15 mg/kg	1–5 mg/kg

Verabreichung in 2 Einzeldosen, eine Höherdosierung möglich

- Zusatztherapie bei Kindern ab 12 Jahren und Erwachsenen:

	Enzyminduzierende oder andere Antiepileptika ohne Valproat	mit Valproat
Woche 1+2	50 mg	12,5 mg
Woche 3+4	100 mg	25 mg
Erhaltungsdosis	200–400 mg	100–200 mg

Verabreichung in 1–2 Einzeldosen, eine Höherdosierung ist möglich

Anwendungsspektrum

- Breites Wirksamkeitsspektrum (Matsuo 1999, Pellock u. Appleton 1999)
- Zusatztherapie und Monotherapie bei fokalen und sekundär generalisierten Epilepsien (Brodie et al. 1995, Reunanen et al. 1996, Steiner et al. 1999)
- Zusatztherapie bei generalisierten Epilepsien mit tonisch-klonischen, myoklonischen, atonischen und tonischen Anfällen sowie Absencen (Besag et al. 1995, Beran et al. 1998, Siemes et al. 1999)
- Therapieresistentes Lennox-Gastaut-Syndrom (Motte et al. 1997) und West-Syndrom (Veggiotti et al. 1994)

Nebenwirkungen

- Dosisabhängige: Müdigkeit, Schwindel, Tremor, Ataxie, Doppelbilder, Nystagmus
- Idiosynkratische/allergische: ursprünglich Hautausschlag in Kombinationstherapie bei 5–15% der Patienten; Auftreten ganz überwiegend in den ersten 8 Wochen, Risikofaktoren: junges Alter, rasche Aufdosierung und Kombination mit Valproat, bei Berücksichtigung der Risikofaktoren jetzt unter 5%; Inzidenz des Stevens-Johnson-Syndroms oder Lyell-Syndroms bei Kindern 0,5%, bei Erwachsenen 0,1%; bei langsamer Aufdosierung wahrscheinlich seltener
- Chronische: keine
- Teratogenität: bisher keine, genaues Potential noch unbekannt

Mesuximid

Abkürzung	MSM
Handelsname	Petinutin
Chemische Struktur	N,2-Dimethyl-2-Phenyl-Suximid (Suximid-Derivat), dieses wird rasch und nahezu vollständig zu dem aktiven Metaboliten N-Desmethylmesuximid umgewandelt
Wirkungsmechanismus	Unbekannt, wahrscheinlich ähnlich Ethosuximid bei Absencen und ähnlich Phenytoin bei fokalen und sekundär generalisierten Anfällen
Pharmakologie	– Absorption: vollständig; maximale Plasmakonzentration 1–4 h nach oraler Einnahme – Proteinbindung: N-Desmethylmesuximid etwa 50% – Halbwertszeit: Mesuximid 1–2$^1/_2$ h; N-Desmethylmesuximid 34–48 h (Erwachsene), 16–45 h (Kinder) – Elimination: hepatisch – Therapeutischer Bereich: N-Desmethylmesuximid 10–40 µg/ml (50–200 µmol/l; Umrechnungsfaktor 5) – Medikamenteninteraktionen: Mesuximid erhöht die Serumkonzentrationen von Phenytoin und Phenobarbital beträchtlich, Phenytoin und Phenobarbital erhöhen umgekehrt die Serumkonzentrationen von N-Desmethylmesuximid; bei Zugabe von Methsuximid zu Primidon kommt es zu einem Anstieg der Serumkonzentration des von Primidon stammenden Phenobarbitals; Methsuximid senkt die Carbamazepinkonzentration um etwa 20–45%
Tagesdosis	– Erwachsene: 900–1200 mg; Beginn mit 300 mg, Steigerung alle 2 Wochen um 150 mg oder 300 mg; Verabreichung in 2 Einzeldosen – Kinder: 20 mg/kg; Beginn mit 150 mg, Steigerung um 150 mg alle 2 Wochen; Verabreichung in 2 Einzeldosen
Anwendungsspektrum	– Therapieresistente Absencen – Therapieresistente Epilepsien mit komplexen fokalen Anfällen (Browne 1995) – Lennox-Gastaut-Syndrom (Stenzel et al. 1977)
Nebenwirkungen	– Dosisabhängige: etwas häufiger als bei Ethosuximid; gastrointestinale Beschwerden mit Appetitmangel, Übelkeit, Erbrechen, Schluckauf, Bauchschmerzen; Müdigkeit, Kopfschmerzen, Lichtscheu, Konfusion, Ataxie, Schwindelgefühl, Irritabilität, selten transiente Leukopenie – Idiosynkratische/allergische: Hautausschlag; Verhaltensänderungen; extrapyramidale Reaktionen – Chronische: selten – Teratogenität: unbekannt

Oxcarbazepin

Abkürzung	OCBZ
Handelsnamen	Trileptal, Timox®
Chemische Struktur	Ketoanalog von Carbamazepin
Wirkungsmechanismus	Ähnlich Carbamazepin, die antiepileptische Wirksamkeit beruht vor allem auf dem aktiven Metaboliten 10,11-Dihydro-10-hydroxy-5H-dibenzo(b,f)azepin-5-carboxamid (MHD), in welchen Oxcarbazepin fast vollständig umgewandelt wird
Pharmakologie	– Absorption: fast vollständig – Proteinbindung: 60%, (MHD 40%) – Halbwertszeit des Metaboliten MHD (Oxcarbazepin wird rasch und fast vollständig in MHD umgewandelt): 8–10 h, keine Autoinduktion – Elimination: fast vollständige Metabolisierung zu MHD, dieses wird renal ausgeschieden – Therapeutischer Bereich des Metaboliten MHD: 10–20 µg/ml (40–80 µmol/l; Umrechnungsfaktor: 3,96) – Medikamenteninteraktionen: geringer Enzym induzierend als Carbamazepin; additive Interaktion mit Carbamazepin; kann Erhöhung der Valproat- und Phenytoin-Serumkonzentration verursachen (20–30% bzw. 25%); Barbiturate und Phenytoin setzen die Serumkonzentration des aktiven Metaboliten MHD herab; Oxcarbazepin induziert den Abbau der oralen Kontrazeptiva; keine Interaktion mit Erythromycin und Antikoagulanzien
Tagesdosis	– Erwachsene: 600–2400 (–3600) mg, Beginn mit 300 mg, schrittweise (um maximal 600 mg/Woche) erhöhen – Kinder: 30–50 mg/kg; auch höhere Dosen werden bei jungen Kindern vertragen; Beginn mit 10 mg/kg, schrittweise (10 mg/kg jede Woche) erhöhen, Verabreichung in 2 Einzeldosen – Carbamazepin kann sofort durch Oxcarbazepin ersetzt werden, wobei 200 mg Carbamazepin 300 mg Oxcarbazepin entsprechen
Anwendungsspektrum	Entsprechend dem Carbamazepin: Epilepsien mit fokalen und sekundär generalisierten Anfällen bei Erwachsenen (Bill et al. 1997, Christe et al. 1997) und Kindern (Guerreiro et al. 1997)
Nebenwirkungen	– Dosisabhängige: Müdigkeit, Schwindel, Ataxie, Kopfschmerzen (seltener als Carbamazepin), transiente leichte Erhöhung der Leberenzymaktivität (ohne klinische Relevanz) – Idiosynkratische/allergische: Hautausschläge (seltener als bei Carbamazepin); Kreuzreaktion in 25% der Patienten mit einem allergischen Exanthem durch Carbamazepin – Chronische: Hyponatriämie (häufiger als bei Carbamazepin), bei etwa 3% von klinischer Relevanz (Na^+ <125 mmol/l) – Teratogenität: unbekannt

Phenobarbital

Abkürzung	PB
Handelsnamen	Lepinal, Lepinaletten, Luminal, Luminaletten
Chemische Struktur	Substituierte Barbitursäure
Wirkungsmechanismus	Verstärkung der GABA-ergen Inhibition am Benzodiazepin-$GABA_A$-Rezeptor-Komplex
Pharmakologie	- Absorption: 90–100%; maximale Plasmakonzentration 6–18 h nach oraler Einnahme - Proteinbindung: 50%, keine signifikanten Interaktionen mit der Proteinbindung - Halbwertszeit: 3–5 Tage (Erwachsene), 1,5 Tage (Kinder) - Elimination: vorwiegend hepatisch, etwa 25% unverändert renal, reduziert bei Leber- und Nierenkrankheiten - Therapeutischer Bereich: 10–40 µg/ml (45–170 µmol/l; Umrechungsfaktor 4,31); aus Verträglichkeitsgründen sollten 25 µg/ml möglichst nicht überschritten werden - Medikamenteninteraktionen: sowohl Induktor als auch Inhibitor der Leberenzyme; die Interaktion mit Phenytoin ist variabel; die Phenobarbital-Serumkonzentration wird durch Valproat beträchtlich erhöht; Carbamazepin und die Benzodiazepine beeinflussen nicht die Phenobarbital-Serumkonzentration; keine Interaktion von Phenobarbital mit Vigabatrin und Gabapentin; Phenobarbital beschleunigt die Clearance der Antiepileptika Carbamazepin, Felbamat, Lamotrigin, Oxcarbazepin, Tiagabin, Topiramat und Valproat; außerdem die der oralen Kontrazeptiva, der Antibiotika, der trizyklischen Antidepressiva, des Theophyllins und des Digoxins
Tagesdosis	- Erwachsene: 30–200 mg (2–3 mg/kg); Beginn mit 30 mg, alle 2–3 Wochen um 30 mg erhöhen; Verabreichung in einer Dosis - Kinder: 2–8 mg/kg, Verabreichung in 1–2 Einzeldosen
Anwendungsspektrum	- Fokale und generalisierte Epilepsien - Neugeborenenkrämpfe - Parenteral zur Behandlung des Status epilepticus - Zur Fieberkrampfdauerprophylaxe
Nebenwirkungen	- Dosisabhängige: Müdigkeit, Verlangsamung, Schwindel, Verschwommensehen, Ataxie, Depression - Idiosynkratische/allergische: Hautausschläge 5–10%, selten exfoliative Dermatitis, aplastische Anämie, Agranulozytose

- Chronische: kognitive Beeinträchtigungen, Verhaltensstörungen, depressive Verstimmung, verminderte Konzentrationsfähigkeit; Störung des Vitamin-D- und Calcium-Phosphatstoffwechsel (Osteomalazie); megaloblastäre Veränderungen; Veränderungen des Bindegewebes (Muskelschmerzen, eingefrorene Schulter, Dupuytren-Kontraktur); Interferenz mit den Gerinnungsfaktoren beim Feten und Neugeborenen; sexuelle Dysfunktion
- Teratogenität: Dysmorphien, kleine und große Fehlbildungen, Beeinträchtigung des Gehirnwachstums (reduzierter Kopfumfang), vermindertes Geburtsgewicht

Phenytoin

Abkürzung	PHT
Handelsnamen	Epanutin, Phenhydan, Zentropil
Chemische Struktur	Hydantoinringstruktur
Wirkungsmechanismus	Hemmung der spannungssensiblen Natriumkanäle (Verringerung repetitiver Entladungen neuronaler Membranen)
Pharmakologie	- Absorption: 85–95%; maximale Plasmakonzentration 4–8 h nach oraler Einnahme; Absorption wird vermindert durch Antazida und enterale Sondenernährung; schlechte und nicht vorhersehbare Absorption bei Neugeborenen und jungen Säuglingen - Proteinbindung: 70–95%; signifikante Proteinbindungsinteraktionen mit endogenen Hormonen und anderen Protein bindenden Substanzen, herabgesetzte Proteinbindung während der Schwangerschaft, bei Neugeborenen, bei Hypalbuminämie und bei der Therapie mit Valproat - Halbwertszeit: 20–24 h (konzentrationsabhängig 8–40 h), sehr viel länger bei Neugeborenen; bei Kindern kürzer als bei Erwachsenen, nicht lineare Pharmakokinetik - Elimination: wird in der Leber metabolisiert - Therapeutischer Bereich: 5–20 µg/ml (20–80 µmol/l; Umrechnungsfaktor 3,96); große interindividuelle Variabilität - Medikamenteninteraktionen kommen häufig vor; Benzodiazepine, Carbamazepin und Phenobarbital haben einen variablen Effekt; höhere Phenytoin-Serumkonzentrationen werden in Assoziation mit Isoniazid, Chloramphenicol und Sulfonamiden gefunden; niedrigere in Kombination mit Vigabatrin (Abfall um 2%) und Alkohol; Phenytoin erniedrigt die Serumkonzentrationen von Carbamazepin, Ethosuximid, Felbamat, Lamotrigin, Tiagabin, Topiramat und Valproat; Phenytoin setzt die Wirksamkeit von Steroiden, oralen Kontrazeptiva, Theophyllin, Digitoxin, Furosemid und Cyclosporin herab
Tagesdosis	- Erwachsene: 300–400 mg (5 mg/kg), Beginn mit 100 mg, Erhöhung alle 3 Tage um 100 mg, ab 300 mg Tagesdosis nur in 25-mg-Schritten erhöhen wegen Sättigungskinetik, Gefahr der Intoxikation; Verabreichung in einer Dosis - Kinder: 5–10 mg/Tag (in Abhängigkeit vom Lebensalter); Verabreichung in 1–2 Einzeldosen
Anwendungsspektrum	- Epilepsien mit fokalen und sekundär generalisierten Anfällen - Parenteral zur Behandlung des Status epilepticus - Neugeborenenkrämpfe (intravenös)

Nebenwirkungen	
Nebenwirkungen	- Dosisabhängige: Nystagmus (ab einer Serumkonzentration von 20 µg/ml), Ataxie (ab einer Serumkonzentration von 30 µg/ml), Müdigkeit, Schläfrigkeit, Konzentrationsschwierigkeiten (ab einer Serumkonzentration von 40 µg/ml, im therapeutischen Bereich keine Sedierung), Tremor - Idiosynkratische/allergische: Exanthem in 5–10% der Patienten, selten Vaskulitis und hämatologische Nebenwirkungen: aplastische Anämie, Panzytopenie - Chronische: Neurologisch: kognitive Beeinträchtigung, Verhaltensstörungen, periphere Neuropathie. Bindegewebe: Vergröberung der Gesichtszüge, Gingivahyperplasie (bei 20% der Erwachsenen), Lungenfibrose, Dupuytren-Kontraktur Dermatologisch: Akne, Hirsutismus Endokrin: verändert die Proteinbindung der Geschlechtshormone und der Schilddrüsenhormone sowie den Calcium-Phosphat-Stoffwechsel (Osteomalazie) Hämatologisch/immunologisch: leichte Leukopenien, Folat-Mangel, megaloblastäre Veränderungen, Gerinnungsstörungen beim Neugeborenen; Lupus-ähnliches Syndrom - Teratogenität: kleine und große Anomalien

Primidon

Abkürzung	PRM
Handelsnamen	Liskantin, Mylepsinum, Resimatil
Chemische Struktur	Deoxyphenobarbital
Wirkungsmechanismus	Ähnlich wie Phenobarbital; Primidon und sein Metabolit Phenobarbital sind antiepileptisch wirksam, der Metabolit Phenylethylmalonamid (PEMA) spielt eine untergeordnete Rolle
Pharmakologie	– Absorption: 90–100%, maximale Plasmakonzentration etwa 3 h nach oraler Einnahme, die Einnahme mit der Nahrung beeinflusst die Bioverfügbarkeit nicht – Proteinbindung: unbedeutend (<10%) – Halbwertszeit: Erwachsene: Monotherapie: 10–15 h, in der Regel 12 h; Kombinationstherapie 6 1/2 –8h Kinder: 4 1/2–11 h – Elimination: metabolisiert zu Phenobarbital und PEMA; während der Schwangerschaft erhöhte Clearance – Therapeutischer Bereich: 4–15 µg/ml (20–70 µmol/l; Umrechnungsfaktor 4,59), Messung des Metaboliten Phenobarbital als Alternative (bessere Korrelation mit der Langzeiteinnahme) – Medikamenteninteraktionen: Induktion wie unter Phenobarbital; synergistischer Effekt mit Phenobarbital; die Zugabe Leberenzym induzierender Antiepileptika zu Primidon beschleunigt dessen Biotransformation zu Phenobarbital und PEMA, woraus höhere relative Phenobarbital-Serumkonzentrationen resultieren (Gefahr der Intoxikation); die Ergebnisse bei Zugabe von Valproat zu Primidon sind uneinheitlich
Tagesdosis	– Erwachsene: 750–1000 (–1500) mg, Beginn abends mit 125 mg, jede Woche um 62,5 mg erhöhen; Verabreichung in 2–3 Einzeldosen – Kinder: 5–20 mg/kg; Verabreichung in 2–3 Einzeldosen
Anwendungsspektrum	– Wie bei Phenobarbital – Refraktäre fokale und generalisierte tonisch-klonische Anfälle – Myoklonische Anfälle nach Versagen der Mittel der ersten Wahl
Nebenwirkungen	– Dosisabhängige: ähnlich Phenobarbital – Idiosynkratische/allergische: Exantheme in 5–10% – Chronische: wie Phenobarbital – Teratogenität: ähnlich Phenobarbital

Sultiam

Abkürzung	STM
Handelsname	Ospolot
Chemische Struktur	Sulfonamid-Derivat
Wirkungsmechanismus	Carboanhydrase-Hemmer, Erniedrigung des intrazellulären pH-Werts mit Verstärkung des inhibitorischen GABA-Systems und Verminderung des Calciumeinstroms in die Zellen
Pharmakologie	– Absorption: 90%; maximale Plasmakonzentration nach 1–5 h – Proteinbindung: etwa 30% – Halbwertszeit: Erwachsene 9–16 h, Kinder 5–7,5 h – Elimination: z. T. hepatische Metabolisierung, z. T. unveränderte Ausscheidung durch die Nieren – Therapeutischer Bereich: 6–10 µg/ml (21–34 µmol/l; Umrechnungsfaktor 3,4) – Medikamenteninteraktionen: Sultiam erhöht die Phenytoin-Serumkonzentration um bis zu 20%; Valproat erhöht die Sultiam-Serumkonzentration, durch Carbamazepin, Phenobarbital und Primidon keine klinisch relevanten Veränderungen, Leberenzym aktivierende Antiepileptika vermindern die Sultiam-Serumkonzentration
Tagesdosis	– Erwachsene: 400–2000 mg – Kinder: 5–10 mg/kg – Verteilung auf 2–3 Einzeldosen
Anwendungsspektrum	– Mittel der Wahl bei idiopathischen fokalen Epilepsien (Doose et al. 1988, Rating u. Wolf 1999) – Ebenfalls wirksam bei kryptogenen und symptomatischen fokalen Epilepsien (Feely et al. 1982) – Möglicherweise auch beim West-Syndrom und myoklonischen Epilepsieformen (Lerman u. Nussbaum 1975)
Nebenwirkungen	– Dosisabhängige: gastrointestinale Beschwerden (etwa 10%), Hyperpnoe, Parästhesien in den peripheren Extremitäten und perioral, Appetitminderung, Gewichtsverlust, Müdigkeit, Kopfschmerzen, Doppelbilder, Schwindelgefühl, selten psychotische Reaktionen, Halluzinationen – Idiosynkratische/allergische: Einzelfall eines Stevens-Johnson-Syndroms bei Kombinationstherapie mit Phenobarbital – Chronische: in Einzelfällen periphere Neuropathie – Teratogenität: nicht bekannt

Tiagabin

Abkürzung	TGB
Handelsname	Gabitril
Chemische Struktur	Derivat der Nipecotsäure
Wirkungsmechanismus	Verstärkt die GABAerge Inhibition durch Blockade der Wiederaufnahme der GABA in Neuronen und Glia
Pharmakologie	– Absorption: 90–95%; maximale Plasmakonzentration nach 1–2 h; Nahrung verzögert die Aufnahme, nicht aber deren Ausmaß – Proteinbindung: 95% – Halbwertszeit: 4–13 h; 2–5 h in Kombination mit enzyminduzierenden Antiepileptika – Elimination: hepatisch (Oxidation) – Therapeutischer Bereich: nicht bekannt – Medikamenteninteraktionen: Leberenzym induzierende Antiepileptika senken die Tiagabinplasmakonzentration erheblich (auf die Hälfte bis ein Drittel); kein klinisch relevanter Effekt von Tiagabin auf andere Antiepileptika; kein Einfluss auf orale Kontrazeptiva
Tagesdosis	– Erwachsene: 15–30 mg ohne Enzym induzierende Begleitmedikation, 30–50 mg in Kombination mit Enzym induzierenden Antiepileptika; mit 5 mg beginnen, wöchentlich um 5 mg steigern; Verabreichung in 3 Einzeldosen – Kinder: 1,5 mg/kg (Dosierung noch nicht genau bekannt); Beginn mit 0,1–0,25 mg/kg, Steigerung alle 2 Wochen um 0,1–0,25 mg/kg, Verabreichung in 3 Einzeldosen
Anwendungsspektrum	Zusatztherapie bei Epilepsien mit fokalen und sekundär generalisierten Anfällen (Loiseau 1999, Pellock u. Appleton 1999, Schachter 1999)
Nebenwirkungen	– Dosisabhängige: Schwindelgefühl, Müdigkeit, Schläfrigkeit, Kopfschmerzen, Tremor, Ataxie, Konzentrationsschwierigkeiten, kognitive Verlangsamung, Übelkeit – Idiosynkratische/allergische: selten – Chronische: Tiagabin kann in Einzelfällen einen nicht konvulsiven Status epilepticus induzieren; ob Tiagabin ebenso wie Vigabatrin Gesichtsfeldausfälle verursacht, ist noch unklar – Teratogenität: unbekannt

Topiramat

Abkürzung	TPM
Handelsname	Topamax
Chemische Substanz	Fructosederivat mit Sulfamatgruppe
Wirkungsmechanismus	Hemmung der spannungssensiblen Natriumkanäle; Verstärkung der GABAergen Inhibition; Hemmung der glutamatabhängigen Exzitation; Inhibition der Carboanhydrase
Pharmakologie	- Absorption: 80–95%, maximale Plasmakonzentration nach 2–4 h - Proteinbindung: 10–15% - Halbwertszeit: 20–30 h; 8–15 h in Kombination mit enzyminduzierenden Antiepileptika - Elimination: renal und Oxidation; die Plasmaclearance ist bei Kindern etwa 50% höher als bei Erwachsenen - Therapeutischer Bereich: 4–12 µg/ml (12–36 µmol/l; Umrechnungsfaktor: 2,95) - Medikamenteninteraktionen: Durch enzyminduzierende Antiepileptika wird die Serumkonzentration von Topiramat herabgesetzt; bei Zugabe von Topiramat zu Phenytoin steigt die Phenytoin-Serumkonzentration inkonstant um bis zu 25% an; die Serumkonzentrationen von Carbamazepin, Carbamazepin-Epoxid und Phenobarbital werden durch Topiramat nicht verändert; bei Zugabe von Topiramat zu Valproat nimmt die Valproatkonzentration um etwa 10% ab, Valproat hingegen erhöht die Topiramatkonzentration um etwa 15%; die Wirksamkeit der oralen Kontrazeptiva und von Digoxin wird vermindert
Tagesdosis	- Erwachsene: 100–400 mg (Höherdosierung bis 1000 mg ist möglich), Beginn mit 25–50 mg, um 25–50 mg alle 1–2 Wochen steigern; Verabreichung in 2 Einzeldosen - Kinder: 5–9 mg/kg, Initialdosis von 0,5–1 mg/kg, Dosissteigerung um 0,5–1 mg/kg in 1- bis 2-wöchentlichen Intervallen; Verabreichung in 2 Einzeldosen
Anwendungsspektrum	- Epilepsien mit fokalen und sekundär generalisierten Anfällen (Elterman et al. 1999) - Epilepsien mit primär generalisierten tonisch-klonischen Anfällen (Biton et al. 1999) - Lennox-Gastaut-Syndrom und West-Syndrom (Sachdeo et al. 1999, Pellock u. Appleton 1999)

Nebenwirkungen	– Dosisabhängige: Schwindel, Schläfrigkeit, Müdigkeit, Kopfschmerzen, Tremor, Ataxie, Konzentrationsschwierigkeiten, psychomotorische Verlangsamung, Sprachschwierigkeiten (durch langsames Aufdosieren nur teilweise vermeidbar), Parästhesien, gastrointestinale Störungen – Idiosynkratische/allergische: selten psychotische Reaktionen – Chronische: Gewichtsverlust, z. T. erheblich, Schlafstörungen, Nephrolithiasis in 1,5% der Erwachsenen – Teratogenität: unbekannt (im Tierversuch teratogen) Bemerkung: Topiramat wird am besten sehr langsam in kleinen Schritten aufdosiert

Valproat

Abkürzung	VPA
Handelsnamen	Convulex, Ergenyl, Leptilan, Mylproin, Orfiril
Chemische Eigenschaften	2-N-Propylpentansäure, Natriumsalz
Wirkungsmechanismus	Noch nicht eindeutig geklärt, multiple Wirkmechanismen; Hemmung der spannungssensiblen Natriumkanäle und Calciumkanäle, verstärkte GABAerge Transmission, inhibitorischer Effekt auf die thalamokortikalen Regelkreise
Pharmakologie	– Absorption: nahezu 100%; 0,5–2 h bis zur maximalen Plasmakonzentration, in dünndarmlöslichen Retardpräparaten 3–7 h – Proteinbindung: abhängig von der Plasmakonzentration, 95% bei Plasmakonzentration < 50 µg/ml, 80% bei Plasmakonzentration > 50 µg/ml – Halbwertszeit: Erwachsene 12–15 h Kinder (3–16 Jahre) 9–12 h Säuglinge 8 h Neugeborene 15–60 h – Elimination: hepatisch (Hauptwege: ß-Oxidation und Glukuronidierung) – Therapeutischer Bereich: 40–120 µg/ml (280–820 µmol/l; Umrechnungsfaktor 6,93); sofern verträglich bis 150 µg/ml – Medikamenteninteraktionen: Carbamazepin, Phenobarbital, Phenytoin und Primidon stimulieren die Valproatmetabolisierung; Felbamat erhöht die Valproatkonzentration – Valproat führt zu einem Anstieg der Serumkonzentration von Phenobarbital, des Carbamazepin-Epoxids, des Ethosuximids, des Felbamats und des freien Anteils vom Phenytoin; Valproat hemmt den Lamotriginabbau; Salizylate erhöhen den freien Anteil von Valproat; die pharmakodynamische Interaktion von Valproat mit Clonazepam kann zu einem Absencestatus führen; Valproat beeinflusst die Wirksamkeit der oralen Kontrazeptiva nicht
Tagesdosis	– Erwachsene: 1200–1800 (–4000) mg, Beginn mit 300 mg eines Retard-Präparats, alle 3 Tage um 300 mg erhöhen, Verabreichung in 1–2 Einzeldosen – Kinder: 15–60 mg/kg, meist 20–30 mg/kg, in Einzelfällen bis 100 mg/kg (West-Syndrom), Verabreichung eines Retard-Präparates (z. B. retardierte Minitabletten) in 2 Einzeldosen, bei älteren Kindern auch nur Einmalgabe eines Retard-Präparats möglich – Intravenöse Initialdosis zur Behandlung des Status epilepticus 15–25 mg/kg, 1 : 1 verdünnt mit 5%iger Glucose (Giroud et al. 1993, Venkataraman u. Wheless 1999)

Anwendungsspektrum	– Breites Wirkungsspektrum – Generalisierte Epilepsien mit tonisch-klonischen, tonischen, klonischen, myoklonischen Anfällen und/oder generalisierten Absencen – Epilepsien mit fokalen und sekundär generalisierten Anfällen – Lennox-Gastaut-Syndrom; West-Syndrom – Behandlung des Status epilepticus (i.v.)
Nebenwirkungen	– Dosisabhängige: Müdigkeit, Tremor, Haarausfall, Verhaltensauffälligkeiten, gastrointestinale Störungen (selten bei dünndarmlöslichen Retard-Präparaten), Hyperammonämie (in der Regel keine klinische Relevanz), selten Enzephalopathie mit Stupor oder Koma, passager leichte Erhöhungen der Leberwerte und leichte Thrombopenie – Idiosynkratische/allergische: sehr selten Hautausschlag, akutes Leberversagen, Pankreatitis, Knochenmarksdepression – Chronische: Gewichtszunahme, selten: Enzephalopathie mit reversibler Hirnatrophie, Enuresis, polyzystisches Ovariensyndrom mit chronischer Anovulation und Hyperandrogenismus ohne adrenale oder hypophysäre Pathologie (Chappell et al. 1999) Zusammenhang umstritten – Teratogenität: kleine und große Fehlbildungen, Risiko der Spina bifida 1–2% der Neugeborenen Bemerkungen: Die Häufigkeit des tödlichen valproatassoziierten Leberversagens wird auf 1 : 20000 bis 1 : 30000 geschätzt (König et al. 1999); ein erhöhtes Risiko ist mit folgenden Krankheiten bzw. Störungen assoziiert: vorbestehende Leberkrankheiten oder vorbestehende Leberwerterhöhungen (über das 3fache des oberen Grenzwerts), Patienten mit bestimmten metabolischen Krankheiten (Störungen der ß-Oxidation, mitochondriale und peroxysomale Krankheiten, Harnstoffzyklusdefekte); Kinder unter 2 Jahren mit einer Polytherapie tragen ein besonders hohes Risiko des (1:500), mit einer Monotherapie ist es erheblich geringer (1 : 8000); mit zunehmendem Lebensalter nimmt das Risiko immer mehr ab; nach dem heutigen Wissensstand ist eine Früherkennung mittels Laborkontrollen von Leberfunktionsparametern nicht möglich; entscheidend ist die rechtzeitige Erkennung der beginnenden Komplikation auf der Basis klinischer Kriterien (Apathie, Somnolenz, Übelkeit, Erbrechen, vermehrt Anfälle, vermehrte Blutungsneigung, Ikterus); bei hinreichendem Verdacht auf ein akutes Leberversagen ist die frühzeitige i.v. Substitution von Karnitin (100 mg/kg/Tag) bis zur weitgehenden Normalisierung der Leberwerte die entscheidende therapeutische Maßnahme (König et al. 1999); eine generelle prophylaktische Karnitingabe ist nicht sinnvoll, in besonderen Fällen (Kinder unter 2 Jahre mit einer komplexen neurologischen Krankheit und Polytherapie) jedoch zu erwägen (De Vivo et al. 1998).

Vigabatrin

Abkürzung	VGB
Handelsname	Sabril
Chemische Struktur	Strukturelles Analog der GABA
Wirkungsmechanismus	Irreversible Inhibition der GABA-Transaminase, dem GABA-abbauenden Enzym; der GABA-Gehalt des Gehirns bei Kindern steigt an (Novotny et al. 1999)
Pharmakologie	- Absorption: 80%; 2 h bis zur maximalen Plasmakonzentration - Proteinbindung: keine - Halbwertszeit: 5–8 h (irrelevant für klinische Wirkung), Halbwertszeit der GABA-Transaminase-Inhibition 4–5 Tage - Elimination: Vigabatrin wird unverändert über die Nieren ausgeschieden - Therapeutischer Bereich: 3,5–35 µg/ml (25–250 µmol/l; Umrechnungsfaktor: 7,75); keine Korrelation zwischen Serumkonzentration und therapeutischem Effekt! - Medikamenteninteraktionen: Vigabatrin kann eine leichte Minderung der Phenytoin-Serumkonzentration (2%) verursachen, diese ist klinisch nicht relevant; die Wirksamkeit der oralen Kontrazeptiva wird nicht beeinträchtigt
Tagesdosis	- Erwachsene: 2–3 g, Initialdosis 500 mg, steigern in 500-mg-Schritten, Verabreichung in 1–2 Einzeldosen - Kinder: 40–70 mg/kg; Monotherapie beim West-Syndrom: 50–100 mg/kg, maximal 150 mg/kg, Verabreichung in 2 Einzeldosen
Anwendungsspektrum	- West-Syndrom (Pellock u. Appleton 1999) - Epilepsien mit fokalen und sekundär generalisierten Anfällen, die sich gegenüber anderen Antiepileptika als refraktär erwiesen haben (French 1999)
Nebenwirkungen	- Dosisabhängige: Müdigkeit, Schläfrigkeit, Kopfschmerzen, Schwindel, Konzentrations- und Gedächtnisstörungen, Verschwommensehen, Nystagmus, Ataxie - Idiosynkratische/allergische: selten allergische Reaktionen; Exzitation und Agitation (Kinder); Depression oder Psychosen bei 2–4% der Erwachsenen, meist in den ersten Monaten der Therapie, reversibel - Chronische: Gewichtszunahme, Aggravation von Absencen und myoklonischen Anfällen; bilaterale konzentrische oder nasal betonte Gesichtsfeldeinschränkungen, bis zu 40% der Erwachsenen sind betroffen; nur bei einer Minderzahl (etwa 3–5%) symptomatisch; keine Abhängigkeit von der Vigabatrindosis, von der Dauer der Therapie, vom Lebensalter, der Dauer der Epilepsie und den Begleitantiepileptika, wahrscheinlich nicht reversibel (Kälviäinen et al. 1999, Wild et al. 1999); selten schwere konzentrische Konstriktion (Tunnelsehen)

– Teratogenität: unbekannt, bisher wurde keine berichtet

Bemerkungen: Vor Beginn der Vigabatrintherapie sollte bei Kindern und Jugendlichen ebenso wie bei Erwachsenen eine ophthalmologische Basisuntersuchung mit Gesichtsfeldprüfung stattfinden, die nächste Untersuchung nach 1–2 Monaten zur Erfassung möglicher früher Veränderungen, danach alle 3–6 Monate; zu berücksichtigen ist, dass bei Kindern eine zuverlässige Überprüfung des Gesichtsfelds erst ab einem Entwicklungsalter von etwa 9–10 Jahren möglich ist. Da bei einem Teil der Erwachsenen mit Gesichtsfeldausfällen auch ein pathologisches Elektroretinogramm (ERG) gefunden wurde, erscheint es sinnvoll, bei Säuglingen und Kleinkindern regelmäßige ERG-Untersuchungen durchzuführen. Bei Nachweis neu aufgetretener Veränderungen müssen Nutzen und Risiko der Weiterbehandlung abgewogen werden.

Überblick über den Einsatz der alten und neuen Antiepileptika in der Langzeittherapie der verschiedenen Epilepsien und Epilepsiesyndrome

Die früher wichtigsten Antiepileptika Primidon, Phenobarbital und Phenytoin werden heute bei Kindern und Jugendlichen wegen ihrer möglichen Nebenwirkungen als Mittel der zweiten Wahl angesehen. Mit den Antiepileptika Carbamazepin und Valproat in Mono- und Kombinationstherapie wird heute bei den Kindern und Jugendlichen ein breites Indikationsspektrum abgedeckt. In einigen Anwendungsbereichen sind allerdings die neuen Antiepileptika wegen ihrer besseren Verträglichkeit dabei, die konventionellen Antiepileptika zu ersetzen.

Tab. 19.6 gibt einen Gesamtüberblick über die bisherigen Erfahrungen mit den alten und neuen Antiepileptika bei Kindern und Jugendlichen, weitere Einzelheiten werden bei der Beschreibung der einzelnen Epilepsien und Epilepsiesyndrome angegeben. Die aufgeführten Behandlungsmöglichkeiten und die Einstufung der Substanzen in Mittel der ersten und weiteren Wahl unterliegen fortlaufenden Änderungen, vor allem in Hinblick auf den Einsatz der neuen Antiepileptika.

Das Mittel der Wahl bei den idiopathischen fokalen Epilepsien ist Sultiam, alternativ können Valproat oder Carbamazepin eingesetzt werden. Bei Therapieresistenz ist die zusätzliche Gabe von Clobazam hilfreich. Die Primärtherapie der Epilepsien mit symptomatischen oder kryptogenen fokalen und sekundär generalisierten Anfällen wird mit Carbamazepin (Oxcarbazepin) durchgeführt. Antiepileptika der zweiten Wahl sind Valproat und Lamotrigin. Die Kombination von Carbamazepin mit Valproat wird häufig bei Versagen der Monotherapie eingesetzt, es kann in diesen Fällen aber sehr schwierig sein, therapeutische Valproat-Serumkonzentrationen zu erreichen. Die Kombinationstherapie von Valproat mit Oxcarbazepin anstelle von Carbamazepin ist sehr viel besser geeignet, da Oxcarbazepin die Valproat-Serumkonzentration nicht beeinflusst. Zur Behandlung therapieresistenter symptomatischer oder kryptogener fokaler Epilepsien können verschiedene weitere Kombina-

Tabelle 19.6 Anwendung der alten und neuen Antiepileptika in Mono- und Polytherapie bei den häufigeren Epilepsien und Epilepsiesyndromen des Kindes- und Jugendalters

Epilepsien, Epilepsiesyndrome	Antiepileptika 1. Wahl bzw. Kombination	2. Wahl bzw. Kombination	3. Wahl
Rolando-Epilepsie	STM	VPA, CBZ	CLB
Symptomatische und kryptogene Epilepsien mit und fokalen und sekundär generalisierten Anfällen	CBZ	VPA, LTG, CBZ + VPA, OCBZ + VPA	PHT, PRM, MSM, STM, GBP, VGB, TPM, TGB
Absenceepilepsien	ESM, VPA	ESM + VPA, VPA + LTG	ESM + PRM
Juvenile myoklonische Epilepsie	VPA	LTG, VPA + LTG	ESM + PRM
Epilepsie mit Aufwach- Grand-Mal	VPA	LTG, VPA + LTG	PRM
Epilepsie mit diffusem Grand-Mal	VPA, CBZ	VPA + CBZ, VPA + LTG, CBZ + LTG	PRM, PHT
West-Syndrom	VGB	VPA, ACTH bzw. DEXA,	TPM, LTG, FBM
Myoklonisch-astatische Epilepsie	VPA	VPA + ESM, VPA + LTG	CLB, MSM
Lennox-Gastaut-Syndrom	VPA bzw. TPM	LTG, FBM, TPM, VPA + LTG bzw. FBM VGB	ESM, MSM, CLB, PHT, VPA + ESM + PRM,

CBZ Carbamazepin
CLB Clobazam
DEXA Dexamethason
ESM Ethosuximid
FBM Felbamat
LTG Lamotrigin
MSM Methsuximid
OCBZ Oxcarbazepin
PHT Phenytoin
PRM Primidon
STM Sultiam
TPM Topiramat
VPA Valproat
VGB Vigabatrin

tionen alter und neuer Antiepileptika gewählt werden (Tab. 19.**7**).

Bei primär generalisierten Epilepsien ist Valproat das Mittel der Wahl, Lamotrigin stellt eine mögliche Alternative dar, in schwierigen Fällen ist auch die Kombination dieser beiden Substanzen hilfreich. Absenceepilepsien bei sehr jungen Kindern können erfolgreich mit Ethosuximid behandelt werden. Je älter das betroffene Kind ist, umso eher sollte Valproat gewählt werden, da mit zunehmendem Lebensalter das Risiko von Grand-Mal-Anfällen ansteigt. Bei Therapieresistenz ist die Kombination dieser beiden Substanzen wirksam. Eine weitere Wahlmöglichkeit stellt die Kombination von Valproat mit Lamotrigin dar, vor allem bei atypischen Absencen. Bei der juvenilen myoklonischen Epilepsie ist Valproat erwiesenermaßen das wirksamste Medikament. Wegen der möglichen unerwünschten Gewichtszunahme und des hohen teratogenen Risikos von Valproat ist bei jungen Frauen die primäre Behandlung mit Lamotrigin eine mögliche Alternative. Bei einer schwer behandelbaren juvenilen myoklonischen Epilepsie kann die Kombinationstherapie dieser beiden Substanzen oder auch die Kombination von Ethosuximid und Primidon noch zum Erfolg führen.

Zur Behandlung des West-Syndroms wird von einigen Neuropädiatern immer noch ACTH als Mittel der ersten Wahl eingesetzt, für die Mehrzahl ist allerdings Vigabatrin Mittel der ersten Wahl geworden. Vigabatrin ist zwar etwas weniger wirksam als ACTH, aber mit einer erheblich niedrigeren Relapse-Rate und sehr viel weniger Nebenwirkungen verbunden. Ob Vigabatrin bei den Kindern mit West-Syndrom ebenso wie bei Erwachsenen Gesichtsfelddefekte verursacht, ist ungeklärt. Bei den Erwachsenen führen die Gesichtsfelddefekte, die in etwa 30–40% der Fälle nachweisbar sind, nur bei einer Minderzahl (etwa 5%) zu Beschwerden. Alternativ zu ACTH und Vigabatrin kann man Valproat wählen, dieses kann auch mit Vigabatrin kombiniert werden. Bei Therapieresistenz gegenüber den genannten Substanzen ist ein Behandlungsversuch mit Topiramat, Lamotrigin und Felbamat angebracht. Mittel der ersten Wahl bei der myoklonisch-astatischen Epilepsie ist Valproat in hoher Dosierung, dieses kann im Falle der Intraktibilität mit Ethosuximid oder Lamotrigin kombiniert werden. Auch beim Lennox-Gastaut-Syndrom wird man mit Valproat beginnen. Ist dieses unwirksam, so wird man als nächstes Felbamat, Lamotrigin und Topiramat mit Valproat kombinieren. Im Falle der Therapieresistenz sind noch andere Antiepileptikakombinationen möglich, bei der Mehrzahl der Kinder wird man allerdings keine Anfallsfreiheit erzielen (Tab. 19.**7**). Die Behandlung mittels ketogener Diät stellt dann eine Alternative dar.

20 Therapieresistenz, alternative Therapien, Epilepsiechirurgie

Bisher gibt es keine allgemein akzeptierte Definition des Begriffs Pharmakoresistenz. Es wird geschätzt, dass etwa 20–30% aller Patienten mit Epilepsien trotz des optimalen Einsatzes der konventionellen Antiepileptika in Monotherapie oder Kombinationstherapie nicht anfallsfrei werden (Annegers et al. 1979, Reynolds et al. 1983, Borson u. Wranne 1987, Shorvon 1990, Pedley 1994, Schmidt u. Gram 1995).

Wenn sich bei einem Kind oder Jugendlichen eine schwer verlaufende Epilepsie gegenüber den gewöhnlichen Antiepileptika als refraktär erwiesen hat, suchen Ärzte und Eltern nach alternativen Behandlungsmethoden. Dazu gehören die ACTH- bzw. Steroidtherapie, die Immunglobulintherapie und die ketogene Diät. Der Wirkmechanismus aller dieser Therapien ist unbekannt.

Darüber hinaus werden zunehmend nicht medikamentöse, psychologisch orientierte Therapien, insbesondere Verhaltenstherapien, ergänzend oder alternativ zu den medikamentösen Therapien angewandt. Ihr Stellenwert in der Behandlung von Epilepsien ist noch unklar.

Ist die medikamentöse Therapieresistenz einer Epilepsie erwiesen, so sollte auch frühzeitig geprüft werden, ob ein ein epilepsiechirurgischer Eingriff infrage kommt. Zur Klärung dieser Frage muss der Patient dann einem epilepsiechirurgischen Zentrum zugewiesen werden. Dort werden je nach Erfordernissen noch weiterführende bildgebende Verfahren (MRT, SPECT, PET) sowie semiinvasive bzw. invasive Untersuchungstechniken (Foramen-ovale-Elektroden, epidurale und subdurale Elektroden, Tiefenelektroden, WADA-Test) eingesetzt.

Pharmakoresistenz

Leider gibt es bisher keine für alle Patienten gültigen Kriterien der Therapieresistenz, dieses gilt für das Erwachsenenalter ebenso wie für das Kindesalter (Bourgeois 1994, Huttenlocher 1994).

Definitionen

Es fällt nicht schwer, für klinische Zwecke einer von Dreifuss (1987) formulierten allgemeinen Definition der Pharamakoresistenz zuzustimmen: „Ungenügende Anfallskontrolle trotz angemessener Behandlung mit antiepileptischen Medikamenten während einer längeren Zeit, wobei Zahl und Schwere der Anfälle ein normales Leben verhindern". Das Problem wird offenbar, wenn die verwendeten Begriffe „ungenügende Anfallskontrolle", „angemessene Behandlung" und „längere Zeit" näher definiert werden sollen. Wie viele Anfälle pro Zeiteinheit (z. B. pro Jahr) müssen auftreten und wie schwer müssen sie ausgeprägt sein, um ein normales Leben zu verhindern und somit nicht mehr tolerabel zu sein? Wie viele und welche Antiepileptika sollten in Monotherapie eingesetzt werden, welche Medikamentenkombinationen sollten versucht werden und wie lange müssen die einzelnen Medikamente gegeben werden, bevor die Pharmakoresistenz gesichert ist? Wenn das Kind auf 2, 3 oder mehr Antiepileptika nicht reagiert, über welchen Zeitraum sollten die Behandlungsversuche mit den verschiedenen Antiepileptika insgesamt fortgesetzt werden?

Eine etwas genauere Definition der unkontrollierbaren Epilepsie im Kindesalter, welche eine bestimmte Zahl von Anfällen und das Auftreten nicht tolerabler Nebenwirkungen voraussetzt, stammt von Blume (1992). Nach seinem Vorschlag ist die unkontrollierbare Epilepsie durch das Fortbestehen der Anfälle in nicht akzeptabler Häufigkeit trotz angemessener medikamentöser Behandlung oder das Ausbleiben der Anfälle nur bei nicht tolerablen Nebenwirkungen charakterisiert. Das Kriterium der

Therapieresistenz sei erfüllt, wenn mehrere Anfälle pro Monat über längere Zeit auftreten. Um eine im Kindesalter mögliche spontan auftretende Verbesserung auszuschließen, sollten die Anfälle über eine gewisse Zeit fortbestehen.

Nach Bourgeois (1994) ist das Kriterium der Pharmakoresistenz erfüllt, wenn die Anfallskontrolle trotz optimaler Wahl der Antiepileptika (Medikamente der ersten Wahl) in maximal tolerabler Dosis für eine angemessene Zeit nicht befriedigend ist. Der Autor gibt an, dass die einzelnen Parameter leider nicht universell festzulegen seien und für jeden Patienten individuell bestimmt werden müssten.

Die Arbeitsgruppe „Ausmaß der notwendigen Pharmakotherapie im Kindes- und Erwachsenenalter" der Arbeitsgemeinschaft für prächirurgische Epilepsiediagnostik und operative Epilepsietherapie (Epilepsiechirurgie in Deutschland 1995) betrachtet das Kriterium der Therapieresistenz als erfüllt, wenn mindestens 2 Monotherapien mit Antiepileptika der 1. Wahl und eine Kombinationstherapie dieser beiden Antiepileptika nicht zur Anfallsfreiheit geführt hat oder mit intolerablen Nebenwirkungen einhergehen. Bei Kindern könnten mehr als 3 Jahre erforderlich sein, um die Pharmakoresistenz nachzuweisen.

Eine einfache und relativ genaue Definition haben Berg et al. (1996) angegeben, indem sie diejenigen Kinder als therapieresistent eingestuft haben, die über 2 Jahre durchschnittlich mindestens einen Anfall pro Monat hatten und mit mindestens 3 Antiepileptika erfolglos behandelt worden sind.

Nach der Meinung von Camfield u. Camfield (1996) liegt Therapieresistenz vor, wenn während der ersten 5 Jahre der Epilepsie durchschnittlich wenigstens ein Anfall alle 2 Monate und längerfristig mindestens ein Anfall pro Jahr auftritt. Es sollten mindestens 3 Antiepileptika angewandt worden sein.

Eine wichtige Rolle bei der Bewertung der Therapieresistenz spielt neben den bisher genannten Aspekten die Lebensqualität, die aber einer individuellen Bewertung bedarf. Die Auswirkungen der Anfälle auf die Lebensqualität können sehr weitreichend sein. Falls ein Patient mehrmals pro Jahr in der Öffentlichkeit hinfällt und sich dabei verletzt, kann dieses sein Leben unerträglich machen. Selbst ein regelmäßig einmal pro Jahr auftretender Anfall macht das Autofahren unmöglich. Auf der anderen Seite kann ein Patient ein nahezu normales Leben führen, wenn es bei einer langjährig bestehenden Epilepsie gelingt, durch eine medikamentöse Umstellung die Zahl der Anfälle von einem pro Monat auf 2 pro Jahr zu reduzieren. Die Epilepsie bleibt zwar im Prinzip therapieresistent, die Lebensqualität hat aber zugenommen. Nach Schachter (1993) bedeutet die Pharmakoresistenz, dass ein Patient wegen seiner Anfälle, der Nebenwirkungen der Medikamente oder der psychosozialen Probleme unfähig ist, ein seinen Fähigkeiten angemessenes Leben zu führen.

Quantitative Erfassung der Parameter der Therapieresistenz

Eine quantitative Skala würde die Vergleichbarkeit von Behandlungsversuchen im Hinblick auf den Einsatz neuer Antiepileptika und epilepsiechirurgische Eingriffe ermöglichen. Ein Graduierung der Pharmakoresistenz mit der Wahrscheinlichkeit einer noch erreichbaren Anfallsfreiheit zeigt Tab. 20.**1** (Perucca 1996).

Von Gilman et al. (1994) wurde eine Skala mit 4 Stufen zur Erfassung der Intraktibilität bei Kindern mit fokalen Epilepsien vorgeschlagen, diese ist in Tab. 20.**2** aufgeführt.

Gründe für eine Therapieresistenz

Wenn ein Patient mit einer Epilepsie durch die ihm verordneten Antiepileptika nicht anfallsfrei wird, so kann das mehrere Gründe haben. Tab. 20.**3** gibt einen Überblick über die einzelnen Faktoren, die im Falle des Therapieversagens berücksichtigt werden müssen.

Vorliegen nichtepileptischer Anfälle

Es wird geschätzt, dass 10–35% der Erwachsenen mit therapieresistenten Epilepsien, die Epilepsiezentren zur weiteren Diagnostik und Therapie zugewiesen werden, psychogene nicht epileptische Anfälle haben (Ramani 1986, Francis u. Baker 1999). Für das Kindesalter liegen keine entsprechenden Zahlen vor. Die Feststellung einer Therapieresistenz wird noch dadurch erschwert, dass bei einem Teil der Patienten mit Epilepsien, auch bei einigen älteren Schulkindern und Jugendlichen, sowohl psychogene nicht epileptische Anfälle als auch epileptische Anfälle

Tabelle 20.1 Graduierung der Pharmakoresistenz (nach Perucca 1996)

Grad	Definition	Wahrscheinlichkeit der noch erreichbaren Anfallsfreiheit
1	Versagen der angemessenen Behandlung mit 1 AE	> 30–35%
2	Versagen der angemessenen Behandlung mit 2 AE in Mono- oder Kombinationstherapie	< 10–15%
3	Versagen der angemessenen Behandlung mit 3 AE in Mono- oder Kombinationstherapie	< 5%

AE Antiepileptikum

Tabelle 20.2 Intraktibilitätskriterien bei fokalen Epilepsien im Kindesalter (nach Gilman et al. 1994)

Kriterium	Anfälle bestehen fort trotz Behandlung mit
1	Medikamenten der 1. Wahl (CBZ, PHT, VPA)
2	Medikamenten der 1. Wahl in Monotherapie und wenigstens einer Kombination
3	Medikamenten der 1. Wahl mit maximal tolerablen Serumkonzentrationen oder nachgewiesenen Nebenwirkungen, die den Einsatz verhindern
4	einem zusätzlichen Medikament der 2. Wahl (z. B. Benzodiazepine, Methsuximid, Chlorazepat), falls der Zustand des Kindes stabil ist und sich nicht verschlechtert

Tabelle 20.3 Gründe für das Versagen der Pharmakotherapie (Therapieresistenz)

Faktoren
• Falsche Diagnose
• Zu niedrige Dosierung
• Falsches Medikament
• Zu starke Nebenwirkungen
• Schlechte Compliance
• Spezielle Epilepsiesyndrome mit schlechter Prognose
• Progressive neurologische Erkrankung
• Wahre therapieresistente Epilepsie

nebeneinander vorkommen können. Die Differenzialdiagnose der beiden Anfallsformen ist in Kap. 8 ausgeführt.

Zu niedrige Dosierung der Antiepileptika

Einer der häufigsten Fehler bei Kindern, der Therapieresistenz vortäuscht, ist die zu niedrige Dosierung der Antiepileptika. Kinder benötigen in Bezug auf das Körpergewicht erheblich höhere Dosen als Erwachsene. Als Beispiel sei Carbamazepin genannt, dessen Tagesdosis bei Kleinkindern mit 40–60 mg/kg durch verminderte Resorption und erhöhte Clearance weit oberhalb der bei Erwachsenen üblichen Dosis von 20–30 mg/kg liegt.

Wie hoch sollte dosiert werden, bevor angenommen werden kann, dass ein Antiepileptikum nicht wirksam ist? Mit dem Ausdruck „maximal tolerable Dosis“ ist gemeint, dass die Dosis so lange erhöht werden sollte, bis nicht mehr akzeptable Nebenwirkungen auftreten. Anschließend sollte die Dosis wieder soweit reduziert werden, bis der Patient die Nebenwirkungen ertragen kann.

Bei der Bestimmung der Intraktibilität ist die Bestimmung der Serumkonzentrationen nur wenig hilfreich (Martin u. Millac 1994). Die Angaben der Laboratorien zum sog. therapeutischen Bereich variieren teilweise erheblich (Dooley et al. 1993). Der obere Grenzwert kann überschritten werden, solange keine gravierenden Nebenwirkungen auftreten (Gilman et al. 1994). Keinesfalls darf das Erreichen der Obergrenze des therapeutischen Bereichs dazu verleiten, eine Therapieresistenz zu formulieren und keine weiteren Dosissteigerungen vorzunehmen.

Falsches Medikament

Die Wahl der Antiepileptika richtet sich nach Anfallstyp und Epilepsiesyndrom. Wurden diese falsch klassifiziert, so führt möglicherweise der Wechsel des Medikaments zur Lösung des Problems. Beispiele sind die Anwendung von Ethosuximid bei komplexen fokalen Anfällen, die fälschlicherweise als generalisierte Absencen angesehen werden oder die Verordnung von Carbamazepin bei juveniler myoklonischer Epilepsie, die als Grand-Mal-Epilepsie verkannt wird.

Zu starke Nebenwirkungen

Systemische und neurotoxischen Nebenwirkungen tragen erheblich dazu bei, dass Patienten nicht anfallsfrei werden. Besonders bedauerlich ist der Fall, wenn der Patient bei hoher Dosis zwar anfallsfrei geworden ist, die gravierenden Nebenwirkungen aber die Fortsetzung dieser Therapie verbieten. Die Empfindlichkeit der einzelnen Patienten gegenüber den Nebenwirkungen ist sehr unterschiedlich.

Mangelnde Compliance

Eine mangelhafte Anfallskontrolle kann ihre Ursache in einer schlechten Compliance haben. Eine zu große Zahl von Medikamenten, eine ungeeignete Art der Verabreichung (beispielsweise für kleine Kinder zu große Tabletten oder Kapseln, schlecht schmeckende Lösungen) und zu häufige Dosen wirken sich negativ auf die Compliance aus. Auch ein regelloser Lebensstil kann die Anfallskontrolle verhindern.

Spezielle Epilepsiesyndrome mit schlechter Prognose

Einige spezielle Epilepsiesyndrome sind von vornherein besonders schwierig zu behandeln, ein hoher Prozentsatz der davon Betroffenen wird nicht anfallsfrei. Diese Epilepsien sind in Tab. 20.4 aufgelistet und werden an anderem Ort ausführlich besprochen.

Progrediente neurologische Erkrankung

Eine weitere mögliche Erklärung für ein Therapieversagen ist eine zugrunde liegende progrediente neurologische Krankheit. Hierzu gehören progressive metabolische Enzephalopathien (Ceroidlipofuszinosen, Lipidosen, Sialidosen, progressive Myoklonusepilepsien). Bei Verdacht auf eine angeborene Stoffwechselkrankheit sollten die entsprechenden diagnostischen Maßnahmen durchgeführt werden. Zur Klärung der Ursache einer unklaren therapieresistenten Epilepsie sollte in jedem Fall auch ein kraniales MRT angefertigt bzw. wiederholt werden, um beispielsweise kortikale Dysgenesien oder Hirntumoren zu erkennen. Bei einem Teil der progredienten neurologischen Erkrankungen ist die Anfallskontrolle ein unrealistisches Ziel.

Wahre pharmakoresistente Epilepsie

Sind alle genannten korrigierbaren Faktoren berücksichtigt worden und haben Behandlungsversuche mit mehreren Antiepileptika der ersten Wahl in Mono- und Kombinationstherapie nicht zur Anfallsfreiheit geführt, so liegt eine wahre therapieresistente Epilepsie vor. Die notwendige Zeitdauer zur Erfüllung dieses Kriteriums wird unterschiedlich angegeben: 1 Jahr (Leppik 1992),

Tabelle 20.4 Spezielle Epilepsiesyndrome mit schlechter Prognose (mod. nach Aicardi 1988, Pedley 1994)

Epilepsiesyndrom
• Myoklonische Frühenzephalopathie
• Frühinfantile epileptische Enzephalopathie mit Suppression-Burst (Ohtahara-Syndrom)
• Schwere myoklonische Epilepsie des Kleinkindalters
• West-Syndrom
• Lennox-Gastaut-Syndrom
• Temporallappenepilepsie
• Rasmussen-Syndrom
• Progressive metabolische Enzephalopathien (Ceroidlipofuszinosen, Lipidosen, Sialidosen, progressive Myoklonusepilepsien)

2 Jahre (Loyning u. Hauglie-Hanssen 1995) oder länger (Epilepsiechirurgie in Deutschland 1995, Camfield u. Camfield 1996). Von einigen Autoren wird vor einer zu frühzeitigen Festlegung der Pharmakoresistenz gewarnt. Bei komplexen fokalen Anfällen beispielsweise könne im ersten Jahr der Therapie eine Intraktibilität nicht vorausgesagt werden (Camfield et al. 1994b).

Anders als im Erwachsenenalter zeigen Langzeitbeobachtungen, dass ein Teil der Kinder mit pharmakoresistenten Epilepsien im Laufe der Zeit eine Remission zeigen kann, weitere Einzelheiten dazu sind im Kapitel 24 zu finden.

Prädiktoren der Therapieresistenz

Sicher wäre es schon vor Beginn der Therapie einer Epilepsie hilfreich, die Prädiktoren der Pharmakoresistenz zu kennen. Unsicherheiten bei der Aufklärung der Eltern bzw. Patienten bezüglich der Prognose ließen sich vermeiden, und es könnten realistische Therapieziele formuliert werden. Eine frühzeitige chirurgische Intervention könnte ins Auge gefasst werden.

In der Kohortenstudie von Sillanpää (1993), in der sich 22% von 178 Kindern als therapieresistent erwiesen hatten, wurde zur Aufdeckung prädiktiver Faktoren diese Gruppe mit einer anderen Gruppe von Kindern verglichen, die anfallsfrei gewordenen waren. Mittels der Regressionsanalyse fanden sich folgende unabhängige Prädiktoren der Intraktibilität:

- Auftreten eines Status epilepticus,
- hohe Anfallsfrequenz zu Beginn;
- symptomatische Ätiologie.

Kürzlich wurde ein weiterer Versuch unternommen, im Rahmen einer Fallkontrollstudie die Prädiktoren einer intraktiblen Epilepsie des Kindesalters zu bestimmen (Berg et al. 1996). Es wurden Patienten mit Epilepsien ausgewählt, die im Laufe von 2 Jahren im Mittel mindestens 1 Krampfanfall pro Monat hatten und die mit mindestens 3 verschiedenen antiepileptischen Medikamenten erfolglos behandelt worden waren. Als Kontrollen dienten problemlos zu behandelnde Kinder, die mindestens 2 Jahre anfallsfrei gewesen waren. Folgende Faktoren waren stark univariat mit der Therapieresistenz assoziiert: BNS-Krämpfe, symptomatische Epilepsie auf Grund einer länger zurückliegenden Hirnschädigung, ein vorangegangener Status epilepticus, neonatale Krampfanfälle und Mikrozephalus. Unabhängige Variablen waren BNS-Krämpfe, junges Alter zu Beginn der Epilepsie (mit sinkendem Risiko bei zunehmendem Alter) und eine länger zurückliegende Hirnschädigung.

Die Bedeutung von EEG-Veränderungen zur Voraussage der Pharmakoresistenz wird unterschiedlich eingeschätzt (Rodin 1968, Holowach-Thurston et al. 1982, Todt 1984, Shinnar et al. 1985, Ko u. Holmes 1999). Diffuse Verlangsamungen und stark ausgeprägte epileptiforme Entladungen wurden mit einer schlechten Prognose verbunden (Rodin 1968, Rowan et al. 1980). Kürzlich wurden retrospektiv die EEG-Befunde von 39 Kindern mit einer gut kontrollierten Epilepsie im Vergleich zu denen von 144 Kindern mit intraktibler Epilepsie verglichen (Ko u. Holmes 1999). Mittels der multiplen logistischen Regression wurden die diffuse Verlangsamung und die fokale Spike-Wave-Aktivität als unabhängige Prädiktoren der Intraktibilität identifiziert.

Eine Liste der in verschiedenen Publikationen (Annegers et al. 1979, Aicardi 1988, Sillanpää

Tabelle 20.5 Prädiktoren der Pharmakoresistenz (mod. nach Aicardi 1988, Sillanpää 1993, Pedley 1994, Berg et al. 1996)

- Frühkindlicher Beginn der Epilepsie
- Symptomatische Epilepsie aufgrund einer länger zurückliegenden Hirnschädigung mit mentaler Retardierung und neurologischen Ausfällen
- Vorangegangene Neugeborenenkrämpfe
- Vorausgegangene BNS-Krämpfe
- Vorangegangener Status epilepticus
- Bestimmte Anfallsformen (tonische, atonische, atypische Absencen)
- Auftreten mehrerer Anfallsformen nebeneinander
- Hohe Anfallsfrequenz (besonders Auftreten von Anfallsclustern)
- Ausgeprägte EEG-Veränderungen (Verlangsamungen, epilepsiespezifische Potenziale, multiple Herde epileptiformer Aktivität)
- Sekundär generalisierte Anfälle bei multiplen epileptogenen Foci
- Langes Fortbestehen der Epilepsie mit erfolglosen Therapieversuchen
- Schlechter psychologischer und sozioökonomischer Hintergrund

1993, Pedley 1994, Berg et al. 1996, Ko u. Holmes 1999) genannten Prädiktoren der Pharmakoresistenz zeigt Tab. 20.5.

Alternative Therapien bei schwer behandelbaren Epilepsien

Hat die Behandlung des Patienten mit mehreren konventionellen Antiepileptika in Mono- und Kombinationstherapie nicht zur Anfallsfreiheit geführt, so bieten sich weitere therapeutische Optionen mit ganz unterschiedlichen Vorgehensweisen an. Eine Übersicht über die verschiedenen Möglichkeiten bietet Tab. 20.6.

Ein möglicher nächster Schritt ist der Einsatz neuer Antiepileptika. Die Anwendung von Steroiden bzw. ACTH, von Immunglobulinen und der ketogenen Diät kommen ebenfalls infrage, die Wirksamkeit ist jedoch nicht vorhersehbar. Nach verhaltenstherapeutisch und psychologisch orientierten Therapien wird von den Eltern anfallskranker Kinder und den betroffenen Jugendlichen häufig gefragt. Anfallsfördernde psychische und psychosoziale Faktoren sollten bedacht werden, wenn die Epilepsien nicht auf die konventionelle medikamentöse Behandlung ansprechen. Bei Versagen der medikamentösen Therapie werden auch bei Kindern und Jugendlichen heute zunehmend epilepsiechirurgische Eingriffe vorgenommen, sofern bestimmte Voraussetzungen zutreffen.

Tabelle 20.6 Therapeutische Optionen bei Epilepsien, die gegenüber der konventionellen Pharmakotherapie resistent sind

Epilepsiespezifische Pharmakotherapie:
- neue Antiepileptika

Alternative pharmakologische Maßnahmen:
- Steroide
- Immunglobuline
- ketogene Diät

Psychische und psychosoziale Strategien zur Anfallsminderung:
- Ausschaltung anfallsfördernder Faktoren
- Verhaltenstherapeutische Verfahren
- Verbesserung der psychosozialen Bedingungen

Chirurgische Therapie:
- anteriore temporale Lobektomie
- Amygdalohippokampektomie
- extratemporale Resektionen
- Hemisphärektomie
- Korpuskallosotomie
- multiple subpiale Transsektionen
- Stimulation des N. vagus

Neue Antiepileptika

Die zusätzliche Gabe einer ganzen Reihe neu zugelassener Antiepileptika (Lamotrigin, Felbamat, Gabapentin, Oxcarbazepin, Tiagabin, Topiramat, Vigabatrin) zu den konventionellen Antiepileptika im Rahmen von doppelblinden Wirksamkeitsstudien bei Patienten mit therapieresistenten Epilepsien hat ergeben, dass je nach Substanz etwa 20–45% der Patienten eine mehr als 50%-ige Anfallsreduktion aufwiesen und dass aber nur wenige Prozent der Patienten anfallsfrei wurden (Walker u. Sander 1996, Siemes 1997). Eine Metaanalyse hat ergeben, dass bezüglich Wirksamkeit und Verträglichkeit die Unterschiede zwischen den einzelnen Substanzen nicht signifikant waren (Marson et al. 1997). Vergleichsstudien der alten und neuen Antiepileptika in Monotherapie haben gezeigt, dass die konventionellen und die neuen Antiepileptika ähnlich gut wirksam sind, dass sich letztere aber in der Mehrzahl durch günstigere pharmakokinetische Eigenschaften und eine bessere Verträglichkeit auszeichnen.

Die neuen Antiepileptika unterscheiden sich beträchtlich bezüglich Wirkungsmechanismen und Wirksamkeitsspektrum. Die neuen Substanzen können prinzipiell mit jedem der konventionellen Antiepileptika kombiniert werden. Gabapentin, Oxcarbazepin, Tiagabin und Vigabatrin sind besonders geeignet zur Behandlung von fokalen Epilepsien. Das Wirksamkeitsspektrum von Felbamat, Lamotrigin und Topiramat ist breiter als das der übrigen Substanzen, diese 3 schließen neben den fokalen und generalisierten Epilepsien auch das Lennox-Gastaut-Syndrom mit ein. Lamotrigin ist auch bei Absenceepilepsien und beim Doose-Syndrom wirksam, möglicherweise gilt dieses auch für Topiramat, hier liegen aber noch zu wenige Untersuchungen vor. Oxcarbazepin, Vigabatrin und Tiagabin sollten nicht bei Absenceepilepsien und bei Epilepsien mit myoklonischen Anfällen eingesetzt werden, denn sie können Absencen bzw. myoklonische Anfälle aggravieren. Die neuen Antiepileptika unterscheiden sich erheblich bezüglich der Nebenwirkungen. Felbamat und Vigabatrin haben wegen des Risikos ernster Nebenwirkungen nur eine eingeschränkte Zulassung. Die Anwendung dieser beiden Substanzen sollte nur nach sorgfältiger Nutzen-Risiko-Analyse erfolgen.

Alternative pharmakologische Maßnahmen

ACTH, Corticosteroide

Der erste Bericht über die Behandlungserfolge mit ACTH bei therapieresistenten Epilepsien im Kindesalter datiert aus dem Jahre 1950 (Klein u. Livingston 1950). ACTH stellt nach wie vor das wirksamste Medikament beim West-Syndrom dar. Auf Grund dieser positiven Erfahrung sind ACTH und die Corticosteroide im Laufe der Zeit auch bei anderen schwer verlaufenden und intraktiblen Epilepsiesyndromen des Kindesalters mit wechselndem Erfolg eingesetzt worden, dazu gehören das Landau-Kleffner-Syndrom, das ESES-Syndrom und in Einzelfällen das Doose-Syndrom (myoklonisch-astatische Epilepsie) und das Lennox-Gastaut-Syndrom. Die Nebenwirkungen von ACTH bzw. der Corticosteroide sind gravierend, der anfallshemmende Effekt hält in den meisten Fällen nach dem Absetzen nicht an.

BNS-Anfallsleiden

Im Jahre 1958 berichteten Sorel und Dusaucy-Bauloye über eine dramatische Besserung durch ACTH bei einer Reihe von Kindern mit BNS-Krämpfen, es kam zu einer Kontrolle der Anfälle, einer Normalsierung des Verhaltens und Verschwinden der Hypsarrhythmie im EEG. In der darauf folgenden Zeit wurde diese Beobachtung durch zahlreiche weitere Studien bestätigt, außerdem wurde die Wirksamkeit von Corticosteroiden (Prednison, Dexamethason) bei diesem Krankheitsbild erkannt, wobei aber ACTH etwas wirksamer zu sein scheint als diese Steroide (Hrachovy 1989, Snead 1995).

Landau-Kleffner-Syndrom

Beim Landau-Kleffner-Syndrom haben die konventionellen Antiepileptika vor allem Einfluss auf die Anfälle, kaum jedoch auf den Sprachverlust. Verschiedene Autoren haben ACTH und Corticosteroide mit Erfolg beim Landau-Kleffner-Syndrom angewandt (Inokuma et al. 1983, Marescaux et al. 1990, Lerman et al. 1991, Gross-Selbeck 1995). Da dieses Syndrom selten vorkommt, kann man aus den kleinen Patientenzahlen der einzelnen Publikationen keine allgemeinen Richtlinien bezüglich Dosierung und Dauer der Behandlung ableiten. Die möglichst rasche Anwendung von ACTH bzw. Corticosteroiden nach Diagnosestellung wird empfohlen, was zum Verschwinden der Anfälle, zur Normalisierung des EEG und zur Verbesserung des Sprachvermögens führe. Die Gabe dieser Substanzen sollte über mehrere Monate fortgesetzt werden, mit Rezidiven nach dem Absetzen muss allerdings gerechnet werden.

Doose-Syndrom und Lennox-Gastaut-Syndrom

Bei Kindern mit einer myoklonisch-astatischen Epilepsie (Doose-Syndrom) und Lennox-Gastaut-Syndrom werden ACTH und Corticosteroide als Mittel der ferneren Wahl eingesetzt (Yamatogi et al. 1979, Snead 1995). Mit Hilfe dieser Substanzen können bei diesen Epilepsien vor allem Perioden extremer Verschlechterung (z. B. bei Auftreten eines Status epilepticus) überbrückt werden.

Immunglobuline

Schon seit einigen Jahren werden hoch dosierte intravenöse Immunglobuline zur Behandlung intraktibler Epilepsien verwendet. Es gibt bisher jedoch erst wenige kontrollierte Studien zur Wirksamkeit dieser Therapie (Illum et al. 1990, van Rijckevorsel-Harmant et al. 1994). Der Wirkmechanismus der Immunglobuline bei Epilepsien ist unbekannt. Die Therapie beruht auf der zufälligen Beobachtung, dass die intramuskuläre Immunglobulintherapie bei epileptischen Kindern mit einer allergischen Rhinitis zu einer Verbesserung der Epilepsie führte (Péchadre et al. 1977). Diskutiert wird eine immunmodulatorische Wirkung unter der Annahme, das der Epilepsie Autoimmunprozesse zu Grunde liegen könnten. Die rasche und direkte Wirkung auf das Anfallsgeschehen in Einzelfällen lässt auch an einen neuromodulierenden Effekt denken.

Kürzlich wurden die Ergebnisse aus 24 im Zeitraum 1966 bis 1993 publizierten Studien in einer Übersichtsarbeit zusammengefasst (van Engelen et al. 1994a). Die meisten Studien berichteten von einem positiven Effekt bei einem Teil der Kinder mit verschiedenen therapieresistenten idiopathischen oder symptomatischen Epilepsien. Zu einer Anfallsreduktion kam es in etwa der Hälfte der Kinder, Anfallsfreiheit wurde bei etwa 20% der Patienten erreicht, wobei aber häufig unklar blieb, wie lange der Effekt angehalten hatte. Bei etwa zwei Dritteln der Kinder war es auch zu einer Besserung des Verhaltens gekommen.

Die Durchführung der Behandlung variierte erheblich. Die durchschnittliche Behandlungsdauer von 24 Studien betrug 4 Monate, in dieser Zeit wurden im Mittel 2,6 g Immunglobulin pro kg Körpergewicht angewandt. Ein häufiger beschriebenes Vorgehen war die Verabreichung von 0,4 g Immunglobulin pro kg Körpergewicht an 5 aufeinander folgenden Tagen, gefolgt von weiteren Gaben derselben Dosis alle 2–4 Wochen für 3–4 Monate. In einer kürzlich publizierten Doppelblindstudie an 61 Patienten mit verschiedenen therapierefraktären Epilepsien ergab sich nach 6 Monaten für alle Patienten zusammengenommen zwar ein positiver Trend zugunsten der Immunglobuline, jedoch kein signifikanter Unterschied zu den Kontrollen. In der größten Untergruppe mit komplexen fokalen Epilepsien war jedoch die mit Immunglobulin behandelte Gruppe signifikant besser als die Placebogruppe. Es ließ sich keine Korrelation zwischen Dosis und Wirkung nachweisen.

Bei einer so teuren Therapie wäre es sicher hilfreich, Prädiktoren für die Wirksamkeit zu finden, diese fehlen aber noch. In einigen Studien, jedoch nicht in allen, wurde bemerkt, dass diese Therapie bei Kindern mit einem selektiven IGG_2-Mangel besonders gut wirksam war (Plebani et al. 1988). Ein besonders hoher Prozentsatz anfallsfreier Kinder (43-64%) sei bei Kindern mit BNS-Krämpfen erreichbar, sodass BNS-Krämpfe einen solchen Prädiktor darstellen könnten (Shiihara et al. 1984, Hibio et al. 1985, Ariizumi et al. 1987). In 2 weiteren Studien wurde allerdings kein einziges Kind anfallsfrei (Reitter et al. 1986, Van Engelen et al. 1990). Anfallsfreiheit bei 10–44% der Kinder wird für die Immunglobulintherapie auch beim Lennox-Gastaut-Syndrom angegeben, wobei ein solcher Erfolg kaum glaubhaft ist (Illum et al. 1990, Echenne et 1991, Gross-Tsur et al. 1993). Ein Behandlungsversuch mit hoch dosiertem intravenösem Gammaglobulin wird von van Engelen et al. (1994b) dann empfohlen, wenn ACTH wirkungslos ist.

Ketogene Diät

Schon seit vielen Jahrhunderten war bekannt, dass bei Menschen mit Epilepsien das Fasten vorübergehend zum Sistieren der Anfälle führte (Prasad et al. 1996). Wilder (1921) war der erste, der eine Diät mit einem sehr hohen Fettanteil und einem geringen Kohlenhydrat- und Eiweißgehalt dazu benutzte, bei Patienten mit Epilepsien eine anhaltende Ketose zu erzeugen und dadurch den biochemischen Effekt des Fastens zu imitieren. Die ketogene Diät erwies sich bei seinen Patienten als wirksam, was in den darauf folgenden Jahren durch weitere Untersucher bestätigt wurde.

Seit 1857 stand als Antiepileptikum lediglich Brom zur Verfügung, seit 1912 kam Phenobarbital hinzu. Eine ganze Reihe von Patienten konnten mit diesen beiden Antiepileptika nur unzureichend behandelt werden. Nachdem 1938 Phenytoin und 1951 die Sukzinimide in die Therapie eingeführt worden waren, verlor die ketogene Diät immer mehr an Bedeutung. Diese Behandlungsform wurde aber nie ganz aufgegeben. Im letzten Jahrzehnt ist das Interesse daran, vor allem in den angelsächsischen Ländern, erneut aufgeflammt. In vielen Epilepsiezentren wird diese Therapie wieder eingesetzt, wenn bei besonders schwer verlaufenden Epilepsien die Therapie mit den konventionellen und neuen Antiepileptika versagt hat oder eine operative Therapie nicht in Frage kommt.

Konzept und Wirkmechanismen

Die ketogene Diät beruht auf dem Konzept, die positiven Effekte des Hungerns auf die Epilepsie zu nutzen und dem Organismus trotzdem genügend Kalorien und lebensnotwendige Nahrungsstoffe zuzuführen. Steht im Hungerzustand zu wenig Glucose als Energiequelle zur Verfügung, so wird die Lipolyse zur Mobilisation der freien Fettsäuren stimuliert. In der Leber wird die ß-Oxidation der freien Fettsäuren aktiviert, das gebildete Azetat tritt in den Krebszyklus zur vollständigen Oxidation zu CO_2 und H_2O ein. Da die freien Fettsäuren vom Gehirn nicht zur Energiegewinnung verwertet werden können, werden alternativ die im Hungerzustand vermehrt in der Leber gebildeten Ketonkörper ß-Hydroxybutyrat und Azetoazetat genutzt.

Die mit der ketogenen Diät einhergehende entscheidende metabolische Veränderung ist die anhaltende Ketose. Die gleichzeitig bestehende Azidose wird respiratorisch kompensiert, eine zerebrale Azidose liegt nicht vor (Al-Mudallal et al. 1996). Für die Glucose-Transporter-Defizienz ist die ketogene Diät die Therapie der Wahl. Angeborene Defekte des glykolytischen Stoffwechselwegs wie der Phosphofruktokinase-Mangel und die Pyruvat-Dehydrogenase-Defizienz sind erfolgreich mit der ketogenen Diät behandelt worden, da über die Ketonkörper dem Gehirnstoffwechsel Energie zugeführt werden konnte (Sankar u. de Menezes 1999). Vor Beginn der ketogenen Diät müssen allerdings hereditäre Stoffwechselstörungen der ß-Oxidation mittels Harnanalyse der organischen Säuren ausgeschlossen werden, da es sonst zu lebensbedrohlichen metabolischen Entgleisungen kommen kann. Die ketogene Diät hat in Kombination mit Valproat in einigen Fällen zur Hepatotoxizität geführt, was darauf zurückgeführt wird, dass die ß-Oxidation der Fettsäuren, welche auch den Hauptabbauweg von Valproat darstellt, durch Valproat gehemmt wird (Ballaban-Gil et al. 1998).

Der genaue Wirkmechanismus der ketogenen Diät bei den Epilepsien ist unbekannt (Nordli u. De Vivo 1997, Schwartzkroin 1999). Verschiedene Hypothesen sind gebildet worden. Veränderungen des Energiestoffwechsels wurden nachgewiesen, mit den erhöhten Konzentrationen von ß-Hydroxybutyrat und Acetoacetat geht eine vermehrte Bildung energiereicher Phosphate einher (DeVivo et al. 1978). In welcher Weise sich diese Veränderungen aber anfallshemmend auswirken könnten, ist nicht geklärt. Weiterhin wurden als mögliche Wirkmechanismen ein verändertes extrazelluläres Milieu (Verschiebung in Richtung Azidose), eine veränderte Lipidzusammensetzung der neuronalen Membranen, Interaktionen der ß-Hydroxybuttersäure mit dem GABA-Rezeptor sowie Auswirkungen der verminderten Insulinfreisetzung auf die neuronale Erregbarkeit (über spezifische Insulinrezeptoren an Neuronen), auf Neurotransmittertransportsysteme und die Glucocorticoide postuliert (Schwartzkroin 1999). Die Ketonkörper scheinen nicht direkt die exzitatorische und inhibitorische synaptische Transmission zu verändern (Thio et al. 2000).

Die Ketose kann mittels einer Diät induziert werden, die auf der einen Seite besonders fettreich und auf der anderen Seite kohlenhydrat- sowie eiweißarm ist, wobei Fett ketogen und Kohlenhydrate sowie Eiweiß antiketogen wirken. In der klassischen ketogenen Diät beträgt das Verhältnis von Fett zu den antiketogenen Substanzen 4:1, als Fette werden vor allem übliche Milchfette (Sahne, Butter) sowie Pflanzenfette (Mayonnaise) verwendet. Im Hinblick auf eine mögliche bessere Verträglichkeit und angenehmeren Geschmack wurden auch Triglyzeride mittelkettiger Fettsäuren oder Mischungen von Triglyzeriden mittel- und langkettiger Fettsäuren eingesetzt (Schwartz et al. 1989). Diese Diäten waren zwar ebenso wirksam wie die klassische Diät, häufig aber schlechter verträglich, sodass man bei der klassischen Diät geblieben ist.

Wirksamkeit der ketogenen Diät bei Epilepsien

Im Laufe von 80 Jahren sind zahlreiche klinische Berichte über die Wirksamkeit der ketogenen Diät veröffentlicht worden, wobei es sich in den meisten Fällen um retrospektive Studien handelt, einige wenige sind prospektiv durchgeführt worden (Prasad et al. 1996). Bisher gibt es allerdings bezüglich Wirksamkeit und Nebenwirkungen keine vergleichenden Studien mit konventionellen Antiepileptika. Die Bewertung der publizierten Ergebnisse ist schwierig, da es sich meist um kleine Patientengruppen handelt, deren Anfälle und Epilepsien noch nicht entsprechend der modernen ILAE-Klassifikation eingeordnet wurden. Auch die Ergebnisse „gute Wirksamkeit" oder „partielle Wirksamkeit" wurden häufig nicht weiter erläutert. Eine Reihe von Fragen kann deshalb bisher nicht sicher beantwortet werden. Wann ist die ketogene Diät indiziert? Bei welchen Anfällen ist sie wirksam? Mit welchen Nebenwirkungen muss gerechnet werden? Wie wirkt sich die Therapie langfristig auf die Entwicklung der Kinder, insbesondere auf die kognitiven Funktionen aus?

Die bisher publizierten Berichte sprechen dafür, dass durch die ketogene Diät etwa ein Drittel der Kinder fast ganz oder völlig anfallsfrei wird. Wird eine mehr als 50%-ige Anfallsreduktion als guter Therapieerfolg bewertet, so profitiert mindestens die Hälfte der Kinder davon. Die Zahl und Dosis der vorher angewandten Antiepileptika kann reduziert werden, teilweise können sogar alle Antiepileptika abgesetzt werden. Etwa bei einem Drittel der Patienten ist die ketogene Diät wirkungslos oder sie kann wegen Unverträglichkeit nicht fortgeführt werden. Ein beträchtlicher Teil der Kinder wird aktiver und aufnahmefähiger. Konzentrationsvermögen und Lernfähigkeit werden verbessert, Verhaltensauffälligkeiten nehmen ab. Von den Eltern wird auf die höhere Lebensqualität der gesamten Familie hingewiesen, welcher der Aufwand für die Durchführung der Diät keinen Abbruch tut.

Schwartz et al. (1989) setzten im Rahmen einer prospektiven Studie 3 unterschiedliche Diäten (klassische 4:1-Diät, die MCT-Diät und eine modifizierte MCT-Diät, bestehend aus einem Gemisch aus mittelkettigen und langkettigen Fettsäuren) bei 55 Kindern mit verschiedenen Epilepsien ein (darunter 24 Kinder mit Sturzanfällen) und erreichten eine mehr als 90%-ige Anfallsreduktion bei 26 Behandlungen und eine 50- bis 90%-ige Reduktion der Anfallsfrequenz bei 25 Behandlungen (insgesamt 63 Behandlungen). Es ergab sich kein signifikanter Unterschied bezüglich der Wirksamkeit für die 3 untersuchten Diäten.

Kinsman et al. (1992) fertigten eine retrospektive Studie mit 58 Kindern an. Eine nahezu vollständige Anfallskontrolle durch die ketogene Diät wurde bei 29% der Kinder erreicht, mehr als 50% Anfallsreduktion bei 38% und eine geringere oder keine Besserung bei 33%. Die mittlere Behandlungsdauer der gebesserten Kinder betrug 2 Jahre, die der ungebesserten 4 Monate. Bei 64% der Kinder konnten die Begleitantiepileptika reduziert werden. Etwa 36% der Kinder wurden durch die ketogene Diät aufgeweckter, 23% zeigten ein besseres Verhalten.

Kürzlich wurden die Ergebnisse zweier prospektiver Studien publiziert, welche die Wirksamkeit der ketogenen Diät weiter belegen. In einer multizentrischen Studie mit 51 Kindern im Alter von 1–8 Jahren mit symptomatischen generalisierten Epilepsien wurde gezeigt, dass nach 1 Jahr 47% der Kinder die Diät noch einnahmen, 40% eine mehr als 50%-ige Anfallsreduktion aufwiesen und 10% der Kinder anfallsfrei geworden waren (Vining et al. 1998). In einer weiteren prospektiven Studie waren 55% der 150 Kinder im Alter von 1–16 Jahren nach einem Jahr auf der Diät verblieben, 27% zeigten eine mehr als 90%-ige Anfallsreduktion, 50% eine mehr als 50%-ige Anfallsreduktion (Freeman et al. 1998).

Einflussfaktoren

Eine Reihe von Faktoren haben Einfluss auf den Therapieerfolg:

Lebensalter

Die ketogene Diät ist bei Kindern von größerem Nutzen als bei Jugendlichen oder Erwachsenen, da sich bei den Kindern schneller eine Ketose auslösen lässt und sich die Einnahme der nicht besonders wohlschmeckenden Diät auch leichter kontrollieren lässt. Unter 1 Jahr alte Kinder scheinen allerdings gegenüber der Ketose widerstandfähiger zu sein als die älteren Kinder im Alter von 1–10 Jahren (Kraus et al. 1974). Die Diät ist auch bei Jugendlichen und Erwachsenen wirksam, wie eine kürzlich publizierte Studie zeigt (Sirven et al. 1999).

Ketose im Verlauf

Die Ketose tritt rasch innerhalb der ersten Tage nach Beginn der ketogenen Diät auf. Die positive Wirkung auf Zahl und Schwere der Anfälle zeigt sich häufig in den ersten 5–7 Tagen, manchmal aber auch erst nach einigen Wochen, vor allem bei adipösen Kindern. Die Zufuhr von Glucose kann innerhalb von wenigen Stunden zum Wiederauftreten der Anfälle führen.

Epilepsie- und Anfallsformen

Die ketogene Diät ist bei allen Anfallsformen wirksam, sie scheint aber bei myoklonischen und bei atonischen Anfällen am besten wirksam zu sein, weniger gut bei generalisierten tonisch-klonischen und fokalen Anfällen und am wenigsten bei Absencen. Für die besonders gut ansprechenden myoklonischen Anfälle wird eine Remissionsrate von 70–80% angegeben (Livingston et al. 1977, Schwartz et al. 1989, Kinsman et al. 1992).

Livingston (1972), der über die Erfahrung von 1001 Patienten verfügte, kam zu dem Schluss, dass die ketogene Diät bei symptomatischen Epilepsien wirksamer war als bei idiopathischen. Bezüglich der speziellen Epilepsiesyndrome wird über eine gute Wirksamkeit beim West-Syndrom und Lennox-Gastaut-Syndrom berichtet (Trauner 1985, Sills et al. 1986, Kinsman et al. 1992). Als geringer effektiv wird die ketogene Diät bei Temporallappenepilepsien und Absenceepilepsien angesehen (Prasad et al. 1996).

EEG und Laborparameter

Eine sichere Korrelation zwischen EEG-Befunden und Wirksamkeit der ketogenen Diät besteht nicht. Die Aufrechterhaltung der Ketose ist notwendig, sie kann durch Urinstix überprüft werden. Es besteht eine signifikante Abhängigkeit der Anfallsfrequenz von der Serumkonzentration der ß-Hydroxybuttersäure, deshalb ist es ratsam, diesen Parameter zur Verlaufskontrolle zu benutzen.

Dauer der Therapie

In der Regel wird empfohlen, die ketogene Diät 2 Jahre durchzuführen. Der erzielte Effekt persistiert bei einem Teil der Kinder trotz Beendigung der Diät.

Nebenwirkungen

Die ketogene Diät wird im Allgemeinen zwar gut vertragen, sie ist aber nicht ohne Nebenwirkungen. Bei etwa 10% der Kinder muss die Therapie aus medizinischen Gründen abgebrochen werden (Ballaban-Gil et al. 1998). Zu Beginn der Therapie können Erbrechen, Durchfall, Obstipation, Hypoglykämien, Dehydratation und Verweigerung der Diät auftreten. Im Verlauf der Therapie kann durch akute Erkrankungen die üblicherweise kompensierte metabolische Azidose dekompensieren, was meist durch eine erhöhte Flüssigkeitszufuhr und kleine Mengen von Orangensaft korrigiert werden kann. Einige Kinder werden lethargisch und hyperirritabel, einige verweigern auch die Diät anhaltend.

Befürchtet werden Wachstumsstörungen. In einer kontrollierten Studie zeigte sich aber, das die Kinder im ersten Jahr der Diät ein lineares Längenwachstum innerhalb der normalen Perzentilen aufwiesen. Bei Kindern unter 2 Jahren bewegte sich die Gewichtszunahme im Grenzbereich zur Norm, bei den älteren Kindern lag sie innerhalb der Norm. Bei 5–8% der Kinder muss mit Nierensteinen gerechnet werden. Topiramat und Azetazolamid sollten vermieden werden, weil sie selber mit einem erhöhten Risiko für Nierensteine verbunden sind. Azetazolamid kann auch zur Azidose beitragen. Die Ketose resultiert häufig in einer Hypercholesterinämie (30–60% der Fälle), teilweise werden auch massive Triglyceriderhöhungen gefunden. Bedenken bestehen bezüglich der Langzeitauswirkungen dieser Fettstoffwechselveränderungen auf das kardiovaskuläre System, die Begünstigung einer Arteriosklerose wird befürchtet (Nordli u. De Vivo 1997). In Verbindung mit Valpraot ist es wiederholt zur Lebertoxizität gekommen, einige Untersucher empfehlen deshalb, Valproat vor Beginn der ketogenen Diät abzusetzen (Ballaban-Gil et al. 1998). In Einzelfällen wurde über Hypoproteinämien, Hypokalzämien und ein Fanconi-Syndrom als Komplikationen berichtet.

Durchführung der Diät

In der Praxis wird man ohne die Hilfe einer Diätassistentin nicht auskommen. Zunächst lässt man das Kind fasten. Während dieser Zeit wird das Kind in der Regel lethargisch. Nach Erreichen der Ketose wird dann schrittweise die ketogene Diät eingeführt. Da bis zu 50% der Kinder Nebenwirkungen zeigen, ist zu Beginn der Therapie unbedingt eine genaue Überwachung des Kindes in der Klinik notwendig. Die zusätzliche Gabe von Vitaminen und Calciumpräparaten ist notwendig. Die ketogene Diät muss längere Zeit fortgeführt werden, 2 Jahre werden empfohlen. Die ketogene Diät ist nur erfolgreich, wenn sie strikt eingehalten wird, was eine hohe Motivation der Eltern erfordert. Über Relapse-Raten nach Absetzen der Ketosetherapie ist nur wenig bekannt, bei einem Teil der Kinder bleiben Anfallsfreiheit oder Anfallsreduktion bestehen.

Genauere Anweisungen zur Durchführung der ketogenen Diät sind von Freeman et al. (1994) publiziert worden. Das Behandlungsprotokoll der multizentrischen Studie ist in Tab. 20.7 aufgeführt (Vining et al. 1998).

Empfehlungen

Die ketogene Diät stellt bei besonders schwer verlaufenden Epilepsien eine wirksame Alternative dar, wenn die Behandlungsergebnisse mit den konventionellen und neuen Antiepileptika unbefriedigend sind und eine operative Therapie nicht in Frage kommt. Vor Beginn der Therapie müssen hereditäre Stoffwechselkrankheiten der ß-Oxidation ausgeschlossen werden, andernfalls kann es zu lebensbedrohlichen Komplikationen kommen. Nach Möglichkeit sollten zuvor Valproat abgesetzt werden, dessen Hauptabbauweg die ß-Oxidation darstellt, sowie Topiramat und Azetazolamid, welche das Auftreten von Nierensteinen begünstigen. Bei der Stoffwechselkrankheit

Tabelle 20.7 Ketogene Diät: Behandlungsprotokoll einer multizentrischen Studie (Vining et al. 1998)

Vor Beginn der Diät:
- Einschränkung der Kohlehydratzufuhr für 1–2 Tage
- Fasten beginnt nach dem Abendessen am Tag vor der Aufnahme in die Klinik
- basale Laboruntersuchungen (Blutbild, Elektrolyte, Serumprotein, Lipidstatus, Harnsäure, Gesamtkarnitin und freies Karnitin)

Tag 1:
- Aufnahme ins Krankenhaus
- Anwendung kohlenhydratfreier Medikamente
- Fortsetzen des Fastens
- Beschränkung der Flüssigkeitszufuhr auf 60–75 ml /kg (maximal 1200 ml)
- Dextrostix alle 6 h, bei Werten unter 40 mg/dl alle 2 h
- bei Symptomen der Hypoglykämie oder einer Glucosekonzentration <25 mg/dl Verabreichung von 30 ml Orangensaft, anschließend Kontrolle des Blutzuckers

Tag 2:
- Fortsetzen des Fastens
- Abendessen (nach 48 h Fasten) mit $^1/_3$ der kalkulierten Mahlzeitkalorien
- eine exzessive Ketose (Übelkeit oder Erbrechen) kann mit kleinen Mengen Orangensaft gelindert werden

Tag 3:
- Frühstück und Mittagessen $^1/_3$, Abendessen $^2/_3$ der kalkulierten Kalorien

Tag 4:
- Frühstück und Mittagessen $^2/_3$ der kalkulierten Kalorien, Abendessen als volle Mahlzeit
- eine schwere Ketose/Azidose wird mit zusätzlicher kohlenhydratfreier Flüssigkeit gemindert
- Fortsetzen der Diät

Tag 5:
- das Kind bekommt die volle Diät

Jedes Kind bekommt zusätzlich ein zuckerfreies Vitaminpräparat und ein Calciumpräparat

der Glucose-Transporter-Defizienz ist die ketogene Diät die Behandlungsmethode der Wahl.

Die ketogene Diät ist rigide und eingreifend. Die Patienten bedürfen der genauen ärztlichen Kontrolle. Vor Beginn der Diät, nach 1, 3, 6 und 12 Monaten ist die Überprüfung folgender klinischer bzw. Laborparameter sinnvoll: Gewicht, Länge, Blutbild, Elektrolyte, Serumprotein, Lipidprofil, Lipoprotein-Elektrophorese und Harnsäure. Anlässlich dieser Untersuchungstermine sollte außerdem die Diät durch eine Diätassistentin überprüft werden.

Die Wirksamkeit der ketogenen Diät auf das Anfallsgeschehen entspricht mindestens der Effektivität der neuen Antiepileptika. Häufig finden sich zusätzlich positive Auswirkungen auf Verhalten, Aufmerksamkeit und Lernfähigkeit.

Psychische und psychosoziale Strategien zur Anfallsminderung

Eltern anfallskranker Kinder und die von den Epilepsien betroffenen Jugendlichen selbst suchen vor allem dann nach nichtmedikamentösen Behandlungsalternativen, wenn die Epilepsien nicht auf die Pharmakotherapie ansprechen. Im Mittelpunkt solcher Therapien steht das Erlernen von Strategien zur Anfallsvermeidung. Diese Maßnahmen werden meist ergänzend zur medikamentösen Therapie angewandt, gelegentlich auch alternativ, es gibt allerdings nur wenige wissenschaftliche Untersuchungen zu deren Wirksamkeit.

Ausschaltung anfallsfördernder Faktoren

Bei allen therapieresistenten Epilepsien sollte intensiv nach auslösenden oder verstärkenden physiologischen, psychischen und sozialen Faktoren gesucht werden. Eine ganze Reihe von anfallsfördernden Faktoren sind bekannt: innere Spannungszustände, Störungen des Schlaf-Wach-Rhythmus, Schlafentzug, Stimulation des ZNS durch sensible Reize oder Drogen sowie Störungen des Wasser-, Elektrolyt- und Säuren-Basen-Haushalts (Aird 1988). Mütter von Kindern mit verschiedenen Epilepsien konnten in bis zu 90% der Fälle anfallsauslösende Faktoren benennen (Verduyn et al. 1988). Für folgende Auslöser ergab sich bei 237 Kindern mit hoher Anfallsfrequenz (falls in den letzten 6 Monaten mindestens 5 Anfälle aufgetreten waren) eine teilweise Assoziation: entspannter Zustand, emotionale Erregung, Angst, beim Aufwachen, aktive Übungen, Müdigkeit, Konzentration, Vorfreude, bei Mahlzeiten, missliebige Situation, Frustration und Langeweile (Tab. 20.**8**).

Einige Faktoren lösten immer bei diesen Kindern Anfälle aus, z. B. bestimmte emotionale Zustände, Aufregungen, Angst, Überraschungen, Schlaf und Fieber (Tab. 20.**9**).

Wenn innere Spannungen oder Angst bei der Auslösung der Anfälle eine Rolle spielen, können Entspannungstechniken sehr nützlich sein (Puskarich et al. 1992). Bei einigen Patienten werden Anfälle durch besondere Stressbelastungen ausgelöst. Die Stressanalyse und ein Stressbewältigungstraining kann in solchen Fällen zu einer Minderung der Anfallsfrequenz führen.

Tabelle 20.**8** Faktoren, die bei 237 Kindern mit einer hohen Anfallsfrequenz (mindestens 5 Anfälle in den letzten 6 Monaten) teilweise Anfälle auslösten (nach Verduyen et al. 1988)

Faktor	Prozentsatz mit teilweiser Assoziation
Entspannter Zustand	74,7
Emotionaler Erregungszustand	72,1
Angst	64,8
Beim Aufwachen	64,8
Bei aktiven Übungen	61,8
Müdigkeit	61,4
Beim Konzentrieren	59,7
Vorfreude	57,1
Beim Essen	54,1
Missliebige Situation	47,6
Frustration	47,2
Langeweile	46,8

Tabelle 20.**9** Faktoren, die bei 237 Kindern mit einer hohen Anfallsfrequenz (mindestens 5 Anfälle in den letzten 6 Monaten) immer Anfälle auslösten (nach Verduyen et al. 1988)

Faktoren	Prozentsatz
Emotionaler Zustand (allgemein)	4,0
Schlaf	3,8
Aufregung	3,4
Angst	2,5
Überraschung/Schock	2,0
Furcht	1,8
Missliebige Situation	1,8
Fieber/Krankheit	1,3

Verhaltenstherapeutische Verfahren

Manche Patienten, die durch veränderte Wahrnehmungen (Aura) erkennen, dass ein Anfall droht, nutzen mit Erfolg verhaltenstherapeutische Verfahren, um das Auftreten der Anfälle zu unterbinden. Dazu werden verschiedene Techniken benutzt: Entspannungsprogramme, Willens- oder Konzentrationsübungen, sofortige Zuwendung der Aufmerksamkeit auf Gegenstände in der Umgebung, Stellen kognitiver Aufgaben und Selbststimulation (Dahl et al. 1987, Raina u. Lona 1989). Bei fokalen Epilepsien kann es beispielsweise helfen, einen Gegenstand sehr fest zu halten. Bei sensiblen Auren kann die Reizung des Kortex über sensible Stimuli zur Anfallsunterbrechung führen. Diese Verfahren der Selbstkontrolle sind auch bei Kindern anwendbar und wirksam (Dahl et al. 1985). Das Biofeedback und instrumentale Konditionierung von EEG-Potentialen erlaubt bei einigen Patienten eine bessere Anfallskontrolle (Rockstroh et al. 1993).

Verbesserung der psychosozialen Bedingungen

Bei einem Kind oder Jugendlichen hat eine therapieresistente Epilepsie häufig schwerwiegende psychische Auswirkungen auf die ganze Familie (Lightstone et al. 1993, Murray 1993). Die Unsicherheiten bezüglich der Zukunft ihres Kindes bedeuten für die Eltern eine große Belastung. Angst und depressive Verstimmungen in der Familie scheinen eine Rolle bei der Auslösung von Anfällen zu spielen. Durch die übermäßige Beschäftigung der Mutter mit dem problematischen Kind werden Ehepartner oder Geschwister des Kindes benachteiligt, was zu Schuldgefühlen bei der Mutter führt und die Spannungen in der Familie verstärkt. Bestimmte Familienkonstellationen, wenn beispielsweise die Ehe durch die unkontrollierten Anfälle des Kindes zusammengehalten wird, wirken sich anfallsfördernd aus (Jacobs et al. 1993). Den Eltern sollte dann zu einer Familientherapie geraten werden, sie sollten auf Selbsthilfegruppen hingewiesen werden. Auch das Schreiben eines Tagebuchs kann hilfreich sein (Murray 1993).

Die Eltern müssen über Diagnose, Ursache, Anfallsformen, Behandlungsmöglichkeiten und Prognose der Epilepsie ihres Kindes umfassend aufgeklärt werden, um ihnen mehr Sicherheit bezüglich des weiteren Verlaufs der Epilepsie zu geben. Im Falle einer schwer behandelbaren Epilepsie müssen realistische therapeutische Ziele formuliert werden. In solchen Fällen muss eine Schule oder eine Institution gefunden werden, die das Kind nicht überfordert oder frustiert.

Epilepsiechirurgische Behandlung im Kindes- und Jugendalter

Wenn die über längere Zeit durchgeführte medikamentöse Behandlung einer Epilepsie wirkungslos oder unbefriedigend bleibt, sollte geprüft werden, ob die Epilepsiechirurgie infrage kommt. Diese spielt in der Behandlung unkontrollierbarer, katastrophal verlaufender Epilepsien von jungen Kindern, hervorgerufen beispielsweise durch ausgedehnte kortikale Dysplasien, niedriggradige Tumoren oder ein Sturge-Weber-Syndrom, eine immer bedeutendere Rolle (Duchowny 1990, Holmes 1993, Rossi 1995, Silfvenius 1995, Wyllie 1996). Durch technische Verbesserungen der neurophysiologischen und bildgebenden Diagnostik können die epileptogenen Herde, von denen die Anfälle ausgehen, immer genauer lokalisiert werden. Auch die Operationsverfahren sind in den letzten Jahren so verfeinert worden, dass die Operationsrisiken geringer geworden sind. Idealerweise sollte sich das kindliche Gehirn nach Entfernung der fokalen Hirnläsion unbeeinträchtigt von epileptogener Aktivität und Nebenwirkungen der Medikamente weiterentwickeln können. Die Plastizität des kindlichen Gehirns erlaubt in der Tat eine teilweise Wiederherstellung von Funktionen, und zwar vor allem dann, wenn der operative Eingriff in den ersten Lebensjahren durchgeführt wird.

Im Jahre 1990 wurden in den USA Richtlinien bezüglich der Epilepsiechirurgie (National Institutes of Health Consensus Development Conference Statement: Surgery for Epilepsy) erarbeitet. Diese wurden 1995 im Rahmen eines Symposiums „Epilepsiechirurgie in Deutschland" von der deutschen Arbeitsgemeinschaft für prächirurgische Epilepsiediagnostik und operative Epilepsietherapie überarbeitet und erweitert.

Die vor einer epilepsiechirurgischen Behandlung notwendigen prächirurgischen Untersuchungen schließen ein intensives Videomonitoring, bildgebende Verfahren zum Nachweis struktureller und funktioneller Veränderungen des ZNS, verschiedene invasive EEG-Methoden und neuropsychologische Tests ein. In den letzten Jahren sind in Deutschland eine Reihe von epilepsiechirurgischen Zentren zur prächirurgischen Diagnostik und operativen Epilepsietherapie neu eingerichtet worden. Bevor Kinder oder Jugendliche einem solchen hochspezialisierten Zentrum zugewiesen werden, sollten sie von einem spezialisierten Neuropädiater bzw. Neurologen gesehen werden.

Patientenauswahl

Bevor eine epilepsiechirurgische Behandlung in Frage kommt, müssen folgende Voraussetzungen erfüllt sein:

- Der Nachweis der wahren Pharmakoresistenz, d. h. wenn die Anfallskontrolle nicht befriedigend ist trotz optimaler Wahl der Antiepilep-

tika in maximal tolerabler Dosis für eine angemessene Zeit, wobei eine Therapiedauer von 2 Jahren als ausreichend angesehen wird.
- Nicht akzeptable Auswirkungen auf die Lebensqualität. Wenn die Auswirkungen der Anfälle auf Kognition und Verhalten sehr gravierend sind, kann die Wartezeit auch noch erheblich kürzer als 2 Jahre sein.
- Nachweis einer strukturellen fokalen Hirnläsion, welche eine Remission durch Hirnreifungsprozesse unwahrscheinlich macht.

Weitere Gründe für die Epilepsiechirurgie sind eine erkennbare zunehmende Hirnschädigung durch das Fortbestehen der Anfälle und nicht akzeptable neurotoxische Nebenwirkungen der Antiepileptika, welche die Lernfähigkeit, Schulleistungen und Berufsausübung stark beeinträchtigen (Rossi 1995).

Wenn diese Kriterien erfüllt sind, ist eine umfassende prächirurgische Diagnostik zur genauen Lokalisation des epileptogenen Areals notwendig. Diese Maßnahmen haben das Ziel der Eingrenzung des läsionalen-funktionellen epileptogenen Komplexes:
- die Lokalisation der kausalen strukturellen Läsion,
- die Erfassung der epileptogenen neuronalen Population in der epileptogenen Zone als funktionelle Auswirkung dieser Läsion.

Die besten epilepsiechirurgischen Ergebnisse werden erreicht, wenn alle klinischen, elektrographischen und bildgebenden Untersuchungsmethoden auf einen einzigen resezierbaren Herd hinweisen (Kotagel u. Lüders 1994). In solchen Fällen sollten für den Nachweis der Intraktibilität nicht endlose Behandlungsversuche durchgeführt werden. Unter solchen Umständen sollte der epilepsiechirurgische Eingriff keinesfalls die letzte therapeutische Option sein (Blume 1992). Es hat sich beispielsweise gezeigt, dass die Rehabilitation bessere Ergebnisse bringt, wenn eine nutzlose Hemisphäre eher früher als später entfernt wird.

Auf der anderen Seite sind gerade bei jungen Kindern auch spontane Besserungen der Epilepsie möglich, Reifungsprozesse des Kortex werden dafür verantwortlich gemacht. Von einigen Autoren wird deshalb vor einer zu raschen Entscheidung für die Epilepsiechirurgie gewarnt (Camfield et al. 1994b). Die Chance einer spontanen Besserung muss immer gegen die möglichen verheerenden Auswirkungen der refraktären Epilepsie auf die Entwicklungsmöglichkeiten abgewogen werden.

Bezüglich des Zeitpunktes des chirurgischen Vorgehens hat Blume (1992) Kriterien zusammengestellt, die entweder für einen früheren oder späteren Eingriff sprechen; diese sind in Tab. 20.**10** zusammengestellt. Eine mentale Retardierung stellt keine Kontraindikation dar. Auch ein sehr niedriges Lebensalter ist ebenfalls kein Ausschlussgrund, für eine Reihe ausgewählter Kinder unter 2 Jahren mit katastrophalen Epilepsien sind ermutigende Ergebnisse berichtet worden (Wyllie1996).

Prächirurgische Diagnostik

Um die mit dem epileptogenen Prozess verbundenen Abnormalitäten eindeutig beschreiben zu können, sind von Lüders et al. (1993) Definitionen festgelegt worden, die in Tab. 20.**11** aufgeführt sind.

Tabelle 20.**10** Kriterien für die Wahl des Zeitpunktes des epilepsiechirurgischen Eingriffs (nach Blume 1992)

Früherer Zeitpunkt	Späterer Zeitpunkt
Zahlreiche und schwere Anfälle	seltenere und leichtere Anfälle
Keine Besserung im Laufe der Zeit	Besserung im Laufe der Zeit
Antiepileptika wirkungslos	Antiepileptika wirksam
Hohe Kongruenz der klinischen, elektrophysiologischen und bildgebenden Daten	geringe Kongruenz dieser Daten
Kein funktioneller Verlust	möglicher funktioneller Verlust
Positive Einstellung der Familie gegenüber dem chirurgischen Eingriff	negative Einstellung der Familie gegenüber dem chirurgischen Eingriff

Tabelle 20.11 Definitionen der abnormen Hirnregionen (nach Lüders et al. 1993)

Begriff	Definition	Diagnostische Maßnahme
Epileptogenes Areal	Hirngebiet, das für die Auslösung von Anfällen verantwortlich ist und dessen Entfernung oder Diskonnektion zur Beseitigung der Anfälle notwendig ist	theoretisches Konzept
Irritatives Areal	Kortexareal, das die interiktalen Spikes generiert	nichtinvasive und invasive Elektrophysiologie
Zone des Anfallbeginns	Kortexareal, wo die epileptischen Anfälle generiert werden (unter besonderen Umständen einschließlich von Gebieten früher Propagation)	nichtinvasive und invasive Elektrophysiologie
Epileptogene Läsion	strukturelle Abnormalität des Gehirns, die die direkte Ursache der epileptischen Anfälle darstellt	strukturelle Bildgebung und Neuropathologie
Symptomatogenes Areal	Hirngebiet, das die initiale klinische Symptomatologie verursacht	Anamnese und Patienten-beobachtung
Funktionelle Defizitzone	kortikales Areal nichtepileptischer Dysfunktion	neurologischer Status, neuropsychologische Testung, EEG, SPECT, PET

Vor der Durchführung des epilepsiechirurgischen Eingriffs sind in der Regel umfangreiche klinische, elektrophysiologische und bildgebende Untersuchungen zur Lokalisation des Areals notwendig, von dem die epileptischen Anfälle ausgehen. Diese Diagnostik soll außerdem sicherstellen, dass die Entfernung des epileptogenen Areals nicht zu intolerablen neurologischen und kognitiven Defiziten führt. Es stehen eine Reihe von Tests zur Verfügung, mit denen die Gebiete der epileptischen und nicht epileptischen Dysfunktion lokalisiert werden können. Die wichtigsten Untersuchungsmethoden stellen das interiktale EEG, das Langzeit-Video-EEG zur Charakterisierung der klinischen Symptome der Anfälle und der begleitenden iktalen EEG-Veränderungen sowie die MRT als bildgebendes Verfahren zur Darstellung struktureller Veränderungen dar. Diese Methoden werden nach Bedarf ergänzt durch die neuropsychologische Testung und die SPECT und die PET als Tests funktioneller Defizite. Das funktionelle MRT, der Wada-Test und der Einsatz subduraler Elektroden (grids) dienen der Eingrenzung der defizitären Gebiete und der Bestimmung der Areale, die erhalten bleiben müssen. Bei Kindern wird man möglichst ohne invasive Untersuchungen auszukommen versuchen.

Es gibt mehrere Gründe, die dafür sprechen, dass auch bei Kindern und Jugendlichen frühzeitig eine prächirurgische Diagnostik erwogen werden sollte:

- wenn ein Patient nicht wirklich therapieresistent ist, kann bei früherer prächirurgischer Diagnostik die Optimierung der Therapie rascher vollzogen werden,
- bei einem Patienten, der durch den epilepsiechirurgischen Eingriff zu einem früheren Zeitpunkt anfallsfrei wird, ist die psychosoziale Prognose besser,
- durch die frühere chirurgische Intervention wird eine bessere Anfallsreduktion erreicht,
- bei kürzerem Intervall zwischen Manifestation der Epilepsie und chirurgischem Eingriff ergibt sich eine größere Chance auf Erholung kognitiver Funktionen (Bourgeois 1994).

EEG-Diagnostik

Das Oberflächen-EEG spielt nach wie vor eine wichtige Rolle bei der Lokalisation von epileptogenen Herden (Blume u. Kaibara 1991).

- EEG einschließlich verschiedener Aktivierungsmethoden, Ableitung iktaler und interiktaler epileptischer Potenziale zur Fokuslokalisation. Der EEG-Befund zu Beginn eines Anfalls hat einen hohen lokalisatorischen Wert.
- 24-h-Video-EEG mit gleichzeitiger Aufzeichnung von EEG und Anfällen als wichtigste

diagnostische Maßnahme zur Anfallsklassifizierung, zur Herddiagnostik und zum Ausschluss nicht epileptischer Anfälle.

- An einem entsprechend spezialisierten Epilepsiezentrum werden in Zusammenarbeit mit den Neurochirurgen folgende semiinvasiven und invasiven EEG-Untersuchungen durchgeführt, was aber bei Kindern seltener als bei Erwachsenen der Fall ist:
  - Invasive 24-h-Ableitung mit Sphenoidalelektroden, Subduralelektroden, Epiduralelektroden oder Tiefenelektroden zur präzisen Herdlokalisation. Subdurale und epidurale Elektroden sind in Streifen (strips) oder Netzen (grids) angeordnet. Die epiduralen Elektroden werden zur Ableitung epileptiformer Potenziale über die vermutete epileptogene Region platziert, sie werden auch für das Mapping funktionaler Kortexareale benutzt. Subdurale Elektroden werden vom Kraniotomieloch aus über den Frontal-, Temporal- oder Okzipitallappen oder in den Interhämisphärenspalt vorgeschoben. Die Tiefenelektroden bestehen aus dünnen Drähten mit multiplen Verbindungen zur Aufnahme der EEG-Potenziale. Sie werden stereotaktisch implantiert. Sie erlauben vor allem die Ableitung von Anfällen, die im Hippocampus oder Corpus amygdaleum ihren Ursprung haben.
  - Unter Einsatz subduraler Elektroden funktionales, kortikales Mapping sowie Stimulationsverfahren zur Lokalisation von Sprache und sensomotorischen Funktionen.
  - Intraoperative Elektrokortikographie zur Erkennung des Ursprungs der epileptischen Potenziale.

Diagnostik mittels bildgebender Verfahren

Mit CT, MRT, SPECT und PET stehen eine Reihe von unterschiedlich aufwendigen und teuren Verfahren der bildgebenden Diagnostik zur Verfügung. Die funktionellen Tests SPECT und PET können interiktal durchgeführt werden, das SPECT auch iktal. Das interiktale PET ist dem interiktalen SPECT in der Aussagekraft überlegen.

Die CT spielt mittlerweile nur noch eine untergeordnete Rolle, da ihr die MRT in der Darstellung von Hirntumoren, vaskulären Fehlbildungen, fokalen kortikalen Dysplasien und der mesialen Temporallappensklerose weit überlegen ist. Spezielle hoch auflösende MRT-Techniken mit 1–1,5 mm dünnen Schichten erlauben die Darstellung auch kleiner Anomalien (Atrophien, Sklerosen, neuronale Migrationsstörungen). Mittels der FLAIR-Technik (FLAIR, fluid-attenuated inversion recovery), die das helle Lichtsignal des Liquor cerebrospinalis in den T2-gewichteten Bildern unterdrückt, können auch geringe strukturelle Abweichungen nachgewiesen werden. T2-gewichtete koronare Schnitte, senkrecht zur Achse des Hippocampus, zeigen im mesialen Temporallappen ein Signal erhöhter Intensität, das mit der Gliose und dem Neuronenverlust im Hippocampus gut korreliert (Kuzniecky et al. 1993). Die Volumetrie der mesialen temporalen Strukturen erlaubt in einem hohen Prozentsatz eine akurate Diagnose der mesialen Temporallappensklerose. Die funktionelle MRT gestattet bei Kindern das nicht invasive Mapping der sprachlichen und motorischen Funktionen (Hertz-Pannier et al. 1997, Bookheimer et al. 1999).

Mittels SPECT (meist ^{99m}Tc-HMPAO-SPECT) wird der regionale Blutfluss dargestellt. Da dieser mit der regionalen metabolischen Aktivität gekoppelt ist, kann die SPECT-Untersuchung zur Identifikation von epileptischen Foci benutzt werden. Im Gebiet des epileptogenen Fokus zeigt sich iktal eine Hyperperfusion, interiktal eine Hypoperfusion, wobei dem iktalen Befund die größere diagnostische Bedeutung zukommt. Die iktale SPECT-Untersuchung gibt bei Kindern, bei denen das Oberflächen-EEG keine eindeutige Fokuslokalisation zulässt, im Falle der umschriebenen Hyperperfusion verlässliche lokalisatorische Hinweise (Harvey et al. 1993a,b, Cross et al. 1995).

Die PET erlaubt die qualitative und quantitative Messung des regionalen Metabolismus und der regionalen Verteilung von radioaktiven Tracern im Gehirn. Am häufigsten wird bei den Epilepsien 2[^{18}F]Fluoro-D-Glucose (FDG-PET) zur quantitativen Bestimmung des Glucosestoffwechsels angewandt. Bei Patienten mit Temporallappenepilepsien zeigt sich interiktal ein Hypometabolismus im betroffenen Temporallappen, iktal ein Hypermetabolismus. Das FDG-PET ist anderen Methoden der Bildgebung überlegen, vor allem bei Kindern unter 1 Jahr, wenn die noch unvollständige Myelinisierung die Aufdeckung struktureller Anomalien erschwert. Das

FDG-PET wurde bei einer Gruppe von Kindern mit therapieresistenten BNS-Krämpfen und fokalen bzw. lateralisierten EEG-Abweichungen zur Lokalisation fokaler kortikaler Dysplasien benutzt, die dann operativ entfernt werden konnten (Chugani et al. 1993, Chugani et al. 1996a,b). Neuerdings wird auch das Flumazenil-PET zur Fokuslokalisation benutzt, denn mit dieser Methode werden Benzodiazepinrezeptoren gemessen, deren Dichte im Bereich epileptogener Foci vermindert ist. Diese Methode stellt Foci umschriebener dar als das FDG-PET, ist aber auch nicht immer aussagekräftig (Koepp et al. 2000).

Neuropsychologische Untersuchung

Die psychologische Untersuchung ist notwendig, um die verschiedenen zerebralen Funktionen, insbesondere Sprache und Gedächtnis prä- und postoperativ zu testen. Bei den früh im Kindesalter beginnenden therapieresistenten Epilepsien hat der durch eine Operation erreichbare weitere Entwicklungsfortschritt eine hohe Priorität. Durch die präoperative neuropsychologische Untersuchung soll sichergestellt werden, dass durch den epilepsiechirurgischen Eingriff möglichst geringe zusätzliche Defizite entstehen.

Verzögerung des Spracherwerbs in der Anamnese in Verbindung mit einer Beeinträchtigung des verbalen Gedächtnisses weisen auf eine temporale Läsion in der dominanten Hemisphäre hin, während Störungen der visuospatialen Wahrnehmung eine Läsion in der nicht dominanten Hemisphäre vermuten lassen. Bei links temporal durchzuführenden Operationen kann es sowohl bei Erwachsenen als auch Kindern zu größeren Defiziten des Gedächtnisses und der sprachabhängigen kognitiven Funktionen kommen (Dlugos et al. 1999). Noch weitgehend unbekannt ist die Erholungsfähigkeit der Gedächtnisfunktionen nach epilepsiechirurgischen Eingriffen bei Kindern.

Wada-Test

Der intrakarotideale Amobarbital-Test dient der Rechts-links-Lokalisation der Sprachfunktion und des Gedächtnisses vor der chirurgischen Intervention. Die Gedächtnisfunktion kann bei Kindern erst im Schulalter zuverlässig getestet werden, der IQ sollte über 70 liegen (Williams u. Rausch 1992, Kotagel 1997, Silfvenius et al. 1997). Bei dieser Untersuchung muss der Patient wach sein. Zunächst wird die Carotis interna einer Seite katheterisiert, und in diesen Katheter wird das kurz wirkende Barbiturat Natrium-Amytal injiziert. Dadurch wird die Funktion der von diesem Gefäß versorgten Hemisphäre kurzzeitig (für 10–15 min) ausgeschaltet. Währenddessen wird durch fortwährendes Testen festgestellt, ob Sprache und Gedächtnis durch die andere, nicht ausgeschaltete Hemisphäre erhalten geblieben oder ausgefallen sind. Anschließend kann die andere Hemisphäre in gleicher Weise getestet werden.

Epilepsiechirurgische Verfahren

Eine ganze Reihe chirurgischer Verfahren stehen mittlerweile zur Verfügung. Ein Übersicht über die bei einzelnen Epilepsien bzw. Epilepsiesyndromen möglichen Operationsverfahren gibt Tab. 20.**12**. Die Risiken der einzelnen Operationsverfahren müssen genau beachtet werden.

Bleibende operative Komplikationen der Epilepsiechirurgie sind selten. Weniger als 5% der Patienten bekommen ein neurologisches postoperatives Defizit, das in der Regel innerhalb der nächsten Monate wieder verschwindet. Die Temporallappenresektion ist häufig mit Defekten im kontralateralen superioren Quadranten des Gesichtsfeldes assoziiert, welche aber vom Patienten nicht bemerkt werden. Da die Gedächtnisfunktion im betroffenen Temporallappen gewöhnlich schon präoperativ erheblich gestört ist, ruft die Hippocampusresektion in der Regel keine neuen Defizite hervor, im Gegenteil, die Funktion der Gegenseite wird oft verbessert. Die anteromesiale Temporallappenresektion in der dominanten Hemisphäre kann allerdings Ausfälle des verbalen Gedächtnisses hervorrufen, die bei Personen mit hoher Intelligenz zu Problemen führen (Engel 1996).

Tabelle 20.12 Mögliche Operationsverfahren bei Epilepsien und Epilepsiesyndromen

Epilepsie bzw. Epilepsiesyndrom	Häufige Pathologie	Operationsverfahren
Epilepsie mit fokalen Anfällen temporalen Ursprungs	mesiale temporale Sklerose (Erwachsene), Tumoren, kortikale Dysplasien, arteriovenöse Malformationen, nichtläsional	anteromesiale temporale Resektion, selektive Amygdalohippokampektomie, Resektion des epileptogenen Areals
Epilepsie mit fokalen Anfällen extratemporalen Ursprungs	Tumoren, kortikale Dysplasien, Läsionen nach Infarkten/Ischämien oder Traumen,vaskuläre Malformationen, nichtläsional	Läsionektomie, Resektion des epileptogenen Areals
Epilepsien mit einfachen fokalen motorischen oder sensorischen Anfällen	kortikale Dysplasien, nichtläsional	läsionektomie, Resektion des epileptogenen Areals, multiple subpiale Transsektion
Epilepsien mit fokalen Anfällen bei ausgedehnten Läsionen	kortikale Dysplasien, vaskuläre Fehlbildungen, Porenzephalien, andere	lobäre und multilobuläre Resektionen, funktionelle Hemisphärektomie, Stimulation des N. vagus
Rasmussen-Syndrom	chronische Enzephalitis einer Hemisphäre	funktionelle Hemisphärektomie
Landau-Kleffner-Syndrom	keine	multiple subpiale Transsektion
West-Syndrom	kortikale Dysplasien, andere Pathologien, porenzephale Zysten	Läsionektomie, Resektion des epileptogenen Areals (unter intraoperativer Elektrokortigraphiekontrolle)
Gelastische Anfälle mit vorzeitiger Pubertät	hypothalamische Hamartome	Läsionektomie
Symptomatische generalisierte Epilepsien mit Sturzanfällen	diffuse Pathologie, verschiedene	Kallosotomie (vordere zwei Drittel)

Chirurgie des Temporallappens

Erwachsene mit komplexen fokalen Anfällen temporalen Ursprungs bilden die größte Gruppe der Patienten, die von einem epilepsiechirurgischen Eingriff profitiert. Die mesiale Temporallappensklerose, die bei Erwachsenen mit Temporallappenepilepsie in 50–60% der Fälle gefunden wird, ist im Kindesalter sehr viel seltener Ursache dieser Epilepsieform. Bei Kindern unter 12 Jahren sind kortikale Dysplasien und sehr langsam wachsende Tumoren (dysembryoplastische neuroepitheliale Tumoren, glioneurale Hamartome, Gangliogliome) die häufigsten neuropathologischen Befunde (Duchowny et al. 1992, Fish et al. 1993, Kotagel u. Lüders 1994, Paolicchi et al. 2000). Einige neuere MRT-Untersuchungen haben allerdings gezeigt, dass die Hippocampussklerose wahrscheinlich auch bei Kindern häufiger vorkommt als früher angenommen wurde (Grattan-Smith et al. 1993, Harvey et al. 1995).

Das chirurgische Vorgehen variiert von Zentrum zu Zentrum. Entweder wird der vordere Temporallappen en bloc mit Hippocampus und Amygdala (anteromesiale Lobektomie) reseziert oder es wird nur gezielt das Gewebe entfernt, das mittels intraoperativer Elektrokortikographie und Stimulationsmethoden als epileptogenes Areal identifiziert worden ist. Ein vergleichsweise kleinerer Eingriff stellt die selektive Amygdalohippokampektomie (Wieser 1991) dar. Die Temporallappenresektion wird bei Kindern im Vergleich zum Erwachsenenalter sehr viel seltener durchgeführt. Kinder erfüllen die Operationskriterien in der Regel erst ab dem Alter von 6–8 Jahren. Das Ergebnis der temporalen Resektionen bei Kindern und Jugendlichen entspricht dem der Erwachsenen (siehe weiter unten). Die Morbiditäts- und Mortalitätsrate der Temporallappenchirurgie liegt unter 5%.

Zahlreiche Berichte zeigen günstigere Ergebnisse der Temporallappenresektion, wenn die

Anfälle nur von einem Temporallappen ausgehen (Wyllie et al. 1989). Das Resultat der Temporallappenresektion ist besser, wenn Fieberkrämpfe der Temporallappenepilepsie vorangegangen sind, wenn eine Temporallappensklerose sicher nachgewiesen werden konnte, bei früher Epilepsiemanifestation und wenn die Resektion die Läsion und den umgebenden epileptogenen Kortex komplett umfasst (Spencer et al. 1984, Berger et al. 1991, Paolicchi et al. 2000).

Extratemporale Resektionen

Auch refraktäre fokale Epilepsien anderen als temporalen Ursprungs (überwiegend frontale Epilepsien) können operativ behandelt werden, wenn sie von einem strukturell oder funktionell eingrenzbaren epileptogenen Areal herrühren. Die häufigsten pathologischen Substrate der extratemporalen fokalen Epilepsien bei Kindern und Jugendlichen sind niedriggradige Tumoren, kortikale Dysplasien und vaskuläre Fehlbildungen (Bourgeois et al. 1999). Extratemporale Resektionen werden bei Kindern relativ häufiger durchgeführt als bei Erwachsenen. Je nach Ausmaß der Läsionen bzw. epileptogenen Zonen werden lobäre oder multilobäre Resektionen vorgenommen. Die Lokalisation des Ursprungs nicht temporaler Anfälle gestaltet sich schwieriger als die der temporalen Anfälle. Fokale Anfälle können in relativ stillen Zonen nicht temporaler Lappen entstehen, sich in die Temporallappen ausbreiten und dadurch den Charakter eines Temporallappenanfalls aufweisen.

In den älteren Serien operierter Kinder ergab die Entfernung der extratemporalen Läsionen bezüglich der Anfallsfreiheit um 10–20% schlechtere Ergebnisse als die der temporalen (Adelson et al. 1992, Morrison et al. 1992, Fish et al. 1993), in den jüngeren Serien aber ebenso gute Ergebnisse wie bei den Temporallappenresektionen (Wyllie et al. 1998, Mathern et al. 1999, Bourgeois et al. 1999, Paolicchii et al. 2000). Entscheidend für den Operationserfolg war die möglichst vollständige Entfernung des epileptogenen Areals. Die größeren Schwierigkeiten bei der eindeutigen Korrelation von Anfällen und Ursprungsort in den früheren Serien führten wahrscheinlich zu den schlechteren Operationsergebnissen. In einem Teil der Fälle mussten Zweitoperationen durchgeführt werden. Kortikale Dysplasien bedingen eine etwas schlechtere Langzeitprognose (Nachbeobachtung 5 Jahre oder länger) als andere fokale Läsionen (Mathern et al. 1999).

Hemisphärektomien

Krynauw berichtete 1950 über eine signifikante Verbesserung bei 12 von 18 Patienten mit Hemiplegie und Epilepsie durch die totale Hemisphärektomie. Um die sich in der Folgezeit beobachteten Langzeitkomplikationen dieser Operation (Hämosiderose mit obstruktivem Hydrozephalus, Blutung in die Hemisphärektomiehöhle und Verschiebungen des Hirnstamms) zu vermeiden, wurde das operative Vorgehen später modifiziert. Heute wird entweder eine Hemikortektomie durchgeführt, oder es werden lediglich der zentroparietale und temporale Lappen entfernt und der frontale und okzipitale Pol zwar isoliert, aber in situ belassen. Diese sog. funktionelle Hemisphärektomie wird heute bei Patienten eingesetzt, bei denen es auf dem Boden einer einseitigen strukturellen Läsion in Verbindung mit einer therapieresistenten Epilepsie zu einer Halbseitenlähmung und dem Verlust der gleichseitigen Handfunktion gekommen ist. Kandidaten für eine solche Operation sind Patienten mit einer Läsion durch Infarkte oder Ischämien, mit einer Rasmussen-Enzephalitis, einem Sturge-Weber-Syndrom, einer Hemimegalenzephalie, Schizenzephalie oder anderen sehr ausgedehnten Läsionen. Auch bei therapieresistenten BNS-Krämpfen mit einseitig hemisphärischen Läsionen wurde diese Operation in Einzelfällen angewandt (Chugani et al. 1990). Wenn bei einem solchen Patienten bilaterale Spikes nachgewiesen werden, muss sichergestellt werden, dass die epileptogene Aktivität in der betroffenen Hemisphäre beginnt und sich sekundär in die andere gesunde Hemisphäre ausbreitet.

Die Ergebnisse dieser sog. funktionellen Hemisphärektomie sind sehr günstig, 55–80% der Patienten profitieren hiervon (Wilson 1970, Vining et al. 1990, Carson et al. 1996, Peacock et al. 1996, Holthausen et al. 1997). Beim Rasmussen-Syndrom führte die funktionelle Hemisphärektomie zu einer Anfallsfreiheit bei 64% der Patienten und zu einer Anfallsminderung bei weiteren 26% (Villemure et al. 1991, Villemure u. Ramussen 1993). Die meisten Patienten erreichen durch diese Operation eine erhebliche Verbesserung ihrer intellektuellen Kapazität und ihrer psychosozialen Anpassung.

Korpuskallosotomie

In den 70-er Jahren wurde dieses Verfahren als Alternative zur Hemisphärektomie bei Kindern und Jugendlichen angewandt (Lussenhop et al. 1970). Bei dieser Operation wird kein Gewebe entfernt, sondern das Corpus callosum wird teilweise oder total durchtrennt. Dadurch wird die Ausbreitung der epileptischen Aktivität von einer Hemisphäre in die andere unterbunden. Mit der Durchtrennung der vorderen zwei Drittel des Corpus callosum kommt es zur Unterbrechung der Verbindungen zwischen den primären und supplementär-motorischen Arealen des Frontalhirns sowie zwischen den Temporallappen. Bei der totalen Korpuskallosotomie werden zusätzlich noch die Fasern zwischen den Parietal- und Okzipitallappen durchtrennt.

Bei Patienten mit sehr zahlreichen atonischen und tonischen Anfällen, insbesondere beim Lennox-Gastaut-Syndrom, die zu häufigen und schweren Stürzen führen, kann die Durchführung dieser palliativen Operation erwogen werden. Durch dieses Vorgehen kann zwar nur bei wenigen Patienten (weniger als 10%) Anfallsfreiheit erreicht werden, aber in bis zu etwa 80% der Fälle (in kleinen Serien bis 100%) kann mit einer mehr als 50%igen Abnahme der Anfallsfrequenz, vor allem der atonischen und tonischen Anfälle, die mit Stürzen einhergehen, gerechnet werden (Wyllie 1991, Cendes et al. 1993, Engel et al. 1993, Reutens et al. 1993). Ein Diskonnektionssyndrom mit Einschränkung oder Verlust der Spontansprache (Mutimus) sowie Apraxie des linken Armes und Beines mit oder ohne Neglekt der linken Körperhälfte ist meist eine passagere Komplikation für einige Tage oder Wochen. Infektionen und Infarkte des ZNS, eine Zunahme fokaler Anfälle sowie permanente Sprachstörungen sind mögliche Komplikationen dieser Operation.

Multiple subpiale Transsektionen

Neuerdings wird die Methode der multiplen subpialen Transsektion empfohlen, wenn die Exzision des epileptogenen Herdes zu risikoreich oder unmöglich ist (z. B. im motorischen Kortex oder im Sprachzentrum). Die multiple subpiale Transsektion nutzt die Organisation des Kortex in Säulen aus, in denen die Bahnen vom Kortex zu den tiefen Strukturen verlaufen. Die epileptische Aktivität tendiert dazu, sich in der grauen Substanz des Kortex nach lateral auszubreiten. Um diesem Vorgang entgegenzuwirken, werden multiple parallele Schnitte senkrecht oder schräg zueinander unterhalb der Pia mater durchgeführt, dabei bleibt die Gefäßversorgung erhalten. Mit Hilfe der intraoperativen Elektrokortikographie kann man den Operationserfolg, nämlich das Verschwinden der epileptischen Potenziale, direkt nachweisen (Sahwney et al. 1995, Smith 1998).

Besonders gute Ergebnisse mit dieser Methode werden für das Landau-Kleffner-Syndrom berichtet. Ohne permanente neurologische Ausfälle zu induzieren, hätten etwa 50% der Patienten eine altersentsprechende Sprache wiedererlangt und bei weiteren 30% sei noch eine erhebliche Besserung erreicht worden (Morrell et al. 1995).

Stimulation des Nervus vagus

Die Stimulation des N. vagus erfordert die subkutane Implantation eine elektrischen Stimulators mit Batterie an der vorderen Thoraxwand. Um den linken N. vagus wird im Halsbereich eine Elektrode implantiert. Die zur Elektrode fließenden stimulierenden Ströme werden mittels eines Computers gesteuert. Stromstärke, Signalfrequenz, Impulsdauer und On-/Off-Zeit können reguliert werden, das Gerät kann auch vom Patienten während einer Aura mit einem speziellen Magneten aktiviert werden. Durch eine intermittierende Vagusstimulation kann die Anfallsfrequenz gesenkt werden. Einige Patienten klagen über lokale Schmerzen oder unangenehme Empfindungen, durch die Beteiligung des N. recurrens kann sich die Stimmlage ändern. Über Dyspnoe, Übelkeit und Durchfall wurde berichtet, nicht aber über Veränderungen der Herzfrequenz. Die Methode wird vor allem zur Behandlung von therapieresistenten fokalen Epilepsien eingesetzt, die anderweitig nicht operiert werden können, daneben auch zur Behandlung von Kindern mit epileptischen Enzephalopathien (Schachter u. Saper 1998).

Von 440 Erwachsenen (zusammengefasst aus 5 Studien) mit Vagusnervstimulation zeigten nach einem Jahr 37%, nach 2 Jahren 43% und nach 3 Jahren ebenfalls 43% eine mehr als 50%ige Anfallsreduktion (Morris et al. 1999). Die häufigsten Nebenwirkungen nach 1 Jahr waren

Heiserkeit (28%) und Parästhesien (12%), diese nahmen in der darauf folgenden Zeit ab. Nach 3 Jahren war das Gerät bei 28% der Patienten wieder entfernt worden. In einer Studie mit 16 Kindern mit therapierefraktärer Epilepsie erbrachte die Vagusnervstimulation bei etwa 40% eine mehr als 50%-ige Anfallsreduktion und bei einem Kind Anfallsfreiheit (Lundgren et al. 1998). Von 16 Kindern mit einer epileptischen Enzephalopathie (10 Kinder mit Lennox-Gastaut-Syndrom, 2 Kinder mit maligner myoklonischer Epilepsie des frühen Kindesalters, 2 Kinder mit myoklonisch-astatischer Epilepsie) kam es lediglich bei 4 Kindern (27%) zu einer Anfallsreduktion von mehr als 50% (Parker et al. 1999).

Ergebnisse nach epilepsiechirurgischen Eingriffen

Das Hauptziel der Epilepsiechirurgie ist die Anfallsfreiheit oder eine weitgehende Anfallsreduktion. Bei der Bewertung des Operationserfolgs sind aber neben Frequenz und Schwere der Anfälle auch Variablen der kognitiven, psychischen, emotionalen und sozialen Funktionen zu berücksichtigen. Zur Beurteilung der operativen Ergebnisse wird am häufigsten die Klassifikation nach Engel benutzt, diese zeigt Tab. 20.**13**. Obwohl einige Elemente dieser Skala (z. B. „beeinträchtigende Anfälle", „klinisch bedeutsame Anfallsreduktion") etwas vage gefasst sind, hat sie sich doch weltweit durchgesetzt.

Operationsergebnisse bei Erwachsenen

Umfangreiche Informationen zu den Operationsergebnissen liegen vor allem für operierte Erwachsene vor, vergleichsweise noch wenige für das Kindesalter. In den publizierten zusammenfassenden Daten sind auch einige Kinder und Jugendliche eingeschlossen. Eine Metaanalyse von 30 Studien aus den Jahren 1987–1996 mit insgesamt 1651 operierten Patienten erbrachte nach der Engel-Klassifikation folgende Resultate (Spannweite jeweils in Klammern): 59% (29–88%) erfüllten die Kriterien der Klasse 1, 14% (0–28%) der Klasse 2, 15% (0–40%) der Klasse 3 und 12% (0–26%) der Klasse 4 (Schmidt u. Elger 1999). Werden nur die 8 Studien mit einer mittleren Nachuntersuchungszeit von 5 Jahren berücksichtigt, so beträgt der Prozentsatz entsprechend den Kriterien der Klasse 1 54% (Spannweite 29–73%).

Tabelle 20.**13** Revidiertes Klassifikationssystem der postoperativen Anfallskontrolle nach Engel (1993)

Klasse 1: frei von beeinträchtigenden Anfällen: A. völlige Anfallsfreiheit B. nicht beeinträchtigende einfache fokale Anfälle C. einige beeinträchtigende Anfälle, aber seit mindestens 2 Jahren völlig frei von beeinträchtigenden Anfällen D. generalisierte Anfälle nur nach Absetzen der Antiepileptika
Klasse 2: seltene beeinträchtigende Anfälle (fast anfallsfrei): A. initial frei von beeinträchtigende Anfällen, jetzt seltene Anfälle B. seltene beeinträchtigende Anfälle seit der Operation C. mehr als seltene beeinträchtigende Anfälle, aber seit mindestens 2 Jahren nur seltene beeinträchtigende Anfälle D. ausschließlich nächtliche Anfälle
Klasse 3: wesentliche Besserung1): A. wesentliche Anfallsreduktion B. länger dauernde anfallsfreie Intervalle, die mehr als die Hälfte der Nachbeobachtungszeit ausmachen, nicht kürzer als 2 Jahre
Klasse 4: keine bedeutsame Verbesserung: A. keine signifikante Anfallsminderung B. keine erfassbare Änderung C. Anfallsverschlechterung

[1)] Diese Bewertung erfordert eine quantitative Analyse des Prozentsatzes der Anfallsreduktion, der kognitiven Funktionen und der Lebensqualität

Die Ergebnisse sind abhängig von dem Operationsverfahren. Engel (1996) berichtete über die Resultate von 8234 chirurgischen Eingriffen, die zwischen 1985 und 1990 in 107 Epilepsiezentren vorgenommen wurden (Tab. 20.**14**).

Die Prognose bezüglich Lebensqualität und Arbeitsfähigkeit ist sehr günstig, wenn die Patienten durch die Operation ganz anfallsfrei werden. Die Nachuntersuchung von jungen Erwachsenen, die nach der Operation keine Anfälle mehr hatten, zeigte eine ganz erhebliche Verbesserung ihrer psychosozialen Situation (Seidman-Ripley et al. 1993, Chovaz et al. 1994). Vorteile bringen die neu erworbene Unabhängigkeit, die größeren Berufschancen und das Mehr an sozialer Freiheit. Ein Teil der Patienten gewinnt allerdings nicht durch die Operation (Guldvog et al. 1991, Vickerey et al. 1995). An der bleibenden schlechten psychosozialen Adaptation einer Reihe operierter Patienten ist wahrscheinlich eine erlernte Hilflosigkeit schuld, die von diesen Patienten nicht aufgegeben wird (Chovaz et al. 1994).

Bei einem Teil der operierten Patienten persistieren die Krampfanfälle oder es treten erneut Krampfanfälle auf. Je nach Epilepsieform und Operationsverfahren sind 20–60% der operierten Patienten davon betroffen. Wenn die Krampfanfälle rekurrieren, geschieht dieses fast immer im ersten postoperativen Jahr, wobei die Wahrscheinlichkeit der Persistenz dieser Anfälle hoch ist. Nach extratemporalen Resektionen wieder auftretende Anfälle sind häufiger therapieresistent als rekurrierende Anfälle nach temporalen Resektionen (Wingkun et al. 1991).

Es gibt kaum Untersuchungen zu der Frage, wann die Antiepileptika bei operierten anfallsfreien Patienten abgesetzt werden können. Die Ergebnisse einer prospektiven Studie haben gezeigt, dass es ratsam sein kann, die Antiepileptikatherapie über die häufig vorgeschlagenen 2 Jahre der Anfallsfreiheit hinaus fortzusetzen. Bei 210 Patienten, die postoperativ anfallsfrei geworden waren, wurden die Antiepileptika entweder weitergegeben, reduziert oder abgesetzt (Schiller et al. 2000). Nach 2 bzw. 5 Jahren waren bei nur 3% bzw. 7% von 30 Patienten, bei denen die Therapie unverändert fortgeführt worden war, wieder Anfälle aufgetreten, während die entsprechenden Raten 14% bzw. 36% bei den 84 Patienten betrugen, bei denen die Antiepileptika ganz abgesetzt worden waren. Faktoren wie fokale Pathologie, Ausmaß der Resektion, postoperatives EEG und Dauer der Anfallsfreiheit nach dem Eingriff hatten keinen prädikativen Wert.

Ergebnisse bei Kindern und Adoleszenten

Zunehmend werden auch Kinder epilepsiechirurgisch behandelt. Die chirurgische Therapie wurde lange Zeit als Ultima Ratio in verzweifelten Situationen angesehen. Gerade bei Kindern in den ersten Lebensjahren hat eine therapieresistente Epilepsie mit zahlreichen Anfällen häufig schwerwiegende kognitive und soziale Auswirkungen, die Entwicklung dieser Kinder sistiert in der Regel. Ursachen solcher katastro-

Tabelle 20.**14** Ergebnisse der chirurgischen Behandlung von Epilepsien, weltweit für die Jahre 1986—1990 (nach Engel 1996)

Chirurgisches Verfahren	Patientenzahl	Ergebnisse in % Anfallsfrei	Wesentliche Besserung	Keine Besserung
Temporallappenresektion:				
• Anteriore Lobektomie	3579	67,9	24,0	8,1
• Amydalohippokampektomie	413	68,8	22,3	9,0
Neokortikale Resektion	605	45,1	35,2	19,8
Läsionektomie	293	66,6	21,5	11,9
Hemisphärektomie	190	66,6	21,5	11,9
Multilobuläre Resektion	166	45,2	35,5	19,3
Kallosotomie	563	7,6	60,9	31,4

phal velaufender Epilepsien sind vor allem ausgedehnte fokale kortikale Dysplasien, niedriggradige Tumoren, Narben nach Infarkten oder Ischämien, das Sturge-Weber-Syndrom, die Hemimegalenzephalie, ausgedehnte Porenzephalien und die Rasmussen-Enzephalitis. Wenn ersichtlich ist, dass durch konventionelle Methoden keine Besserung eintreten wird, sollte man frühzeitig prüfen, ob die Epilepsiechirurgie nicht eine Alternative darstellt.

Verschiedene jüngere Operationsserien haben gezeigt, dass die Ergebnisse der Epilepsiechirurgie bei Kindern und Jugendlichen denen der Erwachsenen entsprechen (Wyllie et al. 1998, Mathern et al. 1999). Diese Ergebnisse wurden erst durch den Einsatz der modernen bildgebenden Verfahren mit genauer Lokalisation der strukturellen Ursachen ermöglicht. Anders als bei Erwachsenen spielt die Hippocampussklerose als Operationsindikation aber nur eine untergeordnete Rolle, bei Kindern und Jugendlichen herrschen kortikale Dysplasien, niedriggradige Tumoren oder sekundäre Läsionen vor. Etwa 65–75% der Kinder mit Temporallappenepilepsien oder Epilepsien bei extratemporalen fokalen Läsionen werden durch die Chirurgie anfallsfrei (Mizrahi et al. 1990, Adelson et al. 1992, Duchowny et al. 1992, Keene et al. 1997, Whyllie et al. 1998, Mathern et al. 1999, Bourgeois et al. 1999) und etwa 55–80% nach Hemisphärektomien wegen Rasmussen-Enzephalitis, Sturge-Weber-Syndrom oder Läsionen nach Ischämie bzw. Infarkt mit infantiler Hemiplegie (Wilson 1970, Carson et al. 1996, Peacock et al. 1996, Holthausen et al. 1997, Mathern et al. 1999). Die Untersuchung der Prädiktoren der Anfallsfreiheit bei 75 Kindern unter 12 Jahren in einer retrospektiven Analyse ergab, dass die Vollständigkeit der Resektionen der einzige zuverlässige Prädiktor war, Alter bei Beginn der Epilepsie, Dauer der Epilepsie, Vorhandensein kognitiver Beeinträchtigung, Nachweis einer Läsion, Ursprungsort der Anfälle und Histopathologie der Läsion hatten keinen Vorhersagewert (Paolicchi et al. 2000).

Die guten Ergebnisse der modernen Epilepsiechirurgie bei Kindern und Jugendlichen sollen anhand von 2 umfangreichen Patientenserien belegt werden. Die Analyse der Ätiologie der Epilepsien von 120 operierten Kindern (3 Monate bis 12 Jahre alt) bzw. Jugendlichen (13–20 Jahre alt) zeigte, dass niedriggradige Tumoren (37%) und kortikale Dysplasien (26%) die häufigsten Ursachen waren, mit Abstand folgte dann die Hippocampussklerose (15%), die bei Erwachsenen der häufigste Grund für eine Operation darstellt (Wyllie et al. 1998). Eine temporale Resektion war bei etwa der Hälfte der Kinder und Adoleszenten durchgeführt worden, die übrigen Eingriffe verteilten sich auf extratemporale und multilobuläre Resektionen sowie Hemisphärektomien. Bei Kindern unter 2 Jahren machten diese Operationen allerdings 90% aller Eingriffe aus. Anfallsfreiheit wurde bei 68% der Kinder und 69% der Adoleszenten erreicht. Die Ergebnisse waren unabhängig vom Lebensalter. Nach extratemporalen bzw. multilobulären Resektionen war der Prozentsatz anfallsfreier Patienten geringer als nach temporalen (54% vs. 78%), was für beide Altersgruppen gleichermaßen zutraf.

In einer weiteren Studie von 135 Kindern und Jugendlichen, die bis zum Alter von 20 Jahren operiert worden waren, wurde angegeben, dass anders als in der zuvor beschriebenen Serie von Wyllie et al. (1998) kortikale Dysplasien das häufigste neuropathologische Substrat (37%) waren, in der übrigen Gruppe rangierten Läsionen nach Ischämie bzw. Hirninfarkt noch vor den Tumoren (Mathern et al. 1999). Die am häufigsten angewendete Operationsmethode war die Hemisphärektomie (42%), gefolgt von der Lobektomie (28%). In der Gruppe von 31 Patienten mit Temporallappenepilepsien befanden sich lediglich 13 Personen, die ausschließlich eine Hippocampussklerose hatten. Das jüngste operierte Kind mit einer Temporallappensklerose war 5 Jahre alt. Die Langzeitbeobachtung nach 5 Jahren ergab, dass die Kinder und Jugendlichen mit kortikalen Dysplasien wieder mehr Anfälle hatten als die übrigen Gruppen. Diese Anfälle waren aber weniger schwer ausgeprägt als vor der Operation (Mathern et al. 1999).

Postoperativ kommt es nicht selten in Verbindung mit einer dramatischen Anfallsreduktion oder dem Verschwinden der Anfälle zu einem deutlichen Entwicklungsfortschritt (Engel 1996). Dieses trifft vor allem für einige Kinder mit therapieresistenten fokalen Anfällen zu, bei denen es in Verbindung mit einer hohen Anfallsfrequenz zu einem starken mentalen Abbau gekommen war. Kürzlich wurde der Einfluss der temporalen Lobektomie auf die intellektuelle Funktion bei 82 Kindern aus 8 verschiedenen Epilepsiezentren untersucht (Westerveld et al. 2000). Nach der Operation wurde für die Gesamtgruppe keine Abnahme des IQ festgestellt. Von der

Gesamtgruppe zeigten 16% eine verbesserte nichtverbale kognitive Funktion, lediglich 2% eine Verschlechterung. Auch nach einer linksseitigen Lobektomie erlitten sie keinen Verlust verbaler Funktionen.

Ergebnisse bei Kindern unter 3 Jahren

Da die Anfallssemiologie in dieser Altersgruppe (häufiger generalisierte Anfälle in Form des motorischen Arrests, von Automatismen, generalisierter tonischer Versteifung oder BNS-Krämpfen als fokale Anfälle) und das EEG häufig nicht eindeutig auf die epileptogene Zone hinweisen, gewinnen die bildgebenden Verfahren MRT und PET eine besondere diagnostische Bedeutung. Subdurale EEG-Ableitungen werden als notwendig erachtet, wenn die bildgebenden Verfahren normal ausfallen oder nur eine ungenaue Lokalisation gestatten (Duchowny et al. 1998).

Bei den Kindern in den ersten Lebensjahren wirken sich häufig auftretende, nicht medikamentös behandelbare Epilepsien besonders negativ auf mentale Funktionen, Verhalten und soziale Adaptation aus (katastrophale Epilepsien). Auf der anderen Seite führt die Plastizität des sich noch entwickelnden Gehirns dazu, dass Entwicklungsdefizite z. T. wieder aufgeholt werden können, wenn es frühzeitig gelingt, die strukturellen Ursachen zu beseitigen (Chugani u. Müller 1999). Dies belegen die Verläufe nach kortikalen Resektionen und Hemisphärektomien, die wegen der verschiedenen, oben genannten Ursachen durchgeführt wurden. In kleinen Serien mit bis zu 30 operierten Kindern konnte in etwa 70% der Fälle Anfallsfreiheit oder eine wesentliche Besserung (Klasse 1 und 2 nach Engel) erzielt werden (Wyllie 1996, Duchowny et al. 1998, Sugimoto et al. 1999).

Komplikationen der Operationen bei Kindern und Jugendlichen

Die Epilepsiechirurgie bei Kindern und Adoleszenten ist mit einigen akuten Komplikationen verbunden. Perioperative Todesfälle kommen in bis zu 6% der Fälle vor, außerdem Wundinfektionen in bis zu 4,5%, Blutungen in 3% und tiefe Venenthrombosen in 1% (Duchowny et al. 1998, Wyllie et al. 1998, Mathern et al. 1999).

21 Kognition und Verhalten bei Kindern und Jugendlichen mit Epilepsien

Unter kognitiver Kompetenz versteht man die Fähigkeit, Informationen aus der Umwelt adäquat zu verarbeiten und das Verhalten flexibel daran anzupassen. Sie schließt die Fähigkeiten ein, die Aufmerksamkeit zu lenken, Informationen zu speichern (Gedächtnisfunktionen) und Probleme zu lösen. Sie ermöglicht das Verstehen und Bilden von Regeln sowie die Abschätzung der Konsequenzen künftiger Handlungen. Von den Kindern mit Epilepsien liegen vor allem Ergebnisse der IQ-Bestimmung vor. Mittels der standardisierten Intelligenztests [z. B. Bestimmung des Intelligenzquotienten (IQ) mit dem HAWIK für Kinder] wird ein Teil der kognitiven Fähigkeiten erfasst. Der detaillierten Erfassung der verschiedenen kognitiven Funktionen dienen eine Reihe neuropsychologischer Tests (Oxbury 1997).

Verhalten umfasst die autonomen Reaktionen und integrierten Reaktionen des Individuums in wechselnden Situationen einschließlich der Verarbeitung von Emotionen und der Herstellung und Aufrechterhaltung interpersonaler Beziehungen. Spezielle Testbatterien dienen der Erkennung von Verhaltensstörungen (Oxbury 1997).

Kinder und Jugendliche mit chronischen Epilepsien haben mehr kognitive Probleme und Verhaltensstörungen als gleichaltrige Gesunde oder Gleichaltrige mit anderen chronischen Krankheiten. Ein Teil der Kinder und Jugendlichen mit Epilepsien hat erhebliche Schulprobleme. Nicht leicht zu erklären ist die Diskrepanz zwischen den intellektuellen Fähigkeiten und den schlechteren, diesen Fähigkeiten nicht entsprechenden Schulleistungen von Kindern mit Epilepsien im Vergleich zu Kontrollgruppen (Seidenberg et al. 1986, Aldenkamp et al. 1990, Sturniolo u. Galletti 1994). Verhaltensauffälligkeiten wie motorische Unruhe, Konzentrationsstörungen und verstärkte Impulsivität tragen ebenso wie emotionale und psychische Probleme (geringe Motivation, geringer Selbstwert) zu den Lernschwierigkeiten und damit schlechteren Schulleistungen bei (Sturniolo u. Galletti 1994, Shalev et al. 1995). Auch die zu geringen Erwartungen der Eltern und Lehrer an die intellektuellen Fähigkeiten der Kinder werden dafür verantwortlich gemacht (Hartlage u. Green 1972, Matthews et al. 1982, Ziegler 1985, Rodin et al. 1986). Verschiedene Ursachen kommen in Frage, die in der Krankheit Epilepsie und in den Eigenschaften des Betroffenen begründet sind. Wiederholt auftretende Anfälle aktivieren homöostatische Mechanismen, welche die epileptischen Ereignisse beenden, der Ausbreitung epileptischer Aktivität entgegenwirken und den interiktalen Zustand aufrecht erhalten. Als Nebenwirkung dieser Schutzmechanismen können aber Beeinträchtigungen von kognitiven Fähigkeiten und Verhalten auftreten (Engel et al. 1991).

Im Verlauf einer chronischen Epilepsie sollten wiederholt Kognition und Verhalten untersucht werden, um das Ausmaß der Probleme der Kinder und Jugendlichen zu erkennen. Die Ergebnisse dieser Untersuchungen helfen bei den Therapieentscheidungen, insbesondere auch im Hinblick auf einen epilepsiechirurgischen Eingriff, und sie dienen dem Verständnis der emotionalen und psychosozialen Probleme sowie der Erziehungs-, Verhaltens- und Schulschwierigkeiten. Sie sind die Grundlage angemessener Interventions- und Behandlungsmaßnahmen.

Kognition und Epilepsie

Wenn auch die IQ-Verteilungskurve von Kindern mit Epilepsien als Gruppe in Richtung niedrigerer Werte verschoben ist, so ist doch unstreitig, dass die weit überwiegende Zahl aller Kinder und Jugendlichen mit Epilepsien über eine der allgemeinen Bevölkerung vergleichbare Intelligenz verfügt (Farwell et al. 1985, Ellenberg et al. 1986).

Es gibt keinen Anhalt dafür, dass einzelne, selten auftretende und kurz dauernde Anfälle die kognitiven Funktionen beeinträchtigen, bei Kindern und Jugendlichen mit chronischen Epilepsien wurden aber häufig Defizite nachgewiesen. Zahlreiche Untersuchungen sprechen dafür, dass etwa ein Viertel bis die Hälfte der Kinder mit Epilepsien komplex miteinander verbundene kognitive Defizite, Schulleistungsprobleme und Verhaltensstörungen aufweisen. Bis zu einem Viertel der Kinder benötigt eine spezielle Beschulung (Besag 1994).

Art der kognitiven Defizite

Zu den häufigsten Problemen gehören Aufmerksamkeits- und Konzentrationsstörungen. Meist sind diese Auffälligkeiten noch mit einer Hyperaktivität verbunden, wobei dann vor allem Jungen betroffen sind. Außerdem haben spezielle Tests erkennen lassen, dass die Ausführung (Geschwindigkeit) motorischer Aufgaben, die Verarbeitung komplexer Informationen, die visuell-räumliche Wahrnehmung, das verbale und visuelle Gedächtnis, die Sprachfunktionen und die mathematischen Fähigkeiten beeinträchtigt sein können (Stores et al. 1978, Alpherts u. Aldenkamp 1990, Mitchell et al. 1991a,b, Besag 1994).

Mittels einer epidemiologischen Studie in einem umgrenzten geographischen Gebiet (Isle of Wright) wurde bei etwa 10 Jahre alten Kindern mit Epilepsien als Hauptdefizit eine Leseschwäche gefunden (Rutter et al. 1970). In anderen Untersuchungen wurde deutlich, dass die Leseschwäche vor allem bei Jungen in Verbindung mit persistierenden fokalen Entladungen in der linken Hemisphäre auftrat (Stores u. Hart 1976).

In einer Studie mit 122 Kindern mit Epilepsien im Alter von 7–15 Jahren ohne mentale Retardierung wurden Worterkennung, Leseverständnis, Rechtschreibung und Rechnen untersucht (Seidenberg et al. 1986). Jungen erbrachten schlechtere Ergebnisse in der Rechtschreibung, im Leseverständnis und im Rechnen, Mädchen nur im Rechnen. Sowohl Jungen als auch Mädchen waren im Rechnen schlechter als im Lesen. Kinder mit Absencen und generalisierten tonisch-klonischen Anfällen waren besonders benachteiligt.

Teilleistungsstörungen

Ein großer Teil der Kinder mit Epilepsien weist eine Leistungsminderung unterschiedlicher Hirnfunktionen auf. Im deutschen Sprachraum hat sich der nur schlecht definierte Begriff „Teilleistungsstörungen“ eingebürgert, falls auf dem Hintergrund einer normalen Intelligenz Schwächen in bestimmten Bereichen besonders hervortreten. Dazu gehören Störungen des Sprechens und der Sprache, Störungen schulischer Fertigkeiten wie Lesen, Schreiben und Rechnen sowie motorischer Funktionen, die in ihrem Schweregrad nur leicht ausgeprägt sind (Mayer 1999). Daneben sind verschiedene kognitive Auffälligkeiten wie Störungen der Gestalterfassung und des Abstraktionsvermögens ebenfalls als Teilleistungsstörungen beschrieben worden. Wegen der uneinheitlichen Definitionen sind die Daten zur Häufigkeitsangabe sehr widersprüchlich. Als typische Teilleistungsstörungen werden die Lese- und Schreibschwäche (Legasthenie) und die Rechenschwäche (Dyskalkulie) angesehen.

Bei den benignen fokalen Epilepsien können Teilleistungsstörungen überzufällig häufig (in etwa 30% der Fälle) nachgewiesen werden. Bei den symptomatischen fokalen Epilepsien kommen sie am häufigsten vor (bei 69% der Patienten mit symptomatischen fokalen Epilepsien und sekundären Grand-Mal-Anfällen), insbesondere bei Patienten mit multifokalen EEG-Veränderungen (Mayer 1999).

Einflussfaktoren

Wenn bei Kindern oder Jugendlichen kognitive Störungen vorliegen, so können verschiedene Faktoren, entweder einzeln oder kombiniert, dafür verantwortlich gemacht werden: die zu Grunde liegende Hirnpathologie, die Eigenschaften der Epilepsien und der EEG-Befunde, die Nebenwirkungen der Antiepileptika sowie hereditäre Begabung und psychosoziale Faktoren. Die Beziehungen zwischen diesen Variablen und den kognitiven Funktionen ist sehr komplex. Dieses bedeutet, dass es in den meisten Fällen außerordentlich schwierig ist, die kognitiven Auswirkungen eines Faktors unabhängig von den übrigen zu untersuchen.

Tab. **21.1** gibt einen Überblick über die Faktoren, welche die kognitive Kompetenz beeinflussen können. Wegen der vielen verschiedenen Epilepsien bzw. Epilepsiesyndrome und der unterschiedlichen Ätiologien gibt es kein Epilepsie-spezifisches Muster der kognitiven Dysfunk-

Tabelle 21.1 Die kognitive Kompetenz von Patienten mit Epilepsien beeinflussenden Faktoren

Ätiologie der Epilepsien: • idiopathische gegenüber symptomatischen Epilepsien • Ursache der Hirnläsionen
Eigenschaften der Epilepsien: • Anfallsformen • spezielle Epilepsien und Epilepsiesyndrome • Alter bei Beginn der Epilepsie • Gesamtzahl der Anfälle, Anfallsfrequenz, fehlende Anfallskontrolle • Auftreten eines Status epilepticus
Auswirkungen interiktaler epileptiformer EEG-Veränderungen (Transitory Cognitive Impairment):
Einfluss der Therapie: • Alter bei Beginn der Therapie • Art und Zahl der angewendeten Antiepileptika • Dauer der Therapie
Hereditäre und psychosoziale Faktoren: • individuelle Begabung • Erziehung • Schulbildung • soziokultureller Hintergrund

tionen. Sie reichen von diskreten Abweichungen bis zur schweren globalen Retardierung.

Einfluss der Ätiologie der Epilepsien

Bei der Beurteilung der Auswirkungen von Epilepsien auf die kognitiven Funktionen muss auch die Ätiologie der Epilepsien berücksichtigt werden. Patientengruppen mit symptomatischen Epilepsien haben einen niedrigeren IQ als solche mit idiopathischen Epilepsien (Lennox 1942, Tarter 1972, Bourgeois et al. 1983, Sillanpää et al. 1998). Lennox fand, dass 26% von 449 Patienten mit strukturellen Läsionen ein intellektuelles Defizit aufwiesen, während dies nur bei 10% der 1456 Patienten ohne die Vorgeschichte einer Hirnschädigung der Fall war.

Neurometabolische Krankheiten, chronisch entzündliche Prozesse und Tumoren rufen unabhängig von der Epilepsie progrediente kognitive Defizite hervor. Auch in Verbindung mit einer Epilepsie bestimmen diese Ursachen entscheidend die kognitiven Funktionen der betroffenen Kinder. Es bleibt dabei unklar, in welchem Ausmaß die Epilepsie diese Funktionen zusätzlich stört.

Eigenschaften der Epilepsien

Es ist außerordentlich schwierig zu bestimmen, welche Rolle die epileptischen Anfälle bzw. die Epilepsien selbst unabhängig von ihrer Ätiologie, der Therapie und den individuellen hereditären und psychosozialen Faktoren des Betroffenen bei der Verursachung kognitiver Störungen spielen.

Im Rahmen der langjährigen Longitudinalstudie des National Collaborative Perinatal Project (NCPP-Studie, USA, 52360 Neugeborene umfassend) wurden bei 368 von 518 Kindern mit einem oder mehreren afebrilen Anfällen bis zum Alter von 7 Jahren wiederholt der IQ gemessen. Der mittlere IQ der Kinder mit Anfällen lag signifikant unter dem der Kinder ohne Anfälle (Ellenberg et al. 1986). Der Unterschied war aber nicht mehr nachweisbar, wenn man in der Gruppe mit Anfällen die Kinder mit neurologischem Defizit und mentaler Retardierung vor dem Auftreten der Anfälle herausnahm. Der Mittelwert des IQ von 98 Kindern mit einem oder mehreren afebrilen Anfällen war zwar etwas niedriger als der ihrer Geschwister ohne Anfälle, der Unterschied war aber nicht signifikant. Bei 62 Kindern konnte der IQ vor und nach dem Auftreten des ersten epileptischen Anfalls bestimmt werden. Bei diesen Kindern konnte keine Abnahme des IQ nach dem Anfall festgestellt werden. Die Autoren kamen zu dem Schluss, dass nicht die Anfälle, sondern die Vorschädigungen über die mentale Prognose entscheiden.

Von Piccirilli et al. (1994) wurde die benigne fokale Epilepsie des Kindesalters als ein geeignetes Modell angesehen, da keine Hirnschädigung und eine gute Prognose ohne und mit antiepileptischer Medikation vorliegt. Da der Patient und seine Angehörigen wissen, dass es sich um eine gutartige Epilepsie handelt, spielen negative soziale Einflüsse ebenfalls keine Rolle. In einem Test, mit dem Aufmerksamkeit und die Verarbeitung visuell-räumlicher Informationen untersucht wurden, zeigte sich, dass die Kinder mit einem linksseitigen epileptiformen Fokus ebenso gut wie die Kontrollkinder abschnitten, während die Patienten mit einem rechtsseitigen oder bilateralen Fokus schlechter abschnitten.

Auch einige Verlaufsbeobachtungen bei Kindern mit symptomatischer Epilepsie sprechen dafür, dass die epileptischen Anfälle selbst Ursache einer erheblichen Störung der kognitiven Funktionen sein können. Bei Kindern mit kongenitaler Hemiplegie war im Vergleich zu den Patienten ohne Epilepsie das Auftreten einer Epilepsie mit einer erheblichen Reduktion des IQ und Beeinträchtigung des Gedächtnisses verbunden, was nicht auf die mittels CT erfasste Größe und Seitenlokalisation der Läsionen bezogen werden konnte (Vargha-Khadem et al. 1992).

Bei Patienten mit tuberöser Hirnsklerose wurde festgestellt, dass epileptische Anfälle ein erhebliches mentales Entwicklungsrisiko darstellen, denn die Prognose bezüglich Kognition und Verhalten war erheblich besser, wenn keine Epilepsie assoziiert war. In der von Gomez (1979) publizierten Studie aus der Mayo-Klinik hatten von insgesamt 264 Patienten mit tuberöser Sklerose 229 epileptische Anfälle. Es zeigte sich, dass die Wahrscheinlichkeit der mentalen Subnormalität geringer war, wenn sich die Anfälle erst später im Verlauf des Lebens manifestierten und seltener auftraten.

Die Ergebnisse der Untersuchung sind in Tab. 21.**2** dargestellt.

Alter bei Beginn der Epilepsie

Junges Alter bei Beginn der Epilepsie wird als der stärkste Prädiktor kognitiver Dysfunktionen angesehen, sowohl bei Kindern mit generalisierten tonisch-klonischen Anfällen als auch bei fokalen Anfällen (Matthews et al. 1967, Dikman et al. 1975, Seidenberg 1989). Der Beginn von Anfällen in der frühen Kindheit erhöht das Risiko der Hirnschädigung, da es zu einer Interferenz der Anfälle mit einer in diesem Alter rasch fortschreitenden Hirnreifung kommt. Dieser Faktor erklärt möglicherweise die schlechte kognitive Prognose der im frühen Kindesalter auftretenden Epilepsiesyndrome wie dem West-Syndrom, der schweren frühkindlichen Grand-Mal-Epilepsie und dem Lennox-Gastaut-Syndrom. Auch wenn die betroffenen Kinder wieder anfallsfrei werden sollten, können die aufgetretenen Defizite in den späteren Lebensphasen nicht mehr kompensiert werden.

Anfallseigenschaften und Anfallsformen

Prodromi, Auren und die Anfälle selbst stören die Kognition (Besag 1994). Die stärksten Auswirkungen hat die postiktale Phase, welche die Wachheit und Aufmerksamkeit über mehrere Tage beinträchtigen kann (Baird et al. 1980, Dodrill u. Batzel 1986). Wenn ein Kind zahlreiche Anfälle hat, können die postiktalen Phasen eine beträchtliche Zeit ausmachen und das Lernen erheblich erschweren (Besag 1994).

Die Anfallsform ist ebenfalls eine Variable mit möglichen negativen kognitiven Auswirkungen. Sekundär generalisierte tonisch-klonische und komplexe fokale Anfälle sind wichtige Risikofaktoren (Baird et al. 1980). Bei Erwachsenen mit komplexen fokalen Anfällen wurden häufig herabgesetzte intellektuelle Leistungen gefunden (Tarter 1972), was aber bei Kindern nicht durch alle Untersuchungen bestätigt wurde (Farwell et al. 1985).

Einige Studien zeigten bei Kindern mit Absencen keine Auswirkungen auf die Intelligenz (Bourgeois et al. 1983, Cavazutti et al. 1984, Farwell et al. 1985), andere Studien, dass es auch dabei zur Beeinträchtigung von Kognition und Verhalten kommen kann, vor allem wenn die Absencen häufig auftreten oder persistieren (Sato et al. 1983, Seidenberg et al. 1986, Aldenkamp et al. 1996).

Gesamtzahl der Anfälle, Anfallsfrequenz, fehlende Anfallskontrolle

Es ist verständlich, dass lange Epilepsiedauer und fehlende Anfallskontrolle bedeuten, dass

Tabelle 21.**2** Mentale Funktion in Beziehung zu den epileptischen Anfällen bei Patienten mit tuberöser Hirnsklerose (Gomez 1979)

Mentale Funktion	Zahl der Patienten Ohne epileptische Anfälle	Mit epileptischen Anfällen	Summe
Normal	34	91	125
Subnormal	0	125	125
Unbekannt	1	13	14
Summe	35	229	264

sich im Laufe der Jahre zahlreiche Anfälle ereignen, was das Risiko kognitiver Ausfälle erhöht. In einigen Studien wurde auch eine Abhängigkeit der kognitiven Fähigkeiten von der Zahl der aufgetretenen Anfälle gefunden, und zwar sowohl bei generalisierten tonisch-klonischen Anfällen (Dodrill 1986) als auch bei komplexen fokalen Anfällen (Loiseau et al. 1983b, Farwell et al. 1985).

Status epilepticus

Ein einzelner, oder noch ausgeprägter, ein wiederholter Status epilepticus kann ganz erhebliche negative Auswirkungen auf die kognitiven Funktionen haben (Dodrill u. Wilensky 1990). Dieses gilt auch für den nicht konvulsiven Status epilepticus (Martins Da Silva 1995).

Spezielle Epilepsien und Epilepsiesyndrome

Den meisten Epilepsien kann man keine spezifischen kognitiven Dysfunktionen zuordnen, wobei aber diese Aussage insofern eingeschränkt werden muss, dass viele der einzelnen Epilepsiesyndrome bisher nicht detailliert untersucht wurden.

Relativ viele Ergebnisse liegen von Kindern mit Temporallappenepilepsien vor. Lindsay et al. (1979) untersuchten den IQ bei 100 Kindern mit Temporallappenepilepsien aus einer Gruppe von über 1000 Kindern mit Epilepsien und kontrollierten den IQ 10 Jahre später. Kinder mit einer Hirnschädigung waren eingeschlossen worden. Es zeigte sich, dass 27% einen IQ unter 90 aufwiesen. Bei einem Teil der Patienten mit Temporallappenepilepsien ist die Langzeitprognose nicht nur bezüglich der Anfallskontrolle, sondern auch hinsichtlich kognitiver Funktionen ungünstig. In einigen Fällen mit Hippocampussklerose sprechen die tierexperimentellen und klinischen Befunde dafür, dass die epileptischen Anfälle im Laufe der Zeit zu einer Zunahme der neuropathologische Veränderungen und einer weiteren Beeinträchtigung kognitiver Funktionen führen (Einzelheiten s. Kap. 12).

Einige wenige Epilepsiesyndrome sind durch bestimmte kognitive Ausfälle charakterisiert. Hierzu gehört das Landau-Kleffner-Syndrom, das durch eine auf einer erworbenen verbalen auditorischen Agnosie beruhenden rezeptiven und expressiven Aphasie und durch vor allem nächtlich auftretende, unilaterale oder bilaterale fokale Spike-Wave-Aktivität gekennzeichnet ist. Ein Viertel der Patienten hat keine epileptischen Anfälle. Es kommt zu einem raschen Abbau der Spontansprache, diese scheint mit dem Auftreten der nächtlichen fokalen epileptiformen Aktivität ausgestanzt zu werden. Besonders eindrücklich ist im Falle einer erfolgreichen Therapie der Wiedererwerb der Sprache bei diesen Patienten.

Ein weiteres Syndrom mit Verlust globaler kognitiver Fähigkeiten, insbesondere auch der Sprachfunktionen, stellt das ESES-Syndrom (Electrical Status Epilepticus During Sleep) dar. Während des Non-REM-Schlafs ist im EEG eine fast kontinuierliche Spike-Wave-Aktivität sichtbar, nicht jedoch im Wachen und im REM-Schlaf. Epileptische Anfälle treten häufig auf, aber nicht immer. Die Mehrzahl der Kinder ist vor dem Auftreten des Syndroms normal entwickelt.

Zu den Epilepsiesyndromen mit einem besonders hohen Risiko globaler kognitiver Einbußen gehören die sog. „malignen Epilepsien des Kindesalters", die vor allem mit einer erheblichen mentalen Retardierung einhergehen. Hierzu gehören das Othahara-Syndrom, das West-Syndrom, die maligne myoklonische Epilepsie des frühen Kindesalters und das Lennox-Gastaut-Syndrom.

Kognitive Auswirkungen interiktaler epileptiformer EEG-Veränderungen (Transitory Cognitive Impairment)

Auf der einen Seite wird eine klare Trennung zwischen dem sichtbaren, klinisch beschreibbaren epileptischen Anfall und den subklinischen epileptiformen EEG-Veränderungen, die nicht mit beobachtbaren Verhaltensänderungen einhergehen, angestrebt. Auf der anderen Seite wurde aber durch Verfeinerung der Untersuchungsmethoden deutlich, dass eine klare Trennung von klinisch und subklinisch nicht möglich ist. Zu Beginn der 80-er Jahre wurde von Aarts et al. (1984) der Begriff des Transitory Cognitive Impairment (TCI) als eine kurzzeitige Störung kognitiver Leistungen während subklinischer epileptiformer Entladungen geprägt. Eine Reihe neuropsychologischer Studien haben gezeigt, dass etwa 50% der Kinder mit Epilepsien eine solche Störung aufweisen (Tizard u. Margerison 1963, Aarts et al. 1984, Kasteleijn-Nolst Trenité et al. 1988, Aldenkamp et al. 1996). Die Testleistungen wurden je nach Dauer und Ausdehnung der EEG-Veränderungen unterschiedlich beeinflusst. Die Leistungsstörungen wurden häufiger bei generalisierten Epilepsien nachgewiesen als bei fokalen. Die Kinder mit vorwiegend linksseitigen epileptischen Potenzialen hatten schlechtere Leistungen in verbalen Tests, solche mit überwiegend rechtsseitigen Entladungen schlechtere Ergebnisse bei visuell-räumlichen Aufgaben. Hielten generalisierte 3/s-Spike-Wave-Entladungen länger als 3 s an, so waren die transienten kognitiven Störungen häufiger, als wenn diese kürzer dauerten (Aldenkamp et al. 1996). Es bleibt im Falle der länger als 3 s dauernden generalisierten Entladungen offen, ob es sich hier um kurz dauernde epileptische Anfälle oder um subklinische Aktivität handelt.

Welche Bedeutung den epileptogenen Potenzialen im EEG letztlich für die Entwicklung von Teilleistungsstörungen zukommt, ist umstritten. Man kann vermuten, dass die TCI diesen vorangehen, was aber empirisch nicht belegt ist. Für die Praxis ist aber anzustreben, dass in Verbindung mit dem EEG und Videomonitoring psychologische Tests bei den Kindern durchgeführt werden, die unerklärliche fluktuierende kognitive Defizite aufweisen.

In diesem Zusammenhang taucht sofort die weitergehende Frage auf, ob man Kinder mit TCI und Teilleistungsstörungen auch in den Fällen mit einem Antiepileptikum behandeln sollte, in denen bisher keine epileptischen Anfälle aufgetreten sind. Zur Beantwortung dieser Frage sind placebokontrollierte Therapiestudien notwendig. Bei einem einzelnen Kind mit Lernstörungen und stark ausgeprägten epileptiformen EEG-Veränderungen, aber ohne klinisch sichtbare Anfälle, führte die Behandlung mit Valproat, nicht aber Placebo, zum Verschwinden der EEG-Abweichungen und zur signifikanten Verbesserung seines IQ (Gordon et al. 1996b). Solange aber nicht genügend Ergebnisse aus kontrollierten Studien vorliegen, die belegen, dass durch die medikamentösen Behandlung Teilleistungsstörungen bzw. Lernstörungen verschwinden, sollte eher darauf verzichtet werden.

Einfluss der Therapie auf die kognitiven Funktionen

Sowohl durch die medikamentöse Therapie als auch die epilepsiechirurgische Therapie kann es zu erwünschten und unerwünschten Veränderungen der kognitiven Funktionen kommen.

Beeinflussung kognitiver Funktionen durch Antiepileptika

Im Laufe der letzten Jahrzehnte sind zahlreiche Studien zur Frage nach kognitiven Nebenwirkungen der Antiepileptika publiziert worden, wobei die Ergebnisse z.T. kontrovers ausfielen. Die Ergebnisse wurden in mehreren Übersichtsartikeln zusammengefasst und bewertet (Tarter 1972, Trimble 1990, Vermeulen u. Aldenkamp 1995, Bourgeois 1998b). Eine genauere Analyse der untersuchten Patientengruppen und des Studiendesigns ergibt, dass die Ergebnisse der meisten Studien aus methodischen Gründen nur mit äußerster Skepsis zu bewerten sind (Bourgeois 1998b). Ein entscheidender Nachteil vieler Studien ist beispielsweise, dass die Patientengruppen viel zu klein gewählt worden sind, um geringere Differenzen zu entdecken. Ein weiteres Problem sind Lerneffekte der Probanden durch das wiederholte Testen, die nur durch eine Kontrollgruppe ausgeschaltet werden können (Seidenberg et al. 1981, Aldenkamp u. Vermeulen 1995).

Eine Möglichkeit, die kognitiven Auswirkungen der Antiepileptika isoliert zu testen, ist die Untersuchung der Patienten nach einer längeren Zeit der Anfallsfreiheit vor und nach dem Absetzen der Antiepileptika. In einer Studie aus Holland wurden 83 Kinder mit Epilepsien vor und 4 Monate nach dem Absetzen im Vergleich zu gesunden Kontrollen getestet (Aldenkamp et al. 1998). Die Kinder selbst gaben an, nur weniger müde zu sein. Die Eltern berichteten über größere Wachheit und Aktivität der Kinder. Die Autoren zogen aus den Ergebnissen, dass nur eine Minderzahl kognitive Probleme hatte und dass diese auch nach dem Absetzen der Antiepileptika nachweisbar blieben, die Schlussfolgerung, dass die Lebensqualität entscheidend davon abhängig ist, ob die Kinder anfallsfrei sind oder nicht und nicht so sehr von der Medikation.

Unter den konventionellen Antiepileptika haben die Barbiturate und Benzodiazepine wahrscheinlich den größten negativen Effekt auf die Kognition. Wenn sich bei den anderen Antiepileptika die Dosierung im Standardbereich und die Serumkonzentrationen im therapeutische Bereich bewegen, ist in der Mehrzahl der Fälle mit keinen oder nur leichten kognitiven Nebenwirkungen zu rechnen (Trimble 1990). Valproat und

Phenytoin können in seltenen Fällen Ursachen einer progredienten Enzephhalopathie mit einer reversiblen Beeinträchtigung der kognitiven Funktionen sein. Untersuchungen zu den kognitiven Auswirkungen der neuen Antiepileptika (Felbamat, Gabapentin, Lamotrigin, Tiagabin, Topiramat, Vigabatrin) zeigen, dass mit Ausnahme des Topiramats keine negativen Veränderungen (Monaco 1996, Dodrill et al. 1997, Aldenkamp et al. 1997, Martin et al. 1999) zu erwarten sind.

Verbesserung kognitiver Funktionen durch die Antiepileptika

Durch die medikamentöse Therapie kann teilweise eine deutliche Verbesserung der kognitiven Funktionen erreicht werden. In mehreren Berichten wurde auf die ständige Verbesserung der Intelligenz und kognitiver Funktionen nach Erreichung der Anfallsfreiheit hingewiesen (Seidenberg et al. 1981, Rodin et al. 1986). Dieses gilt vor allem für Patienten mit nicht konvulsiven Anfällen, insbesondere mit Absencen (Mandelbaum et al. 1997).

Verschlechterung kognitiver Funktionen durch die Antiepileptika

Die gebräuchlichen Antiepileptika können Intelligenz und kognitive Funktionen in unterschiedlichem Ausmaß beeinträchtigen, wobei aber die Auswirkungen insgesamt lange Zeit überschätzt wurden. Nur bei genauer Untersuchung sind bei einem kleineren Teil der Kinder leichte Abweichungen nachweisbar (Trimble 1990). Zwischen den konventionellen Antiepileptika mit Ausnahme des Phenobarbitals scheinen keine großen Unterschiede zu bestehen (Vermeulen u. Aldenkamp 1995). In der Regel sind die Nebenwirkungen abhängig von Art und Dosis des Antiepileptikums, der Höhe der Serumkonzentrationen und der Zahl der gleichzeitig angewendeten Substanzen.

Im Rahmen einer Longitudinalstudie wurden 100 Schulkinder, die Carbamazepin, Valproat oder Phenytoin erhielten und mindestens 1 Jahr anfallsfrei gewesen waren, vor und nach dem Absetzen hinsichtlich Aufmerksamkeit, Informationsverarbeitung, Arbeitsgeschwindigkeit und Gedächtnis getestet. Nach dem Absetzen zeigte nur eine von 12 Testvariablen eine Verbesserung, wodurch belegt ist, dass die antiepileptische Therapie die kognitiven Funktionen dieser Kinder praktisch nicht beeinträchtigt hatte (Aldenkamp et al. 1993).

Ein entscheidender Faktor für kognitive Nebenwirkungen der Antiepileptika sind hohe oder toxische Serumkonzentrationen. Eine Studie der Nebenwirkungen von Antiepileptika an Kindern einer Sonderschule mit komplizierten Epilepsien ergab eine signifikante Herabsetzung der Intelligenz bei 1/6 der Kinder in Verbindung mit hohen Serumkonzentrationen von Phenobarbital, Primidon und Phenytoin (Corbett et al. 1985). Bei Erwachsenen wurde nachgewiesen, dass auch hohe Serumkonzentrationen von Valproat und Carbamazepin die kognitiven Funktionen durchaus negativ verändern können (Smith 1991).

Die Nebenwirkungen sind sehr viel seltener und geringer ausgeprägt, sofern sich die Serumkonzentrationen im therapeutischen Bereich bewegen. In einer Studie wurde gezeigt, dass auch Phenytoin nur geringe oder keine negativen Auswirkungen auf die Ergebnisse einer psychomotorischen Testbatterie hatte, falls die Kinder anfallsfrei waren und diese eine Monotherapie in niedrigen therapeutischen Dosen erhielten (Aman et al. 1994).

Veränderung der kognitiven Funktionen durch die Epilepsiechirurgie

Vor einem epilepsiechirurgischen Eingriff müssen bei Kindern mittels neuropsychologischer Tests dessen mögliche Auswirkungen auf die Kognition abgeschätzt werden. Die Ziele dabei sind:

- Bestätigung der Lokalisation und Lateralisation des epileptogenen Fokus,
- Prüfung des Risikos für das Gedächtnis, die Sprachfunktionen und andere kognitive Funktionen,
- Berücksichtigung von Aspekten der Rehabilitation und der künftigen Beschulung und Ausbildung.

Die Mehrzahl der Kinder und Jugendlichen, bei denen ein epilepsiechirurgischer Eingriff vorgenommen wurde, erlitten keine wesentliche Verschlechterung ihrer kognitiven Fähigkeiten, wobei aber über die Langzeitauswirkungen noch wenig bekannt ist (Oxbury 1997).

Verbesserung kognitiver Funktionen durch die Epilepsiechirurgie

Für einen negativen Einfluss schwer verlaufender Epilepsien auf Kognition und Verhalten spricht auch die Beobachtung, dass sich die Mehrzahl der Kinder und Jugendlichen mit einer massiven Läsion, bei denen die epileptogene Läsion chirurgisch entfernt wurde, in der darauf folgenden Zeit erheblich verbessert. Beispiele dazu bilden die beeindruckenden Entwicklungsfortschritte einzelner Kinder nach Hemisphärektomien wegen Rasmussen-Enzephalitis, Hemimegalenzephalie, Sturge-Weber-Syndrom oder anderer ausgedehnter Hirnfehlbildungen.

Über mögliche günstige neuropsychologische Auswirkungen der Korpuskallosotomie bei Kindern wurde ebenfalls berichtet (Lassonde et al. 1990). Die Autoren schlossen auf Grund mehrjähriger Nachtestungen, dass dieser Eingriff die motorischen, kognitiven und sozialen Funktionen verbesserte, falls auch die Anfallskontrolle verbesserte werden konnte.

Verschlechterung kognitiver Funktionen durch die Epilepsiechirurgie

Wenn eine anteriore Lobektomie des Temporallappens, welche gegenwärtig der häufigste Eingriff ist, bei Jugendlichen und Erwachsenen auf der sprachdominanten Seite durchgeführt wird, muss mit Defiziten des verbalen Gedächtnisses und der Benennung gerechnet werden (Helmstaedter et al. 1998). Die anteriore Lobektomie auf der nicht sprachdominanten Seite kann zu Störungen des visuell-räumlichen Gedächtnisses führen, die aber geringer ausgeprägt sind. Die selektive Amygdalohippokampektomie als ein weniger traumatisierendes Verfahren scheint zu geringeren Ausfällen zu führen (Oxbury et al. 1995).

Nach temporalen Lobektomien bei Kindern zeigten sich in mehreren Studien keine signifikanten Verschlechterungen der Intelligenzfunktionen (Meyer et al. 1986, Adams et al. 1990, Szabo et al. 1998, Williams et al. 1998, Wyllie 1998), jedoch berichteten einige Untersucher über Einbußen des Langzeitgedächtnisses (Adams et al. 1990, Szabo et al. 1998, Williams et al. 1998). Die postoperativen Ergebnisse nach der selektiven Amygdalohippokampektomie (transhippokampaler Zugang) bei 22 Kindern fielen im Vergleich dazu erheblich günstiger aus, denn die Gedächtnisfunktionen blieben stabil (Robinson et al., im Druck).

Einfluss hereditärer und psychosozialer Faktoren

Neben den hereditären Eigenschaften wie die individuelle Begabung beeinflussen die Erziehung, die Schulbildung und der soziokulturelle Hintergrund das Ergebnis kognitiver Leistungen, insbesondere auch der Intelligenztests. Die Auswirkungen psychosozialer Faktoren auf den Verlauf der Epilepsien werden im Kap. 22 dargestellt.

Progression der kognitiven Defizite?

Tierexperimente und klinische Langzeitbeobachtungen sprechen dafür, dass es sich bei vielen epilepsieassoziierten Phänomenen um dynamische Prozesse handelt. Bei den erworbenen Epilepsien findet sich häufig eine Latenzperiode von Monaten oder Jahren zwischen dem schädigenden Ereignis und dem Auftreten der Anfälle (Engel et al. 1991). Eine tatsächliche Regression mit Verlust schon erworbener Fähigkeiten ist ein eher seltenes Ereignis. Bei den Kindern mit Epilepsien und intellektuellen Defiziten ist eine Abnahme des IQ-Werts im Laufe der Zeit in den meisten Fällen nicht auf eine tatsächliche Regression, sondern auf eine verlangsamte Weiterentwicklung zurückzuführen, was zu einer zunehmenden Diskrepanz zwischen Entwicklungsalter und chronologischem Alter führt. Häufig sind diese Kinder auch schon vor der Manifestation der Epilepsie entwicklungsauffällig gewesen.

Die Vorstellung, dass mit der chronischen Epilepsie eine intellektuelle Verschlechterung einhergehe, beruhte vor allem auf der Beobachtung von institutionalisierten Patienten in den ersten 50 Jahren dieses Jahrhunderts, welche keinesfalls die Gesamtgruppe der Patienten mit Epilepsien repräsentierten (Tarter 1972). In einigen Untersuchungen wurde die Stabilität der kognitiven Funktionen im Verlauf der Epilepsie prospektiv überprüft (Bourgeois et al. 1983, Rodin 1986). Dabei stellte sich heraus, dass nur ein kleiner Teil der Kinder im Laufe der Zeit Einbußen der Kognition erlitt.

In einer Studie mit 72 Kindern wurde die psychometrische Testung innerhalb von 2 Wochen nach Diagnosestellung und dann in jährlichen Intervallen über 4 Jahre vorgenommen (Bourgeois et al. 1983). Als Kontrollen dienten 45 Geschwister ohne Epilepsie. Der Gesamt-IQ der Epilepsiegruppe blieb über die Zeit im Wesentlichen stabil, wobei aber der individuelle Wert bei 40% der Kinder um 10 Punkte oder mehr schwankte. Kinder mit symptomatischen Epilepsien und mehreren Anfallsformen hatten von vornherein einen niedrigeren IQ-Wert, dieser sank aber im Laufe der Zeit nicht weiter ab. Von den 72 Kindern zeigten 72% einen unveränderten Wert, bei 17% kam zu es zu einer IQ-Wertzunahme. Bei 11% der Kinder fand sich ein bleibender Abfall des IQ um 10 Punkte, was mit einer Reihe von Faktoren einherging: größere Häufigkeit toxischer Serumkonzentrationen, häufigere Einnahme mehrerer Antiepileptika, schwieriger zu behandelnde Anfälle, mehr Anfälle und Beginn ihrer Epilepsie in einem früheren Lebensalter. Diese Faktoren mit Ausnahme des letzten waren alle voneinander abhängig.

In einer weiteren, sehr viel länger fortgeführten longitudinalen Studie wurden 64 Kinder im Alter von 5–16 Jahren initial und dann wieder frühestens nach 5 Jahren psychologisch getestet (Rodin et al. 1986). Die individuellen IQ-Werte fluktuierten teilweise erheblich. Keine Änderungen des Mittelwerts des Gesamt-IQ, des verbalen IQ und des Handlungs-IQ wurden gefunden mit Ausnahme des Handlungsteils, der bei den Kindern mit nicht kontrollierten Epilepsien etwas abgesunken war. Bei den anfallsfreien Kindern wurde ein Anstieg des IQ bemerkt, bei den nicht anfallsfreien eine Abnahme. Etwa 28% der Kinder wiesen eine kontinuierliche Abnahme des IQ auf, was im Vergleich zu der Studie von Bourgeois et al. (1983) auf einen höheren Anteil schwierig zu behandelnder Epilepsien (40% gegenüber 18%) und die längere Beobachtungsdauer zurückgeführt werden kann.

Bei einigen speziellen Epilepsiesyndromen des frühen Kindesalters kann allerdings eine Regression kognitiver Fähigkeiten im zeitlichen Zusammenhang mit dem Auftreten der Epilepsie auftreten, ohne dass ein zu Grunde liegender metabolischer oder struktureller Krankheitsprozess nachgewiesen werden könnte. Zu diesen Epilepsiesyndromen gehören die kryptogenen BNS-Krämpfe, das kryptogene Lennox-Gastaut-Syndrom, die maligne myoklonische Epilepsie des frühen Kindesalters und das kryptogene ESES-Syndrom.

Verhaltensstörungen und psychiatrische Auffälligkeiten

Etwa 20–30% der Kinder und Jugendliche mit Epilepsien zeigen Verhaltensauffälligkeiten (Rutter et al. 1970, Hoare 1984, Trimble 1990). Als mögliche Ursachen werden eine zerebrale Läsion, welche sowohl die Epilepsie als auch die Verhaltensstörungen verursacht, die Auswirkungen der Anfälle selbst, Nebenwirkungen der Antiepileptika und psychosoziale Faktoren genannt.

Häufiger weisen Kinder schon vor Beginn der Epilepsie Verhaltensauffälligkeiten auf, die dann nicht auf die Epilepsie oder deren Behandlung zurückgeführt werden können (Aldenkamp et al. 1993). Ist eine Epilepsie therapieresistent und ist das Kind oder der Jugendliche mental retardiert, so finden sich in einem erheblichen Prozentsatz Verhaltensauffälligkeiten in Form von Hyperaktivität, Aggression, Selbstverletzungen und autistischen Verhaltensweisen (Espie et al. 1989).

Zahlreiche Variablen der Epilepsien selbst wurden im Hinblick auf Verhaltensstörungen untersucht, die Ergebnisse sind teilweise widersprüchlich. Der Beginn einer Epilepsie im frühen Lebensalter und eine hohe Anfallsfrequenz gehen mit vermehrten Verhaltensproblemen einher (Hermann 1982, Hoare 1984, Smith et al. 1991, Austin et al. 1992). Vor allem durch generalisierte Absencen und komplexe fokale Anfälle kann das Verhalten verändert werden (Stores et al. 1992). In einigen Studien wurde in Verbindung mit komplexen fokalen Anfällen eine erhöhte Rate von Verhaltensauffälligkeiten gefunden (Bear u. Fedio 1977, Hoare 1984), in anderen Studien war das aber nicht der Fall (Dodrill u. Batzel 1986, Austin et al. 1992, Camfield et al. 1993b).

In einer Longitudinaluntersuchung von 127 Kindern mit Epilepsien im Alter von 8–12 Jahren und ihren Müttern wurden neben den biologischen Faktoren weibliches Geschlecht und hohe Anfallsfrequenz die sozialen Faktoren familiärer Stress, vollständige Dominanz des Patienten durch die Familie und die weitgehende Abhängigkeit der Familie von Sozialhilfe als signifikante Variablen zur Vorhersage von Verhaltensproblemen identifiziert (Austin et al. 1992).

Einige Patienten mit chronischen Epilepsien verweigern sich sozialen Anforderungen dadurch, dass sie sich immer wieder auf ihre Epilepsie berufen und das Leben mit der Epilepsie zu ihrem einzigen Lebensinhalt machen. Diese

Patienten möchten ihre Epilepsie und den damit verbundenen Krankheitsgewinn nicht verlieren, oder sie können die verbesserten Lebensbedingungen, falls die Epilepsie kontrolliert ist (z. B. durch einen operativen Eingriff), nicht nutzen.

Hyperaktivität

Hyperaktivität in unterschiedlicher Ausprägung kommt bei Kindern und Jugendlichen mit Epilepsien häufiger vor, wobei bestimmte Antiepileptika (Primidon, Phenobarbital) dieses Verhalten verstärken können. Falls eine medikamentöse Umstellung nicht möglich ist, sind verhaltenstherapeutische Maßnahmen zu erwägen. Die Vor- und Nachteile einer medikamentösen Therapie mit Stimulanzien muss abgewogen werden, da mit einer Zunahme der Anfallsfrequenz gerechnet werden muss.

Aggression

Aggressives Verhalten wird bei Kindern mit Epilepsien häufig beklagt, vor allem wenn diese einen niedrigen IQ haben (Herman 1982). Was organische Hirnschädigung und Umweltfaktoren zu diesem Verhalten beitragen, ist oft schwer auszumachen. Aggressives Verhalten kann durch einige Antiepileptika deutlich verstärkt werden, insbesondere durch Phenobarbital, Benzodiazepine und Gabapentin (s. Kap. 19). Von den Antiepileptika kann sich Carbamazepin in Einzelfällen günstig auf das aggressive Verhalten auswirken, im Übrigen verspricht die Verhaltenstherapie am ehesten Erfolg.

Depression

Depressive Verstimmungen können bei den Kindern und Jugendlichen leicht übersehen werden, weil zwischen den Verhaltensauffälligkeiten in Form von Schlafstörungen, Irritabilität und Aufmerksamkeitsdefizit, vor allem in Verbindung mit Phenobarbital, Primidon oder Benzodiazepinen, sowie den Symptomen der Depression eine erhebliche Überlappung bestehen kann. Phenobarbital kann auf dem Boden einer familiären Vorbelastung auch Depressionen direkt auslösen (Brent et al. 1987). Bei Adoleszenten hat das Absetzen von Primidon zu einem Verschwinden depressiver Verstimmungen geführt (Barabas u. Matthews 1988).

Selbstverletzungen

Ein sich selbst verletzendes Verhalten in Form von Kopfschlagen gegen Wände oder Gegenstände und Sichselbstbeißen kommt bei schwer mental retardierten Kindern und Jugendlichen mit Epilepsien häufiger vor (Kirman 1987). Die Patienten können sich dabei ganz erhebliche, nicht heilende Wunden, beispielsweise durch das permanente Beißen auf den Handrücken, zufügen. Die Ursache dieses Verhaltens ist unklar, am ehesten gewinnt man den Eindruck einer anderweitig nicht möglichen Erregungsabfuhr. In diesen Fällen sollten Antiepileptika, welche Verhaltensstörungen verstärken, wie z. B. Primidon und Phenobarbital, unbedingt vermieden werden. Auch hier kann die Verhaltenstherapie Verbesserungen bringen.

Autistische Verhaltensweisen

Autismus ist durch eine erhebliche Störung der Kommunikation, des Sozialverhaltens und der Symbolbildung charakterisiert. Kinder und Jugendliche mit schwer verlaufenden Epilepsien und mentaler Retardierung sind häufig zusätzlich durch autistische Verhaltensweisen auffällig. Etwa 10% der Kinder mit West-Syndrom zeigen einen Autismus als Spätfolge (Riikonen u. Amnell 1981). Auch bei einem Teil der Patienten mit tuberöser Hirnsklerose und symptomatischen Partialepilepsien kommt Autismus vor (Hunt u. Dennis 1987).

Einfluss der Antiepileptika auf das Verhalten

Ebenso wie die Kognition kann auch das Verhalten durch Antiepileptika verändert werden, wobei deren Einfluss aber häufig überschätzt wird. Dies wird deutlich, wenn die Verhaltensprobleme nach dem Absetzen der Antiepileptika fortbestehen. Häufig sind Verhaltensauffälligkeiten ein vorübergehendes Problem zu Beginn der Therapie, sie nehmen nach 1–2 Monaten ab oder sind dann gar nicht mehr nachweisbar (Vining et al. 1987, Farwell et al. 1990).

Tabelle 21.**3** Prozentsatz der Patienten mit Verhaltensänderungen unter der Monotherapie mit konventionellen Antiepileptika (nach Herranz et al. 1988)

Verhaltensänderungen	Phenobarbital (n = 99)	Primidon (n = 85)	Phenytoin (n = 63)	Carbamazepin (n = 35)	Valproat (n = 110)
Irritabilität	24	8	6	6	5
Unruhe, wenig Schlaf	24	4	6	9	4
Hyperaktivität	22	8	3	3	5
Besserer und längerer Schlaf	12	2	2	3	5
Müdigkeit	7	5	2	11	5
Bessere Stimmung		1		9	
Patienten insgesamt	61	22	16	31	17

Die umfangreichsten Daten über den Einfluss der Antiepileptika auf das Verhalten stammen aus einer Studie mit 392 Kindern, welche eine Langzeitmonotherapie mit Phenobarbital, Primidon, Phenytoin, Carbamazepin oder Valproat erhielten (Herranz et al. 1988). Die Ergebnisse sind in Tab. 21.**3** aufgeführt.

Die mit Phenobarbital behandelten Kinder zeigten am häufigsten Verhaltensauffälligkeiten, in Verbindung mit höheren Serumkonzentrationen wurden Müdigkeit und längere Schlafdauer beobachtet, während Exzitation eher bei niedrigen Serumkonzentrationen vorkam, die verschwand, wenn höhere und stabile Serumkonzentrationen erreicht wurden. Phenobarbital wurde nach einer Dosisanpassung schließlich nur bei 4% der Kinder abgesetzt, obwohl bei 20% der Kinder die Nebenwirkungen zunächst als intolerabel angesehen wurden. Relativ geringe Verhaltensauffälligkeiten wiesen die Kinder auf, die Primidon, Phenytoin oder Valproat erhielten. Cabamazepin verursachte häufiger Müdigkeit und Schlafstörungen, ihm wurde aber auch eine stimmungsaufhellende Wirkung zugeschrieben (Tab. 21.**3**).

In einer prospektiven Studie wurden die Auswirkungen von Carbamazepin und Valproat auf das Verhalten von 63 Schulkindern mit neu diagnostizierten Epilepsien vor Behandlungsbeginn und nach 12 Monaten getestet. Als Kontrollen dienten 47 gesunde Kinder. Zu Beginn der Behandlung fanden sich leichte und inkonstante Verhaltensabweichungen der Kinder mit Epilepsien, nach 1 Jahr konnte kein Unterschied zwischen behandelten Kindern und Kontrollen mehr festgestellt werden (Stores et al. 1992).

22 Psychologische und soziale Aspekte der Epilepsien im Kindes- und Jugendalter

Das wichtigste Behandlungsziel bei jedem Patienten mit einer Epilepsie und damit auch bei den Kindern und Jugendlichen ist die Anfallsfreiheit oder zumindest eine signifikante Anfallsreduktion. Eine ebenso große Bedeutung hat aber die Aufgabe, die möglichen negativen psychischen und sozialen Auswirkungen der Epilepsien auf die Betroffenen selbst und deren Familie so gering wie möglich zu halten.

Lebensqualität bei Epilepsien

Moderne Epilepsiebehandlungskonzepte berücksichtigten immer mehr die Aspekte der Lebensqualität. Die WHO definiert Lebensqualität als einen „Zustand vollständigen körperlichen, mentalen und sozialen Wohlbefindens und nicht lediglich die Abwesenheit von Krankheit oder Schwächen". Die Auswirkungen einer Epilepsie auf Schulerfolg, Berufsausbildung oder Berufstätigkeit bzw. bei Jugendlichen auf den Führerscheinerwerb und die Teilnahme an sozialen Aktivitäten müssen unbedingt beachtet werden.

Viele Kinder und Jugendliche haben nur wenige Anfälle, sprechen rasch auf die Medikation an, bleiben anfallsfrei, verspüren keine Nebenwirkungen und können dadurch ein weitgehend ungestörtes Leben führen (Norrby et al. 1999). Völlig anders ist die Situation bei den Patienten mit schwer verlaufenden chronischen oder unkontrollierbaren Epilepsien. Die Betroffenen müssen teilweise erhebliche Nebenwirkungen der Antiepileptika in Kauf nehmen und trotzdem damit leben, dass jederzeit ein Anfall auftreten kann. Wenn man Menschen mit Epilepsien befragt, welcher Aspekt der Epilepsie oder der Therapie ihre Lebensqualität am meisten beeinflusst, so werden Zahl und Schwere der Anfälle an erster Stelle genannt (Baker et al. 1997).

Als physische Beeinträchtigung ihrer Lebensqualität besteht ein erhöhtes Risiko von Knochenbrüchen, Zahnverletzungen und Schädel-Hirn-Traumen (Buck et al. 1997). Die chronischen, schwierig zu behandelnden Epilepsien haben innerhalb der Familie und des sozialen Umfeldes teilweise erhebliche psychische und soziale Auswirkungen. Die betroffenen Kinder haben häufig Schulprobleme durch Lernstörungen und Verhaltensauffälligkeiten. Sie haben als Jugendliche besondere Probleme, einen Beruf zu erlernen oder auszuüben. Es kann für sie sehr schwierig sein, Freundschaften mit Gleichaltrigen zu schließen und erfüllte Beziehungen mit anderen Menschen aufrecht zu erhalten. Etwa die Hälfte von Patienten mit chronischen Epilepsien fühlen sich durch diese Krankheit stigmatisiert (Baker et al. 1999).

Häufig liegt bei Patienten mit schwer verlaufenden chronischen oder unkontrollierbaren Epilepsien eine komplexe Behinderung vor, die neben den epileptischen Anfällen eine Verzögerung oder einen Arrest der kognitiven Entwicklung, Konzentrationsstörungen, Hyperaktivität, mangelnde Impulskontrolle, Aggressivität oder autistische Verhaltensweisen, Ängste, Depressionen sowie motorische Beeinträchtigungen durch Paresen und Koordinations- und Gleichgewichtsstörungen einschließt (Neville 1999). Diese assoziierten Störungen beeinträchtigen diese Patienten häufig mehr als die epileptischen Anfälle. Hohe Risikofaktoren für diese Störungen und Ausfälle sind ein sehr früher Beginn der Epilepsie und das Auftreten eines nonkonvulsiven Status epilepticus.

Auch in einer Studie zur Lebensqualität von 108 Schulkindern mit einer chronischen Epilepsie und ihren Familien wurde festgestellt, dass sich die größte Beeinträchtigung bei den Kindern zeigte, die neben einer intraktiblen Epilepsie weitere neurologische Defizite hatten (Hoare 1993). 3 Kernprobleme wurden genannt: die Nebenwirkungen der Antiepileptika, die mangelhafte Entwicklung und die gestörte soziale Integration der Kinder sowie die Einschränkungen der Familienaktivitäten durch die Epilepsie.

Psychologische Aspekte

Selbstwahrnehmung eines Kindes und Jugendlichen mit Epilepsie

Die Reifungsprozesse des Jugendlichen schließen eine ganze Reihe von Zielen ein: die Entwicklung des Gefühls für körperliche Unversehrtheit und Kompetenz, Selbstverantwortung und Unabhängigkeit sowie soziale Anerkennung und Akzeptanz durch Gleichaltrige (Westbrook 1995). Das Auftreten einer Epilepsie kann alle diese Entwicklungsvorgänge erheblich stören. Die meisten Kinder und Jugendlichen bekommen zwar ihre Anfälle selbst nicht mit, diese spiegeln sich jedoch in den Reaktionen der Umwelt, vor allem der Eltern, auf die Anfälle wider. Das Gefühl der Hilflosigkeit und die Ängste übertragen sich auf das Kind. Dem Kind werden viele Aufgaben abgenommen, sodass es sich schließlich ganz auf die Eltern verlässt und passiv wird. Die meisten Kinder und Jugendlichen mit einer Epilepsie haben deshalb ein vermindertes Selbstwertgefühl und Selbstvertrauen. Die therapeutischen Interventionen sollten das Ziel haben, die Entwicklungsziele des Jugendalters so wenig wie möglich zu stören, d. h. die normalen Aktivitäten der Kinder und Jugendlichen so wenig wie möglich einzuschränken.

Reaktionen der Eltern und der sozialen Umwelt auf die Epilepsie

Das Auftreten von Anfällen bedeutet für die Eltern zunächst den Verlust eines gesunden Kindes. Ein normales Leben des Kindes scheint in der Zukunft unmöglich zu sein. Eltern verspüren Hilflosigkeit, Trauer, Schuld oder Wut. Ob die Eltern die Epilepsie akzeptieren können, hängt von der Art und Schwere der Anfälle ab. Aus Angst vor den Anfällen und ihren Auswirkungen neigen die Eltern zur Überprotektion, woraus eine völlige Abhängigkeit des Kindes von den Eltern oder eine Rebellion gegen sie resultieren kann. Die Reaktionen der Eltern schließen häufig ein rigides und autoritäres Kommunikationsmuster ein. Aggressionen werden unterdrückt, konfliktreiche Gespräche werden vermieden. Das betroffene Kind wird passiv und zieht sich zurück. Auch die Geschwister von Kindern mit Epilepsien tragen ein erhöhtes Risiko von Verhaltensstörungen und psychosozialen Schwierigkeiten. Ein wesentlicher belastender Faktor scheint die Eifersucht auf das epilepsiekranke Kind zu sein, dem die Eltern sehr viel mehr Aufmerksamkeit widmen. In den Fällen mit einer erheblich gestörten Familiendynamik sollte eine Familientherapie angeboten werden. Die Entlastung der Familie kann u. U. zu einer Anfallsreduktion führen (Tatzer et al. 1993).

Viele Vorbehalte der Menschen im engeren und weiteren Umfeld des Kindes mit Epilepsie beruhen auf Unwissenheit und können durch Aufklärung über das Wesen der Epilepsie und ihre Behandlungsmöglichkeiten abgebaut werden. Die von Epilepsie betroffenen Kinder und Jugendlichen werden häufig aus Ängstlichkeit und Überfürsorglichkeit unnötigen Restriktionen ihrer alltäglichen Aktivitäten ausgesetzt. Schulungsprogramme zur Verbesserung der Kenntnisse über Epilepsien und der Fertigkeiten im Umgang mit Anfällen bei den Eltern und den betroffenen Kindern selbst haben sich als hilfreich erwiesen (Lewis et al. 1990, Tröster 1997). In Kap. 23 werden die notwendigen und unnötigen Restriktionen ausführlich dargelegt.

Epilepsie und soziales Stigma

Auch Kinder und Jugendliche, die keine Einschränkungen ihrer Aktivitäten durch die Epilepsie erfahren, tragen häufig das Stigma der Epilepsie durch weit verbreitete Vorurteile der Gesellschaft. Die Betroffenen versuchen, aus Scham oder Angst vor unvorhersehbaren Reaktionen der anderen Personen ihre Krankheit möglichst zu verbergen. Sie sind weniger als andere Jugendliche mit chronischen Krankheiten in der Lage, mit Gleichaltrigen oder Lehrern über ihre Krankheit zu sprechen (Westbrook et al. 1991). Ein Vergleich von Schulkindern mit chronischem Asthma und Epilepsien ergab, dass die Lebensqualität der Kinder mit Epilepsien in Bezug auf psychologische, soziale und schulische Aspekte stärker eingeschränkt war als die der Kinder mit Asthma (Austin et al. 1994).

Soziale Langzeitauswirkungen von Epilepsien

Probleme in den sozialen Beziehungen mit anderen Personen können die Lebensqualität eines Patienten mit Epilepsie mehr beeinträchtigen als die Anfälle selbst. In einer Reihe von Studien wurde gefunden, dass der Beginn einer Epilepsie im Kindesalter auf den Schulerfolg, die Berufsausübung und die Wahrscheinlichkeit, zu heiraten und Kinder zu bekommen, erhebliche negative Auswirkungen haben kann (Harrison u. Taylor 1976, Dansky et al. 1980, Batzel et al. 1984, Mitchell et al. 1991, Westbrook et al. 1991, Callaghan et al. 1992, Camfield et al. 1993a,b, Olsson u. Campenhausen 1993, Schupf u. Ottman 1994, Jacoby et al. 1996).

Man kann vermuten, dass die erfolgreiche Behandlung einer Epilepsie langfristig auch den sozialen Status des Betroffenen verbessert. Die Ergebnisse einiger Studien sowohl bei Erwachsenen als auch bei Kindern sprechen auch für die Abhängigkeit des sozialen Erfolges von den biologischen Faktoren der Epilepsien (u.a. Anfallsform, Anfallsfrequenz, Anfallsschwere, EEG-Befund, Anfallskontrolle) (Trostle et al. 1989, Smith et al. 1991). In einer populationsbasierten Studie aus Großbritannien an unausgewählten Patienten zeigte sich, dass eine andauernde Anfallsaktivität der stärkste Prädiktor psychosozialer Störungen war (Jacoby et al. 1996).

Andere Studien haben aber erkennen lassen, dass die biologischen Faktoren nicht allein entscheidend sind und die Ursachen für die sozialen Probleme der Patienten nur teilweise verstanden werden (Hermann et al. 1984, Collings 1990, Sillanpää et al. 1998). Dafür spricht, dass auch Patienten mit einer kontrollierten Epilepsie ohne zusätzliche neurologische oder mentale Defizite negativen sozialen Auswirkungen der Epilepsie unterliegen (Jalava et al. 1997). Ein wesentlicher Grund dafür könnte die Unvorhersehbarkeit epileptischer Anfälle und die dadurch hervorgerufene permanente Verunsicherung des Betroffenen und seiner Familie sein.

Nach 25 Jahren Follow-up einer Gruppe von 207 Kindern mit nicht selektierten Epilepsien aus dem Gebiet von Oxford, Großbritannien, zeigte sich, dass zwei Drittel lediglich minimale Beeinträchtigungen, das restliche Drittel jedoch erhebliche medizinische und soziale Probleme hatte (Harrison u. Taylor 1976). Etwa ein Viertel aller Patienten hatte eine chronische Epilepsie. Etwa 10% waren verstorben, etwa 11% lebten in speziellen Institutionen und 6,6% lebten als Invaliden in der elterlichen Familie. Im Vergleich zu den Patienten mit einer Epilepsie in Remission war eine fortbestehende Epilepsie mit einer erheblich schlechteren schulischen und beruflichen Qualifikation verbunden.

In einer Populationsstudie zur sozialen Prognose aller normal intelligenten Kinder mit Epilepsien (337 Patienten im Alter von 7–28 Jahren, Ausschluss von Absencen und „minor motor seizures") zeigten sich beim Follow-up nach $7^1/_2$ Jahren überraschenderweise folgende Abweichungen: ein Schulversagen bei 34%, spezielle Beschulung bei 34% im Vergleich zu 12% in der Normalpopulation, soziale Isolation in 27% der Fälle, psychische Gesundheitsprobleme bei 22% im Vergleich zu 12% der Normalpopulation, bei den über 18-jährigen Arbeitslosigkeit in 20% der Fälle, unerwünschte Schwangerschaft bei 12%, Einnahme psychotroper Medikamente bei 5% und kriminelle Vergehen bei 2% (Camfield et al. 1993b). Die Kernaussage dieser Studie ist, dass bei normal intelligenten Kindern die meisten biologischen Variablen bezüglich der Behandlung und Kontrolle der Epilepsien keine Vorhersage bezüglich der sozialen Prognose gestatteten, dieses traf sogar für die Variable Remission der Epilepsie zu. Der stärkste Prädiktor für ein negatives Outcome war eine Lernstörung zum Zeitpunkt der Diagnosestellung. Lediglich 2 weitere Epilepsie-bezogene Faktoren gestatteten eine prognostische Aussage: einfache fokale Anfälle waren mit einer guten sozialen Prognose verbunden, das Auftreten von mehr als 20 Anfällen vor Diagnosestellung mit einer schlechten. Die Autoren zogen die Schlussfolgerung, dass weitere unbekannte Faktoren eine wichtige Rolle spielen, die wahrscheinlich weniger auf die Epilepsie selbst als auf das Phänomen chronische Krankheit zu beziehen seien.

In einer finnischen Langzeitstudie mit 30-jähriger Nachbeobachtung von 245 Kindern zeigte sich, dass auch die mildesten Formen einer im Kindesalter beginnenden Epilepsie langjährige Auswirkungen hatten (Jalava et al. 1997, Sillanpää et al. 1998). Die 99 Patienten, die ausschließlich eine Epilepsie ohne begleitende neurologische Defizite oder mentale Retardierung hatten, wiesen im Vergleich zu einer Kontrollgruppe mit demselben sozioökonomischen Status ein schlechteres Outcome bezüglich fast aller sozialen und edukatorischen Variablen auf.

Tabelle 22.**1** Schul- und Berufsausbildung bei Patienten 35 Jahre nach einer im Kindesalter aufgetretenen Epilepsie ohne begleitende neurologische Defizite oder mentale Retardierung im Vergleich zu randomisierten Kontrollen (mod. nach Jelava et al. 1997)

Variable	Patienten[1] (n = 95)	Kontrollen[1] (n = 99)
Erreichte Schulbildung:		
• Grundschule	23,1	10,1
• Grundschule und < 1 Jahr begleitende Berufsvorbereitung	27,4	13,1
• höhere Schulbildung mit oder ohne 1 Jahr begleitende Berufsvorbereitung	29,5	51,5
• Reifeprüfung ohne und mit Universitätszulassung	20,0	25,3
Berufsausbildung:		
• keine Berufsausbildung	26,3	5,0
• berufsvorbereitende Kurse oder Jobtraining	42,1	46,5
• Berufsschule, höhere Fachschule, Universitätsabschluss oder noch in der Berufsausbildung	31,6	48,5

[1] Angaben in Prozent

Tabelle 22.**2** Berufsstatus, gegenwärtige Arbeitssituation und Familienstand bei Patienten 35 Jahre nach einer im Kindesalter aufgetretenen Epilepsie ohne begleitende neurologische Defizite oder mentale Retardierung im Vergleich zu randomisierten Kontrollen (mod. nach Jalava et al. 1997)

Variable	Patienten[1] (n = 99)	Kontrollen[1] (n = 99)
Selbständig	9	9
Höher gestellte Angestellte	6	13
Einfache Angestellte	25	39
Arbeiter	30	32
Studenten	3	1
Ohne Berufstätigkeit/Anderes	12	5
Aus Beruf ausgeschieden	15	1
Vollzeittätigkeit:	65	89
• Schichtarbeit	19	11
• Tagsüber	46	78
Teilzeitarbeit	3	4
Arbeitslos	12	4
Pensionierung	15	1
Verheiratet/Lebenspartner	60	84
Geschieden	4	6
Allein lebend	35	10

[1] Angaben in Prozent

Ein signifikant größerer Anteil der Patienten mit unkomplizierter Epilepsie hatte nur die Grundschule besucht, der Anteil mit höherer Schulbildung war erheblich geringer (29,5% gegenüber 51,5%). Überraschenderweise war in beiden Gruppen von einer gleich großen Zahl von Jugendlichen nach 12 Schuljahren die Reifeprüfung ablegt worden (Tab. 22.**1**). Ein erheblich höherer Anteil der Patienten mit unkomplizierter Epilepsie hatte keine Berufsausbildung, war ohne Beschäftigung, war unverheiratet und hatte keine Kinder (Tab. 22.**2**). Die soziale Kompetenz wurde lediglich bei 62% der 99 Patienten als gut eingeschätzt (Berufstätigkeit, verheiratet oder mit Partner zusammenlebend, Teilnahme am sozialen Leben, mindestens ein Hobby außerhalb des Zuhauses, finanzielle Unabhängigkeit). Die negativen sozialen Aspekte einer Epilepsie persistierten auch bei den Patienten bis in das Erwachsenenalter, die jahrelang anfallsfrei geblieben waren und keine Medikamente mehr einnahmen. Die Untersucher konnten keine Erklärung dafür angeben. Sie vermuteten, dass die allgemeine öffentliche Einstellung gegenüber Menschen mit Epilepsien eine wesentliche Rolle spielt.

23 Spezielle Aspekte der Betreuung

Genetische Beratung

Viele Epilepsien, wenn auch nicht die Mehrzahl, haben eine erbliche Komponente. Häufig findet sich eine positive Familienanamnese bezüglich Anfällen oder Epilepsien. Abgesehen von den monogen vererbten hereditären Syndromen mit symptomatischen Epilepsien gilt für die übrige Gruppe der Patienten mit idiopathischen Epilepsien, dass bei ihnen kein klares Vererbungsmuster zu erkennen ist. Die Vererbung der meisten Epilepsien ist komplex, d. h. mehr als ein Gen, ohne oder mit zusätzlichen erworbenen Faktoren, verursacht die spezielle Epilepsie. Nur einzelne oder wenige Individuen können betroffen sein, in anderen Familien finden sich eine ganze Reihe von Personen verteilt über mehrere Generationen. Je näher die einzelnen Familienmitglieder mit einem Epilepsieträger verwandt sind, umso größer ist das Epilepsierisiko.

Die wichtigsten Aspekte in Bezug auf die genetische Beratung wurden in mehreren Übersichtsarbeiten dargestellt (Beck-Mannagetta 1992, Doose 1993). Das Wiederholungsrisiko bei Geschwistern und beim Nachwuchs ist i. Allg. von mehreren Faktoren abhängig: von der idiopathischen oder symptomatischen Ursache der Epilepsie, vom Erkrankungsalter des Probanden, vom Anfalls- bzw. Epilepsietyp, vom Geschlecht des betroffenen Elternteils, von der Zahl der betroffenen Verwandten und wie nahe diese Verwandten mit dem Nachwuchs verwandt sind, für den das Risiko geschätzt werden soll.

Allgemeine Richtlinien

Ist die Epilepsie lediglich Symptom einer hereditären Multiorganerkrankung mit Beteiligung des ZNS, so richtet sich die genetische Beratung nach der Grundkrankheit. Für eine Reihe solcher monogen vererbter Krankheiten steht eine molekulargenetische Diagnostik zur Verfügung, die auch zu einer pränatalen Diagnostik genutzt werden kann. Außer für Forschungszwecke ist eine molekulargenetische Diagnostik bei idiopathischen Epilepsien nicht notwendig und sinnvoll.

Bei den idiopathischen Epilepsien wird in der Regel lediglich die Disposition zu epileptischen Anfällen vererbt. Die ererbte zerebrale Anfallsbereitschaft einer Person lässt sich zwar mittels des EEG feststellen, der Nachweis hat aber für die genetische Beratung des Betroffenen nur eine untergeordnete Bedeutung, wenn bei ihm nie ein Krampfanfall aufgetreten ist.

Empirisches Geschwisterrisiko

Wenn ein Kind vor dem Alter von 15 Jahren eine idiopathische Epilepsie bekommt, beträgt das allgemeine kumulative Epilepsierisiko bei den Geschwistern bis zum Alter von 40 Jahren 3–5%, während das entsprechende Risiko in der allgemeinen Bevölkerung bei 1–2% liegt.

Die Geschwister tragen im Einzelnen folgende Epilepsierisiken (Anderson u. Hauser 1990):

- 2–3%, wenn es sich beim Probanden um fokale Anfälle handelt,
- 5–6%, wenn der Proband Absencen oder generalisierte tonisch-klonische Anfälle in Verbindung mit generalisierten Spike-Wave-Entladungen im EEG hat,
- 8%, wenn der Proband Absencen oder generalisierte tonisch-klonische Anfälle in Verbindung mit einer Photosensibilität und/oder multifokale Spikes im EEG aufweist,
- 8%, wenn der Proband und ein Elternteil eine primär generalisierte Epilepsie haben,
- 10–12%, falls der Proband und ein Elternteil eine primär generalisierte Epilepsie haben sowie einer von beiden oder beide generalisierte Spike-Waves im EEG erkennen lassen,
- 12–15%, wenn die Geschwister eines Probanden mit generalisierten Spike-and-Wave-Ent-

ladungen im EEG ein ähnliches Muster wie der Proband aufweisen.

Empirisches Erkrankungsrisiko der Nachkommen von Eltern mit Epilepsie

Bei Eltern mit einer Epilepsie ist das Risiko, epilepsiekranke Kinder zu bekommen, i.Allg. geringer als häufig angenommen wird. In der Regel wird man deshalb den Eltern nicht davon abraten, eigene Kinder zu bekommen.
Die allgemeine kumulative Inzidenz unprovozierter Anfälle bei den Nachkommen von Patienten mit Epilepsien ist etwa 6%. Das Erkrankungsrisiko in Abhängigkeit von verschiedenen elterlichen Faktoren beschreibt Tab. 23.**1**. Es ist höher , wenn die Mutter der betroffene Elternteil ist.

Genetische Beratung bei den verschiedenen Epilepsien

Für einige Epilepsien liegen detaillierte Informationen vor.

Idiopathische generalisierte Epilepsien

Die idiopathischen Epilepsien haben ausschließlich eine genetische Basis, sie manifestieren sich typischerweise altersgebunden im Kindes- und Jugendalter. Der Vererbung liegt meist ein komplexer polygenetischer Mechanismus zugrunde. Das Vererbungsrisiko beträgt 60–80% bei einer betroffenen Person mit einem monozygoten epilepsiekranken Zwillingsgeschwister, über 25%, wenn 2 Verwandte ersten Grades eine Epilepsie haben und 5–20%, wenn ein Verwandter ersten Grades betroffen ist. EEG-Veränderungen im Sinne einer erhöhten zerebralen Anfallsbereitschaft treten bei Verwandten noch sehr viel häufiger auf. Das Risiko für epileptische Anfälle beläuft sich bei den Kindern von Eltern mit idiopathischen generalisierten Epilepsien auf etwa 9–12% (Doose 1993).

Bei einem Patienten mit einer Aufwach-Grand-Mal-Epilepsie beträgt das Epilepsierisiko der Nachkommen 5–7% (Tsuboi 1989, Beck-Mannagetta et al. 1989).

Das Epilepsierisiko der Geschwister von Patienten mit einer juvenilen myoklonischen Epilepsie (Impulsiv-Petit-Mal-Epilepsie) beträgt insgesamt etwa 7%, bei den Mädchen 8%, bei den Jungen 2–4%. Die Nachkommen tragen ein Risiko

Tabelle 23.**1** Epilepsiewiederholungsrisiko bei den Nachkommen von Eltern mit Epilepsien (mod. nach Beck-Mannagetta 1992)

Elterliche Anfallscharakteristika	Epilepsierisiko von Nachkommen bis zum 20. Lebensjahr (in %)
Ätiologie:	
• idiopathisch	7
• symptomatisch	2
Geschlecht:	
• Mutter	6
• Vater	4
Erkrankungsalter:	
• < 20 Jahre	7
• > 20 Jahre	3
Anfallstyp:	
• generalisiert	6
• generalisiert plus generalisierte Spike-Wave-Entladungen im EEG des Kindes	15
• Absencen	9
• fokal	3
Allgemeines Bevölkerungsrisiko (kumulative Inzidenz bis 20 Jahre)	1

für afebrile Anfälle von etwa 5–7% (Tsuboi u. Christian 1976, Janz et al. 1989).

Bei den Absenceepilepsien beläuft sich das allgemeine Epilepsierisiko für Geschwister auf 6–8%, bei 25% der davon Betroffenen handelt es sich wieder um Absenceepilepsien. Haben die Mutter oder deren Geschwister auch zerebrale Anfälle, so erhöht sich das Epilepsierisiko auf 15%. Epilepsien in der väterlichen Linie spielen bei der Transmission eine untergeordnete Rolle (3% Risiko). Sind die Geschwister und die Mutter frei von Anfällen und hat die Mutter ein normales EEG, so liegt das Geschwisterrisiko für Epilepsie nur bei 2% (Doose u. Baier 1987).

Hat ein Kind eine Epilepsie mit myoklonisch-astatischen Anfällen, so liegt das allgemeine Epilepsierisiko der Geschwister bei 15% (Doose u. Baier 1987). Das Risiko erhöht sich auf etwa 20%, wenn in der mütterlichen Elterngeneration eine Epilepsiebelastung besteht. Das Wiederholungsrisiko für eine myoklonisch-astatische Epilepsie bei einem Geschwisterkind ist jedoch gering (etwa 1,5%).

Idiopathische Partialepilepsien

Die Vererbung der benignen fokalen Epilepsie des Kindesalters (Rolando-Epilepsie) ist komplex, sie wird möglicherweise autosomal dominant mit variabler Expression vererbt. Etwa 10–16% der Geschwister erkranken an meistens ebenso gutartigen Epilepsien, 6–30% der Geschwister zeigen im EEG fokale Sharp-Waves. Das Vererbungsrisiko bei den Nachkommen liegt bei 12–15%, falls nur ein Elternteil und kein weiterer Verwandter betroffen ist (Heijbel et al. 1975, Steinlein 1999).

Kryptogene Partialepilepsien

Das Geschwisterrisiko für Epilepsien liegt zwischen 2 und 5%. In den EEG von Geschwistern findet sich eine hypersynchrone Aktivität in bis zu 20–30% der Fälle, wobei die meisten von ihnen nie einen Anfall haben. Die Kinder eines Patienten mit einer kryptogenen Partialepilepsie tragen ein Epilepsierisiko von 3%.

Symptomatische Partialepilepsien

Auch in der Genese symptomatischer Partialepilepsien spielt die genetische Disposition eine Rolle, die allerdings im Vergleich zu den idiopathischen und kryptogenen Epilepsien von untergeordneter Bedeutung ist. Für Nachkommen von Patienten mit symptomatischer Epilepsie beträgt das Epilepsierisiko im Mittel etwa 1%.

Fieberkrämpfe

Das Fieberkrampfrisiko der Nachkommen von Patienten mit Fieberkrämpfen wird von Doose (1993) mit 10% angegeben. Es steigt auf 20%, wenn die Fieberkrämpfe in der Familie mütterlicherseits vorgekommen sind, es liegt weit unter 10%, wenn sie zuvor in der väterlichen Familie aufgetreten sind.

Einige Untersucher haben bei Verwandten von Kindern mit Fieberkrämpfen eine höhere Rate afebriler Anfälle als erwartet gefunden, andere nicht (Aicardi 1994). Hauser et al. (1985) geben als Erklärung an, dass nur dann eine erhöhte Epilepsierate bei den Verwandten zu finden ist, wenn sich bei dem Kind mit Fieberkrämpfen später eine Epilepsie entwickelt.

Kontrazeption, Schwangerschaft und Geburt bei weiblichen Jugendlichen mit Epilepsien

Das Erreichen der Adoleszenz ist ein wichtiger Grund zur Überprüfung der antiepileptischen Therapie im Hinblick auf die Kontrazeption und eine mögliche Schwangerschaft. Besonders zu berücksichtigen sind die teratogenen Eigenschaften einiger Antiepileptika. Die Adoleszenten mit einer Epilepsie bedürfen einer ausführlichen Beratung über die verschiedenen Aspekte einer Schwangerschaft und Geburt.

Kontrazeption

Bei weiblichen Jugendlichen mit Epilepsien gibt es bezüglich der Anwendung nicht hormonaler Verhütungsmethoden keine Gegenindikationen. Die Interaktion der Leberenzym aktivierenden Antiepileptika Carbamazepin, Oxcarbazepin,

Phenobarbital, Primidon, Phenytoin und Topiramat mit den oralen hormonalen Kontrazeptiva führt zu einer höheren Rate von Durchbruchsblutungen und Versagern. Auch durch höhere Hormondosen wird kein sicherer Schutz vor unerwünschten Schwangerschaften erreicht, trotzdem ist der Schutz noch besser als der von Barierremethoden. Die nichtenzyminduzierenden Antiepileptika (Benzodiazepine, Ethosuximid, Felbamat, Gabapentin, Lamotrigin, Tiagabin, Vigabatrin und Valproat) setzen die Wirksamkeit der oralen hormonalen Kontrazeptiva nicht herab. Bei Einnahme Enzym aktivierender Antiepileptika sind kombinierte Östrogen-Progesteron-Kontrazeptiva wirksamer als alleinige Progesteronpillen. Eine sichere Verhütungsmethode auch bei Patientinnen, die Enzym aktivierende Antiepileptika einnehmen, scheint die Injektion von Medroxyprogesteron zu sein, die ohne enzymaktivierende Antiepileptika alle 12 Wochen vorgenommen wird. Bei Einnahme Enzym aktivierender Antiepileptika wird eine Injektion alle 10 Wochen empfohlen. Nach ungeschütztem Geschlechtsverkehr kann die Am-Morgen-Danach-Pille eingesetzt werden (Crawford et al. 1999).

Schwangerschaft

Etwa 0,5% aller Schwangeren haben eine Epilepsie. Bei etwa der Hälfte bis zwei Drittel der Schwangeren mit Epilepsie kommt es zu keiner Änderung der Anfallshäufigkeit, bei etwa 17–24% der Schwangeren nimmt die Anfallsfrequenz zu, bei 5–25% nimmt sie ab (Knight u. Rhind 1975, Schmidt et al. 1985, Herzog 1991, Yerby u. Devinsky 1994). Ein Status epilepticus tritt bei weniger als 1% der Schwangeren mit einer Epilepsie auf. Die mögliche Zunahme der Anfallsfrequenz ist abhängig von einer Reihe von Faktoren: Abnahme der Serumkonzentrationen der Antiepileptika, erhöhte Östrogenkonzentrationen, Wasserretention, Stress, Angst und Schlafmangel. Bei der Betreuung Schwangerer sind einige Aspekte besonders zu beachten, die in den allgemeinen Empfehlungen zur Durchführung der antiepileptischen Therapie während der Schwangerschaft in Tab. 23.**2** zusammengefasst sind.

Tabelle 23.**2** Empfehlungen zur Durchführung der antiepileptischen Therapie während der Schwangerschaft

1. Verwende Mittel der ersten Wahl in Monotherapie in der niedrigst möglichen Dosis
2. Vermeide Valproat und Carbamazepin bei einer familiären Belastung mit Neuralrohrdefekten
3. Vermeide besonders die Kombinationstherapie von Valproat mit Carbamazepin oder Phenobarbital
4. Verabreiche Folsäure vor einer geplanten Schwangerschaft und während der Schwangerschaft
5. Verteile die Tagesdosis von VPA zur Vermeidung hoher Serumkonzentrationen auf 3–4 Dosen oder verwende ein Retardpräparat in zwei Einzeldosen
6. Bestimme regelmäßig die Antiepileptikakonzentrationen im Serum, wenn möglich auch den freien Anteil
7. Im Falle der Valproat- oder Carbamazepintherapie sollten folgende Untersuchungen durchgeführt werden:
   - in der 16. Woche die Amniozentese zur Bestimmung des α-Fetoproteins
   - ab der 16.–18. Woche die Ultraschalluntersuchung zur Früherkennung eines Neuralrohrdefekts
   - ab der 18.–20. Woche Ultraschalluntersuchung zur Darstellung von Gesichtsspalten und Herzfehlern

Während einer Schwangerschaft sollte die Patientin anfallsfrei sein oder so wenig Anfälle wie möglich haben. Falls die Jugendliche mindestens 2–3 Jahre anfallsfrei war, sollte geprüft werden, ob vor einer geplanten Schwangerschaft die Antiepileptika nicht abgesetzt werden können. Andernfalls sollte die Monotherapie angestrebt werden und die geringst mögliche Dosis des Antiepileptikums gewählt werden (Report of the Quality Standards Subcommittee of the American Academy of Neurology 1998, Crawford et al. 1999).

Bei unveränderter Dosierung der Antiepileptika können im Laufe der Schwangerschaft die Serumkonzentrationen aus mehreren Gründen abnehmen: schlechtere Compliance (aus Angst, das Kind könne durch die Einnahme der Medikamente Schaden nehmen), ein größeres Verteilungsvolumen der Antiepileptika (erhöhter Körperwassergehalt mit Verdünnungseffekt), erhöhte Clearancerate (stärkere Durchblutung und höhere Enzymaktivität in der Leber), verminderte Proteinbindung mit resultierendem beschleunigtem Abbau sowie eine herabgesetzte Absorption aus dem Magen-Darm-Trakt (veränderter pH-Gehalt des Magens und verminderte Darmmotilität).

Die Serumkonzentrationen der Antiepileptika müssen deshalb während der Schwangerschaft häufiger bestimmt werden, die Dosen sollten angepasst werden. Dabei ist zu beachten, dass Antiepileptika mit einer hohen Proteinbindung (Valproinsäure, Phenytoin) durch die schwangerschaftsbedingte Albuminverminderung auch eine Abnahme der Gesamtkonzentration im Serum zeigen, die aber teilweise durch einen höheren Anteil an freier Substanz kompensiert wird. Die Bestimmung des freien Anteils der Antiepileptika gibt dann eine sehr viel genauere Information über die Notwendigkeit der Dosisanpassung (Yerby u. Devinsky 1994).

Frauen, die während der Schwangerschaft Leberenzym induzierende Antiepileptika einnehmen, sollten zur Prophylaxe von Vitamin-K-Mangelblutungen beim Neugeborenen in den letzten 4 Wochen der Schwangerschaft täglich 10 mg K_1 oral einnehmen.

Teratogenität der Antiepileptika

Das allgemeine Risiko signifikanter fetaler Fehlbildungen liegt in den entwickelten Ländern bei 2–3%, bei Einnahme von Antiepileptika in der Schwangerschaft ist es um das 2- bis 3fache erhöht. Es steigt auf 7% an, wenn ein Antiepileptikum eingenommen wird und auf 15%, wenn 2 oder mehr Antiepileptika angewendet werden (Crawford et al. 1999). Die meisten Fehlbildungen entstehen in den ersten Wochen der Schwangerschaft, wenn die Betroffene oft noch nicht weiß, dass sie schwanger ist. Zu den größeren Fehlbildungen gehören Herzfehler, Neuralrohrdefekte (Spina bifida), Gesichtsspalten, Fehlbildungen des Magen-Darm-Kanals, des Urogenitalsystems und des Skeletts.

In einer prospektiven Studie zeigte sich, dass Phenobarbital mit dem höchsten Risiko größerer Fehlbildungen verbunden war, es folgten Phenytoin und Carbamazepin. Zu Valpraot konnte keine sichere Aussage gemacht werden, da zu wenig Frauen dieses Medikament einnahmen (Waters et al. 1994). Bei der Analyse von 5 zusammengefassten prospektiven europäischen Studien zeigte sich, dass im Vergleich zu allen anderen Carbamazepin und Valproat mit der höchsten Rate größerer Fehlbildungen (relatives Risiko gegenüber der Normalpopulation etwa 5fach höher) assoziiert waren (Samrén et al. 1997). Einige Antiepileptikakombinationen sind mit einer besonders hohen Rate von Fehlbildungen belastet, so z. B. Phenobarbital plus Ethosuximid (10fach erhöhtes relatives Risiko) und die Kombinationen von Phenytoin, Phenobarbital, Carbamazepin und Valproat (11fach erhöhtes relatives Risiko).

In der späteren Schwangerschaft können noch kleine Anomalien unter dem Einfluss von Antiepileptika auftreten. Hierzu gehören vor allem faziale Dysmorphien mit Epikanthus, Hypertelorismus und flachem Nasenrücken sowie Nageldysplasien. Diese Veränderungen gaben zu der Bezeichnung „fetales Antiepileptika-Syndrom" Anlass. Diese Dysmorphien tendieren dazu, sich im Laufe der Kindheit zurückzubilden.

Die Ursachen der Fehlbildungen sind im Einzelnen noch nicht geklärt, es spielen einige toxische Metabolite wie Epoxide, Arenoxidmetaboliten oder freie Radikale eine Rolle. Der Mangel an Folsäure scheint zu Neuralrohrdefekten zu disponieren. Frauen, die eine Schwangerschaft planen, sollten deshalb in der Präkonzeptionsperiode und während der Schwangerschaft täglich 5 mg Folsäure einnehmen. Von einigen Untersuchern wird darüber hinaus der Standpunkt vertreten, dass zur Reduktion des Risikos von größeren und kleineren Fehlbildungen alle mit Antiepileptika behandelten Frauen im gebährfähigen Alter täglich ein Multivitaminpräparat, das auch Folsäure enthält, einnehmen sollten (Yerby 1997).

Die intrauterine Exposition mit Antiepileptika ist in einigen Studien mit einer intrauterinen Wachstumsretardierung assoziiert gewesen, in anderen Studien war das nicht der Fall (Battino et al. 1999). Eine prospektive multizentrische Studie mit 870 Neugeborenen konnte jetzt aufzeigen, dass Körpergewicht und Kopfumfang von Kindern, die intrauterin Antiepileptika ausgesetzt waren, insgesamt nicht die 10. Perzentile unterschritten. Diese Körpermaße fielen jedoch signifikant kleiner aus, wenn die Mütter eine Polytherapie, Primidon oder Phenobarbital eingenommen hatten (Battino et al. 1999). Es wird berichtet, dass eine mütterliche Epilepsie und die Antiepileptikatherapie während der Schwangerschaft langfristig bis zur Adoleszenz Auswirkungen auf die Intelligenz haben können, was eine Polytherapiegruppe stärker betraf als eine Monotherapiegruppe (Koch et al. 1999).

Phenytoin

Phenytoin sollte bei Frauen, die Kinder bekommen möchten oder könnten, möglichst vermieden werden. Es ist mit einer besonders hohen Rate von Lippen-Kiefer-Gaumen-Spalten, kranialen Dysmorphien und Nagelhypoplasien assoziiert.

Phenobarbital

Bei Einnahme von Phenobarbital wurde über eine hohe Rate von Herzfehlern, Gesichtsspalten und Dysmorphien berichtet.

Valproat

Die Einnahme von Valproat in der Frühschwangerschaft geht mit dem Risiko von bis zu 3,8% für Neuralrohrfehlbildungen, insbesondere der lumbosakralen Myelomeningozele, einher (Samrén et al. 1997). Dosen von über 1000 mg/Tag sind mit einem sehr viel höheren Risiko als niedrigere verbunden. Retardpräparate von Valproat setzen das Risiko herab. Weitere mögliche Fehlbildungen betreffen vor allem Herz und Urogenitalsystem.

Carbamazepin

Bei Carbamazepin treten angeborene Fehlbildungen in ähnlichem Ausmaß wie bei Phenobarbital und Phenytoin auf, das Risiko von Neuralrohrdefekten liegt bei 1% (Lindhout et al. 1992, Samrén et al. 1997).

Neue Antiepileptika

Die neuen Antiepileptika Gabapentin, Lamotrigin und Tiagabin haben in Tierversuchen keine teratogene Effekte. Bisher liegen zu den neuen Antiepileptika noch zu wenig klinische Daten vor, um das Teratogenitätsrisiko abschätzen zu können. Durch Vigabatrin wurden bisher keine Fehlbildungen verursacht. Relativ viele Schwangerschaften wurden während der Einnahme von Lamotrigin überwacht, es scheint kein erhöhtes teratogenes Potenzial zu besitzen.

Pränatale Diagnostik

Ein wesentlicher Aspekt der Schwangerenbetreuung ist die pränatale Diagnostik auf angeborene Fehlbildungen, wozu insbesondere die Bestimmung der Serumkonzentration von α-Fetoprotein als Screening auf Neuralrohrdefekte gehört. Bei Patientinnen, die Valproat oder Carbamazepin einnehmen, kann in der 15.–16. Woche eine Amniozentese zur genauen Bestimmung von α-Fetoprotein im Fruchtwasser erwogen werden. Die pränatale Diagnostik mittels Ultraschall zur Erkennung von Gesichtsspalten, Herzfehlern, Spina bifida und anderen Skelettfehlbildungen kann ab der 18.–20. Schwangerschaftswoche vorgenommen werden.

Geburt

Etwa 1–2% von Frauen mit einer aktiven Epilepsie erleiden während der Geburt einen generalisierten tonisch-klonischen Krampfanfall, bei weiteren 1–2% kann ein solcher in den ersten 24 h nach der Geburt auftreten. Ein Krampfanfall unter der Geburt kann das Kind durch den profunden Sauerstoffmangel schädigen. Auch während der gesamten Geburt muss deshalb die antiepileptische Therapie fortgesetzt werden, ggf. müssen die Antiepileptika per Sonde oder intravenös verabreicht werden. Die meisten Frauen mit Epilepsien entbinden vaginal. Um das Risiko von Anfällen durch Hyperventilation, Schlafentzug, Schmerz und emotionalem Stress zu mindern, sollte frühzeitig eine Episiotomie erwogen werden. Wenn in der letzten Woche vor der Geburt häufiger komplexe fokale oder generalisierte tonisch-klonische Anfälle auftreten, sollte eine elektive Sectio vorgenommen werden.

Bei Einnahme Leberenzym aktivierender Antiepileptika durch die Mutter sollte das Neugeborene nach der Geburt 1 mg Vitamin K_1 intramuskulär erhalten.

Falls während der Schwangerschaft die Dosis des Antiepileptikums erhöht wurde, so sollte diese nach der Geburt im Laufe der nächsten Wochen wieder auf die Dosis zurückgeführt werden, die vor der Schwangerschaft verabreicht wurde.

Stillen

Alle Mütter sollten ermutigt werden, ihre Kinder von Anfang an zu stillen. Die Konzentration von Carbamazepin in der Muttermilch beträgt nur etwa 40% der mütterlichen Serumkonzentration, beim Neugeborenen kommt es nicht zu Symptomen. Bei Einnahme von Valproat beträgt dessen Konzentration in der Muttermilch lediglich 1–10% der Serumkonzentration. Phenobarbital und Primidon können bei den Neugeborenen akkumulieren und zu Symptomen führen. In diesem Fall sollte bei diesen die Serumkonzentration bestimmt werden. Brust- und Flaschenfütterung können dann vorübergehend im Wechsel angewendet werden. Vom Ethosuximid geht ein besonders hoher Anteil in die Muttermilch über, dessen Konzentration dort 80–100% der Serumkonzentration ausmacht. Die Lamotriginkonzentration in der Muttermilch erreicht 40–45% der Serumkonzentration, was aber nicht mit erkennbaren Symptomen verbunden ist. Zu den anderen neuen Antiepileptika gibt es noch keine Daten. Da Vigabatrin und Gabapentin über die Nieren ausgeschieden werden, dürfte hier das Problem der Akkumulation bei normaler Nierenfunktion nicht bestehen (Cawford et al. 1999).

Pflege des Neugeborenen und Säuglings

Die Gefahr der Verletzung des Neugeborenen im Rahmen eines Krampfanfalls der Mutter wird als relativ gering eingeschätzt. Im Wochenbett bedarf die Mutter der Entlastung, damit durch Stress und Erschöpfung nicht Krampfanfälle ausgelöst werden. Beim Füttern, Baden und Transport des Kindes sollten durch entsprechende Vorsichtsmaßnahmen die Gefahren abgewendet werden, die sich ergeben, wenn die Mutter das Bewusstsein verliert und das Kind fallen könnte.

Integration in Kindergarten, Schule und Beruf

Der Besuch eines Regelkindergartens sollte für ein anfallsfreies normal begabtes Kind mit einer Epilepsie ebenso selbstverständlich sein wie bei Kindern ohne eine solche Störung. Auch ein gelegentliches Auftreten von Anfällen sollte kein Hinderungsgrund sein. Je nach der Schwere der Epilepsie und dem Ausmaß der assoziierten Störungen in Form motorischer Ausfälle und geistiger Beeinträchtigung kann es notwendig sein, dass das Kind einen Integrationskindergarten oder einen Sonderkindergarten besucht. Die adäquate schulische Förderung der Kinder mit Epilepsien setzt eine genaue neuropsychologische Untersuchung zur Einschätzung der Fähigkeiten und Defizite voraus.

Bezüglich des Schulbesuchs gelten die dieselben Kriterien wie beim Kindergarten. Ein normal begabtes anfallsfreies oder fast anfallsfreies Kind sollte die Regelschule besuchen. Die zuständigen Lehrer bedürfen einer umfassenden Aufklärung über die Eigenschaften der Epilepsie des betroffenen Kindes und die sich daraus ergebenden Konsequenzen, denn die Vorurteile gegenüber den Kindern mit Epilepsien beruhen vor allem auf Informationsdefiziten. Die Lehrer haben die Aufgabe, die Integration des Kindes in den Klassenverband zu fördern und für Verständnis und Akzeptanz zu werben. Je nach Begabung des Kindes und den assoziierten neurologischen Störungen wird eine Regelschule mit Integrationsklassen oder eine Sonderschule für Körperbehinderte, Lernbehinderte oder geistig Behinderte in Frage kommen. Eine gut kontrollierte Epilepsie sollte entsprechend begabte Kinder keinesfalls vom Besuch weiterführender Schulen, der Hochschulen oder der Universitäten ausschließen.

Die berufliche Integration hat das Ziel, dass die jungen Erwachsenen mit einer Epilepsie eine ebenso gute berufliche Stellung erreichen wie die Gleichaltrigen mit vergleichbaren körperlichen und geistigen Fähigkeiten (Thorbecke 1998). Bei einem Teil der Jugendlichen sind spezielle Maßnahmen der beruflichen Förderung notwendig, und zwar wenn folgende Faktoren zutreffen: keine Anfallsfreiheit, eine Körperbehinderung, unterdurchschnittliche intellektuelle Fähigkeiten, häufige Fehlzeiten und Verhaltensauffälligkeiten. Bezüglich einer beruflichen Eingliederung sollte früh genug (spätestens 1 Jahr vor der Schulentlassung) die Berufsberatung für Behinderte der örtlichen Arbeitsämter in Anspruch genommen werden. Die Berufsberatung erfordert ein fachärztliches Gutachten durch den behandelnden Arzt und eine psychologische sowie arbeitsmedizinische Begutachtung, denn das Anforderungsprofil der in Frage kommenden Berufe und der Gesundheitszustand des Betroffenen müssen aufeinander abgestimmt werden. Die zuständigen Arbeitsamtsberater können eine Arbeitserprobung oder Berufsfindung in Berufsbildungswerken und Berufsförderungswerken veranlassen. Darüber hinaus gibt es Förderlehrgänge und verschiedene weitere Eingliederungs-

Tabelle 23.**3** Prädiktoren der Arbeitstätigkeit Anfallskranker (Blumenthal 1998)

Positive Prädiktoren: • Anfälle: – mit/ohne Bewusstseinsstörung ohne Haltungsverlust – außerhalb der Wege- und Arbeitszeit – Frequenz <3 pro Jahr • Motivation, stabiles Leistungsverhalten • soziale Selbständigkeit, stabile Bindung • keine psychischen oder körperlichen Begleitstörungen, wobei das Fehlen psychischer von größerer Bedeutung ist • Berufsbild/Tätigkeit qualifiziert, selbständig
Negative Prädiktoren: • Anfälle: – mit Bewusstseinsstörung und Haltungsverlust – mit unkontrollierten Handlungen – Frequenz > 1 pro Monat • Motivationsmangel, Leistungsschwankungen • Verhaltensstörungen • geringe soziale Integration und Kompetenz • neurologische Störungen oder Körperbehinderung • allgemeine Verlangsamung • kognitive Leistungen im unteren Normbereich oder unterdurchschnittlich • berufliche Qualifikation gering oder fehlend • Tätigkeit abhängig, außengesteuert, arbeitsteilig • Arbeitsentwöhnung

maßnahmen. Wenn keine andere Ausbildung oder Förderung in Frage kommt, können die Betroffenen in Werkstätten für Behinderte beschäftigt werden.

Wichtige Einflussfaktoren auf die Berufstätigkeit sind die Anfallsfrequenz und die Anfallsschwere, Vorhandensein und Ausmaß von Leistungs- und Verhaltensstörungen sowie die Mobilität, d. h. die Möglichkeit, den Führerschein zu erwerben (Thorbecke 1998). Die positiven und negativen Prädiktoren der Arbeitstätigkeit Anfallskranker sind in Tab. 23.**3** angegeben (Blumenthal 1998).

Bei Vorliegen einer Epilepsie müssen bestimmte berufliche Einschränkungen in Kauf genommen werden, in Tab. 23.**4** sind geeignete Berufe für Anfallskranke aufgeführt (Blumenthal 1998). In Bezug auf die beruflichen Möglichkeiten und Gefährdungen sind umfangreiche Empfehlungen ausgearbeitet worden (Arbeitskreis zur Verbesserung der Eingliederungschancen von Personen mit Epilepsie 1994).

Die gesetzlichen Grundlagen der beruflichen Eingliederung und Rehabilitation finden sich im Arbeitsförderungsgesetz, im Rehabilitationsangleichungsgesetz, im Schwerbehindertengesetz und im Sozialhilfegesetz. In der Regel übernimmt die Bundesanstalt für Arbeit die Kosten für die Ersteingliederung und Umschulung.

Notwendige und unnötige Restriktionen zu Hause, im Kindergarten, in der Schule und in der Freizeit

Grundsätzlich sollten Kinder und Jugendliche mit Epilepsien möglichst an allen Aktivitäten teilnehmen, die Gleichaltrige ohne Epilepsien wahrnehmen. Dieses ist mit gewissen geringen Vorsichtsmaßnahmen bei den Betroffenen möglich, die durch Antiepileptika anhaltend anfallsfrei geworden sind. Wenn ein Kind eine Epilepsie hat, bei der noch gelegentlich oder häufiger Anfälle auftreten, machen sich die Eltern oder die Bezugspersonen häufig große Sorgen, dass es sich durch die Anfälle verletzen könnte. Diese Sorgen führen häufig dazu, dass die Aktivitäten des Kindes zu stark eingeschränkt werden, worunter das Wohlbefinden des Kindes leidet. Die aus der Ängstlichkeit und Überfürsorglichkeit resultierenden Restriktionen können die Entwicklung des Kindes behindern, indem sie bei ihm den Erwerb von Wissen, seine Unabhängigkeit und sein Selbstvertrauen einschränken. Bestimmte Restriktionen sind aber notwendig, diese sollen im Folgenden dargestellt werden.

Was sollen diese Restriktionen bewirken?

- Schutz vor Verletzungen,
- Schutz vor anfallsauslösenden Situationen,
- Schutz vor emotionaler Überlastung.

Folgende Faktoren sollte man bei der Festlegung der Restriktionen berücksichtigen:

- Alter des Kindes,
- Anfallstyp,
- Anfallsfrequenz,
- Zeitpunkt des Auftretens der Anfälle,
- zusätzliche Behinderungen,
- Compliance.

Restriktionen können in Abhängigkeit von diesen Faktoren zeitweilig oder ständig notwendig

Tabelle 23.4 Geeignete Berufe (Auswahl) für die Ausbildung anfallskranker Jugendlicher (mod. nach Blumenthal 1998)

In der Regel geeignet	Nur in besonderen Fällen geeignet
Allgemeines zur Anfallssituation	
	• < 1 Anfall/Monat, mit erhaltenem oder gestörtem Bewusstsein, mit Hinstürzen, mit gestörter Willkürmotorik, aber ohne unangemessene Handlungen • Anfälle mit erhaltenem oder gestörtem Bewusstsein, ohne Hinstürzen, mit gestörter Willkürmotorik, aber ohne unangemessene Handlungen
Fast alle kaufmännisch-verwaltenden Berufe, u.a.: • Büropraktiker • Bürokaufmann • Industriekaufmann • Verwaltungsangestellter • Datenverarbeitungskaufmann	
Viele technisch-handwerkliche Berufe, u.a.: • Technischer Zeichner • Telekonstrukteur • Maschinenbautechniker (Fachrichtungen Konstruktion, Qualitätswesen, Produktionsorganisation) • Güteprüfer • Elektromeister • Elektrotechniker • Dipl.-Ingenieur für Maschinenbau oder Elektrotechnik • Bauzeichner • Gärtner	• Werkzeugmechaniker • Zerspanungsmechaniker • Werkzeugmaschinenspaner • Metallbearbeiter • Industriemechaniker • Konstruktionsmechaniker • Anlagenmechaniker • Kommunikationselektroniker • Energieelektroniker • Industrieelektroniker

sein (Commission of Pediatrics of the ILAE 1997). Zeitweilige Restriktionen für 2–3 Monate sind ratsam:

- nach einem ersten Anfall,
- nach Beginn der Behandlung, wenn klar ist, dass weitere Anfälle unwahrscheinlich sind,
- nach Absetzen der Antiepileptika.

Dauernde Restriktionen sind notwendig:

- bei Fortbestehen von Anfällen,
- insbesondere in Fällen mit therapieresistenten Epilepsien.

Spektrum der Restriktionen

Zu Hause

Kleinere Kinder dürfen in der Badewanne nie allein gelassen werden. Größere Kinder sollten duschen, die Türe zum Badezimmer sollte vom Patienten nie von innen abgeschlossen werden. Schlafmangel sollte vermieden werden. Nur für eine eingeschränkte Zeit sind Fernsehen und Computerspiele ratsam.

Kindergarten und Schule

Alle Bezugspersonen im Kindergarten und in der Schule sollten über die Art der Epilepsie des Kindes aufgeklärt werden. Das Kind sollte in alle Aktivitäten einschließlich des Schulsports einbezogen werden.

Sport und Freizeitaktivitäten

Die Kinder sollten am Sport und an allen außerschulischen Aktivitäten teilnehmen.

- Die Teilnahme am Schwimmen und Wassersport ist unter Aufsicht eines erfahrenen Schwimmers möglich.

- Aktivitäten wie Klettern in großen Höhen (in Felsen, auf Bäume) sind nicht zu empfehlen.
- Radfahren, Skating, Rollerblading und Skateboarding sollte nur mit Helm erfolgen.
- Bezüglich Jogging oder Skilanglauf bestehen keine Bedenken.
- Kleinere Kopfverletzungen beim Fußball, Handball oder Hockey lösen in der Regel keine Anfälle aus.
- Tauchen und Fallschirmspringen sind ungeeignete Sportarten.
- Flugreisen sind ohne Einschränkungen möglich.

Gesetzliche Hilfen

Die Frühförderung, die medizinische Rehabilitation sowie die Leistungen nach der Sozialen Pflegeversicherung werden von den Krankenkassen finanziert. Die Rentenversicherungsträger übernehmen die Kosten für spezielle Kinderkuren. Kinder und Jugendliche mit Epilepsien haben außerdem Anspruch auf die gesetzlichen Hilfen nach dem Bundessozialhilfegesetz (§ 39, § 40 BSHG), dem Schwerbehindertengesetz und dem Arbeitsförderungsgesetz. Der betreuende Arzt sollte die Eltern der Kinder oder die Jugendlichen auf diese Hilfen hinweisen und durch gutachterliche Stellungnahmen unterstützen. Die Inanspruchnahme erfordert in der Regel die Zusammenarbeit mit speziell informierten Sozialarbeitern der Sozialämter, der Epilepsieambulanzen und der Kinderkliniken. Örtliche Beratungsstellen verschiedener Institutionen und Elternselbsthilfegruppen unterstützen die betroffenen Eltern.

Epilepsie und Führerschein

Der Erwerb des Führerscheins hat für Jugendliche einen hohen Prestigewert. Er zeigt den Eintritt in die Welt der Erwachsen an und ermöglicht Mobilität in der Berufsausbildung oder später im Beruf und in der Freizeit.

Stellt ein Jugendlicher einen Antrag auf Erteilung der Fahrerlaubnis, so prüfen die Verwaltungsbehörden, ob Beeinträchtigungen der körperlichen oder geistigen Leistungsfähigkeit vorliegen. Dazu muss der Bewerber einen Fragebogen ausfüllen, in dem nach dem Vorliegen chronischer Krankheiten, in manchen Bundesländern auch nach dem Auftreten epileptischer Anfälle gefragt wird. Die Frage sollte nur verneint werden, wenn die Epilepsie ausgeheilt ist. Ob ein Jugendlicher mit einer nicht ausgeheilten Epilepsie zum Führen eines Kraftfahrzeugs geeignet ist, wird an Hand fachärztlicher und evtl. medizinisch-psychologischer Gutachten geprüft. Vom Bundesministerium für Verkehr sind Begutachtungs-Leitlinien des Gemeinsamen Beirats für Verkehrsmedizin (Lewrenz 2000) herausgegeben worden. Die Leitsätze aus der Schrift „Krankheit und Kraftverkehr", welche Menschen mit Epilepsien betreffen, sind in Tab. 23.**5** aufgeführt.

Vom Führerscheinbewerber ist eine fachgerechte medizinische Behandlung zu fordern, diese muss ärztlicherseits gut dokumentiert werden. Handelt es sich nach der Erteilung der Fahrerlaubnis bei einem Anfall um ein Einzelereignis unter besonderen Bedingungen, so ist eine Fahrpause von 3–6 Monaten einzulegen. Ein wesentliches Risiko von Anfallsrezidiven ist nicht anzunehmen, wenn der Betroffene ohne wesentliches Risiko weiterer Anfälle 1 Jahr lang anfallsfrei geblieben ist. Bei langjährig bestehenden, bislang therapieresistenten Epilepsien beträgt die erforderliche anfallsfreie Zeit 2 Jahre. Es ist zu empfehlen, dass der Patient mit langer Anfallsfreiheit während des Absetzens eines Antiepileptikums und 3 Monate danach eine Fahrabstinenz einhält.

Impfungen, Malariaprophylaxe, Malariatherapie

Kinder und Jugendliche mit Epilepsien sollten in der Regel alle empfohlenen Schutzimpfungen erhalten. Unbedenklich sind die BCG-Impfung, die Tetanusimpfung, die Polioimpfung mit inaktivierter Poliovakzine, die Impfungen gegen Haemophilus-influenzae-Infektionen, Masern, Mumps, Röteln, Hepatitis A und B, Influenzavirus, FSME, Typhus oder Paratyphus (per os) und Varizellen.

Bezüglich der Impfungen gegen Pneumokokkeninfektionen liegen noch zu wenig Erfahrungen vor. Zum Schutz vor Keuchhusten sollte ausschließlich die azelluläre Pertussisvakzine eingesetzt werden. Durch die Impfungen gegen Meningokokkenmeningitis, Gelbfieber und Tollwut können in Einzelfällen Anfälle provoziert werden.

Tabelle 23.5 Leitsätze der Fahrtauglichkeit aus der Schrift „Krankheit und Kraftverkehr" mit den Begutachtungsleitlinien zur Kraftfahrereignung des Gemeinsamen Beirats für Verkehrsmedizin beim Bundesministerium für Verkehr, Bau- und Wohnungswesen und beim Bundesministerium für Gesundheit (Lewrenz 2000)

Fahrerlaubnis der Gruppe 1 (PKW, Motorräder):

- wenn epileptische Anfälle aufgetreten sind, ist die Fahrtauglichkeit aufgehoben, solange ein wesentliches Risiko von Anfallsrezidiven besteht
- Ausnahmen von der Regel sind gerechtfertigt:
  - bei einfachen fokalen Anfällen ohne Bewusstseinsstörung und ohne motorische/sensorische oder kognitive Behinderung und nach mindestens einjähriger Verlaufsbeobachtung ohne Übergang zu komplex-fokalen oder generalisierten Anfällen
  - bei ausschließlich an Schlaf gebundene Anfälle nach mindestens 3-jähriger Beobachtungszeit
- Beachte: seltene Anfälle, Anfälle mit Vorboten, langjähriges unfallfreies Fahren stellen nicht von sich aus eine Ausnahme dar.
- kein wesentliches Risiko von Anfallsrezidiven ist anzunehmen:
  - nach einmaligem Anfall (nach einer Beobachtungszeit von 3–6 Monaten),
  - nach einem Gelegenheitsanfall durch Schlafentzug oder durch eine akute Erkrankung (Fieber, Vergiftungen, akute Erkrankungen des Gehirns oder Stoffwechselstörung), wenn der Nachweis erbracht wurde, dass diese Bedingungen nicht mehr gegeben sind
  - wenn die neurologische Abklärung weder einen Hinweis auf eine ursächliche morphologische Läsion noch auf den Beginn einer idiopathischen Epilepsie ergeben hat
  - wenn der Betroffene 1 Jahr anfallsfrei geblieben ist
  - wenn der Betroffene mit einer langjährig bestehenden, bislang therapieresistenten Epilepsie zwei Jahre anfallsfrei geblieben ist und wenn kein erkennbares Risiko für weitere Anfälle besteht (nicht in jedem Falle einschränkend ist die Persistenz epilepsietypischer Veränderungen im EEG; Indikatoren einer Rezidivneigung sind die Zunahme von generalisierten Spike-Wave-Komplexen oder fokalen Sharp-Waves oder die Persistenz einer Grundrhythmusverlangsamung)
  - bei operativ behandelten Epilepsiekranken und einjähriger Anfallsfreiheit
  - nach symptomatischen Anfällen, die nur kurze Zeit nach Hirnoperationen oder Hirnverletzungen aufgetreten sind, nach einem anfallsfreien Intervall von $^{1}/_{2}$ Jahr
- bei Fahrerlaubnisinhabern oder Fahrerlaubnisbewerbern, die dauernd mit Antiepileptika behandelt werden müssen, dürfen keine Intoxikationen oder andere unerwünschte zentralnervöse Nebenwirkungen erkennbar sein

- Voraussetzungen zur Wiedererlangung der Fahrtauglichkeit:
  - Nachweis einer regelmäßigen Überwachung einschließlich der Fremdanamnese, ausreichende Zuverlässigkeit und Selbstverantwortlichkeit des Patienten, regelmäßige EEG- und Blutspiegelkontrollen
  - in Zweifelsfällen Zuhilfenahme von Video-Simultan-Doppelbildaufzeichnung oder mobilem Langzeit-EEG

Fahrerlaubnis der Gruppe 2 (LKW, Busse)

- die Fahrtauglichkeit ist nach mehreren Anfällen grundsätzlich ausgeschlossen.
- als Ausnahme gilt die durch ärztliche Kontrolle nachgewiesene 5-jährige Anfallsfreiheit ohne antikonvulsive Behandlung

Bei Fahrerlaubnisinhabern beider Gruppen sind Kontrolluntersuchungen in Abständen von 1, 2 und 4 Jahren erforderlich

Es sollten keine Pertussisimpfung mit der Ganzkeimvakzine und keine parenteralen Impfungen gegen Typhus, Paratyphus und Cholera vorgenommen werden.

Während einer Therapie mit ACTH oder Corticosteroiden sollten wegen der damit verbundenen Immunsuppression keine Impfungen vorgenommen werden. Auch wenn es gerade zur Manifestation einer schwer behandelbaren Epilepsie (z. B. West-Syndrom) oder einer erheblichen Zunahme der Anfallsbereitschaft gekommen ist, sollte man die Impfungen etwas aufschieben.

Der passive Schutz mittels homologen Immunglobulinpräparaten und heterologen Antiseren beeinflusst die Epilepsie nicht negativ.

Chloroquin (Resochin) ist als Malariaprophylaxe ungeeignet, da es Anfälle auslösen kann.

Mefloquin (Lariam) kann ebenfalls gelegentlich Anfälle provozieren. Besser geeignet ist das neue Malariamittel Proguanil (Paludrine). Zur Malariatherapie sind Pyrimethamin (Daraprim), Halofantin (Halfan) und Atovaquon (Malarone) geeignet.

24 Prognose der Epilepsien

Aussagen zur Prognose von Epilepsien sind von verschiedenen Faktoren abhängig. Die Ergebnisse von krankenhausbasierten Studien zeigten eine deutlich schlechtere Gesamtprognose als Populationsstudien. Ursache ist die Tendenz der Eltern bzw. Patienten, eher ein Krankenhaus aufzusuchen, wenn es sich um eine schwerere Epilepsie handelt. Außerdem gehen in den Krankenhausstudien einige Patienten dadurch verloren, dass diese das Krankenhaus nicht mehr aufsuchen, wenn sie anfallsfrei geworden sind. Weiterhin spielt eine Rolle, ob die Patienten retrospektiv oder prospektiv erfasst wurden. Da die Epilepsien eine Gruppe ganz unterschiedlicher Krankheitszustände darstellen, ist das Ergebnis auch davon abhängig, welche Epilepsieformen in den Studien berücksichtigt wurden. Absenceepilepsien wurden teilweise ausgeschlossen, häufiger auch die Epilepsien bei progredienten neurologischen Krankheiten. Ob die Antiepileptikatherapie einen entscheidenden Einfluss auf die Langzeitprognose von Epilepsien hat, ist zweifelhaft.

Die Prognose von Epilepsien kann unter 3 verschiedenen Gesichtspunkten betrachtet werden, und zwar bezüglich:

- der Langzeitremission,
- des psychosozialen Outcome,
- der epilepsiebezogenen Mortalität.

Remission

Remission bedeutet, dass ein Patient mit einer Epilepsie eine längere Zeit anfallsfrei geblieben ist, häufig werden Zeiträume von 2, 3 oder 5 Jahren der Anfallsfreiheit gewählt. Mit terminaler Remission wird die anfallsfreie Zeit bis zum letzten Follow-up bezeichnet.

Camfield et al. (1993) untersuchten die Prädiktoren der Remission. Sie fanden das Fehlen von Neugeborenenkrämpfen in der Anamnese, höheres Alter zu Beginn (Einteilung in < 1 Jahr, 1–12 Jahre und > 12 Jahre), normale Intelligenz und weniger als 20 Anfälle zu Beginn der Therapie als signifikante prädiktive Variablen.

In einer ganzen Reihe von Langzeitbeobachtungen von Erwachsenen und Kindern mit neu aufgetretenen Epilepsien wurde die Wahrscheinlichkeit einer Remission untersucht, sie betrug etwa 50–80% (Annegers et al. 1979, Okuma u. Kumashiro 1981, Elwes et al. 1984, Goodridge u. Shorvon 1983, Matsumoto et al. 1983, Sillanpää 1983, Brorson u. Wranne 1987, Cockerell et al. 1997b, Sillanpää 1998). Die Mehrzahl der Erwachsenenstudien schlossen auch einen Patientenanteil von etwa 20–25% im Alter unter 16 Jahren ein. Die Ergebnisse der wichtigsten Erwachsenen- und Kinderstudien sollen ausführlicher dargestellt werden.

Krankenhausbasierte Studien aller Altersstufen

Die Group for the Study of the Prognosis of Epilepsy in Japan erfasste retrospektiv 1868 Patienten, die zwischen 1964 und 1974 in 20 neurologischen Institutionen behandelt worden waren (Okuma u. Kumashiro 1981). Lediglich 42% aller ursprünglich das Krankenhaus aufsuchenden Patienten konnten nachbeobachtet werden. Die Remissionsrate betrug für 3, 5 oder 10 Jahre Anfallsfreiheit gleichermaßen etwa 58%.

Die britische King's College Group rekrutierte prospektiv 106 erwachsene Patienten mit neu diagnostizierter Epilepsie (2 oder mehr generalisierte tonisch-klonische Anfälle oder mehrere fokale Anfälle), die Patienten wurden mit Carbamazepin oder Phenytoin behandelt. Nach 36 Monaten waren 50% der Patienten anfallsfrei. Nach einer mittleren Follow-up-Periode von 66 Monaten zeigte sich, dass 26% der Patienten seit Beginn der Therapie anfallsfrei geblieben waren. Nach 4 Jahren hatten 73% der Patienten eine 2-Jahres-Remission, nach 8 Jahren 82% (Elwes et al. 1984).

In Italien wurde eine multizentrische, prospektive, krankenhausbasierte Studie mit neu zugewiesenen Patienten durchgeführt (Collaborative Group for the Study of Epilepsy 1992). Es wurden Patienten aller Altersstufen mit allen Epilepsieformen eingeschlossen, nicht jedoch Patienten mit symptomatischen Epilepsien, z. B. mit Hirntumoren. Unklar blieb, ob das Auftreten eines einzigen Anfalls genügte, um in die Studie eingeschlossen zu werden. Nach 5 Jahren hatten innerhalb dieses Zeitraums 78% der Patienten eine 3-Jahres-Remission gehabt.

Populationsstudien aller Altersstufen

Die Epilepsieprognose der Population von Rochester, Minnesota, USA, wurde an Hand von 3 Studien dargestellt (Hauser u. Kurland 1975, Annegers et al. 1979, Shafer et al. 1988). Bei 516 Patienten, die zwischen 1935 und 1967 gesehen worden waren, ergab sich 10 Jahre nach der Diagnosestellung, dass 40% eine 2-Jahres-Remission erreicht hatten, die nach 15 Jahren auf 49% und nach 20 Jahren auf 55% angestiegen war (Hauser u. Kurland 1975). Während der Fortführung der Studie wurden 104 weitere Patienten eingeschlossen, die im Zeitraum von 1968–1974 diagnostiziert worden waren. Von den 457 Patienten, die mindestens 5 Jahre weiter verfolgt worden waren, hatten sich 65% in einer 5-Jahres-Remission innerhalb von 10 Jahren nach Diagnosestellung und 76% innerhalb von 20 Jahren befunden. Etwa 70% nahmen keine Medikamente mehr ein (Annegers et al. 1979). Der letzte Bericht beschrieb 306 Patienten, die bis zum Jahre 1978 eingeschlossen worden waren. Die Wahrscheinlichkeit einer 5-Jahres-Remission nach 20 Jahren wurde mit 75% angegeben (Shafer et al. 1988).

Goodridge u. Shorvon (1983) erfassten in Großbritannien retrospektiv 6000 neu diagnostizierte Patienten und beobachteten sie im Mittel 8 Jahre lang. 5 Jahre nach Beginn der Epilepsie hatten über 50% eine Remission von 2 Jahren oder mehr erreicht. Nach 15 Jahren zeigten nahezu 70% der Patienten eine 2-Jahres-Remission.

Die erste prospektive und populationsbasierte Studie von Patienten mit neu diagnostizierten Epilepsien stellt die National General Practice Study of Epilepsy in Großbritannien dar. Aus 275 Praxen wurden 1091 Patienten rekrutiert. 6 Monate nach der Erfassung war die Diagnose Epilepsie definitiv festgelegt worden. Beim Follow-up nach 9 Jahren befanden sich 68% der Patienten mit definitiver Epilepsie 3 Jahre lang in Remission und 54% 5 Jahre lang (Cockerell et al. 1997).

Kinderstudien

Sofijanov (1982) untersuchte retrospektiv die Prognose von 512 Kindern im Alter von 2 Monaten bis 14 Jahre. Etwa 51% erreichten eine 2-Jahres-Remission und 42% eine 4-Jahres-Remission. In einer schwedischen Studie, wo alle Kinder und Jugendlichen bis zum Alter von 19 Jahren aus der Region von Uppsala erfasst wurden, hatten nach 12 Jahren 36% noch eine Epilepsie (Brorson u. Wranne 1987). Falls keine neurologischen oder intellektuellen Defizite bestanden und nur wenige Anfälle aufgetreten waren, hatten lediglich 11% der Kinder noch eine aktive Epilepsie (definiert als einen oder mehrere Anfälle in den letzten 3 Jahren). Bei den Kindern mit einer Kombination der 3 Faktoren neurologische Störungen, häufige Anfälle und verschiedene Anfallsformen bestand die Epilepsie nach 12 Jahren in 80% der Fälle fort.

In einer Studie aus Österreich fand sich nach einer mittleren Nachbeobachtungszeit von 5 Jahren bei 281 Kindern mit neu aufgetretenen Epilepsien eine 1-Jahres-Remissionsrate von 84% nach 2 Jahren und 87% nach 3 Jahren (Hauser et al. 1996).

In der Population von Novia Scotia, Kanada, wurden 504 Kinder mit neu aufgetretenen Epilepsien (Ausschluss von Absencen und „minor motor seizures") im Durchschnitt 7 Jahre lang nachverfolgt (Camfield et al. 1993). Am Ende der Follow-up-Zeit waren 55% der Kohorte in Remission.

In Turku, Finnland, wurden in den Jahren 1961-1964 prospektiv 245 bis zu 15 Jahre alte Kinder mit einer aktiven Epilepsie aus dem Einzugsbereich einer Universitätsklinik erfasst (Sillanpää et al. 1998). Von diesen Kindern hatten 28% eine idiopathische Epilepsie, 22% eine kryptogene und 50% eine zurückliegend symptomatische Epilepsie. Zum Zeitpunkt des Follow-up, etwa 30 Jahre später, waren 64% der Patienten seit mindestens 5 Jahren anfallsfrei. Darin eingeschlossen waren 47% von 254 Patienten, die kein Antiepileptikum mehr einnahmen.

Die Prognose beeinflussende Faktoren

Als Gruppe haben Kinder mit neu aufgetretenen Epilepsien insgesamt eine gute Aussicht, eine langjährige Remission zu erreichen. Da in den früheren Studien die jetzt gültige Version der Klassifikation der Epilepsien nicht verwandt wurde, liegen zur Prognose einiger Epilepsiesyndrome nur eingeschränkte Informationen vor. In zahlreichen Langzeitstudien hat sich gezeigt, das bestimmte Faktoren einen Einfluss auf die Prognose haben, wobei aber die Ergebnisse nicht immer übereinstimmen. Die wichtigsten prognostischen Faktoren sind Alter bei Manifestation der Epilepsie, Ursache der Epilepsie und Anfalls- bzw. Epilepsietyp.

Alter zu Beginn der Epilepsie

Die Mehrzahl der Studien hat erkennen lassen, dass junges Alter (jenseits des 1. Lebensjahres) zu Beginn der Epilepsie mit einer eher günstigen Prognose verbunden ist (Hauser u. Kurland 1975, Annegers et al. 1979, Okuma u. Kumashiro 1981). Der Epilepsiebeginn in einem Alter unter 10 bzw. 12 Jahren geht mit einer besseren Prognose einher als der Beginn mit über 10 bzw. 12 Jahren (Okuma u. Kumashiro 1981, Sofijanov 1982, Brorson u. Wranne 1987, Sillanpää et al. 1992, Camfield et al. 1993b). Bei den Patienten mit idiopathischen Epilepsien betrug 10 Jahre nach Diagnosestellung die Wahrscheinlichkeit der Remission bei den Kindern, bei denen die Diagnose vor dem Alter von 10 Jahren gestellt wurde 75%, bei Diagnosestellung im Alter zwischen 10 und 19 Jahren 68% und bei Diagnosestellung im Alter zwischen 20 und 59 Jahren 63% (Annegers et al. 1979).

Kinder unter 1 Jahr tragen allerdings eine schlechtere Prognose als ältere Kinder, was z. T. darauf beruht, dass sich bei Kindern mit neurologischen Defiziten die Epilepsie bevorzugt in diesem Alter manifestiert (Matsumoto et al. 1983, Cavazzuti et al. 1984, Camfield et al. 1993b). Aber auch die unter einem Jahr alten Kinder ohne neurologische Schäden haben eine geringere Chance der Remission als die älteren Kinder (Okuma u. Kumashiro 1981, Brorson u. Wranne 1987, Sillanpää et al. 1992).

Ätiologie der Epilepsien

Die Ätiologie hat einen erheblichen Einfluss auf die Prognose, denn idiopathische und kryptogene Epilepsien haben eine bessere Langzeitprognose als zurückliegend symptomatische Epilepsien (Okuma u. Kumashiro 1981, Elwes et al. 1984, Brorson u. Wranne 1987, Camfield et al 1993b, Sillanpää 1993, Hauser et al. 1996, Cockerell et al. 1997, Sillanpää 1998). Die idiopathischen Epilepsien haben die beste Prognose, was verständlich ist, da einige Epilepsiesyndrome des Kindes- und Jugendalters mit der Pubertät remittieren (Absenceepilepsie des Kindesalters, benigne fokale Epilepsie des Kindesalters mit zentrotemporalen Sharp-Waves). Eine besonders günstige Prognose im Hinblick auf Anfallsfreiheit haben auch die Kinder mit kryptogenen Epilepsien, wenn ein Verwandter 1. Grades ebenfalls eine Epilepsie hat (MacIntosh et al. 1998). Bei einem Follow-up nach 15 Jahren waren 92% von 27 Kindern seit mindestens 3 Jahren anfallsfrei. Epilepsien mit progredienten neurologischen Krankheiten oder Hirntumoren haben per se eine schlechtere Prognose.

Zu den prognostisch ungünstigen Faktoren gehören eine chronische neurologische Schädigung und/oder eine mentale Retardierung. In der Rochester-Populationsstudie erreichten 20 Jahre nach Diagnosestellung lediglich 46% der Patienten eine 5-Jahres-Remission, wenn seit der Geburt neurologische Defizite bestanden, während der entsprechende Prozentsatz für die Epilepsien unbekannter Ursache 74% betrug (Annegers er al. 1979).

In einer Studie aus Japan betrug die Remissionsrate 31% in Verbindung mit schweren neurologischen Defiziten, hingegen 61% bei normalem neurologischem Status (Okuma u. Kumashiro 1981). Patienten ohne mentale Störungen wiesen eine Remissionswahrscheinlichkeit von 65% auf, im Falle eines leichten mentalen Defizits betrug sie 41%, bei schweren mentalen Ausfällen lediglich 34%.

Anfalls- und Epilepsieformen

Patienten mit generalisierten Anfällen haben eine etwas bessere Prognose als Patienten mit fokalen Anfällen, dafür sprechen die Ergebnisse einiger Studien (Annegers et al. 1979, Okuma u. Kumashiro 1981, Sillanpää 1983, Cockerell et al. 1997). In der Rochester-Populationsstudie hatten

20 Jahre nach Diagnosestellung 85% der Patienten mit generalisierten tonisch-klonischen Anfällen eine Remission erreicht, 80% der Patienten mit Absencen und 65% mit komplexen fokalen Anfällen (Annegers et al. 1979). In der National General Pracice Study of Epilepsy aus Großbritannien zeigte sich, dass Patienten mit partiellen Anfällen eine gering niedrigere Remissionsrate hatten (Cockerell et al. 1997).

Sofijanov (1982) beschreibt, dass von den Kindern mit fokalen Anfällen etwa 64% die Remission erreichten, wenn es sich um einfache fokale Anfälle handelte, 36% im Falle komplexer fokaler Anfälle und 50% in den Fällen mit sekundär generalisierten Anfällen.

Loiseau et al. (1983a) berichteten, dass 40% der Kinder mit myoklonischen Absencen im Vergleich zu 75% mit einfachen Absencen eine Remission erfuhren.

Handelt es sich um Epilepsien mit 2 oder mehr Anfallsformen, ist die Prognose schlechter (Okuma u. Kumashiro 1981, Loiseau et al. 1983a, Brorson u. Wranne 1987, Shafer et al. 1988). In der Serie von Brorson und Wranne fanden sich Remissionsraten von 72% im Falle eines Anfallstyps und von 49% im Falle multipler Anfallsformen.

Einige Epilepsiesyndrome sind mit einer guten Prognose, andere mit einer schlechten assoziiert (Tab. 24.1). Die Prognose der einzelnen Epilepsiesyndrome des Kindes- und Jugendalters wird bei deren Beschreibung ausführlicher dargelegt.

Tabelle 24.**1** Epilepsien und Epilepsiesyndrome des Kindes- und Jugendalters mit guter und schlechter Langzeitprognose

Gute Prognose:

- benigne neonatale Krampfanfälle
- benigne familiäre neonatale Krampfanfälle
- Absenceepilepsie des Kindesalters
- juvenile myoklonische Epilepsie[1)]
- benigne fokale Epilepsie des Kindesalters mit zentrotemporalen Spikes
- benigne fokale Epilepsie des Kindesalters mit okzipitalen Paroxysmen
- Fieberkrämpfe

Schlechte Prognose:

- West-Syndrom
- frühinfantile epileptische Enzephalopathie
- neonatale Krampfanfälle
- schwere myoklonische Epilepsie des frühen Kindesalters
- Lennox-Gastaut-Syndrom
- Landau-Kleffner-Syndrom
- ESES
- progressive Myoklonusepilepsien
- Temporallappenepilepsie
- Epilepsien bei kortikalen Dysplasien
- Epilepsia partialis continua

[1)] Nur während der Therapie anhaltend anfallsfrei, andernfalls hohe Rezidivrate

Elektroenzephalogramm

Das EEG spiegelt eine abnorme zerebrale Funktion wider und ist mit der Ätiologie korreliert. Es kann deshalb nur als ein indirekter Indikator der Prognose gewertet werden. In einigen Studien wird darüber berichtet, dass ein anhaltend pathologisches EEG mit einer schlechteren Prognose einherging. In der japanischen Prognosestudie mit 1868 Patienten zeigte sich in Verbindung mit einer ausgeprägten Allgemeinveränderung im EEG eine schlechtere Prognose als wenn dieses nicht der Fall war (Okuma u. Kumashiro 1981). In der Rochester-Populationsstudie war die permanent im Verlauf der Epilepsien nachweisbare generalisierte Spike-Wave-Aktivität der prognostisch bedeutendste negative Faktor (Shafer et al. 1988). Fokale hypersynchrone Potenziale waren mit einer besseren Prognose verbunden, vermutlich auf Grund der eingeschlossenen Rolando-Epilepsien, deren Prognose außerordentlich günstig ist. Bei 126 Kindern mit komplexen fokalen Anfällen, die mindestens 4 Jahre lang beobachtet wurden, zeigte sich eine schlechtere Prognose, falls im EEG eine verlangsamte Grundaktivität und in der anterioren Temporalregion ein epileptischer Fokus nachweisbar waren (Takahashi et al. 1990).

Weitere Faktoren

Camfield et al. (1985) stellten in ihrer Serie fest, dass die Mehrzahl der neu aufgetretenen Epilepsien leicht mit Antiepileptika zu kontrollieren war. Wenn die Anfälle trotz Behandlung fortbestanden, war die Remission sehr viel weniger wahrscheinlich. Das rasche Ansprechen auf die Therapie als ein besonders gutes prognostisches Zeichen wurde auch von Sillanpää et al. (1998) betont.

Eine ungünstigere Prognose ist mit folgenden, bisher noch nicht genannten Faktoren verbunden: einer hohen Anfallsfrequenz bzw. einer großen Zahl von Anfällen vor Beginn der Therapie (Brorson u. Wranne 1987, Camfield et al. 1993a, Sillanpää 1998) und dem Auftreten eines Status epilepticus (Takahashi et al. 1990, Camfield et al. 1993, Berg et al. 1996).

Einfluss einer frühen Antiepileptikatherapie

Die Wirksamkeit einer frühen Antiepileptikatherapie im Vergleich zu einem späteren Beginn auf die Langzeitprognose ist kaum abzuschätzen, da spätestens nach 2 Anfällen, häufig schon nach dem ersten Anfall, mit einer antiepileptischen Therapie begonnen wurde. In einer retrospektiven Studie aus Finnland wurden 33 von 1375 Patienten identifiziert, die niemals eine Antiepileptikatherapie erhalten hatten (Keränen u. Riekkinen 1993). Die Wahrscheinlichkeit der 2-Jahres-Remission war 42% nach 10 Jahren und 52% nach 20 Jahren. Diese Zahlen zeigen, dass auch unbehandelte Epilepsien gutartig verlaufen können.

In der dritten Welt erhalten die Patienten mit lang dauernden Epilepsien häufig keine Antiepileptika. In einer Studie aus Kenia wurde gezeigt, dass die neu begonnene Antiepileptikatherapie sowohl Patienten mit neu diagnostizierten Epilepsien als auch bei Patienten mit langjährigen aktiven Epilepsien gleich gut wirksam war (Feksi et al. 1991). Ein ähnliches Ergebnis erbrachte eine populationsbasierte Studie aus Ecuador (Placencia et al. 1993). Somit fehlt bisher der Beweis, dass die frühe antiepileptische Therapie die Langzeitprognose günstig beeinflusst.

Rezidivrate nach Absetzen der Antiepileptika

Eine ganze Reihe von Untersuchern hat die Rezidivrate nach Absetzen der Antiepileptika bei Kindern und Jugendlichen beschrieben, die anfallsfrei geworden waren (Emerson et al. 1981, Thursten et al. 1982, Förster u. Schmidtberger 1982, Todt 1984, Shinnar et al. 1985, Bouma et al. 1987, Arts et al. 1988, Matricardi et al. 1989, Gherpelli et al. 1992, Tennison et al. 1994, Shinnar et al. 1994, Donati et al. 1995, Murakami et al. 1995, Dooley et al. 1996, Braathen et al. 1996, Peters et al. 1998, Caviedes u. Herranz 1998). In der Mehrzahl der Studien wurde mit relativ guter Übereinstimmung gezeigt, dass etwa 20–40% der Patienten nach dem Absetzen ein Rezidiv bekommen und zwar in den allermeisten Fällen innerhalb eines Jahres. Nach 2 Jahren traten nur noch wenige Rezidive auf, was auf die günstige Prognose hinweist, wenn die Patienten länger als 2 Jahre nach Beendigung der Therapie anfallsfrei bleiben. Die Rezidivraten nach dem Absetzen in den einzelnen Studien, die verschiedenen Einflussfaktoren und die Prädiktoren für einen Rückfall werden in Kap. 18 ausführlich beschrieben.

Prognose der therapieresistenten Epilepsien des Kindesalters

Studien an Jugendlichen und Erwachsenen haben gezeigt, dass der Verlauf der Epilepsie in den ersten 2 Jahren der Therapie Aussagen über den weiteren Verlauf zulässt. Wenn der Patient nicht innerhalb dieser Zeit anfallsfrei geworden ist, muss bei einem Teil dieser Patienten mit Intraktibilität gerechnet werden (Shorvon u. Reynolds 1982, Elwes et al. 1984, Reynolds 1987).

Da es keine einheitlichen Kriterien der Therapieresistenz gibt, ist es auch nicht möglich, einen genauen Prozentsatz therapieresistenter Epilepsien zu benennen. Häufig werden Werte von 20–30% angegeben (Annegers et al. 1979, Reynolds et al. 1983, Brorson u. Wranne 1987, Shorvon 1990, Pedley 1994, Schmidt u. Gram 1995). Nach Hauser u. Hersdorffer (1996) erweisen sich aber nur bei etwa 10% aller Patienten die Epilepsien tatsächlich als therapieresistent.

Ein beträchtlicher Teil der Kinder mit therapieresistenten Epilepsien kann nach langjährigem Verlauf noch eine Remission zeigen, und zwar unabhängig von der Therapie. Diese überraschende Aussage belegen 3 Kohortenstudien (Huttenlocher u. Hapke 1990, Camfield et al. 1993a, Sillanpää 1993, Huttenlocher 1994).

Chicago-Studie

Die Langzeitprognose von 145 Kindern, deren Epilepsie sich im Laufe von mindestens 2 Jahren als therapieresistent erwiesen hatte (ein oder mehr Anfälle pro Monat), ist von Huttenlocher u. Hapke (1990) bzw. Huttenlocher (1994) beschrieben worden. Die Kinder waren im Zeitraum von 5 bis maximal 20 Jahren nach Beginn der Epilepsie nachuntersucht worden. Die Mehrheit dieser Kinder (61%) war mental retardiert und bei den meisten (73%) hatte die Epilepsie vor dem Alter von 2 Jahren begonnen. Ein erheblicher Anteil der Kinder mit normaler oder grenzwertig normaler Intelligenz zeigte im Laufe der Zeit eine Remission der Anfälle, was bei den Kindern mit mentaler Retardierung erheblich seltener der Fall war. Das Outcome war umso besser, je länger die Kinder beobachtet worden waren. Nach 18 Jahren Studienteilnahme hatten nur noch 25% der Kinder mit normaler Intelligenz eine intraktible Epilepsie (mehr als einen Anfall pro Jahr) im Vergleich zu 75% der Kinder mit mentaler Retardierung. Es fand sich kein Unterschied zwischen Kindern mit fokal-atrophischen Hirnläsionen und Kindern ohne jede mittels bildgebender Verfahren fassbare Hirnpathologie. Die Ergebnisse unterschieden sich nicht für Kinder mit Grand-Mal-Epilepsien und Kinder mit komplexen fokalen Anfällen. Auch einigen Kindern mit Epilepsien, die zunächst als völlig hoffnungslose Fälle angesehen wurden, z. B. 5 Kindern mit unilateralem Sturge-Weber-Syndrom, ging es gut, 4 der 5 Kinder waren im Laufe der Zeit sogar anfallsfrei geworden.

Aus dieser Studie kann abgeleitet werden, dass einige Kinder mit einer ursprünglich als therapieresistent angesehenen Epilepsie langfristig anfallsfrei oder fast anfallsfrei (ein Anfall pro Jahr oder weniger) werden, und zwar besonders die Kinder, deren Intelligenz normal ist.

Finnland-Studie

Sillanpää (1993) hat im Einzugsgebiet der Universität von Turku, Finnland, eine Kohorte von Kindern mit Epilepsien 30 Jahre lang nachverfolgt. In diese Studie waren alle Kinder mit einer aktiven Epilepsie aufgenommen worden (rekurrierende Krampfanfälle in den letzten 3 Jahren). Am Ende der Beobachtungsperiode hat er Epilepsien mit einem oder mehreren Anfällen pro Jahr im Verlauf der letzten 10 Jahre als therapierefraktär definiert. Nach 30 Jahren Beobachtungszeit hatten 22% von 178 Patienten eine therapieresistente Epilepsie. Die Remission trat meist in den ersten 10 Jahren auf, aber auch nach 30–35 Jahren war eine Remission nicht ausgeschlossen. Die wichtigsten negativen prognostischen Faktoren bezogen sich auf die Ursache der Epilepsien: vorangegangene neurologische Schädigung oder abnorme Entwicklung bzw. abnormer neurologischer Status.

Kanadische Studie

In der Population von Nova Scotia, Kanada, mit etwa 800 000 Einwohnern wurden 504 Kinder mit Epilepsien erfasst (Camfield u. Camfield 1996). Kinder mit infantilen Spasmen, Absencen oder myoklonischen und atonischen Anfällen waren ausgeschlossen worden. Nach mindestens 5 Jahren Beobachtungszeit hatten nur 39 Kinder eine intraktible Epilepsie (durchschnittlich 2 oder mehr Anfälle innerhalb von 2 Monaten im letzten Jahr trotz Behandlung mit mindestens 3 Antiepileptika in Mono- oder Polytherapie), von diesen waren 24 mental retardiert. Nach weiteren 5 Jahren waren noch 7 der 39 Kinder mindestens 1 Jahr lang anfallsfrei geworden: 4 Kinder durch konventionelle Antiepileptika, 2 Patienten durch Clobazam und ein Kind durch die Epilepsiechirurgie. Bei 9 weiteren Kindern hatte die Epilepsiechirurgie lediglich zu einer Minderung der Anfallsfrequenz geführt. Mehrere neue Antiepileptika (Vigabatrin, Lamotrigin, Felbamat, Gabapentin) waren im Verlauf dieser 5 Jahre eingesetzt worden, in keinem Fall wurde dadurch Anfallsfreiheit erreicht.

Mortalität

Menschen mit Epilepsien tragen ein erhöhtes Risiko, in einem jüngeren Alter zu versterben. Mögliche Ursachen des vorzeitigen Todes sind:

- direkte Folge von Anfällen oder eines Status epilepticus,
- Unfälle während eines Anfalls (z. B. durch Ertrinken oder schweres Schädel-Hirn-Trauma),
- Selbstmord,
- plötzlicher unerwarteter Tod bei Epilepsie (SUDEP, Sudden Unexplained Death in Epilepsy),
- die für die Epilepsie verantwortliche neurologische Krankheit.

Plötzlicher unerwarteter Tod bei Epilepsie (SUDEP)

Unter SUDEP versteht man plötzliche, unerwartete Todesfälle bei Patienten mit Epilepsie,
- die nicht durch Trauma oder Unfall verursacht werden,
- die nicht im Zusammenhang mit einem Status epilepticus stehen und
- bei denen die Obduktion keine Hinweise auf eine toxikologische oder anatomisch-strukturelle Ursache für den plötzlichen Tod gibt (Nashef 1997).

In der ersten populationsbasierten Studie aus Rochester, Minnesota, zeigte sich, dass SUDEP lediglich für 1,7% aller Todesfälle in einer Kohorte von 1535 Patienten mit Epilepsien verantwortlich war (Erfassung der Patienten zum Zeitpunkt der Diagnosestellung zwischen 1935 und 1994, 535 Todesfälle im Verlaufe der Zeit bis 1996). In der Altersgruppe von 15–44 Jahren fand sich aber ein deutlich höherer Anteil von 8,6% (Ficker et al. 1998). Für Patienten mit schwer verlaufenden Epilepsien wird auf Grund von Populationsstudien eine SUDEP-Rate von 1 : 500 bis 1 : 1000 pro Jahr angenommen (O'Donoghue u. Sander 1997).

Eine Studie, basierend auf 693 Kindern aus einer Bevölkerung von 850000 Einwohnern in Nova Scotia, Canada, die zwischen 1977 und 1985 eine Epilepsie entwickelten, hat ergeben, dass SUDEP im Kindesalter ein sehr seltenes Ereignis darstellt (Camfield u. Camfield 1999).

Da der SUDEP fast immer unbeobachtet und vor allem nachts auftritt, ist nicht genau bekannt, welche Rolle epileptische Anfälle als Ursache spielen. Die meisten Patienten mit SUDEP hatten Epilepsien mit generalisierten tonisch-klonischen Anfällen. Die post mortem gemessenen Antiepileptikakonzentrationen lagen in einer Studie häufig im subtherapeutischen Bereich oder waren nicht messbar (Ficker et al. 1998). In einer weiteren Studie von 44 Patienten mit SUDEP im Vergleich zu 44 Patienten mit Epilepsien, die aus anderen Gründen gestorben waren, stellte sich heraus, dass zwischen den beiden Gruppen kein Unterschied bezüglich der Antiepileptikakonzentrationen bestand, die entweder im therapeutischen oder subtherapeutischen Bereich lagen oder nicht messbar waren (Opeskin et al. 1999). Somit scheint die mangelnde Compliance kein Risikofaktor für den SUDEP zu sein.

In einer schwedischen Case-Control-Studie wurde eine direkte Abhängigkeit des SUDEP von der Zahl der Anfälle, der Zahl der gleichzeitig eingenommenen Antiepileptika und häufigen Änderungen der Antiepileptikadosierung festgestellt (Nilsson et al. 1999). Diese indirekten Hinweise lassen vermuten, dass die meisten Fälle von SUDEP im Zusammenhang mit epileptischen Anfällen auftreten. Dem SUDEP könnte ein primäres kardiorespiratorisches Versagen als Auswirkung iktaler Entladungen oder reflektorisch ausgelöster Apnoen zu Grunde liegen. Dafür spricht, dass in Verbindung mit fokalen und generalisierten Anfällen zentrale Apnoen und assoziierte Bradyarrhythmien beobachtet wurden (Nashef et al. 1996). Die pathologisch-anatomische Untersuchung der Herzen von 7 Patienten mit SUDEP ergab in 5 Fällen eine irreversible Pathologie (bei 4 Personen in Form einer perivaskulären und interstitiellen Fibrose). Die Untersucher folgerten daraus, dass bei den Patienten, welche am SUDEP versterben, eine Herzkrankheit den Tod verursache (Natelson et al. 1998).

Mortalität bei Erwachsenen mit Epilepsien

Als Maß für das Mortalitätsrisiko insgesamt im Vergleich zur Normalbevölkerung wird die altersangepasste standardisierte Mortalitätsrate gewählt, für Erwachsene mit Epilepsien wird in der Regel ein Wert von 2–3 angegeben. In der prospektiven Rochester-Populationsstudie fand sich bei 516 Patienten über eine Zeit von 32 Jahren eine standardisierte Mortalitätsrate von 2,3 für die Gesamtgruppe und ein Wert von 1,8 für die idiopathischen Epilepsien (Hauser et al. 1980). In Tab. **24.2** sind die Daten je nach Ursache und Beobachtungsdauer weiter aufgeschlüsselt.

In der britischen prospektiven National General Practice Study of Epilepsy wurde eine ähnlich hohe standardisierte Mortalitätsrate von 3 für alle Patienten festgestellt. Der Wert betrug 1,6 für die Patienten mit idiopathischen Epilepsien und 4,3 für Patienten mit zurückliegend symptomatischer Ätiologie. Patienten, deren neurologisches Defizit von Geburt an bestand, hatten den außerordentlich hohen Wert von 50 (Cockerell et al. 1994).

Tabelle 24.2 Standardisierte Mortalitätsraten für die Patienten der Rochester-Populationsstudie, Minnesota, USA, aufgeschlüsselt nach Beobachtungsdauer und Ursache der Epilepsie (nach Hauser et al. 1980)

Jahre des Follow-up	Gesamtgruppe	Idiopathische Epilepsien	Neurologisches Defizit seit Geburt	Erworbene sekundäre Epilepsie
0–1	3,8	2,5	20,0	4,3
2–4	2,4	1,7	33,3	2,0
5–9	2,0	2,4	2,0	1,6
10–19	1,4	1,1	6,7	1,1
20–29	2,4	2,0	10,0	3,3
Alle	2,3	1,8	11,0	2,2

Mortalität bei Kindern, Jugendlichen und jungen Erwachsenen mit Epilepsien

Einige Langzeitstudien haben auch für das Kindes- und Jugendalter eine erhöhte Mortalität gefunden, wobei die Ergebnisse erhebliche Unterschiede aufweisen (Harrison u. Taylor 1976, Brorson u. Wranne 1987, Camfield et al. 1993b, Harvey et al. 1993c, Kurtz et al. 1998, Sillanpää 1998). Ein erhöhtes Mortalitätsrisiko bei Kindern und Jugendlichen ist vor allem mit den Faktoren symptomatische Epilepsie, aktive Epilepsie, dem Lebensabschnitt 1. Lebensjahr und junge Erwachsene jenseits des Schulalters verbunden.

Von 209 Kindern aus dem Gebiet von Oxford, Großbritannien, mit mindestens einem Krampfanfall waren nach 25 Jahren 10% verstorben (Harrison u. Taylor 1976). Das Alter, in dem die Kinder verstorben waren, verteilte sich folgendermaßen: 34% im 1. Lebensjahr, 32% zwischen 1. und 6. Lebensjahr, 13% zwischen 6. und 10. Lebensjahr, 7% in der 2. Lebensdekade und die verbleibenden 14% nach dem Alter von 20 Jahren. Das erste Lebensjahr ist demnach mit der höchsten Mortalität belastet, die in den darauf folgenden Jahren rasch abnimmt.

In einer schwedischen Studie, mittels der alle Kinder mit Epilepsien in einer definierten Population im Alter von 0–19 Jahren erfasst wurden, wurde für Kinder mit Epilepsien ohne ein neurologisches Defizit ausgesagt, dass ihre Mortalität nicht höher als die der schwedischen Normalpopulation desselben Alters war (Brorson u. Wranne 1987). Von 194 Kindern waren 11 Kinder bei einem Follow-up nach 12 Jahren verstorben, alle diese Kinder waren mental retardiert gewesen, alle hatten eine aktive Epilepsie gehabt. 8 der 11 verstorbenen Kinder hatten neurologische Ausfälle, davon 7 eine Zerebralparese. Ein Kind war im Status epilepticus verstorben, kein Kind war ertrunken. Auf 3 Kinder traf die Diagnose SUDEP zu.

In einer populationsbasierten australischen Studie wurde die Mortalität von Kindern mit Epilepsien im Alter von 1–14 Jahren beschrieben (Harvey et al. 1993c). Die Mortalitätsrate für alle Ursachen betrug relativ zur Mortalitätsrate für Kinder ohne Epilepsie bei den Kindern mit Epilepsie insgesamt 13,2, für primäre Epilepsien 1,1 und für sekundäre Epilepsien 49,7. Bei den 93 verstorbenen Kindern wurde die Epilepsie in 22% der Fälle direkt für den Tod verantwortlich gemacht, davon in etwa der Hälfte in Form des SUDEP. Kein Kind verstarb durch einen Status epilepticus.

Im Alter von 28 Jahren wurden im Rahmen der britischen National-Child-Development-Studie die Personen, bei denen bis zum Alter von 23 Jahren eine Epilepsie aufgetreten war, nachuntersucht (Kurtz et al. 1998). Von den 124 Jugendlichen und jungen Erwachsenen mit Epilepsien war niemand vor dem Alter von 17 Jahren verstorben, im Alter von 17–23 Jahren waren es 6 Personen gewesen und im Altersabschnitt von 23–28 Jahren noch 3 weitere Personen. Wenigstens 5 der Todesfälle wurden direkt der Epilepsie zugeschrieben.

In der Studie aus Finnland mit 254 Kindern, von denen 90% (220) besonders lange (etwa 30 Jahre) nachbeobachtet werden konnten, zeigte sich eine deutlich erhöhte Mortalität (Sillanpää et al. 1998), denn 44 der 220 Kinder, Jugendlichen und jungen Erwachsenen (20%) waren zum

Zeitpunkt des letzten Follow-up verstorben. Von diesen Personen waren 39 zum Zeitpunkt des Todes nicht anfallsfrei gewesen, 75% hatten eine zurückliegend symptomatische Epilepsie gehabt. Der Tod war nach Ansicht der Autoren in 20 Fällen definitiv oder wahrscheinlich direkt durch epileptische Anfälle verursacht worden. 3 Personen waren Fälle von SUDEP. Somit tragen Patienten mit einer nicht remittierenden, chronischen Epilepsie ein relativ hohes Mortalitätsrisiko.

Ertrinkungsrisiko von Kindern mit Epilepsien

Um das Risiko des Ertrinkens von Kindern mit Epilepsien zu klären, wurden die Akten von 306 Kindern, die in den Jahren 1988/89 in Großbritannien ertrunken oder beinahe ertrunken waren, studiert (Kemp u. Sibert 1993). Es fanden sich 10 Kinder mit Epilepsien, die einen Ertrinkungsunfall erlitten hatten. Von diesen waren 4 Kinder tatsächlich ertrunken, 2 davon in der Badewanne. Das Risiko der Kinder mit Epilepsien zu ertrinken, war somit gegenüber der Normalpopulation etwas erhöht. Alle ertrunkenen Kinder waren während des Schwimmens oder Badens nicht überwacht worden. Die Autoren zogen daraus den Schluss, dass Kinder mit Epilepsien zum Schwimmen ermutigt werden sollten, dass dies aber in Begleitung von anderen Personen mit einer Lebensrettungsausbildung erfolgen sollte. Die Kinder sollten nicht in der Badewanne, sondern unter der Dusche ihr Bad nehmen.

Literatur

Aarts JHP, Binnie CD, Smith AM, Wilkins JJ (1984) Selective cognitive impairment during focal and generalized epileptiform EEG activity. Brain 107: 293–308

Acharya JN, Wyllie E, Lüders HO, et al. (1997) Seizure symptomatology in infants with localization-related epilepsy. Neurology 48: 189–196

Adams CBT, Beardsworth ED, Oxbury SM, et al. (1990) Temporal lobectomy in 44 children: outcome and neuropsychological follow-up. J Epilepsy 3 (Suppl. 1): 151–158

Adelson PD, Peacock WD, Chugani HAT, et al. (1992) Temporal and extended temporal resections for the treatment of intractable seizures in early childhood. Pediatr Neurosurg 18: 169–178

Aicardi J (1988) Clinical approach to the management of intractable epilepsy. Devel Med Child Neurol 30: 429–440

Aicardi J (1992) Early myoclonic encephalopathy (neonatal myclonic encephalopathy). In: Roger J, Bureau M, Dravet Ch, et al. (eds) Epileptic syndromes in infancy, childhood and adolescence (2nd edition). John Libbey, London, pp 13–23

Aicardi J (1994) Epilepsy in Children. 2nd ed. The International Review of Child Neurology. Raven Press, New York

Aicardi J, Bourgeois M, Goutieres F (1995) Alternating hemiplegia of childhood: Clinical findings and diagnostic criteria. In: Andermann F, Aicardi J, Vigevano F (eds). Alternating hemiplegia of childhood. New York, Raven Press, pp 3–18

Aicardi J, Chevrie JJ (1970) Convulsive status epilepticus in infants and children. A study of 239 cases. Epilepsia 11: 187–197

Aicardi J, Chevrie JJ (1976) Febrile convulsions: neurological sequelae and mental retardation. In: Brazier MAB, Coceani F (eds): Brain dysfunction in infantile febrile convulsions. Raven Press, New York, pp 247–257

Aicardi J, Chevrie JJ (1982) Atypical benign partial epilepsy of childhood. Develop Med Child Neurol 24: 281–292

Aicardi J, Goutières F (1978) Encéphalopathie myoclonique néonatale. Rev EEG Neurophysil 8 : 99–101

Aicardi J, Newton R (1987) Clinical findings in children with occipital spike wave complexes suppressed by eye opening. In: Andermann F, Lugaresi E (eds) Migraine and epilepsy. Butterworth-Heinemann, London, pp 11–124

Aird RB (1988) The importance of seizure-inducing factors in youth. Brain Dev 10: 73–76

Albright P, Bruni J (1985) Reduction of polypharmacy in epileptic patients. Arch Neurol 42: 797–799

Aldenkamp AP, Alpherts WC, Blennow G, et al. (1993) Withdrawal of antiepileptic medication in children-effects on cognitive function: the Multicenter Holmfrid Study. Neurology 43:41–50

Aldenkamp AP, Alpherts WCJ, Dekker MJA, Overweg J (1990) Neuropsychological aspects of learning disabilities in epilepsy. Epilepsia 31 (Suppl. 4) S9–S20

Aldenkamp AP, Alpherts WCJ, Sandstedt P (1998) Antiepileptic drug-related cognitive complaints in seizure-free children with epilepsy before and after drug discontinuation. Epilepsia 39: 1070–1074

Aldenkamp AP, Mulder OG, Overweg J (1997) Cognitive effects of lamotrigine as first-line add-on in patients with localization-related (partial) epilepsy. J Epilepsy 10: 117–121

Aldenkamp AP, Overweg J, Gutter T, et al. (1996) Effects of epilepsy, seizures and epileptiform discharges on cognitive function. Acta Neurol Scand 93: 253–259

Aldenkamp AP, Vermeulen J (1995) Phenytoin and carbamazepine: differential effects on cognitive function. Seizure 4: 95–104

Alfonso I, Papazian O, Aicardi J, Jeffries HE (1995) A simple maneuver to provoke benign neonatal sleep myoclonus. Pediatrics 96: 1161–1163

Aliberti V, Grünewald RA, Panyiotopoulos CP, Chroni E (1994) Focal electroencephalographic abnormalities in juvenile myoclonic epilepsy. Epilepsia 35: 297–301

Allsopp MR, Zaiwaslla Z (1992) Narcolepsy. Arch Dis Child 67: 302–306

Al-Mudallal AS, LaManna JC, Lust D, Harik SI (1996) Diet-induced ketosis does not cause cerebral acidosis. Epilepsia 37: 258–261

Alpherts WCJ, Aldenkamp (1990) Computerized neuropsychological assessment of cognitive functioning in children with epilepsy. Epilepsia 31 (Suppl. 4): 35–40

Aman MG, Werry JS, Paxton JW, Turbott SH (1994) Effects of phenytoin on cognitive-motor performance in children as a function of drug concentration, seizure type, and time of medication. Epilepsia 35: 172–180

American Academy of Pediatrics, Committee on Drugs. Behavioral and cognitive effects of anticonvulsant therapy. Pediatrics. 1995; 76: 644–647

Amir RE, Van der Veyver IB, Wan M, et al. (1999) Rett syndrome is caused by mutations in X-linked MECP2, encoding methyl-CpG-binding protein 2. Nature Genet 23: 185–188

Andermann F, Keene DL, Andermann E, et al. (1980) Startle disease or hyperekplexia: Further delineation of the syndrome. Brain 103: 985–997

Andermann F, Rasmussen TB (1991) Chronic encephalitis and epilepsy: an overview. In: Andermann F. (ed) Chronic encephalitis and epilepsy. Rasmussen's syndrome. Boston, Butterworth-Heinemann, pp 283–288

Andermann F, Salanova V, Olivier A, Rasmussen T (1993) Occipital lobe epilepsy in children-electroclinical manifestations, surgical indications and treatment. In: Andermann F, Beaumanoir A, Mira L, et al. (eds) Occipital seizures and epilepsies in children. John Libbey, London, pp 213–220

Andermann F, Zifkin B (1998) The benign occipital epilepsies of childhood: an overview of idiopathic syndromes and of the relationship to migraine. Epilepsia 39 (Suppl. 4): S9–S23

Anderson VE, Hauser WA (1990) Genetics. In: Dam M, Gram L (eds) Comprehensive epileptology. Raven Press, New York, pp 57–76

Andersson T, Braathen G, Persson A, Theorell K (1997) A comparison between one and three years of treatment in uncomplicated childhood epilepsy: A prospective study. II. The EEG as predictor of outcome after withdrawal of treatment. Epilepsia 38: 225–232

Andrew PI, McNamara JO, Lewis DV (1997) Clinical and electroencephalographic correlates in Rasmussens's encephalitis. Epilepsia 38: 189–194

Angelini L, Rumi V, Lamperti E, Nardocci N (1988) Transient paroxysmal dystonia in infancy. Neuropediatrics 19: 171–174

Annegers JF (1994) Epidemiology and genetics of epilepsy. Neurol Clin 12: 15–29

Annegers JF, Grabow JD, Groover RV, Laws ER, Elveback LR, Kurland LT (1980) Seizures after head trauma: a population study. Neurology 30: 683–689

Annegers JF, Hauser WA, Beghi E, Nicolosi A, Kurland LT (1988) The risk of unprovoked seizures after encephalitis and menigitis. Neurology 38: 1407–1410

Annegers JF, Hauser WA, Shirts SB, Kurland L T (1987) Factors prognostic of unprovoked seizures after febrile convulsions. N Engl J Med 316: 493–498

Annegers JF, Hauser WA, Elvebeck LR (1979) Remission of seizures and relapse in patients with epilepsy. Epilepsia 20: 729–737

Annegers JF, Shirts SB, Hauser WA, Kurland LT (1986) Risk of recurrence after an initial unprovoked seizure. Epilepsia 27: 43–50

Ansell B, Clarke E (1956) Epilepsy and menstruation. Lancet II: 1232–1235

Appleton RE, Panayiotopoulos CP, Acomb BA, Beirne M (1993) Eyelid myoclonia with typical absences: an epilepsy syndrome. J Neurol Neurosurg Psychiatry 56: 1312–1316

Appleton RE, Peters ACB, MumfordJP, et al. (1999) Randomized, placebo-controlled study of vigabatrin as first-line treatment of infantile spasms. Epilepsia 40: 1627–1633

Appleton RE, Sweeney A, Choonara I, et al. (1995) Lorazepam versus diazepam in the treatment of epileptic seizures and status epilepticus. Dev Med Child Neurol 37: 682–688

Arbeitskreis zur Verbesserung der Eingliederungschancen von Personen mit Epilepsie (1998) Empfehlungen zur Beurteilung beruflicher Möglichkeiten von Personen mit Epilepsie – Überarbeitung 1994. Epilepsie-Blätter 7: 33–40

Ariizumi M, Baba K, Hibio S, et al. (1987) Immunoglobulin therapy in the West syndrome. Brain Dev 9: 422–425

Armstrong DD, Mizrahi EM (1998) Pathologic basis of the symptomatic epilepsies in childhood. J Child Neurol 13: 361–371

Arnold ST, Smith TK, Bourgeois BFD, McGee J (1997) Clinical experience with the ketogenic diet. Epilepsia 38 (Suppl. 8): 178

Arts WFM, Geerts A, Brouwer O, et al. (1997) Classification schemes in childhood epilepsy: reliability and causes of discrepancy. Epilepsia 38 [Suppl. 3]: 120

Arts WFM, Visser LH, Loonen MCB, et al. (1988) Follow-up of 146 children with epilepsy after withdrawal of antiepileptic therapy. Epilepsia 29: 244–250

Ashok PP, Maheswari MC (1984) Role of combination of valproic acid with diphenylhydantoin and carbamazepine in the mangement of intractable seizures. J Assoc Physicians India 32: 565–567

Aso K, Watanabe K, Negoro T, et al. (1994) Photosensitive epilepsy in children. Seizure 3: 67–71

Aso K, Watanabe K, Negoro T, Nakashima S (1997) Frontal lobe epilepsy of childhood onset. Epilepsia 38 (Suppl. 6): 40-41

Austin JK, Risinger MW, Beckett LA (1992) Correlates of behavior problems in children with epilepsy. Epilepsia 33: 1115–1122

Austin JK, Smith MS, Risinger MW (1994) Childhood epilepsy and asthma: comparison of quality of life. Epilepsia 35: 608–615

Avanzini G, Moshé SL, Schwartzkroin PA, Engel J (1997) Animal models of localisation-related epilepsy. In: Engel J, Pedley TA (eds.) Epilepsy: A comprehensive textbook. Lippincot-Raven Publishers, Philadelphia, pp 427–442

Bacon CJ, Hall MS (1992) Haemorrhagic shock encephalopathy syndrome in the British Isles. Arch Dis Child 67: 985–993

Bacon CJ, Hierons AM, Mucklow, et al. (1981) Placebo-controlled study of phenobarbitone and phenytoin in the prophylaxis of febrile convulsions. Lancet II: 600-604

Badinand-Hubert N, Tisnard H, de Bellescize J, et al. (1997) Benign myoclonic epilepsy on infancy: 18 cases, a long-term follow-up. Epilepsia 38 (Suppl. 8): 186–187

Baird HW, John ER, Ahn H (1980) Neurometric evaluation of epileptic children who do well and poorly in school. Electroencephal Clin Neurophysiol 48: 683–693

Baker GA, Brooks J, Buck D, Jacoby A (1999) The stigma of epilepsy: a European perspective. Epilepsia 41: 98–104

Baker GA, Jacoby A, Buck D, et al. (1997) Quality of life in people with epilepsy: A European Study. Epilepsia 38: 353–362

Ballaban-Gil K, Callahan C, O'Dell C, et al. (1998) Complications of the ketogenic diet. Epilepsia 39: 744–748

Bancaud J (1992) Kojewnikow's syndrome (epilepsia

partialis continua) in children. In: Roger J, Bureau M, Dravet Ch, et al. (eds) Epileptic syndromes in infancy, childhood and adolescence (2nd edition). John Libbey, London, pp 363–379

Barabas G, Matthews WS. Barbiturate anticonvulsants as a cause of severe depression. Pediatrics. 1983;82:284–285

Baram TZ (1993) Pathophysiology of massive infantile spasms: perspective on the putative role of the brain adrenal axis. Ann Neurol 33: 231–236

Barkovic AJ, Kuzniecky RI, Dobyns WB et al. (1996) A classification scheme for malformations of cortical development. Neuropediatrics 27: 59–63

Barr WB, Ashtari M, Schaul N (1997) Bilateral reductions in hippocampal volume in adults with epilepsy and a history of febrile seizures. J Neurosurg Psychiatr 63: 461–467

Bartolomei F, Roger F, Bureau M, et al. (1997) Prognostic factors for childhood and juvenile absence epilepsies. Eur Neurol 37: 169–175

Basser LS (1964) Benign paroxysmal vertigo. Brain 87: 141–152

Bassler D, Antes G, Forster J (1999) Die Bedeutung systematischer Übersichtsarbeiten für die Therapieentscheidung in der Pädiatrie. Monatsschr Kinderheilk 147: 661–665

Bate L, Gardiner M (1999) Genetics of inherited epilepsies. Epileptic Disorders 1: 7–19

Bates ER, Wilder BJ, Dubay C, Perchalski RJ, Brown R (1993) Antiepileptic drug reduction program revisited at a center for developmentally disabled. Epilepsia 34 (Suppl 6) 108

Battino D, Kaneko S, Andermann E, et al. (1999) Intrauterine growth in the offspring of epileptic women: a prospective multicenter study. Epilepsy Res 36: 53–60

Batzel L, Dodrill C (1984) Neuropsychological and emotional correlates of mental status and ability to live independently in individuals with epilepsy. Epilepsia 25: 594–598

Bauer J (1996) Seizure-inducing effects of antiepileptic drugs: a review. Acta Neurol Scand 94: 367–377

Baulac M, De Grissac N, Hasboun D, et al. (1998) Hippocampal developmental changes in patients with partial epilepsy: Magnetic resonance imaging and clinical aspects. Ann Neurol 44: 223–233

Baumgartner C, Olbrich A, Lindinger G, et al. (1999) Regional cerebral blood flow during temporal lobe seizures associated with ictal vomiting: an ictal SPECT study in two patients. Epilepsia 40: 1085–1091

Baxter P, Griffiths P, Kelly T, Gardner-Medwin D (1996) Pyridoxin-dependent seizures: demographic, clinical, MRI and psychometric features, and effect of dose on intelligence quotient. Dev Med Child Neurol 38: 998–1006

Bazil CW, Walczak TS (1997) Effects of sleep and sleep stages on epileptic and nonepileptic seizures. Epilepsia 38: 56–62

Bear DM, Fedio P (1977) Quantitative analysis of interictal behaviour in temporal lobe epilepsy . Arch Neurol 34: 454–467

Beaumanoir A, (1992) The Landau-Kleffner syndrome. In: Roger J, Bureau M, Dravet Ch, et al. (eds) Epileptic syndromes in infancy, childhood and adolescence (2nd edition). John Libbey, London, pp 231–243

Beaumanoir A, Nahory A (1983) Les épilepsies bénignes partielles: 11 cas d'épilepsie partielle frontale à évolution favorable. Rev EEG Neurophysiol 13 : 207–211

Beaussart M (1972) Benign epilepsy of children with rolandic (centrotemporal) paroxysmal foci: a clinical entity. Study of 221 caese. Epilepsia 13: 795–811

Bebin M, Frye TA, Kiel S, Kuzniecky RI (1998) Ontogeny of mesial temporal sclerosis in patients with complex febrile seizures. Epilepsia 39 (Suppl. 6): 137

Beck-Mannagetta G (1992) Genetik und genetische Beratung. In: Hopf HC, Poeck K, Schliack H (Hrsg): Neurologie in Praxis und Klinik, Band1. Thieme Verlag, Stuttgart, S 357–363

Beck-Mannagetta G, Janz D, Hoffmeiser U, Behl I, Scholz G (1989) Morbidity risk for seizures and epilepsy in offspring of patients with epilepsy. In: Beck-Mannagetta G, Anderson VE, Doose H, Janz D (eds) Genetics of the epilepsies. Berlin, Springer, pp 119–126

Bennett HS, Dunlop R, Ziring P (1983) Reduction of polypharmacy for epilepsy in the institution for the retarded. Dev Med Child Neurol 25: 735–737

Beran RG, Berkovic SF, Dunagan FM, et al. (1998) Double-blind, placebo-controlled, crossover study of lamotrigine in treatment-resistant generalized epilepsy. Epilepsia 39: 1329–1333

Berg AT (1992) Febrile seizures and epilepsy. The contribution of epidemiology. Pediatr Perinat Epidemiol 6: 145–152

Berg AT, Levy SR, Novotny EJ, Shinnar S (1996) Predictors of intractable epilepsy in childhood: a case-control study. Epilepsia 37: 24–30

Berg AT, Shinnar S (1991) The risk of seizure recurrence following a first unprovoked seizure. A quantitative review. Neurology 41: 965–972

Berg AT, Shinnar S (1994) Relapse following discontinuation of antiepileptic drugs: A meta-analysis. Neurology 44: 601–608

Berg AT, Shinnar S Levy S, Testa FM (1999a) Newly diagnosed epilepsy in children: presentation at diagnosis. Epilepsia 40: 445–452

Berg AT, Shinnar S Levy S, Testa FM (1999b) Status epilepticus in children with newly diagnosed epilepsy. Ann Neurol 45: 618–623

Berg AT, Shinnar S Levy S, Testa FM (1999c) Childhood-onset epilepsy with and without preceding febrile seizures. Neurology 53: 1742–1748

Berg AT, Shinnar S, Darefsky AS (1997) Predictors of recurrent febrile seizures. A prospective cohort study. Arch Pediatr Adolesc Med 151: 371–378

Berger A, Diener W, Stephani U, et al. (1997) Benigne frühkindliche Partialepilepsie nach Watanabe. Epilepsie-Blätter 10: 76–81

Berger MS, Ghatan S, Geyer JR, Keles GE, Ojemann GA (1991) Seizure outcome in children with hemispheric tumors and associated intractable epilepsy: the role of tumor removal combined with seizure foci resection. Pediatr Neurosurg 17: 185–191

Bergqvist AGC, Chee CM, Lutchka LM, Brooks-Kayal AR (1999) Treatment of aquired epileptic aphasia with ketogenic diet. J Child Neurol 14: 6965–701

Berkovic SF (1997) Epilepsy genes and the genetics of epilepsy syndromes: The promise of new therapies based on genetic knowledge. Epilepsia 38 (Suppl. 9) S32–S36

Berkovic SF (1997) Generalized absence seizures. In: Wyllie E (ed) The treatment of epilepsy: Principles and practice, 2nd edition. Williams and Wilkins, Baltimore, pp 451–466

Berkovic SF, Cochius J, Andermann E, Andermann F (1993) Progressive myoclonus epilepsies: clinical and genetic aspects. Epilepsia 34 [suppl 3]: S19–S30

Berkovic SF, Howell RA, Hay DA, Hopper JL (1998) Epilepsy in twins: genetics of the major epilepsy syndromes. Ann Neurol 43: 435–445

Berkovic SF, McIntosh A, Howell RA, et al. (1996) Familial temporal lobe epilepsy: a common disorder identified in twins. Ann Neurol 40: 227–235

Berkovic SF, Scheffer IE (1998) Febrile seizures: genetics and relationship to other epilepsy syndromes. Curr Op Neurol 11: 129–134

Bernasconi A, Bernasconi N, Andermann F, et al. (1998) Celiac disease, bilateral occipital calcifications and intractable epilepsy: mechanism of seizure origin. Epilepsia 39: 300-306

Besag FMC (1994) Epilepsy, education and the role of mental handicap. In: Ross EM, Woody RC (eds) Epilepsy. Baillière's clinical pediatrics. Baillière Tindall, London, pp 561–582

Besag FMC, Wallace SJ, Dulac O, et al. (1997) Lamotrigine in the treatment of epilepsy in childhood. J Pediatrics127: 991–997

Betts T (1994) Management of psychogenic and pseudoepileptic seizures. In: Wolf P (ed) Epileptic seizures and syndromes. Libbey, London, pp 643–650

Beydoun A (1999) Monotherapy trials with gabapentin for partial epilepsy. Epilepsia 40 (Suppl. 6): S13–S16

Bickford RG, Whelan JL, Klass DW, Corbin KB (19956) Reading epilepsy: clinical and electroencephalographic studies of a new syndrome. Trans Am Neurol Ass 81: 187–188

Bill PB, Vigonius U, Pohlmann H, et al. (1997) A double-blind controlled clinical trial of oxcarbazepine versus phenytoin in adults with previously untreated epilepsy. Epilepsy Res 27: 195–204

Binnie CD (1993) Significance and management of transitory cognitive impairment due to subclinical EEG discharges in children. Brain Develop 15: 23–30

Binnie CD (1997) Simple reflex epilepsies. In: Engel J, Pedley TA (eds.) Epilepsy: A comprehensive textbook. Lippincot-Raven Publishers, Philadelphia, pp 2489–2505

Binnie CD, Marston D (1992) Cognitive correlates of interictal discharges. Epilepsia 33 (Suppl. 6): S11–S17

Biraben A, Chauvel P (1997) Epilepsia partialis continua. In: Engel J, Pedley TA (eds.) Epilepsy: A comprehensive textbook. Lippincot-Raven Publishers, Philadelphia, pp 2447–2453

Biton V, Montouris GD, Ritter F, et al. (1999) A randomized, placebo-controlled study of topiramate in primary generalized tonic-clonic seizures. Neurology 52: 1330-1337

Bittencourt PRM, Richens A (1981) Anticonvulsant-induced status epilepticus in Lennox-Gastaut syndrome. Epilepsia 22: 129–134

Bleck TP (1999) Management approaches to prolonged seizures and status epilepticus. Epilepsia 40 (Suppl. 1): S59–S63

Blennow G, Starck L (1986) High dose B_6 treatment in infantile spasms. Neuropediatrics 17: 7–10

Blom S, Heijbel J, Bergfors PG (1978) Incidence of epilepsy in children: a follow-up study three years after the first seizure. Epilepsia 19: 343–350

Blume W T (1992) Uncontrolled epilepsy in children. In: Theodore, W. E. (ed): Surgical treatment of epilepsy (Epilepsy Res. Suppl. 5), Elsevier Science Publishers, pp 19–24

Blume WT (1994) Lennox-Gastaut syndrome and secondary bilateral synchrony: a comparison. In: Wolf P (ed) Epileptic seizures and syndromes. John Libbey, London, pp 285–297

Blume WT, Girvin JP, Kaufmann JCE (1982) Childhood brain tumors presenting as chronic uncontrolled focal seizure disorders. Ann Neurol 12: 538–541

Blume WT, Kaibara M (1991) Localization of epileptic foci in children. Can J Neurol Sci 18: 570-572

Blume WT, Pillay N (1985) Electrographic and clinical correlates of secondary bilateral synchrony. Epilepsia 26: 636–641

Blumenthal W (1998) Berufliche Rehabilitation. Epilepsie-Blätter 11: 61–65

Boel M, Casaer P (1996) Add-on therapy of fenfluramine in intractable self-induced epilepsy. Neuropediatrics 27: 171–173

Boenigk HE (1998) Lennox-Gastaut-Syndrom-diagnostische Kriterien und Differentialdiagnose. In: Fröscher W, Krämer G, Ried S, Vasella F (Hrsg) Das Lennox-Gastaut-Syndrom. Epilepsie-Berichte 5. Blackwell Wissenschaft, Berlin, pp 29–43

Boenigk HE, Laub MC (1996) Lennox-Gastaut-Syndrom. In: Besser R, Gross-Selbeck GA (Hrsg) Epilepsiesyndrome-Therapiestrategien. Thieme, Stuttgart, S86–103

Bookheimer SY, Dapretto M, Karmarkar U (1999) Functional MRI in children with epilepsy. Dev Neurosci 21: 191–199

Bools CN, Neale BA, Meadow SR (1993) Follow up of victims of fabricated illness (Munchhausen syndrome by proxy). Arch Dis Child 69: 625–630

Boon PA, Williamson PD, Fried I, et al. (1991) Intracranial, intraaxial, space-occupying lesions in patients with intractable partial seizures: an anatomoclinical, neuropsychological and surgical correlation. Epilepsia 32: 467–476

Borson LO, Wranne L (1987) Long term prognosis in childhood epilepsy: survival and seizure prognosis. Epilepsia 28: 324–330

Boulloche J, Dautreme P, Le Luyer B, et al. (1991) Etude prognostique des spasmes infantiles cryptogenes Ann Pediatr (Paris) 38 : 71–74

Boulloche J, Leloup P, Mallet E, Parain D, Tron P (1989) Risk of reccurrence after a single, unprovoked, generalized tonic-clonic seizure. Dev Med Child Neurol 31: 626–632

Bouma PA, Bovenkerk AC, Westendorp RG, Brouwer OF (1997) The course of benign partial epilepsy of childhood with centrotemporal spikes : a meta-analysis. Neurology 48: 430-437

Bouma PA, Peters ACB, Arts RJHM, et al. (1987) Discontinuation of antiepileptic therapy: a prospective study in children. J Neurol Neurosurg Psychiatry 50:1579–1583

Bourgeois BFD (1986) Antiepileptic drug combinations and experimental background: the case of phenobarbital and phenytoin. Naunyns Schmiedebergs Arch Pharmacol 333: 406–411

Bourgeois BFD (1988a) Anticonvulsant potency and neurotoxicity of valproate alone and in combination with carbamazepine or phenobarbital. Ciln Neuropharmacol 11: 348–359

Bourgeois BFD (1988b) Combination of valproate and ethosuximide: antiepileptic and neurotoxic interactions. J Pharmacol Exp Ther 247: 1128–1132

Bourgeois BFD (1988c) Problems of combination drug therapy in children. Epilepsia 29, Suppl 3: S20-24

Bourgeois BFD (1994) Establishment of pharmacoresistance. In: Wolf P (ed) Epileptic seizures and syndromes. Libbey, London, pp 591–597

Bourgeois BFD (1995) Important pharmacokinetik properties of antiepileptic drugs. Epilepsia 36 (Suppl. 5): S1–S7

Bourgeois BFD (1997) Felbamate. Sem Pediatr Neurol 4: 3–8

Bourgeois BFD (1998a) Temporal lobe epilepsy in infants and children. Brain and Dev 20: 153–141

Bourgeois BFD (1998b) Antiepileptic drugs, learning, and behavior in childhood epilepsy. Epilepsia 39: 913–921

Bourgeois BFD and Wad N (1988) Combined administration of carbamazepine and phenobarbital: effect on anticonvulsant activity and neurotixicity. Epilepsia 29: 482–487

Bourgeois BFD, Beaumanoir A, Blajev B, et al. (1987) Monotherapy with valproate in primary generalized epilepsies. Epilepsia 28 (Suppl. 2): S8–S11

Bourgeois BFD, Dodson WE (1989) Antiepileptic and neurotoxic interactions between antiepileptic drugs. In: Pitlik WH (ed) Antiepileptic drug interactions. New York, Demos, pp 209–218

Bourgeois BFD, Prensky Al, Palkes HS, et al. (1983) Intelligence in epilepsy: a prospective study in children. Ann Neurol 14: 438–444

Bourgeois M, Sainte-Rose C, Lellouch-Tubiana A, et al. (1999) Surgery of epilepsy associated with focal lesions in childhood. J Neurosurg 90: 833–842

Boyd SG, Harden A, Patton MA (1988) The EEG in early diagnosis of Angelman's (happy puppet) syndrome. Eur J Ped 147: 508–513

Braathen G, Andersson T, Gylje H, et al. (1996) Comparison between one and three years of treatment in uncomplicated childhood epilepsy: A prospective study. I. Outcome in different seizure types. Epilepsia 37: 822–832

Bratz E (1899) Ammonshornbefunde bei Epileptikern. Arch Psychiatr Nervenheilk 32: 820-835

Bray PF, Wiser WC (1964) Evidence for a genetic etiology of temporal-central abnormalities in focal epilepsy. N Engl J Med 271: 926–933

Brent DA, Crumrine PK, Varma RR, Allan M, Allman C. (1987) Phenobarbital treatment and major depressive disorder in children with epilepsy. Pediatrics 80:909–917

Brockhaus A, Elger CE (1995) Complex partial seizures of temporal lobe origin in children of different age groups. Epilepsia 36: 1173–1181

Brodie MJ (1992) Drug interactions in epilepsy. Epilepsia 33 (Suppl 1): S13–S22

Brodie MJ (1995) The treatment of typical absences and related epileptic syndromes. In: Duncan JS, Panayiotopoulos CP (eds) Typical absences and related epileptic syndromes. Churchill Communications Europe, London, pp 381–383

Brodie MJ, Richens A, Yuen AWC, et al. (1995) Double-blind comparison of lamotrigine and carbamazepine in newly diagnosed epilepsy. Lancet 345: 476–479

Brodtkorb E, Sulg I, Gimse R (1984) The hyperventilation syndrome. Acta Neurol Scand 69 [Suppl 98]: 395–397

Brorson LO, Wranne L (1987) Long-term prognosis in childhood epilepsy: Survival and seizure prognosis. Epilepsia 28: 324–330

Brouwer OF, Stroink , van Donselaar CA, et al. (1996) Der erste Anfall im Kindesalter- Wiederholungsrisiko und Langzeitprognose. Epilepsie-Blätter 9: 6

Browne TR (1987) Clonazepam. New Engl J Med 299: 812–816

Browne TR (1995) Methsuximid. In: Levy RH, Mattson RH, Meldrum BS (eds) Antiepileptic drugs. Fourth edition. Raven Press, New York, pp 681–687

Bruno-Golden B, Holmes GL (1993) Hyperventilation-induced seizures in mentally impaired children. Seizure 2: 229–233

Buchanan N (1993) Clobazam in the treatment of epilepsy: prospective follow-up to 8 years. J R Soc Med 86: 378–379

Buck D, Jacoby A, Baker GA, Chadwick DW (1997) Patients experience of injury as a result of epilepsy. Epilepsia 38: 439–444

Buoni S, Grosso S, Fois A (1999) Lamotrigine in typical absence epilepsy. Brain Dev 21: 303–306

Bureau M, Pociecha J, Genton P, et al. (1996) Epilepsy with absences: long-term prognosis. Epilepsia 37 (Suppl. 4): 93

Bye AME, Cunningham CA, Chee KY, Flanagan D (1997) Outcome of neonates with electrographically identified seizures, or at risk of seizures. Pediatr Neurol 16: 225–231

Callaghan N, Crowley M, Goggin t (1992) Epilepsy and employment, marital, education and social status. Ir Med J 85: 17–19

Callaghan N, Garrett A, Goggin T (1988) Witdrawal of anticonvulsant drugs in patients free of seizures for two years. N Engl J Med 318: 942–946

Callaghan N, O'Hara J, O'Driscoll D, O'Neill B, Day M (1982) Comparative study of ethosuximide and sodium valproate in the treatment of typical absences (petit mal). Dev Med Child Neurol 24: 830-836

Callenbach PMC, Geerts AT, Arts WFM, et al. (1998) Familial occurrence of epilepsy in children with newly diagnosed multiple seizures: Dutch Study of Epilepsy in Childhood. Epilepsia 39: 331–336.

Camfield CS, Camfield P, Gordon K, et al. (1993a) Predicting the outcome of childhood epilepsy: A popula-

tion-based study yielding a simple predictive scoring system for those treated with medication. J Pediatr 122: 861–868
Camfield CS, Camfield PR (1999) Good news - a population based study indicates that SUDEP is very unusual in childhood onset epilepsy. Epilepsia 40 (Suppl. 7): 159
Camfield CS, Camfield PR, Gordon K, Dooley JM (1994a) What types of epilepsy are preceded by febrile seizures? A population-based study of children. Dev Child Neurol 36: 887–892
Camfield CS, Camfield PR, Gordon K, Dooley JM (1994b) Don't rush to surgery for children with partial complex seizures: intractability cannot be predicted in the first year of treatment. Ann Neurol 36: 517
Camfield CS, Camfield PR, Smith B, et al. (1993b) Biologic factors as predictors of social outcome of epilepsy in intellectually normal children: a population-based study. J Pediatr 122: 869–873
Camfield CS, Chaplin S, Doyle A, et al. (1979) Side effects of phenobarbital in toddlers: behavioural and cognitive aspects. J Pediatr 95: 361–365
Camfield PR, Camfield CS (1996) Antiepileptic drug therapy: When is epilepsy truly intractable? Epilepsia 37 (Suppl. 1): S60-S65
Camfield PR, Camfield CS, Dooley JM, et al. (1985) Epilepsy after a first unprovoked seizure in childhood. Neurology 35: 1657–1660
Camfield PR, Camfield CS, Smith EC, Tibbles JAR (1985) Newly treated childhood epilepsy: a prospective study of recurrence and side effects. Neurology 35: 722–725
Campistol J, Prats JM, Garaizar C (1993) Benign paroxysmal tonic upgaze of childhood with ataxia: a neuro-ophthalmological syndrome of familial origin. Dev Med Child Neurol 35: 431–448
Canadian Clobazam Cooperative Group (1991) Clobazam in treatment of refractory epilepsy: the Canadian experience. Epilepsia 32: 407–416
Canadian Study Group for Childhood Epilepsy (1998) Clobazam has equivalent efficacy to carbamazepine and phenytoin as monotherapy for childhood epilepsy. Epilepsia 39: 953–959
Canevini MP, Mai R, Di Marco C, et al. (1992) Juvenile myoclonic epilepsy of Janz: clinical observation in 60 patients. Seizure 1: 291–298
Capovilla G, Giordano L, Tiberti S, et al. (1998) Benign partial epilepsy in infancy with complex partial seizures (Watanabe's syndrome): 12 non-Japanese new cases. Brain Devel 20: 105–11
Carlton-Ford S, Miller R, Brown M, et al. (1995) Epilepsy and children's social and psychological adjustment. J Health Soc Behav 36: 285–301
Carmant L, Holmes GL, Sawyer S, et al. (1994) Efficay of felbamate in therapy for partial epilepsy in children. J Pediatr 125: 481–486
Carrazana EJ, Lombroso CT, Mikati M, et al. (1993) Facilitation of infantile spasms by partial seizures. Epilepsia 34: 97–109
Carson BS, Javedan SP, Freeman JM, et al. (1996) Hemispherectomy: a hemidecortication approach and review of 52 cases. J Neurosurg 84: 903–911
Cascino GD (1990) Epilepsy and brain tumours: implications for treatment. Epilepsia 31 (suppl. 3): S37–S44
Cascino GD, Andermann F, Berkovic SF, et al. (193) Gelastic seizures, precocious puberty and hypothalamic hamartomas. Neurology 35: 1180-1183
Cavazzuti GB, Capella L, Nalin A (1980) Longintudinal study of epileptiform EEG patterns in normal children. Epilepsia 21: 43–55
Cavazzuti GB, Ferrari P, Lalla M (1984) Follow-up study of 482 cases with convulsive disorders in the first year of life. Dev Med Child Neurol 26: 425–437
Cavazzuti GB, Nalin A, Ferrari F, et al. (1978) Encefalopatia epilettica ad insorgenza neonatale. Clin Pediatr 60: 239–246
Caviedes BE, Herranz JL (1998) Seizure recurrence and risk factors after withdrawal of chronic antiepileptic therapy in children. Seizure 7: 107–114
Cendez F, Cook MJ, Watson C, et al. (1995) Frequency and characteristics of dual pathology in patients with lesional epilepsy. Neurology 45: 2058–2064
Cendez F, Lopez-Cendes I, Andermann E, Andermann F (1998) Familial temporal lobe epilepsy: a clinically heterogeneous syndrome. Neurology 50: 554–557
Cendez F, Ragazzo PC, da Costa V, Martins LF (1993) Corpus callosotomy in treatment of medically resistant epilepsy: preliminary results in a pediatric population. Epilepsia 34: 910–917
Chadwick D (1997) Monotherapy clinical trials of new antiepileptic drugs: design, indications, and controversies. Epilepsia 38 (Suppl. 9): S16–S20
Chadwick D, Taylor J, Johnson T, on behalf of the MRC Antiepileptic Drug Withdrawal Group (1996) Outcomes after seizure recurrence in people with well-controlled epilepsy and the factors that influence it. Epilepsia 37: 1043–1050
Chamberlain MC (1996) Nitrazepam for refractory infantile spasms and the Lennox-Gastaut-Syndrom. J Child Neurol 11: 31–34
Chandra B (1995) Treatment of a first unprovoked seizure in adults. Epilepsia 36 (Suppl. 3): S57
Chappell KA, Markovitz JS, Jackson CW (1999) Is valproate pharmacotherapy associated with polycystic ovaries? Ann Pharmacother 33: 1211–1216
Chevrie JJ, Aicardi J (1972) Childhood epileptic encephalography with slow spike wave. A statistical study of 80 cases. Epilepsia 13: 259–271
Chez MG, Bourgeois BF, Pippenger CE Knowles WD (1994) Pharmacodynamic interactions between phenytoin and valproate: individual and combined antiepileptic and neurotoxic actions in mice. Clin Neuropharmacol 17: 32–37
Chiron C, Dulac D, Beaumont S, et al. (1993) Study of regional cerebral blood flow in West syndrome. Epilpsia 34: 707–715
Chiron C, Dulac O, Beaumont D, et al. (1991) Therapeutic trial of vigabatrin in refractory infantile spasms. J Child Neurol 6 (Suppl 2): 2S52–2S59
Chiron C, Dumas C, Jambaqué I, et al. (1997) Randomized trial comparing vigabatrin and hydrocortisone in infantile spasms due to tuberous sclerosis. Epilepsy Res 26: 389–395
Chovaz CJ, McLachlan RS, Derry PA, Cummings AL (1994) Psychosocial function following temporal lobectomy: influence of seizure control and learned helplessness. Seizure 3: 171–176

Christe W, Krämer G, Vigonius U, et al. (1997) A double-blind controlled clinical trial: oxcarbazepine versus sodium valproate in adults with newly diagnosed epilepsy. Epilepsy Res 26: 451–460

Chugani HT, Conti JR (1996a) Etiologic classification of infantile spasms in 140 cases: role of positron emission tomography. J Child Neurol 11: 44–48

Chugani HT, Da Silva E, Chugani DCA (1996b) Infantile spasms: III. Prognostic implications of bitemporal hypometabolism on positron emission tomography. Ann Neurol 39: 643–649

Chugani HT, MüllerRA (1999) Plasticity associated with cerebral resections. In: Stefan H, Andermann F, Chauvel P, Shorvon S (eds) Advances in Neurology, Volume 81. Lippincott Williams & Wilkins, Philadelphia, pp 241–250

Chugani HT, Shewmon DA, Shields WD, et al. (1993) Surgery for intractable infantile spasms: neuroimaging perspectives. Epilepsia 34: 764–771

Chugani HT, Shields WD, Shewmon DA, Olson DM (1990) Infantile spasms. I. PET identifies cortical dysgenesis in cryptogenic cases for surgical treatment. Ann Neurol 27: 406–413

Churchyard A, Khangure M, Grainger K (1992) Cerebral cavernous angioma: a potentially benign condition? Succesful treatment in 16 cases. J Neurol Neurosurg Psychiat 55: 1040-1045

Clayton-Smith J (1992) Angelman's syndrome. Arch Dis Childh 67: 889–891

Cobos JE (1987) High-dose phenytoin in the treatment of refractory epilepsy. Epilepsia 28: 111–114

Cochat P, Delmas MC, Parscau L de, et al. (1988) Manifestations neurologiques de l'hypertension arterielle chez l'enfant. Pediatrie 43: 551–556

Cochius J, Figlewicz D, Kalviainen R, et al. (1993) Unverricht-Lundborg disease: absence of nonallelic genetic heterogeneity. Ann Neurol 34: 739–741

Cockerell O, Johnson AL, Goodridge DGM, et al. (1994a) The mortality of epilepsy: Results from the National General Practice Study of Epilepsy. Lancet 344: 918–921

Cockerell O, Johnson AL, Goodridge DGM, et al. (1994b) The remission of epilepsy: Results from the National General Practice Study of Epilepsy. Lancet 346: 140-144

Cockerell O, Johnson AL, Sander WAS, Shorvon SD (1997) Prognosis of epilepsy: A review and further analysis of the first nine years of the British National General Practice Study of Epilepsy, a prospective population-based study. Epilepsia 38: 31–46

Cockerell O, Rothwell J, Thompson, et al. (1996) Clinical and physiological freatures of epilepsia partialis continua. Cases ascertained in the UK. Brain 119: 393–407

Colina KF, Abelson HT (1995) Resolution of breath-holding spells with treatment of concomitant anemia. J Pediatr 126: 395–397

Collaborative Group for the Study of Epilepsy (1992) Prognosis of epilepsy in newly referred patients: a multicenter propective study of the effects of monotherapy on the long-term course of epilepsy. Epilepsia 33: 45–51

Collings JA (1990) Psychosocial well-being and epilepsy: an empirical study. Epilepsia 31: 418–426

Commission of Pediatrics of the ILAE (1997) Restrictions for children with epilepsy. Epilepsia 39: 1054–1056

Commission on Classification and Terminology of the International League Against Epilepsy (1981) Proposals for revised clinical and electroencephalographic classification of epileptic seizures. Epilepsia 22: 489 –501

Commission on Classification and Terminology of the International League Against Epilepsy (1989) Proposals for revised classification of epilepsies and epileptic syndromes. Epilepsia 30: 389–399

Commission on Epidemiology and Prognosis, ILAE (1993). Guidelines for epidemiologic studies on epilepsy. Epilepsia 34: 592–596

Commission on Neuroimaging of the International League Against Epilepsy (1998) Guidelines for neuroimaging evaluation of patients with uncontrolled epilepsy considered for surgery. Epilepsia 39: 1375–1376

Commission on Pediatric Epilepsy of the International League Against Epilepsy (1997) Myoclonus and epilepsy. Epilepsia 38: 1251–1254

Committee on Drugs, American Academy of Pediatrics: Behavioral and cognitive effects of anticonvulsant therapy. Pediatrics 1985;76:644–647.

Connelly A, Jackson GD, Duncan, et al. (1994) Magnetic resonance spectroscopy in temporal lobe epilepsy. Neurology 44: 1411–1417

Corbett JA, Trimble MR, Nichol TC. Behavioral and cognitive impairments in children with epilepsy: the long term effects of anticonvulsant therapy. J Am Acad Child Psychiatry. 1985;24:17–23

Coulter DL, Allen RJ (1982) Benign neonatal sleep myoclonus. Arch Neurol 39: 191–192

Covanis A, Gupta Ak, Jeavons PM (1982) Sodium valproate: monotherapy and polytherapy. Epilepsia 23: 693–720

Cowan LD, Hudson LS (1991) The epidemiology and natural history of infantile spasms. J Child Neurol 6: 355–364

Crawford P, Appleton R, Betts T, et al. (1999) Best practice guidelines for the management of women with epilepsy. Seizure 8: 201–217

Crawford TO, Mitchell WG, Fishman LS, Snodgrass SR (1988) Very-high-dose phenobarbital for refractory status epilepticus in children. Neurology 38: 1035–1040

Critchley M (1937) Musicogenic epilepsy. Brain 60: 13–27

Crombie DL, Cross KW, Fry J, et al. (1960) A survey of the epilepsies in general practice. Brit Med J 2: 416–422

Cross JH, Gordon I, Connelly A, et al. (1995) Children with intractable focal epilepsy: ictal and interictal ^{99m}TC-HMPAO single photon emission computed tomography. Dev Med Child Neurol 37: 673–681

Cross JH, Jackson GD, Neville BGR, et al. (1993) Early detection of abnormalities in partial epilepsy using magnetic resonance. Arch Dis Child 69: 104–109

D'Alessandro P, Piccirilli M, Tiacci C, et al. (1990) Neuropsychological features of benign partial epilepsy in children. Ital J Neurol Sci 11: 265–269

Da Silva EA, Chugani DC, Muzil O, Chugani HT (1997) Landau-Kleffner syndrome: metabolic abnormalities in temporal lobe are a common feature. J Child Neurol 12: 489–495
Dabbagh O, Gascon G, Crowell J, Bamoggadam F (1997) Intraventricular Interferon-α stops seizures in Rasmussen's encephalitis: a case report. Epilepsia 38: 1045–1049
Dahl J, Melin L, Brorson LO, Schollin J (1985) Effects of a broad-spectrum behavior modification treatment program on children with refractory epileptic seizures. Epilepsia 26: 303–309
Dahl J, Melin L, Lund L (1987) Effects of a contingent relaxation treatment program on adults with refractory epileptic seizures. Epilepsia 28: 125–132
Dalla Bernadina B, Colamaria V, Chiamenti C, et al. (1992) Benign partial epilepsy with affective symptoms (benign psychomotor epilepsy). In: Roger J, Bureau M, Dravet Ch, Perret A, Wolf P (eds) Epileptic syndromes in infancy, childhood and adolescence. 2nd edition. John Libbey, London, pp 219–223
Dalla Bernadina B, Dulac O, Bureau M, et al. (1983) Early myoclonic epileptic encephalopathy (E.M.E.E.). Eur J Pediatr 140: 248–252
Dalmady-Israel C, Zasler ND (1993) Posttraumatic seizures: a critical review. Brain Injury 7: 263–273
Dam A, Dam M (1991) Neuropathology. In: Dam M, Gram L (eds) Comprehensive Epileptology. Raven Press, New York, pp 43–55
Dam M (1984) Summing up of the success so far gained through choice of drugs or combinations of drugs. Acta Neurol Scand (Suppl) 99: 19–22
Dan B, Boyd SG (1997) Dacrystic seizures reconsidered. Neuropediatrics 29: 326–327
Danner R, Shewmon DA, Sherman MP (1985) Seizures in the atelencephalic infant. Is the cortex essential for neonatal seizures? Arch Neurol 42: 1014–1016
Dansky L, Andermann E, Andermann F (1980) Marriage and fertility in epileptic patients. Epilepsia 21: 123–135
Daoud AS, Batieha A, Al-Sheyyab M, et al. (1997) Effectiveness of iron therapy on breath-holding spells. J Pediatr 130: 547–550
De Marco P, Negrini P (1973) Parietal focal spikes evoked by contralateral tactile somatotopic stimulation on four nonepileptic subjects. Electroencephalogr Clin Neurophysiol 34: 308–312
De Marco P, Tassinari CA (1981) Extreme somatosensory-evoked potentials (ESEP): an EEG sign forecasting the possible occurrence of seizures in children. Epilepsia 22: 569–575
de Silva M, MacArdle B, McGowan M, et al. (1996) Randomized comparative monotherapy trial of phenobarbitone, phenytoin, carbamazepine, or sodium valproate for newly diagnosed childhood epilepsy. Lancet 347: 709–713
De Vivo DC, Bohan TP, Coulter DL, et al. (1998) L-carnitin supplementation in childhood epilepsy: current perspectives. Epilepsia 39: 1216–1225
De Vivo DC, Leckie MP, Ferrendelli JS, et al. (1978) Chronic ketosis and cerebral metabolism. Ann Neurol 3: 331–337
De Vivo DC, Trifletti RR, Jacobson RI, et al. (1991) Defective glucose transport across the blood-brain barrier as a cause of persistent hypoglycorrhachia, seizures, and developmental delay. New Engl J Med 325: 703–709
Dean JC, Penry JK (1988) Carbamazepine/valproate therapy in 100 patients with partial seizures failing carbamazepine monotherapy: long-term follow up. Epilepsia 29: 687
DeCarli C, Hatta J, Fazilat S, et al. (1998) Extratemporal atrophy in patients with complex partial seizures of left temporal lobe origin. Ann Neurol 43: 41–45
Degen R, Niedermeyer E (1984) Epilepsy, sleep and sleep deprivation. Elsevier, Amsterdam
Degen R, Rodin RE (1991) Epilepsy, sleep and sleep deprivation-Proceedings of a symposium. Epilepsy Res, pp 1–285
Delgado MR, Riela AR, Mills J, et al. (1996) Discontinuation of antiepileptic drug treatment after two seizure-free years in children with cerebral palsy. Pediatrics 97: 192–197
DeLorenzo RJ, Pellock JM, Towne AR, Boggs JG (1995) Epidemiology of status epilepticus. J Clin Neurophysiol 12: 316–325
DeLorenzo RJ, Towne AR, Pellock JM, Ko D (1992) Status epilepticus in children, adults and the elderly. Epilepsia 33: S15–S25
Deonna T, Martin D (1981) Benign paroxysmal torticollis in infancy. Arch Dis Child 56: 956–959
Deonna T, Roulet E, Meyer HU (1990) Benign paroxysmal tonic upgaze of children: a new syndrome. Neuropediatrics 21: 213–214
Deonna T, Zigler AL, Despland PA (1986) Combined myoclonic-astatic and benign focal epilepsy of childhood (atypical benign partial epilepsy of childhood). A separate syndrome? Neuropediatrics 17: 144–151
Deoud AS, Batieha A, Al-Sheyyab M, et al. (1997) Effectiveness of iron therapy on breath-holding spells. J Pediatr 130: 547–550
Devinsky O, Frasca J, Pacia SV, et al. (1995) Ictus emeticus: further evidence of nondominant temporal involvement. Neurology 45: 1158–1160
Devous MD, Thisted RA, Morgan GF, et al. (1998) SPECT brain imaging in epilepsy: a meta-analysis. J Nucl Med 39: 285–293
Di Capua M, Fusco L, Ricci S, Vigevano F (1993) Benign neonatal sleep myoclonus: clinical features and video-polygraphic recordings. Mov Disord 8: 191–194
Diamantopoulos N, Crumrine PK (1986) The effect of puberty on the course of epilepsy. Arch Neurol 43: 873–876
Dikmen S, Matthews CG (1978) Effect of major motor seizure frequency upon cognitive-intellectual functions in adults. Epilepsia 18: 21–29
Dikmen S, Matthews CG, Harley JP, et al. (1975) The effect of early versus late onset of major motor epilepsy upon cognitive-intellectual performance. Epielpsia 16: 73–81
DiMario FJ, Cobb RJ, Ramsby GR, Leicher C (1993) Familial band heterotopias simulating tuberous sclerosis. Neurology 43: 1424–1426
Dlugos DJ, Moss EM, Duhaime A-C, et al. (1999) Language-related cognitive declines after left temporal

lobectomy in children. Pediatr Neurol 21: 444–449
Dodrill CB (1986) Correlates of generalized tonic-clonic seizures with intellectual, neuropsychological, emotional and sozial function in patients with epilepsy. Epilepsia 27: 399–411
Dodrill CB, Arnett JL, Sommervile KW, Shu V (1997) Cognitive and quality of life effects of differing dosages of tiagabine in epilepsy. Neurology 48: 1025–1031
Dodrill CB, Batzel LW (1986) Interictal behaviour features of patients with epilepsy. Epilepsia 27 (Suppl. 2): S64–S76
Dodrill CB, Wilensky AJ (1990) Intellectual impairment as an outcome of status epilepticus. Neurology 40 (Suppl. 2): 23–27
Dodrill CB, Wilensky AJ (1992) Neuropsychological abilities before and after 5 years of stable antiepileptic drug therapy. Epilepsia 33: 327–334
Dodson WE (1993) Felbamate in the treatment of Lennox-Gastaut syndrome: results of a 12–month open label study following a randomized clinical trial. Epilepsia 34 (Suppl. 7): S18–S24
Donat JF (1992) The age-dependent epileptic encephalopathies. J Child Neurol 7: 7–21
Donat JF, Wright FS (1992) Clinical imitators of infantile spasms. J Child Neurol 7: 395–399
Donati F, Hassink RI, Jung H, Vasella F (1995) Factors predicting the risk of relapse after antiepileptic drug discontinuation in children with partial seizures. Eur J Pediatr 154 (Suppl. 3) : S44–S47
Donselaar CA van, Geerts A T, Schimsheimer R-J (1991) Idiopathic first seizure in adult life: who should be treated? Brit Med J 302: 620-623
Dooley JM (1998) Rectal use of diazepam. Epilepsia 39 (Suppl. 1): S24–S27
Dooley JM, Camfield PR, Camfield CS, et al. (1993) The use of antiepileptic drug levels in children: a survey of Canadian pediatric neurologists. Can J Neurol Sci 20: 217–221
Dooley JM, Gordon KE, Camfield PR, et al. (1993) Discontinuation of anticonvulsant therapy in children free of seizures for 1 year: a prospective study. Neurology 46: 969–974
Doose H (1998) Epilepsien im Kindes- und Jugendalter. Desitin, Hamburg
Doose H (1992) Myoclonic astatic epilepsy of early childhood. In: Roger J, Bureau M, Dravet Ch, et al. (eds) Epileptic syndromes in infancy, childhood and adolescence (2nd edition). John Libbey, London, pp 103–114
Doose H (1993) Genetische Beratung in der Epilepsie-Sprechstunde. Epilepsie-Blätter 6: 71–76
Doose H, Baier WK (1987a) Genetic factors in epilepsies with primarily generalized minor seizures. Neuropediatrics 18 (Suppl 1): 1–64
Doose H, Baier WK (1987b) Epilepsy with primarily generalized myoclonic-astatic seizures: a genetically determined disease. Eur J Pediatr 146: 550-554
Doose H, Baier WK (1989) Benign partial epilepsy and related conditions: multifactorial pathogenesis with hereditary impairment of brain maturation. Eur J Pediatr 149: 152–158
Doose H, Baier WK, Ernst JP, et al. (1988) Benign partial epilepsy: Treatment with sulthiame. Dev Med Child Neurol 30: 683–684
Doose H, Brigger-Heuer B, Neubauer B (1997) Children with focal sharp waves: Clinical and genetic aspects. Epilepsia: 38: 788– 796
Doose H, Ernst JP, Castiglione E, Diebold U (1992) Pseudo-Lennox-Syndrom-frontale Epilepsie. In: Köhler B, Keimer R (Hrsg) Aktuelle Neuropädiatrie 1991. Springer Verlag, Berlin, S96–101
Doose H, Gerken H, Leonhardt R, et al. (1970) Centrencephalic myoclonic-astatic petit mal. Neuropädiatrie 2 : 59–78
Doose H, Lunau H, Castiglione E, Waltz S (1998) Severe idiopathic generalized epilepsy of infancy with generalized tonic-clonic seizures. Neuropediatris 29: 229–238
Doose H, Neubauer B, Carlsson G (1996) Children with benign focal sharp waves in the EEG - developmental disorders and epilepsy. Neuropediatrics 27: 227–241
Doose H, Waltz St (1993) Photosensitivity- Genetics and clinical significance. Neuropediatrics 24: 249–255
Dravet C, Bureau M, Guerrini R, et al. (1992) Severe myoclonic epilepsy in infants. In: Roger J, Bureau M, Dravet Ch, et al. (eds) Epileptic syndromes in infancy, childhood and adolescence (2nd edition). John Libbey, London, pp 75–88
Dravet C, Bureau M, Roger J (1992) Benign myoclonic epilepsy in infants. In: Roger J, Bureau M, Dravet C, et al. (eds) Epileptic syndromes in infancy, childhood and adolescence (2nd edition). John Libbey, London, pp 67–74
Dravet C, Giraud N, Bureau M, et al. (1986) Benign myoclonus of early infancy or benign non-epileptic infantile spasms. Neuropeditrics 17: 33–38
Dravet C, Roger J, Bureau M, Dalla Bernardina B (1982) Myoclonic epilepsies in childhood. In: Akimoto H, et al. (eds) Advances in epileptology. XIIIth EIS, Raven Press, New York, pp 135–140
Dreifuss F E (1987) Goals of surgery for epilepsy. In: Engel J Jr (ed): Surgical treatment of the epilepsies. Raven Press, New York, pp 31–49
Dreifuss FE, Langer DH, Moline KA, Maxwell JE (1989) Valproic acid hepatic fatilities. II. US experience since 1984. Neurology 39: 201–207
Dreifuss FE, Santili N, Langer DH, Sweeney KP, Moline KA, Menander KB (1987) Valproic acid hepatic fatilities: a retrospective review. Neurology 37: 379–385
Driscoll SM, Towne AR, Pellock LM, DeLorenzo RJ (1990) Recurrent status epilepticus in children (abstract). Neurology 40 (Suppl 1): 297
Duchowny MS (1990) Surgery for intractable epilepsy: issues and outcome. Pediatrics 84: 886–894
Duchowny MS, Harvey S, Jayakar P, et al. (1997) The preoperative evaluation of pediatric temporal lobe epilepsy. In: Tuxhorn I, Holthausen H, Boenigk H (eds) Pediatric epilepsy syndromes and their surgical treatment. John Libbey, London, pp 263–271
Duchowny MS, Jayakar P, Resnick T, et al. (1998) Epilepsy surgery in the first three years of life. Epilepsia 39: 737–743
Duchowny MS, Levin B, Jayakar P, et al. (1992) Temporal lobectomy in early childhood. Epilepsia 33: 298–303

Dulac O, Aicardi J, Rey E, Olive G (1978) Blood levels of diazepam after single rectal administration in infants and children. J Pediatr 93: 1039–1041
Dulac O, Aubourg P, Chercoury A et al (1985) Infantile status epilepticus: clinical, etiological and prognostic aspects. Rev Electroencephalogr Neurophysiol 14: 255–262
Dulac O, Plouin P, Jambaque I, et al. (1993) Predicting favorable outcome in idiopathic West syndrome. Epilepsia 34 : 747–756
Dulac O, Plouin P, Shewmon A, et al. (1998) Myoclonus and epilepsy in childhood -1996 Royaumont meeting. Epilepsy Res 30: 91–106
Duncan JS (1997) Positron emission tomography studies of cerebral blood flow and glucose metabolism. Epilepsia 38 (Suppl. 10): S42–S47
Duncan JS, Panayiotopoulos CP (1995) Juvenile absence epilepsy: an alternative view. In: Duncan JS, Panayiotopoulos CP (eds) Typical absences and related epileptic syndromes. Churchill Communications Europe, London, pp 161–167
Duncan S, Read CL, Brodie MJ (1993) How common is catamenial epilepsy? Epilepsia 34: 827–831
Dunn WD (1988) Status epilepcticus in children: etiology, clinical features and outcome. J Child Neurol 3:167–173
Dupont S, Semah F, Boon P, et al. (1999) Association of ipsilateral motor automatisms and contralateral dystonic postering. A clinical feature differentiating medial from neocortical temporal lobe epilepsy. Arch Neurol 56: 927–932
Durner M, Zhou G, Fu D, et al. (1999) Evidence for linkage of adolescent-onset idiopathic generalised epilepsies to chromosome 8 - and genetic heterogeneity. Am J Hum Genet 64: 1411–1419
Ebersole JS (1997) Magnetencephalography/magnetic source imaging in the assessment of patients with epilepsy. Epilepsia 38 (Suppl. 4): S1–S5
Echenne B, Dulac O, Parayre-Chanez MJ, et al. (1991) Treatment of infantile spasms with intravenenous gamma-globulins. Brain Dev 13: 313–319
Edelberg JS (1989) Alcohol consumption in new-onset seizures. New Engl J Med 320: 596–597
Eeg-Olofsson O, Peterson L, Selleden U (1971) The development of the electroencephalogram in normal children from the age of 1 to 15 years. Neuropädiatrie 2: 375–404
Egli M, Mothersill I, O'Kane M, O'Kane F (1985) The axial spasm – The predominant type of drop seizure in patients with secondary generalized epilepsy. Epilepsia 26: 401–415
Eksioglu YZ, Scheffer IE, Cardenas P, et al. (1996) Periventricular heterotopia : an x-linked dominant epilepsy locus causing aberrant cerebral cortical development. Neuron 16 : 77–87
Elger CE, Brockhaus A, Lendt M, et al. (1997) Behaviour and cognition in children with temporal lobe epilepsy. In: Tuxhorn I, Holthausen H, Boenigk H (eds) Pediatric epilepsy syndromes and their surgical treatment. John Libbey, London, pp 311–325
Elkis LC, Bourgeois FD, Wyllie E et al (1993) Efficacy of second antiepileptic drug after failure of one drug in children with partial epilepsy. American Epilepsy Society [poster handout]
Ellenberg JH, Hirtz DG, Nelson KB (1984) Age at onset of seizures in young children. Ann Neurol 15: 127–134
Ellenberg JH, Hirtz DG, Nelson KB (1986) Do seizures in children cause intellectual deterioration? N Engl J Med 314: 1085–1088
Ellenberg JH, Nelson KB (1978) Febrile seizures and later intellectual performance. Arch Neurol 35: 17–21
Elmslie F, Gardiner M (1995) Genetics of the epilepsies. Curr Opin Neurol 8: 126–129
Elterman RD, Glauser TA, Wyllie E, et al. (1999) A double-blind, randomized trial of topiramate as adjunctive therapy for partial-onset seizures in children. Neurology 52: 1338–1344
Elwes RDC, Chesterman P, Reynolds EH (1985) Prognosis after a first untreated tonic-clonic seizure. Lancet 2: 752–753
Elwes RDC, Johnson AL, Reynolds EH (1988) The course of untreated epilepsy. Br Med J 297: 948–950
Elwes RDC, Johnson Al, Shorvon SD, Reynolds EH (1984) The prognosis for seizure control in newly diagnosed epilepsy. N Engl J Med 311: 944–947
Emerson R, D'Souza BJ, Vining EP, et al. (1981) Stopping medication in children with epilepsy. N Engl J Med 304: 1125–1129
Engel GL (1962) Fainting, 2nd ed. Charles C Thomas, Springfield, Illinois
Engel J (1996) Surgery for seizures. New Engl J Med 334: 647–652
Engel J, Bandler R, Griffith NC, Caldecott-Hazard S (1991) Neurobiological evidence for epilepsy-induced interiktal disturbances. In: Smith D, Treiman D, Trimble M (eds) Advances in neurology. Vol 55. Raven Press, New York, pp 97–111
Engel J, Pedley TA (1997) Epilepsy. A comprehensive textbook. Lippincott-Raven, Philadelphia
Engel J, van Ness PC, Rasmussen TB, Ojeman LM (1993) Outcome with respect to epileptic seizures. In: Engel J (ed) Surgical treatment of epilepsies. Raven Press, New York, pp 609–622
Engel J, Williamson PD, Wieser HG (1997) Mesial temporal lobe epilepsy. In: Engel J, Pedley TA (eds.) Epilepsy: A comprehensive textbook. Lippincot-Raven Publishers, Philadelphia, pp 2417–2426
Epilepsiechirurgie in Deutschland (1995) 3. Symposium der Arbeitsgemeinschaft für prächirurgische Epilepsiediagnostik und operative Epilepsiechirurgie. Epilepsie-Blätter 8: 67–80
Ergene E, Shih JJ, Blum DE, So NK (2000) Frequency of bitemporal independent interictal epileptiform discharges in temporal lobe epilepsy. Epilepsia 41: 213–218
Eriksson KJ, Koivikko MJ (1997) Prevalence, classification, and severity of epilepsy and epileptic syndromes in children. Epilepsia 38: 1275–1282
Ernst JP, Doose H, Baier WK (1988) Bromides were effective in intractable epilepsy with generalized tonic-clonic seizures and onset in early childhood. Brain Dev 10: 385–388
Espie CA, Pashley AS, Bonhem KG, et al. (1989) The mentally handicapped person with epilepsy: a comparative study investigating psychosocial functioning. J Ment Defic Res 33: 123–135

Falconer MA, (1970) The pathological substrate of temporal lobe epilepsy. Guy's Hosp Rep 119: 47–60
Falconer MA, Serafetinidis EA, Corsellis JAN (1964) Etiology and pathogenesis of temporal lobe epilepsy. Arch Neurol 10: 233–248
Farell MA, Vinters H (1998) General neuropathology In: Engel J, Pedley TA, (eds) Epilepsy. A comprehensive textbook. Lippincott-Raven, Philadelphia, pp 157–175
Farrell K (1986) Benzodiazepines in the treatment of children with epilepsy. Epilepsia 27 (suppl 1): S45–S51
Farwell JR, Dodrill CB, Batzel LW (1985) Neuropsychological abilities of children with epilepsy. Epilepsia 26: 395–400
Farwell JR, Lee YJ, Hirtz DG, et al. (1990) Phenobarbital for febrile seizures: effects on intelligence and on seizure recurrence. N Engl J Med.;322:364–369
Fedio P, Mirsky AF (1969) Selective intellectual deficits in children with temporal lobe or centrencephalic epilepsy. Neuropsychologia 7:287–300.
Feely MP, O'Callaghan M, O'Driscoll D, et al. (1982) Sulthiame in previously untreated epilepsy. Ir J Med Sci 151: 175–179
Feigin RD (1981) Central nervous system infection. Bacterial meningitis beyond the neonatal period. In: Feigin RD, Cherry JD (eds) Textbook of pediatric infectious diseases, Vol 1. Saunders, Philadelphia, pp 293–308
Feksi AT, Kaamugisha J, Sander JWAS, et al. (1991) Comprehensive primary health care antiepileptic drug treatment programme in rural and semi urban Kenya. Lancet 337: 406–409
Felbamate Study Group in Lennox-Gastaut Syndrome (1993) Efficacy of felbamate in childhood epileptic encephalopathy (Lennox-Gastaut syndrome) New Engl J Med 328: 29–33
Fenichel GM (1997) Paroxysmal disorders. In: Clinical pediatric neurology. 3rd ed. Saunders, Philadelphia, pp 1–43
Fenwick P (1991) Evocation and inhibition of seizures: behavioural treatment. In: Smith D, Treiman D, Trimble M (eds) Advances in neurology. Vol 55, Raven Press, New York, pp 163–183
Fernández G, Effenberger O, Vinz B, et al. (1998) Hippocampal malformation as a cause of familial febrile convulsions and subsequent hippocampal sclerosis. Neurology 50: 909–917
Ferrendelli JA (1995) Relating pharmacology to clinical practice: The pharmacologic basis of rational polypharmacy. Neuroloy 45 (Suppl 2): S12–S16
Ferrie CD, Beaumanoir A, Guerrini R, et al. (1997) Early-onset benign okzipital seizure susceptibility syndrome. Epilepsia 38: 285–293
Ferrie CD, Maisey MN, Cox T (1997) Focal abnormalities detected by 18FDG PET in epileptic encephalopathies. Arch Dis Child 75: 102–107
Ferrie CD, Marsden PK, Maisey MN, Robinson RO (1997) Cortical and subcortical glucose metabolism in childhood epileptic encephalopathies. J Neurol Neurosurg Psychiatry 63: 181–187
Ferrie CD, Robinson RO, Knott C, Panayiotopoulos CP (1995) Lamotrigine as an add-on drug in typical absence seizures. Acta Neurol Scand 91: 200-202
Ficker DM, So EL, Shen WK, et al. (1998) Population-based study of the incidence of sudden unexplained death in epilepsy. Neurology 51: 1270-1274
Fiol ME, Leppik IE, Pretzel KL (1986) Eating epilepsy: electroencephalographic and clinical study. Epilepsia 27: 441–445
FIRST SEIZURE TRIAL GROUP (1993) Randomized clinical trial on the efficacy of antiepileptic drugs in reducing the risk of relapse after a first unprovoked tonic-clonic seizure. Neurology 43: 478–483
Fish DR, Quirk JA, Smith SJM, et al. (1993) National survey of photosensitivity and seizures induced by electronic screen games (video games, sonsole games, computer games). Interim findings 1993. London, Department of Trade and Industry
Fish DR, Smith SJ, Quesney LF, et al. (1993) Surgical treatment of children with medically intractable frontal or temporal lobe epilepsy: results and highlights of 40 years' experience. Epilepsia 34: 244–247
Fisher PD, Sperber EF, Moshé SL (1998) Hippocampal sclerosis revisited. Brain Develop 20: 563–573
Fois A, Malandrini F, Mostardini R (1987) Further observations on the treatment of infantile spasms with corticotropin. Brain Dev 9: 82–84
Fong GCY, Sha PU, Gee MN, et al. (1998) Childhood absence epilepsy with tonic-clonic seizures and electroencephalogram 3–4-Hz spike and multispike-slow wave complexes : linkage to chromosome 8q24 : Am J Hum Genet 63 : 1117–1129
Fonseca LC, Tedrus GMA, Odashima NS (1991) Epileptic syndromes in children with somatosensory evoked spikes. Epilepsia 32 (Suppl. 1): 88
Förster C, Schmidberger G (1982) Prognose der Epilepsie im Kindesalter nach Absetzen der Medikation. Monatsschr Kinderheilkd 130: 225–228
Francis P, Baker GA (1999) Non-epileptic attack disorder (NEAD): a comprehensive review. Seizure 8: 53–61
Frank LM, Enlow T, Holmes GL, et al. (1999) Lamictal (lamotrigine) monotherapy for typical absence seizures in children. Epilpesia 40: 973–979
Frantzen E, Lennox-Buchtal M, Nygaard A, Stene J (1970) A genetic study of febrile convulsions. Neurology 20: 909–917
Freeman JM, Kelly MT, Freeman JB (1996) The Epilepsy Diet Treatment. 2nd Edition. New York, Demos Vermande
Freeman JM, Vining EP, Pillas DJ, et al. (1998) The efficacy of the ketogenic diet - 1998: a prospective evaluation of interventionin 150 children. Pediatrics 102: 1358–1363
French JA (1999) Vigabatrin. Epilepsia 40 (Suppl. 5): S11–S16
French JA, Williamson PD, Thadani VM, et al. (1993) Characteristics of medial temporal lobe epilepsy. I. Results of history and physical examination. Ann Neurol 34: 774–780
Friis ML (1990) Stress convulsions. In: Dam M, Gram L (eds) Comprehensive epileptology. Raven Press, New York, pp 247–250
Friis ML, Lund M (1974) Stress convulsions. Arch Neurol 31: 155–159
Fröscher W, Neher K-D (1992) Kombinationstherapien bei Epilepsien. Epilepsie-Blätter 5: 69–78

Fröscher W, Stoll K-D, Hoffmann F (1984) Kombinationsbehandlung mit Carbamazepin und Valproinsäure bei Problemfällen einer Epilepsie-Ambulanz. Arzneim Forsch 34: 910–914

Fujiwara T, Ishida S, Mlyakoshi M (1979) Status epilepticus in childhood: a retrospective study of initial convulsive status and subsequent epilepsies. Folia J Psychiatr Neurol Jpn 33: 337–344

Fukuyama Y, Kagawa K, Tanaka K (1979) A genetic study of of febrile convulsions. Europ Neurol 18: 166–182

Funakoshi A, Morikawa T, Muramatsu R, et al. (1988) A prospective WISC-R study in children with epilepsy. Jpn J Psychiatry Neurol 42: 562–564

Fusco L, Vigevano F (1993) Ictal clinical electroencephalographic findings of spasms in West syndrome. Epilepsia 34: 671–678

Fylan F, Harding GFA (1997) The effect of television frame rate on EEG abnormalities in photosensitive and pattern-sensitive epilepsy. Epilepsia 38: 1124–1131

Gaggero R, Caputo M, Fiorio P, et al. (1995) SPECT and epilepsy with continuous spike waves during slow-wave sleep. Childs Nerv Syst 11: 154–160

Galimberti CA, Manni R, Parietti L, et al. (1993) Drug withdrawal in patients with epilepsy: prognostic value of the EEG. Seizure 2: 213–220

Galwin GM, Jelinek GA (1992) Successful treatment of 75 patients in status epilepticus with intravenous midazolam. Emerg Med 4: 11–12

Gastaut H (1966) Roger J, Soulayol R, et al. (1966) Childhood epileptic encephalopathy with diffuse slow spike-waves (otherwise known as "petit mal variant") or Lennox-Gastaut syndrome. Epilepsia 7:139–179

Gastaut H (1973) Dravet C, Loubier D, et al. (1973) Évolution clinique et prognostic du syndrome de Lennox-Gastaut. In : Lugaresi E, Pazzaglia P, Tassinari C (eds) Evolution and prognosis of epilepsies. Aulo Gaggi, Bologna, pp 133–154

Gastaut H (1981) L'épilepsie bénigne de l'enfant à pointes-ondes occipitales. Bull Acad R Méd Belg 136 : 540-555

Gastaut H (1982) A new type of epilepsy: benign partial epilepsy of childhood with occipital spike-waves. Clin Electroencephalogr 13: 13–22

Gastaut H, Gastaut JL (1976) Computerized transverse axial tomography in epilepsy. Epilepsia 17: 325–336

Gastaut H, Poirer F, Pagan G, Salomon G, Toga M, Vigoroux M (1960) HHE syndrome: hemiconvulsion, hemiplegia, epilepsy. Epilepsia 1: 418–447

Gastaut H, Tassinari CA (1966) Triggering mechanisms in epilepsy. The electroclinical point of view. Epilepsia 7: 85–138

Gastaut H, Zifkin B (1988) Secondary bilateral synchrony and Lennox-Gastaut syndrome. In: Niedermeyer E, Degen R (eds) The Lennox-Gastaut syndrome. Alan Liss, New York, pp 221–242

Gedda L, Tatrelli R (1977) Essential isochronic epilepsy in MZ twin pairs. Acta Genet Med 20: 380-383

Genton P (2000) When antiepileptic drugs aggravate epilepsy. Brain Dev 22: 75–80

Genton P, Bureau M, Dravet C, Roger J (1996) Less common epileptic syndromes. In: Wyllie E (ed) The treatment of epilepsy: Principles and practice, 2nd edition. Williams and Wilkins, Baltimore, pp 584–599

Genton P, Roger J (1997) Antiepileptic drug monotherapy versus polytherapy: a historical perspective. Epilepsia 38 (Suppl. 5): S2–S5

Georgakoulias N, Vize C, Jenkins A, Singounas E (1998) Hypothalamic hamartomas causing gelastic epilepsy: Two cases and a review of the literature. Seizure 7: 167–171

Geschwind N, Sherwin I (1967) Language-induced epilepsy. Arch Neurol 16: 25–31

Gherpelli JLD, Kok F, dal Forno S, et al. (1992) Discontinuing medication in epileptic children: A study of risk factors related to recurrence. Epilepsia 33: 681–686

Gibberd FB, Bateson MC (1974) Sleep epilepsy: its pattern and prognosis. Br Med J 2: 403–405

Gibbs FA, Gibbs EL (1952) Atlas of electroencephalography: Epilepsy. Vol II. Addison and Wesley, Cambridge MA

Gilbert DL, Gartside PS, Glauser TA (1999) Efficacy and mortality in treatment of refractory generalized convulsive status epilepticus in children: a meta-analysis. J Child Neurol 14: 602–609

Gilliatt RW, Roberts RC (1986) Syncope and non-epileptic seizures. In: Ashbury AK, McKhann GM, McDonald WI (eds) Diseases of the nervous system. Clinical neurobiology. Heinemann Medical Books, London, pp 1033–1043

Gilman JT, Duchowny M, Jayakar P, Resnick TJ (1994) Medical intractability in children evaluated for epilepsy surgery. Neurology 44: 1341–1343

Gilmore RL (1997) Seizures associated with nonneurologic medical conditions. In: Wyllie E (ed) The treatment of epilepsy. Principles and practice. Williams and Wilkins, Baltimore, pp 654–665

Giovanardi-Rossi P, Parmeggiani A, Posar A, et al. (1997) Benign myoclonic epilepsy: long-term folow-up of 11 new cases. Brain Dev 19: 473–479

Giovanardi-Rossi P, Santucci M, Gobbi G, et al. (1987) Epidemiological study of migraine in epileptic patients. In: Andermann F, Lugaresi E (eds) Migraine and epilepsy. Butterworth-Heinemann, Boston, pp 312–32

Giroud M, Gras D, Escousse A, et al. (1993) Use of injectable valproic acid in status epilepticus. Drug Invest 5: 154–159

Glauser TA (1999) Topiramate. Epilepsia 40 (Suppl. 5): S71–S80

Glauser TA, Clark PO, Strawsbury R (1998) A pilot study of topiramate in the treatment of infantile spasms. Epilepsia 39: 1324–1328

Glauser TA, Sachdeo RC, Ritter FJ, et al. (1999) Topiramate YL Study Group. A double-blind, randomized trial of topiramate in Lennox-Gastaut syndrome. Neurology 52: 1882–1887

Glaze DG, Hrachovy RA, Frost JD, et al. (1988) Prospective study of outcome of infants with infantile spasms treated during controlled studies of ACTH and prednisone. J Pediatr 112: 389–396

Gobbi G, Bouquet F, Greco L, et al. (1992) Coeliac disease, epilepsy, and cerebral calcifications. Lancet 340: 439–443

Gobbi G, Guerrini R (1997) Childhood epilepsy with occipital spikes and other benign localization-related epilepsies. In: Engel J, Pedley TA (eds.) Epilepsy: A comprehensive textbook. Lippincot-Raven Publishers, Philadelphia, pp 2315–2326

Gobbi G, Sorrenti G, Santucci M, et al. (1988) Epilepsy with bilateral occipital calcifications: a benign onset with progressive severity. Neurology 38: 1100-1106

Golden GS (1979) The Alice in Wonderland syndrome in juvenile migraine. Pediatrics 63: 517–519

Goldensohn, ES (1984) The relevance of secondary epileptogenesis to the treatment of epilepsy: kindling and the mirror focus. Epilepsia 25 (Suppl. 2): S156–168

Gomez MR (1979) Clinical experience at Mayo Clinic. In: Gomez MR (ed.) Tuberous sclerosis. New York, Raven Press, pp 11–26

Goodridge DGM, Shorvon SD (1983) Epileptic seizures in a population of 6000. II: Treatment and prognosis. Br Med J 287: 645–647

Goossens LA, Anderman F, Anderman E et al. (1990) Reflex seizures induced by calculation, card or board games, and spatial tasks: a review of 25 patients and delineation of the epileptic syndrome. Neurology 40: 1176

Gordon K, Bawden H, Camfiels P, et al. (1996b) Valproic acid treatment of learning disorder and severely epileptiform EEG without clinical seizures. J Child Neurol 11: 41–43

Gordon K, MacSween J, Dooley, et al. (1996a) Families are content to discontinue antiepileptic drugs at different risks than their physicians. Epilepsia 37: 557–562

Gospe SM (1998) Current perspectives on pyridoxine-dependent seizures. J Pediatr 132: 919–923

Goutières F, Aicardi J (1985) Atypical presentations of pyridoxine-dependent seizures: a treatable cause of intractable epilepsy in infants. Ann Neurol 17: 117–120

Gowers WR (1885) Epilepsy and other chronic convulsive diseases: their causes, symptoms, and treatment. William Wood, London

Granata T, Battaglia G, D'Incerti L, et al (1996) Schizencephaly: neuroradiologic and epileptogenic findings. Epilepsia 37: 1185–1193

Granström ML, Gaily E, Liukkonen E (1999) Treatment of infantile spasms: result of a population-based study with vigabatrin as the first drug for spasms. Epilepsia 40: 950-957

Grattan-Smith JD, Harvey AS, Desmond PM, Chow CW (1993) Hippocampal sclerosis in children with intractable temporal lobe epilepsy: detection with MRI imaging. Am J Roentgenol 161: 1045–1048

Green JR (1967) Temporal lobectomy, with special reference to selection of epileptic patients. J Neurosurg 26: 584–593

Greenburg DA, Delgado-Escueta AV, Widelitz et al. (1988) Juvenile myoclonic epilepsy may be linked to the BF and HLA loci on human chromosome 6. Am J Med Genet 31: 185–192

Gross-Selbeck G (1995) Treatment of benign partial epilepsies of childhood, including atypical forms. Neuropediatrics 26: 45–50

Gross-Selbeck G, Löffler H, Diener W (1997) Therapie der benignen Partialepilepsien. Epilepsie-Blätter 10: 66–72

Gross-Tsur V, Shalev RS, Kazir E, Engelhard D, Amir N (1993) Intravenous high-dose gammaglobulins for intractable childhood epilepsy. Acta Neurol Scand 88: 204–209

Gross-Tsur V, Shinnar S (1993) Convulsive status epilepticus in children. Epilepsia 34 (Suppl. 1): S12–S20

Grote CL, Van Slyke, Hoeppner JA (1999) Language outcome following multiple subpial transection for Landau-Kleffner syndrome. Brain 122: 561–566

Grünewald RA, Chroni E, Panayiotopoulos CP (1992) Delayed diagnosis of juvenile myoclonic epilepsy. J Neurol Neurosurg Psychiatry 55: 497–499

Guerreiro M, Vigonius U, Pohlmann H, et al. (1997) A double-blind controlled clinical trial of oxcarbazepine versus phenytoin in children and adolescents with epilepsy. Epilepsy res 27: 205–213

Guerrini R, Barkovic J, Sztriha L, Dobyns WB (2000) Bilateral frontal polymicrogyria. A newly recognized brain malformation syndrome. Neurology 54: 909–913

Guerrini R, Belmonte A, Genton P (1998a) Antiepileptic drug-induced worsening of seizures in children. Epilepsia 39 (Suppl. 3): S2–S10

Guerrini R, C Dravet, Genton P (1998b) Lamotrigine and seizure aggravation in severe myoclonic epilepsy. Epilepsia 39: 508–512

Guerrini R, Dravet A, Genton P, et al. (1995) Idiopathic photosensitive occipital lobe epilepsy. Epilepsia 36: 883–891

Guerrini R, Dubeau F, Dolac O, et al. (1997) Bilateral parasagittal parietooccipital polymicrogyria and epilepsy. Ann Neurol 41: 65–73

Guipponi M, Rivier F, Vigevano F, et al. (1997) Linkage mapping of benign familial infantile convulsions (BIFC) to chromosome 19q. Hum Mol Genet 6: 473–477

Guldvog B, Loyning Y, Hauglie-Hanssen E, et al. (1991) Surgical versus medical treatment for epilepsy. II. Outcome related to social areas. Epilepsia 32: 477–486

Gulick TA, Spinks IP, King DW (1982) Pseudoseizures: Ictal phenomena. Neurology 32: 24–30

Hagberg B (1993) Rett-Syndrome-Clinical and Biological Aspects. Clinics in Developmental Medicine No 127. Cambridge, University Press

Hakkarainen H (1980) Carbamazepine vs diphenylhydantoin vs their combination in adult epilepsy (abstract). Neurology 30: 354

Hamati-Haddad A, Abou-Khalil B (1998) Epilepsy diagnosis and localization in patients with antecedent childhood febrile convulsions. Neurology 50: 917–922

Hancock E, Osborne JP (1999) Vigabatrin in the treatment of infantile spasms in tuberous sclerosis: literature review. J Child Neurol 14: 71–74

Harding GFA Edson A, Jeavons PM (1997) Persistence of photosensitivity. Epilepsia 38: 663–669

Harding GFA, Fylan F (1999) Two visual mechanisms of photosensitivity. Epilepsia 40: 1446–1451

Harding GFA, Jeavons PM (1994) Photosensitive Epilepsy. New Edition. Clinics in Developmental Medicine No 133. Mac Keath Press, London

Harrison RM, Taylor DC (1976) Childhood seizures: A 25-year-follow-up. Social and medical prognosis. Lancet I: 948–951

Hart YM, Sander JWAS, Johnson AL, Shorvon SD (1990) National general practice study of epilepsy: recurrence after a first seizure. Lancet 2, 336: 1271-1274

Hartlage LC, Green JB (1972) The relation of parental attitudes to academic and social achievement in epileptic children. Epilepsia 13: 21–26

Harvey AS, Berkovic SF, Wrennall JA, et al. (1997) Temporal lobe epilepsy in childhood: clinical, EEG, and neuroimaging findings and syndrome classification in a cohort with new-onset seizures. Neurology 49: 960-968

Harvey AS, Bowe JM, Hopkins IJ, et al. (1993a) Ictal ^{99m}TC-HMPAO single photon emission computed tomography in children with temporal lobe epilepsy. Epilepsia 34: 869–877

Harvey AS, Bowe JM, Hopkins IJ, et al. (1993b) Frontal lobe epilepsy: clinical seizure characteristics and localization with ^{99m}TC-HMPAO SPECT. Neurology 43: 1966–1980

Harvey AS, Grattan-Smith JD, Desmond PM, et al. (1995) Febrile seizures and hippocampal sclerosis: frequent and related findings in intractable temporal lobe epilepsy of childhood. Pediatr Neurol 12: 201–206

Harvey AS, Nolan T, Carlin JB (1993c) Cummunity-based study of mortality in children with epilepsy. Epilepsia 34: 597–603

Hauser E, Freilinger M Seidl R, Groh C (1996) Prognosis of childhood epilepsy in newly referred patients. J Child Neurol 1: 201–204

Hauser WA (1992) The natural history of drug resistant epilepsy: epidemiologic considerations. In: Theodore WH (ed) Surgical treatment of epilepsy. Elsevier, Amsterdam, pp 25–28

Hauser WA (1994a) The prevalence and incidence of convulsive disorders in children. Epilepsia 35: 1–6

Hauser WA (1994b) Status epilepticus: Epidemiologic considerations. Neurology 40 (Suppl. 2): 9–13

Hauser WA (1995a) Epidemiology of epilepsy in children. Neurosurgery Clinics of North America. Vol 6, No 3 419–429

Hauser WA (1995b) Recent developments in the epidemiology of epilepsy. Acta Neurol Scand. Suppl. 162: 17–21

Hauser WA , Annegers JF, Elveback LR (1980) Mortality in patients with epilepsy. Epilepsia 21: 399–412

Hauser WA , Annegers JF, Kurland LT (1993) Incidence of epilepsy and unprovoked seizures in Rochester, Minnesota: 1935–1984. Epilepsia 34: 453–468

Hauser WA, Kurland LT (1975) The epidemiology of epilepsy in Rochester, Minnesota, 1935 through 1967. Epilepsia 16: 1–66

Hauser WA, Annegers JF, Anderson VE, Kurland LT (1985) The risk of seizure disorders among relatives of children with febrile convulsions. Neurology 35: 1268–1273

Hauser WA, Hesdorffer DC (1990a) Epilepsy: frequency, causes and consequences. Demos Press, New York

Hauser WA, Hesdorffer DC (1996) The natural history of seizures. In: Wyllie E (ed) The treatment of epilepsy: Principles and practice. 2nd ed. Wlliams and Wilkins, Baltimore, pp 173–178

Hauser WA, Rich SS, Annegers JF, Anderson VE (1990b) Seizure recurrence after a 1st unprovoked seizure. An extended follow-up. Neurology 40: 1163–1170

Hauser WA, Rich SS, Lee J, et al. (1998) Risk of recurrent seizures after two unprovoked seizures. N Engl J Med 338: 429–434

He XP, Patel M, Whitney KD, et al. (1998) Glutamate receptor GluR3 antibodies and death of cortical cells. Neuron 20: 153–163

Heijbel J, Blom S, Rasmuson M (1975) Benign epilepsy of childhood with centro-temporal EEG foci. A genetic study. Epilepsia 16: 285–293

Heinemann U, Draguhn A, Meierkord H (1996) The pathophysiology of seizure generation. In: Shorvon S, Dreifuss F, Fish D, Thomas D (1996) The Treatment of Epilepsy. Blackwell, Oxford, pp 3–19

Heller AJ, Chesterman P, Elwes RCD, et al. (1995) Phenobarbital, phenytoin, carbamazepine or valproate for newly diagnosed adult epilepsy : a randomized comparative trial. J Neurol Neurosurg Psychiaty 59: 40-50

Hellstrom-Westas L, Blennow G, Lindroth, et al. (1995) Low risk of seizure recurrence after early withdrawal of antiepileptic treatment in the neonatal period. Arch Dis Child 72: F97–F101

Helmstaedter C, Gleibner U, Zentner J Elger CE (1998) Neuropsychological consequences of epilepsy surgery in frontal lobe epilepsy. Neuropsycholologica 36: 333–341

Hermann BP (1982) Neuropsychological functioning and psychopathology in children with epilepsy. Epilepsia 23: 545–554

Hermann BP (1984) Behavioral and personality correlates of epilepsy: a review, methodological critique, and conceptual model. Psychol Bull 95: 451–497

Hermann BP, Seidenberg M Haltiner A, Wyler AR (1995) Relationship of age at onset, chronological age and adequacy of preoprative performance to verbal memory change after anterior temporal lobectomy. Epilepsia 36: 137–145

Hernàndez MA, Colina G, Ortigosa L (1998) Epilepsy, cerebral calcifications and clinical or subclinical coeliac disease. Course and follow up with gluten-free diet. Seizure 7: 49–54

Herpin TH (1867) Des accès incompletes d'épilepsie. Baillière, Paris

Herranz JL, Armijo JA, Arteaga R (1984) Effectiveness and toxicity of phenobarbital, primidone, and sodium valproate in the prevention of febrile convulsions, controlled by plasma levels. Epilepsia 25: 89–95

Herranz JL, Armijo JA, Arteaga R. Clinical side effects of phenobarbital, primidone, phenytoin, carbamazepine, and valproate during monotherapy in children. Epilepsia. 1988; 29:794–804

Herskowitz J, Rosman NP, Geschwind N (1984) Seizures induced by singing and recitation. A unique form of reflex epilepsy in childhood. Arch Neurol 41: 1102–1103

Hertz-Pannier L, Gaillard WD, Mott SH, et al. (1997) Noninvasive assessment of language dominance in children and adolescents with functional MRI: a preliminary study. Neurology 48: 797–800

Herzog AG (1995) Hormonal changes in epilepsy. Epilepsia 36: 323–326

Herzog AG, Klein P, Ransil B (1997) Three patterns of catamenial epilepsy. Epilepsia 38: 1082–1088

Hesdorffer DC, Logroscino G, Cascino G, et al. (1998) Risk of unprovoked seizure after acute symptomatic seizure: effect of status epilepticus. Ann Neurol 44: 908–912

Hess R (1981) Enzephalographische Aspekte posttraumatischer Epilepsien. In: Remschmidt H, Rentz R, Jungmann J (Hrsg) Epilepsie 80. Thieme Verlag, Stuttgart New York, S 106–113

Hibio S, Michihiro N, Ogawa K, et al. (1985): Clinical effects and serum immunoglobulin changes following immunoglobulin administration in non-treated West-syndrome. Brain Dev 7: 76–77

Hirsch E, Maquet P, Metz-Lutz MN, et al. (1995) The eponym "Landau-Kleffner syndrome" should not be restricted to childhood-acquired aphasia with epilepsy. In: Beaumanoir A, Bureau M, Deonna T, et al. (eds). Continuous spikes and waves during slow sleep. John Libbey, London, pp 57–62

Hirsch E, Marescaux C, Maquet P, et al. (1990) Landau-Kleffner syndrome : a clinical and EEG study of five cases. Epilepsia 31: 756–767

Hirsch E, Sellal F, Maton B, et al. (1994) Nocturnal paroxysmal dystonia: a clinical form of focal epilepsy. Neurophysiol Clin 24: 207–217

Hirtz DG, Lee YJ, Ellenberg JH, Nelson KB (1986) Survey on the managment of febrile seizures. Am J Dis Child 140: 909 - 914

Hirtz DG, Ellenberg JH, Nelson KB (1984) The risk of recurrence of nonfebrile seizures in children. Neurology 34: 637–641

Hirvasniemi A, Herrala P, Leisti J (1995) Northern epilepsy syndrome : clinical course and the effect of medication on seizures. Epilepsia 36: 792–797

Hirvasniemi A, Lang H, Lehovski AE, Leisti J (1994) Northern epilepsy syndrome: an inherited childhood onset epilepsy with associated mental deterioration. J Med Gent 31: 177–182

Ho SS, Kuzniecky RI, Gilliam F, et al. (1997) Congenital porencephaly and hippocampal sclerosis. Clinical features and epileptic spectrum. Neurology 49: 1382–1388

Ho SS, Kuzniecky RI, Gilliam F, et al. (1998) Temporal lobe developmental malformations and epilepsy: dual pathology and bilateral hippocampal abnormalities. Neurology 50: 748–754

Hoare P (1984) The development of psychiatric disorder among school children with epilepsy. Dev Med Child Neurol 26: 3–13

Hoare P (1993) The quality of life of children with chronic epilepsy and their families. Seizure 2: 269–275

Holden KR, Titus MO (1999) The effect of tiagabine on spasticity in children with intractable epilepsy: a pilot study. Pediatr Neurol 21: 728–730

Holmes GL (1987) Diagnosis and management of seizures in children. Vol. 30 in the series: Major problems in clinical pediatrics. Saunders Philadelphia, pp 62–63

Holmes GL (1993) Surgery for intractable seizures in infancy and early childhood. Neurology 43 (Suppl. 5): S28–S37

Holmes GL (1995) Epilepsy and other seizure disorders. In: Berg BO (ed) Principles of child neurology. McGraw-Hill, New York, pp 223–284

Holmes GL (1997a) Epilepsy in the developing brain: Lessons from the laboratory and clinic. Epilepsia 38: 12–30

Holmes GL (1997b) Temporal lobe epilepsy in childhood. In: Tuxhorn I, Holthausen H, Boenigk H (eds) Pediatric epilepsy syndromes and their surgical treatment. John Libbey , London, pp 251–260

Holmes GL, Riviello JJ (1999) Midazolam and pentobarbital for refractory status epilepticus. Pediatr Neurol 20: 259–264

Holmes GL, Russman BS (1986) Shuddering attacks. Evaluation using electroencephalography frequency modulation radiotelemetry and videotape monitoring. A J Dis Child 140: 72–73

Holowach-Thurston J, Thurston DL, Hixon BB, Keller AJ (1982) Prognosis in childhood epilepsy. New Engl J Med. 308: 831–836

Holthausen H (1997) Seizures post hemispherectomy. In: Tuxhorn I, Holthausen H, Boenigk H (eds) Paediatric epilepsy syndromes and their surgical treatment. John Libbey, London, pp 749–773

Holthausen H (1998) Lennox-Gastaut-Syndrom vs. sekundäre bilaterale Synchronie. In: Fröscher W, Krämer G, Ried S, Vasella F (Hrsg) Das Lennox-Gastaut-Syndrom. Epilepsie-Berichte 5. Blackwell Wissenschaft, Berlin, pp 65–101

Hopkins A (1995a) Epilepsy, menstruation, oral contraception and pregnancy. In: Hopkins A, Shorvon S, Cascino G (eds) Epilepsy. Second edition. Chapman & Hall, London, pp 521–533

Hopkins A (1995b) The causes of epilepsy, the risk factors for epilepsy and the precipitation of seizures. In: Hopkins A, Shorvon S, Cascino G (eds) Epilepsy. Second edition. Chapman & Hall, London, pp 59–85

Hopkins A, Garman A, Clarke C (1988) The first seizure in adult life. Lancet 1: 721–726

Hovinga CA, Chicella MF, Rose DF, et al. (1999) Use of intravenous valproate in three pediatric patients with nonconvulsive or convulsive status epilepticus. Ann Pharmacother 33: 579–589

Hrachovy RA, Glaze DG, Frost JD (1992) Single-blind study of high-dose versus low-dose ACTH therapy in infantile spasms. Epilepsia 33 [Suppl 3]: 113 (Abstract)

Hrachovy RA, Frost JD (1989) Infantile spasms. Pediatr Clin North America 36: 311–329

Hrachovy RA, Frost JD, Kellaway P (1984) Hypsarrhythmia: variations on the theme. Epilepsia 25: 317–325

Hrachovy RA, Frost JD, Kellaway P, Zion TA (1983) Double-blind study of ACTH vs. prednisone in infantile spasms. J Pediatr 103: 641–645

Hrachovy RA, Frost JD, Kelleaway P (1981) Sleep characteristics in infantile spasms. Neurology 31: 688–694

Hrachovy RA, Glaze DG, Frost JD (1991) A retrospective study of spontaneous remission and long-term outcome in patients with infantile spasms. Epilepsia 32: 212–214

Hughes, JR (1985) Long-term clinical and EEG changes in patients with epilepsy. Arch. Neurol 42: 213–223

Hunt A, Dennis J (1987) Psychiatric disorder among children with tuberous sclerosis. Dev Med Child Neurol 29: 190-198

Hurst DL (1996) Methsuximide therapy of juvenile myoclonic epilepsy. Seizure 5: 47–50

Hurst DL, Rolan TD (1995) The use of felbamate to treat infantile spasms. J Child Neurol 10: 134–136

Huttenlocher PR (1994) When does childhood epilepsy become intractable? Indications and contraindications for epilepsy surgery. Semin Pediatr Neurol 1:118–126

Huttenlocher PR, Hapke RJ (1990) A follow-up study of intractable seizures in childhood. Ann Neurol 28: 699–705

Huttenlocher PR, Taravath S, Mojtahedi S (1994) Periventricular heterotopia and epilepsy. Neurology 44: 51–55

Igartua J, Silver P, Maytal J, Sagy M (1999) Midazolam coma for refractory status epilepticus in children. Crit Care Med 27: 1982–9185

Ikeno T, Shigematsu H, Miyakoshi M, et al. (1985) An analytic study of epileptic falls. Epilepsia 26: 612–621

ILAE Commission Report (1997) The epidemiology of the epilepsies: Future directions. Epilepsia 38: 614–618

ILAE Neuroimaging Commission (1997) ILAE neuroimaging commission recommendations for neuroimaging of patients with epilepsy. Epilepsia 38 (Suppl. 10): 1–2

Illum N, Taudorf K, Hielmann C, et al. (1990) Intravenous immunoglobulin: a single-blind trial in children with Lennox Gastaut syndrome. Neuropediatrics 21: 87–90

Ingvar DM, Nyman GE (1962) Epilepsia arithmetics: a new psychologic trigger mechanism in a case of epilepsy. Neurology 12: 282–287

Inokuma K, Watanabe K, Negoro T, et al. (1983) Acquired expressive dysphasia with paroxysmal EEG abnormalities treated with ACTH-Z. Report of two cases. J Jpn Epil Soc 1: 153–158

Italien League Against Epilepsy Genetic Collaborative Group (1993) Concordance of clinical forms of epilepsy in families with several affected members. Epilepsia 43: 819–826

Jackson JH (1931) Selected wrightings of John Hughlings Jackson. Staples Press, London

Jacobs W, Ramsay RE, SlaterJD, et al (1993) Contribution of family patterns to unsuccessful medical treatment of epilepsy. Epilepsia 34 (suppl. 6): 10

Jacoby A, Baker GA, Steen N, et al. (1996) The clinical course of epilepsy and its psychosocial correlates: findings from a U.K. Community study. Epilepsia 37: 148–161

Jakobi G (1992) Posttraumatische Epilepsien. Monatsschr Kinderheilkd 140: 619–623

Jalava M, Sillanpää M, Camfield C, Camfield P (1997) Social adjustment and competence 35 years after onset of childhood epilepsy: a prospective controlled study. Epilepsia 38: 708–715

Janz D (1953) Aufwach-Epilepsien. Arch Psychiat Nervenkrh 191: 73–91

Janz D (1962) The grand mal epilepsies and the sleep-waking cycle. Epilepsia 3: 69–109

Janz D (1969) Die Epilepsien. Thieme, Stuttgart

Janz D (1993) Fallstricke bei der Diagnose einer Aufwach-Epilepsie. Epilepsie-Blätter 6: 65–70

Janz D, Christian W (1957) Impulsiv-Petit mal. J Neurol 176: 346–386

Janz D, Durner M, Beck-Mannagetta G, Pantazis G (1989) Family studies of the genetics of juvenile myoclonic epilepsy (epilepsy with impulsive petit mal) In: Beck-Mannagetta G, Anderson VE, Doose H, Janz D (eds) Genetics of the epilepsies. Berlin, Springer, pp 43–53

Jeavons PM (1977) Nosological problems of myoclonic epilepsies in childhood and adolescence. Dev Med Child Neurol 19: 3–8

Jennett B (1975) Epilepsy after non-missile head injuries. Heinemann Medical Books, London, 2nd ed.

Jensen I (1976) Temporal lobe epilepsy: etiological factors and surgical results. Acts Neurol Scand 53: 103–118

Jensen I, Vaernet K (1977) Temporal lobe epilepsy. Follow-up investigation of 74 temporal lobe resected patients. Acta Neurochir 37: 173–200

Jervell A, Lange-Nielsen F (1957) Congenital deaf mutism, functional heart disease with prolongation of the QT interval, and sudden death. Am Heart J 54: 59–68

Johannson P, Christensen JEJ, Goldstein H, et al. (1996) Epilepsy in Down syndrome-prevalence in three age groups. Seizure 5: 121–125

Johnson RT, Richardson EP (1968) The neurological manifestations of systemic lupus erythematodes. Medicine (Baltimore) 47: 337–369

Johnston MV (1996) Developmental aspects of epileptogenesis. Epilepsia 37 (Suppl. 1): S2–S9

Jokeit H, Ebner A (1999) Allgemein-kognitive Beeinträchtigungen bei Patienten mit therapieresistenter Temporallappen-Epilepsie. Epilepsieblätter 12: 44–48

Kälviäinen R, Nousiainen I, Mäntyjärvi M, et al. (1999) Vigabatrin, a gabaergic antiepileptic drug, causes concentric visual filed defects. Neurology 53: 922–926

Kälviäinen R, Salmenpera T, Partanen K, et al. (1998) Recurrent seizures may cause hippocampal damage in temporal lobe epilepsy. Neurology 50: 1377–1382

Kamuro K, Tenokuchi Y (1993) Familial periventricular nodular heterotopia. Brain Develop 15: 237–

Kanazawa O (1992) Medically intractable generalized tonic-clonic or clonic seizures in infancy. J Epilepsy 5: 143–148

Kaplan SL, Fishman MA (1987) Supportive therapy for bacterial meningitis. Pediatr Infect Dis &: 670-677

Kasai K, Watanabe K, Negoro T, et al. (1995) Delayed myelination in West syndrome. Psychiatr Clin Neurosci 49: S265–S266

Kasteleijn-Nolst Trenité DGA, Bakker DJ, Binnie CD, et al. (1988) Psychological effects of subclinical epileptiform EEG discharges. I. Scholastic skills. Epilepsy Res 2: 111–116

Kastelejn-Nolst Trenité DHA (1989) Photosensitivity in epilepsy. Acta Neurol Scand 85 (Suppl. 125): 1–147
Kellaway P, Hrachovy RA, Frost JD, et al. (1979) Precise characterization and quantification of infantile spasms. Ann Neurol 6: 214–218
Kemp AM, Sibert JR (1993) Epilepsy in children and risk of drowning. Arch Dis Child 68: 684–685
Kent L, Blake A, Whitehouse W (1998) Eyelid myoclonia with absences: phenomenology in children. Seizure 7: 193–199
Keränen T, Reinikainen K, Lauluma V, et al. (1982) Carbamazepine monotherapy versus polytherapy in chronic epilepsies. Acta Neurol Scand (Suppl) 90: 190
Keränen T, Rickkinen PJ (1993) Remission of seizures in untreated epilepsy. Br Med J 307: 483
Kernan JC, Devinsky O, Luciano DJ, et al. (1993) Lateralizing significance of head and eye deviation in secondary generalized tonic-clonic seizures. Neurology 43: 1308–1310
Khurana DS, Riviello J, Helmers S, et al. (1996) Efficacy of gabapentin therapy in children with refractory partial seizures. J Pedatr 128: 829–833
Kim JH, Kraemer DL, Spencer DD (1995) The neuropathology of epilepsy. In: Hopkins A, Shorvon S, Cascino G (eds) Epilepsy. Second edition. Chapman and Hall Medical London, pp 243–267
King D, Spencer S (1995) Invasive electroencephalography in mesial temporal sclerosis. J Clin Neurophysiol 12: 32–45
King MA, Newton MR, Berkovic SF (1999) Benign partial seizures of adolescence. Epilepsia 40: 1244–1247
Kinsbourne M (19964) Hiatus hernia with contortions of the neck. Lancet I: 1958–1961
Kinsman SL, Vining EPG, Quaskey SA, Mellits D, Freeman JM (1992) Efficacy of the ketogenic diet for intractable seizure disorders: Review of 58 Cases. Epilepsia 33: 1132–1136
Kirman B (1987) Self injury and mental handicap. Br Med J 295: 1085–1086
Klein P, Herzog AG (1999) Hormonal effects on epilepsy in women. Epilepsia 39 (Suppl. 8): S9–S16
Klein R, Livingston S (1950) The effect of adrenocorticotrophic hormone in epilepsy. J Pediatr 37: 33–42
Klener K (1996) Honoring J. Kiffin Penry, M. D.: Summary of a symposium held at Wake Forest University, September 16–18, 1994. Epilepsia 37: 287–305
Knight AH, Rhind EG (1975) Epilepsy and pregnancy: a study of 153 pregnancies in 59 patients. Epilepsia 16: 99–110
Knudsen FU (1979) Rectal administration of diazepam in solution in the acute treatment of convulsions in infants and children. Arch Dis Child 54: 855–857
Knudsen FU (1985a) Effective short-term diazepam prophylaxis in febrile convulsions.J Pediatr 106: 487 -490
Knudsen FU (1985b) Recurrence risk after first febrile seizure and effect of short-term diazepam prophylaxis. Arch Dis Child 60: 1045 - 1049
Knudsen FU (1991) Intermittent diazepam prophylaxis in febrile convulsions. Pros and cons. Acta Neurol Scand 85 Suppl. 135: 1–24
Knudsen FU, Paerregaard A, Andersen R, Anresen J (1996) Long term outcome of prophylaxis for febrile convulsions. Arch Dis Child 74: 13–18
Koch S, Titze K, Zimmermann RB, et al. (1999) Long-term neuropsychological consequences of maternal epilepsy and anticonvulsant treatment during pregnancy for school-age children and adolescents. Epilepsia 40: 1237–1243
Koelfen W, Maser P, Korinthenberg R (1991) Das Risiko wiederholter Anfälle nach dem ersten afebrilen Grand mal-Anfall im Kindesalter. Monatsschr Kinderheilkd 139: 639–642
Koenigsberger M, Chutorian AM, Gold AP, Schvey MS (1979) Benign paroxysmal vertigo of childhood. Neurology 20: 1108–1113
Koepp MJ, Hammers A, Labbe C, et al. (2000) 11C-flumazenil PET in patients with refractory temporal lobe epilepsy and normal MRI. Neurology 54: 332–339
Koh S, Ward S, Lin M, Chen LS (2000) Sleep apnea treatment improves seizure control in children with neurodevelopmental disorders. Pediatr Neurol 22: 36–39
Koh TS, Holmes GL (1999) EEG and clinical predictors of medically intractable childhood epilepsy. Clin Neurophysiol 110: 1245–1251
Köhler B (1990) Gelegenheitsanfälle bei metabolischen Störungen im Kindesalter. Teil I. EEG-Labor 12: 191–201
König SA, Elger CE, Vasella F, et al. (1999) Empfehlungen zu Blutuntersuchungen und der klinischen Überwachung zur Früherkennung des Valpraot-assoziierten Leberversagens. Monatsschr Kinderheilkd 147: 718–723
Königsteiner Arbeitskreis für Epileptologie (1991) Standardtherapien der Epilepsien im Kindes- und Jugendalter. II. West-Syndrom (BNS-Krämpfe, infantile spasms). Epilepsie-Blätter 4: 19–21
Koo B, Hwang PA, Logan WJ (193) Infantile spasms: outcome and prognostic factors of cryptogenic and symptomatic groups. Neurology 43: 2322–2327
Korenke GC, Brockmann K, von Moers, A, et al. (1999) Epilepsy with preprandial seizures in glucose transport 1 deficiency. Neuropediatrics 30: A9
Kotagal F (1996) Complex partial seizures with automatisms. In: Wyllie E (ed) The treatment of epilepsy: Principles and practice, 2nd edition. Williams and Wilkins, Baltimore, pp 385–400
Kotagel F, Lüders HO (1994) Recent advances in childhood epilepsy. Brain Develop 16: 1–15
Kotagel F, Lüders HO, Williams G, et al. (1995) Psychomotor seizures of temporal lobe onset: analysis of symptom clusters and sequences. Epilepsy Res 20: 49–67
Kotagel P (1997) The Wada test in children: do we really need it? In: Tuxhorn I, Holthausen H, Boenigk H (eds) Pediatric epilepsy syndromes and their surgical treatment. John Libbey, London, pp 681–683
Koul R, Koul S, Razdan S. Eating epilepsy. Acta Neurol Scand 80: 78–80
Koutroumanidis M, Koepp MJ, Richardson MP, et al. (1998) The variants of reading epilepsy. A clinical and video-EEG study of 17 patients with reading-induced seizures. Brain 121: 1409–1427

Koževnikov AI (1895). Eine besondere Form von corticaler Epilepsie. Neurol Centralbl 14: 47–48

Krämer G (1995) Posttraumatische Epilepsien. Epilepsie-Blätter 8: 12–17

Krämer G (1997) The limitations of antiepileptic drug monotherapy. Epilepsia 38 (Suppl. 5): S9–S13

Kramer U, Nevo Y, Yael L, Harel S (1998) Generalized tonic and tonic-clonic seizures of childhood. J Child Neurol 13: 221–223

Kraus H, Schlenker S, Schwedesky D (1974) Developmental changes of cerebral ketone body utilization in human infants. Hoppe Seyler Z Physiol Chem 355: 164–170

Kruse R (1968) Das myoklonisch-astatische Petit mal. Springer, Berlin

Krynauw RA (1950) Infantile hemiplegia treated by removing one cerebral hemisphere. J Neurol Neurosurg Psychiatry 13: 243–267

Kudrjavcev T, Schoenberg BS, Kurland LT, Groover RV (1985) Cerebral palsy: survival rates, associated handicaps, and distribution by clinical subtype (Rochester, MN, 1950-1976) Neurology 35: 900-903

Kuriyama M, Konishi Y, Fujii Y, et al. (1992) Treatment of infantile spasms with long-term low dose ACTH. No-To-Hattatsu 24: 469–474

Kurtz Z, Tookey P, Ross E (1998) Epilepsy in young people: 23 year follow up of the British national child development study. BMJ 316: 339–342

Kutsy RL (1999) Focal extratemporal epilepsy: clinical features, EEG patterns, and surgical approach. J Neurol Sci 166: 1–15

Kuyk J, Leijten F, Meinardi H, et al. (1997) The diagnosis of psychogenic non-epileptic seizures: a review. Seizur 6: 243–253

Kuzniecky R, Andermann F, Guerrini R et al. (1994) The epileptic spectrum in the congenital bilateral perisylvian syndrome. Neurology 44: 379–385

Kuzniecky R, Garcia HJ, Faught E, Morawetz RB (1991) Cortical dysplasia in temporal lobe epilepsy: magnetic resonance imaging correlations. Ann Neurol 29: 293–298

Kuzniecky R, Murro A, King D, et al. (1993) Magnetic resonance imaging in childhood intractable partial epilepsies: pathologic correlations. Neurology 43: 681–687

Laan LAE, Renier WO, Arts WFM, et al. (1997) Evolution of epilepsy and EEG findings in Angelman syndrome. Epilepsia 38: 195–199

Lagae LG, Silberstein J, Gillis PL, Casaer PJ (1998) Successful use of intravenous immunoglobulins in Landau-Kleffner syndrome. Pediatr Neurol 18: 165–168

Laidlaw J (1956) Catamenial epilepsy. Lancet II: 1235–1237

Lal Koul R, Aithala G, Chacko A, et al. (1997) Continuous midazolam infusion as treatment of status epilepticus. Arch Dis Child 76: 445–448

Lance JW (1977) Familial paroxysmal dystonic choreoathetosis and its differentiation from related syndromes. Ann Neurol 2: 285–293

Lancman ME, Asconapé JJ, Penry JK (1994) Clinical and EEG asymmetries in juvenile myoclonic epilepsy. Epilepsia 35: 302–306

Landau WM, Kleffner FR (1957) Syndrome of aquired aphasia with convulsive disorder in children. Neurology 7: 523–530

Landy HJ, Curless RG, Ramsey RE, et al. (1993) Corpus callosotomy for seizures associated with band heterotopia. Epilepsia 34: 79–83

Landy HJ, Ramsay RE, Ajmone-Marsan C, et al. (1992) Temporal lobectomy for seizures associated with unilateral schizencephaly. Surgical Neurol 37: 477–481

Langdon-Down M, Brain WR (1929) Time of day in relation to convulsions in epilepsy. Lancet i: 1029–1032

Lansberg MG, O'Brien MW, Norbash AM, et al. (1999) MRT abnormalities associated with partial status epilepticus. Neurology 23: 1021–1027

Lanska MJ Lanska DJ, Baumann RJ, et al. (1995) A population-based study of neonatal seizures in Fayette County, Kentucky. Neurology 45: 724–732

Lassonde M, Sauerwein H, Geoffroy G, Decarie M (1990) Long-term neuropsychological effects of corpus callosotomy in children. J Epilepsy 3 (Suppl. 1): 279–281

Lawden M (1986) Gilles de la Tourette syndrome : a review. J Royal Soc Med 79 : 282–288

Leach JP, Chadwick DW, Miles JB, Hart IK (1999) Improvement in adult-onset Rasmussen's encephalitis with long-term immunomodulatory thrapie. Neurology : 738–742

Leblanc R, Tampieri D, Robitaille Y et al. (1991) Surgical treatment of intractable epilepsy associated with schizencephaly. Neurosurg 29: 421–429

Lee BI, Lesser RP, Pippenger CE, et al. (1985) Familial paroxysmal hypnogenic dystonia. Neurology 35 : 1357–1360

Lee N, Radtke RA, Gray L et al. (1994) Neuronal migration disorders: positron emission tomography correlations. Ann Neurol 35: 290-297

Lee JW, Andermann F, Dubeau F, et al. (1998) Morphometric analysis of the temporal lobe epilepsy. Epilepsia 39: 727–736

Lee K, Diaz M, Melchior JC (1981) Temporal lobe epilepsy - not a consequence of childhood febrile convulsions in Denmark. Acta Neurol Scand 63: 231–236

Lehesjoki AE, Kokiniemi M, Norio R et al. (1993) Localization of the EPM1 gene for progressive myoclonus epilepsy on chromosome 21: linkage disequilibrium allows high resolution mapping. Hum Mol Genet 3: 1229–1234

Lendt M, Helmstaedter Ch, Elger CE (1999) Pre- and postoperative neuropsychological profiles in children and adolescents with temporal lobe epilepsy. Epilepsia 40: 1543–1550

Lennox WG (1942) Mental defect in epilepsy and the influence of heredity. Am J Psychiatry 98: 733 –739

Lennox WG, Davis JP (1950) Clinical correlates of the fast and slow spike-wave electroencephalogram. Pediatrics 5: 626–644

Lennox WG, Lennox MA (1960) Epilepsy and related disorders. Vol. 2. Little, Brown and Co., Boston

Lennox-Buchthal M (1973) Febrile convulsions: a reappraisal. Electroencephalogr Clin Neurophysiol Suppl. 32: 37–38

Leppert M, Anderson VE, Quattlebaum T et al. (1989) Benign familial neonatal convulsions linked to gen-

etic markers on chromosome 20. Nature 337: 647–658
Leppik IE (1992) Intractable epilepsy in adults. In: Theodore WH (ed) Surgical treatment of epilepsy. Elsevier, Amsterdeam, pp 7–11
Lerman P (1997) Benign childhood epilepsy with centrotemporal spikes (BECT) In: Engel J, Pedley TA (eds.) Epilepsy: A comprehensive textbook. Lippincot-Raven Publishers, Philadelphia, pp 2307–2314
Lerman P, Lerman-Sagie T, Kivity S (1991) Effect of early corticosteroid therapy for Landau-Kleffner syndrome. Dev Med Child Neurol 33: 257–260
Lerman P, Nussbaum P (1975) The use of sulthiame in myoclonic epilepsy of childhood and adolescence. Acta Neurol Scand 60 (Suppl.): 7–12
Lesser RP, Pippenger CE, Lüders H, et al. (1984) High-dose monotherapy in treatment of intractable seizures. Neurology 34: 707–711
Leth H, Toft PB, Herning M, et al. (1997) Neonatal seizures associated with cerebral lesions shown by magnetic resonance imaging. Arch Dis Child 77: F105–F110
Leutmezer F, Serles W, Bacher J, et al. (1999) Genital automatisms in complex partial seizures. Neurology 52: 1188–1191
Levesque MF, Nakasato N, Vinters HV, Babb Tl (1991) Surgical treatment of limbic epilepsy associated with extrahippocampal lesions: the problem of dual pathology. J Neurosurg 75: 34–370
Levin M, Pincott JR, Hjelm M, et al. (1989) Haemorrhagic shock and encephalopathy: clinical, pathologic, and biochemical features. J Pediatr 114: 194–203
Levite M, Fleidervish IA, Schwarz A, et al. (1999) Autoantibodies to the glutamate receptor kill neurons via activation of the receptor ion channel. J Autoimmun 13: 61–72
Leviton A, Cowan LD (1981) Do febrile seizures increase the risk of complex partial seizures? An epidemiological assessment. In: Nelson KB, Ellenberg JH (eds) Febrile seizures. New York, Raven, pp 65–74
Lewis MA, Salas I, de la Sota A, et al. (1990) Randomized trial of a program to enhance the competencies of children with epilepsies. Epilepsia 31: 101–109
Lewis TB, Learch RJ, Ward K et al. (1993) Genetic heterogeneity in benign familial neonatal convulsions: Identification of a new locus. Am J Hum Genet 53: 670-675
Lewis TB, Shevell MI, Andermann F, et al. (1996) Evidence of a third locus for benign familial convulsions. J Child Neurol 11: 211–214
Lewrenz H (2000) Begutachtungsleitlinien zur Kraftfahrereignung des Gemeinsamen Beirats für Verkehrsmedizin beim Bundesminister für Verkehr, Bau- und Wohnungswesen und beim Bundesministerium für Gesundheit. Verlag für neue Wissenschaft, Bremerhaven.
Li LM, Cendes F, Andermann F, et al. (1999) Surgical outcome in patients with epilepsy and dual pathology. Brain 122: 799–805
Li LM, Fish DR, Sisodiya SM et al. (1995) High resolution magnetic resonance imaging in adults with partial or secondary generalized epilepsy attending a tertiary referral unit. J Neurol Neurosurg Psychiatry 59: 384–387
Lightstone L, O'Dell C, Moshe S, Shinnar S (1993) Social impact of intractable epilepsy in children on the family unit. Epilepsia 34 (suppl. 6): 7
Lin YP, Itomi K, Takada H, et al. (1998) Benign myoclonic epilepsy in infants: video-EEG features and long-term follow-up. Neuropediatrics 29: 268–271
Lindhout D, Meinardi H, Meijer JWA, et al. (1992) Antiepileptic drugs and teratogenesis in two consecutive cohorts: changes in prescription policy paralleled by pattern in malformations. Neurology 42: (Suppl. 5): 94–110
Lindsay J, Glass G, Richards P, et al. (1984) Developmental aspects of focal epilepsies of childhood treated by neurosurgery. Dev Med Child Neurol 26: 574–587
Lindsay J, Ounstedt C, Richards P (1979) Long-term outcome in children with temporal lobe seizures. I: Social outcome and childhood factors. Dev Med Child Neurol 21: 285–298
Liu H, Delgado MR (1994) Improved therapeutic monitoring of drug interactions in epileptic children using carbamazepine polytherapy. Ther Drug Monit 16:132–138
Livingston S (1972) Dietary management in epilepsy. In: Livingston S. Comprehensive management of epilepsy in infancy, childhood and adolescence. Thomas, Springfield, pp 378–405
Livingston S, Pauli LL, Prucel I (1977) Ketogenic diet in the treatment of childhood epilepsy. Dev Med Child Neurol 19: 833–834
Löffler H, Bengel G, Berger A, et al. (1997) Klinische Variabilität der benignen fokalen Epilepsie mit zentrotemporalen Sharp waves. Epilepsie-Blätter 10: 73–76
Logroscino G, Hersdorffer DC, Cascino G, et al. (1997) Short-term mortality after a first episode of status epilepticus. Epilepsia 38: 1344–1349
Loiseau J, Picot MC, Jallon P, et al. (1998) Classification and incidence of epileptic syndromes in a prospective study: reliability and causes of change. Epilepsia 39 [Suppl. 6]: 181
Loiseau P (1992) Childhood absence epilepsy. In: Roger J, Bureau M, Dravet Ch, et al. (eds) Epileptic syndromes in infancy, childhood and adolescence (2nd edition). John Libbey, London, pp 153–150
Loiseau P (1999) Review of controlled trials of Gabitril (tiagabine): a clinician's viewpoint. Epilepsia 40 (Suppl. 9): S14–S19
Loiseau P, Dartigues JF, Pestre M (1983c) Prognosis of partial seizures in the adolescent. Epilepsia 24: 472–481
Loiseau P, Duché B, Cordova S, et al. (1988) Prognosis of benign childhood epilepsy with centrotemporal spikes : A follow-up study of 168 patients. Epilepsia 29: 229–235
Loiseau P, Duché B, Pédespan JM (1995) Absence epilepsies. Epilepsia 36 : 1182–1186
Loiseau P, Duché B. Loiseau J (1991) Classification of epileptic syndromes in two different samples of patients. Epilepsia 32: 303–309
Loiseau P, Louiset P (1992) Benign partial seizures of adolescence. In: Roger J, Bureau M, Dravet Ch, et al. (eds) Epileptic syndromes in infancy, childhood and adolescence (2nd edition). John Libbey, London, pp 343–345

Loiseau P, Orgogozo JM (1978) An unrecognized syndrome of benign focal epileptic seizures. Lancet II: 1070-1071

Loiseau P, Pestre M, Dartigues JF, et al. (1983a) Long-term prognosis in two forms of childhood epilepsy: Typical absence seizures and epilepsy with rolandic (centro-temporal) EEG foci. Ann Neurol 13: 642–648

Loiseau P, Struber E, Brouset D, et al. (1983b) Learning impairment in epileptic patients. Epilepsia 34: 183–192

Loiseau P, Struber E, Brouset D, et al. (1983d) Evaluation of memory function in a population of epileptics and matched controls. Acta Neurol Scand (Suppl. 80) 58–61.

Lombroso CT, Fejerman N (1977) Benign myoclonus of early infancy. Ann Neurol 1: 138–141

Lombroso CT, Lerman P (1967) breathholding spells (cyanotic and pallid infantile syncope). Pediatrics 39: 563–581

Lothman EW (1996a) Neurobiology as a basis for rational polypharmacy. In: Leppik IE (ed.) Rational polypharmacy. Elsevier, pp 3–7

Lothman EW (1996b) Basic mechanisms of seizure expression. In: Leppik IE (ed.) Rational polypharmacy. Elsevier, pp 9–16

Lothman EW (1997) Biological consequences of repeated seizures. In: Engel J, Pedley TA (eds.) Epilepsy: A comprehensive textbook. Lippincot-Raven Publishers, Philadelphia, pp 481–497

Loyning Y, Hauglie-Hanssen E (1995) When should surgery be considered? In: Johannesen SI, et al. (eds) Intractable epilepsy. Wrightson Biomedical Publishing, Petersfield, pp 211–219

Lüders H, Acharya J, Baumgartner C, et al. (1998) Semiological seizure classification. Epilepsia 39: 1006–1013

Lundgren J, Åmark P, Blennow G, et al. (1998) Vagus nerve stimulation in 16 children with refractory epilepsy. Epilepsia 39: 809–813

Lussenhop AJ, de la Cruz TC, Fenichel GM (1970) Surgical disconnection of the cerebral hemispheres for intractable seizures. Results in infancy and childhood. JAMA 213: 1630-1636

Lyon G, Adams RD, Kolodny EH (1996) Neurology of hereditary metabolic diseases of children. 2nd Edition. McGraw-Hill, New York, p 308

MacIntosh DS, Camfield PR, Camfield CS (1998) Children with familial cryptogenic epilepsy have a favorable seizure prognosis. J Child Neurol 13: 372–376

Mackworth-Young CG, Hughes GRV (1985) Epilepsy: an early symptom of systemic lupus erythematosus. J Neurol Neurosurg Psychiat 48: 185

Magarian GJ (1982) Hyperventilation syndromes: Infrequently recognized common expressions of anxiety and stress. Medicine 61: 219–236

Magun JG, Laub MC (1992) Posttraumatische Epilepsie. Epilepsie-Blätter 5: 90-93

Maher J, and McLachlan RS (1995) Febrile convulsions: Is duration the most important predictor of temporal lobe epilepsy? Brain 118: 1521–1528

Majewski F, Goecke T (1982) Alcohol embryopathy. In: Abel EL (ed) Fetal Alcohol Syndrome. Vol II, Human Studies. CRC Press, Boca Raton, Florida, USA, pp 65–88

Malafosse A, Beck C, Bellet H et al. (1994) Benign infantile familial convulsions are not an allelic form of the benign familial neonatal convulsions gene. Ann Neurol 35: 479–482

Malafosse A, Leboyer M, Dulac O et al. (1992) Confirmation of linkage of benign familial neonatal convulsions to D29S19 and D20S20. Hum Genet 89: 54–58

Mandelbaum DE, Brurack GD (1997) The effect of seizure type and medication on cognitive and behavioral functioning in children with idiopathic epilepsy. Dev Med Child Neurol 39: 731–735

Manford M, Fish DR, Shorvon SD (1998) An analysis of clinical seizure patterns and their localizing value in frontal and temporal lobe epilepsies. Brain 119: 17–40

Manford M, Hart YM, Sander JWAS, Shorvon SD (1992a) The National General Practice Study of Epilepsy. The syndromic classification of the International Leage Against Epilepsy applied to epilepsy in a general population. Arch Neurol 49: 801–808

Manford M, Hart YM, Sander JWAS, Shorvon SD (1992b) The National General Practice Study of Epilepsy: partial seizure patterns in a general population. Neurology 42: 1911–1917

Maquet P, Hirsch E, Metz-Lutz N, et al. (1995) Regional cerebral glucose metabolism in children with deterioration of one or more cognitive functions and continuous spike-and-wave discharges during sleep. Brain 118: 1497–1520

Marcus JC (1998) Stopping antiepileptic therapy in mentally-retarded, epileptic children. Neuropediatrics 29: 26–28

Mareš P, Hlavatá J, Lišková K, Mudrochová M (1983) Effects of carbamazepine and diphenylhydantoin on metrazol seizures during ontogenesis in rats. Physiologia bohemoslovaca (Prague) 32: 92–96

Marescaux C, Hirsch E, Finck S, et al. (1990) Landau-Kleffner syndrome: a pharmacologic study of five cases. Epilepsia 31: 768–777

Marsh L, Morrell MJ, Shear PK, et al. (1997) Cortical and hippocampal volume deficits in temporal lobe epilepsy. Epilepsia 38: 576–587

Marson AG, Kadir ZA, Hutton JL, Chadwick DW (1997) The new antiepileptic drugs : a systematic review of their efficacy and tolerability. Epilepsia 38: 859–880

Martin HJ, Deroubaix-Tela P, Thelliez P (1981) Encéphalopathie épileptique néonatale à bouffées périodiques. Rev EEG Neurophysiol 11 : 397–403

Martin PJ, Millac PAH (1994) Audit of the management of patients with refractory epilepsy. Seizure 3: 295–299

Martin R, Kuzniecky R, Ho S, et al. (1999) Cognitive effects of topiramate, gabapentin, and lamotrigine in healthy young adults. Neurology 52: 321–327

Martins Da Silva A (1995) Neuropsychological aspects of epilepsy in children and adolescents . In: Aldenkamp AP, Dreifuss F, Renier WO (eds) Epilepsy in children and adolescents. CRC-Press, New York, pp 83–101

Mastropaolo C, Tondi, M Carboni F, et al. (1992) Prognosis after therapy discontinuation in children with epilepsy. Eur Neurol 32: 141–145

Mathern GW, Babb TL, Armstrong DL (1997) Hippocampal sclerosis. In: Engel J, Pedley TA, (eds) Epilepsy. A comprehensive textbook. Lippincott-Raven, Philadelphia, pp 133–155

Mathern, GW, Babb, TL, Mischel, PS, et al. (1996b) Childhood generalized and mesial temporal epilepsies demonstrate different amounts and patterns of hippocampal neuron loss and mossy fibre synaptic reorganisation. Brain 119: 965–987

Mathern, GW, Babb, TL, Vickery, BG, et al. (1995a) The clinical-pathogenic mechanisms of hippocampal neuron loss and surgical outcomes in temporal lobe epilepsy. Brain 118: 105–108

Mathern, GW, Babb TL, Leite JP, et al. (1996a) The pathogenic and progressive features of chronic human hippocampal epilepsy. Epilepsy Res. 26: 151–161

Mathern, GW, Giza CC, Yudovin S, et al. (1999) Postoperative seizure control and antiepileptic drug use in pediatric epilepsy surgery patients: the UCLA experience, 1986–1997. Epilepsia 40: 1740-1749

Mathern, GW, Pretorius JK, Babb TL, (1995b) Influence of the type of initial precipitating injury and at what age it occurs on course and outcome in patients with temporal lobe epilepsy. J Neurosurg 82: 220-227

Matricardi M, Brinciotti, Benedetti P (1989) Outcome after discontinuation of antiepileptic drug therapy in children with epilepsy. Epilepsia 30: 582–589

Matsumoto A, Watanabe K, Negoro T, et al. (1981) Infantile spasms: etiologic factors, clinical aspects, and long-term prognosis in 200 cases. Eur J Pediatr 135: 239–244

Matsumoto A, Watanabe K, Sugiura M, et al. (1983) Long-term prognosis of convulsive disorders in the first year of life: Mental and physical development and seizure persistence. Epilepsia 24: 321–329

Matsuo F (1999) Lamotrigine. Epilepsia 40 (Suppl. 5): S30-S36

Matthews WB, Klove H (1967) Differential psychological performances in major motor, psychomotor and mixed seizure classification of known and unknown aetiology. Epilepsia 8: 117–128

Matthews WB, Wright FK (1975) Hereditary primary reading epilepsy. Neurology 25: 1051–1054

Matthews WS, Barabas G, Ferrari M (1982) Emotional concomitants of childhood epilepsy. Epilepsia 23: 671–681

Mattson RH (1990) Selection of drugs for the treatment of epilepsy. Semin Neurol 10: 406–413

Mattson RH (1991) Emotional effects on seizure occurrence. In. Smith D, Treiman D, Trimble M (eds): Advances in Neurology. Raven Press, New York, pp 453–460

Mattson RH, Cramer JA (1985b) Epilepsy, sex hormones, and antiepileptic drugs. Epilepsia 26 (Suppl. 1): S40-S51

Mattson RH, Cramer JA, Collins JF, et al. (1992) A comparison of valproate with carbamazepine for the treatment of complex partial seizures and secondary generalized tonic-clonic seizures in adults. New Engl J Med 327: 765–771

Mattson RH, Cramer JA (1988) Crossover from polytherapy to monotherapy in primary generalized epilepsy. Amer L Med 84 (Suppl 1A): 23–28

Mattson RH, Cramer JA, Collins JF, and the VA Epilepsy Cooperative Study Group (1985a) Comparison of carbamazepine, phenobarbital, phenytoin, and primidone in partial and secondarily generalized tonic-clonic seizures. New Engl J Med 313: 145–151

Mattson RH, Cramer JA, Collins JF, et al. (1996) Prognosis for total control of complex partial and secondarily generalized tonic clonic seizures. Neurology 47: 68–76

Mattson RH, Lerner E, Dix G (1974) Precipitating and inhibiting factors in epilepsy: a statistical study. Epilepsia 15: 271–272

Mayer H (1999) Teilleistungsstörungen bei Kindern und Jugendlichen mit Epilepsie-Anmerkungen zu einem neuropsychologischen Konstrukt. Epilepsieblätter 12: 21–31

Maytal J, Shinnar S (1990) Febrile status epilepticus. Pediatrics 86: 611–616

Maytal J, Shinnar S, Moshe SL, Alvarez LA (1989) Low morbidity and mortality of status epilepticus in children. Pediatrics 83: 323–331

Mc Queen JK, Blackwood DHR, Harris P, et al. (1983) Low risk of late posttraumatic seizures following severe head injury: implications for clinical trials of prophylaxis. J Neurol Neurosurg Psychiatry 46: 899–904

McBridge M, Dooling E, Oppenheimer E (1981) Complex partial status epilepticus in young children. Ann Neurol 9: 526–530

Meadow R (1984) Fictitious epilepsy. Lancet 2: 25–28

Meadow R (1985) Management of Munchhausen syndrome by proxy. Arch Dis Childh 60: 385–393

Meadow R (1991) Neurological and developmental variants of Munchhausen syndrome by proxy. Devel Med Child Neurol 33: 267–272

Meadow R (1998) Munchhausen syndrome by proxy abuse perpetrated by men. Arch Dis Child 78: 210–216

Medical Research Council Antiepileptic Drug Withdrawal Study Group (1991) Ranomized study of antiepileptic drug withdrawal in patients with remission. Lancet 337: 1175–1180

Medical Research Council Antiepileptic Drug Withdrawal Study Group (1993) Prognostic index for recurrence of seizures after remission of epilepsy. BMJ 306: 1374–1378

Meencke HJ, Janz D (1985) The significance of microdysgenesis in primary generalized epilepsy: An answer to the considerations of Lyon and Gastaut. Epilepsia 26: 368–371

Meencke HJ, Veith G (1991) Hippocampal sclerosis in epilepsy. In: Lüders H (ed) Epilepsy Surgery. Raven Press, New York, pp 705–715

Meencke HJ, Veith G (1992) Migration disturbances in epilepsy. In: Engel J, Jr, Wasterlain C, Cavalheiro EA, Heinemann U, Avanzini G (eds) Molecular Neurobiology of Epilepsy. Elsevier, Amsterdam, pp 31–40

Meierkord H, Grünig F, Gutschmidt U, et al. (2000) Sodium bromide: effects on different patterns of epileptiform activity, extracellular pH achanges and GABAergic inhibition. Naunyn-Schmiedeberg's Arch Pharmacol 361: 25–32

Meiners LC, Valk J, Hansen GH, van Veelen CWM (1999) MR contribution in surgery of epilepsy. Eur Radiol 9: 493–507

Meldrum BS (1990) Epilepsy octet. Anatomy, physiology, and pathology of epilepsy. Lancet 336: 213–234
Meldrum BS (1997) First Alfred Meyer Memorial Lecture. Epileptic brain damage: a consequence and a cause of seizures. Neuropath Appl Neurobiol 23: 185–202
Meldrum BS, Brierley JB (1973b) Prolonged epileptic seizures in primates. Ischemic cell change and its relation to ictal physiological events. Arch Neurol 28: 10–17
Meldrum BS, Horton RW (1973a) Physiology of status epilepticus in primates. Arch Neurol 28: 1–9
Messing RO, Closson RG, Simon RP (1984) Drug induced seizures: a 10 year experience. Neurology 34: 1582–1586
Metrakos K, Metrakos JD (1961) Genetics of convulsive disorders. II. Genetic and electroencephalographic studies in centrencephalic epilepsy. Neurology 11: 474–483
Meyer FB, Marsh WR, Laws ER Jr., et al. (1986) Temporal lobectomy in children with epilepsy. J Neurosurg 64: 371–376
Mikati M, Fayed M, Choueri R (1998) IVIG in Landau-Kleffner syndrome. Pediatr Neurol 19: 399–400
Mikati M, Holmes G (1996) Temporal lobe epilepsy. In: Wyllie E (ed) The treatment of epilepsy: Principles and practice, 2nd edition. Williams and Wilkins, Baltimore, pp 401–414
Millner M, Franthal W, Althuber P, et al. (1995/1996) Das Narkolepsie-Syndrom. Pädiatr Prax 50: 29–33
Minagawa K, Miura H (1981) Phenobarbital, primidone and sodium valproate in the prophylaxis of febrile convulsions. Brain Devel 3: 385–393
Mirza W, Credeur LJ, Penry JK (1993) Results of antiepileptic drug reduction in patients with multiple handicaps and epilepsy. Drug Invest 5: 320-326
Mitchell WG, Chavez JM, Lee H, Guzman BL (1991a) Academic underachievement in children with epilepsy. J Child Neurol. 6:65 72
Mitchell WG, Zhou Y, Chavez JM, Guzman BL (1991b) Reaction time, attention, and impulsivity in epilepsy. Pediatr Neurol 8: 19–24
Mitchell WG, Zhou Y, Chavez JM, Guzman BL. Effects of antiepileptic drugs on reaction time, attention and impulsivity in children. Pediatrics. 1993;91:101–105
Miyazaki M, HashimotoT, Fujii E, et al. (1994) Infantile spasms: localized cerebral lesions on SPECT. Epilepsia 35: 988–992
Mizrahi EM, Kellaway P (1987) Characterization and classification of neonatal seizures. Neurology 37: 1837–1844
Mizrahi EM, Kellaway P (1998) Diagnosis and management of neonatal seizures, Lippincott-Raven, Philadelphia
Mizrahi EM, Kellaway P, Grossman RG, et al. (1990) Anterior temporal lobectomy and medically refractory temporal lobe epilepsy of childhood. Epilepsia 31: 302–312
Mocan H, Yildiran A, Orhan F, Erduran E (1999) Breath holding spells in 91 children and response to treatment with iron. Arch Dis Child 81: 261–262
Monaco F (1996) Cognitive effects of vigabatrin. Neurology 47 (Suppl. 1): S6–S11
Morell F (1985) Secondary epileptogenesis in man. Arch Neurol 42: 318–335
Morikawa T, Seino M, Watanabe M (1995) Long-term outcome of CSWS syndrome. In: Beaumanoir A, Bureau M, Deonna T, et al. (eds). Continuous spikes and waves during slow sleep. John Libbey, London, pp 27–36
Moriss GL (1999) Gabapentin. Epilepsia 40 (Suppl. 5): S63–S70
Moriss GL, Mueller WM, and The Vagus Nerve Stimulation Study Group E01–E05 (1999) Long-term treatment with vagus nerve stimulation in patients with refractory epilepsy. Neurology 53: 1731–1735
Morrell F, Whisler WW, Smith MC, Hoeppner TJ, et al. (1995) Landau-Kleffner syndrome. Treatment with subpial intracortical transection. Brain 118: 1529–1546
Morrell MJ (1998) Effects of epilepsy on women's reproductive health: Epilepsia 39 (Suppl. 8): S32–S37
Morrell MJ, Hamdy S, Seale CG, Springer EA (1998) Self-reported reproductive history in women with epilepsy: puberty onset and effects of menarche and menstrual cycle on seizures. Neurology 50: A 448
Morris JC, Dodson WE, Hatlelid JM, Ferrendelli JA (1987) Phenytoin and carbamazepine, alone and in combination: anticonvulsant and neurotoxic effects. Neurology 37: 1111–1118
Morrison G, Duchowny M, Resnick T, et al. (1992) Epilepsy surgery in childhood. A report of 79 patients. Pediatr Neurosurg 18: 291–297
Moshé SL (1998) Brain injury with prolonged seizures in children and adults. J Child Neurol 13 (Suppl 1): S3–S6
Motte J, Billard C, Fejerman N, et al. (1993) Neurofibromatosis type one and West syndrome: a relative benign association. Epilepsia 34: 723–726
Motte J, Trevathan E, Arvidsson JFV, et al. (1997) Lamotrigine for generalized seizures associated with the Lennox-Gastaut syndrome. New Engl J Med 337: 1807–1812
Multani P, Myers RH, Blume HF, et al. (1994) Neocortical dendritic pathology in human partial epilepsy : a quantitative Golgi study. Epilepsia 35: 728–736
Munn R, Camfield P Camfield C, Dooley J (1988) Clobazam for refractory childhood seizure disorders-a valuable supplementary drug. Can J Neurol Sci 15: 406–408
Munn R, Farrell K (1993) Open study of clobazam in refractory epilepsy. Pediatr Neurol 9: 465–469
Murakami M, Konishi T, Naganuma Y, et al. (1995) Withdrawal of antiepileptic drug therapy in childhood epilepsy-Factors related to age. J Neurol Neurosurg Psychiatry 59: 477–481
Murray J (1993) Coping with the uncertainty of uncontrolled epilepsy. Seizure 2: 167–178
Musicco M, Beghi E, Solari A, Viani F (1997) Treatment of the first tonic-clonic seizure does not improve the prognosis of epilepsy. First Seizure Trial Group (FIRST Group). Neurology 49: 991–998
Musumeci SA, Hagerman RJ, Ferri R, et al. (1999) Epilepsy and EEG findings in males with fragile X syndrome. Epilepsia 40: 1092–1099

Nakken KO (1999) Physical exercise in outpatients with epilepsy. Epilepsia 40: 643–651

Nakken KO, Bjorholt PG, Johannessen SI, et al. (1990) Effekt of physical training on aerobic capacity, seizure occurrence, and serum level of antiepileptic drugs in adults with epilepsy. Epilepsia 31: 88–94

Nakken KO, Loyning A, Loyning T, et al. (1997) Does physical exercise influence the occurrence of epileptiform EEG discharges in children? Epilepsia 38: 279–284

Namara JO, Wada JA (1997) Kindling model. In: Engel J, Pedley TA (eds.) Epilepsy: A comprehensive textbook. Lippincot-Raven Publishers, Philadelphia, pp 419–425

Nashef L (1996) The definitions, aetiologies and diagnosis of epilepsy. In: Shorvon S, Dreifuss F, Fish D, Thomas D (eds) The treatment of epilepsy. Blackwell Science, Oxford, pp 66–96

Nashef L (1997) Sudden unexpected death in epilepsy: Terminology and Definitions. Epilepsia 38 (Suppl. 11): S6–S8

Nashef L, Walker F, Allen P, et al. (1996) Apnoe and bradycardia during epileptic seizures: relation to sudden death in epilepsy. J Neurol Neurosurg Psychiatry 60: 297–300

Natelson BH, Suarez RV, Terrence CF, Turizo R (1998) Patients with epilepsy who die suddenly have cardiac disease. Arch Neurol 55: 857–860

National Institutes of Health Consensus Development Conference Statement: Surgery for Epilepsy (1990) Epilepsia 31: 806–812

Nayrac P, Beaussart M (1958) Les pointe-ondes prérolandiques: expression EEG très particulière. Rev Neurol 99 : 201–206

Nelson KB, Ellenberg JH (1976) Predictors of epilepsy in children who have experienced febrile seizures. N Engl J Med 295: 1029–1033

Nelson KB, Ellenberg JH (1978) Prognosis in children with febrile seizures. Pediatrics 61: 720–727

Nelson, KB, Ellenberg, JH (1981) The role of recurrences in determining outcome in children with febrile seizures. In: Nelson KB, Ellenberg JH (eds) Febrile seizures. Raven Press, New York, pp 19–25

Neubauer BA, Fiedler B, Himmelein B, et al. (1998) Centrotemporal spikes in families with rolandic epilepsy: linkage to chromosome 15q14. Neurology 51: 1608–1612

Neugebauer R, Paik M, Hauser WA et al. (1994) Stressful life events and seizure frequency in patients with epilepsy. Epilepsia 35: 336–343

Neville BGR (1999) Reversible disability associated with epilepsy. Brain Develop 21: 82–85

Newmark ME, Penry JK (1980) Catamenial epilepsy: a review. Epilepsia 21: 281–300

Newton MR, Berkovic SF, Austin MC, et al. (1995) SPECT in the localization of extratemporal and temporal seizure foci. J Neurol Neurosurg Psychiatry 59: 339–377

Newton R W (1988) Randomized controlled trials of phenobarbitone and valproate in febrile convulsions. Arch Dis Child 63: 1189 - 1191

Newton RW, McKinlay I (1988) Subsequent management of children with febrile convulsions. Devel Med Child Neurol 30: 391 - 406

Ng SK, Hauser WA, Brust JC, Susser M (1958) Alcohol consumption and with-drawal in new-onset seizures. J Pharmacol Exp Therap 124: 666–673

Niijima S, Wallace SJ (1989) Effects of puberty on seizure frequency. Dev Med Child Neurol 31: 174–180

Nilsson L, Farahmand BY, Persson PG, et al. (1999) Risk factors for sudden unexpected death in epilepsy: a case-control study. Lancet 353: 888–893

Noachtar, S, Rosenow F, Arnold S, et al. (1998) Die semiologische Klassifikation epileptischer Anfälle . Nervenarzt 69: 117–126

Nolte R (1992) West-Syndrom. Monatsschr Kinderheilkd 140: 446–450

Nordli DR, De Vivo DC (1997) The ketogenic diet revisited: Back to the future. Epilepsia 38: 743–749

Norrby U, Carlsson J, Beckung E, Nordholm L (1999) Self-assessment of well-being in a group of children with epilepsy. Seizure 8: 228–234

Norton EWD, Cogan DG (1954) Spasmus nutans: a clinical study of 20 cases followed two years or more since onset. Arch Ophthalmol 52: 442–446

Novotny EJ, Hyder F, Shevell M, Rothman DL (1999) GABA changes with vigabatrin in the developing human brain. Epilepsia 40: 462–466

Nypaver MM, Reynolds SL, Tanz RR, Davis AT (1992) Emergency department laboratory evaluation of children with seizures: dogma or dilemma? Pediatr Emerg Care 8: 13–16

O'Brien TJ, Mosewich RK, Britton JW, et al. (1998a) The accuracy of seizure semiology in localizing and lateralizing frontal and temporal lobe seizures. Epilepsia 39 (Suppl. 6): 113

O'Brien TJ, So EL, Mullan BP, et al. (1998b) Subtraction ictal SPECT co-registered to MRI improves clinical usefulness of SPECT in localizing the surgical seizure focus. Neurology 50: 445–454

O'Donoghue MF, Sander JWA (1997) The mortality associated with epilepsy, with particular reference to sudden unexpected death: A review. Epilepsia 38 (Suppl. 11): S15–S19

Oboid T (1994) Clinical and genetic aspects of juvenile absence epilepsy. J Neurol 241: 487–491

Oguni H, Hayashi K, Oguni M, et al. (1994) Treatment of severe myoclonic epilepsy in infants with bromide and its borderline variant. Epilepsia 35: 1140-1145

Oguni H, Hayashi K, Imai K, et al. (1999) Study on the early-onset variant of benign childhood epilepsy with occipital paroxysms otherwise described as early onset benign occipital seizure susceptibility syndrome. Epilepsia 40: 1020-1030

Oguni H, Uehara T, Imai K, Osawa M (1997) Atonic epileptic drop attacks associated with generalized spike-and-slow wave complexes: video-polygraphic study in two patients. Epilepsia 38: 813–818

Ohtahara S (1992) Early-infantile epileptic encephalopathy with suppression-bursts. In: Roger J, Bureau M, Dravet Ch, et al. (eds) Epileptic syndromes in infancy, childhood and adolescence (2nd edition). John Libbey, London, pp 25–34

Ohtahara S, Ishida T, Oka E, et al. (1976) On the age-dependent epileptic syndrome. The early-infantile epileptic encephalopathy with suppression-burst. No.To-Hatttsu (Tokio) 8: 270-280

Ohtahara S, Ohtsuka Y, Yamatogi Y, et al. (1993) Prenatal etiologies of West syndrome. Epilepsia 37: 716–722

Ohtahara S, Yamatogi Y, Ohtsuka Y, et al. (1976) Long-term clinical and electroencephalographic follow-up study, especially with special reference to relationship with the West syndrome. Folia Psychiatr Neurol Jpn 30: 275–287

Ohtsuka Y, Matsuda M, Ogina T, et al. (1987) Treatment of the West syndrome with high-dose pyridoxal phosphate. Brain Dev. 9: 418–421

Ohtsuka Y, Amano R, Mizukawa M, et al. (1992) Treatment of intractable childhood epilepsy with high-dose valproate. Epilepsia 33: 158–164

Ohtsuka Y, Murashima I, Asano T, et al. (1996) Partial seizures in West syndrome. Epilepsia 37: 1060-1067

Ohtsuka Y, Ohmori I, Oka E (1998) Long-term follow-up of childhood epilepsy associated with tuberous sclerosis. Epilepsia 39: 1158–1163

Okubo Y, Matsuura M, Asai T, et al. (1994) Epileptiform EEG discharges in healthy children : Prevalence, emotional and behavioral correlates, and genetic influences. Epilepsia 35: 832–841

Okuma T, Kumashiro H (1981) Natural history and prognosis of epilepsy: Report of a multi-institutional study in Japan. Epilepsia 22: 35–53

Okumura A, Hayakawa F, Kuno K, et al. (1996) Benign partial epilepsy in infancy. Arch Dis Child 74: 19–21

Okuno T, Takao T, Ito M, et al. (1992) Treatment of intractable Lennox-Gastaut syndrome with valproate sodium alone. Brain Devel 4: 259–?

Oldani A, Zucconi M, Asselta R, et al. (1998) Autosomal dominant nocturnal frontal lobe epilepsy. A video-polysomnographic and genetic appraisal of 40 patients and delineation of the epileptic syndrome. Brain 121: 205–223

Oldani A, Zucconi M, Ferini-Strambi L, et al. (1996) Autosomal dominant nocturnal frontal lobe epilepsy: electroclinical picture. Epilepsia 37: 964–976

Oller-Daurella L, Oller LFV (1992) Epilepsy with generalized tonic-clonic seizures in childhood. Does a childhood "grand mal" syndrome exist? In: Roger J, Bureau M, Dravet Ch, et al. (eds) Epileptic syndromes in infancy, childhood and adolescence (2nd edition). John Libbey, London, pp 161–171

Olsson I, Campenhausen G (1993) Social adjustment in young adults with absence epilepsies. Epilepsia 34: 846–851

Olsson I, Steffenburg S, Gillberg C (1988) Epilepsy in autism and autistic-like conditions. A population-based study. Arch Neurol 45: 666–668

Ong LC, Dhillon MK, Selladurai BM, et al. (1996) Early post-traumatic seizures in children: clinical and radiological aspects of injury. J Paediatr Child Health 32: 173–176

Opeskin K, Burke MP, Cordner SM, Berkovic SF (1999) Comparison of antiepileptic drug levels in sudden unexpected deaths in epilepsy with deaths from other causes. Epilepsia 40: 1795–1798

Ortibus EL, Sum JM, Hahn JS (1996) Predictive value of EEG for outcome and epilepsy following neonatal seizures. Electroencephalogr Clin Neurophysiol 98: 175–185

Otsubo H, Hwang PA, Jay V et al. (1993) Focal cortical dysplasia in children with localization-related epilepsy: EEG, MRI, and SPECT findings. Pediatr Neurol 9: 101–107

Ottman R (1989) Genetics of the partial epilepsies: a review. Epilepsia 30: 107–111

Ottman R Risch N, Hauser WA, et al. (1995) Localization of a gene for partial epilepsy to chromosome 10q. Nat Genet 10: 56–60

O'Tuama L A, Carrazana E J, Constantinou J E, et al. (1991) HMPAO SPECT in infantile spasms. Epilepsia 32 [Suppl. 3]: 77 (1991)

Ounsted C, Lindsay J, Norman R (1966) Biological factors in temporal lobe epilepsy. Lavenham Press, Suffolk, England

Oxbury S (1997) Neuropsychological evaluation-children. In: Engel J, Pedley TA (eds) Epilepsy: A comprehensive textbook. Lippincott-Raven, Philadelphia, pp 989–999

Pachatz C, Fusco L, Vigevano F (1999) Benign myoclonus of early infancy. Epileptic Disorders 1: 57–61

Pacia SV, Devinsky O, Luciano D, Vazques B (1994) The prolonged QT syndrome presenting as epilepsy: A report of two cases and literature review. Neurology 44: 1408–1410

Palmini A, Andermann E, Andermann F (1994) Prenatal events and genetic factors in epileptic patients with neuronal migration disorders. Epilepsia 35: 965–973

Palmini A, Andermann F, Aicardi J et al. (1991) Diffuse cortical dysplasia, or the "double cortex" syndrome: the clinical and epileptic spectrum in 10 Patients. Neurology 41: 1656–1662

Panayiotopoulos CP (1989a) Benign childhood epilepsy with occipital paroxysms: a 15-year prospective study. Ann Neurol 26: 51–56

Panayiotopoulos CP (1989b) Benign nocturnal childhood epilepsy: a new syndrome with nocturnal seizures, tonic deviation of the eyes, and vomiting. J Child Neurol 4: 43–48

Panayiotopoulos CP (1999a) Early-onset benign childhood occipital seizure susceptibility syndrome: a syndrome to recognize. Epilepsia 40: 612–630

Panayiotopoulos CP (1999b) Typical absence seizures and their treatment. Arch Dis Child 81: 351–355

Panayiotopoulos CP, Obeid T, Tahan AR (1994) Juvenile myoclonic epilepsy: a 5-year prospective study. Epilepsia 35: 285–296

Paolicchi JM, Jayakar P, Dean P, et al. (2000) Predictors of outcome in pediatric epilepsy surgery. Neurology 54: 642- 647

Parent JM, Yu TW, Leibowitz RT, et al. (1997) Dentate granule cell neurogenesis is increased by seizures and contributes to aberrant network reorganization in the adult rat hippocampus. J Neurosci 17: 3727–3738

Park SA, Lee BI, Park SC, et al. (1998) Clinical courses of pure sleep epilepsies. Seizure 7: 369–377

Parker APJ, Polkey CE, Binnie CD, et al. (1999) Vagal nerve stimulation in epileptic encephalopathies. Pediatrics 103: 778–782

Pass RF, Stagnos S, Myers GJ, et al. 1980) Outcome of cytomegalovirus infection: Results of long-term longitudinal follow-up. Pediatrics 66: 758–762

Patry G, Lyagoubi L, Tassinari CA (1971) Subclinical 'electrical status epilepticus' induced by sleep in children. Arch Neurol 4: 242–252

Peacock WJ, Wehby-Grant MC, Shields WD, et al. (1996) Hemispherectomy for intractable seizures in children: a report of 58 cases. Childs Nerv Syst 12: 376–384

Péchadre JC, Sauvezic B, Osier C, Gilbet J (1977) Traitement des encéphalopathies épileptiques de l'enfant par les immunoglobulines. Rev Electroencephalogr Neurophysiol Clin 7: 443–447

Peckham CS (1972) Clinical and laboratory study of children exposed in utero to maternal rubella. Arch Dis Child 47: 571–577

Pedley TA (1983) Differential diagnosis of episodic syndromes. Epilepsia 24 (Suppl. 1): S31–S44

Pedley TA (1994) Die Herausforderung der mit bislang eingesetzten Medikamenten nicht behandelbaren Epilepsie. In: Chadwick D (Hsg) Neue Trends in der Behandlung der Epilepsie: Die Rolle von Gabapentin. Royal Society of Medicine Press, London, pp 3–14

Peiffer J (1963) Morphologische Aspekte der Epilepsien. Berlin, Springer-Verlag

Pellock JM (1998) Management of acute seizure episodes. Epilepsia 39 (Suppl. 1): S28–S35

Pellock JM (1999) Felbamate. Epilepsia 40 (Suppl. 5): S57–S62

Pellock JM, Appleton R (1999) Use of new antiepileptic drugs in the teatment of childhood epilepsy. Epilepsia 40 (Suppl. 6): S29–S38

Penfield W, Jasper HH (1954) Functional anatomy of the human brain. Little Brown, Boston

Penry JK, Porter RJ, Dreifuss (1975) Simultaneous recording of absence seizures with video tape and electroencephalography. A study of 374 seizures in 48 patients. Brain 98: 427–440

Penry JK, White BG, Brackett CE (1979) A controlled prospective study of the pharmacologic prophylaxis of posttraumatic epilepsy. Neurology 29: 600-601

Perucca E (1995) Pharmacological principles as a basis for polytherapy. Acta Neurol Scand (Suppl 162): 31–34

Perucca E (1996) Pharmacoresistance. Electroencephalogr Clin Neurophysiol 99: 388

Perucca E (1997) Pharmacologic advantages of antiepileptic drug monotherapy. Epilepsia 38 (Suppl. 5): S6–S8

Perucca E, Gram L, Avanzini G, Dulac O (1998) Antiepileptic drugs as a cause of worsening seizures. Epilepsia 39: 5–17

Peters AC, Brouwer OF, Geerts AT, et al. (1998) Randomized prospective study of early discontinuation of antiepileptic drugs in children with epilepsy. Neurology 50: 724–730

Pfleger L (1880) Beobachtungen über Schrumpfung und Sklerose des Ammonshorns bei Epilepsie. Allg Z Psychiat 36: 359–365

Phillips HA, Scheffer IE, Crossland KM, et al. (1998) Autosomal dominant nocturnal frontal-lobe epilepsy: genetic heterogeneity and evidence for a second locus at 15q24. Am J Genet 63: 1101–1109

Phillips SA, Shanahan RJ (1989) Etiology and mortality of status epilepticus in children. A recent update. Arch Neurol 46: 74–76

Physiology of status epilepticus in primates. Arch Neurol 28: 1–9

Piccirilli M, D'Alessandro P, Sciarma T, et al. (1994) Attention problems in epilepsy: Possible significance of the epileptogenic focus. Epilepsia 35: 1091–1096

Piepgras D, Sundt T, Ragoowansi A, Stevens L (1993) Seizure outcome in patients with surgically treated cerebral arteriovenous malformations. J Neurosurg 79: 5–11

Pietz J, Benninger C, Schäfer H, et al. (1993) Treatment of infantile spasms with high-dosage vitamin B_6. Epilepsia 34: 757–763

Pisani F, Oteri G, Russo MF, et al. (1999) The efficacy of valproate-lamotrigine comedication in refractory complex partial seizures: evidence for a pharmacodynamic interaction. Epilepsia 40: 1141–1146

Placencia M, Sander JWAS, Shorvon SD, et al. (1993) Antiepileptic drug treatment in a community healthcare setting in northern Ecuador : a prospective 12–month assessment. Epilepsy Res 14: 237– 244

Plasmati R, Blanco R, Michelucci R, et al. (1989) SEP study in idiopathic infantile epilepsies: In: Beaumanoir A, Gastaut H, Naquet R (eds) Reflex seizures and reflex epilepsies. Éditions Médecine et Hygiène, Geneve, pp75–81

Plebani A, Duse M, Tiberti S, et al. (1988) Intravenous-gammaglobulin therapy and serum IgG subclass levels in intractable childhood epilepsy. Monogr Allergy 23: 204–215

Plouin P (1992) Benign idiopathic neonatal convulsions (familial and non-familial). In: Roger J, Bureau M, Dravet Ch, et al. (eds) Epileptic syndromes in infancy, childhood and adolescence (2nd edition). John Libbey, London, pp 3–12

Pomoroy SL, Holmes Sj, Dodge PR, Feigin RD (1990) Seizures and other neurologic sequelae of bacterial meningitis in children. N Engl J Med 323: 1651–1657

Pond DA, Bidwell BH, Stein L (1960) A survey of epilepsy in fourteen general practices. I. Demographic and medical data. Psychiatrica Neurologica Neurochirurgica 63: 217–336

Porter RJ, Mattson RH (1997) Alcohol and drug abuse. In: Engel J, Pedley TA (eds.) Epilepsy: A comprehensive textbook. Lippincot-Raven Publishers, Philadelphia, pp 2629–2634

Prantazelli MR, Pedley TA (1991) Differential diagnosis in children. In: Dam M, Gram L (eds) Comprehensive epileptology. Raven Press, New York, pp 423–447

Prasad AN, Prasad C, Stafstrom CE (1999) Recent advances in the genetics of epilepsy: Insights from human and animal studies. Epilepsia 40: 1329–1352

Prasad AN, StafstromCF, Holmes GL (1996) Alternative epilepsy therapies: the ketogenic diet, immunoglobulins, and steroids. Epilepsia 37 (Suppl. 1): S81–S95

Prats JM, Garaizar C, García-Nieto ML, Madoz P (1998) Atiepileptic drugs and atypical evolution of idiopathic partial epilepsy. Pediatr Neurol 18: 402–406

Prats JM, Garaizar C, Rua MJ, et al. (1991) Infantile spasms treated with high doses of sodium valproate: Initial response and follow-up. Devel Med Child Neurol 33: 617–625

Pratt KL, Mattson RH, Weikers NJ, Williams R (1968) EEG activation of epileptics following sleep deprivation: a prospective study of 114 cases. Electroencephalogr Clin Neurophysiol 24: 11–15

Pringle CE, Blume WT, Munoz DG, Leung LS (1993) Pathogenesis of mesial temporal sclerosis. Can J Neurol Sci 20: 184–193

Prior PF, Maclaine GN, Scott DF, Laurance BM (1972) Tonic status epilepticus precipitated by intravenous diazepam in a child with Petit mal status. Epilepsia 13: 467–472

Puskarich CA, Whitman S, Dell J, et al. (1992) Controlled examination of effects of progressive relaxation training on seizure reduction. Epilepsia 33: 675–680

Quirk JA, Fish DR, Smith SJ, et al. (1995) First seizure associated with playing electronic screen games: a community-based study in Great Britain. Ann Neurol 37: 733–737

Quirk JA, Kendall B, Kingsley DPE et al. (1993) EEG features of cortical dysplasia in children. Neuropediatrics 24: 193–199

Rajna P, Lona C (1989) Sensory stimulation for inhibition of epileptic seizures. Epilepsia 30: 168–172

Ramani V (1986) Intensive monitoring of psychogenic seizures, aggression and dyscontrol syndromes. In: Gumnit R (ed) Advances in neurology. Vol 46, Raven Press, New York, pp 203–207

Rantala H, Putkonen T (1999) Occurrence, outcome, and prognostic factors of infantile spasms and Lennox-Gastaut syndrome. Epilepsia 40: 286–289

Rating D, Wolf Ch (1999) Sulthiame vs placebo in the treatment of benign epilepsy with centrotemporal spikes (rolandic epilepsy) Epilepsia 40 (Suppl. 2): 163

Raymond AA, Fish DR, Sisodiya SM, et al. (1995) Abnormalities of gyration, heterotopias, tuberous sclerosis, focal cortical dysplasia, microdysgenesis, dysembryoplastic neuroepithelial tumour and dysgenesis of the archicortex in epilepsy. Clinical, electroencephalographic and neuroimaging features in 100 adult patients. Brain 118: 629–660

Raymond AA, Fish DR, Sisodiya SM, Shorvon SD (1996) The developmental basis of epilepsy. In: Shorvon S, Dreifuss F, FishD, Thomas D (eds) The treatment of epilepsy. Blackwell Science, Oxford, pp 20-54

Raymond AA, Fish DR, Stevens Jm, et al. (1994) Association of hippocampal sclerosis with cortical dysgenesis in patients with epilepsy. Neurology 44: 1841–1845

Reitter B, Walther B, Schmitt T (1987) BNS-Anfälle: Behandlung mit 7S Immunglobulin G. In: Fichsel H (Ed.) Aktuelle Neuropädiatrie 1986. Springer, Berlin, pp 291–295

Remington JS, Desmonts G (1983) Toxoplasmosis. In: Remington JS, Klein JO (eds) Infectious Diseases of the Fetus and Newborn Infant. Saunders, Philadelphia, pp 143–263

Report of the Quality Standards Subcommittee of the American Academy of Neurology (1996) Practice Parameter: A guideline for discontinuing antiepileptic drugs in seizure-free patients (Summary statement). Neurology 47: 600-602

Report of the Quality Standards Subcommittee of the American Academy of Neurology (1998) Practice parameter: management issues for women with epilepsy (Summary Statement). Epilepsia 39: 1226–1231

Resnick TJ, Duchowny M Jayakar P (1994) Early surgery for epilepsy: redefining candidacy. J Child Neurol 9 (Suppl. 2): S36–S41

Rett A, Teubel R (1964) Neugeborenenkrämpfe im Rahmen einer epileptisch belasteten Familie. Wiener Klin Wochenschr 76: 609–613

Reunanen M, Dam M, Yuen AWC, et al. (1996) A randomized open multicenter comparative trial of lamotrigine and carbamazepine as monotherapy in patients with newly diagnosed or recurrent epilepsy. Epilepsy Res 23: 149–155

Reutens DC, Bye AM, Hopkins IJ, et al. (1993) Corpus callosotomy for intractable epilepsy: seizure outcome and prognostic factors. Epilepsia 43: 904–909

Reye RDK, Morgan G, Baral J (I963) Encephalopathy and fatty degeneration of the viscera, a disease entity in childhood. Lancet II: 749–752

Reynolds EH (1987) Early treatment and prognosis of epilepsy. Epilepsia 28: 97–106

Reynolds EH, Elwes RDC, Shorvon SD (1983) Why does epilepsy become intractable? Prevention of chronic epilepsy. Lancet II:952–954

Reynolds EH, Shorvon SD (1981) Monotherapy or polytherapy for epilepsy. Epilepsia 22: 1–10

Rho JM, Chugani HT (1998) Alternating hemiplegia of childhood: Insights into its pathophysiology. J Child Neurol 13: 39–45

Rho JM, Sankar R (1999) The pharmacologic basis of antiepileptic drug action. Epilepsia 40: 1471–1483

Ricci S, Vigevano F, Manfredi M, Kasteleijn-Nolst Trenité DGA (1998) Epilepsy provoked by television and video games: Safety of 100-Hz screens. Neurology 50: 790-793

Rich SS, Annegers JF, Hauser WA et al (1987) Complex segregation analysis of febrile convulsions. American J Hum Gen 41: 249–257

Richens A (1995) Rational polytherapy. Seizure 4: 211–214

Richens A, Davidson DW, Cartlidge NE, Easter DJ (1994) A multicenter comparative trial of sodium valproate and carbamazepine in adult onset epilepsy. J Neurol Neurosurg Psychiatry 57: 682–687

Ried S, Siemes H (1997) Tagebuch E. Blackwell Wissenschafts-Verlag, Berlin

Riikonen R (1982) A long-term follow-up study of 214 children with the syndrome of infantile spasms. Neuropediatrics 13: 14–23.

Riikonen R (1993) Infantile spasms: infectious disorders. Neuropediatrics 24: 274–280

Riikonen R (1996) Long-term outcome of West syndrome: a study of adults with a history of infantile spasms. Epilepsia 37: 367–372

Riikonen R, Amnell G (1981) Psychiatric disorders in children with earlier infantile spasms. Dev Med Child Neurol 23: 747–760

Ritz A, Emrich R, Jakobi G, Thorbeck R (1981) Die posttraumatische Epilepsie im Kindesalter. In: Remschmidt H, Rentz R, Jungmann J (Hrsg) Epilepsie 1980. Thieme Verlag, Stuttgart New York, S 119–130

Rivera R, Segnini M, Baltodano A, Perez V (1993) Midazolam in the treatment of status epilepticus in children. Crit Care Med 21: 991–994

Rościszewska D (1974) Clinical course of epilepsy during puberty, maturity and climacterium. University of Katowice dissertation.

Rościszewska D, Horwat-Kaczmarek M (1987) Change of epilepsy course in girls during puberty. In: P. Wolf et al. (eds) Advances in epileptology (16th Epilepsy International Symposium) Raven Press, New York, 749–751

Robb SA, Pohl KRE, Baraitser M et al. (1989) The 'happy puppet' syndrome of Angelman: review of the clinical features. Arch Dis Child 64: 83–86

Robinson RO, Ferrie CD, Maisey MN (1999) Positron emission tomography and the central nervous system. Arch Dis Child 81: 263–270

Robinson S, Park TS, Blackburn LB, et al. (2000) Transhippocampal selective amygdalohippocampectomy in children: efficacy and cognitive morbidity. J Neururosurg, in press

Rocca WA, Sharbrough FW, Hauser WA et al. (1987a) Risk factors for complex partial seizures: a population-based case-control study. Ann Neurol 21: 22–31

Rocca WA, Sharbrough FW, Hauser WA et al. (1987b) Risk factors for absence seizure: a population-based case-control study in Rochester, Minnesota. Neurology 37: 1309–1314

Rockstroh B, Elbert T, Birbaumer N, et al. (1993) Cortical self-regulation in patients with epilepsies. Epilepsy Res 14: 63–72

Rodin EA (1968) The prognosis of patients with epilepsy. Thomas, Springfield

Rodin EA, Schmaltz S, Twitty G (1986) Intellectual functions of patients with childhood-onset epilepsy. Dev Med Child Neurol 28: 25–33

Roger J, Remy C, Bureau M, et al. (1987) Le syndrome de Lennox-Gastaut de l'adult. Rev Neurol (Paris) 143 : 401–405

Romano C, Gemme G, Pongiglione R (1963) Aritmie cardiache rare dell'eta pediatrica. Clin Pediatr 45: 656–683

Ronen GM, Penney S, Andrews W (1999) The epidemiology of clinical neonatal seizures in Newfoundland: a population-based study. J Pediatr 134: 71–75

Ronen GM, Rosales TO, Connolly M, et al. (1993) Seizure characteristics in chromosome 20 benign familial neonatal convulsions. Neurology 43: 1355–1360

Rosenberg DA (1987) Web of deceit: A literature review of Munchhausen syndrome by proxy. Child Abuse Neglect 11: 547–563

Rosman NP, Colton T, Labazzo J, et al. (1993) A controlled trial of diazepam administered during febrile illnessis to prevent recurrence of febrile seizures. New Engl J Med 329: 79–84

Rosman NP, Peterson DB, Kaye EM, Colton T (1985) Seizures in bacterial menigitis: Prevalenz, patterns, pathogenesis, and prognosis. Pediatr Neurol 1: 278–285

Rossi GF (1995) Epilepsy in the pediatric age and its surgical treatment. Child's Nerv Syst 11: 23–28

Rossi GF, Colicchio G, Scerrati M (1994) Resection surgery for partial epilepsy: relation of surgical outcome with some aspects of the epileptogenic process and surgical approach. Acta Neurochir 130: 101–110

Rossi PG, Parmeggiani A, Posar A, et al. (1999) Landau-Kleffner syndrome (LKS): long-term follow-up and links with electrical status epilepticus during sleep (ESES). Brain Dev 21: 90-98

Rowan AJ, Meijer JW, de Beer-Pawlikowski N, et al (1983) Valproate-ethosuximide combination therapy for refractory absence seizures. Arch Neurol 40: 797–802

Rowan AJ, Overweg J, Sadikoglu S, et al. (1980) Seizure prognosis in long-stay mentally subnormal epileptic patients: interrater EEG and clinical studies. Epilepsia 21: 219–225

Rowe JC, Holmes GL, Hafford J, et al. (1985) Prognostic value of the electroencephalogram in term and preterm infants following neonatal seizures. Electroencephalogr Clin Neurophysiol 60: 183–196

Ruckman RN (1987) Cardiac causes of syncope. Pediatr Rev 9: 101–108

Rutter M, Graham P, Yule W (1970) A neuropsychiatric study in childhood. Heinemann Medical, London

Saenz-Lope E, Herranz-Tnarro FJ, Masdeu JC (1985) Primary reading epilepsy. Epilepsia 26: 649–656

Sagar HJ, Oxbury JM (1987) Hippocampal neuron loss in temporal lobe epilepsy: correlation with early childhood convulsions. Ann Neurol 22: 334–340

Sahwney IMS, Robertson IJA, Polkey CE, et al. Multiple subpial transection : a review of 21 cases. J Neurol Neurosurg Psychiatry 58: 344–349

Sakas DE, Philips J (1996) Anterior callosotomy in the management of intractable epileptic seizures: significance of the extent of resection. Acta Neurochir 138: 700-707

Salanova V, Morris HH, Van Ness, et al. (1995) Frontal lobe seizures: electroclinical syndromes. Epilepsia 36: 16–24

Salanova V, Van Ness, Andermann F (1996) Frontal, parietal, and occipital epilepsies. In: Wyllie E (ed) The treatment of epilepsy: Principles and practice, 2nd edition. Williams and Wilkins, Baltimore, pp 423–431

Sälke-Kellermann RA (1998a) Gibt es überhaupt ein Lennox-Gastaut-Syndrom? In: Fröscher W, Krämer G, Ried S, Vasella F (Hrsg) Das Lennox-Gastaut-Syndrom. Epilepsie-Berichte 5. Blackwell Wissenschaft, Berlin, pp 153–158

Sälke-Kellermann RA (1998b) Lennox-Gastaut-Syndrom und psychosoziale Probleme der Familie. In: Fröscher W, Krämer G, Ried S, Vasella F (Hrsg) Das Lennox-Gastaut-Syndrom. Epilepsie-Berichte 5. Blackwell Wissenschaft, Berlin, pp115–126

Salmenpera T, Kalviainen R, Partanen K, et al. (1998) Hippocampal damage caused by seizures in temporal lobe epilepsy. Lancet 351: 35

Salonen R, Somer M, Haltia M, et al. (1991) Progressive encephalopathy with edema, hypsarrythmia, and optic atrophy (PEHO syndrome) Clin Genet 39 : 287–293

Samoil D, Grubb BP, Kip K, et al. (1993) Head-up tilt table testing in children with unexplained syncope. Pediatrics 92: 426–430

Samrén EB, van Duijn CM, Koch S, et al. (1999) Maternal use of antiepileptic drugs and the risk of major congenital malformations: a joint european prospective study of human teratogenesis associated with maternal epilepsy. Epilepsia 38: 981–990

Sander JWAS, Hart YM, Johnson AL, Shorvon SD (1990) National General Practice Study of Epilepsy: newly diagnosed epileptic seizures in a general population. Lancet 336: 1267–1271

Sander JWAS, Shorvon SD (1996) Epidemiology of epilepsy. J Neurol Neurosurg Psychiatry 61: 433–443

Sander T, Neubauer B, Steinlein O (1998) Genetik der Epilepsie. Med Gen 10: 383–386

Sankar R, de Menezes MS (1999) Metabolic and endocrine aspects of the ketogenic diet. Epilepsy Res 37: 191–201

Sarnat HB (1991) Cerebral dysplasias as expressions of altered maturational processes. Can J Neurol Sci 18: 196–204

Sato S, Dreifuss FE, Penry JK, et al. (1983) Long-term follow-up of absence seizures. Neurology 33: 1590-1595

Sato S, Malow BA (1995) Benzodiazepines. In: Levy RH, Mattson RH, Meldrum BS (eds) Antiepileptic Drugs, Fourth Edition, Raven Press, New York, pp 725–790

Sato S, White BG, Penry JK, et al. (1982) Valproic acid versus ethosuximide in the treatment of absence seizures. Neurology 32: 157–163

Saygi S, Katz A, Marks D, Spencer SS (1992) Frontal lobe partial seizures and psychogenic seizures: comparison of clinical and ictal characteristics. Neurology 42: 1274–1277

Scatter SC, Sapper CB (199) Vague nerve stimulation. Epilepsia 39: 677–686

Schachter SC (1993) Advances in the assessment of refractory epilepsy. Epilepsia 34 (Suppl. 5): S24–S30

Schachter SC (1994) Endocrine aspects of epilepsy in women. In: Devinsky O, Feldmann E, Hainline B (eds) Neurological complications of pregnancy. Raven Press, New York, pp35–44

Schachter SC (1999) Tiagabine. Epilepsia 40 (Suppl. 5): S17–S22

Schachter SC, Saper CB (1998) Vagus nerve stimulation. Epilepsia 39: 677–686

Schärer K, Banning C, Hermann A, Rasher W (1993) Involvement of the central nervous system in renal hypertension. Euro J Pediatr 152: 59–63

Schaumann BA, Annegers JF, Johnson SB, et al. (1994) Family hisory of seizures in posttraumatic and alcohol-associated disorders. Epilepsia 35: 48–52

Scheffer IE, Bhatia KP, Lopes-Cendes I, et al. (1994) Autosomal dominant frontal epilepsy misdiagnosed as sleep disorder. Lancet 343: 515–517

Scheffer IE, Bhatia KP, Lopes-Cendes I, et al. (1995a) Autosomal dominant nocturnal frontal lobe epilepsy. A distinctive clinical disorder. Brain 118: 61–73

Scheffer IE, Jones L, Pozzebon M, et al. (1995b) Autosomal dominant rolandic epilepsy and speech dyspraxia: a new syndrome with anticipation. Ann Neurol 38: 633–642

Scheffner D, König S, Rauterberg I, et al. (1988) Fatal liver failure in 16 children with valproate therapy. Epilepsia 29: 530-543

Scher MS, Aso K, Beggarly M, et al. (1993) Electrographic seizures in preterm and full-term neonates: clinical correlates, associated brain lesions, and risk for neurologic sequelae. Pediatrics 91: 128–134

Schiller Y, Cascino GD, Marsh WR (2000) Discontinuation of antiepileptic drugs after successful epilepsy surgery. Neurology 54: 346–349

Schmidt D, Elger CE (1999) Praktische Epilepsiebehandlung. Thieme, Stuttart

Schmidt D, Fröscher W, Krämer G (1992) Medikamentöse Standardttherapien der Epilepsien des Jugendlichen und des Erwachsenenalters. Nervenheilkunde 11: 408–416

Schmidt D, Gram L (1995) Monotherapy versus polytherapy in epilepsy. CNS Drugs 3: 194–208

Schmitt B (1998) EEG-Befunde beim Lennox-Gastaut-Syndrom. In: Fröscher W, Krämer G, Ried S, Vasella F (Hrsg) Das Lennox-Gastaut-Syndrom. Epilepsie-Berichte 5. Blackwell Wissenschaft, Berlin, pp 53–63

Schmitt B, Thun-Hohenstein L, Vontobel H, Boltshauser E (1994) Seizures induced by physical exercise: report of two cases. Neuropediatrics 25: 51–53

Schofield PR (1989) The $GABA_A$ receptor: molecular biology reveals a complex picture. Trends Pharmacol Sci 10: 476–478

Scholz W (1951) Die Krampfschädigungen des Gehirns. Berlin, Springer-Verlag

Schousboe A (1991) Neurochemical alterations associated with epilepsy or seizure activity. In: Dam M, Gram L (eds) Comprehensive Epileptology. Raven Press, New York, pp 1–16

Schupf N, Ottman R (1994) Likelihood of pregnancy in individuals with idiopathic/cryptogenic epilepsy: social and biologic influences. Epilepsia 35: 750-756

Schwartz RM, Boyes S, Aynsley-Green A (1989) Metabolic effects of three ketogenic diets in the treatment of severe epilepsy. Dev Med Child Neurol 31: 152–160.

Schwarztkroin PA (1997) Origins of the epileptic state. Epilepsia 38: 953–858

Schwarztkroin PA (1999) Mechanisms underlying the anti-epileptic efficacy of the ketogenic diet. Epilepsy Res 37: 171–180

Scollo-Lavizzarri G, Pralle W, Radue EW (1977) Comparative study of efficacy of waking and sleep recordings following sleep deprivation as an activation method in the diagnosis of epilepsy. Eur Neurol 15: 121- 123

Segal RA, Chapman C, Barlow JB (1991) Monozygotic twins with seizures. Shared characteristics. Arch Neurol 48: 1041–1045

Sehma F, Picot MC, Adam C, et al. (1998) Is the underlying cause of epilepsy a major prognostic factor for recurrence? Neurology 51: 1256–1262

Seidel WT, Mitchell WG (1999) Cognitive and behavioral effects of carbamazepine in children: data from benign rolandic epilepsy. J Child Neurol 14: 716–723

Seidenberg M (1989) Neuropsychological functioning of children with epilepsy. In: Herman BP, Seidenberg M (eds) Childhood epilepsies: Neuropsychological, psychosocial and intervention aspects. Wiley, Chicester, pp 71–81

Seidenberg M, Beck N, Geisser M, et al. (1986) Academic achievement of children with epilepsy. Epilepsia 27: 753–759

Seidenberg M, O'Leary DS, Giordani B (1981) Test-retest changes of epilepsy patients: assessing the influence of practice effects. J Clin Neuropsychol 3: 237–255

Seidman-Ripley JG, Bound VK, Anderman F, et al. (1993) Psychosocial consequences of postoperative seizure relief. Epilepsia 34: 248–254

Selwa L, Berent S, Giordani B, et al. (1994) Serial cognitive testing in temporal lobe epilepsy: longitudinal changes with medical and surgical therapies. Epilepsia 35: 743–749

Semrud-Clikeman M, Wical B (1999) Components of attention in children with complex partial seizures with and without ADHD. Epilepsia 40: 211–215

Shafer SQ, Hauser WA, Annegers JF, Klass DW (1988) EEG and other predictors of epilepsy remission: A community study. Epilepsia 29: 590-600

Shalev RS, Gross-Tsur V, Masur D (1995) Cognition, behavior and academic performance in children with epilepsy. In: Shinnar S, Branski D (eds) Childhood seizures. Karger, Basel, pp 171–178

Sheth R, Ronen GM, Goulden KJ, Penney S, Bodensteiner JB (1995) Clobazam for intractable pediatric epilepsy. J Child Neurol 10: 205–208

Shields WD, Shewmon DA, Chugani HT, Peacock WJ (1992) Treatment of infantile spasms: medical or surgical? Epilepsia 33 [Suppl. 4]: S26–S31

Shiihara H, Michihiro N, Ogawa K (1984) Gamma-globulin therapy in infantile spasms. Brain Dev 6: 198

Shinnar S (1993) Treatment decisions in childhood seizures. In: Dodson WE, Pellock JM (eds) Pediatric epilepsy. Diagnosis and Therapy. Demos Publications, New York, pp 215–221

Shinnar S, Babb TL (1997) Long-term sequelae of status epilepticus. In: Engel J, Pedley TA (eds.) Epilepsy: A comprehensive textbook. Lippincot-Raven Publishers, Philadelphia, pp 755–763

Shinnar S, Berg AT, Moshe S, et al. (1990) Risk of seizure recurrence following a first unprovoked seizure in childhood. A prospective study. Pediatrics 85:1070-1085

Shinnar S, Berg AT, Moshé SL, et al. (1994a) Discontinuing antiepileptic drugs in children with epilepsy: a propective study. Ann Neurol 35: 534–545

Shinnar S, Berg AT, Moshé SL, et al. (1996) The risk of seizure recurrence after a first unprovoked afebrile seizure in childhood: an extended follow-up. Pediatrics 98: 216–225

Shinnar S, Kang H, Berg AT, et al. (1994b) EEG abnormalities in children with a first unprovoked seizure. Epilepsia 35: 471–476

Shinnar S, Maytal J, Krasnoff L, Moshé SL (1992) Recurrent status epilepticus in children. Ann Neurol 31: 598–604

Shinnar S, Pellock JM, Moshé SL, et al. (1997) In whom does status epilepticus occur: age-related differences in children. Epilepsia 38: 907–914

Shinnar S, Vining EPG, Mellitis ED, et al. (1985) Discontinuing antiepileptic medication in children with epilepsy after two years without seizures. A prospective study. New Engl J Med 313: 976–980

Shorvon S (1991) Epidemiological studies of epilepsy and their contribution to genetics. In: Anderson VE, Hauser WA, Leppik IE et al. (eds) Genetic strategies in epilepsy research (Epilepsy Research Suppl. 4) Elsevier, Amsterdam, pp 53–68

Shorvon S (1994) Status epilepticus: Its clinical features and treatment in children and adults. Cambridge University Press, Cambridge

Shorvon S (1997) MRI of cortical dysgenesis. Epilepsia 38 (Suppl. 10): 13–18

Shorvon SD (1990) Epidemiology, classification, natural history, and genetics of epilepsy. Lancet 336: 93–96

Shorvon SD, Reynolds EH (1982) Early prognosis of epilepsy. BMJ 285: 1699–1701

Shouse MN, da Silva AM, Sammaritano M (1996) Circadian rhythm, sleep, and epilepsy. J Clin Neurophysiol 13: 32–50

Sidenvall R, Forsgren L, Blomquist HK, Heijbel (1993) A community based prospective incidence study of epileptic seizures in children. Acta Paediatr 82: 60-65

Siegel AM, Williamson PD, Roberts DW, et al. (1999) Localized pain associated with seizures originating in the parietal lobe. Epilepsia 40: 845–855

Siegler RS (1990) The administration of rectal diazepam for acute management of seizures. J Emerg Med 8: 155–159

Siemes H (1995a) Epileptische Gelegenheitsanfälle im Kindes- und Jugendalter. Springer-Verlag, Heidelberg

Siemes H (1995b) West-Syndrom - Diagnose, Therapie und Prognose. In: Gross-Selbeck G (Hrsg): Das anfallskranke Kind. Band 10. Rudat, Hamburg, S 59–71

Siemes H (1997) Die neuen Antiepileptika. Anwendung bei Erwachsenen und Kindern. 2. Aufl., Blackwell Verlag, Berlin

Siemes H (1998) Haben Krampfanfälle eine epileptogene Wirkung? Beeinflussen Antiepileptika den epileptogenen Prozess? Epilepsieblätter 112: 37–44

Siemes H (1999) Lamotrigin als Zusatztherapie bei schwierig zu behandelnden Epilepsien des Kindes- und Jugendalters. Pädiat Prax 56: 254–256

Siemes H, Brandl U, Spohr HL, et al. (1998) Long-term follow-up study of vigabatrin in pretreated children with West Syndrome. Seizure 7: 293–297

Siemes H, Nau H (1991) Valproat-assoziierte Hepatotoxizität. Pathogenese, klinisches Spektrum, Therapie und Prognose. Klin Pädiatr 203: 411–419

Siemes H, Ried S (1997) Jugend-Tagebuch E. Blackwell Wissenschafts-Verlag, Berlin

Siemes H, Spohr HL, Michael T, Nau H (1988) Therapy of infantile spasms: results of a prospective study. Epilepsia 29: 553–560

Silfvenius H (1995) Latest advances in epilepsy surgery. Acta Neurol Scand, Suppl. 162: 11–16

Silfvenius H, Säisä J, Olivecrona M, et al. (1997) The intracarotid amytal test in children: survey and experiences. In: Tuxhorn I, Holthausen H, Boenigk H (eds) Pediatric epilepsy syndromes and their surgical treatment. John Libbey , London, pp

Sillanpää M (1983) Social functioning and seizure status of young adults with onset of epilepsy in childhood:

An epidemiological 20-year follow-up study. Acta Neurol Scand 68 (Suppl.): 1–81

Sillanpää M (1990) Children with epilepsy as adults: outcome after 30 years of follow-up. Acta Paediatr Scand Suppl. 368: 1–78

Sillanpää M (1992) Epilepsy in children: prevalence, disability, and handicap. Epilepsia 33: 444–449

Sillanpää M (1993) Remission of seizures and prediction of intractability in long-term follow-up. Epilepsia 34: 930-936

Sillanpää M, Jalava M, Kaleva O, Shinnar S (1998) Long-term prognosis of seizures with onset in childhood. N Engl J Med 338: 1715.1722

Sills MA, Forsythe WI, Haidukewych D, et al. (1986) The medium chain triglyceride diet and intractable epilepsy. Arch Dis Childh 61: 1168–1172

Silverman D (1956) Sleep as a general activation procedure in electroencephalography. Electroencephalogr Clin Neurophysiol 8: 317–324

Simon RP (1988) Alcohol and seizures. New Engl J Med 319: 715–716

Sirven J, Whedon B, Caplan D, et al. (1999) The ketogenic diet for intractable epilepsy in adults: preliminary results. Epilepsia 40: 1721–1726

Smith DF (1991) Cognitive effects of antiepileptic drugs. Adv Neurol 55: 197–212

Smith DF (1997) Landau-Kleffner syndrome and continuous spikes and waves during slow sleep. In: Engel J, Pedley TA (eds.) Epilepsy: A comprehensive textbook. Lippincot-Raven Publishers, Philadelphia, pp 2367–2377

Smith DF, Baker GA, Dewey M, et al. (1991) Seizure frequency, patient-perceived seizure severity and the psychosocial consequences of intractable epilepsy. Epilepsy Res 9: 231–241

Smith MC (1998) Multiple subpial transection in patients with extratemporal epilepsy. Epilepsia 39 (Suppl. 4): S81–S89

Snead C (1995) Adrenocorticotrophic hormone (ACTH). In: Levy R, Mattson RH, Meldrum BS (eds) Antiepileptic drugs. Fourth edition. Raven Press, New York, pp 941–948

Snead OC (1987) The neuropharmacology of epileptic falling spells. Clin Neuropharmacol 10: 205–214

Snead OC, Benton JW, Myers GL (1983) ACTH and prednisone in childhood seizure disorders. Neurology 33: 966–970

Snead OC, Dean JC, Penry JK (1997) Absence status epilepticus. In: Engel J, Pedley TA (eds.) Epilepsy: A comprehensive textbook. Lippincot-Raven Publishers, Philadelphia, pp 701–707

Snyder C (1969) Paroxysmal torticollis in infancy: a possible form of labyrinthitis. Am J Dis Child 117: 458–460

Snyder RD (1984) Seizures in childhood bacterial meningitis. Ann Neurol 16: 395–396

So EL (1993) Update on epilepsy. Med Clinics North Amer 77: 203–214

So EL, Ruggles KH, Cascino GD, et al. (1994) Seizure exacerbation and status epilepticus related to carbamazepine-10,11-epoxide. Ann Neurol 35: 743–746

Sofijanov NG (1982) Clinical evolution and prognosis of childhood epilepsies. Epilepsia 23: 61–69

Sofijanov NG, Sadikario A, Dukovski M, Kuturec M (1983) Febrile convulsions and later development of epilepsy. Am J Dis Child 137: 123–126

Solomon LM, Esterly NB (1975) Epidermal and other congenital organoid nevi. Curr Probl Pediatr 6: 1–56

Somer M (1993) Diagnostic criteria and genetics of the PEHO syndrome. J Med Genet 30: 932–936

Sommer W (1880) Erkrankung des Ammonshorns als ätiologisches Moment der Epilepsie. Arch Psychiatr Nervenkr 10: 631–675

Sorel L, Dusaucy-Bauloye A (1958) A propos de 21 cas d'hypsarrhythmia de Gibbs. Son traitement spectaculaire par l'A.C.T.H.. Acta Neurol Psychiat Belg 58: 130-141

Specht U (1998) Lennox-Gastaut-Syndrom bei Erwachsenen. In: Fröscher W, Krämer G, Ried S, Vasella F (Hrsg) Das Lennox-Gastaut-Syndrom. Epilepsie-Berichte 5. Blackwell Wissenschaft, Berlin, S 103–112

Specht U, Boenigk HE, Wolf P (1989) Discontinuation of clonazepam after long-term treatment. Epilepsia 30: 458–463

Specht U, May T, Schulz R, et al. (1997) Cerebellar atrophy and prognosis after temporal lobe resection. J Neurol Neurosurg Psychiatr 62: 501–506

Spencer DD, Spencer SS, Mattson RH, Williamson PD (1984) Intraccerebral masses in patients with intractable partial epilepsy. Neurology 34: 432–436

Sperber EF, Stanton PK, Haas K, Ackermann RF, Moshé SL (1992) Developmental differences in the neurobiology of epileptic brain damage. In: Engel J, Wasterlain C, Cavalheiro EA, Heinemann U, Avanzini G (eds) Molecular neurobiology of epilepsy (Epilepsy Res Suppl 9). Elsevier, Amsterdam, pp 76–81

Spielmeyer W (1927) Die Pathogenese des epileptischen Krampfes. Z Dtsch Ges Neurol Psychiatr 109: 501–520

Spranger L (1996) Der Syndrom-Begriff. In: Adler G, Burg G, Kunze J, et al. (eds) Leiber-Die klinischen Syndrome. Urban und Scwarzenberg, München, S. XXV-XXXI

Staden U, Isaacs E, Boyd SG, et al. (1998) Language dysfunction in children with Rolandic epilepsy. Neuropediatrics 29: 242–248

Stafstrom CE, Konkol RJ (1994) Infantile spasms in children with Down syndrome. Dev Med Child Neurol 36: 576–585

Steinberg A, Frank Y (1993a) Neurological complications of cardiac diseases. In: Steinberg A, Frank Y (eds) Neurological manifestations of systemic diseases in children. The international review of child neurology series. Raven Press, New York, pp 280-314

Steinberg A, Frank Y (1993b) Neurological manifestations of renal diseases. In: Steinberg A, Frank Y (eds) Neurological manifestations of systemic diseases in children. The international review of child neurology series. Raven Press, New York,

Steiner TJ, Silveira C, Yuen AWC, et al. (1999) Lamotrigine monotherapy in newly diagnosed untreated epilepsy: A double-blind comparison with phenytoin. Epilepsia 40: 601–607

Steinhoff BJ, Kruse R (1992) Bromide treatment of pharmacoresistant epilepsies with generalized tonic-clonic seizures: A clinical study. Brain Dev 14: 144–149

Steinlein O (1999) Die Genetik der idiopathischen Epilepsien. Dt Ärztebl 96: A-1346–1350

Steinlein O, Mulley JC, Porpping P, et al. (1995b) A missense mutation in the neuronal nicotinic acetylcholine receptor α_4 subunit is associated with autosomal dominant nocturnal frontal lobe epilepsy. Nat Genet 11: 201–203

Steinlein O, Schuster V, Fischer C, Häussler M (1995a) Benign familial neonatal convulsions: Confirmation of genetic heterogeneity and further evidence for a second locus on chromosome 8q. Hum Genet 95: 411–415

Stenzel E, Boenigk HE, Rambeck B (1977) Methsuximid in der Epilepsiebehandlung. Nervenarzt 48: 377–382

Stephen LJ, Sills GJ, Brodie MJ (1998) Lamotrigine and topiramate may be a useful combination. Lancet 351: 958–959

Stephenson JBP (1980) Reflex anoxic seizures and ocular compression. Develop Med Child Neurol 22: 380-386

Stevens H (1957) Reading epilepsy. New Engl J Med 257: 165–170

Still LJ, Cottom D (1967) Severe hypertension in childhood. Arch Dis Child 42: 34–39

Stolarek I, Blacklaw J, Forrest G, Brodie MJ (1994) Vigabatrin and lamotrigine in refractory epilepsy. J Neurol Neurosurg Psychiatry 57: 921–924

Stores G, Hart J (1976) Reading skills of children with generalized or focal epilepsy attending ordinary school. Dev Med Child Neurol 18: 705–716

Stores G, Hart J, Piran N (1978) Inattentiveness in school children with epilepsy. Epielpsia 19: 169–175

Stores G, Williams PL, Styles E, Zaiwalla Z (1992) Psychological effects of sodium valproate and carbamazepine in epilepsy. Arch Dis Child 67:1330-1337

Stores G, Zaiwalla Z, Styles E, Hoshika A (1995) Nonconvulsive status epilepticus. Arch Dis Child 73: 106–111

Stöwsand D, Bues E (1970) Frühanfälle und ihre Verläufe im Kindesalter. Z Neurol 198: 201–211

Strawsburg R, Goldberg-Stern H, de Grauw, et al. (1997) Seizures in patients with Down-Syndrome. Epilepsia 38 (Suppl. 8): 188

Striano S, Meo R, Bilo L, et al. (1999) Gelastic epilepsy: symptomatic or cryptogenic cases. Epilepsia 40: 294–302

Strieper MJ, Auld DO, Hulse E, Campbell RM (1994) Evaluation of recurrent pediatric syncope: Role of tilt table testing. Pediatrics 93: 660-662

Sturniolo MG, Galetti F (1994) Idiopathic epilepsy and school achievement. Arch Dis Child 70: 424–428

Suga S, Suzuki K, Ihira M, et al. (2000) Clinical characteristics of febrile convulsions during primary HHV-6 infection. Arch Dis Child 82: 62–66

Sugimoto T, Otsubo H, Hwang PA, et al. (1999) Outcome of epilepsy surgery in the first three years of life. Epilepsia 40: 560-565

Sulzbacher S, Farwell JR, Temkin N, et al. (1999) Late cognitive effects of early treatment with phneobarbital. Clin Pediatr 38: 387–394

Sutcliffe J (1969) Torsion spasms and abnormal postures in children with hiatus hernia. Sandifer's syndrome. Progr Pediat Radiol 2: 190-197

Syska J, Wagner G, Konzag I, et al. (1998) Synkopale Anfälle im Kindes- und Jugendalter. päd prax 54: 189–200

Szabo CA, Wyllie E, Stanford LD, et al. (1998) Neuropsychological effect of temporal lobe resection in preadolescent children with epilepsy. Epilepsia 39: 814–819

Tahvanainen E, Ranta S, Hirvasniemi A et al. (1994) The gene for a recessively inherited human childhood progressive epilepsy with mental retardation maps to the distal short arm of chromosome 8. Proc Natl Acad Sci USA 91: 7267–7270

Takada H, Aso K, Watanabe K, et al. (1999) Epileptic seizures induced by animated caroon, "pocket monster". Epilepsia 40: 997–1002

Takahashi I, Miura K, Nomura K, et al. (1990) Seizure prognosis and EEG evolution in complex partial seizures of childhood onset. Brain Dev 12: 498–502

Takahashi T, Tsukahara Y (1992) Usefulness of blue sunglasses in photosensitive epilepsy. Epilepsia 33: 517–521

Takei K, Miura H, Takanashi S, et al. (1997) Long-term outcome of epilepsy in children with tonic-clonic seizures on awakening treated with valproate monotherapy. Epilepsia 38 (Suppl. 6): 73

Tanaka J, Mimaki T, Tagawa T, et al. (1990) Efficacy of bromide for intractable epilepsy in childhood. J Jpn Epilepsy Soc 8: 105–109

Tarter RE (1972) Intellectual and adaptive functioning in epilepsy: a review of 50 years of research. Dis Nerv Syst 33: 763–770

Tasch E, Cendes F, Li LM, et al. (1999) Neuroimaging evidence of progressive neuronal loss and dysfunction in temporal lobe epilepsy. Ann Neurol 45: 568–576

Tasker RC (1998) Emergency treatment of acute seizures and status epilepticus. Arch Dis Child 79: 78–83

Tassinari CA, Dravet C, Roger J, et al. (1972) Tonic status epilepticus precipitated by intravenous benzodiazepine in five patients with Lennox-Gastaut syndrome. Epilepsia 13: 421–435

Tassinari CA (1992) Epilepsy with continuous spikes and waves during slow sleep-otherwise described as ESES (epilepsy with electrical status epilepticus during slow sleep). In: Roger J, Bureau M, Dravet Ch, et al (eds) Epileptic syndromes in infancy, childhood and adolescence (2nd edition). John Libbey, London, pp 245–256

Tassinari CA, De Marco P (1992) Benign partial epilepsy with extreme somato-sensory evoked potentials. In: Roger J, Bureau M, Dravet Ch, et al (eds) Epileptic syndromes in infancy, childhood and adolescence (2nd edition). John Libbey, London, pp 225–229

Tassinari CA, Michelucci R (1994) In: Wolf P (ed) Epileptic seizures and syndromes. John Libbey, London, pp 137–141

Tassinari CA, Rubboli G, Plasmati R, et al. (1989) Television-induced epilepsy with occipital seizures: a variety of idiopathic partial occipital epilepsy. In: Beaumanoir A, Gastaut H, Naques R (eds) Reflex seizures and reflex epilepsies. Éditions Médecine et Hygiène, Geneve, pp 241–243

Tatzer E, Groh C, Schubert T, Lischka A (1993) Struktur und Dynamik von Familien mit Kindern mit epileptischen und pseudoepileptischen Anfällen. In: Lischka A, Bernert G (Hrsg) Aktuelle Neuropädiatrie 1992. Ciba-Geigy Verlag, Wehr, S 258–263

Temkin NR, Davis GR (1984) Stress as a risk factor for seizures among adults with epilepsy. Epilepsia 24: 450-456

Temkin NR, Dikmen S, Wilensky A, Keihm J, Chabal S, Winn R (1990) A randomized double-blind study of phenytoin for the prevention of post-traumatic seizures. New Engl J Med 323: 497–502

Temple CM, Dennis J, Carney R, Sharich J (1995) Neonatal seizures: long-term outcome and cognitive development among "normal" survivors. Dev Med Child Neurol 37: 109–118

Tennison M, Greenwood R, Lewis D, Thorn M (1994) Discontinuing antiepileptic drugs in children with epilepsy. A comparison of a six-week and a nine-month taper period. N Engl J Med 330: 1407–1410

Thadani VM, Williamson PD, Berger, et al. (1995) Successful epilepsy surgery without intracranial EEG recording: ctriteria for patient selection. Epilepsia 36: 7–15

Theodore WH, Rose D, Patronas N, et al. (1987) Cerebral glucose metabolism in the Lennox-Gastaut syndrome. Ann Neurol 21: 14–21

Thio LL, Wong M, Yamada KA (2000) Ketone bodies do not directly alter excitatory or inhibitory hippocampal synaptic transsmission. Neurology 54: 325–331

Thorbecke R (1998) Berufliche Integration. Epilepsie-Blätter 11: 66–68

Thursten JH, Thursten DL, Hixon BB, Keller AJ (1982) Additional follow-up of 148 children 15 to 23 years after withdrawal of anticonvulsant therapy. New Engl J Med 306: 831–836

Tinuper P, Cerullo A, Cirignotta F, et al. (1990) Nocturnal paroxysmal dystonia with short-lasting attacks: three cases with evidence for an epileptic frontal lobe origin of seizures. Epilepsia 31: 549–556

Tissot SA (1770) Traité de l'épilepsie, faisant le Tome Troisième du traité des nerfs et de leurs maladies. Didot Le Jeune, Paris

Tizard B, Margerison JH (1963) The relationship between generalized paroxysmal EEG discharges and various test situations in two epileptic patients. J Neurol Neurosurg Psychiat 26: 308–313

Todt H (1984) The late prognosis of epilepsy in childhood: result of a prospective follow-up study. Epilepsia 25: 137–144

Towne AR, Pellock JM, Ko D, DeLorenzo RJ (1994) Determinants of mortality in status epilepticus. Epilepsia 35: 27–34

Trauner DA (1985) Medium-chain triglyceride (MTC) diet in intractable seizure disorder. Neurology 35: 237–238

Trauner DA (1992) Reye syndrome. In: Berg BO (ed) Neurologic aspects of pediatrics. Butterworth-Heinemann, Boston, pp 309–316

Treiman DM (1990) The role of benzodiazepines in the management of status epilepticus. Neurology 40 (Suppl. 2): 32–42

Treiman DM, Meyers PD, Walton NY, et al. (1998) A comparison of four treatments for generalized convulsive status epilepticus. Veterans Affairs Status Epilepticus Cooperative Study Group. N Engl J Med 339: 792–798

Trevathan E, Murphy C, Yeargin-Allsopp M (1999) The descriptive epidemiology of infantile spasms among Atlanta children. Epilepsia 40: 748–751

Trimble MR (1990) Antiepileptic drugs, cognitive function, and behavior in children: evidence from recent studies. Epilepsia 31: 530-534

Trompeter RS (1987) Neurological complications. In: Holliday M, Barratt TM, Vernier R (eds) Pediatric nephrology. Williams and Wilkins, Baltimore, pp 897–900

Tröster H (1997) Disclose or conceal? Strategies of information management in persons with epilepsy. Epilepsia 38: 1227–1237

Trostle JA, Hauser WA, Sharbrough FW (1989) Psychologic and social adjustment in Rochester, Minnesota. Neurology 39: 633–637

Tsuboi T (1977) Genetic aspects of febrile seizures. Hum Genet 38: 169–173

Tsuboi T (1989) Genetic risk in offspring of epileptic parents. In: Beck-Mannagetta G, Anderson VE, Doose H, Janz D (eds) Genetics of the epilepsies. Berlin, Springer, pp 111–118

Tsuboi T, Christian W (1973) On the genetics of the primary generalized epilepsy with sporadic myoclonias of impulsive petit mal-type. Humangenetik 19: 155–182

Tsuru T, Mori M, Mizuguchi M Momoi MY (2000) Effects of high-dose intravenous corticosteroid therapy in Landau-Kleffner syndrome. Pediatr Neurol 22: 145–147

Tükel K, Jasper H (1952) The electroencephalogramm in parasagittal lesions. Electroencephalogr Clin Neurophysiol 4: 480-494

Tuxhorn I, Pieper T, Holthausen H, Pannek H (1997) Seizure outcome after temporal lobectomy in childhood. In: Tuxhorn I, Holthausen H, Boenigk H (eds) Pediatric epilepsy syndromes and their surgical treatment. John Libbey , London, pp 334–344

Valdueza JM, Critante L, Dammann O, et al. (1994) Hypothalamic hamartomas: With special reference to gelastic epilepsy and surgery. Neurosurg 34: 949–958

Van den Berg BJ, Yerushalmy J (1969) Studies on convulsive disorders in young children. I. Incidence of febrile and nonfebrile convulsions by age and other factors. Pediatr Res 3 : 298 – 304

van Donselaar CA, Geerts AT, Brouwer OF, et al. (1996) Clinical course of untreated tonic-clonic seizures in childhood: prospective, hospital-based study. Br Med J 314: 401–404

van Donselaar CA, Geerts AT, Schimsheinmer RJ (1991) Idiopathic first seizure in adult life: who should be treated? Br Med J 302: 620-623

Van Engelen BGM, Renier WO, Weemaes MR, et al. (1994b) High-dose intravenous immunoglobulin treatment in cryptogenic West and Lennox-Gastaut syndrome; an add-on study. Eur J Pediatr 153: 762–769

Van Engelen BGM, Renier WO, Weemaes MR, Gabreels FJM, Meinardi H (1994a) Immunoglobulin treatment in epilepsy, a review of the literature. Epilepsy Res 19: 181–190

Van Engelen BGM, Strengers PFW, Renier WO, Weemaes CMR (1991) Study of immunological aspects of therapy resistant childhood epilepsy. Effects of therapy with intravenous immunoglobulin. In: Imbach P (ed.) Immunotherapy with intravenous immunoglobulins. Academic Press, London

Van Paesschen W, Connelly A, King MD, etal. (1997) The spectrum of hippocampal sclerosis: a quantitative magnetic resonance imaging study. Ann Neurol 41: 41–45

Van Rijckevorsel-Harmant K, Delire M, Schmitz-Moormann, Wieser HG (1994) Treatment of refractory epilepsy with intravenous immunoglobulins. Results of the first double-blind/dose finding clinical study. Int J Clin Lab Res 24: 162–166

Vanasse M, Bedard P, Andermann F (1976) Shuddering attacks in children: an early clinical manifestation of essential tremor. Neurology 26: 1027–1030

Van-Huffelen AC (1989) A tribute to Martinius Rulandus. A 16th century description of focal epilepsy of childhood. Arch Neurol 46: 445–446

VanLandingham KE, Heinz ER, Vavazos JE, Lewis DV (1998) Magnetic resonance imaging evidence of hippocampal injury after prolonged focal febrile convulsions. Ann Neurol 43: 413–426

Vargha-Khadem F, Isaacs E, Van der Werf S, et al. (1992) Development of intelligence and memory in children with hemiplegic cerebral palsy. The deleterious consequences of early seizures. Brain 115: 315–329

Vasella F (1994) Gelegenheitsanfälle im Kindesalter. In: Fröscher W, Vasella F (Hrsg) Die Epilepsien - Grundlagen, Klinik, Behandlung. Walter de Gruyter, Berlin, S 263–267

Vasella F, Rüdeberg A, Da Silva V, Pavlincova E (1987) Doppelblinduntersuchung über die antikonvulsive Wirkung von Phenobarbital und Valproat beim Lennox-Gastaut-Syndrom. Schweiz Med Wochenschr 108: 713–716

Vegiotti P, Cieuta C, Rey E, Dulac O (1994) Lamotrigine in infantile spasms. Lancet 344: 1375–1376

Venkataraman V, Wheless JW (1999) Safety of rapid intravenous infusion of valproate loading doses in epilepsy patients. Epilepsy Res 35: 147–153

Verduyn CM, Stores G, Missen A (1988) A survey of mothers' impressions of seizure precititants in children with epilepsy. Epilepsia 29: 251–255

Verity CM (1998) Do seizures damage the brain? The epidemiological evidence. Arch Dis Child 78: 78–84

Verity CM, Butler NR, Golding J (1985a) Febrile convulsions in a national worth followed up from birth. I Prevalence and recurrence in the first five years of life. Br Med J 290:1307–1310

Verity CM, Butler NR, Golding J (1985b) Febrile convulsions in a national cohort followed up from birth. II. Medical history and intellectual ability at 5 years of age. Br Med J 290 : 1311–1315

Verity CM, Golding J (1991) Risk of epilepsy after febrile convulsions: a national cohort study. Br Med J 303: 1373–1376

Verity CM, Greenwood R, Golding J (1998) Long-term intellectual and behavioural outcomes of children with febrile convulsions N Engl J Med 338: 1723–1728

Verity CM, Hosking G, Easter DJ, et al. (1995) A multicentre comparative trial of sodium valproate and carbamazepine in pediatric epilepsy. Dev Med Child Neurol 37: 97–108

Verity CM, Ross EM, Golding J (1992) Epilepsy in the first 10 years of life: findings of the child health and education study. Br Med J 305: 857–861

Verity CM, Ross EM, Golding J (1993) Outcome of childhood status epilepticus and lengthy febrile convulsions: findings of the national cohort study. Br Med J 307: 225–228

Vermeulen J, Aldenkamp (1995) Cognitive side-effects of chronic antiepileptic drug treatment: a review of 25 years of research. Epilepsy Res 22: 65–95

Vickrey BG, Hays RD, Rausch R, et al. (1995) Outcomes in 248 patients who had diagnostic evaluation for epilepsy surgery. Lancet 346: 1445–1449

Vigevano F, Bosman C, Giscondi A, et al. (1981) Neonatal myclonic epileptic encephalopathy without hyperglycinemia. Elctroencephalogr Clin Neurophysiol 52: 52P-53P

Vigevano F, Di Rocco C (1990) Effectiveness of hemispherectomy in hemimegalencephaly with intractable seizures. Neuropediatrics 21: 222–223

Vigevano F, Fusco L (1993c) Hypnic tonic postural seizures in healthy children provide evidence for a partial epileptic syndrome of frontal lobe origin. Epilepsia 34: 110–119

Vigevano F, Fusco L, Cusmai R, et al. (1993a) The idiopathic form of West syndrome. Epilepsia 34: 743–746

Vigevano F, Fusco L, Di Capua M et al. (1992) Benign infantile familial convulsions. Eur J pediatr 151: 608–612

Vigevano F, Fusco L, Di Capua M et al. (1994) Benign infantile familial convulsions: clinical aspects. Epilepsia 35 (Suppl 7): 7

Vigevano F, Ricci S (1993b) Benign occipital epilepsy of childhood with prolonged seizures and autonomic symptoms. In: Andermann F, Beaumanoir A, Mira L, et al (eds) Occipital seizures and epilepsies in children. John Libbey, London, pp 133–140

Villemure JG, Anderman F, Rasmussen TB (1991) Hemispherectomy for the treatment of epilepsy due to chronic encephalitis. In: Anderman F (ed) Chronic encephalitis and epilepsy: Rasmussen's syndrome. Boston: Butterworth-Heinemann, pp 235–244

Villemure JG, Rasmussen TB (1993) Functional hemispherectomy in children. Neuropediatrics 24: 53–55

Vining EPG, Freeman JM, Ballaban-Gil K, et al. (1998) A multicenter study of the efficacy of the ketogenic diet. Arch Neurol 55: 1433–1437

Vining EPG, Freeman JM, Carson BS, Brandt J (1990) Hemispherectomy for intractable seizures: the John Hopkins experience, 1968–1988, a preliminary report. J Epilepsy 3 (Suppl): 169–176

Vining EPG, Mellitis ED, Dorsen MM, et al. (1987) Psychologic and behavioral effects of antiepileptic drugs in children: a double-blind comparison between phenobarbital and valproic acid. Pediatrics 80: 165–174

Volpe JJ (1995) Neonatal seizures. In: Neurology of the newborn. Saunders, Philadelphia, pp 111–141

Wakai S, Ito N, Ueda N, Chiba S (1997) Landau-Kleffner syndrome and sulthiame. Neuropediatrics 28: 135–136

Walker JE, Koon R (1988) Carbamazepine versus valproate versus combined therapy for refractory partial complex seizueres with secondary generalization. Epilepsia 29: 693

Walker MC, Sander JWAS (1996) Difficulties in extrapolating from clinical trial data to clinical practice: the case of antiepileptic drugs. Neurology 46: 912–914

Wallace R, Wang D, Singh R, et al. (1998) Febrile seizures and generalized epilepsy associated with a mutation in the Na+-channel beta1 subunit gene SCN1B. Nature Genet 19: 366–370

Wallace SJ (1988) The child with febrile seizures. Butterworth, London

Wallace SJ (1998) Myoclonus and epilepsy in childhood: a review of treatment with valproate, ethosuximide, lamotrigine and zonisamide. Epilepsy Res 29: 147–154

Wallace SJ, Smith JA (1980) Successful prophylaxis against febrile convulsions with valproic acid or phenobarbitone. Br Med J 280: 353–354

Ward OC (1964) New familial cardiac syndrome in children. J Ir Med Assoc 54: 103–106

Wasterlain CG, Mazarati AM (1998) Neuromodulators and second messengers. In: Engel J, Pedley TA (eds.) Epilepsy: A comprehensive textbook. Lippincot-Raven Publishers, Philadelphia, pp 277–289

Wasterlain CG, Shirasaka Y (1994) Seizures, brain damage and brain development. Brain Dev 16: 279–295

Wasterlain, CG (1997) Recurrent seizures in the developing brain are harmful. Epilepsia 38: 728–734

Watanabe K (1995) Medical treatment of West syndrome in Japan. J Child Neurol 10: 143–147

Watanabe K (1998) West syndrome: etiological and prognostic aspects. Brain Devel 20: 1–8

Watanabe K, Fujiwara T, Yagi K, et al. (1989) Intractable childhood epilepsy with generalized tonic-clonic seizures. J Jpn Epil Soc 7: 96–105

Watanabe K, Hara K, Miyazaki S, Hakamada S, Kuroyanagi M (1982) Apnoic seizures in the newborn. Am J Dis Child 136: 980-984

Watanabe K, Negoro T, Kousaburo A (1993) Benign partial epilepsy with secondarily generalized seizures in infancy. Epilepsia 34: 635–638

Watanabe K, Yanamoto N, Negoro T, et al. (1987) Benign complex partial epilepsies in infancy. Pediatr Neurol 3: 208–211

Waters CH, Belai Y, Gott PS, et al. (1994) Outcomes of pregnancy associated with antiepileptic drugs. Arch Neurol 51: 250-253

Webb DW, Fryer AE, Osborne JP (1991) On the incidence of fits and mental retardation in tuberous sclerosis. J Med Genet 28: 395–397

Webb DW, Jones RR, Manzur AY, Farrell K (1999) Retrospective study of late febrile seizures. Pediatr Neurol 20: 270-273

Webster A, Mawer G (1989) Seizure frequency and major life events in epilepsy. Epilepsia 30: 162–167

Weissbecker KA, Durner M, Janz D et al. (1991) Confirmation of the linkage between juvenile myoclonic epilepsy locus and the HLA region of chromosome 6. Am J Med Genet 38: 32–36

West WJ (1841) On a peculiar form of infantile convulsions. Lancet i: 724–725

Westbrook LE (1995) Adolescents with epilepsy: a psychological and social perspective. In: Shinnar S, Amir N, Branski D (eds) Childhood Seizures. Pediatr Adolesc Med. Vol 6. Basel, Karger, pp 179–186

Westbrook LE, Silver EJ, Coupey SM, Shinnar S (1991) Social characteristics of adolescents with idiopathic epilepsy: a comparison to chronically ill and non chronically ill peers. J Epilepsy 4: 87–94

Westerfeld M, Sass KJ, Chelune GJ, et al. (2000) Temporal lobectomy in children: cognitive outcome. J Neurosurg 92: 24–30

White P, Dyken M, Grant P, Jackson L (1962) Electroencephalographic abnormalities during sleep as related to temporal distribution of seizures. Epilepsia 3: 167–174

White HS (1999) Comparative anticonvulsant and mechanistic profile of the estblished and newer antiepileptic drugs. Epilepsia 40 (Suppl. 5): S2–S10

Whitehouse WP, Diebold U, Rees M et al. (1993a) Exclusion of linkage of genetic focal sharp waves to the HLA region on chromosome 6p in families with benign partial epilepsy with centrotemporal sharp waves. Neuropediatrics 24: 208–210

Whitehouse WP, Rees M, Curtis D et al. (1993b) Linkage analysis of idiopathic generalized epilepsy and marker loci on chromosome 6p in families of patients with juvenile myoclonic epilepsy: no evidence for an epilepsy locus in the HLA region. Am J Hum Genet 53: 652–662

Wieser HG (1991) Selective amygdalohippocampectomy: indications and follow-up. Can J Neurol Sci 18: 617–627

Wieser HG (1997) The syndrome of mesial temporal lobe epilepsy. In: Tuxhorn I, Holthausen H, Boenigk H (eds) Pediatric epilepsy syndromes and their surgical treatment. John Libbey , London, pp 242–250

Wieser HG, Graf HP, Bernoulli C, Siegfried J (1987) Quantitative analysis of intracerebral recordings in epilepsia partialis continua. Electroencephalogr Clin Neurophysiol 44: 14–22

Wild JM, Martinez C, Reinshagen R, Harding GFA (1999) Characteristics of a unique visual field defect attributed to vigabatrin. Epilepsia 40: 1784–1794

Wilder RM (1921) The effect of ketonemia on the course of epilepsy. Mayo Clin Proc 2: 307 308

Williams J, Griebel ML, Sharp GB, et al. (1998) Cognition and behavior after temporal lobectomy in pediatric patients with intractable epilepsy. Pediatr Neurol 19: 189–194

Williams J, Rausch R (1993) Factors that predict performance on the intracarotid amytal procedure. Epilepsia 33: 1036–1041

Williamson PD (1997) Complex partial status epilepticus. In: Engel J, Pedley TA (eds.) Epilepsy: A comprehensive textbook. Lippincot-Raven Publishers, Philadelphia, pp 681–699

Williamson PD, Engel J, Munari C (1997) Anatomic classification of localization-related epilepsies. In: Engel

J, Pedley TA (eds.) Epilepsy: A comprehensive textbook. Lippincot-Raven Publishers, Philadelphia, pp 2405–2416

Williamson PD, French JA, Thadani VM, et al. (1993) Characteristics of medial temporal lobe epilepsy. II. Interictal and ictal scalp electroencephalography, neuropsychological testing, neuroimaging, surgical results and pathology. Ann Neurol 34: 781–787

Williamson PD, Thadani VM, Darcey TM, et al. (1992) Occipital lobe epilepsy: clinical characteristics, seizure spread pattern and results of surgery. Ann Neurol 31: 3–13

Willmore LJ (1992) Posttraumatic epilepsy. Neurologic Clinics, Vol 10, pp 869–878

Willmore LJ, Shu V, Wallin B, and the M88–194 Study Group (1996) Efficacy and safety of add-on divalproex sodium in the treatment of complex partial seizures. Neurology 46: 49–53

Wilson PJE (1979) Cerebral hemispherectomy for infantile hemiplegia: a report of 50 cases. Brain 93: 147–180

Wingkun EC, Awad IA, Lüders H, Awad CA (1991) Natural history of recurrent seizures after resective surgery for epilepsy. Epilepsia 32: 851–856

Wirrell EC, Camfield CS, Camfield PR, et al. (1996) Longterm prognosis of typical childhood absence epilepsy: remission or progression to juvenile myoclonic epilepsy. Neurology 47: 912–918

Wohlrab G, Boltshauser E, Schmitt B (1998) Vigabatrin as a first-line drug in West syndrome: clinical and electroencephalographic outcome. Neuropediatrics 29: 133–136

Wohns RNW, Wyler AR (1979) Prophylactic phenytoin in severe head injuries. J Neurosurg 51: 507–509

Wolf HK, Wiestler OD (1996) Die Neuropathologie chronischer pharmakoresistenter Epilepsien. Dt Ärztebl 93: 2544–2547

Wolf P (1992d) Epilepsy with grand mal on awakening. In: Roger J, Bureau M, Dravet Ch, et al. (eds) Epileptic syndromes in infancy, childhood and adolescence (2nd edition). John Libbey, London, pp 329–341

Wolf P (1992c) Juvenile myoclonic epilepsy. In: Roger J, Bureau M, Dravet Ch, et al. (eds) Epileptic syndromes in infancy, childhood and adolescence (2nd edition). John Libbey, London, pp 313–327

Wolf P (1992a) Reading epilepsy. In: Roger J, Bureau M, Dravet Ch, et al. (eds) Epileptic syndromes in infancy, childhood and adolescence (2nd edition). John Libbey, London, pp 281–298

Wolf P (1992b) Juvenile absence epilepsy. In: Wyllie E (ed) The treatment of epilepsy: Principles and practice, 2nd edition. Williams and Wilkins, Baltimore, pp 307–312

Wolf P (1993) Der erste epileptische Anfall bei Jugendlichen und Erwachsenen. Epilepsie-Blätter 6: 59–64

Wolf P, Goosses R (1986) Relation of photosensitivity to epileptic syndromes. J Neurol Neurosurg Psychiatry 49: 1386–1391

Wolf SM, Carr A, Davis DC, et al. (1977) The value of phenobarbital in the child who has had a single febrile seizure: A controlled prospective study. Pediatrics 59: 378–385

Wyllie E (1991) Corpus callosotomy for intractable generalized epilepsy. J Pediatr 113: 255–261

Wyllie E (1995) Developmental aspects of seizure semiology: problems in identifying localized-onset seizures in infants and children. Epilepsia 36: 1170-1172

Wyllie E (1996) Surgery for catastrophic localization-related epilepsy in infants. Epilepsia 37 (Suppl.1) S22–S25

Wyllie E (1998) Surgical treatment of epilepsy in children. Pediatr Neurol 19: 179–188

Wyllie E, Chee M, Granström ML, et al. (1993) Temporal lobe epilepsy in early childhood. Epilepsia 34: 859–868

Wyllie E, Comair YG, Kotagal P, et al. (1998) Seizure outcome after epilepsy surgery in children and adolescents. Ann Neurol 44: 740-748

Wyllie E, Dobyns W (1999) Epidermal nevus syndrome. In: Kotagal P, Lüders HO (eds) The epilepsies. Academic Press, San Diego, pp 77–80

Wyllie E, Lüders H, Morris HH, et al. (1986) The lateralizing significance of versive head and eye movements during epileptic seizures. Neurology 36: 606–611

Wyllie E, Rothner AD, Lüders H (1989) Partial seizures in children: clinical features, medical treatment, and surgical considerations. Pediatr Clin N Am 36: 343–364

Xu SG, Sperber EF, Moshé SL (1991) Is the anticonvulsant effect of substantia nigra infusion of gamma-vinyl GABA (GVG) mediated by the $GABA_A$ receptor in rat pupits?Develop Brain Res 59: 17–21

Yager JY, Cheang M, Seshia SS (1988) Status epilepticus in children. Can J Neurol Sci 15: 402–405

Yamatogi Y, Ohtsuka Y, Ishida T, et al. (1979) Treatment of Lennox syndrome with ACTH: A clinical and electroencephalographic study. Brain Dev 1: 267–275

Yanagaki S, Oguni H, Hayashi K, et al. (1999) A comparative study of high-dose and low-dose ACTH therapy for West syndrome. Brain Devel 21: 461–467

Yeh HS, Tew JM, Gartner M (1993) Seizure control after surgery on cerebral arteriovenus malformations. J Neurosurg 78: 12–18

Yerbi MS (1997) Treatment of epilepsy during pregnancy. In: Wyllie E (ed) The treatment of epilepsy. Principles and practice. Williams and Wilkins, Baltimore, pp 785–798

Yerbi MS, Devinsky O (1994) Epilepsy and pregnancy. In: Devinsky O, Feldman E, Hainline B (eds) Neurological complications of pregnancy. Raven, New York, pp 45–63

Young B, Rapp RP, Brooks WH, Madauss W, Norton JA (1979) Post-traumatic epilepsy prophylaxis. Epilepsia 20: 671–681

Young B, Rapp RP, Norton JA, et al. (1983) Failure of prophylactically administered phenytoin to prevent late post-traumatic seizures. J Neurosurg 58: 236–241

Young GB, Blume WT, Wells GA, et al. (1985) Differential aspects of sleep epilepsy. Can J Neurol Sci 12: 317–320

Ziegler RG (1985) Risk factors in childhood epilepsy. Psychother Psychosom 44: 185–190

Zifkin BG (1990) The Lennox-Gastaut syndrome. In: Dam M, Gram L (eds) Comprehensive epileptology. Raven Press, New York, pp 123–131

Zifkin BG, Andermann F (1997) Epilepsy with reflex seizures. In: Wyllie E (ed) The treatment of epilepsy: Principles and practice, 2nd edition. Williams and Wilkins, Baltimore, pp 573–583

Zifkin BG, Andermann F (1997) In: Engel J, Pedley TA (eds.) Epilepsy: A comprehensive textbook. Lippincot-Raven Publishers, Philadelphia, pp 2507–2513

Zori RT, Hendrickson J, Woolven S et al. (1992) Angelman syndrome: Clinical profile. J Child Neurol 7: 270-280

Zung A, Margalith D (1993) Ictal cortical blindness. A case report and review of the literature. Dev Med child Neurol 35: 921–926

Sachverzeichnis

A

F

G

O

P

R

S

T

W

Z